U0866601

Filip M. Vanhoenacker / Paul M. Parizel / Jan L. Gielen

Imaging of Soft Tissue Tumors

Fourth Edition

软组织肿瘤影像学

（第4版）

菲利普·M. 凡霍纳克

主　编　〔比〕保罗·M. 帕里泽尔

简·L. 吉伦

主　审　邵广瑞　于德新

主　译　谢　斌　薄小波　施晓星

副主译　孙　杰　薄　健　宗照炎

天津出版传媒集团

天津科技翻译出版有限公司

著作权合同登记号:图字:02-2017-356

图书在版编目(CIP)数据

软组织肿瘤影像学 / (比) 菲利普·M.凡霍纳克
(Filip M. Vanhoenacker), (比) 保罗·M.帕里泽尔
(Paul M. Parizel), (比) 简·L.吉伦
(Jan L. Gielen) 主编 ; 谢斌, 薄小波, 施晓星主译.
天津 : 天津科技翻译出版有限公司, 2025. 5. -- ISBN
978-7-5433-4687-1

Ⅰ. R738.6

中国国家版本馆 CIP 数据核字第 2025CP7118 号

授权单位: Springer International Publishing AG
出　　版: 天津科技翻译出版有限公司
出 版 人: 方　艳
地　　址: 天津市和平区西康路 35 号
邮政编码: 300051
电　　话: 022-87894896
传　　真: 022-87893237
网　　址: www.tsttpc.com
印　　刷: 天津海顺印业包装有限公司
发　　行: 全国新华书店
版本记录: 787mm×1092mm　16 开本　37 印张　850 千字
2025 年 5 月第 1 版　2025 年 5 月第 1 次印刷
定价:228.00 元

译校者名单

主　审　邵广瑞　于德新

主　译　谢　斌　薄小波　施晓星

副主译　孙　杰　薄　健　宗照炎

秘　书　张　青

译校者　(按姓氏汉语拼音排序)

薄　健　北京中医药大学东方医院枣庄医院&枣庄市中医医院
薄小波　山东国欣颐养集团枣庄中心医院
程　鲁　山东国欣颐养集团枣庄中心医院
冯建隆　山东国欣颐养集团枣庄中心医院
鞠德峰　无锡市第二人民医院
冷功彬　国药重庆西南铝医院
李国华　江门市人民医院
刘美兰　北京中医药大学东方医院枣庄医院&枣庄市中医医院
刘文帅　复旦大学附属中山医院
陆维祺　复旦大学附属中山医院
吕清清　北京中医药大学东方医院枣庄医院&枣庄市中医医院
邵广瑞　山东大学第二医院
施晓星　山东国欣颐养集团枣庄中心医院
孙　杰　北京中医药大学东方医院枣庄医院&枣庄市中医医院
童汉兴　复旦大学附属中山医院
王广涛　北京中医药大学东方医院枣庄医院&枣庄市中医医院
王炯元　复旦大学附属中山医院
王丽娟　北京中医药大学东方医院枣庄医院&枣庄市中医医院
谢　斌　北京中医药大学东方医院枣庄医院&枣庄市中医医院
徐　兵　山东国欣颐养集团枣庄中心医院
徐　静　复旦大学附属中山医院
于德新　山东大学齐鲁医院
张　青　山东国欣颐养集团枣庄中心医院
张　勇　复旦大学附属中山医院
宗照炎　山东国欣颐养集团枣庄中心医院

编者名单

A. Shah
A.M. Davies
Alexandre Bridoux
Anne Cotton
Annemiek Snoeckx
Arthur M. De Schepper
Astrid Van Hoyweghen
Carla S.P. Van Rijswijk
Caroline Degrugillier-Chopinet
Eline De Smet
Filip M. Vanhoenacker
François Pontana
Hend Riahi
Hendrik R. Degryse
Henk-Jan Van der Woude
J.C. Dutoit
J.L. Drapé
Jan E. Vandevenne
Jan L. Gielen
Joan C. Vilanova
Johan L. Bloem
K. Wörtler
Koenraad L. Verstraete
Lennart Jans
Luc Ceugnart
Marc-André Weber
Mariem Ben Haj Amor
Marnix Van Holsbeeck
Meriem Mechri Rekik
Miraude E.A.P.M. Adriaensen
Mohamed Fethi Ladeb
Mouna Chelli Bouaziz
Nicolas De Vos
Patrick Pauwels
Paul M. Parizel
Peter Bracke
Peter Brys
Philip Robinson
Pieter Van Dyck
R. Botchu
Robert M. Kwee
Rodrigo Salgado
Ruth Ceulemans
S. Ceyssens
S. Stroobants
S.L. James
Simon David Sprengel
V. Vasilevska Nikodinovska
Vasiliki Siozopoulou

中文版前言

1997 年 Springer 公司出版了由世界著名放射学专家 Arthur M. De Schepper 教授主编的《软组织肿瘤影像学》(第 1 版),该书发行后立即得到影像诊断医生、临床医生的高度赞誉,并成为他们的重要工具书和参考书之一。随着病理诊断及医学影像技术的日新月异，软组织肿瘤的诊断与治疗也迎来了前所未有的发展机遇。在此背景下,《软组织肿瘤影像学》这一经典之作的第 4 版应运而生,为全球软组织肿瘤病理学家、影像诊断医生、临床医生及科研人员提供了宝贵的参考与指导。

《软组织肿瘤影像学》(第 4 版)的原著在国际上享有极高的声誉,其作者团队由众多在软组织肿瘤影像学、病理学领域具有深厚造诣的专家组成。他们凭借丰富的临床经验和前沿的研究成果,为读者呈现了一部权威、实用的参考书。全书分为 6 部分,共 26 章,涵盖了软组织肿瘤的各种影像学检查方法,从传统的 X 线、CT、MRI,到新兴的超声、PET-CT 等,都进行了详尽的阐述。书中不仅介绍了软组织肿瘤各种检查技术的原理与应用,还结合大量典型病例及大量图表,详细介绍了软组织肿瘤的病因、流行病学、发病机制、临床表现、病理表现和影像学表现、诊断思路及鉴别诊断要点。这使得读者能够在阅读过程中,直观地理解并掌握相关知识,从而提高自己的临床诊断能力。

而今,我们有幸将这部著作翻译成中文,希望我们团队翻译的《软组织肿瘤影像学》(第 4 版) 可以成为广大软组织肿瘤影像诊断医生和临床医生在临床实践与科研工作中的得力助手,帮助各位同仁更好地理解和应用影像学检查技术,能对软组织肿瘤的多学科共同诊断与治疗起到积极的推动作用，提高软组织肿瘤的诊断与治疗水平。

在翻译过程中,我们遇到了不少挑战。我们力求忠实原著,同时注重中文表达的流畅与准确,以期让读者在阅读时能够如同阅读中文原创著作一般顺畅。此外，我们还特别邀请了两位在软组织肿瘤影像学领域具有深厚造诣的专家进行审校,确保译文的科学性与准确性。由于译者的水平有限,瑕疵在所难免,恳请各位读者不吝赐教,予以指正,以便译者不断改进与提高,再版时逐一修正。

在此,我们要向原著作者团队表示衷心的感谢,感谢他们的辛勤付出和无私奉献。同时,非常感谢邵广瑞教授和于德新教授在百忙之中给予仔细审校和精心指导，感谢薄小波副主任医生、施晓星副主任医生在本次翻译中付出的辛苦工作,感谢每一位译者的鼎力协作,也要向张青秘书和天津科技翻译出版有限公司的编辑团队等所有人在翻译出版过程中给予的支持和帮助表示感谢。最后,我们衷心希望本书能够受到各位读者的喜爱和认可，能为软组织肿瘤诊疗事业的发展贡献一份力量。

谢斌

2024 年 9 月 30 日于枣庄

第 4 版前言

纪念 Arthur M. De Schepper 教授(937 年 11 月 30 日至 2013 年 10 月 4 日)。

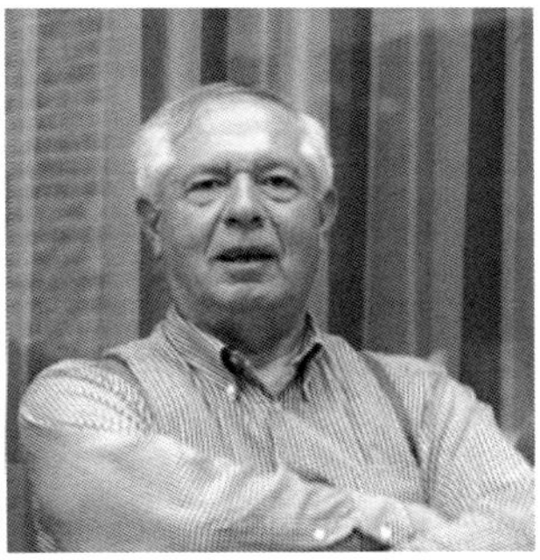

我可以清楚地记得 1988 年在安特卫普与 De Schepper 教授的第一次会面。作为一名在鲁汶天主教大学接受放射学教育的年轻住院医生，我注册参加了由安特卫普大学医院(UZA)的 De Schepper 教授及其团队组织的超声教育课程。当时，每所弗拉芒大学都有自己的对所有放射科医生和实习生开放的放射学毕业后教育课程。这次会议的卓越教育质量给我留下了深刻印象，特别是 De Schepper 教授的开放精神，他将这种精神传递给了安特卫普放射学院的整个团队。我永远不会忘记，他是如此的平易近人，在会议的学术部分结束之后，你可以在一个非常友好和轻松的氛围中与他交谈。从那天起，我就成了安特卫普放射学院的超级粉丝，积极地参加在安特卫普举办的每一次会议(即“Radiologisch Uur van het UZA”)。

后来，在我毕业成为放射科医生，并开始在 Sint-Maarten Duffel-Mechelen 综合医院工作后，De Schepper 教授邀请我担任 UZA 的放射学顾问。我非常荣幸与他合作了几个项目，如合编《脾医学影像学》(施普林格出版社，2000)，以及这本《软组织肿瘤影像学》的前几版，这是他非常成功的科学事业的主要研究方向。我将永远珍视这份我们由此建立的深厚友谊。

De Schepper 教授在安特卫普南部的一个小型工业城市 Boom 长大，并在鲁汶天主教大学接受了医学培训，于 1963 年以医学博士的身份毕业。随后，他在 Stuivenberg General 医院担任放射科住院医生，师从后来成为终生朋友的

Charles Dochez 教授。他职业生涯早期的主要研究方向是血管造影,其在巴黎 Hôtel–Dieu 医院的 C. Hernandez 医生的科室完善了他的血管造影训练。回到安特卫普后,他于 1973 年成为 Stuivenberg General 医院的放射科主任。5 年后,他被任命为安特卫普市公共援助医院的协调主席。凭借对血管造影的特殊兴趣和在该领域的科学成果,他在 1976 年成功地完成了关于卵巢静脉综合征的博士论文的公开答辩。

1978 年,他被任命为安特卫普大学放射学助理教授,并成为几代医学院学生的老师和导师。1980 年,在 UZA 的影像科落成典礼上,他成为放射科主任。从零开始建立一个新的影像科,选择有能力和献身精神的合作者,发展一个面向住院医生和学生的教育组织是他面临的巨大挑战。这是一个令人振奋的时期,因为一切都是崭新的和令人兴奋的。De Schepper 教授在放射科成功地营造了一种富有成效和特殊的氛围,这得益于他强烈的奉献精神、对合作者的真挚友谊(无论他们的地位和职能如何)、批判性讨论和学术诚信。他有一种不可思议的能力,能够吸引那些才华横溢、忠于职守的学生和合作者,并能向他们传递活力和热情。

1980—2003 年(退休),De Schepper 教授培养了 80 多名放射科医生。他们与其员工、护士、技术专家及其他科室的合作者一起,组成了 De Schepper 教授的大家庭。

他的精力和远见造就了丰硕的科学成果。他作为作者或共同作者所发表的 350 多篇科学论文在文献服务检索系统中被引用。

1986 年,UZA 成为佛兰德斯地区首家安装超导 MRI 设备的学术教学医院。从那时起,De Schepper 教授对骨和软组织肿瘤影像学产生了浓厚的兴趣。他创建了“比利时软组织肿瘤登记处(BSTNR)”,为来自全国各地的放射科医生和其他医学专家提供补充性诊疗意见。他的专业知识和 BSTNR 数据库帮助其在 1997 年出版了第 1 版《软组织肿瘤影像学》,并获得了巨大的成功。第 2 版于 2001 年出版,2006 年又出版了第 3 版。本书也被翻译成中文,这反映了其著作在世界范围内的影响。

2003 年,De Schepper 教授以系主任的身份退休后,仍以专家身份活跃于放射学领域。因专业技能和学识,Hans Bloem 教授邀请他担任荷兰莱顿大学医学中心的放射学顾问教授。他继续以不懈的精力和热情工作,保持着年轻的身体和敏锐的头脑。

他在软组织肿瘤方面的开创性工作使其成为该领域的世界权威。他曾应邀在欧洲放射学大会(ECR)、欧洲骨骼肌肉放射学会(ESSR)、北美放射学会(RSNA)

等多个重要国际会议上发表客座演讲。

2006年,De Schepper教授凭借其对肌骨放射学的杰出贡献被授予ESSR荣誉会员。

尽管De Schepper教授在医学、科学和教育方面的成就广为人知、广受赞赏,但他所具有的人文素质只有他的家人和密友才能充分体会。他是Anya Augustynen的丈夫,令12个子女自豪的父亲和21个孙子、孙女的祖父。他对家人的爱,生活中的点滴,花园里的鸟儿,树林里的散步,在安特卫普神秘的小巷子里漫步……这一切都凝结成了数百首诗。

2011年11月,De Schepper教授因腹部不适被诊断为转移性结肠癌,他突然发现自己站在了分水岭的另一边。他以令人钦佩的勇气接受了诊断结果。他从未试图掩饰自己病情的严重性,同时继续工作,尽可能地帮助同事。2013年9月11日,在庆祝他退休10周年的研讨会上,他在安特卫普大学做了最后一次演讲,回顾了自己漫长的职业生涯,并对过去和未来做了清晰的总结。不到4周后,他给我们留下了最后一首诗:

敬启者
小心翼翼地将我埋葬
用一束薰衣草、笔和纸
无人知晓
我的灵魂会写下
永恒的诗篇
我无法永生
忘记浮华和境遇
在我的坟墓里洒下幽默和一片彩虹
无人知晓
我的双眼会看到
缤纷的色彩
我无法永生
悄无声息地将我埋葬
让谷粒、象牙八音盒静静地陪我长眠
无人知晓
没有天籁之音
但我会听到

to whom it may concern
bury me cautiously
with a bunch of lavender
and pen and paper
one never knows
my soul might write
the timeless poem
I never could alive
forget pomp and circumstance
sprinkle humour in my grave
and a piece of the rainbow
one never knows
my eye might see
a spray of colours
I never could alive
don't bury me loud
put grains of silence in my grave
and an ivory music box
one never knows
there is no heavenly music
but sounds I will hear

我无法永生
对于可敬的人
无需花圈、挽歌和悲伤
你们的拥抱和关爱将与我相伴
无人知晓
我们的爱天长地久

I hardly could alive
leave home your funeral wreaths
your elegies and lament
as for an honourable man
put cuddles and caresses in my grave
one never knows
our love survives
(Kindly translated by Prof. Dr. Jan L.M. Bosmans in English)

作为一位备受钦佩和尊敬的国际放射学家，De Schepper 教授以超乎常人的敬业精神被人们永久铭记。

我们感谢 De Schepper 教授在其漫长而辉煌的职业生涯中给予我们的支持、温暖和友谊。他将作为放射学领域的引领者，更多的是作为我们的朋友、我们的教授，活在我们的心中。

最后，我们要特别感谢 De Schepper 教授的家人和施普林格出版社的同事，是他们让我们有机会与 Jan L. Gielen 教授和担任安特卫普大学医院放射科主任的 Paul M. Parizel 教授共同编写本书的第 4 版。

我谨代表我的合著者 Jan L. Gielen 教授和 Paul M. Parizel 教授，将这本书的第 4 版献给 De Schepper 教授。

Filip M. Vanhoenacker

参考文献

1.Parizel PM, Bosmans JLM. http://www.auntminnieeurope.com/index.aspx?sec=ser&sub=def&pag=dis&ItemID=608826

2.Parizel PM, Bosmans JLM (2013). In memoriam Prof. Dr. Emeritus Arthur M. De Schepper. JBR-BTR. 96: 329-330

第 3 版前言

比利时软组织肿瘤登记处(BSTNR)是一个多机构数据库项目,几乎比利时所有的磁共振成像(MRI)中心都参与了该项目。始于 2001 年的这项倡议有两个主要目标。首先,作为对所有合作放射科医生的专业礼遇,BSTNR 提供第二份意见报告(48 小时内)。其次,BSTNR 可作为日常放射学实践中罕见的软组织肿瘤的科学数据库。所有合作的放射科医生都可以查阅登记在册的数据以用于临床科学研究。随着由在软组织肿瘤病理学方面拥有丰富经验的病理学家组成的同行评议小组的成立,BSTNR 的科学价值也得到了提高。他们回顾了所有恶性肿瘤、所有特殊肿瘤及所有 MRI 和组织病理学结果不一致的全部肿瘤的病理结果。他们确保病理学依旧是金标准。

到目前为止,我们已经纳入了超过 1500 例经组织学证实的软组织肿瘤患者。这些特殊病例成为本书第 3 版的基础。我们非常感谢 BSTNR 所有合作研究者的长期贡献。我们要求所有的编者用相关的新数据和图像更新他们的章节。我们还要求他们尊重世界卫生组织 2002 年新改版的软组织肿瘤分类,并考虑到该分类对放射科医生的实用价值。这意味着某些肿瘤根据其组织起源和恶性程度从一个章节被转移到另一个章节,例如,以前被命名为恶性纤维组织细胞瘤、滑膜细胞肉瘤、血管周细胞瘤和孤立性纤维性肿瘤的这些肿瘤。我们还要求编者在其章节末尾列出一些引人注目的特性和简明扼要的信息。新版的许多章节内容发生了实质性的变化,如新增了结缔组织肿瘤、假瘤、软组织肿瘤活检和治疗后随访等内容。我们依据 MR 技术和序列的研究进展对影像学策略章节进行了调整。在 MRI 章节,我们省略了该方法的一般原理,重点介绍了目前用于软组织肿瘤研究的序列。书末的索引也更加有条理、更全面。最后,我们增加了关于病理学及分子生物学和遗传学的两个章节。我们要求两位作者关注那些对放射学家来说最重要的特征,因为他们将是本书的主要读者。我们非常感谢施普林格出版社提供的这次机会,让我们出版这本放射学专著的第 3 版,这是一个非常荣幸的事情。

Arthur M. De Schepper

2005 年 3 月

目　录

第 1 部分　诊断模式 …… 1

第 1 章　软组织肿瘤和肿瘤样病变的超声和彩色多普勒超声 …… 2

第 2 章　X 线摄影与计算机断层扫描 …… 37

第 3 章　PET 和 PET-CT 在软组织肉瘤中的应用 …… 53

第 4 章　磁共振成像：基本概念 …… 63

第 5 章　磁共振成像：高级成像技术 …… 75

第 6 章　软组织肿瘤的病理学、遗传学和分子生物学 …… 101

第 7 章　软组织肿瘤的活检 …… 115

第 2 部分　分期、分级和组织特异性诊断 …… 125

第 8 章　分期 …… 126

第 9 章　分级和组织特异性诊断 …… 139

第 10 章　软组织肿瘤的诊断方法 …… 157

第 3 部分　软组织肿瘤影像 …… 159

第 11 章　WHO 软组织肿瘤分类 …… 160

第 12 章　脂肪细胞肿瘤 …… 170

第 13 章　成纤维细胞/肌成纤维细胞肿瘤 …… 209

第 14 章　所谓的纤维组织细胞肿瘤 …… 268

第 15 章　平滑肌肿瘤、骨骼肌肿瘤和周细胞肿瘤 …… 292

第 16 章　脉管肿瘤 …… 314

第 17 章　神经鞘膜肿瘤 …… 342

第 18 章　分化尚不确定的肿瘤 …… 372

第 19 章　未分化/未分类肉瘤 …… 426

第 4 部分　其他软组织肿瘤的影像学检查 …… 435

第 20 章　滑膜病变 …… 436

第 21 章　假瘤性病变 …… 462

第 22 章　软组织淋巴瘤 …… 512

第 23 章　软组织转移瘤 …… 527
第 24 章　其他类肿瘤 …… 535
第 5 部分　儿童软组织肿瘤 …… 551
第 25 章　儿童软组织肿瘤的影像学检查 …… 552
第 6 部分　治疗后影像学随访 …… 561
第 26 章　软组织肿瘤的影像学随访 …… 562
索引 …… 578

第 1 部分

诊断模式

第 1 章

软组织肿瘤和肿瘤样病变的超声和彩色多普勒超声

Jan Gielen, Filip Vanhoenacker, Ruth Ceulemans, Marnix Van Holsbeeck, Henk-Jan Vander Woude, Koenraad L. Verstraete, Johan L. Bloem

1.1 引言

本章将阐述目前超声(US)和彩色多普勒超声(CDUS)血管成像在软组织肿瘤和皮肤影像学中的应用,并将重点介绍这种检查的优缺点。

US 作为一种简便、无创、相对廉价的成像方式,在软组织肿块和浅表病变的检查诊断中发挥着重要作用。在日常工作中,US 是鉴别许多浅表良性肿瘤 (神经源性肿瘤、浅表脂肪瘤)、肿瘤样病变(囊肿、神经节、瘢痕、滑膜软骨瘤、树枝状脂肪瘤等)及真正肿瘤的有力工具。它有助于区分局部肿块与弥漫性水肿、实性与囊性病变[100]。US 能够识别病变的大小、体积和结构,以确定其内部特征,并可监测选定患者对化学药物治疗(简称"化疗")的反应。但是,US 无法检测局限于表皮或深度<0.1mm 的病变[138]。US 辅以 CDUS 在潜在恶性病变的识别中发挥重要作用。对病变进行实时、动态的判读是临床超声的重要优势,是正确判读的必要条件。因此,不建议仅根据纸质报告的评估进行诊断。

1.2 一般原则

1.2.1 CDUS

如前所述,CDUS 和动态判读是提高每次 US 检查诊断特异性的绝对前提。对于浅表病变,避免对皮肤的接触和压迫可显著提高 CDUS 的特异性。CDUS 是一种同时检测血流和评估血流方向的无创方法。解剖学血流信息部分或全部呈现在灰阶图像上。CDUS 中的反射信号依据红细胞朝向或背离探头的方向以不同的颜色显示。缓慢血流呈现的色彩较浓密。色彩信息编码不同于频谱双重多普勒成像,后者对分析更为详细的血流信息和频谱信息颇具价值,进而对研究病变的组织特征发挥作用[112]。因此,CDUS 和频谱多普勒超声在技术上相互补充。CDUS 能提供实时的立体血流图像,从而避免了对血流观察的遗漏,有利于不同解剖部位的血流对比。然而,为了避免误诊,仅作为定性方法的彩色血流图应与频谱分析相结合[12,96,142]。CDUS 应作为描述软组织肿瘤的生物学行为、结构、范围和血供信息所必须的附加工具来使用。

1.2.2 US 和 CDUS 在软组织病变中的作用

与恶性肿瘤患者相比,US 对良性肿瘤患者(肿瘤和肿瘤样病变)定性的特异性更高。因此,本章将着重介绍已报道的最常见的良性软组织肿瘤的 US 表现。由于大多数软组织肿瘤的 US 特征具有非特异性,所以,US 和 CDUS 的特殊作用是确认疑似病变的存在。通过应用 US 和 CDUS 鉴别来确定良性和不确定性(潜在恶性)病变,并可以指导大多数患者的进一步诊断和治疗工作。

在初步的 US 检查后,可以确定其他影像检查方法的作用。磁共振成像(MRI)应用于那些 US 无法提供特异性诊断或不能准确显示软组织肿块边缘的患者。然而,MRI 在小而浅的表皮或真皮病变中的额外价值仍然有限。

与 MRI 相比,US 的优点是没有部分容积效应、使用方便、价格低廉,并且检查时间短。此外,在对不合作的患者和儿童检查时,可能会出现运动伪影,这对使用 US 影响较小,但可能会妨碍正常的 CDUS 成像。在评价软组织肿瘤的范围,特别是对邻近骨结构的浸润情况方面,US 有一定的局限性。

第 7 章将讨论使用 US 引导的细针穿刺活检(FNAB)或核芯针穿刺活检(CNB)。与使用计算机断层扫描(CT)或 MRI 相比,US 引导的 FNAB 或 CNB 通常耗时更短,费用更低,患者更易接受[110]。

1.2.3 肿瘤和肿瘤样病变的 US 和 CDUS 特征

对于外周、小到中等大小的软组织肿块,高分辨率超声(15~18MHz)可以记录其大小和范围,关节内、外定位,封套筋膜位置的深浅及与周围解剖结构的关系。这适用于皮肤、皮下组织、颈部、所有外周关节,尤其是手腕、手和手指[8,14,39,117,118]。尽管扩展视野方面(全景 US)有了新进展,但 US 对伴有软组织浸润的原发性巨大软组织肉瘤和骨肿瘤的分期没有帮助。在这种情况下,MRI 是首选的影像学检查方法。

出于分级目的,在 US 引导下活检可以为组织学和免疫组化诊断提供样本(参考第 7 章)[40,141]。它适用于软组织肿瘤,同样也适用于有明显骨外浸润的骨肿瘤。

恶性软组织肿瘤罕见;大多数软组织肿瘤是良性的[5],在 Hung 等人的研究中约 96% 的病变位于封套筋膜浅表[117]。如果临床怀疑是良性肿瘤,则 US 可以用于向患者及转诊医生证实确实如此,从而避免其他不必要的影像学检查。另一方面,如果怀疑是恶性肿瘤,US 可用于引导 18~10G(automatedgun、Tru-cut 或 Spirotome®)CNB[49]。US 引导组织活检可以避开出血和肿瘤坏死区域,因此,可以获得更多的实体成分[56,58,134,141]。与 CT 和MRI 相比,US 可以持续实时显示针尖位置,进而显著提高手术安全性,并缩短手术时间[25]。

与 CT 和 MRI 相比,US 的优点是费用低廉,可以在短时间内完成(US 检查通常可以在门诊患者首次就诊的当天或几天内进行)。相对于 CT,US 检查的一个特殊优势是没有辐射暴露。

US 的缺点是其在确定深部病变的肿瘤组织学性质方面的特异性较差。有两项研究探讨了 US 在对包括深部肿瘤在内的软组织肿瘤定性方面的准确性:计算出其对脂肪瘤的敏感性为 40%~42%,特异性为 64%~86%;对神经鞘瘤的敏感性为 63%,特异性为 86%[25,139]。除脂肪瘤外的大多数良性肿瘤、肉瘤、淋巴瘤、神经源性肿瘤、良性或恶性皮肤病变均表现为低回声、实性软组织肿块；大多数肿瘤都有血管生成(图1.1)；因此，对于US的特异性诊断来说，特别棘手的问题是一些浅表血管畸形和神经鞘瘤缺乏CDUS信号，以及对小皮下神经鞘瘤的进、出神经显示差[25,39,47,56,117,130]。理想情况下，采用CDUS进行US检查的理想方法是使用变频探头，其中频率上限(15~18MHz)用于皮肤层(表皮-真皮)的评估，13MHz以下频率用于深层组织。高分辨率和超高分辨率(分别为15MHz和20MHz及以上)对封套筋膜浅表和皮肤的病变具有较好的诊断准确性[1,138]。Wortsman通过对4338例US检查的回顾性研究表明，在临床检查中加入US，可将诊断的正确率提高至97%[138]。Hung等人对247例病变的回顾性研究表明[117]，US对封套筋膜浅表的肿瘤和肿瘤样病变的总体诊断准确率为77%，对良性或恶性病变的鉴别诊断方面有较高的诊断准确率(敏感性和特异性分

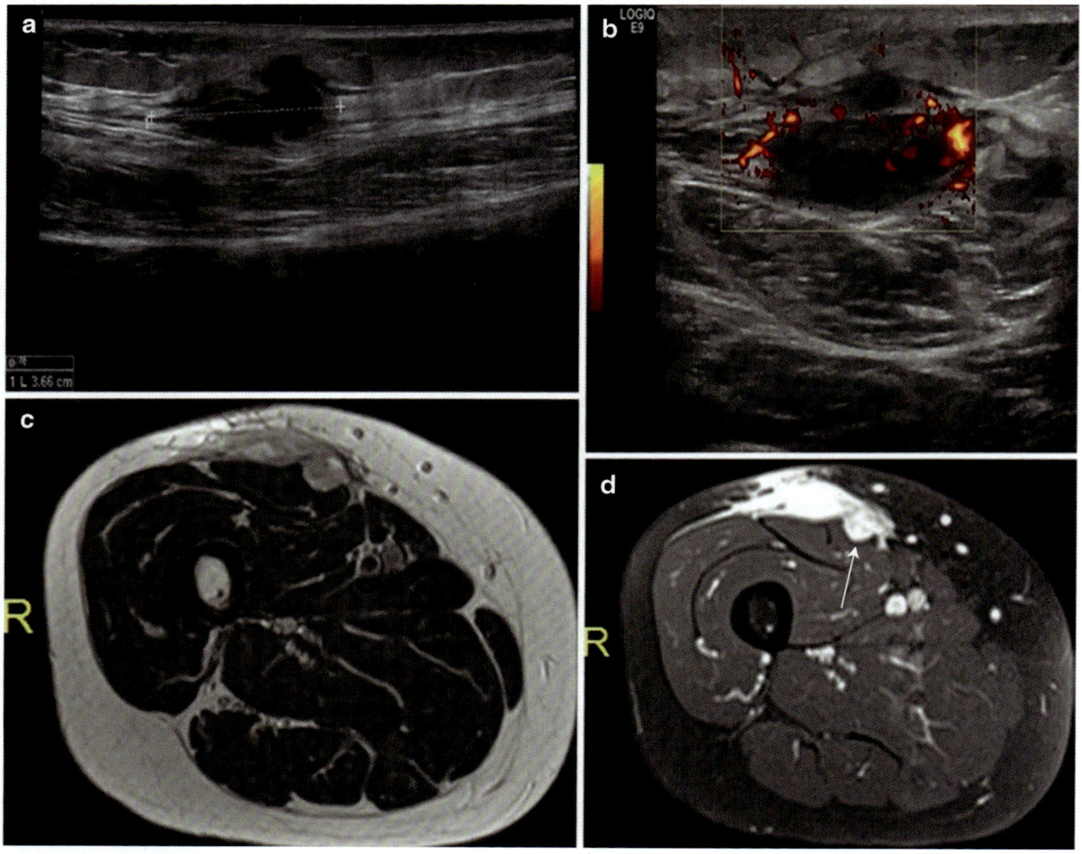

图1.1　65岁女性，患有黏液性纤维肉瘤，右大腿有无痛硬块。US显示具有非特异性特征的肿瘤块，必须对其进行进一步MRI检查和后续的活检。(a)矢状位EVOFSUS图像显示以股直肌浅筋膜为中心的非均质性低回声多结节病灶，基底较宽，突出到皮下组织，最大长径为3cm(最长斜径为5cm)。边界模糊，皮下组织浸润。(b)矢状位CDUS图像显示明显的不均匀血管生成和血管缺失区域。(c)轴位TSE T2WI，具有多结节状、非均质中低信号病变，皮下组织浸润。(d)静脉注射钆后，轴位FS TSE T1WI，病灶不均匀强化，周围组织浸润。股直肌和股外侧肌浅层筋膜强化，切除后证实股直肌(箭头所示)有局灶性浸润。

别为 94.1%和 99.7%）。US 总体敏感性为 99%，特异性为 100%，统计学诊断准确性为 99%。特异性和敏感性最高的是脂肪瘤（分别为 95.2%和 94.3%）、血管畸形（分别为 73%和 97.7%）、表皮样囊肿（分别为 80%和95%）和神经鞘瘤（分别为 68.8%和 95.2%）。这四种肿瘤类型占所有病变的近 3/4（73%）。皮下组织的一小部分病变（4%）是恶性的，包括转移瘤（4/11）、淋巴瘤（3/11）、恶性纤维组织细胞瘤（1/11）、Merkel 细胞癌（1/11）和隆突性皮肤纤维肉瘤（2/11）。以前，US 的准确率相对较低，这是因为特定的软组织肿瘤在 US 上的表现各异，如囊状水瘤、骨骼肌血管瘤、脂肪瘤和黑色素瘤[15,39,80]。这与 Hung 等人的结论相反，他们认为观察者对特定肿瘤和肿瘤样实体的认识不足导致漏诊，而非 US 检查结果的特异性差[117]。事实上，随着 US 经验的增加，结合相关临床信息，依据其影像学特征提高了病变的定性诊断，并能识别需要进一步诊断检查的不确定病变（图 1.2 至图 1.4）。

US 提示恶性肿瘤的 CDUS 标准是邻近结构浸润及不同管径的肿瘤新生血管生成导致的非均质回声和结构扭曲（图 1.1）。良性肿瘤往往是均质的、轮廓规整，且引起相邻结构移位而不是浸润[56,87]。然而，两者之间有相当多的重叠。良性肿瘤如骨骼肌血管畸形（以前称血管瘤）、神经纤维瘤、神经鞘瘤等可表现为边界不清、不均质回声等特点；而另一方面，肉瘤因假包膜的形成，常表现出清晰锐利的边界[28]。如果这些肉瘤在被发现时体积较小，则引起超声检查不均质表现的肿瘤坏死可能尚未发生。但有些病变具有特定发生位置的特点，增加了诊断的特异性，如甲下血管球瘤和鳃裂囊肿[45]。CDUS 和频谱多普勒分析在鉴别软组织肿瘤的良、恶性方面价值有限。如果存在多管组织模式，则肿瘤为良性的可能性较大。血流特征的特异性不高，无法应用于临床实践[54]。阻抗指数不能用于鉴别肌骨软组织肿块的良、恶性[71]。

对于应变和剪切波弹性成像在软组织肿瘤中的潜在价值经验尚处于初步阶段[86]，恶性肿瘤应变弹性成像的平均应变比显著高于良性肿瘤。应变直方图和视觉评分无显著差异。作为软组织肿瘤评估的额外工具，应变比可能会最大限度地减少活检次数[108]。

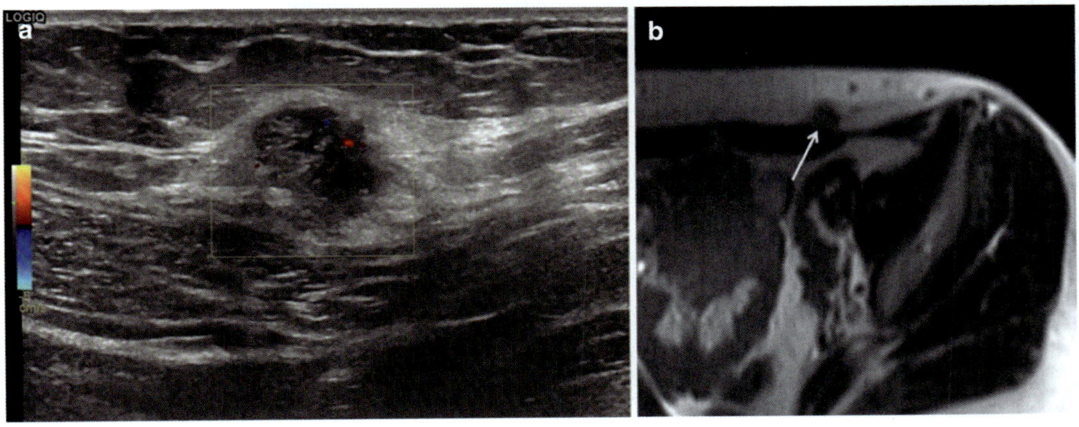

图 1.2　40 岁女性，患腹壁子宫内膜异位症，左侧髂窝周期性疼痛小肿块，既往有腹腔镜手术史。（a）US 检查显示非均质低回声小肿块，边缘不规则，可见小血管，皮下组织和腹直肌筋膜浸润。（b）轴位 HASTE T2WI，浅表部位可见非均质低至中等信号肿块，同时发现腹直肌浅肌筋膜浸润。

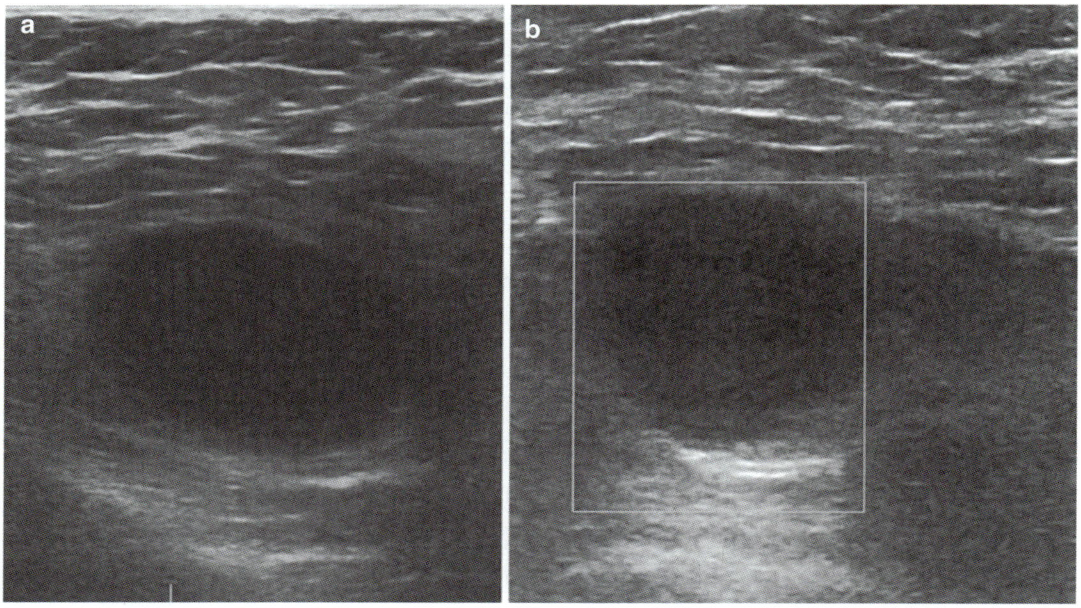

图 1.3　60 岁女性，左臀大肌黏液瘤，表现为无痛性肿块。(a)US 检查显示病变呈均匀的圆形-椭圆形肿块，边缘锐利，后方回声增强。最大直径为 3.5cm。(b)CDUS 检查显示病变无血管分布。

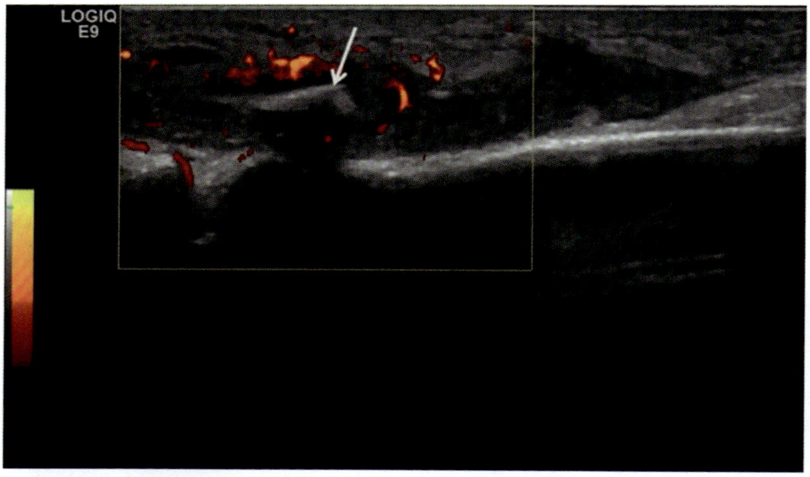

图 1.4　右足背皮下组织内木片，周围伴蜂窝织炎。US 显示了被低回声富血供组织包围的三角形回声木片(箭头所示)。

从定量和定性的角度来看，剪切波速与恶性肿瘤之间在统计学上无显著相关性。目前，与 B 型成像相比没有明显的额外作用[98]。

最实用的方法是以超声检查为工具来筛选那些可以被确诊为良性的病变。为了避免延误诊断，所有不确定的病变都应该依次接受 MRI 和影像引导下 CNB 的进一步诊断[16]。超声确定的良性病变是指均匀的囊性病变，后方回声明显增强、边缘清晰锐利，CDUS 不显示任何血管信号(最高敏感性预设下)。详细的超声检查结合相关临床信息，可能对表皮包涵囊肿(图 1.5)、脂肪瘤(图 1.21 和图 1.22)，或伴静脉石的骨骼肌血管畸形做出特异性诊断[87,113]。同样，对于初步诊断为

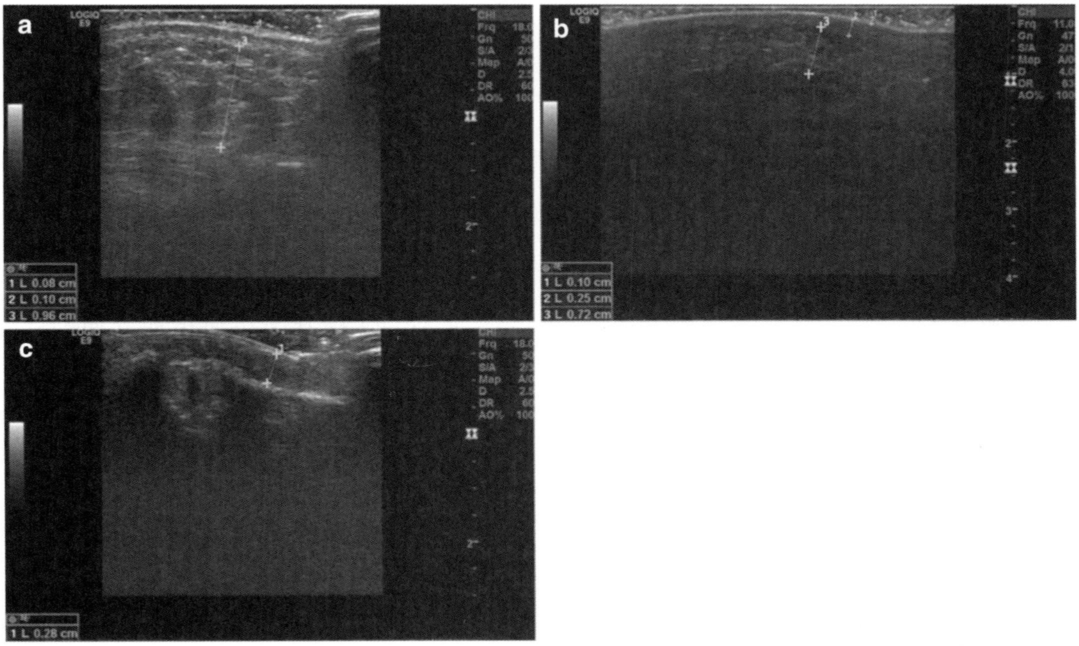

图 1.5　正常皮肤足底区域(a)、足跟(b)和第一趾甲床(c)的 US，8~18MHz、2cm 宽的线性探头和 6~15MHz、5cm 宽的线性探头对照情况下的表皮和真皮的高分辨差异（GE healthcare Logic E9 配有 ML 6~15 和 L8~18i)。(图a)18MHz 下的足底皮肤区域：①薄的高反射表皮层；②中等反射真皮层；③低反射皮下脂肪层。(图 b) 11MHz 下的足跟区域：①薄的高反射表皮层；②中等反射真皮层；③低反射皮下脂肪层。(图 c)第一趾甲床区，低回声甲床及基质区被表面趾甲及远节趾骨皮质反射所覆盖。

伴有Morel-Lavallée 损伤、血肿或肌肉撕裂的外伤患者，准确的病史描述是很重要的。排除凝血障碍或接受抗凝药物治疗的患者，血肿一般不会自发产生。血肿不会持续增长，且有直接损伤或挫伤病史，同时，大多损伤较为严重。

高频线性肌骨探头不仅穿透深度有限，而且扫描野较小。因此，不利于显示肿胀明显且位于小腿屈肌筋膜室、大腿近端、臀部或躯干深部的病变，或者对于体重较大的患者进行检查。扩大超声视野(EFOVS)克服了标准视野有限的缺点[131]。通过生成全景 EFOVS 图像，可以更好地评估软组织肿块的大小和空间解剖关系(图 1.1a)。EFOVS 还能更好地与临床转诊医生沟通影像学表现，有助于提高重复性，这对于病变的随访非常重要[6,26,84,132]。如果无法使用 EFOVS，US 因缺乏全面观和穿透力而不是首选的影像学检查方法，此时，应选择 MRI 检查[5]。然而，当涉及较小的浅表病变的诊断时，如手腕、手和足的病变及皮肤和周围神经来源的病变，高频探头的特点就变成了优势。如前所述，扫描平面可以根据手、腕和足部的复杂局部解剖进行任意调整[42,64,138]。

US 在软组织肿瘤成像中的其他应用包括 US 引导的介入诊疗、皮肤病变的分期和分级。继该技术成熟应用于乳腺 X 线摄影和腹部-泌尿生殖领域后，US 引导的诊断程序和介入治疗在肌骨影像中越来越受欢迎。

经皮介入治疗的范围包括腱鞘囊肿抽吸术(18~22G)、疑似肿瘤转移的 FNAB、软组织肉瘤的局部复发、关节内外实性软组织肿块的CNB、不可触及的实性软组织术前钩针定位，血管性肿瘤积液的抽吸和培养取样、骨膜下脓肿的经皮导管引流及神经肌肉疾病的肌肉活检[14,15,20,22,25,85,101,109,141]。这些操作可以在US下选择入路（位置、深度和针头角度），并在皮肤标记后进行，或者最好在US的实时引导下进行[25,141]。

在筛查黑色素瘤、肺癌、乳腺癌、结直肠癌、胃癌或卵巢癌不可触及的皮下转移及黑色素瘤复发时，7.5MHz线性阵列探头可以动态筛查身体的大范围区域[1,38]，但这一程序可能会被作为整体分期程序的FDG-PET扫描所替代，其总体敏感性和特异性分别为89%和96%[102,114]。CT因其低估了病变的数量而被淘汰[101]。

超高分辨率US（20~30MHz）用于结节性和浸润性表皮及真皮病变的成像。视野的宽度为1.2cm，穿透深度为1~2cm。

使用15MHz或更高频率的US可以清晰地界定包括表皮厚度变化在内的皮肤层形态[124]。尽管表皮病变是肉眼可见的，但如果没有超高频（≥20MHz）US，临床上难以准确评价其扩展深度。超高频超声是肿瘤检测和深度边缘界定的敏感方法。对于多数肿瘤而言，US难以鉴别良、恶性，因此，不能代替进一步的活检[39]。即使使用这些超高频探头，除足底和小鱼际区域外，其他正常的表皮也无法显示。真皮下层可显示为高回声层。

在检测软组织肉瘤的局部复发中，MRI和US表现出相同的敏感性。然而，US是检测早期软组织肉瘤局部复发最经济有效的方法，因此，应用于初始常规随访和引导活检[4]。非条带状低回声肿块的存在高度怀疑局部复发[23]。然而，US在术后早期（术后3~6个月）诊断价值较小，因为不均匀、低回声的肿块也可能代表血肿、脓肿或肉芽组织（图1.4）。US随访结合MRI动态增强灌注曲线研究（两者均在术后4~6周内进行）有助于区分这类患者。US引导的FNAB和（或）CNB是判定肿瘤复发的有效方法。术后短期或放疗后，组织在SE或FSE T2WI及增强后FS SE T1WI上呈弥漫性高信号，因此，MRI难以对软组织肿瘤的复发做出诊断。如果肿瘤复发在血管化不良的术后瘢痕组织中，静脉注射钆剂对肿瘤增强，从而增加肿瘤的显著性的作用不大[23,67]。如果不能鉴别瘢痕组织和复发，应考虑US引导下或CT引导下经皮穿刺活检[11,23]。在这种情况下，该检查具有主要的预后和治疗价值[141]。

在大多数医疗机构中，因MR设备非常繁忙，难以腾出时间立即进行影像引导活检。而在US或CT引导下活检，则不存在这个问题。此外，穿刺活检人员可能就是设备操作者。

1.3 浅表软组织肿瘤及肿瘤样病变

浅表软组织病变是一组独特的病变，具有CDUS的US在提高临床诊断的准确性方面具有更确切的作用。浅表软组织肿瘤可分为两类：表皮-真皮（或皮肤）病变和皮下脂肪层（或皮下）病变（图1.5a-c）（正常皮肤和指甲的US）。正常的低反射皮下脂肪层随着探头外压力的增加而变窄。真皮的厚薄程度不固定，在前臂处较薄，在腰部区域由于胶原蛋白含量高而变厚[138]。皮下脂肪层由低回声脂肪小叶组成，其内散布着反射性纤维间隔（图1.5a-c）。皮肤病变包括源自皮肤附属器的肿瘤，如汗腺、皮脂腺和毛囊。皮下肿瘤包括大部分间充质肿瘤，但间充质肿瘤也可发生在真皮层[8,138]。

皮肤和皮下肿瘤主要位于皮下脂肪层，而不是真皮层，因为真皮层相对于皮下脂肪层来说更强韧且有弹性。良性皮肤肿瘤包括小汗腺螺旋腺瘤、软骨样汗管瘤、毛母质瘤、真皮纤维瘤、残端神经瘤、神经鞘瘤和神经纤维瘤。其他可能位于皮下脂肪层的良性肿瘤包括血管畸形、血管平滑肌瘤、神经纤维瘤、神经鞘瘤、脂肪瘤、血管球瘤和残端神经瘤。恶性皮肤肿瘤包括黑色素瘤、转移瘤和淋巴瘤。其他可能位于皮下脂肪层的恶性肿瘤有滑膜肉瘤、淋巴瘤和转移瘤。皮下肿瘤样病变包括腱鞘囊肿、朗格汉斯组织细胞增生症、结节性筋膜炎、类风湿结节、脂肪坏死、脓肿、肿瘤样钙质沉着症、表皮包涵囊肿[51]。高频 US 技术已成为诊断的一个有价值补充。它可以实时观察皮肤，区分测量≥0.1mm 的结构，提供关于皮肤及其周围血流的非常有用的信息[138]（表 1.1）。

表 1.1　Wortsman 序列中皮肤及皮下组织最常见的肿瘤病变的发生率及相对发生率[138]

分类	发生率(%)	定性诊断	相对发生率(%)
良性非血管性肿瘤	46	淋巴结(增大)	31
		脂肪瘤	28
		表皮样囊肿	23
		毛母质瘤	6
关节和关节周围病变	17.5	滑膜腱鞘囊肿	60
		黏液囊炎	21
		滑膜炎	19
炎性和感染性病变	15.5	脂肪坏死	51
		积液	19
		瘘	8
		疣	8
		化脓性汗腺炎	6
良性血管肿瘤	9.2	血管瘤(错构瘤)	65
		血管畸形	34
指甲病变	5.5	银屑病	68
		血管球瘤	12
		肉芽肿	9
		甲下外生骨疣	4
外源性皮肤成分	3.5	化妆品皮肤填充剂	56
		异物(玻璃、木头、刺)	44
恶性肿瘤	1.7	基底细胞癌	55
		鳞状细胞癌	24
		皮肤转移	8
血管非肿瘤性病变	1.1	蒙多病(皮下血管硬化性血栓性静脉炎)	35
		非硬化性血管血栓	25
		解剖变异	40

1.4　四肢特殊软组织肿瘤和肿瘤样病变的 US 表现

1.4.1　关节和滑膜鞘肿瘤

1.4.1.1　滑膜骨软骨瘤病或滑膜软骨瘤病

滑膜骨软骨瘤病或滑膜软骨瘤病是滑膜细胞向软骨的化生性转化。这些软骨结节常钙化和(或)骨化为大小相等的结节。当临床检查或放射线检查提示该疾病时,US 是首选的成像方式[24]。US 可以识别出软骨结节和钙化结节(图 1.6 和图 1.7)。由于 US 的动态扫描能力,US 可以将关节内可探及范围内的游离结节与嵌入滑膜内的结节区分开来。结节钙化后可形成声影[91,97,106]。滑膜骨软骨瘤病或软骨瘤病通常表现为单关节疾病。滑囊和腱鞘很少发生滑膜化生。

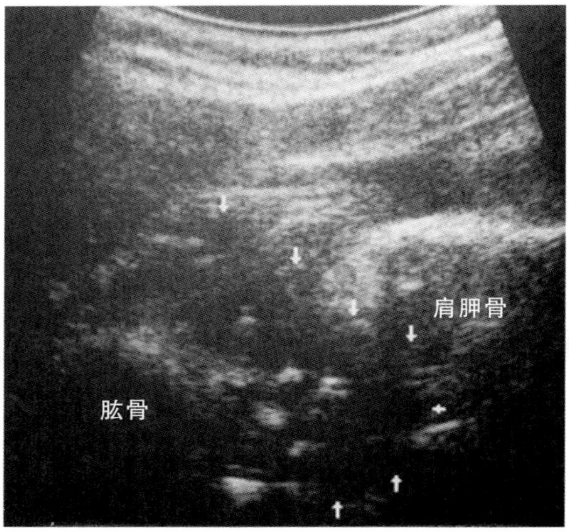

图 1.6　20 岁女性,左侧肩关节滑膜骨软骨瘤病。左肩后部、尾侧横断面 US 图像(5MHz 曲线探头)。腋窝明显扩张(小箭头所示),滑膜增生。其内嵌入多个等大的软骨体。冈下隐窝和肱二头肌腱鞘也可见滑膜增生(未显示)。肱二头肌腱鞘含有多个部分钙化的化生结节。患者接受滑膜切除术治疗。

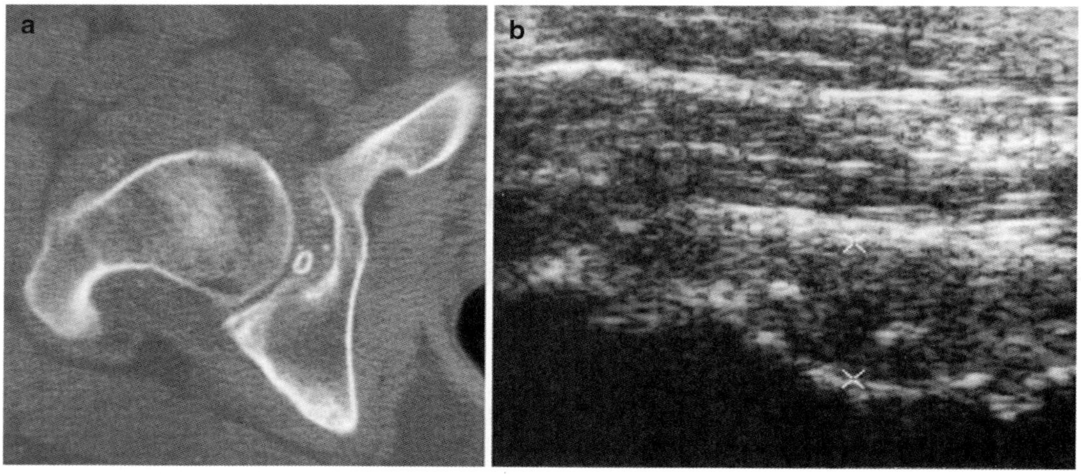

图 1.7　40 岁男性,右髋关节滑膜骨软骨瘤病,右髋关节疼痛 2 年。(a)大转子顶端轴位 CT,骨窗。(b)US 前后纵位图像。可见一个大的边缘钙化结节和许多小的、轻微钙化的结节,主要在内、前关节间隙(图 a),前髋关节间隙明显增宽(图 b)(卡尺之间)。关节内滑膜增生;两枚嵌入的化生结节。最近端的钙化结节后方显示声影。

1.4.1.2 腱鞘巨细胞瘤(色素沉着绒毛结节性滑膜炎)

色素沉着绒毛结节性滑膜炎(PVNS),当它发生于腱鞘时又称巨细胞瘤,是一种导致滑膜弥漫性或局限性过度增生的良性炎症性疾病。

在关节 PVNS 中,US 表现为低回声滑膜不同程度的增生,累及整个滑膜腔或仅部分滑膜腔(图 1.8 和图 1.9)。由于碎屑形成或出血,分叶状软组织结节可从滑膜突出到低回声或无回声的关节液中。滑膜内褶形成含关节液的小囊腔[70]。

在弥漫性滑膜肥厚的 US 鉴别诊断中,应考虑到类风湿关节炎、血清阴性炎性关节炎、血友病性关节炎、痛风性关节炎[70]。

腱鞘 PVNS 称为巨细胞瘤,是一种手部的常见肿瘤。

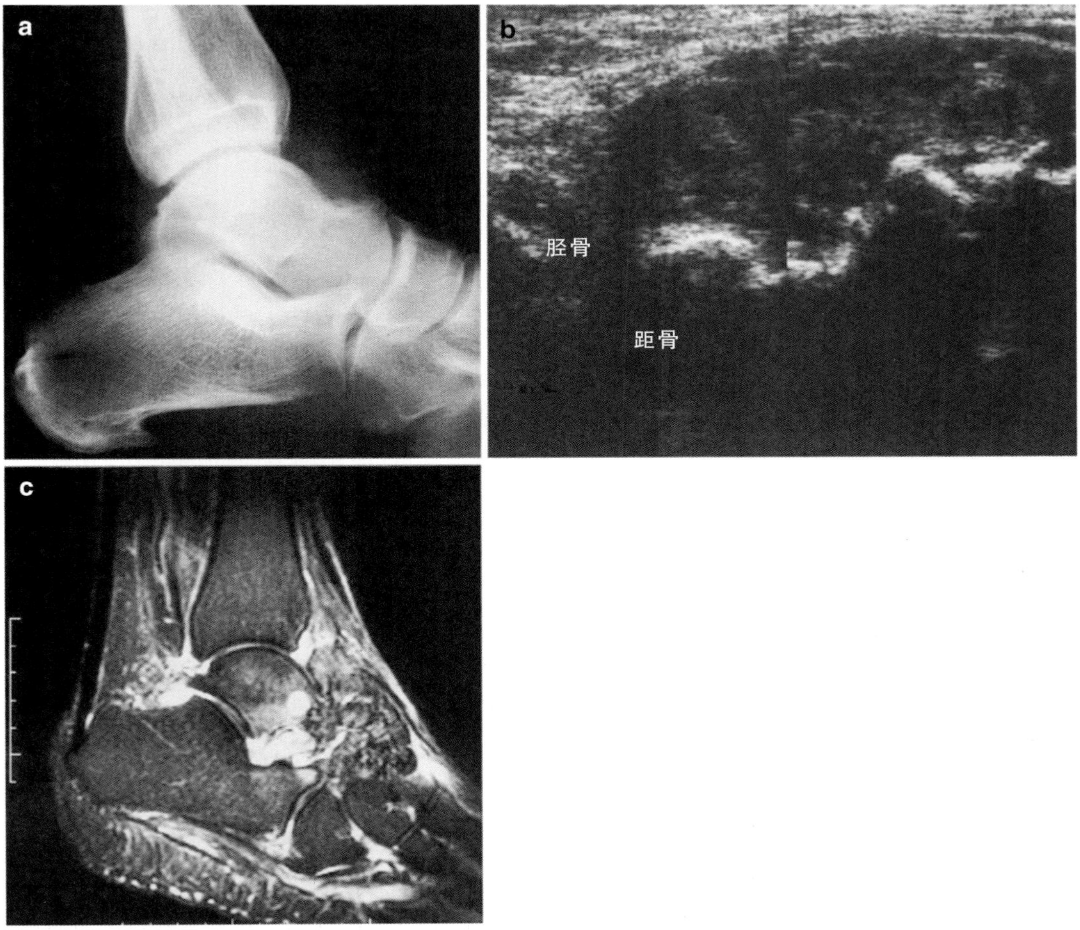

图 1.8 47 岁男性,PVNS 累及左侧距跟舟关节。(a)矢状位 X 线片。(b)后足背纵向 US 图像。(c)矢状位梯度回波 T2WI。X 线片示聚集在距骨及舟骨背侧周围的密实软组织肿块,其内包含单一钙化(图 a)。边界清晰,不均质,以实性为主的低回声软组织肿块,同时存在微小无回声区和小高回声区(图 b)。距骨颈继发性受压侵袭。含铁血黄素所致的低信号软组织肿块累及距舟关节和相连的距下关节前、中部(图 c)。

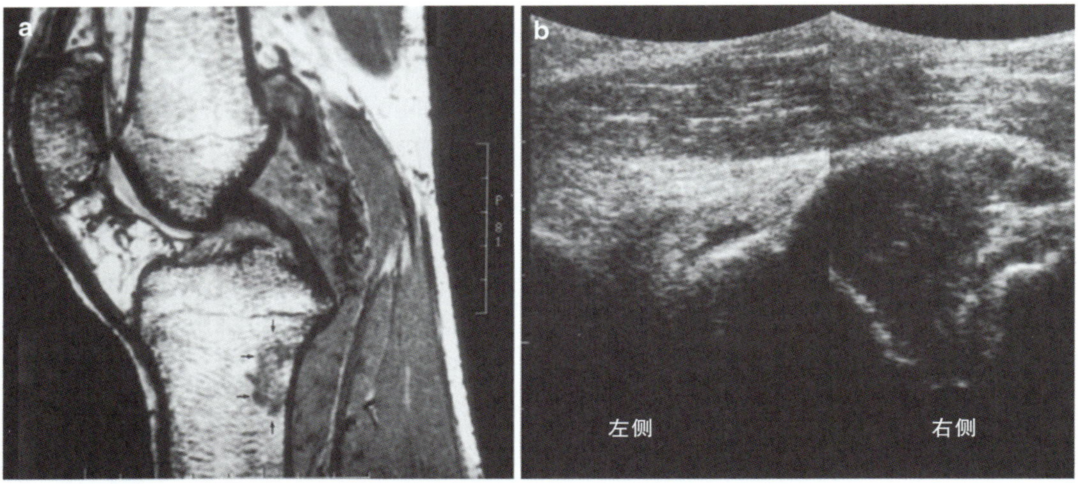

图 1.9　右膝双灶性 PVNS。(a)矢状位梯度回波 MR 图像。(b)纵向 US 图像;胫股关节腔背侧双侧对比。股胫关节后间隙明显扩张,充满中等信号的软组织块(图 a)。肿块背侧深部和浅部均有多个低信号病灶。同时肿瘤自胫骨干骺端背侧向骨内延伸(箭头所示)。有症状的右侧(图 b)显示稍不均匀,以低回声为主的滑膜软组织肿块,包裹后交叉韧带止点。肿块使后方关节囊壁移位。第二个肿瘤灶位于髌上囊内侧,并进行了活检。

US 表现为边界清晰、偶有轻微不均质或分叶状、低回声实性软组织肿块,紧邻或偏心性包绕肌腱[4,11,60,72](图 1.10)。

1.4.1.3　淀粉样变

β_2 淀粉样变关节病发生在长期使用铜仿膜血液透析患者(>5 年)和多发性骨髓瘤患者中。由于这些滤过膜的不再使用,铜仿膜相关性疾病逐渐消失。淀粉样变关节病可以系统性方式累及各个关节。关节沉积物以滑膜增厚为特征,软骨下关节骨内淀粉样蛋白沉积物被证实随着时间的推移,其数量和直径不断增加,被描述为生长的骨囊肿[50]。肩关节淀粉样变关节病的 US 指标是肩袖肌腱

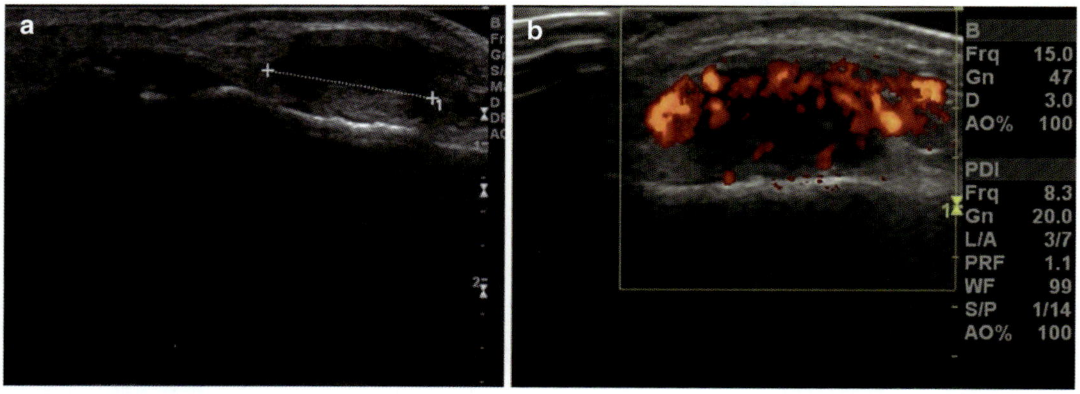

图 1.10　44 岁男性,中指近节指骨掌侧腱鞘巨细胞瘤。(a)纵向 US 图像显示皮下组织椭圆形肿块,侧面紧邻指屈肌腱,浅表部分低反射,深部高反射。(b)纵向 CDUS 显示浅表低反射部分有明显的血管信号。

增厚(冈上肌腱厚度>8mm,其正常厚度为 4~8mm)、局灶性腱内回声增强、盂肱关节间隙、肱二头肌长头滑膜鞘和肩峰下–三角肌下滑囊的扩张、肱骨头不规则及关节周围的异常积液[46](图 1.10 和图 1.11)。

关节囊或滑膜囊淀粉样蛋白沉积呈轻微不均质低回声表现。

US 研究发现,在长期血液透析的背景下,最大肩袖厚度>8mm 或肩袖肌层之间存在低回声垫,对淀粉样变的敏感性为 72%~79%,特异性为 97%~100%[19,46,72,89]。

1.4.2 周围神经源性肿瘤

四肢大的周围神经,如坐骨神经、腘神经、尺神经和正中神经,可被高分辨和超高分辨实时 US 常规识别[16,36,52,60,80]。在高频 US 检查中,走行于肌腹和皮下组织之间,小的浅表周围正常神经(如腓肠神经)可被识别为高回声、束状软组织结构[22]。该结构横截面呈同心圆或椭圆形,纵截面呈管状。在超高频换能器上,臂丛神经根呈均匀的低反射,而周围神经呈低回声和高回声交替模式。平行走行但不连续的线性低回声区域代表神经元束的合并束,它们嵌在被称为神经内膜、神经束膜和神经外膜的结缔组织所形成的高回声背景中。与组织切片相比,US 低估了神经元束的数量。推测其原因是神经走行迂曲导致的斜向和横向变形。由于使用较低的 US 频率,图像分辨率下降,神经内的低回声区域变得不那么清晰,数量也随之减少[80]。

在动态检查过程中(被动或主动),与周围肌肉腱结构相比,神经位置变化较小。在纵切面上最容易被观察到。当头部偏向对侧时,在前臂神经水平纵切面上可观察到轻微的神经移位。在横断面上,正常神经受到探头的压迫而变平。

对周围神经源性肿瘤诊断至关重要的是识别周围神经的走行位置。

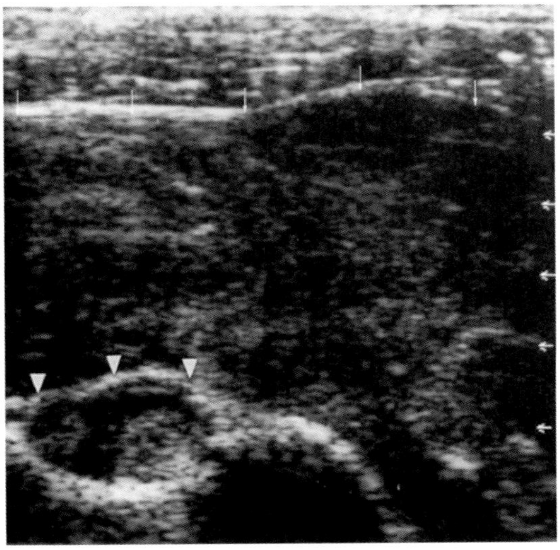

图 1.11　多发性骨髓瘤患者对称性淀粉样变肩关节病变。肩前部横向 US 图像。肩峰下三角肌下囊(箭头所示)和肱二头肌长头滑膜腱鞘明显扩张,导致横韧带(三角箭头所示)向前移位。以低回声为主混杂少量高回声的滑膜淀粉样沉积物。

1.4.2.1 周围神经鞘肿瘤

周围神经的肿瘤是罕见的,通常为良性且发生在皮下。已经有 US 文献报道了神经鞘瘤、神经纤维瘤和神经纤维脂肪瘤(以前称为纤维脂肪错构瘤)[9,11,21,29,59,62,64,77,78](图 1.12)。在 Hung 等人的系列研究中,神经鞘瘤是发生于浅表至封套筋膜间第三常见诊断(16/247),US 诊断敏感性为 68.8%,特异性为 95.2%[1]。除了神经内腱鞘囊肿和神经纤维脂肪瘤外,这些与神经相关的肿瘤和肿瘤样病变均为低回声肿块[16,21,29,35,59,60,62,77,78]。从状神经纤维瘤被报道为几乎无回声肿块,后方回声略增强[105](图 1.13)。已报道的神经鞘瘤和两例神经纤维瘤(均为 von Recklinghausen 病)均表现为后部回声增强[16,21,62](图 1.14)。1 例初始神经鞘瘤多次手术后原位复发的踝部恶性周围神经鞘瘤(MPNST),表现为轮廓

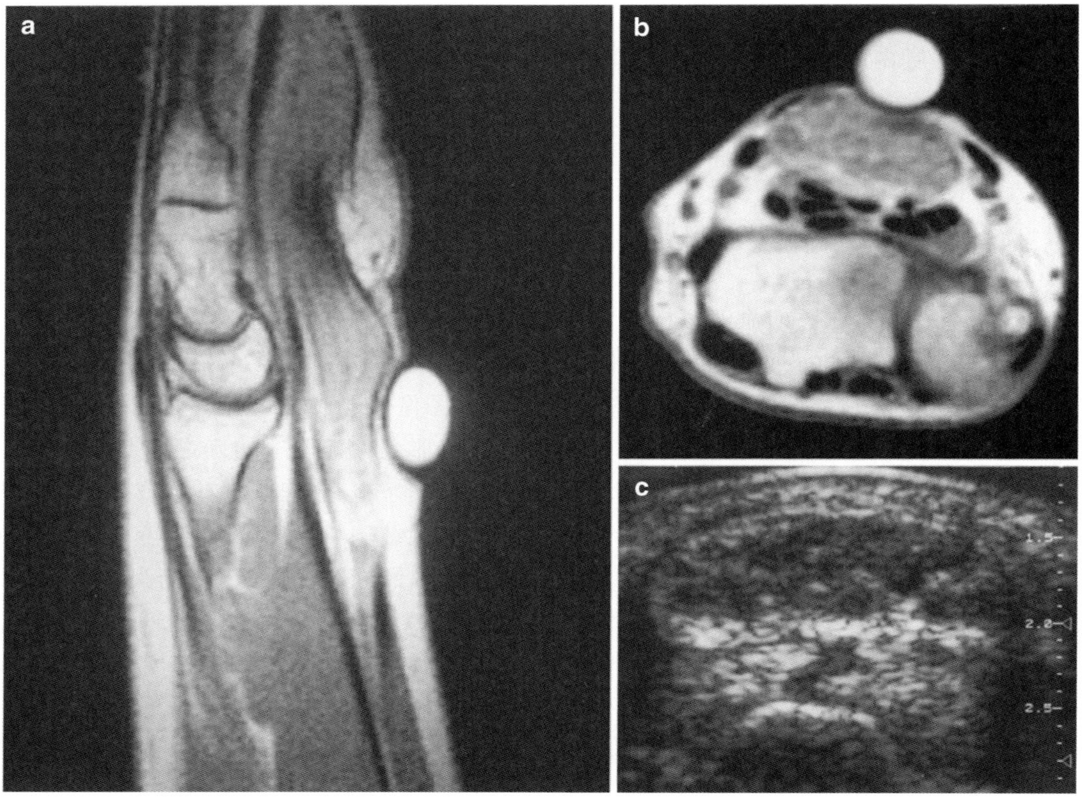

图 1.12　54岁女性，正中神经长期存在的神经纤维脂肪错构瘤。(a)腕部矢状面自旋回波 T1WI。(b)腕管近端轴位 SE T1WI。(c)腕管横断面 US 图像。前臂远端(图 b)、腕管(图 c)和掌部(图 a)的正中神经肿大。增粗的正中神经包括点状增厚的神经束和一些脂肪组织，特别是在其深部(图 b 和图 c)。增厚的神经束在图 a 和图 b 上呈中等信号强度，在图 c 呈低回声。

不清、均匀低回声和部分背侧回声增强。

神经鞘瘤和神经纤维瘤可以表现为轮廓不清[59,64]。部分神经鞘瘤和神经纤维瘤表现为瘤内非均匀性[94](图 1.14)。报道的大多数神经鞘瘤轮廓清晰，大多数神经纤维瘤轮廓模糊。

1.4.2.2　神经相关肿瘤样病变

神经内腱鞘囊肿为内含液体的胶样囊性肿块，内衬上皮和胶原，可因压迫而引起疼痛和运动功能障碍[77,78]。这是一种非肿瘤性囊肿，是邻近关节的浓稠黏液通过周围神经连接分支进入周围神经外膜内，积聚并生长而形成的[123]。组织学检查显示神经纤维分散在囊肿的黏液物质中。

神经内腱鞘囊肿常见于关节周围。最常累及腓神经，表现为足下垂。US 表现为神经行程内或毗邻神经走行区的纺锤状无回声软组织结构[77,78]。

神经内腱鞘囊肿在肩胛上神经走行区也较常见[57,120,126,127]。它们常会引起冈下肌肌力减弱，在某些情况下还会引起冈上肌肌力下降。

其他位置为胫神经、尺神经、腓肠神经和坐骨神经[99]。US 引导下神经内腱鞘囊肿抽吸和注射皮质类固醇，最近被报道为一种替

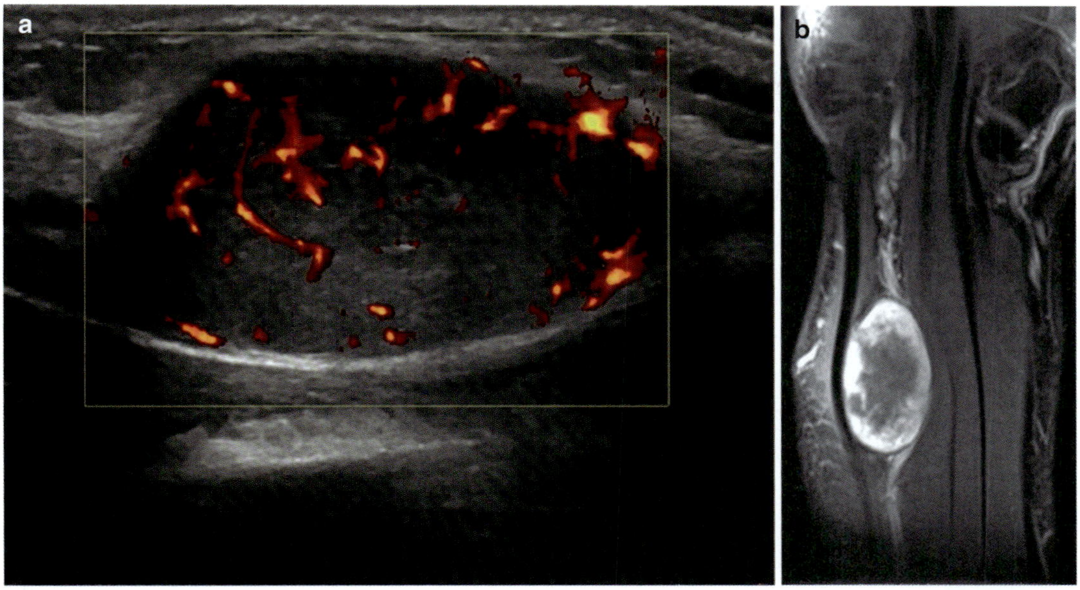

图 1.13　45 岁男性，右前臂正中神经神经鞘瘤（陈旧性），前臂屈肌侧无痛性硬块性病变。(a) 纵向 US 及 CDUS 显示沿正中神经方向的不均匀低反射、边缘锐利的椭圆形肿块。清楚显示了正中神经进出病变。病灶最大直径为 4cm。CDUS 显示病灶内多发血管形成且分布不均匀。(b) 冠状位 SE T1WI 显示静脉注射钆对比剂后病变的不均匀强化。

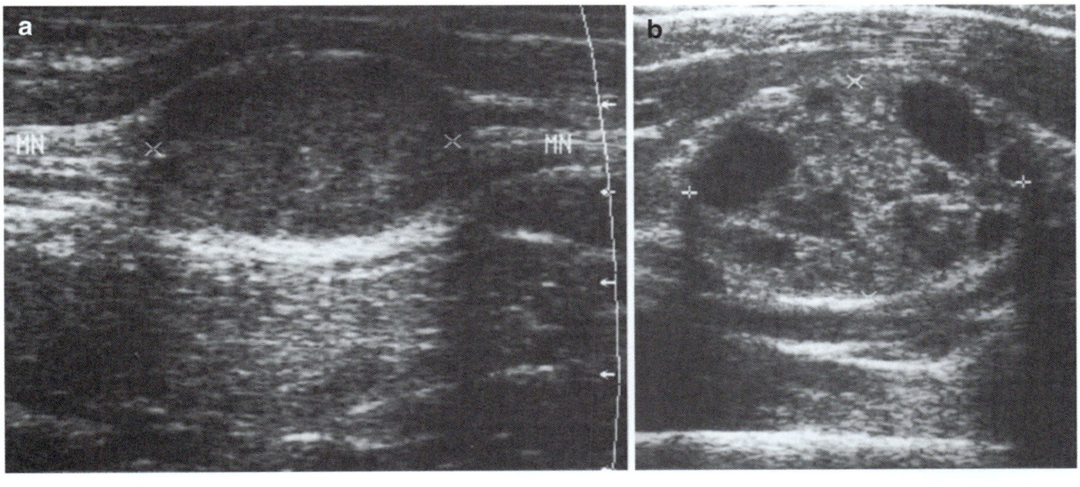

图 1.14　前臂正中神经鞘瘤，(a) 纵向线性 5MHz US 图像，(b) 纵向线性 7.5MHz US 图像。正中神经穿行其中的轮廓清晰的低回声神经鞘瘤（图 a）。使用 7.5MHz 探头后肿瘤内部回声结构发生显著变化（图 b）。

代外科手术切除的标准疗法[83]。我们在 4000 例肩部 US 检查中发现 5 例，其中 2 例经 US 引导下重复抽吸而治愈。

在一例腓总神经结核型麻风病的报道中[35]，边界清晰的低回声肿块经手术证实为干酪样囊。腓总神经增大，其鞘增厚，纵切面上，呈两条平行的线状高回声。

创伤性神经瘤发生于手术后、截肢后或

创伤后患者[11,16,64]。无损伤神经干的创伤性摩擦或刺激,以及神经的部分或完全横断都可能导致这种失败的修复机制[119]。创伤性神经瘤通常表现为边界不清的低回声肿块。创伤性完全性神经断裂伤或截肢的神经瘤位于被切断神经的近端,称为末端神经瘤(图 1.15)。侧球神经瘤通常形成于不完全神经损伤或轴索断裂。

Morton 神经瘤不是真正的神经瘤,但表现为累及足底趾神经周围的局灶性神经纤维化[82,103,104]。它常发生于跖骨头之间。最常累及的是第三趾蹼间隙,其次,按第二、一和四趾蹼间隙的次序发病率递减。神经瘤可以是孤立的,也可以同时涉及多个趾蹼间隙。也可发生双侧病变。在大多数患者中(95%),神经瘤大小至少为 5mm。如果趾间肿块长度>20mm,那么可能是神经瘤以外的病变,如腱鞘囊肿、滑膜囊肿或邻近腱鞘巨细胞瘤(GCT)[63]。

中年女性最容易发生,她们常抱怨穿尖头鞋时,因行走和前足的中外侧受压而产生的前足疼痛和麻木。正常的足底神经只能用高分辨率超声进行检测。当有神经瘤时,US 可以在纵切面上识别进入假瘤的足底趾神经。异常的、可能水肿的神经呈厚约 2~3mm 的线形低回声,显示其与趾间肿块相连续时更有助于本病的诊断。Morton 神经瘤多数情况下是一种边界清晰的软组织结构,偶有界限不清。大多数为低回声肿块,少数表现为混合回声或无回声(图 1.16)。能量彩色多普勒显示血管稀少或无血管。首选足底探头在纵向和横向平面成像。正确的横切面应显示覆盖在相应跖骨头表面的低回声软骨。

足趾尽量向探头反方向屈曲或采用 Mulder 手法(将探头用于足底,用手自内外侧挤压前足,使足趾及趾蹼间软组织向足底侧移位,自足底侧进行检查)有助于使神经瘤变得更浅,并更好地鉴别[63,82]。

如果足底有较大胼胝,趾间背侧纵向视图可显示神经瘤。在这种情况下,需要跖骨头之间的足底施加压力来缩小病变和探头

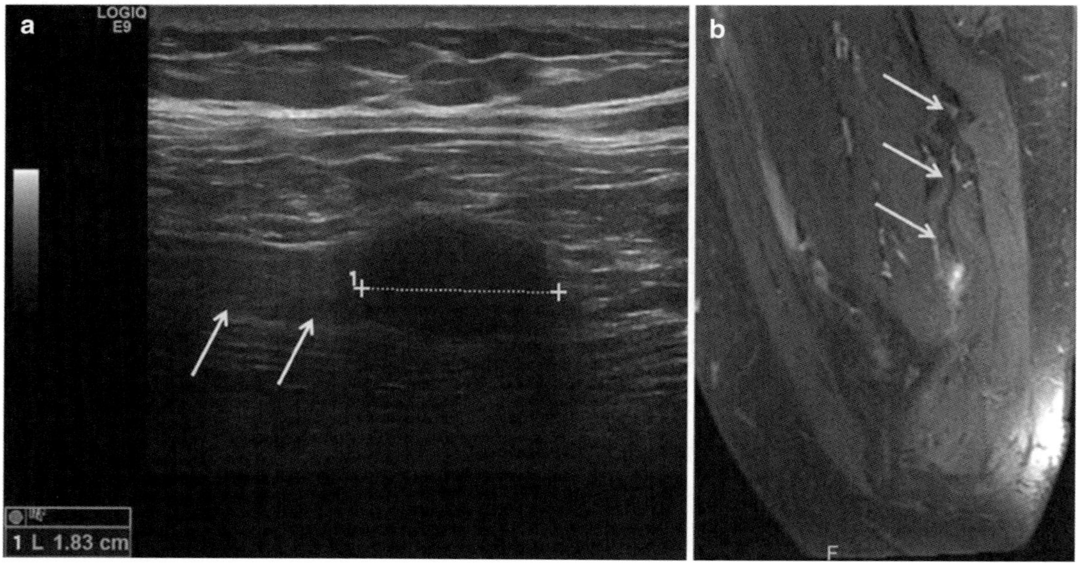

图 1.15 35 岁男性,左侧坐骨神经远端的截肢神经瘤,膝关节以上截肢与创伤有关。(a)大腿后侧矢状位 US 图像显示坐骨神经末端有一低回声椭圆形肿块(箭头所示)。(b)静脉注射钆对比剂后矢状位 TSE T1WI FS 图像,迂曲的坐骨神经末端肿块部分强化(箭头所示)。

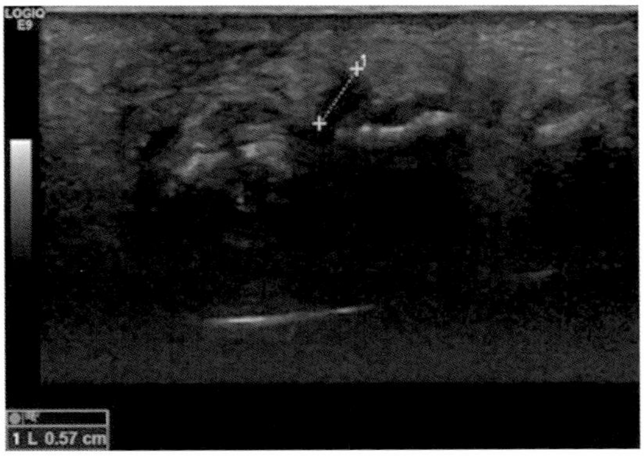

图 1.16 60 岁女性，莫顿神经瘤患者的左足第二(图左)和第三(图右)趾间隙。US 检查用足底入路和横向成像平面在侧方压迫跖骨头时显示一个小的低回声病变。当压迫跖骨头时，病变移到足底，直径分别为 7mm(右)和 6mm(左)。

之间的距离。

在手术切除确诊和(或)局部麻醉下微创超声引导介入或治疗前，皮质类固醇注射、冷冻神经溶解，甚至醇化法曾被用于治疗该疾病[5,46,129,140]。

1.4.3 周细胞(血管周围)肿瘤

1.4.3.1 血管球瘤

血管球瘤(GT)是一种间充质起源，小但疼痛剧烈的皮肤肿瘤。GT 起源于神经肌动脉球体，具有均匀、明显低回声，甚至无回声特征(图 1.17)。尽管肿瘤可发生在任何位置，但最好发于指尖。在手指远端，甲下间隙比髓软组织更容易受累[4]。

病变平均大小为 6mm，小至 2mm 的病变可被检出。

因此，建议 US 至少使用 10MHz 线性阵列探头进行检查。尽管触痛明显，但大多数病变难以触及。

GT 位于甲下时可表现为扁平状，在这种情况下，US 可表现为低回声的甲下间隙轻度增厚。正常的甲下间隙仅 1~2mm 厚。如果位于甲床外侧或掌指软组织内则呈椭圆形或同心状[37,41]。这些病变显示明显的(强)多普勒血管信号，相当于正常甲床的血管信号（图 1.18)。增厚的低回声甲下间隙的鉴别诊断应包括血管瘤和黏液囊肿。表皮样包涵体囊肿也可表现为指甲基质下的小的、同心的、低回声的实体软组织肿块，但无明显的多普勒活动[4,43]。

位于手部以外的 GT 罕见，由于其发病率低，诊断往往困难。这些皮肤病变直径为 0.5~2cm，US 和 CDUS 特征与甲下病变相似。

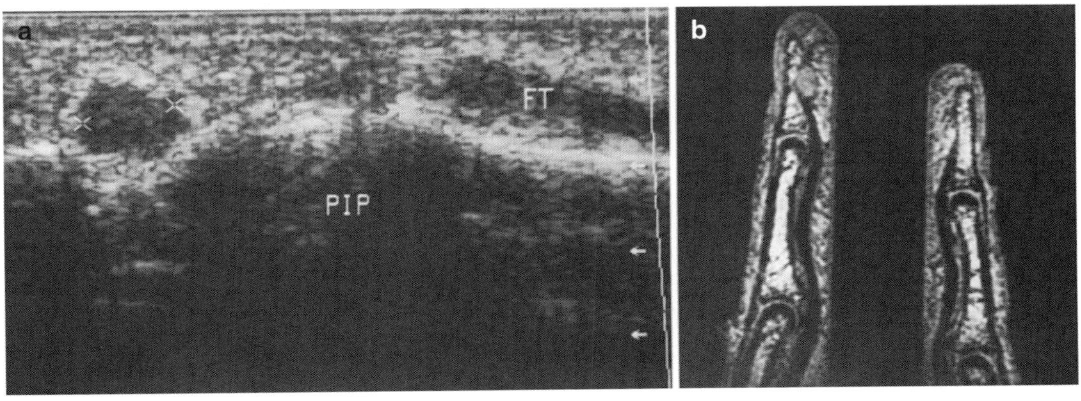

图 1.17 第 3 指末节血管球瘤。(a)纵向 US 图像。(b)矢状位梯度 MRI。US 发现手掌侧(FT)5mm 低回声结节(卡尺间所示)。MRI 显示中等信号强度肿瘤(图 b)所致的掌侧骨皮质压力性侵袭。

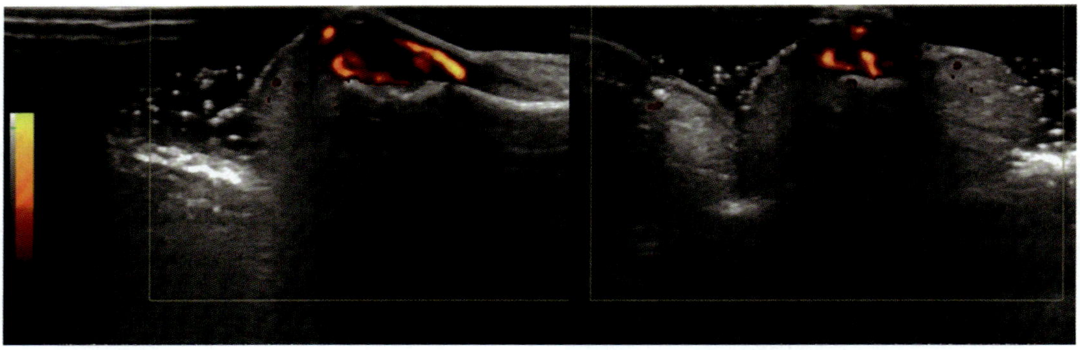

图 1.18 50岁女性,左手指甲下血管球瘤。超声(右纵视图和左横视图)显示小肿块病变,CDUS活动明显。最大直径为1.3cm的远端甲下组织增厚,指甲抬高,远端指骨侵袭。

在鉴别诊断所有伴剧痛的皮下病变时，尤其是皮肤表面呈紫色和病灶内CDUS信号的病变,应将GT考虑在内[81,128]。

1.4.3.2 血管平滑肌瘤(血管肌瘤)

血管平滑肌瘤是一种少见的良性肿瘤,起源于动脉或静脉壁的平滑肌。在CDUS上所有病灶均表现为边界清晰的实性低回声,并伴有中度的血管组织[26,51]。

1.4.4 血管肿瘤

血管肿瘤由一组异质性的软组织病变组成。由于临床实践中使用不同的分类系统,这些病变的术语常常令人混淆。为进一步深入讨论,请参阅本书第16章。本章将仅限于讨论与US操作相关的特征。

Hung等人在皮下血管畸形的系列研究中,血管畸形是封套筋膜浅表第二常见的诊断(30/247),US诊断的敏感性和特异性分别为80%和95.4%[1]。皮下血管瘤通常表现为低回声软组织肿块。然而,Fornage报道了2例高回声血管瘤[41](图1.19和图1.20)。

骨骼肌血管瘤和皮下组织血管瘤是比较常见的先天性血管错构瘤,在所有血管畸形中所占比例<1%。患者通常是儿童、青少年或年轻人,表现为可触及的疼痛性软组织肿块或定位不清的肌肉疼痛。骨骼肌血管瘤的好发部位是下肢[90]。US在皮下血管瘤特征性临床表现上的作用有限。

US检查容易发现肌肉内软组织肿块,在大多数情况下边缘清楚,但也有部分有预示恶性的边界模糊和形态不规则。肌肉血管畸形没有特定的回声模式;大部分报道的肌肉血管畸形表现为均质的高回声肿块。然而,均质低回声病灶和混合性肿块均被报道(图1.12)。

US不应作为鉴别细微病变内静脉石的首选方法，但如果其足够大,US可以很容易

图 1.19 47岁女性,血管畸形患者,表现为左前臂远端掌尺侧长期无痛肿块,皮肤变色。(a)CDUS表现为多个管状结构,皮下组织呈匐行性分布,并向肌肉内延伸,边界模糊,呈浸润状。病灶内可见多普勒血流信号。(b)左手腕的X线片,PA视图,显示多发性静脉石。(c)静脉注射钆对比剂后冠状位FS T1WI。多管性血管畸形明显强化。

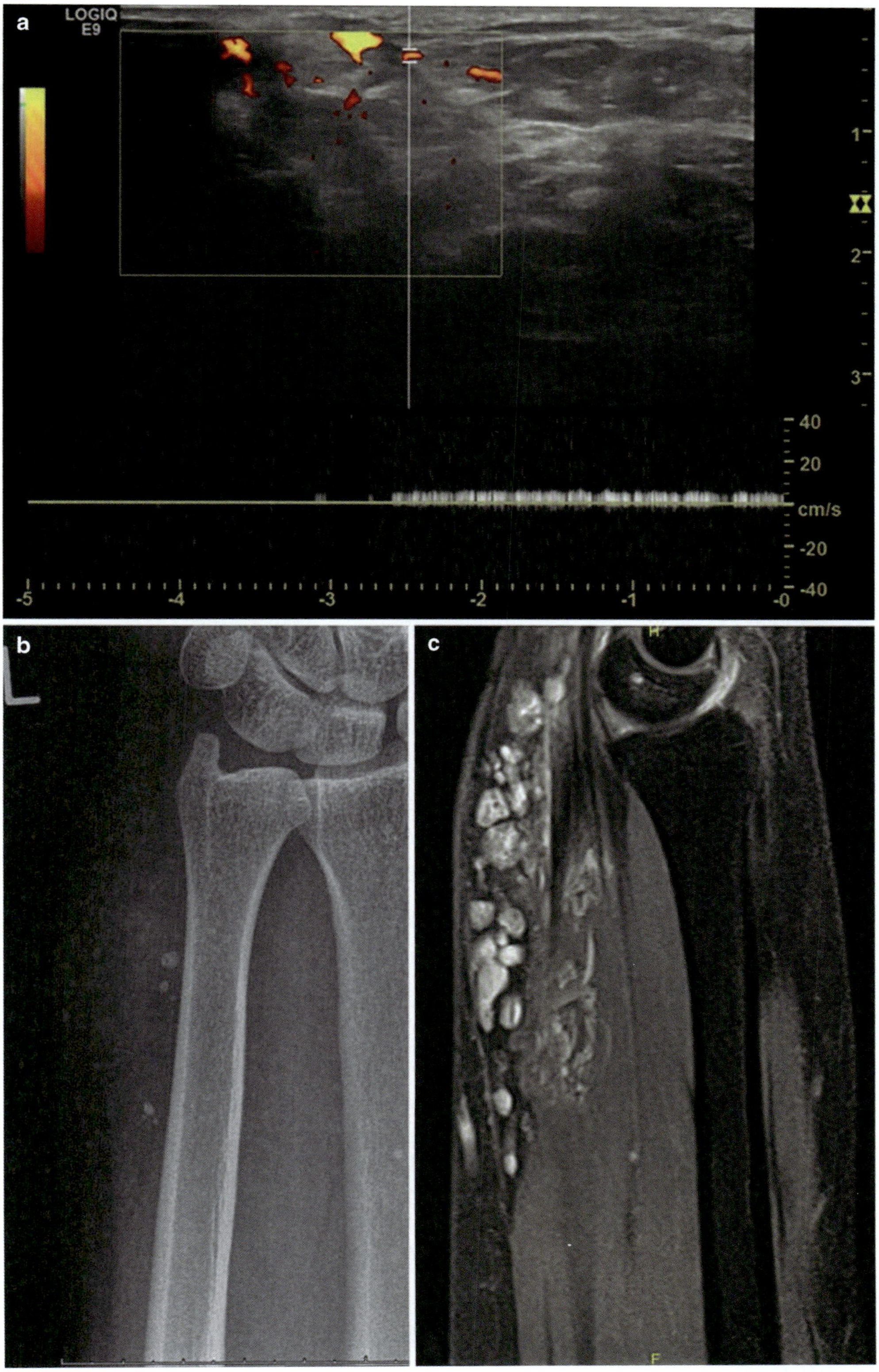
a
LOGIQ
E9
1
2
3
40
20
cm/s
-20
-40
-5
-4
-3
-2
-1
-0
b
c

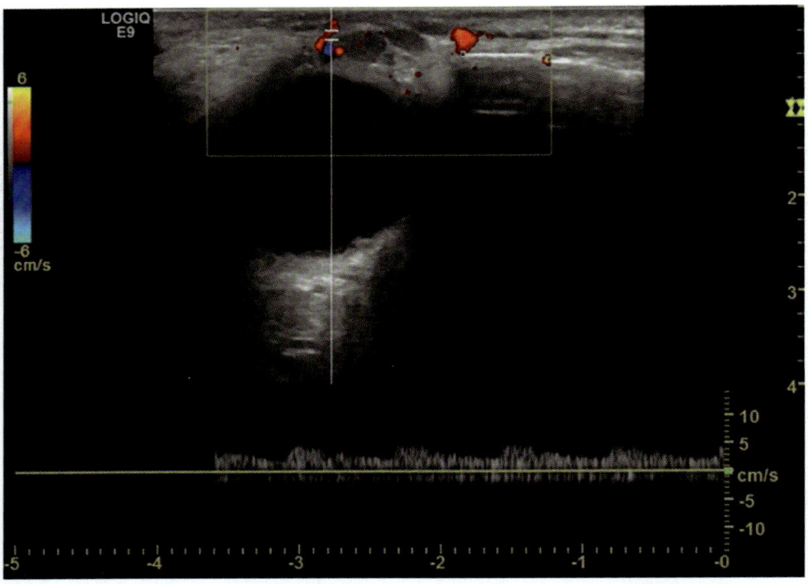

图 1.20　50岁男性,左上眼睑低流速-低回声血管畸形。CDUS显示匐行性血管结构,多普勒血流信号稀少。

地识别它们[32,53](图1.21)。这一征象具有特异性,但仅在25%的患者中存在。

可见下方皮质骨的压力性侵袭。1例骨骼肌高流量血管畸形(动静脉血管瘤)表现为彩色血流增加和动脉低阻抗多普勒信号[53]。由于病变内血流缓慢,静脉性血管瘤、海绵状血管瘤、毛细血管瘤和混合性血管瘤通常不显示任何色彩或双功多普勒信号。

超声引导下经皮注射1%的聚多卡醇硬化剂治疗周围血管病变的初步经验表明,该方法简单、有效、安全。该技术对软组织静脉畸形和淋巴管瘤尤为有效[68]。

淋巴管瘤(囊状水瘤)是淋巴管引流局部阻塞导致的一种罕见的发育性良性肿瘤。尽管其可发生在任何部位,但好发于颈部。其中约50%在出生时就存在,大多数是在两岁前被发现。通常情况下表现为生长缓慢、无痛性软组织肿块;在囊内出血或感染等其他情况下可快速增大。这些肿瘤通常是孤立的,但也可能是综合征的一部分。

囊状淋巴管瘤是淋巴管瘤的三种组织学亚型之一,另外两种是毛细淋巴管瘤(单纯淋巴管瘤)和海绵状淋巴管瘤。这三种亚型常在同一病灶中共存。囊状淋巴管瘤的超声表现多样[76,115]。它可以表现为一种多房、无回声为主的肿块,其内有贯穿的线性分隔,其厚度不一(图1.22)。囊状淋巴管瘤也可能包含由囊壁或隔膜产生的实性成分,这些成分太小,在病理上是否对应于异常的淋巴道尚有待解决。少数表现为伴数个小囊腔的不均匀低回声肿块[76]。偶尔肿块内可见机化的或钙化的血栓。较大的病变往往界限不清。囊肿沿组织界面生长难以完全切除。

1.4.5　脂肪瘤

在Hung等人的系列研究中,脂肪瘤是封套筋膜外最常见的诊断(105/247),US诊断的敏感性和特异性分别为73%和97.7%[1]。脂肪瘤呈细长形状,通常与皮肤表面平行[10,44,47,55]。回声特征根据内部脂肪成分与其他结缔组

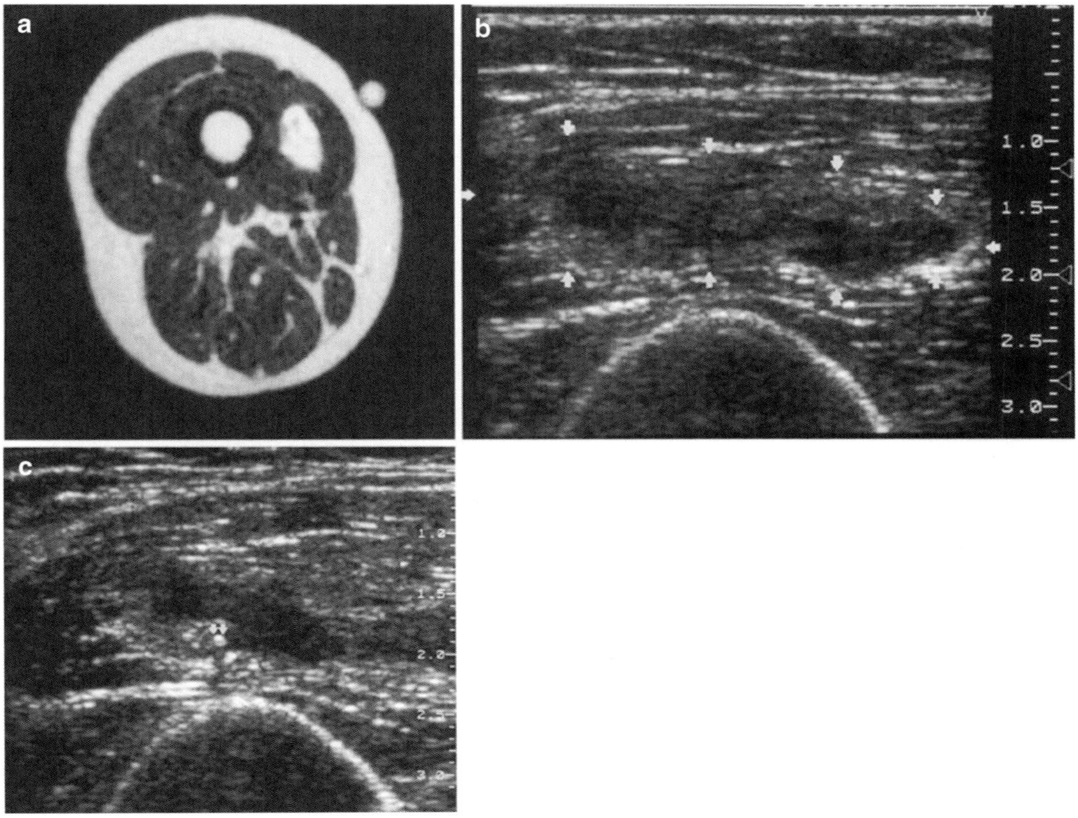

图 1.21　年轻女性，股内侧肌骨骼肌血管瘤，主诉肿胀和隐痛。(a)轴位快速自旋回波 T2WI。(b,c)横断面 US 图像。图 a 显示股内侧肌内界限清晰、不均质、高信号的软组织结构。图 b 显示冠状位自旋回波 T1WI 上的少量瘤内脂肪组织(未显示)，以及肌肉内不均匀、高低回声混杂、局部不清晰的软组织肿块(箭头所示)。图 c 显示肿块内存在单个静脉石(箭头所示)，从而证实了诊断。

织成分所占比例及排列关系而变化[44]。在 US 研究的 35 例浅表脂肪瘤中，29%呈均匀低回声，29%呈均匀高回声(图 1.23)，22%呈等回声(图 1.24)，20%呈混合型(图 1.25)。混合模式包括瘤内平行于皮肤表面的高回声条带或高回声局灶区域。

66%的浅表脂肪瘤边缘良好，其余的边缘模糊[44,47]。偶而可见明显的包膜回声。皮下脂肪瘤的横径和形状随外部压力变化而变化，能量多普勒表现为无血管。肌内脂肪瘤术后有较高的复发率，其原因在于 US 检查难以充分识别到病变浸润肌纤维间脂肪而手术完全切除困难。长形等回声或高回声肿块提示脂肪瘤，而低回声肿块与更广泛的鉴别诊断有关，包括恶性肿瘤。然而，恶性肿块很少呈细长或扁平形[44]。与正常皮下组织相比，易压缩、无血管、具有等回声或高回声的 US 特征的浅表病变在 US 检查中可定性为脂肪瘤。仅凭影像进行诊断是错误的，这可能导致过分强调 US 作为一种诊断工具的作用。这在 Inampudi 等人的回顾性研究中证实了这一点。US 鉴别脂肪瘤与非脂肪瘤的敏感性仅为 40%~52%，准确率为 49%~64%[66]。皮下间隙内的主要鉴别诊断是滑膜肉瘤，如果存在出血，可受压变形，但能量多普勒表现为非均质且血管丰富。

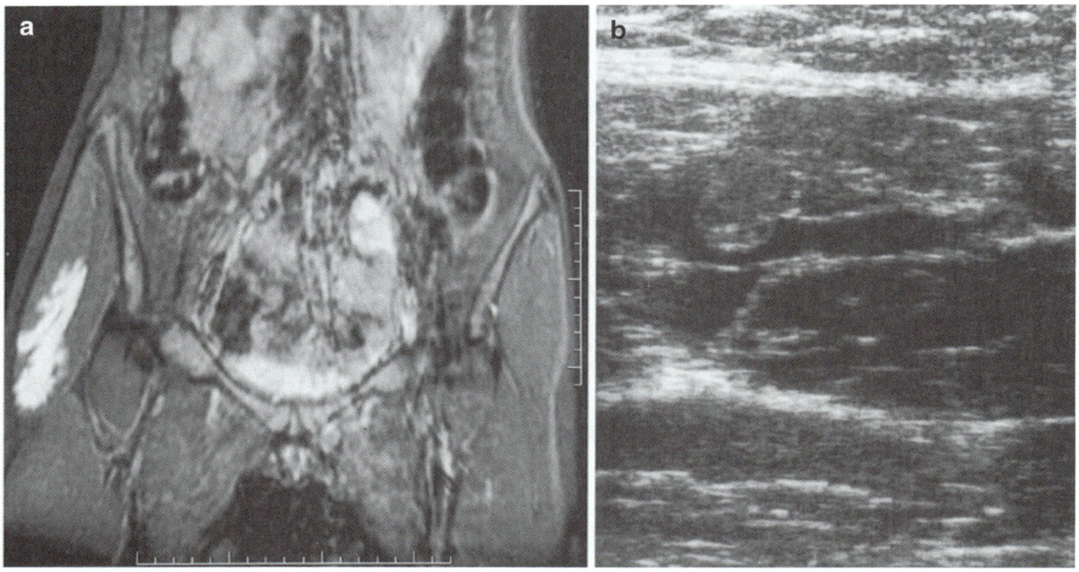

图 1.22　右侧臀大肌淋巴管瘤。患者主诉坐姿时右臀部/大腿肿胀。(a)冠状位梯度回波 MR 图像。(b)纵向 US 图像。肌肉内管状、高信号的软组织结构(图 a)。伴分隔的囊性无回声软组织肿块(图 b)。

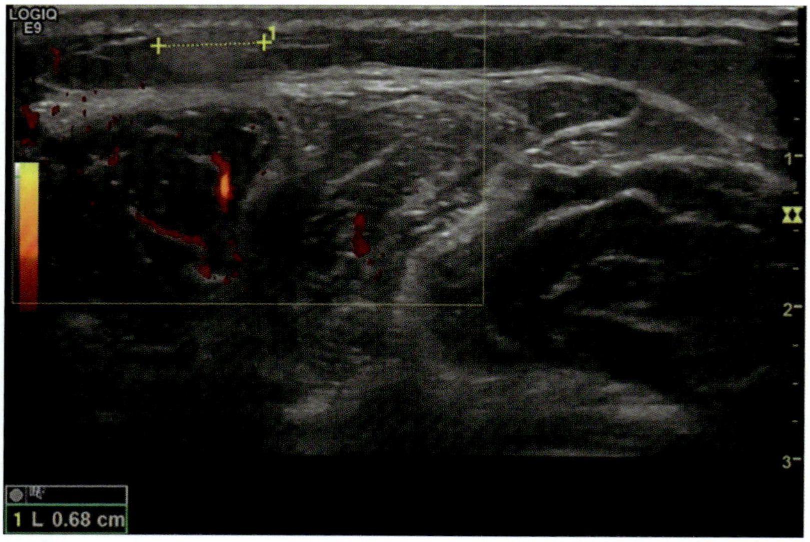

图 1.23　51 岁男性，左肘皮下组织有 7mm 均匀反射的小脂肪瘤。外压时形状改变的无血管性椭圆形病变，CDUS 上的无血流。

在脂肪瘤中，发生位置也是一个重要的诊断标准。深部病变往往需要 MRI 进一步诊断。

1.4.6　腱鞘囊肿

腱鞘囊肿是一种起源于关节或与腱鞘密切相关，伴后部回声增强的边界清晰、无

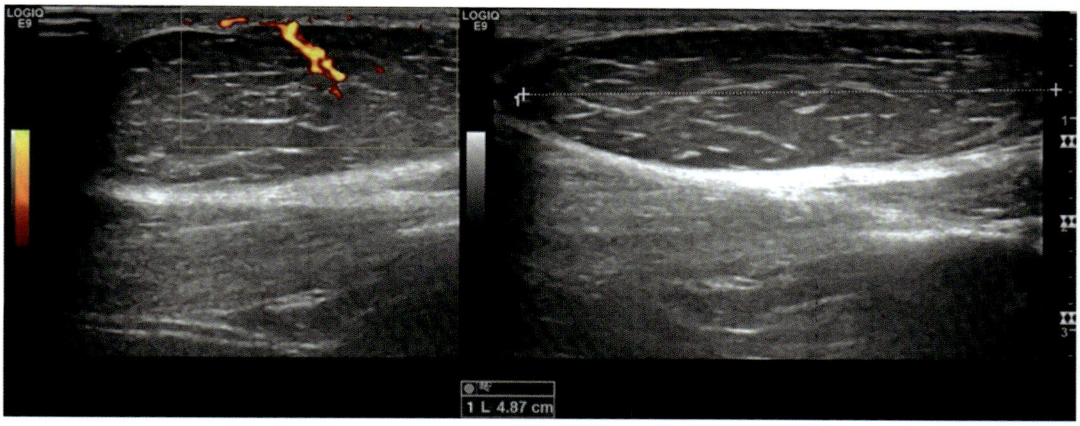

图 1.24　69 岁女性，右肩背侧的椭圆形均匀等反射脂肪瘤，最大直径为 4.9cm。沿包膜检测中央未见血管结构。

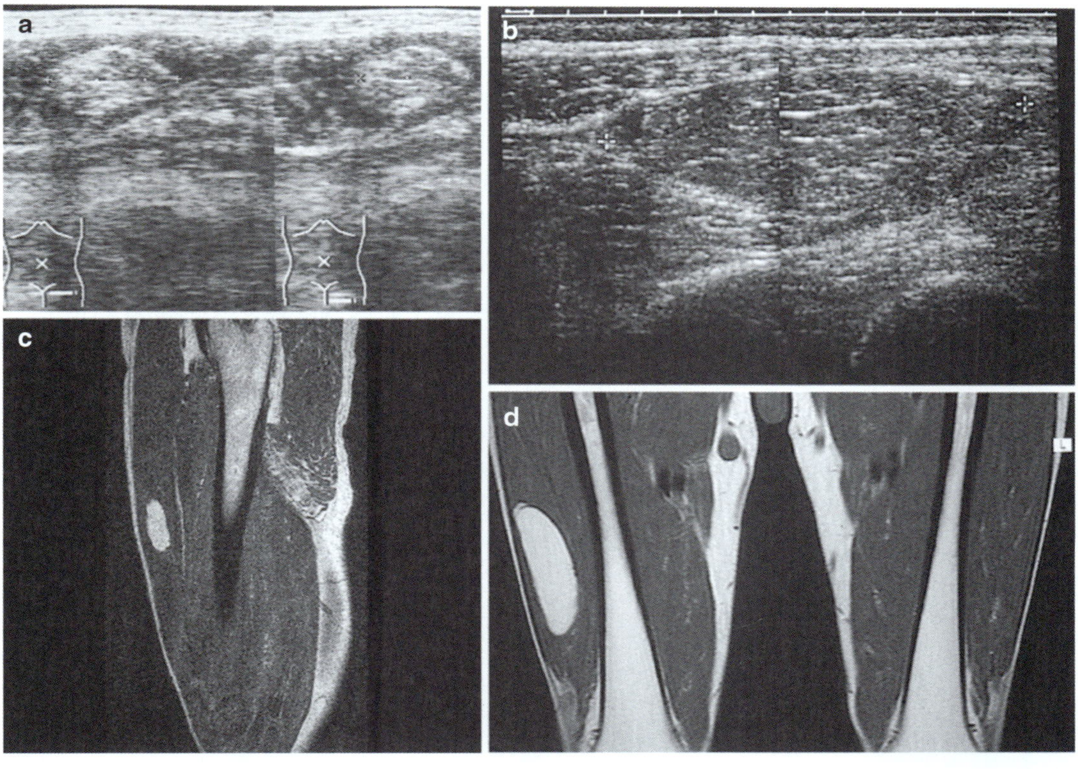

图 1.25　57 岁男性(a,b)及 66 岁男性(c,d)2 例大腿肌肉内脂肪瘤。(a)大腿 US 图像。(b)矢状位自旋回波 T1WI。(c)大腿 US 图像。(d)冠状位自旋回波 T1WI。2 例肌内脂肪瘤均表现为细长条形且方向平行于皮肤，但不具特征性反射。与肌肉相比，一个病变为高反射(图 a)，而另一个病变是等低反射(图 c)。在 MRI 上，两个病变的信号强度与所有脉冲序列上脂肪信号强度均相同(图 b 和图 d)。

回声的软组织结构[13,14,53,95]。它可以被包裹并内含分隔。小囊肿不都表现为低回声、后部回声增强和轮廓清晰[30]。无并发症的腱鞘囊肿在CDUS上未见血管显示(图1.26)。腱鞘囊肿壁由压缩的胶原纤维和扁平细胞组成，未见上皮或滑膜内衬。壁通常薄且规则。在复发或长期存在的病灶中，可以看到较厚的壁和可能由囊液的某种组织或颗粒状胆固醇结晶引起的腔内回声[120,132]。

在少数腕部腱鞘囊肿(27%~30%)中，与起源关节相连的蒂可能未被发现[18,30]。到目前为止，对于指部腱鞘囊肿中还没有结果表明存在管状连接结构[13,107]。US在检测隐匿性腕背部腱鞘囊肿方面与MRI同样敏感，但它在鉴别小的可压缩关节积液和小的压迫不变形的腱鞘囊肿方面略有优势[18]。好发部位为手腕背侧和掌侧[64,87]，手指和腓侧间室[14,18]。腕背腱鞘囊肿主要来源于舟月关节，平均大小为3~35mm。掌侧腱鞘囊肿通常在桡动脉与桡侧腕屈肌肌腱之间皮下间隙延伸，可能起源于桡舟关节、舟月关节或舟小多角骨关节或第二腕掌关节，发生频率依次递减[7]。

抽吸后短期固定是一种保守治疗方法[14,30,107]。

1.4.7　浅表软组织肿瘤及肿瘤样病变

1.4.7.1　表皮样囊肿

表皮样(包涵体)囊肿(以前称为皮脂腺囊肿)是头皮、面部、躯干、颈部和背部常见的皮肤病变。其是由鳞状上皮细胞在真皮的有限空间内增生形成，类似于胆脂瘤。其病因是外伤/手术植入、毛囊皮脂腺单元闭塞、先天性细胞滞留、掌跖部表皮样囊肿的HPV感染[61,135]。在Hung等人系列诊断中，表皮样囊肿是封套筋膜浅表第二常见的诊断(30/247)，US诊断的敏感性和特异性分别为68.8%和95.2%[117]。US检查，表皮样囊肿紧贴皮肤表面，呈低回声、边界清晰的软组织肿块，与腱鞘囊肿相似。较大的病变内可有小的高回声，可能代表角蛋白簇[64](图1.27)。多普勒无血管信号。如果破裂，坏死碎片引起的局部炎症反应可能在病灶壁及其周围产生类似于脓肿或蜂窝织炎的多普勒信号。

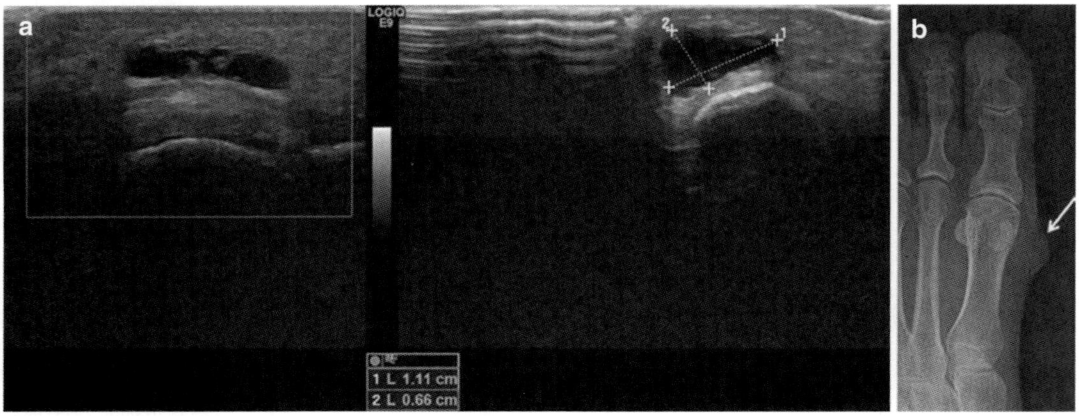

图1.26　60岁女性，与左侧第一跖趾关节关联的腱鞘囊肿。(a)第一跖骨内侧US(纵向和横断面)显示均质且(左图)细长的肿块，CDUS上无血管结构，可见蒂与第一跖趾关节相连(此图像未显示)。(b)CR显示第一跖骨头内侧软组织局灶性非特异性增厚(箭头所示)。

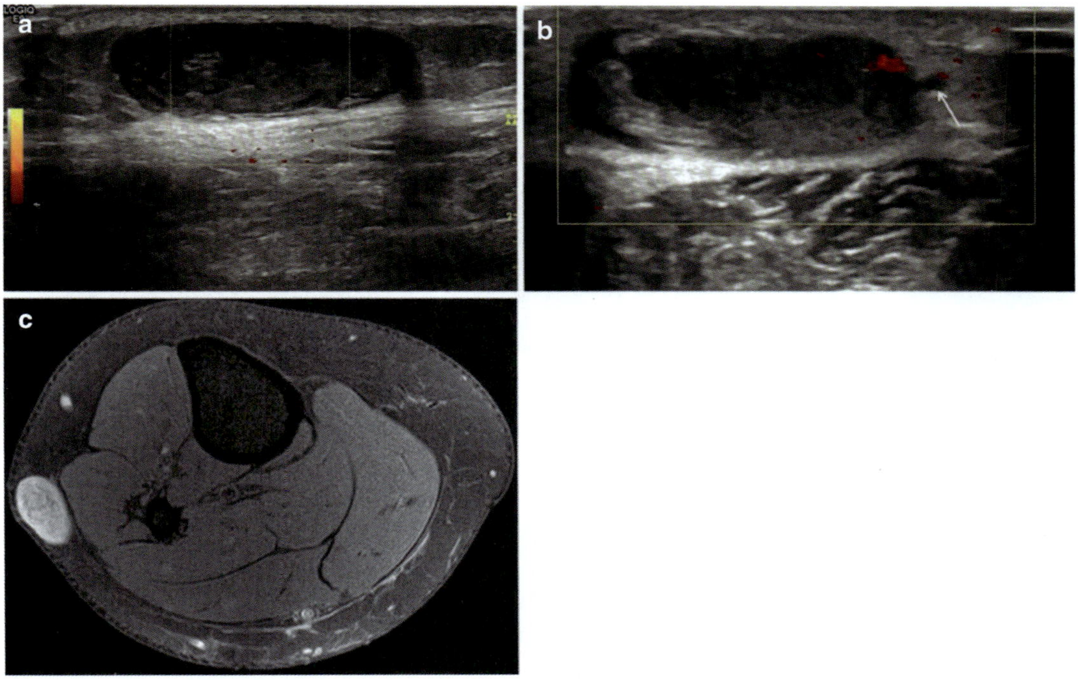

图 1.27　44 岁女性，右膝后外侧表皮样囊肿，主诉 4 年来质硬肿块。病理证实为破裂的表皮样囊肿伴局灶性周围炎。(a)皮下无血管非均质低回声椭圆形肿块。边缘锐利，CDUS 无血管信号。最大直径为 3cm。(b)2 年后肿块处出现轻微疼痛，超声检查显示椭圆形肿块病灶边缘有轻微 CDUS 信号，同心样回声增强。病灶边缘的局灶性破裂(箭头所示)。病变随后被切除。(c)FS T1WI。MRI 检查在首次超声检查 2 个月后进行，椭圆形肿块 T2WI(未显示)呈不均匀中等信号，T1WI 呈不均匀的低信号，FS T1WI 呈中等信号与病灶的蛋白含量高有关。静脉注射钆对比剂后未见强化(未显示)。

1.4.7.2　毛母质瘤

毛母质瘤起源于正常毛囊的球部，是一种相对常见的(1500~2000)浅表皮下组织中单发、生长缓慢的坚硬肿块。被覆皮肤可呈蓝红色改变。该病女性更为常见(3/2)，发病年龄呈双峰模式，即第一个高峰出现在 0~10 岁，第二个高峰出现在 50~60 岁。其典型发病部位是颈部和头部，较少发生在上肢、躯干和下肢。它可能与结节病、Steinert 病、Gardner 综合征、Rubinstein 综合征、Turner 综合征、强直性肌营养不良综合征和颅骨发育不良有关。通常建议切除，因为由病变钙化导致的异物反应，可引起强烈的炎症反应，并有瘢痕形成的危险。US 特征为真皮与皮下脂肪交界处有界限清晰的实性卵圆形肿块，真皮局部变薄。病灶表现为中央小钙化灶和高回声，内部血管中等，周围环绕环状低回声结缔组织[24,47,62,65](图 1.28 和图 1.29)，其直径为 0.5~5cm。不均质回声结构伴点状分布钙化灶、边缘环状低回声具有特异性，$P<0.001$[32]。

1.4.7.3　基底细胞癌

大多数病灶为结节状或多形状，边界不规则的低回声实性肿瘤，肿瘤内部有多发点状高回声，肿瘤内部及周围有血管[136,137]。

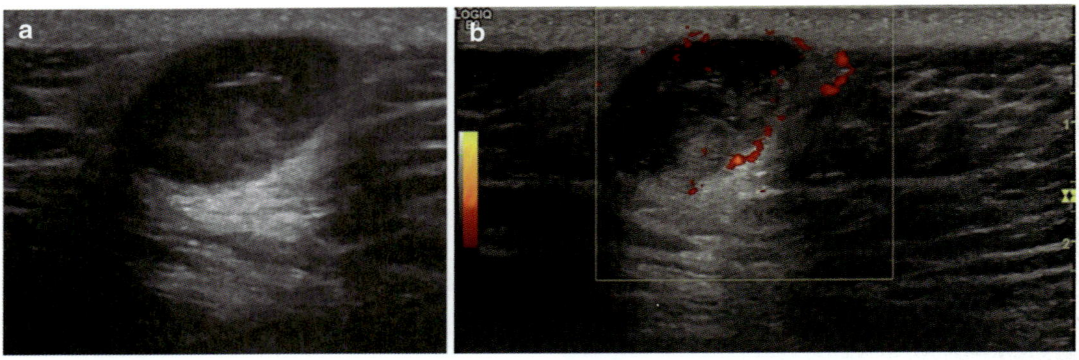

图 1.28 74 岁女性,毛母质瘤。右小腿无痛性质硬肿块。(a)US 显示毗邻真皮的浅表皮下组织有不均质椭圆形肿块病变,后部回声增强,内部结构(毛发)高反射。(b)CDUS 显示病变内血管信号轻微。

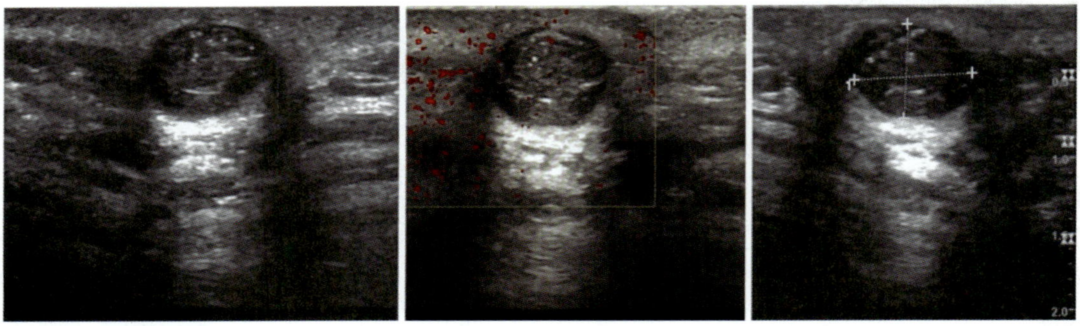

图 1.29 53 岁男性,枕颈部毛母质瘤。致真皮层变薄的浅表小结节状肿块,最大直径为 7.5mm,不均质低回声环,内部有点状高反射,后部回声增强。CDUS 病变内有少量血管信号。

1.4.7.4 成纤维细胞/肌成纤维细胞肿瘤

良性病变

真皮纤维瘤(纤维组织细胞瘤)

真皮纤维瘤(纤维组织细胞瘤)是一种常见的真皮皮肤病变,其特征是纤维细胞数量增加,炎症细胞(巨噬细胞和淋巴细胞)的存在,以及相邻结构的增生[17]。多数情况下,真皮纤维瘤容易被皮肤科医生发现。然而,真皮纤维瘤有许多临床变异,包括动脉瘤状、脓疱型、硬化型、瘢痕型和萎缩型,使临床诊断困难。在临床疑似患者中,超声检查可为临床医生提供有价值的诊断信息[138]。真皮纤维瘤在 US 表现为真皮和(或)真皮上部的一种边界不清或椭圆形低回声肿瘤,通常伴有局部毛囊变形[136]。

结节性筋膜炎

浅表型结节性筋膜炎是一种生长迅速的肿块,常位于皮下深层脂肪中,呈椭圆形分叶状,界限不清。它们通常紧邻或与肌筋膜宽基底相连。US 表现为伴点状强回声的低回声或周围高回声结节,内部常无血流(图 1.30 和图 1.31)。如果浅表软组织肿块具有上述特征,应将浅表型结节性筋膜炎纳入鉴别诊断[74,79]。

弹力纤维瘤

弹力纤维瘤常见于女性,发病年龄约在 60 岁,多局限于肩胛下区深层(93%),双侧

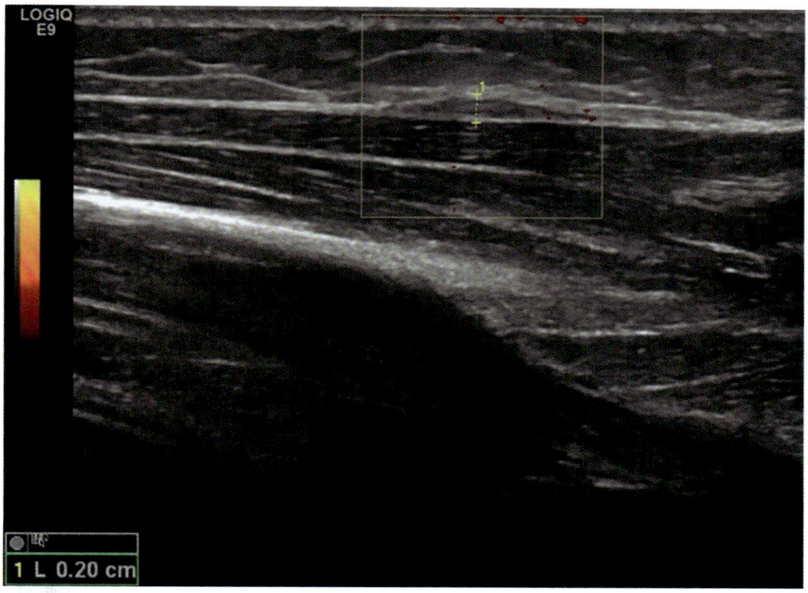

图 1.30　33 岁女性，右下臂结节性筋膜炎。伸肌区浅筋膜局灶性梭形增厚，最大直径为 12mm，厚度约为 2mm，CDUS 病变内未见血管结构。

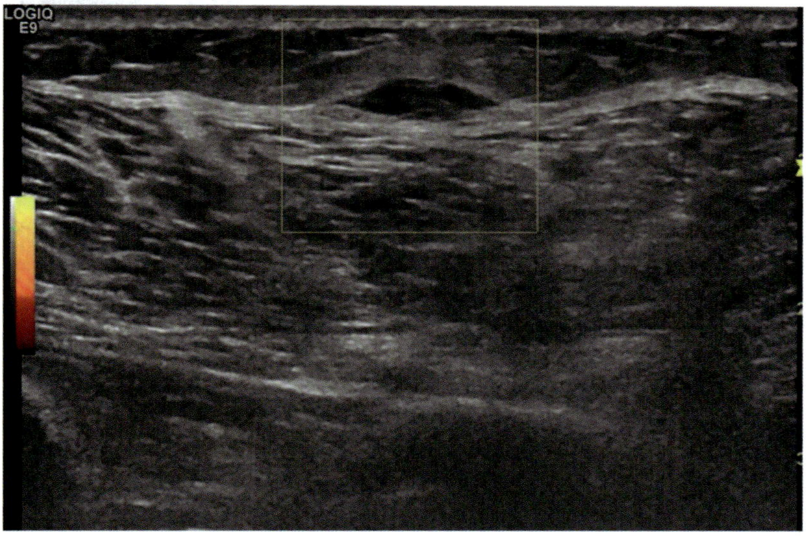

图 1.31　54 岁女性，结节性筋膜炎。左下肢下部坚硬无痛性增厚。CDUS 显示左小腿前外侧肌间室浅筋膜无血管低回声梭形增厚（直径为 11mm）。

占 54%。7%为非典型单独出现在肩胛上区，7%与肩胛下区同时出现。Battaglia 等人描述了四种超声类型：Ⅰ型（54%）不均匀束状或层状（图 1.32），Ⅱ型（22%）不均匀非特异性，Ⅲ型（15%）高回声，Ⅳ型（9%）低回声[7]。表现为Ⅰ型病变，或双侧表现为Ⅱ型病变和（或）特定的位置Ⅲ型病变，可认为是弹力纤维瘤的特异性诊断。

中间性和恶性病变

隆突性皮肤纤维肉瘤（DP）

皮肤纤维肉瘤以宽基底紧邻皮肤，病变很少位于肌间[80]。圆形或椭圆形，大小为 2~11cm。病灶边缘呈局灶性分叶状，但界限清楚，可表现为不规则的伪足样突起。低反射

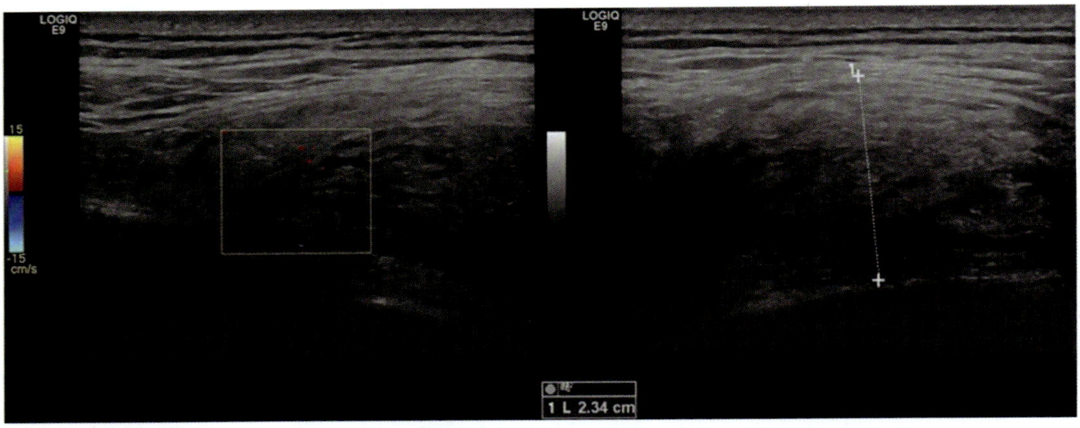

图 1.32 61 岁男性，弹力纤维瘤。典型位置在右侧肩胛骨内侧缘，与胸壁相邻的椭圆形肿块。病变内有小血管结构。所谓的“千层面”状分层特点是由高低回声相间组成。用探头压迫病变没有发生形态改变。

和高反射病灶或病变区域常伴有后部回声增强。CDUS 显示中等血流模式，或大量血流，或仅在肿瘤的外周部分血流。病理上，低回声 DP 对应的标本主要由肿瘤细胞组成，混合回声 DP 对应的标本主要由肿瘤细胞和纤维组织组成。如果 US 检查发现圆形或椭圆形肿块，宽基底紧邻皮肤并伴有低回声的局灶性分叶状边缘或边缘不规则的混合回声，则应考虑 DP 诊断[80,116]（图 1.33）。

1.4.7.5 罕见汗腺和导管肿瘤的非特异性 US 表现

这些罕见的小病变通常位于真皮层或皮下脂肪浅层。

软骨样汗管瘤

软骨样汗管瘤是一种无害的混合性汗管瘤，多见于非洲或亚洲青少年和成人的真皮层或皮下脂肪处。病变生长缓慢，典型直径为 1~3mm，直径达 3.5cm 的肿块文献较少报道。大多数病变集中在眼睑上，也可出现在腋窝、脐部、胸部和外阴，较少发生在其他部位。US 无特异性，可表现为多个不伴实性或囊性肿块的明亮灶，提示为微钙化[2]；中央瘢痕样实性高回声和血管性肿块或边界清晰的皮下实性低回声[111,133]。

小汗腺螺旋腺瘤

小汗腺螺旋腺瘤是一种罕见的良性肿瘤，通常<1cm，位于真皮层或皮下组织浅层。US 显示肿块边缘锐利，有或无分叶，有或无囊性成分，但病变内血管和连接血管与真皮深部的血管明显增多[69]。

小汗腺肢端汗腺瘤

小汗腺肢端汗腺瘤（或称汗腺瘤）是罕见的病变，主要累及躯干、下肢和头部。尽管该肿瘤是良性的，但在不完全切除后会局部复发，一般认为可发生恶变。小汗腺肢端汗腺瘤在 US 上表现为伴壁结节的囊性肿块，病变内血管丰富。壁结节可有钙化[87,92]。

1.4.7.6 类风湿结节

20%~25%的类风湿关节炎患者有类风湿结节。其病因不明，虽然是结节，但常被视为治疗难题。这些结节最常累及上肢软组织，尤其是尺骨鹰嘴附近[34,93,122]。结节在 CDUS 上表现为血管信号较均匀的低回声（图 1.34）。部分表现为中央边界清晰的低回声，可能符合类风湿结节内的坏死。

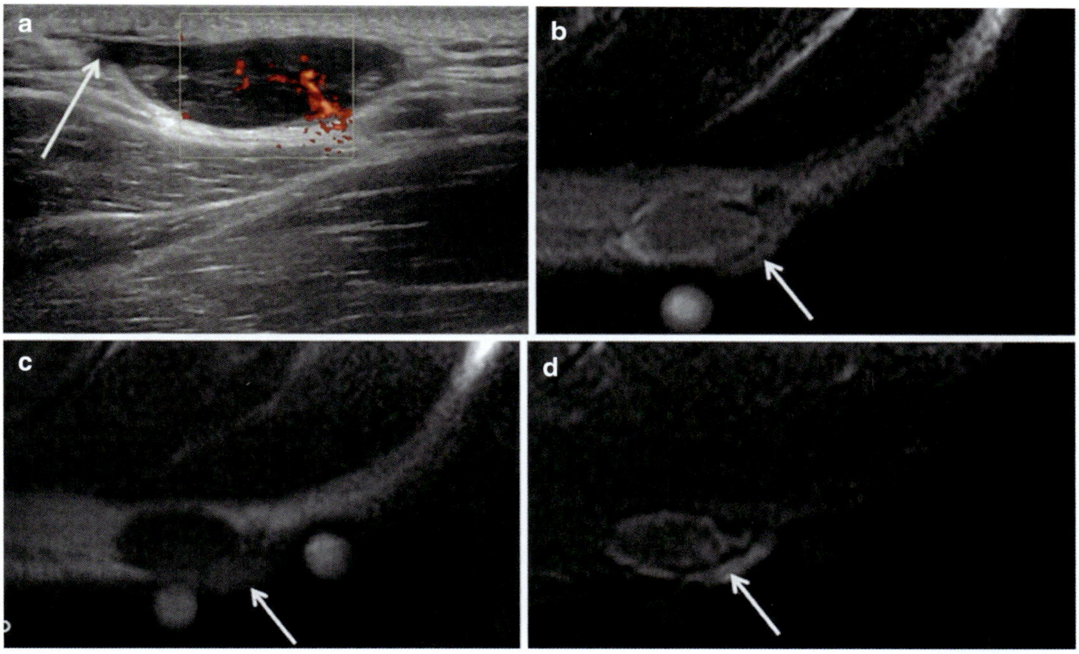

图 1.33　44 岁男性，左后肩皮肤纤维肉瘤。(a)US 表现为不均质的椭圆形肿块，直径为 2.6cm，边缘不规则，位于皮下组织浅表，与表皮-真皮宽基底相连，手指状突起突向皮肤(箭头所示)。CDUS 显示病灶内的血管结构。(b)轴位 T2WI，与皮下脂肪相比，病灶周围信号较高，中心信号较低。与皮下脂肪(箭头所示)相比，向外侧浅表伸展的指状成分呈等信号。(c)轴位 T1WI 显示病灶深部信号总体较低，病灶外侧浅表部分轻度高信号(箭头所示)。(d)钆对比剂给药后轴位 FS T1WI，病灶深部边缘不均匀强化，病灶外侧浅表部分均匀强化(箭头所示)。

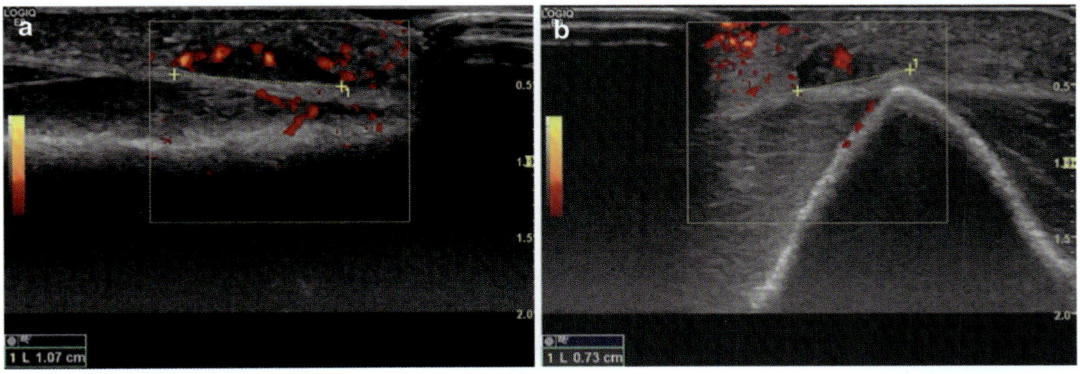

图 1.34　50 岁女性，手及手指有活动性类风湿关节炎，左肘鹰嘴有 RA 结节。CDUS 显示低回声椭圆形肿块，有明显血管生成，毗邻伸肌间室浅筋膜，位于异位鹰嘴滑囊处，大小为 10cm×0.7cm。(a)US 纵向视图。(b)US 轴位视图。

1.4.7.7 脂肪坏死

创伤性脂肪坏死在女性乳房中是比较常见的。在其他区域和男性患者中也有报道。在皮下肿块性病变的鉴别诊断中必须考虑到这一点。在US图像上，脂肪坏死的表现多种多样，从伴后部声影的实性低回声肿块到随时间推移演变的复杂囊内肿块。这些特征描述了脂肪坏死的组织学演变，反映了纤维化的程度。伴有回声增强或声影的囊性无回声病灶可包含壁结节或内部回声带（图1.35）。肿块局限或边缘不清[73,125]，也可表现为等回声肿块[27]。肿块内部回声带随患者位置的改变而改变方向，被认为是脂肪坏死的特异性US标志。这些回声带被认为代表脂肪坏死的脂质和浆液性出血成分之间的界面[121]。

1.4.8 软组织矿化障碍

生理性生物矿化是一个复杂的多因子代谢过程，在正常情况下，其局限于特定身体结构的细胞外基质，即骨骼、牙齿、增生性生长板软骨和钙化的关节软骨[33,75]。作为构成生理性生物矿化基础的细胞内和细胞外的机制依赖于矿化抑制剂和促进剂之间的相互平衡作用。在生理条件下，钙和无机磷酸盐的浓度超过其在大多数人体组织中的溶解度；这并不会导致软组织矿化，说明这些组织具有防止矿物沉积的调节机制。矿化组织具有可调节这些机制实现钙化的调节系统[75]。当这些调节系统不充分时，异位矿化发生，即软组织中不适当的生物矿化，并引起一系列异位矿化障碍。异位矿化障碍通常

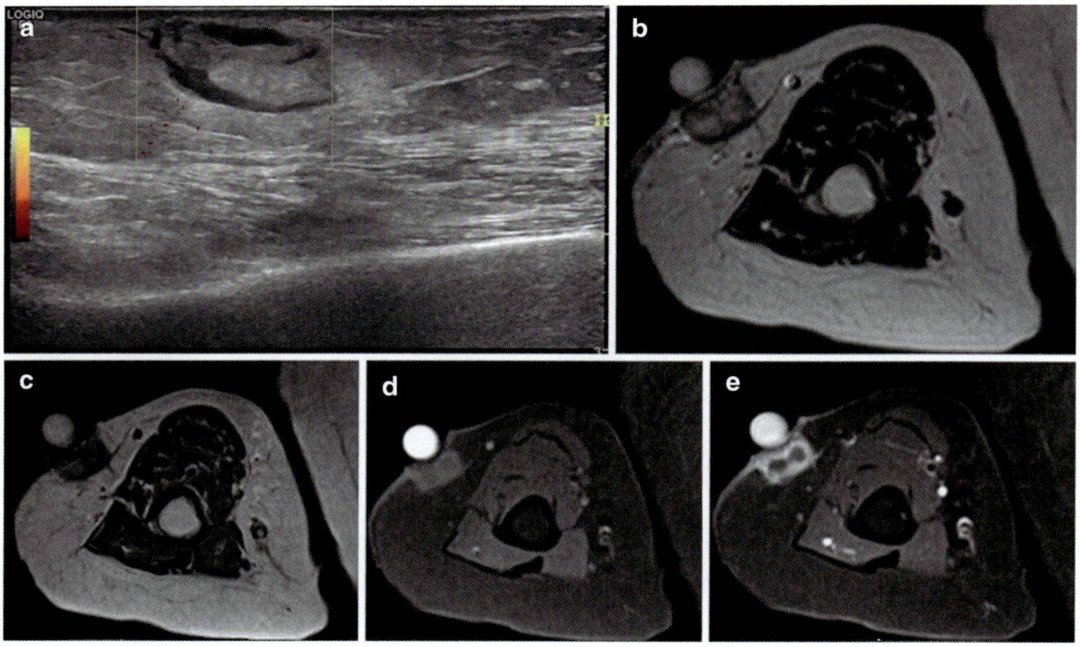

图1.35 80岁女性，右上臂外侧无痛肿块，皮下脂肪坏死（脂肪坏死）。US和MRI显示脂肪组织的特征。(a)皮下组织浅表椭圆形区域，皮下脂肪变形，周围边缘低反射，直径为2cm，CDUS显示无血管。(b)轴位TSE T2WI。不均质病灶，低信号薄边，中心区域不均质等低信号。(c)轴位TSE T1WI。与T2WI图像相似。(d)轴位TSE T1WI FS。拥有脂肪的中心区域信号部分抑制。(e)静脉注射钆对比剂后轴位TSE T1WI FS，病灶周边强化。

根据矿化发生的机制进行分类，即转移性钙化、营养不良性钙化或异位骨化：

1.转移性钙化，由高磷酸盐血症和(或)高钙血症引起。

2.营养不良性钙化，在正常的钙和磷平衡状态下发生于病变组织(代谢受损或死亡)。

3.异常或异位骨化，导致真正的骨形成[33,48]。

异位钙化(转移性或营养不良性)通常由磷酸钙盐组成，包括羟基磷灰石，但也可以由肾结石中所见的草酸钙和磷酸钙组成。

1.4.8.1　营养不良性钙化

在没有全身矿物质失衡的情况下，异位钙化通常被称为营养不良性钙化。通常，这些位置有组织改变和(或)坏死的证据。由于损伤、疾病和衰老等原因，在软组织中营养不良性钙化较为常见。虽然大多数软组织可以发生钙化，但皮肤、肾脏、肌腱和心血管组织似乎特别容易发生这种病理改变[3](图 1.36)。肌腱钙化的主要位置在肩袖或臀中肌、臀小肌肌腱。

1.4.8.2　肿瘤样钙质沉着

肿瘤样钙质沉着是一种极为罕见的良性疾病，其特征是在关节周围软组织中沉积大量的羟基磷灰石晶体。异位矿化(软组织中不适当的生物矿化)是生理衰老过程和多种常见疾病中常见的现象，与高发病率和死亡率有关。此外，病理矿化见于几种罕见的遗传性疾病，通常表现为危及生命的表型。这些疾病根据矿化发生的机制分为：转移性钙化、营养不良性钙化或异位骨化。其潜在机制被广泛研究，由此形成了一些关于软组织细胞外基质矿化的病因学假说。这些假说包括细胞内和细胞外的机制，如基质囊泡形成、异常成骨及软骨形成信号传导、细胞凋亡和氧化应激。虽然不同的发现之间的一致性并不明晰，但目前的见解已使异位矿化患者的诊断和管理得以改进，进而将病原知识(变异组学)转化为表型(表型组学)。肿瘤样钙质沉着主要发生在大关节周围，如髋部、肩部和肘部；也可累及手和腕部的小关节。肿瘤样钙质沉着有多种类型，临床特征各异，但确

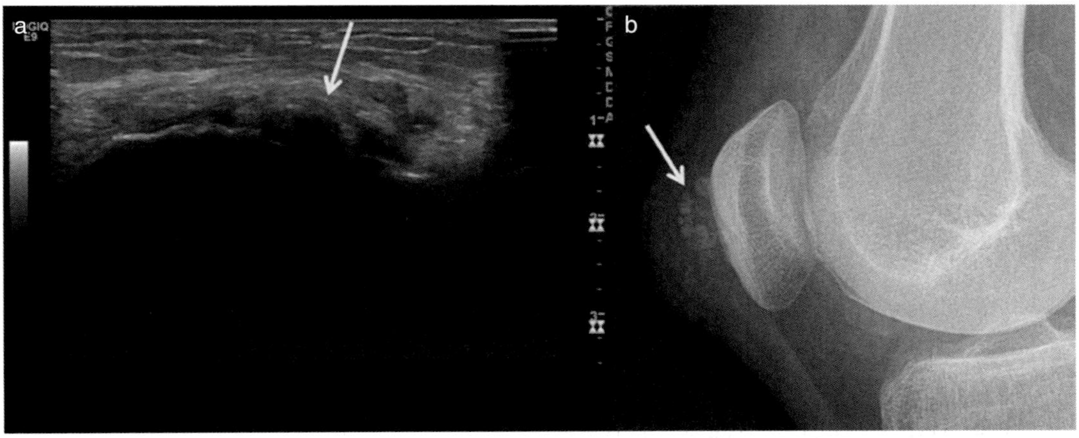

图 1.36　60 岁男性，慢性痛风伴多发性关节和软组织钙沉积痛风石。(a)US(纵切面)显示髌前区高反射分叶状肿块，伴有大量声影(箭头所示)。(b)常规 X 线片(侧位)显示髌前软组织簇状钙化(箭头所示)。

切原因尚不清楚。广泛的切除似乎能带来良好的临床效果和较低的局部复发率[31]。

1.4.9 滑膜肉瘤

滑膜肉瘤是一个不恰当的名称，此病变与关节或滑膜无关。这是一种罕见的、分化不明的恶性间叶性肿瘤。常有出血成分。这种肿瘤的US表现是非特异性的，容易与良性囊性病变混淆，如急性滑囊炎或机化性血肿[88]。该病的其他影像学特征将在第18章中讨论。

结论

在软组织肿胀的初步评估中，US是一种重要的成像技术。在大多数情况下，其用于确定肿胀是良性的(如腱鞘囊肿、半月板囊肿或腱鞘炎)或神经鞘瘤、脂肪瘤或弹力纤维瘤，避免不必要的进一步影像学检查。

在腕部、手部、手指、皮肤、皮下脂肪等软组织肿瘤和周围神经肿瘤中，由于其视野小，解剖结构显示清晰，US成像优于MRI。US的不足在于对低回声软组织肿块的诊断缺乏特异性。

在缺乏活检专用CT或MRI设备的机构中，US是最便捷且最省时的影像引导穿刺活检的方式。

要点

1.在软组织肿胀的初步评估中US是一种重要的成像技术。

2.在大多数情况下，US可确定软组织肿胀为良性(囊性)，并避免不必要的进一步影像学检查。

3. US的不足在于对低回声软组织肿块的诊断缺乏特异性。

4. 对于浅表病变，US是最便捷和最省时的影像引导穿刺活检的方式。

参考文献

1. Alexander AA, Nazarian LN, Feld RI (1997) Superficial soft tissue masses suggestive of recurrent malignancy: sonographic localization and biopsy. Am J Roentgenol 169:1449–1451
2. AlSharif S, Tremblay F, Omeroglu A, Altinel G, Sun S, Mesurolle B (2014) Infiltrating syringomatous adenoma of the nipple: sonographic and mammographic features with pathologic correlation. J Clin Ultrasound 42(7):427–429
3. Anderson HC, Morris DC (1993) Mineralization. In: Mundy GR Martin TJ (ed) Physiology and pharmacology of bone. Springer, New York, pp 267–298
4. Arya S, Nagarkatti DG, Dudhat SB, Nadkarni KS, Joshi MS, Shinde SR (2000) Soft tissue sarcomas: ultrasonographic evaluation of local recurrences. Clin Radiol 55(3):193–197
5. Ata AM, Onat ŞŞ, Özçakar L (2016) Ultrasound-guided diagnosis and treatment of Morton's Neuroma. Pain Phys 19(2):E355–E358
6. Barberie JE, Wong AD, Cooperberg PL, Caron BW (1998) Extended field of view sonography in musculoskeletal disorders. Am J Roentgenol 171:751–757
7. Battaglia M, Vanel D, Pollastri P, Balladelli A, Alberghini M, Staals EL, Monti C, Galletti S (2006) Imaging patterns in elastofibroma dorsi. Eur J Radiol 72(1):16–21
8. Beaman FD, Kransdorf MJ, Andrews TR, Murphey MD, Arcara LK, Keeling JH (2007) Superficial soft-tissue masses: analysis, diagnosis, and differential considerations. Radio Graphics 27:509–523
9. Beggs I (1997) Pictorial review: imaging of peripheral nerve tumors. Clin Radiol 52:8–17
10. Behan M, Kazam E (1978) The echographic characteristics of fatty tissues and tumors. Radiology 129:143
11. Belli P, Constantini M, Mirk P, Maresca G, Priolo F, Marano P (2000) Role of color Doppler sonography in the assessment of musculoskeletal masses. J Ultrasound Med 19:823–830
12. Bernardino ME, Jing BS, Thomas JL, Lindell MM, Zornoza J (1981) The extremity soft-tissue lesion: a comparative study of ultrasound, computed tomography and xerography. Radiology 139:53–59
13. Bianchi S, Abdelwahab IF, Zwass A, Calogera R, Banderali A, Brovero P, Votano P (1993) Sonographic findings in examination of digital ganglia: retrospective study. Clin Radiol 48:45–47
14. Bianchi S, Abdelwahab IF, Zwass A, Giacomello P (1994) Ultrasonographic evaluation of wrist ganglia. Skeletal Radiol 23:201–203
15. Braunstein EM, Silver TM, Martel W, Jaffe M (1981) Ultrasonographic diagnosis of extremity masses. Skeletal Radiol 6:157–163
16. Brouns F, Stas M, De Wever I (2003) Delay in diagnosis of soft tissue sarcomas. Eur J Surg Oncol 29(5):440–445

17. Calonje E, Mentzel T, Fletcher CD (1994) Cellular benign fibrous histiocytoma. Clinicopathologic analysis of 74 cases of a distinctive variant of cutaneous fibrous histiocytoma with frequent recurrence. Am J Surg Pathol 18:668–676
18. Cardinal E, Buckwalter KA, Braunstein EM, Mih AD (1994) Occult dorsal carpal ganglion: comparison of US and MR imaging. Radiology 193:259–262
19. Cardinal E, Buckwalter KA, Braunstein EM, Raymond-Tremblay D, Benson MD (1996) Amyloidosis of the shoulder in patients on chronic hemodialysis: sonographic findings. Am J Roentgenol 166:153–156
20. Cardinal E, Chem RK, Beauregard CG (1998) Ultrasound-guided interventional procedures in the musculoskeletal system. Radiol Clin North Am 36:597–604
21. Chinn DH, Filly RA, Callen PW (1982) Unusual ultrasonographic appearance of a solid schwannoma. J Clin Ultrasound 10:243–245
22. Chiou HJ, Chou YH, Chiou SY, Liu JB, Chang CY (2003) Peripheral nerve lesions: role of high-resolution US. Radiographics 23(6):e15
23. Choi H, Varma DGK, Fornage BD, Kim EE, Johnston DA (1991) Soft tissue sarcoma: MR imaging vs sonography for detection of local recurrence after surgery. Am J Roentgenol 157:353–358
24. Choo HJ, Lee SJ, Lee YH, Lee JH, Oh M, Kim MH, Lee EJ, Song JW, Kim SJ, Kim DW (2010) Pilomatricomas: the diagnostic value of ultrasound. Skeletal Radiol 39:243–250
25. Christensen RA, Van Sonnenberg E, Casola G, Wittich GR (1988) Interventional ultrasound in the musculoskeletal system. Radiol Clin North Am 26:145–156
26. Cigna E, Maruccia M, Malzone G, Malpassini F, Soda G, Drudi FM (2012) A large vascular leiomyoma of the leg. J Ultrasound 15:121–123
27. Crystal P, Bukhanov K (2005) Sonographic findings of palpable isoechoic breast fat necrosis: look for skin integrity. J Ultrasound Med 24:105–107
28. Daly BD, Cheung H, Gaines PA, Bradley MJ, Metreweli C (1992) Imaging of alveolar soft part sarcoma. Clin Radiol 46:253–256
29. De Clercq H, De Man R, Van Herck G, Tanghe W, Lateur L (1993) Case report 814: fibrolipoma of the median nerve. Skeletal Radiol 22:610–613
30. De Flaviis L, Nessi R, Del Bo P, Calori G, Balconi G (1987) High-resolution ultrasonography of wrist ganglia. J Clin Ultrasound 15:17–22
31. Del Bravo V, Liuzza F, Perisano C, Chalidis B, Marzetti E, Colelli P, Maccauro G (2012) Gluteal tumoral calcinosis. Hip Int 22(6):585–591
32. Derchi LE, Balconi G, De Flaviis L, Oliva A, Rosso F (1989) Sonographic appearances of hemangiomas of skeletal muscle. J Ultrasound Med 8:263–267
33. De Vilder EY, Vanakker OM (2015) From variome to phenome: pathogenesis, diagnosis and management of ectopic mineralization disorders. World J Clin Cases WJCC 3(7):556–574
34. Ergun T, Inanc N, Tuney D, Kotiloglu EK, Seckin D, Tetik C, Direskeneli H (2008) Skin manifestations of rheumatoid arthritis: a study of 215 Turkish patients. Int J Dermatol 47(9):894–902
35. Fornage BD (1987) Tuberculoid leprosy. J Ultrasound Med 6:105–107
36. Fornage BD (1988) Peripheral nerves of the extremities: imaging with US. Radiology 167:179–182
37. Fornage BD (1988) Glomus tumors in the fingers: diagnosis with US. Radiology 167:183–185
38. Fornage BD, Lorigan J (1989) Sonographic detection and fine-needle aspiration biopsy of nonpalpable recurrent or metastatic melanoma in subcutaneous tissues. J Ultrasound Med 8:421–424
39. Fornage BD, McGavran MH, Duvic M, Waldron CA (1993) Imaging of the skin with 20MHz-US. Radiology 189:69–76
40. Fornage BD, Richli WR, Chuapetcharasopon C (1991) Calcaneal bone cyst: sonographic findings and ultrasound-guided aspiration biopsy. J Clin Ultrasound 19:360–362
41. Fornage BD, Rifkin MD (1988) Ultrasound examination of the hand and foot. Radiol Clin North Am 26:114–129
42. Fornage BD, Schernberg FL, Rifkin MD (1985) Ultrasound examination of the hand. Radiology 155:785–788
43. Fornage BD, Schernberg FL, Rifkin MD, Touche DH (1984) Sonographic diagnosis of glomus tumor of the finger. J Ultrasound Med 3:523–524
44. Fornage BD, Tassin GB (1991) Sonographic appearances of superficial soft tissue lipomas. J Clin Ultrasound 19:215–220
45. Friedman AP, Haller JO, Goodman JD, Nagar H (1983) Sonographic evaluation of non-inflammatory neck masses in children. Radiology 147:693–697
46. Friedman T, Richman D, Adler R (2012) Sonographically guided cryoneurolysis: preliminary experience and clinical outcomes. J Ultrasound Med 31(12):2025–2034
47. Garioni E, Danesino GM, Madonia L (2008) Pilomatricoma: sonographic features. J Ultrasound 11:76–78
48. Giachelli CM (1999) Ectopic calcification: gathering hard facts about soft tissue mineralization. Am J Patol 154(3):671–675
49. Gielen JL, De Schepper AM, Blom R, Van Dyck P, Bosmans JML, Creytens D, Veryser J, Somville J, Parizel PM (2012) Experience with a frontal core biopsy device in soft tissue and bone lesions. Skeletal Radiol 41(4):447–458
50. Gielen JL, van Holsbeeck MT, Hauglustaine D, Verresen L, Verbeken E, Baert AL, Meeus L, Vandevoorde P, Michielsen P, Coral A (1990) Growing bone cysts in long-term hemodialysis. Skeletal Radiol 19(1):43–49
51. Gomez-Dermit V, Gallardo E, Landeras R, Echevarría F, García Barredo R (2006) Subcutaneous angioleiomyomas: gray-scale and color Doppler appearances. J Clin Ultrasound 34:50–54
52. Graif M, Seton A, Nerubai J, Horoszowski H, Itzchak Y (1991) Sciatic nerve: sonographic evaluation and anatomic-pathologic considerations. Radiology 181:405–408

53. Greenspan A, Mc Gahan JP, Vogelsang P, Szabo RM (1992) Imaging strategies in the evaluation of soft-tissue hemangiomas of the extremities: correlation of the findings of plain radiography, angiography, CT, MRI and ultrasonography in 12 histologically proven cases. Skeletal Radiol 21:11–18
54. Griffith JF, Chan DP, Kumta SM, Chow LT, Ahuja AT (2004) Does Doppler analysis of musculoskeletal soft-tissue tumours help predict tumour malignancy? Clin Radiol 59(4):369–375
55. Gritzmann N, Schratter M, Traxler M, Helmer M (1988) Ultrasonography and computed tomography in deep cervical lipomas and lipomatosis of the neck. J Ultrasound Med 7:451–456
56. Harcke HT, Grissom LE, Finkelstein MS (1988) Evaluation of the musculoskeletal system with ultrasonography. Am J Roentgenol 150:1253–1261
57. Hashimoto BE, Kramer DJ, Wiitala L (1999) Applications of musculoskeletal sonography. J Clin Ultrasound 27:293–318
58. Heckmatt JZ, Dubowitz V (1985) Diagnostic advantage of needle muscle biopsy and ultrasound imaging in the detection of focal pathology in a girl with limb girdle dystrophy. Muscle Nerve 8:705–709
59. Hoddick WK, Callen PW, Filly RA, Mahony BS, Edwards MB (1984) Ultrasound evaluation of benign sciatic nerve sheath tumors. J Ultrasound Med 3:505–507
60. Hoglund M, Muren C, Engkvist O (1997) Ultrasound characteristics of five common soft-tissue tumours in the hand and forearm. Acta Radiol 38:348–354
61. Hong SH, Chung HW, Choi JY, Koh YH, Choi JA, Kang HS (2006) MRI findings of subcutaneous epidermal cysts: emphasis on the presence of rupture. AJR Am J Roentgenol 186(4):961–966
62. Hughes DG, Wilson DJ (1986) Ultrasound appearances of peripheral nerve tumors. Br J Radiol 59:1041–1043
63. Hughes J, Lam A, Rogers M (1999) Use of ultrasonography in the diagnosis of childhood pilomatrixoma. Pediatr Dermatol 16(5):341–344
64. Hung EHY, Griffith JF, Ng AW, Lee RKL, Lau DTY, Leung JCS (2014) Ultrasound of musculoskeletal soft-tissue tumors superficial to the investing fascia. Am J Roentgenol 202:W532–W540. doi:10.2214/AJR.13.11457
65. Hwang JY, Lee SW, Lee SM (2005) The common ultrasonographic features of pilomatricoma. J Ultrasound Med 24:1397–1402
66. Inampudi P, Jacobson JA, Fessell DP, Carlos RC, Patel SV, Delaney-Sathy LO, van Holsbeeck MT (2004) Soft-tissue lipomas: accuracy of sonography in diagnosis with pathologic correlation. Radiology 233(3):763–767
67. Jacobson JA (1999) Musculoskeletal sonography and MR imaging. A role for both imaging methods. Radiol Clin North Am 37:713–735
68. Jain R, Bandhu S, Sawhney S, Mittal R (2002) Sonographically guided percutaneous sclerosis using 1% polidocanol in the treatment of vascular malformations. J Clin Ultrasound 30(7):416–423
69. Jin W, Kim GY, Lew BL, Yang DM, Kim HC, Ryu JK, Park JS, Ryu KN (2008) Sonographic findings of an eccrine spiradenoma: case report and literature review. J Ultrasound Med 27(5):813–818. Review
70. Kaufman RA, Towbin RB, Babcock DS, Crawford AH (1982) Arthrosonography in the diagnosis of pigmented villonodular synovitis. Am J Roentgenol 139:396–398
71. Kaushik S, Miller TT, Nazarian LN, Foster WC (2003) Spectral Doppler sonography of musculoskeletal soft tissue masses. J Ultrasound Med 22(12):1333–1336
72. Kay J, Benson CB, Lester S, Corson JM, Pinkus GS, Lazarus JM, Owen WF (1992) Utility of high-resolution ultrasound for the diagnosis of dialysis-related amyloidosis. Arthritis Rheum 35:926–931
73. Kerridge WD, Kryvenko ON, Thompson A, Shah BA (2015) Fat necrosis of the breast: a pictorial review of the mammographic, ultrasound, CT, and MRI findings with histopathologic correlation. Radiol Res Practice 2015:613139
74. Khuu A, Yablon CM, Jacobson JA, Inyang A, Lucas DR, Biermann JS (2014) Nodular fasciitis: characteristic imaging features on sonography and magnetic resonance imaging. J Ultrasound Med 33(4):565–573
75. Kirsch T (2012) Biomineralization – an active or passive process? Connect Tissue Res 53(6):438–445
76. Kraus R, Bokyung KH, Babcock DS, Oestreich AE (1986) Sonography of neck masses in children. Am J Roentgenol 146:609–613
77. Lang CJG, Neubauer U, Quaiyumi S, Fahlbusch R (1994) Intraneural ganglion of the sciatic nerve: detection by ultrasound [letter]. J Neurol Neurosurg Psychiatry 57:870–871
78. Lee DY, Hwang SC, Jeong ST, Nam DC, Park JS, Lee JH, Na JB, Kim DH (2015) The value of diagnostic ultrasonography in the assessment of a glomus tumor of the subcutaneous layer of the forearm mimicking a hemangioma: a case report. J Med Case Reports 9:191
79. Lee KJ, Jin W, Kim GY, Rhee SJ, Park SY, Park JS, Ryu KN (2015) Sonographic features of superficial-type nodular fasciitis in the musculoskeletal system. J Ultrasound Med 34(8):1465–1471
80. Lee RKL, Griffith JF, Ng AWN, Mac-Moune Lai F (2013) Ultrasound appearances of dermatofibrosarcoma protuberans. J Med Ultrasound 21:21e28
81. Leijten FS, Arts WF, Puylaert JBC (1992) Ultrasound diagnosis of an intraneural ganglion cyst of the peroneal nerve. J Neurosurg 76:538–540
82. Levey DS, Park YH, Sartoris DJ (1995) Radiologic review: imaging of pedal soft tissue neoplasms. J Foot Ankle Surg 34:413–415
83. Liang T, Panu A, Crowther S, Low G, Lambert R (2013) Ultrasound-guided aspiration and injection of an intraneural ganglion cyst of the common peroneal nerve. HSS J 9(3):270–274
84. Lin EC, Middleton WD, Teefey SA (1999) Extended field of view sonography in musculoskeletal imaging. J Ultrasound Med 18:147–152
85. Liu JC, Chiou HJ, Chen WM, Chou YH, Chen

TH, Chen W, Yen CC, Chiu SY, Chang CY (2004) Sonographically guided core needle biopsy of soft tissue neoplasms. J Clin Ultrasound 32(6):294–298
86. Magarelli N, Carducci C, Bucalo C, Filograna L, Rapisarda S, De Waure C, Dell'Atti C, Maccauro G, Leone A, Bonomo L (2014) Sonoelastography for qualitative and quantitative evaluation of superficial soft tissue lesions: a feasibility study. Eur Radiol 24(3):566–573
87. Maldjian C, Adam R, Bonakdarpour A, Robinson TM, Shienbaum AJ (1999) MRI appearance of clear cell hidradenoma. Skeletal Radiol 28:104–106
88. Marzano L, Failoni S, Gallazzi M, Garbagna P (2004) The role of diagnostic imaging in synovial sarcoma. Our experience. Radiol Med (Torino) 107(5–6):533–540
89. McMahon LP, Radford J, Dawborn JK (1991) Shoulder ultrasound in dialysis related amyloidosis. Clin Nephrol 35:227–232
90. Morris SJ, Adams H (1995) Case report: paedriatic intramuscular haemangiomata – don't overlook the phlebolith ! Br J Radiol 68:208–211
91. Moss GD, Dishuk W (1984) Ultrasound diagnosis of osteochondromatosis of the popliteal fossa. J Clin Ultrasound 12:232–233
92. Mullaney PJ, Becker E, Graham B, Ghazarian D, Riddell RH, Salonen DC (2007) Benign hidradenoma: magnetic resonance and ultrasound features of two cases. Skeletal Radiol 36(12):1185–1190
93. Nalbant S, Corominas H, Hsu B, Chen LX, Schumacher HR, Kitumnuaypong T (2003) Ultrasonography for assessment of subcutaneous nodules. J Rheumatol 30:1191–1195
94. Obayashi T, Itoh K, Nakano A (1987) Ultrasonic diagnosis of schwannoma. Neurology 37:1817
95. Ogino T, Minami A, Fukuda K, Sakuma T, Kato H (1988) The dorsal occult ganglion of the wrist and ultrasonography. J Hand Surg 13-B:181–183
96. Orr NM, Taylor KJ (1990) Doppler detection of tumtor vascularity. In: Tailor KJ, Strandness DE (eds) Duplex Doppler ultrasound. Churchill Livingstone, New York, pp 149–163
97. Pai VR, van Holsbeeck M (1995) Synovial osteochondromatosis of the hip: role of ultrasonography. J Clin Ultrasound 23:199–203
98. Pass B, Jafari M, Rowbotham E, Hensor EM, Gupta H, Robinson P (2016) Do quantitative and qualitative shear wave elastography have a role in evaluating musculoskeletal soft tissue masses? Eur Radiol. [Epub ahead of print] doi:10.1007/s00330-016-4427-y
99. Patel P, Schucany WG (2012) A rare case of intraneural ganglion cyst involving the tibial nerve. Proc Baylor Uni Med Center 25(2):132–135
100. Pathria MN, Zlatkin M, Sartoris DJ, Scheible W, Resnick D (1988) Ultrasonography of popliteal fossa and lower extremities. Radiol Clin North Am 26:77–85
101. Patten RM, Shuman WP, Teefey S (1989) Subcutaneous metastases from malignant melanoma: prevalence and findings on CT. Am J Roentgenol 152:1009–1012
102. Pawaskar AS, Basu S (2015) Role of 2-Fluoro-2-deoxyglucose PET/computed tomography in carcinoma of unknown primary. PET Clin 10(3):297–310
103. Quinn TJ, Jacobson JA, Craig JG, van Holsbeeck MT (2000) Sonography of Morton's neuroma. Am J Roentgenol 174:1723–1728
104. Redd RA, Peters VJ, Emery SF, Branch HM, Rifkin MD (1989) Morton neuroma: sonographic evaluation. Radiology 171:415–417
105. Reuter KL, Raptopoulos V, De Girolami U, Akins CM (1982) Ultrasonography of plexiform neurofibroma in the politeal fossa. J Ultrasound Med 1:209–211
106. Richardson ML, Selby B, Montana MA, Mack LA (1988) Ultrasonography of the knee. Radiol Clin North Am 26:63–75
107. Richman JA, Gelberman RH, Engber WD, Salamon PB, Bean DJ (1987) Ganglions of the wrist and digits: results of treatment by aspiration and cyst wall puncture. J Hand Surg 12A:1041–1043
108. Riishede I, Ewertsen C, Carlsen J, Petersen MM, Jensen F, Nielsen MB (2015) Strain elastography for prediction of malignancy in soft tissue tumours—preliminary results. Ultraschall Med 36(4):369–374
109. Rowley VA, Cooperberg PL (1987) Ultrasound guided biopsy in interventional ultrasound. Clin Diagn Ultrasound 21:59–76
110. Rubens DJ, Fultz PJ, Gottlieb RH, Rubin SJ (1997) Effective ultrasonographically guided intervention for diagnosis of musculoskeletal lesions. J Ultrasound Med 16:831–842
111. Ryu JK, Jin W, Kim GY, Lee JH (2007) Sonographic and magnetic resonance imaging findings of a chondroid syringoma of the heel: case report and literature review. J Ultrasound Med 26(10):1435–1439
112. Scoutt LM, Zawin ML, Taylor KJ (1990) Doppler US. II clinical applications. Radiol 174:309–319
113. Sherman NH, Rosenberg HK, Heyman S, Templeton J (1985) Ultrasound evaluation of neck masses in children. J Ultrasound Med 4:127–134
114. Shen G, Zhang W, Jia Z, Li J, Wang Q, Deng H (2014) Meta-analysis of diagnostic value of 18F-FDG PET or PET/CT for detecting lymph node and distant metastases in patients with nasopharyngeal carcinoma. Br J Radiol 87(1044)
115. Sheth S, Nussbaum AR, Hutchins GM, Sanders RC (1987) Cystic hygromas in children: sonographic-pathologic correlation. Radiology 1987:821–824
116. Shin YR, Kim JY, Sung MS, Jung JH (2008) Sonographic findings of dermatofibrosarcoma protuberans with pathologic correlation. J Ultrasound Med 27(2):269–274
117. Silvestri E, Bertolotto RP, Neumaier CE, Derchi LE (1994) Case Report: US detection of tendinous metastasis from malignant melanoma. Clin Radiol 49:288–289
118. Silvestri E, Martinoli C, Derchi LE, Bertolotto M, Chiaramondia M, Rosenberg I (1995) Echotexture of peripheral nerves: correlation between US and histologic findings and criteria to differentiate tendons. Radiology 197:291–296
119. Singson RD, Feldman F, Slipman CW, Gonzalea E, Rosenberg ZS, Kiernan H (1987) Postamputation

neuromas and other symptomatic stump abnormalities: detection with CT. Radiology 162:743–745
120. Skirving AP, Kozak TKW, Davis SJ (1994) Infraspinatus paralysis due to spinoglenoid notch ganglion. J Bone Joint Surg 76B:588–591
121. Soo MS, Kornguth PJ, Hertzberg BS (1998) Fat necrosis in the breast: sonographic features. Radiology 206:261–269
122. Spicer PJ, Broussard G, Beaman F (2016) Isolated rheumatoid nodule of the achilles. Ultrasound Q 32(2):187–190
123. Spinner RJ, Harish S, Amrami KK (2014) An historical perspective on ulnar intraneural ganglion cysts and their joint origins. Hand New York, NY 9(3):395–398
124. Stefanidou D, D'Adamo P, Ronfani L, Montico M, Morgutti M, Gasparini P (2009) Detection of epidermal thickening in GJB2 carriers with epidermal US. Radiology 251:280–286
125. Taboada JL, Stephens TW, Krishnamurthy S, Brandt KR, Whitman GJ (2009) The many faces of fat necrosis in the breast. Am J Roentgenol 192(3):815–825
126. Takagishi K, Maeda K, Ikeda T, Itoman M, Yamamoto M (1991) Ganglion causing paralysis of the suprascapular nerve. Acta Orthop Scand 62:391–393
127. Takagishi K, Saitoh A, Tonegawa M, Ikeda T, Itoman M (1994) Isolated paralysis of the infraspinatus muscle. J Bone Joint Surg 76B:584–587
128. Temiz G, Şirinoğlu H, Demirel H, Yeşiloğlu N, Sarıcı M, Filinte GT (2015) Extradigital glomus tumor revisited: painful subcutaneous nodules located in various parts of the body. Indian J Dermatol 61(1):118
129. Veryser J, Gielen J, Declercq L, De Maeseneer M (2013) How we do it: interdigital US guided alcohol injection of Morton's Neuroma. Single Operator Technique with Web Space Compression Conference Paper. Radiological Society of North America 2013 Scientific Assembly and Annual Meeting
130. Vincent LM (1988) Ultrasound of soft tissue abnormalities of the extremities. Radiol Clin North Am 26:140–143
131. Weng L, Tirumalai AP, Lowery CM, Nock LF, Gustafson DE, Von Behren PL, Kim JH (1997) Extended-field-of-view imaging technology. Radiology 203:877–880
132. White EA, Filly RA (1980) Cholesterol crystals as the source of both diffuse and layered echoes in a cystic ovarian tumor. J Clin Ultrasound 8:241–243
133. Whittle C, Mackinnon J, Cabrera R, Silva C, Pires Y, González R (2013) Finger chondroid syringoma as a hypoechoic subcutaneous nodule in ultrasound. Ultrasound Q 29(3):211–213
134. Wilson DJ (1989) Ultrasonic imaging of soft tissues. Clin Radiol 40:341–342
135. Wook Jin MD, Kyung Nam Ryu MD, Gou Young Kim MD, Hyun Cheol Kim MD, Jae Hoon Lee MD, Ji Seon P (2008) Sonographic findings of ruptured epidermal inclusion cysts in superficial soft tissue emphasis on shapes, pericystic changes, and pericystic vascularity MD. J Ultrasound Med 27:171–176
136. Wortsman X, Bouer M (2013) Common benign nonvascular skin tumors. In: Wortsman X, Jemec GBE (eds) Dermatologic ultrasound with clinical and histologic correlations, 1st edn. Springer, New York, pp 119–175
137. Wortsman X, Vergara P, Castro A, Saavedra D, Bobadilla F, Sazunic I, Zemelman V, Wortsman J (2015) Ultrasound as predictor of histologic subtypes linked to recurrence in basal cell carcinoma of the skin. J Eur Acad Dermatol Venereol 29:702–707
138. Wortsman X, Wortsman J (2010) Clinical usefulness of variable-frequency ultrasound in localized lesions of the skin. J Am Acad Dermatol 62(2):247–256
139. Wu S, Liu G, Tu R (2012) Value of ultrasonography in neurilemmoma diagnosis: the role of round shape morphology. Med Ultrason 14:192–196
140. Yablon CM (2013) Ultrasound-guided interventions of the foot and ankle. Semin Musculoskelet Radiol 17(1):60–68
141. Zornoza J, Bernardino ME, Ordonez NG, Thomas JL, Cohen MA (1982) Percutaneous needle biopsy of soft tissue tumors guided by ultrasound and computed tomography. Skeletal Radiol 9:33–36
142. Zwiebel WJ (1990) Color duplex imaging and Doppler spectrum analysis: principles capabilities, and limitations. Semin Ultrasound CT MRI 1:84–96

第2章

X线摄影与计算机断层扫描

R. Botchu, S.L. James, A.M. Davies

2.1 引言

对疑似软组织肿瘤患者进行影像学评价需要一种能识别目前各种影像学技术优缺点的系统方法[4,14,25]。必须考虑到每项技术的经济成本、侵袭性,并与诊断效能相平衡。同时,避免在所有患者身上常规使用每一种诊断技术。同样,在不了解相关临床细节和既往检查结果的情况下,不应单独出具检查报告。在可能的情况下,应该对既往检查进行回顾,因为对新观察结果的重要性的评价很可能取决于对既往检查的回顾性研究[24]。

本章我们将讨论普通放射线、血管造影和CT在软组织肿瘤患者的管理中的作用,从发现和诊断,直到医疗管理的最终目标——治愈。本书不对每种方法背后的技术进行详细讨论。读者可参阅后续章节,以便深入了解每种类型软组织肿瘤的特点。

2.2 普通放射线摄影

尽管过去30年来影像学的技术进步是毋庸置疑的,但普通放射线摄影在评价疑似软组织肿瘤上的作用依旧值得称赞[2]。普通放射线摄影价格便宜,简单易行,其重要性怎么强调都不为过。尽管几乎每本有关该主题的教科书中都提到了这一点,但在目前日常实践中却经常被忽视。事实上,将其称为普通放射线摄影是贬低了它的价值。在大多数情况下,应在相互垂直的两个方位下观察软组织及其相邻骨皮质的改变。

密度分辨率低是普通放射线摄影公认的局限性,但其价值不应被低估。除了少数患者外,它无法做出确切的诊断,但仍可提供有价值的信息,如钙化和骨浸润。因可能遗漏一些"阳性"征象,低质量的X线片缺乏诊断价值。然而,即使无阳性发现也具有临床意义。例如,如果没有任何骨质异常,即表明其主要病理起源于软组织,有较大的鉴别诊断意义。更具体一些,除早期病例外,如果没有钙化的影像学证据,骨化性肌炎可以被排除在肿瘤的鉴别诊断之外。各种软组织肿瘤的普通放射线表现将在以下章节中进行讨论[39]。

2.2.1 定位

临床上肿瘤位置的识别是主要的,它将决定首先对哪个区域进行影像检查。虽然几乎所有真正的软组织肿瘤都可发生在肌骨系统的任何部位，但某些肿瘤有其特定的好发部位，这一点将在后面的章节中重点介绍。许多表现为软组织肿块的非肿瘤性病变发生在特殊的部位，如手足痛风石和腘窝滑膜囊肿[27]。多发性软组织肿块提示神经纤维瘤病、脂肪瘤，偶尔提示为转移灶和卡波西肉瘤[30,39]。绝大多数软组织肉瘤，如果有机会转移，首先会转移到肺。因此，对于所有疑似软组织恶性肿瘤的患者，胸片是必须进行的早期检查。

2.2.2 大小

虽然软组织肿瘤的大小可以影响后续的治疗，但实际大小的诊断价值有限[30]。恶性肿瘤往往比良性肿瘤大[33]，但这在个别患者中帮助较小。无论其组织起源，发生在局部解剖区域（如手和足）的软组织肿瘤通常相对较早被发现。因此，它们往往比发生在大的解剖区域（如臀部）的要小。可以预见，在那些医疗设施仍然不发达的国家，肿瘤发现时常较大。

2.2.3 生长速度

软组织肿瘤大小变化可以通过临床检查和先后多次的X线片对比来粗略估计。只有当临床和影像学特征在一定程度上确定为良性肿瘤时，才提倡使用连续X线片进行随访。未能及时诊断和治疗软组织肉瘤会影响患者的预后。良性肿瘤通常无生长或生长缓慢，而恶性肿瘤通常生长迅速。值得注意的是，出血和感染也会导致软组织肿瘤迅速增大。

2.2.4 形态及边缘

与软组织肿瘤的大小一样，形态提供的诊断信息较少[39]。恶性肿瘤形状多为不规则，组织界面扭曲、模糊。良性肿瘤会使正常组织界面移位，但不会完全消失。同样，感染性病变可以类似于恶性肿瘤，因为它们也常因邻近软组织的液体浸润而界限不清。肿瘤边缘的清晰度取决于许多因素，包括相对于正常脂肪和骨骼的解剖关系，以及肿瘤与正常肌肉的密度对比。

2.2.5 密度

在X线片上可以看到四肢的肌肉间室被低密度脂肪界面所分隔。大多数软组织肿瘤的密度与肌肉相似，因此，只显示占位效应。这些效应包括邻近脂肪界面的移位或破坏（图2.1），皮肤轮廓扭曲及骨骼浸润。

在少数情况下，肿瘤的一部分或全部的密度可能与水的密度相差较大，因此，可以直接显示肿瘤。X线片上，只有脂肪和气体的密度低于肌肉。脂肪瘤是所有软组织肿瘤中最常见的，其密度在肌肉和气体之间。由于这个原因，脂肪瘤与周围的软组织分界清楚，诊断可信度较高（图2.2）[21]。值得注意的是，高分化脂肪肉瘤可能含有数量不等的脂肪组织，在普通X线片上也表现为低密度（图2.3）。软组织中的气体被认为是感染特有的征象[30]。虽然感染肯定是最常见的原因，但它也可能出现在坏死的蕈状肿瘤中，尽管其有继发感染（图2.4），也可以是开放活检或其他外科手术后的正常特征。胸壁和颈部软组织中的气体常提示术后气肿的可能。

密度可因组织中含铁血黄素、钙化或骨化而增高。含铁血黄素沉积通常发生在反复出血的滑膜组织中，如（肌腱）巨细胞瘤、色素沉着绒毛结节性滑膜炎（见第15章）和血友病性关节病。普通X线片可以区分钙化和骨化，以及不同的模式[54]。软组织矿化是包括先天性、代谢性、内分泌性、创伤性和寄生虫感染在内的一系列疾病的特征[38]。普通放射科医生在日常工作中可能发现，原发性软

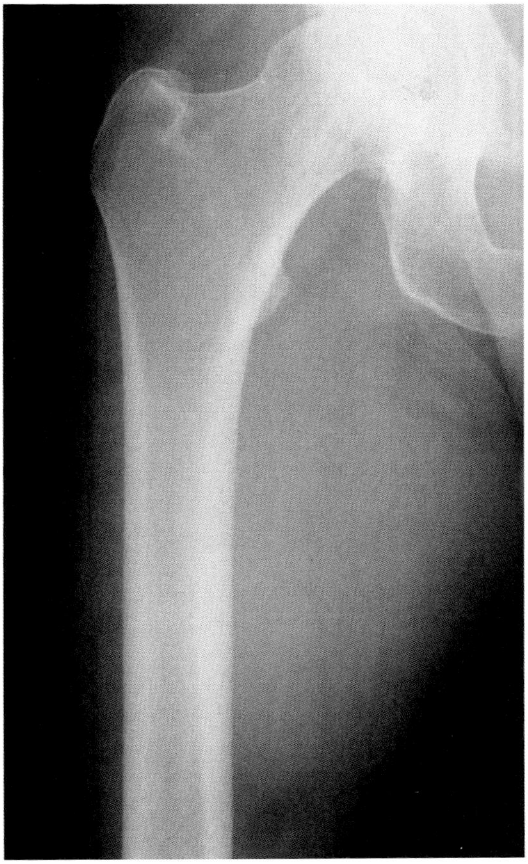

图 2.1　75 岁男性，大腿上部内收肌黏液纤维肉瘤，普通 X 线片。肿瘤因占位效应得以显示。

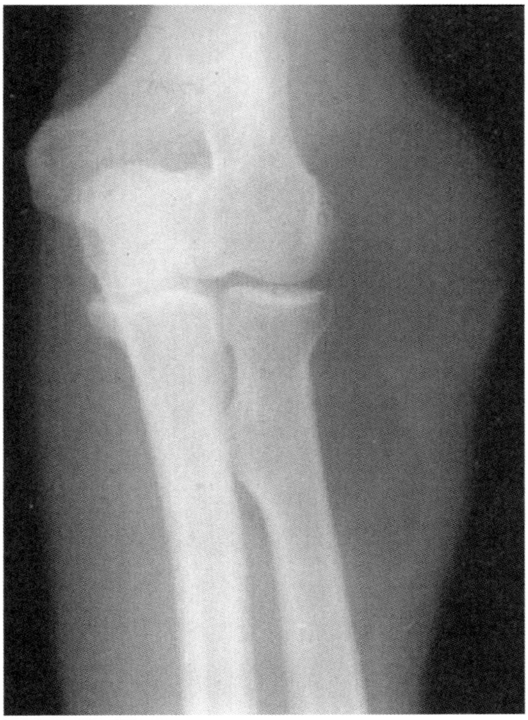

图 2.2　起源于肘关节桡侧的脂肪瘤。普通 X 线片。肿瘤边缘清晰，含均匀低密度脂肪。

组织肿瘤并不是钙化的常见原因。密切关注临床细节和位置将排除许多非肿瘤性原因。例如，手和足的软组织钙化较少与肿瘤相关，许多多灶病变要么是胶原血管病变，要么是寄生虫感染的残留物。同样，临床细节和患者的原籍国也是正确诊断的要点。有时某些正常变异，包括伴随影和阔筋膜，可能模拟软组织钙化或骨膜新骨形成，不应误认为是肿瘤形成[23]。

对软组织肿瘤内钙化形态的分析可以提示其组织类型。在骨盆外发现表现为中心透亮的圆形病灶的静脉石时，可诊断为血管瘤(图 2.5)。静脉石通常在青春期前不明显，因此，儿童的 Maffucci 综合征(图 2.6)等疾病可能无法通过 X 线摄影与多发性内生软骨瘤病(Ollier 病)鉴别开来。

软骨组织常呈“环弧”样钙化。虽然这并不能区分软骨形成的良、恶性，但关节附近大多数具有这种特点的软组织肿瘤为滑膜软骨瘤(图 2.7)[37]，在手足是软组织软骨瘤。髌下脂肪垫的钙化或骨化是关节旁软骨瘤的典型表现(图 2.8)[17]。

骨样矿化可表现为云雾样密度或成熟的骨小梁。后者提示生长缓慢的病变，如脂肪瘤、高分化脂肪肉瘤或血管瘤[30]。在高达 30%的滑膜肉瘤(图 2.9)[6,18,31]和大约 50%的骨外骨肉瘤(图 2.10)可见边界不清的不定形钙化。这是鉴别肿瘤样骨化性肌炎的一个非常有价值的特征，后者表现为边缘钙

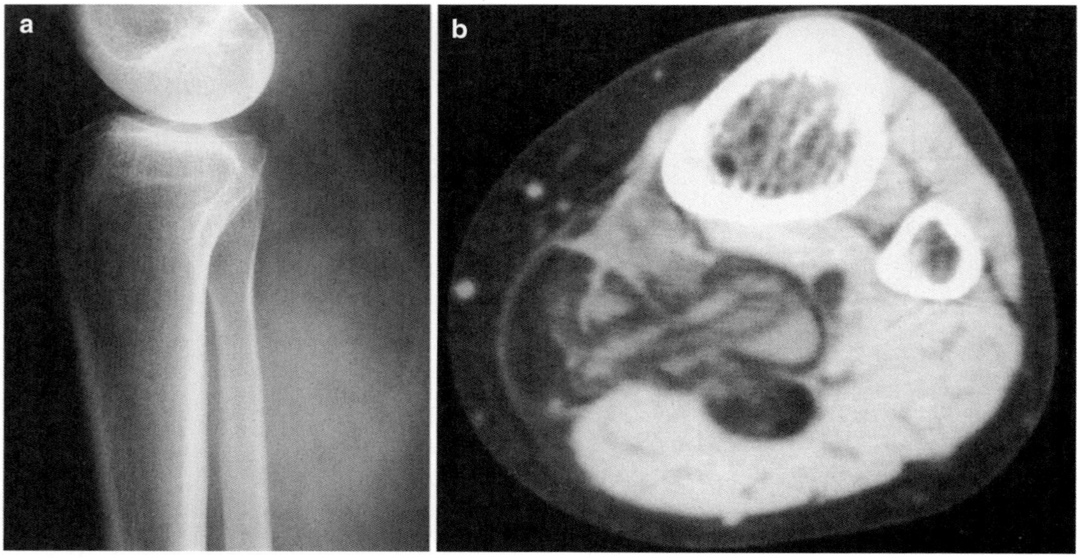

图 2.3　55 岁女性，膝关节后方高分化脂肪肉瘤。(a)普通 X 线片。(b)CT。普通 X 线片上可见脂肪密度区，CT 上可见脂肪和软组织密度混杂。

化(图 2.11)[13,34]。另一种创伤性疾病是钙化性肌坏死(图 2.12)[9,22]，这种疾病表现为在严重损伤多年之后，肌肉的周围矿化肿瘤和沿肌肉走行的层状钙化结构，这种表现几乎只发生在小腿。

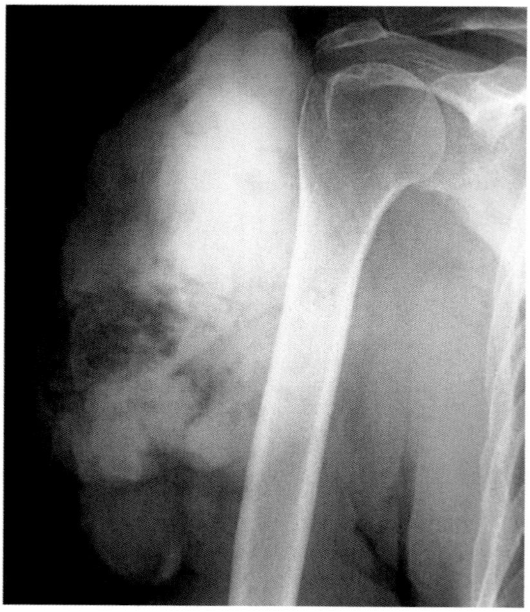

图 2.4　62 岁女性，伴真菌生长的坏死的透明细胞肉瘤。普通 X 线片。肿瘤内的小气腔表明继发感染。

2.2.6　骨累及

累及骨的原发性软组织肿瘤和累及软组织的骨肿瘤难以鉴别[29]。通常情况下，范围广泛的病变为原发性肿瘤，无论发生于骨还是软组织[39]。只有少数软组织肿瘤累及骨。骨受累的程度可能从皮质增生(如骨旁脂肪瘤)(图 2.13)、压力性侵袭(如生长缓慢的肿瘤)(图 2.14)到直接浸润(如侵袭性病变)(图 2.15)等。存在边界不清的皮质破坏强烈提示恶性肿瘤，尽管也可能发生于骨旁感染。反之则不适用，良性和恶性软组织肿瘤均可能发生边界清晰的压力侵袭(图 2.11)。侵袭性纤维瘤(腹外硬纤维瘤)是一种良性但局部侵袭性的疾病，1/3 的患者可出现相邻骨的不规则侵袭(图 2.16)。

在尤文肉瘤和骨转移性疾病中，可有称为“碟形化”的外层碟状结构的皮质破坏，不应被误认为是来自巨大软组织肉瘤的继发

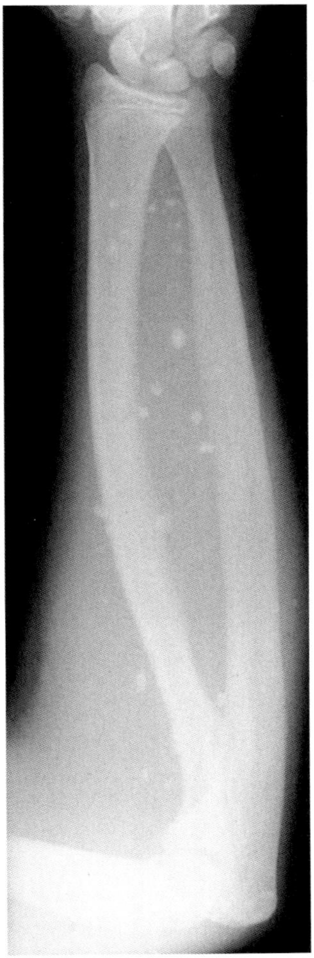

图 2.5 青少年男性前臂广泛血管瘤，普通 X 线片。注意多发静脉石的存在。

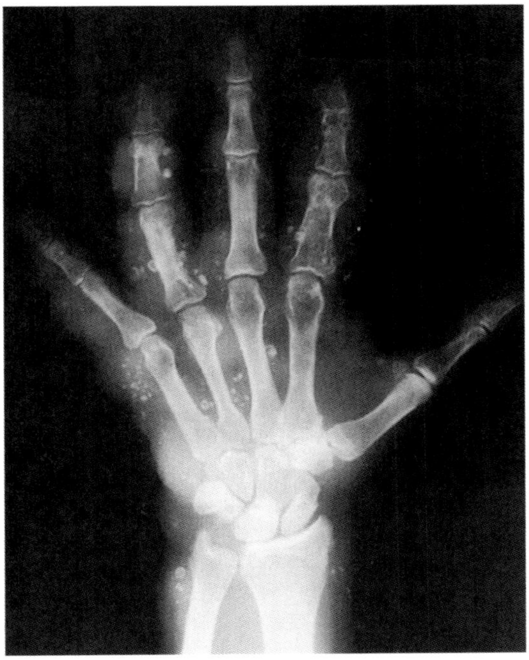

图 2.6 32 岁男性，Maffucci 综合征，普通 X 线片。多发性内生软骨瘤和软组织血管瘤引起的静脉石。

性骨侵犯[26]。

2.3 血管造影

在引入横断面成像之前，血管造影是显示软组织肉瘤最有用的成像技术[49,55,56]。多年来，它一直被认为是普通 X 线片在患者管理方面的重要辅助手段[19,28]。

血管造影术可以显示供血和引流的畸形血管全貌，但已被 CT 血管造影或磁共振血管造影所取代。术前血管造影可继续用于

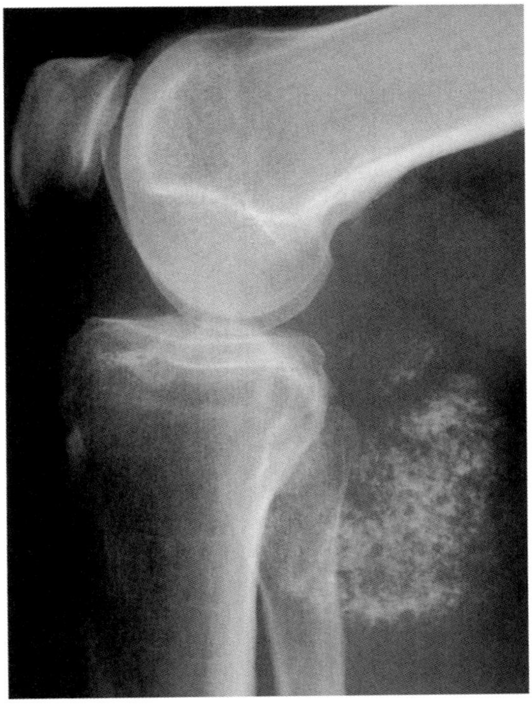

图 2.7 62 岁男性，软组织肿瘤，普通 X 线片。滑膜软骨瘤病所致的膝关节后方特征性软骨样钙化。

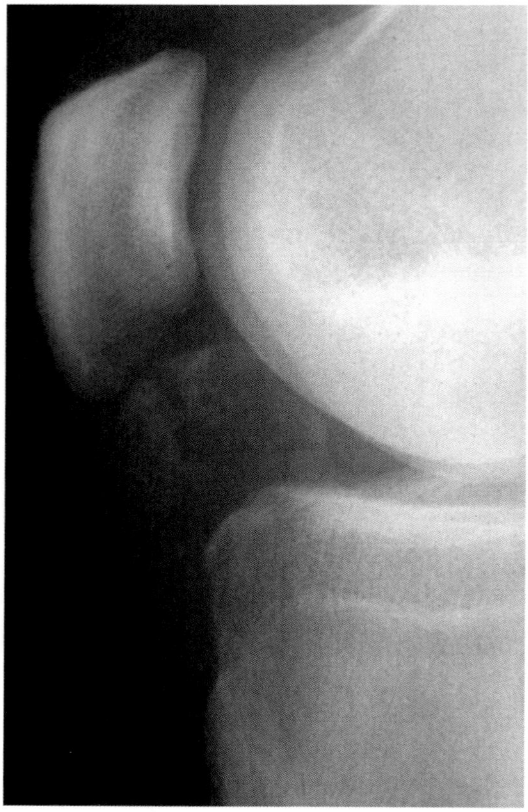

图 2.8　44 岁男性，关节旁软骨瘤。普通 X 线片。Hoffa 脂肪垫中出现的轻微骨化。

疑难患者的手术规划或作为栓塞治疗前的准备[52,57]。

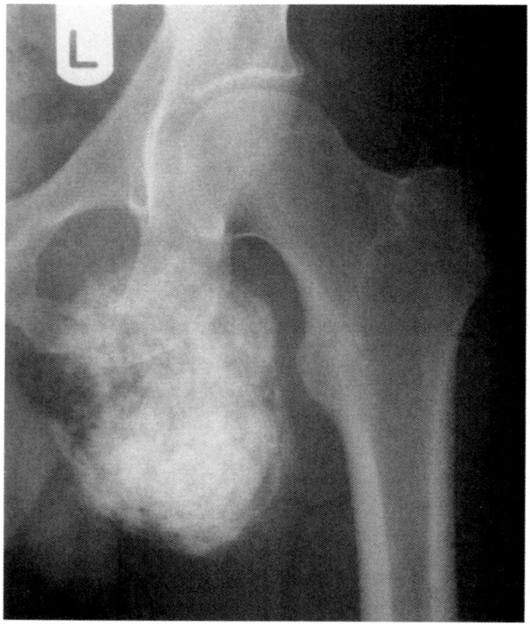

图 2.10　50 岁男性，骨外骨肉瘤，普通 X 线片，内收肌内出现致密矿化病变。

血管造影可区分毛细血管瘤和海绵状血管瘤两种组织学类型。在某些特殊患者中，磁共振血管造影可作为 MRI 的有效补充，可鉴别软组织肿瘤与血管瘤。

隔离肢体灌注化疗治疗黑色素瘤已被证明是治疗晚期肢体黑色素瘤的有效方法。

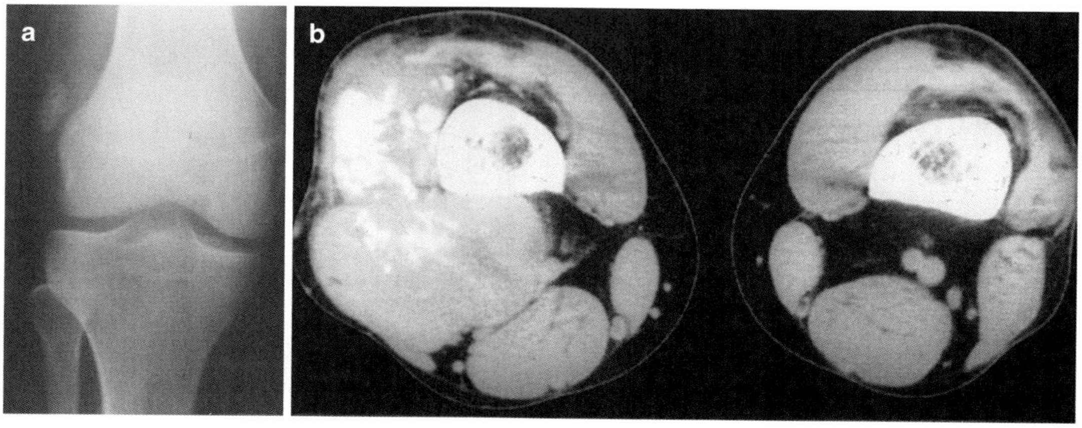

图 2.9　66 岁男性，股外侧肌滑膜肉瘤。(a)普通 X 线片。(b)CT。两种影像学技术均显示不定形钙化。

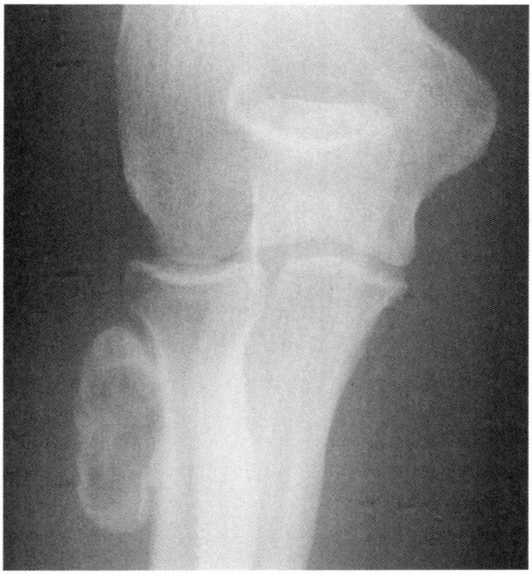

图 2.11　38 岁女性，前臂骨化性肌炎，普通 X 线片。桡骨近端表面的软组织肿瘤，呈典型的周围型骨化。

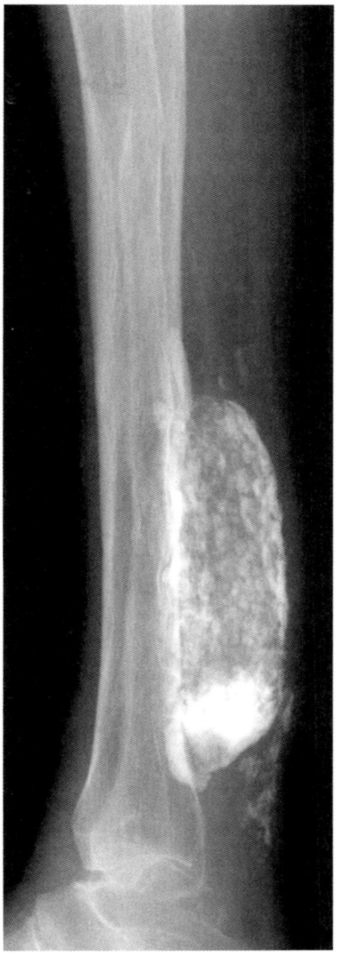

图 2.12　87 岁女性，钙化性肌坏死，普通 X 线片。周围骨化的软组织肿瘤对邻近的胫骨造成压力侵袭。

2.4　CT

CT 的引入为软组织肿瘤的检测和术前管理带来了一场革命[16,19,28,41,43,46]。

尽管对于增加辐射剂量的可能性存在一些担忧，但是薄层扫描允许不同类型的后处理，如多平面重建、体绘制和表面阴影显示(图 2.17)。正电子发射计算机断层扫描(PET-CT)是代谢成像的金标准之一。它提供了病变的功能和解剖信息，有助于肉瘤分期。该技术在规划肿瘤代谢活跃部分进行活检和监测软组织肉瘤治疗方面是一种有用的辅助手段[2,11]。这将在第 3 章中讨论。

2.4.1　CT 特征

每位患者应评价的 CT 特征类似于上述常规 X 线片。因为两者的成像基础均为 X 线的衰减。CT 相对于 X 线片的主要优点是具有较高的密度分辨率和横断成像。首先要评估的特征是肿块的 CT 值。脂肪是所有组织中密度最低的，并且良性脂肪瘤可以在 CT 上通过均匀的低密度来诊断(−130~−70HU；图 2.18)[15,21]。CT 很难鉴别出单纯脂肪瘤与非典型脂肪瘤(分化良好的脂肪肉瘤)。在外周，这很少成为治疗问题，因为这两种情况的处理是相同的。脂肪瘤内可有少量软组织密度的纤维肌间隔穿行(图 2.19)。由脂肪和实性成分组成的肿瘤提示高分化脂肪肉瘤(图 2.3b)[8]。只有气体的密度小于脂肪(图 2.19)。

充满液体的结构、血清肿、陈旧性血肿、

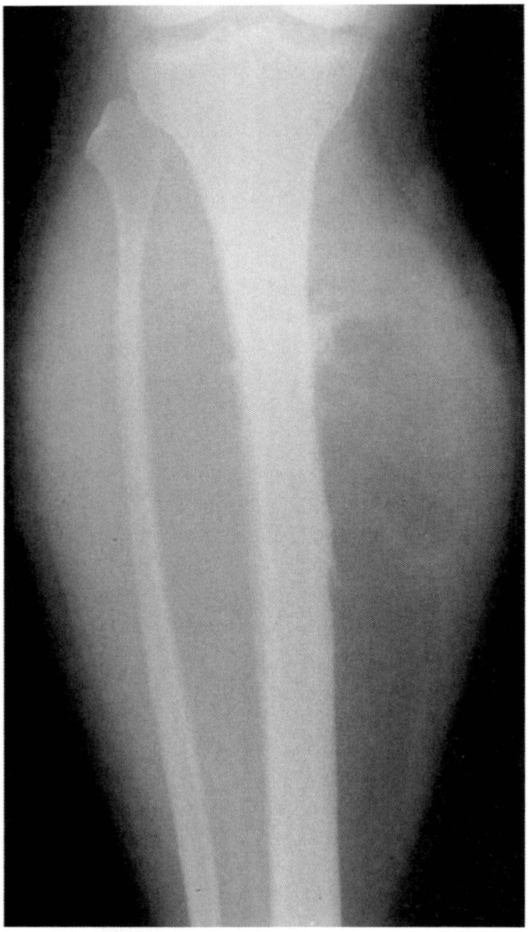

图 2.13 67 岁女性，胫骨表面骨旁脂肪瘤，普通 X 线片。分叶状脂肪密度肿瘤伴典型骨膜新生骨形成。

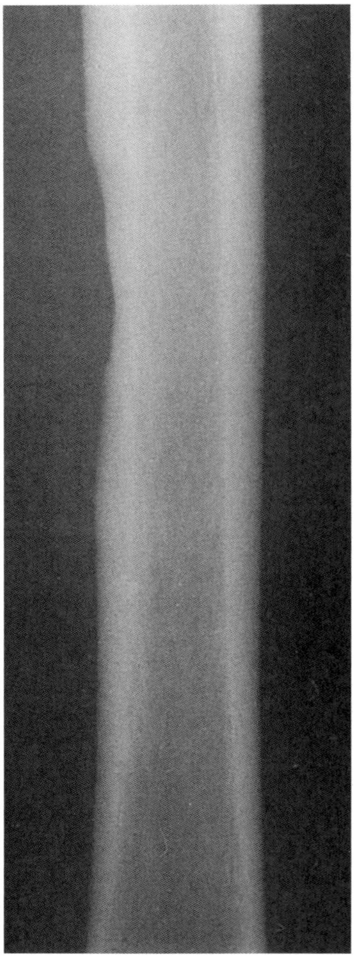

图 2.14 65 岁男性，大腿黏液性纤维肉瘤，普通 X 线片。软组织肿瘤导致股骨骨干内侧皮质压力性侵袭。

滑膜囊肿的密度小于肌肉，高于脂肪（图 2.20）[42,44,48]。这类积液通常均匀且边界清晰。典型脓肿的密度通常略高于单纯液体（图 2.19）[36,53]。

大多数软组织肉瘤的密度略低于正常肌肉（图 2.21）。CT 上软组织密度最高的是钙化和骨化，接近于皮质骨。CT 对钙化的显示较常规 X 线片更为清晰（图 2.9），可轻易区分钙化和骨化（图 2.9）[54]。外周环形钙化是骨化性肌炎的特征性 CT 表现（图 2.22）[3,23]。鉴别诊断应包括罕见的软组织动脉瘤样骨囊肿，也表现为周围钙化[50]。

在大多数情况下，只要有足够的占位效应或密度差异，就可以很容易地在 CT 上确定肿瘤边缘。正如预期的那样，生长缓慢的病灶比侵袭性病灶边界更清晰。边缘是生长速度的指标，而不是良、恶性的指标。与普通 X 线片一样，感染性病变往往由于周围软组织的液体浸润而边缘模糊（图 2.19）[36,53]。碘对比剂增强可使肿瘤边缘及其与邻近血管关系更为清晰（图 2.21）[51]。对比剂有助于鉴别肿块是实性还是囊性。极少数情况下，软组织肿瘤在平扫时与肌肉密度相等，

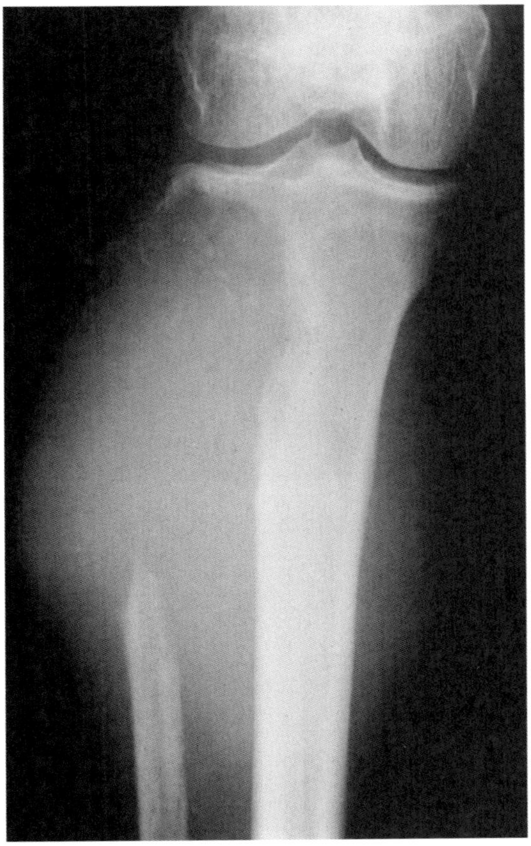

图 2.15　78 岁女性，小腿未分化梭形细胞肉瘤，拒绝药物治疗 2 年，普通 X 线片。肿瘤破坏腓骨近端，广泛侵犯胫骨干骺端。

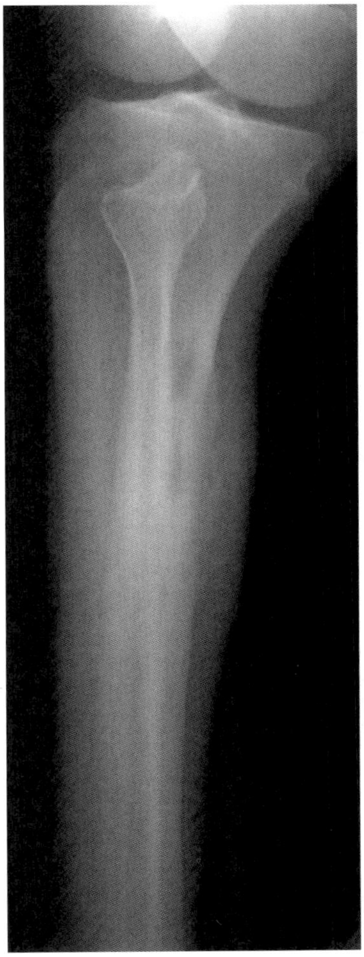

图 2.16　37 岁女性，侵袭性纤维瘤，普通 X 线片。胫骨近端受到侵袭。

只有在对比剂增强后才能发现[27]。在这种情况下，占位效应的存在通常足以引起观察者的警觉。对比增强还可以显示肿瘤的血管分布情况，这对某些特定患者有一定价值（图 2.23）。CT 血管造影是 MR 血管造影的一种替代方法，也是一种辅助手段，可以准确描述肿瘤血管的分布情况及软组织肿瘤与邻近血管的关系（图 2.24）。这是术前规划的重要组成部分，有助于手术的成功[28]。

CT 很好地显示了软组织肿瘤与邻近骨的关系。它比普通 X 线片对松质骨侵犯显示的更准确，但不如 MRI。它有助于评估脊柱和骨盆等复杂解剖区域的肿瘤与骨关系。

2.4.2　CT 与 MRI 比较

研究表明，CT 往往高估了软组织肉瘤的范围[10,32]，推测这与局部淋巴管受阻有关。这对治疗来说不是问题，因为根治性手术甚至需要切除整个间室包括水肿部位。如果 CT 低估了真正的肿瘤范围，这个问题将更值得关注，因为这将影响到对根治性手术的尝试。

对于大多数患者来说，保肢手术总是存在局部复发的风险，尤其是对于高度恶性肉瘤患者。如果发现切缘在肿瘤边缘，甚至是肿瘤内，这种风险就会大大增加。MRI 是检测早

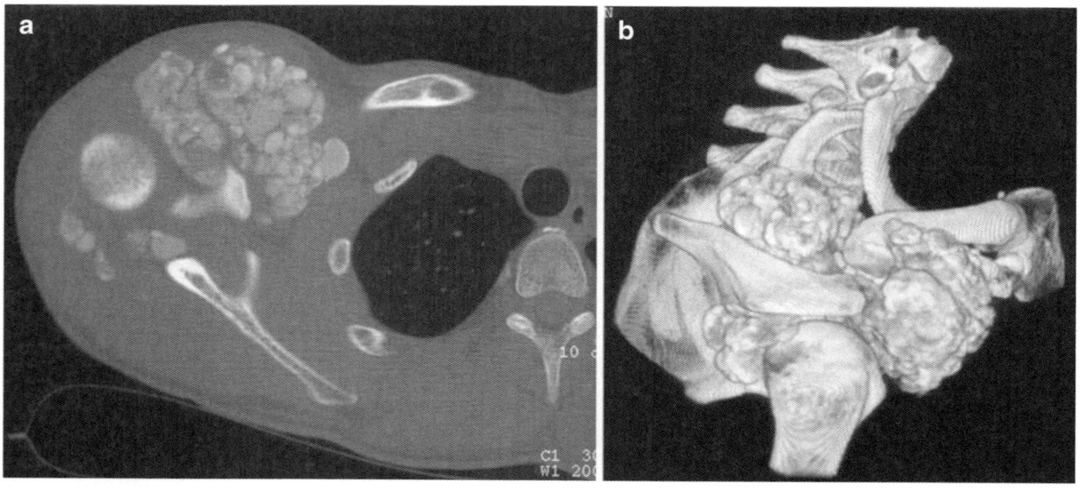

图 2.17 与慢性肾衰竭相关的肿瘤样钙质沉着症。(a)CT。(b)表面渲染三维重建。伴有不定形钙化的软组织肿瘤。这种分布在重建时很容易被理解。

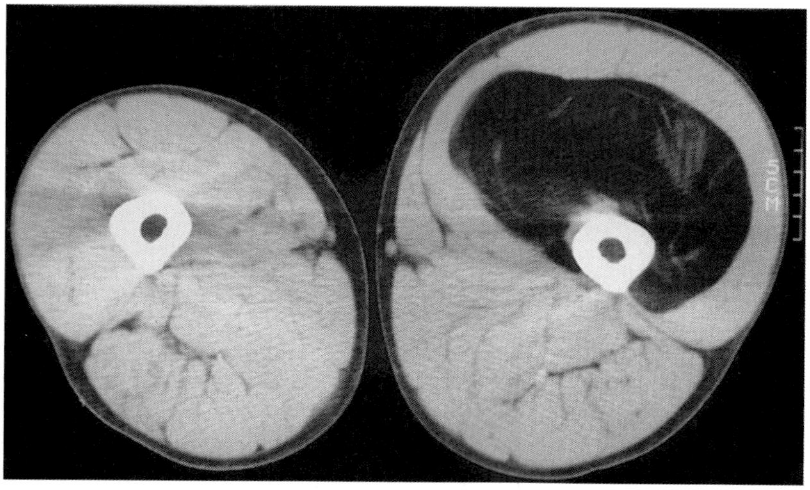

图 2.18 26 岁男性，左大腿前部良性脂肪瘤。利用 CT 发现脂肪瘤内少量纤维肌间隔穿行。

期复发的首选方法，但如果复发病变体积 >15cm^3，这两种方法的准确性相当[40]。CT 无法可靠地从血肿和肉芽组织中区分出切除活检后残留的肿瘤[20]。

20 年前，有人声称 MRI 将取代 CT 成为评价软组织肿瘤的主要成像技术[5,7]。在发达国家，这一预测已经实现，但在获得 MRI 检查受限或存在禁忌的情况下，CT 将继续为大多数软组织肿瘤患者提供适当的替代方案。事实上，一项比较 CT 和 MRI 对原发性恶性肌骨肿瘤局部分期的研究得出的结论是，这两种技术在骨和软组织肿瘤局部分期中同样准确(图 2.25 和图 2.26)[35]。公平地说，这项研究自发表以来一直存在一些争议，因为批评者认为许多磁共振检查是在较陈旧的机器上进行的，而且没有使用静脉内钆螯合剂[47]。在无法获得 MR 的发展中国家，CT 血管造影仍然是某些软组织肉瘤术前规划的重要组

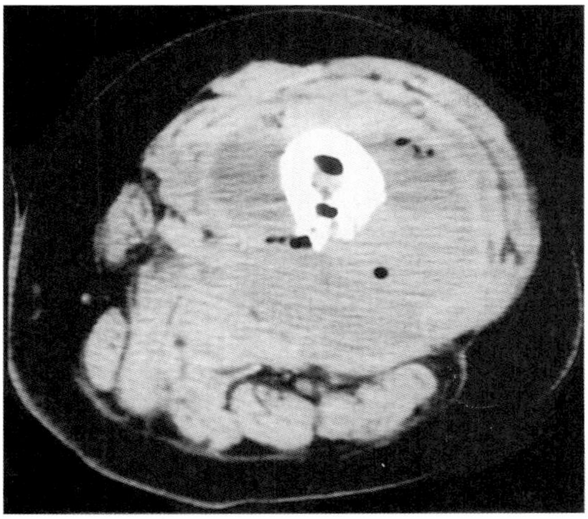

图 2.19　59 岁男性，股骨产气梭菌骨髓炎的 CT 图像，骨内及周围脓肿见小气腔。

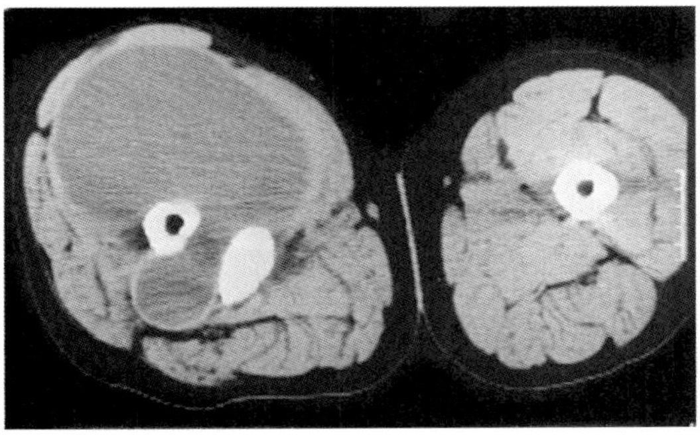

图 2.20　28 岁男性，大腿慢性血肿的 CT 图像，位于股骨骨折的骨不连处。重叠的骨折断端相互分离。血肿的 CT 值为 20Hu，被更高密度的假包膜包裹。

成部分[1]。

CT 在胸部转移瘤的研究中仍然占有绝对优势，可显示在胸片上看不到的直径几毫米的结节。胸部 CT 检查应作为软组织肉瘤患者术前初步分期的一部分。多层螺旋 CT 通过消除呼吸运动和最大限度地减小部分容积效应，可提高小结节检出率。用胸部 CT 检查对患者进行连续随访的价值尚存争议，特别是考虑到所涉及的辐射剂量相当大。如果随访胸片提示早期转移性疾病，则应行胸部 CT 检查。软组织肉瘤转移扩散到局部淋巴结

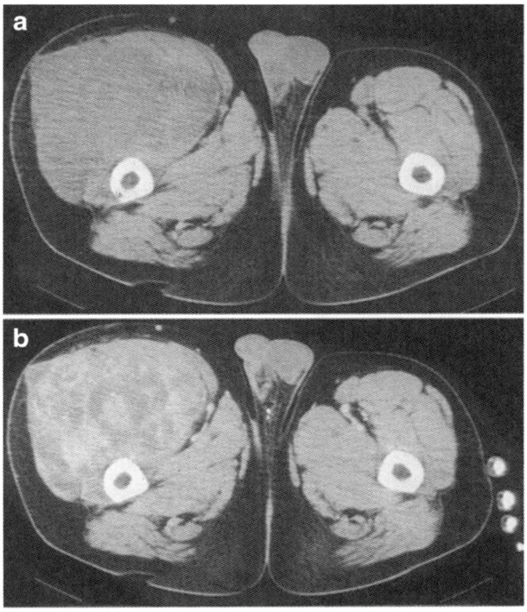

图 2.21　68 岁男性，大腿脂肪肉瘤。(a)CT。(b)静脉注射对比剂后。CT 显示右侧股中肌肿瘤密度略低于肌肉(图 a)，对比增强后不均匀强化(图 b)。

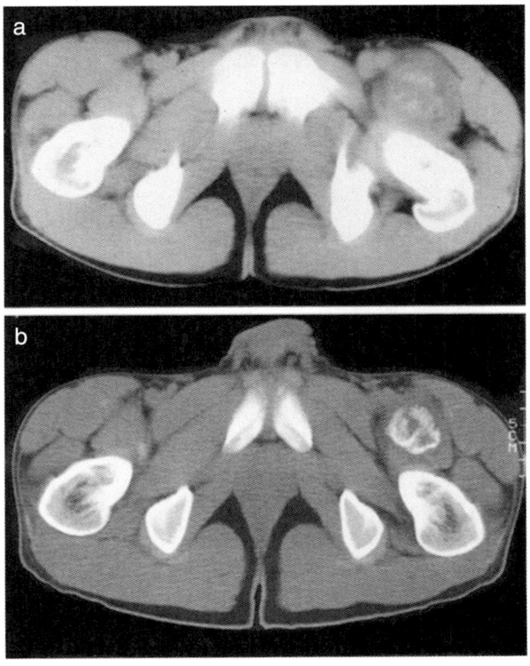

图 2.22　12 岁女性，大腿近端骨化性肌炎。(a)CT。(b)6 周后的 CT。左侧髂腰肌早期周围钙化的肿块(图 a)，6 周后成熟迹象(图 b)。

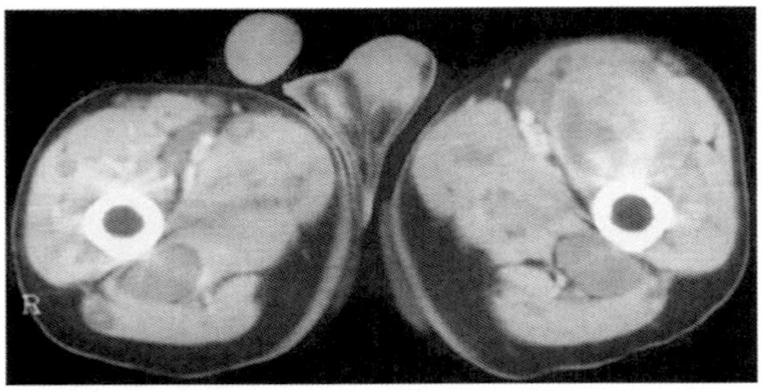

图 2.23 23 岁男性，大腿近端神经纤维瘤病。增强 CT。左前大腿神经纤维肉瘤强化。其余众多的神经纤维瘤，特别是涉及坐骨神经的病变，未见明显强化。

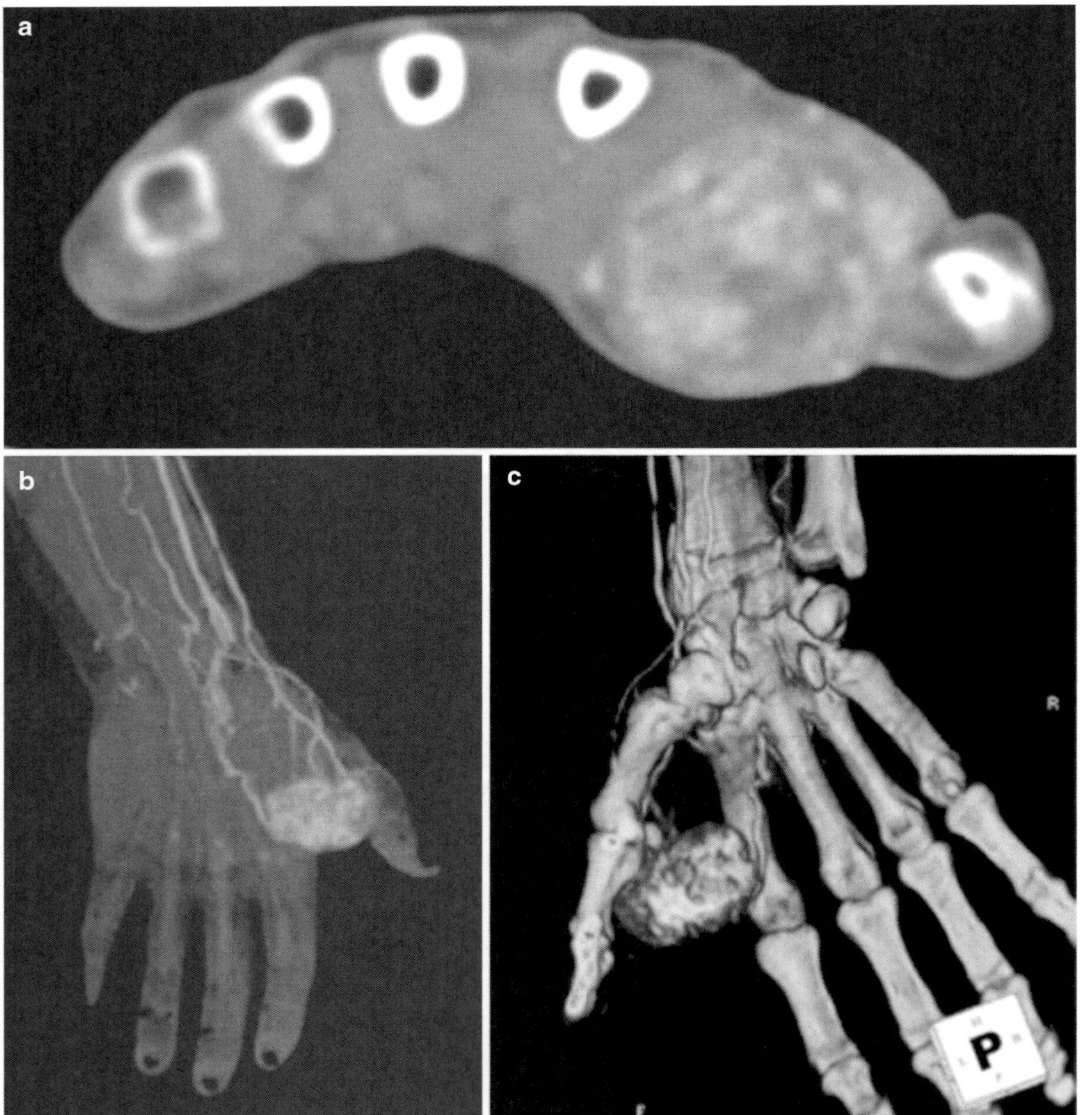

图 2.24 动静脉畸形（AVM）。(a)轴位增强 CT。(b)CT 血管造影冠状位重建。(c)三维重建。第一指蹼间隙的 AVM（Image courtesy F.M. Vanhoenacker）。

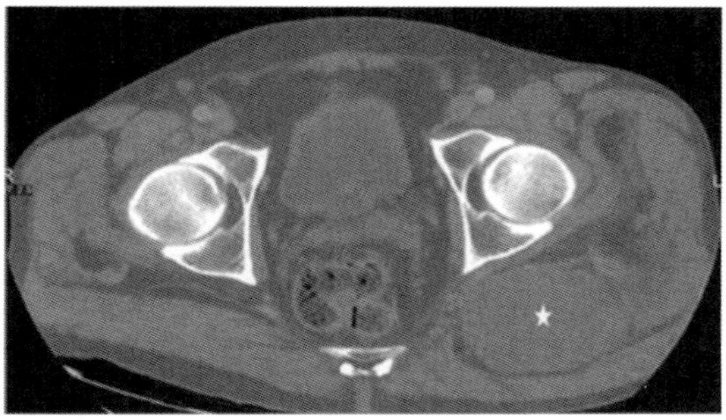

图 2.25　45 岁男性，未分化梭形细胞肉瘤。静脉注射对比剂的 CT 显示肿瘤位于左臀部(★)。

的情况并不常见，通常只出现在疾病的晚期。CT 可识别异常增大的淋巴结，但不能可靠地区分反应性改变和转移性病变。

包括软组织肉瘤在内的肿瘤患者，发生静脉血栓栓塞的风险显著增加。发生率为 0.4%~25%。Shantakumar 及其同事报道了在 3480 例老年软组织肉瘤患者中肺栓塞的发生率为 3%[45]。在接受化疗的患者中发病率显著增加，且大多数血栓栓塞发生在前 3 个月内。

CT 肺血管造影(CTPA)诊断肺栓塞的敏感性为 74%，特异性为 89%[42]。在接受常规 CT 分期或监测的一部分患者中，临床上未被怀疑的肺栓塞常被诊断出来。未被怀疑的肺栓塞的发生率为 1%~5%。然而，通过肾小球滤过率(eGFR)判定肾功能正常，是对比增强检查所必需的。我们需要注意对比剂诱发的急性肾损伤的风险，这可能与 CT 检查时常用的碘对比剂有关[12]。

CT 有助于软组织肿瘤的活检，特别是利用 CT 透视[57]。常用于肿瘤较小(即无法触及)或位于相对难以触及的位置(如膝关节的髁间切迹)的患者(图 2.27)。

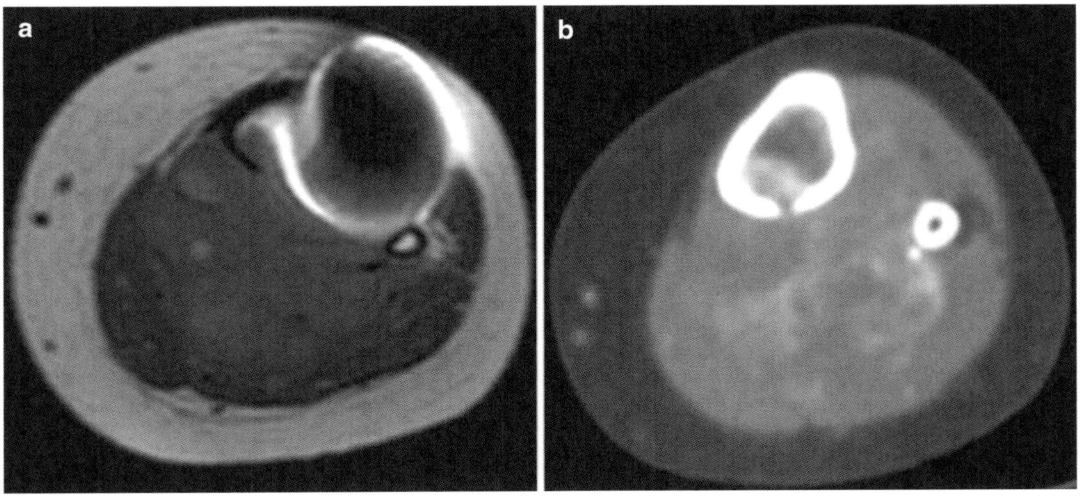

图 2.26　40 岁男性，高级别未分化多形性肉瘤。(a)轴位 T1 加权快速自旋回波图像。(b)静脉注射对比剂的 CT。部分肿瘤被 MR 金属伪影遮挡，CT 显示肿瘤的实际范围。

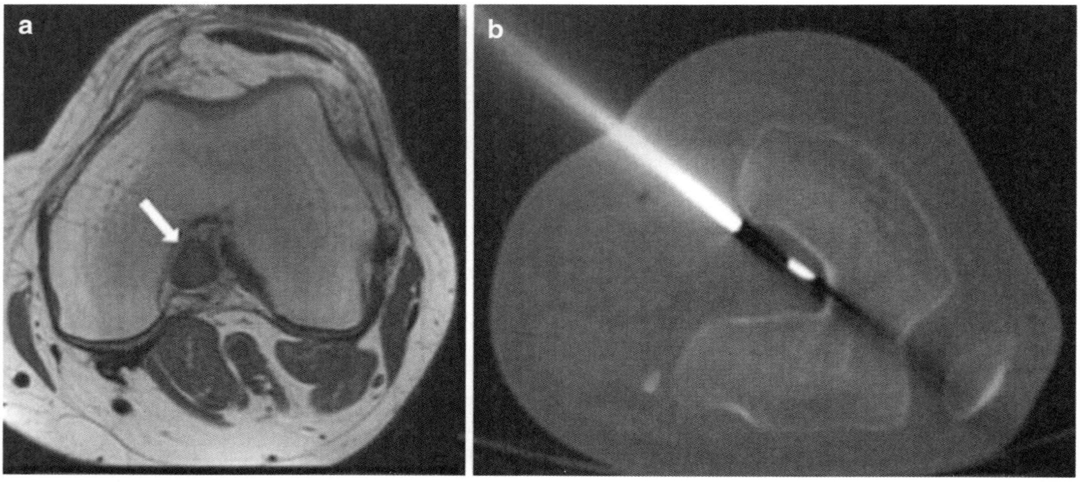

图 2.27　45 岁男性，软组织肿瘤。(a)轴位质子密度图像。(b)CT。MR 显示软组织滑膜肿瘤(a 图箭头所示)，在 CT 引导下进行活检。

要点

1.对疑似软组织肿瘤的评估应从普通 X 线片开始。存在钙化或骨化、内部脂肪成分、气体及骨累及可提供有价值的信息。

2.血管造影在很大程度上已经被MRI取代，用于软组织肿瘤的定性。它仍然可以用来预先栓塞治疗或者在隔离肢体灌注化疗的情况下使用。

3. CT 在软组织肿瘤定性方面的作用已经被 MRI 所取代，但它在引导活检和在肺部检测远隔肿瘤的扩散方面仍然有价值。PET-CT 是代谢成像的金标准之一，也是软组织肉瘤治疗的有效辅助手段。

参考文献

1. Adigun IA, Rahman GA, Ogundipe KO (2010) Soft tissue sarcoma of the thigh: need for angiography in the developing countries. Ann Afr Med 9(1):39–43
2. Aga P, Singh R, Parihar A, Parashari U (2011) Imaging spectrum in soft tissue sarcomas. Indian J Surg Oncol 2(4):271–279
3. Amendola MA, Glazer GM, Agha FP, Francis IR, Weatherhouse L, Martel W (1983) Myositis ossificans circumscripta: computed tomographic diagnosis. Radiology 149:775–779
4. Angervall L, Kindblom LG, Rydholm A, Stener B (1986) The diagnosis and prognosis of soft tissue tumors. Semin Diagn Pathol 3:40–258
5. Bland K, McCoy DM, Kinard RE, Copeland EM (1987) Application of magnetic resonance imaging and computed tomography as an adjunct to the surgical management of soft tissue tumors. Ann Surg 205:473–480
6. Cadman NL, Soule EH, Kelly PJ (1965) Synovial sarcoma: analysis of 134 tumors. Cancer 18:613–627
7. Chang AE, Matory YL, Dwyer AJ, Hill SC, Girton ME, Steinberg SM, Knop RH, Frank YA, Hyams D, Doppman YL (1987) Magnetic resonance imaging versus computed tomography in the evaluation of soft tissue tumors of the extremities. Ann Surg 205:340–348
8. deSantos LA, Ginaldi S, Wallace S (1981) Computed tomography in liposarcoma. Cancer 47:46–54
9. Dhillon M, Davies AM, Benham J, Evans N, Mangham DC, Grimer RJ (2004) Calcific myonecrosis: a report of ten new cases. Eur Radiol 14:1974–1979
10. Egund N, Ekeland L, Sako M, Persson B (1981) CT of soft tissue tumors. AJR Am J Roentgenol 137: 725–729
11. Etchebehere EC, Hobbs BP, Milton DR, Malawi O, Patel S, Benjamin RS, Macapinlac HA (2015) Assessing the role of 18F-FDG PET and 18F-FDG PET/CT in the diagnosis of soft tissue musculoskeletal malignancies: a systematic review and meta-analysis. Eur J Nucl Med Mol Imaging 43(5):860–870, Dec 3. [Epub ahead of print]
12. Goldfarb S, McCullough PA, McDermott J, Gay SB

(2009) Contrast-induced acute kidney injury: specialty-specific protocols for interventional radiology, diagnostic computed tomography radiology, and interventional cardiology. Mayo Clin Proc 84(2):170–179
13. Goldman AB (1976) Myositis ossificans circumscripta: a benign lesion with a malignant differential diagnosis. AJR Am J Roentgenol 126:32–40
14. Greenfield GB, Arrington JA (1995) Imaging of bone tumors. Lippincott, Philadelphia
15. Halldorsdottir A, Ekelund L, Rydholm A (1982) CT diagnosis of lipomatous tumors of the soft tissues. Arch Orthop Trauma Surg 100:211–216
16. Heiken JP, Lee JKT, Smathers RL, Totty WG, Murphy WA (1984) CT of benign soft tissue masses of the extremities. AJR Am J Roentgenol 142:575–580
17. Helpert C, Davies AM, Evans N, Grimer RJ (2004) Differential diagnosis of tumors and tumor-like lesions of the infrapatellar (Hoffa's) fat pad. Eur Radiol 14:2337–2346
18. Horowitz AL, Resnick D, Watson RC (1973) The roentgen features of synovial sarcoma. Clin Radiol 24:481–484
19. Hudson TM, Hass G, Enneking WF (1975) Angiography in the management of musculoskeletal tumors. Surg Gynecol Obstet 141:11–21
20. Hudson TM, Schakel M, Springfield DS (1985) Limitations of computed tomography following excisional biopsy of soft tissue sarcomas. Skeletal Radiol 13:49–54
21. Hunter JC, Johnston WH, Genant HK (1979) Computed tomography evaluation of fatty tumors of the somatic soft tissues: clinical utility and radiology-pathologic correlation. Skeletal Radiol 4:79–91
22. Karkhanis S, Botchu R, James S, Evans N (2013) Bilateral calcific myonecrosis associated with epilepsy. Clin Radiol 68(6):e349–e352
23. Keats TE (1992) Atlas of normal variants that may simulate disease, 5th edn. Mosby Year Book, St. Louis
24. Kransdorf MJ, Meis JM, Jelinek JS (1991) Myositis ossificans: MR appearance with radiologic-pathologic correlation. AJR Am J Roentgenol 157:1243–1248
25. Kransdorf MJ, Jelinek JS, Moser RP Jr (1993) Imaging soft tissue tumors. Radiol Clin North Am 31:359–372
26. Kricun ME (1983) Radiographic evaluation of solitary bone lesions. Orthop Clin North Am 14:39–64
27. Lec KR, Cox GC, Neff JR, Arnett GR, Murphy MD (1987) Cystic masses of the knee; arthrographic and CT evaluation. AJR Am J Roentgenol 148:329–334
28. Levine E, Lec KR, Neff JR, Maklad NF, Robinson RG, Preston DF (1979) Comparison of computed tomography and other imaging modalities in the evaluation of musculoskeletal tumors. Radiology 131:431–437
29. Li Y, Zheng Y, Lin J, Cai A, Zhou X, Wei X, Cheng Y, Liu G (2013) Evaluation of the relationship between extremity soft tissue sarcomas and adjacent major vessels using contrast-enhanced multidetector CT and three-dimensional volume-rendered CT angiography: a preliminary study. Acta Radiol 54(8):966–972
30. Madewell JE, Moser RP Jr (1995) Radiologic evaluation of soft tissue tumors. In: Enzinger FM, Weiss SW (eds) Soft tissue tumors, 3rd edn. Mosby, St Louis, pp 39–88
31. Murray JA (1977) Synovial sarcoma. Orthop Clin North Am 8:963–972
32. Neifield JP, Walsh JW, Lawrence W (1983) Computed tomography in the management of soft tissue tumors (abstract). Radiology 147:911
33. Nessi R, Gattoni F, Mazzoni R, de Coopmans Y, Veronesi U (1981) Xeroradiography of soft tissue tumors. Fortschr Rontgenstr 134:669–673
34. Norman A, Dorfman HD (1970) Juxtacortical circumscribed myositis ossificans: evolution and radiographic features. Radiology 96:301–306
35. Panicek DM, Gatsonis CG, Rosenthal DI et al (1997) CT and MRI in the local staging of primary malignant musculoskeletal neoplasms: report of the Radiology Diagnostic Oncology Group. Radiology 202:237–246
36. Patel RB, Barton P, Salimi Z, Molitor J (1983) Computed tomography of complicated psoas abscess with intraabscess contrast medium injection. J Comput Assist Tomogr 7:911–913
37. Pope TL, Keats TE, de Lange EE, Fechner RE, Harvey YW (1987) Idiopathic synovial chondromatosis in two unusual sites: inferior radioulnar joint and ischial bursa. Skeletal Radiol 16:205–208
38. Reeder MM (1993) Gamuts in bones, joints and spine radiology. Springer, Berlin/Heidelberg/New York, pp 365–373
39. Resnick D (1995) Diagnosis of bone and joint disorders, 3rd edn. Saunders, Philadelphia, pp 4491–4500
40. Resther G, Mutscher W (1990) Detection of local recurrent disease in musculoskeletal tumors: magnetic resonance imaging versus computed tomography. Skeletal Radiol 19:85–90
41. Rydberg J, Liang Y, Teague SD (2004) Fundamentals of multichannel CT. Semin Musculoskelet Radiol 8:137–146
42. Safriel Y, Zinn H (2002) CT pulmonary angiography in the detection of pulmonary emboli: a meta-analysis of sensitivities and specificities. Clin Imaging 26(2):101–105
43. Sartoris DJ, Danzig L, Gilula LA, Greenway G, Resnick D (1985) Synovial cysts of the hip joint and iliopsoas bursitis: a spectrum of imaging abnormalities. Skeletal Radiol 14:85–94
44. Schwimmer M, Edelstein G, Heiken JP, Gilula LA (1983) Synovial cysts of the knee: CT evaluation. Radiology 154:175–177
45. Shantakumar S, Connelly-Frost A, Kobayashi MG, Allis R, Li L (2015) Older soft tissue sarcoma patients experience increased rates of venous thromboembolic events: a retrospective cohort study of SEER-Medicare data. Clin Sarcoma Res 5:18
46. Soye I, Levine E, DeSmet AA, Neff YR (1982) Computed tomography in the preoperative evaluation of masses arising in or near the joints of the extremities. Radiology 143:727–732
47. Steinbach LS (1998) CT and MRI in the local staging of primary malignant musculoskeletal neoplasms: comments. Sarcoma 2:57–58
48. Steinbach LS, Schneider R, Goldman AB (1985) Bursae and abscess cavities communicating with the hip: diagnosis using arthrography and CT. Radiology

156:303–307
49. Viamonte MM, Roen S, LePage J (1973) Nonspecificity of abnormal vascularity in the radiographic diagnosis of malignant neoplasms. Radiology 106:59–69
50. Wang XL, Gielen JL, Salgado R, Delrue F, De Schepper AMA (2004) Soft tissue aneurysmal bone cyst: case report. Skeletal Radiol 33:477–480
51. Weekes RG, McLeod RA, Reiman HM, Pritchard DJ (1985) CT of soft tissue neoplasms. AJR Am J Roentgenol 144:355–360
52. Widlow DM, Murray RR, White RI, Osterman FA Jr, Schrieber ER, Satre RW, Mitchell SE, Kaufman SL, Williams GM, Weiland AJ (1988) Congenital arteriovenous malformations: tailored embolotherapy. Radiology 169:511–516
53. Wolverson MK, Jaggannadharao B, Sundaram M, Heiberg E, Grider R (1981) Computed tomography in the diagnosis of gluteal abscess and other peripelvic collections. J Comput Assist Tomogr 5:34–38
54. Wybier M, Laredo JD (2004) Place et limites de la radiographie et du scanner dans le diagnostic des tumeurs et pseudotumeurs des parties molles. In: Laredo JD, Tomeno B, Malghem J, Drape JL, Wybier M, Railhac JJ (eds) Conduite á tenir devant une image osseuse ou des parties molles d'allure tumorale. Sauramps Medical, Montpelier, pp 285–295
55. Yaghmai I (1979) Angiography of bone and soft tissue lesions. Springer, Berling/Heidelberg/New York, pp 365–366
56. Yakes WF, Pevsner R, Reed M, Donohue HJ, Ghaed W (1986) Serial embolization of an extremity arteriovenous malformation with alcohol via direct percutaneous puncture. AJR Am J Roentgenol 146: 1038–1040
57. Zornoza J, Bernardino ME, Ordonez NG, Cohen MA, Thomas YL (1982) Percutaneous needle biopsy of soft tissues guided by ultrasound and computed tomography. Skeletal Radiol 9:33–36

第 3 章

PET和PET-CT在软组织肉瘤中的应用

S. Ceyssens, S. Stroobants

3.1 引言

肉瘤是一组起源于骨(原发性骨肉瘤)或软组织(STS)的恶性肿瘤,包括纤维结缔组织、脂肪、肌肉、血管组织、神经组织和内脏组织。

虽然手术切除是根治性治疗的基石,但手术切除的范围应该有多大,是否应该在术前或术后进行化疗和(或)放疗,以及是否应该进行选择性淋巴结切除术仍存在争议[23,24]。

除肿瘤大小和位置外,肿瘤分级目前被认为是最重要的预后因素[39],这三者都对进一步的治疗具有重要意义。因此,对于肿块疑似肉瘤的患者,通常首先进行活检,以获得诊断所需的组织。许多情况下在评估肌骨肿瘤时,CNB 被认为是一种适合替代开放活检的方法。然而,由于 STS 通常较大且具有异质性,活检可能会低估肿瘤的真正分级[11]。因此,可以理解为什么人们越来越关注利用影像引导活检到生物活性最强区域。影像学与病理学共同成为准确分期、评估原发病灶的局部范围、筛查隐匿性转移的基础。

3.2 定性和分级

正确区分良、恶性软组织病变、肉瘤及其他恶性肿瘤对确定进一步治疗策略至关重要。

一般来说,普通 X 线片仍是肉瘤诊断工作的首选影像学方法。尽管密度分辨率不如断层成像,在 STS 评估中的价值有限,但它可以用于评估肿瘤样肿块中的钙化,这有助于病变的分类(见第 2 章)。由于高对比分辨率,MRI 目前是确定病变局部范围的主要成像方式,特别是在四肢、骨盆和躯干(见第 9 章)。虽然一些良性软组织肿瘤(如脂肪瘤、血管瘤、骨化性肌炎)在 MRI 上具有典型的表现,可以正确诊断为良性病变,但对于非特异性表现的病变,鉴别良、恶性肿瘤可能不是那么简单(见第 10 章)[8,30]。在这种情况下,活检仍然是必要的(见第 7 章)。

与 MRI 相比,CT 具有更好的空间分辨率,但软组织的对比分辨率较低。当 MRI 检查有禁忌或诊断不确定时,CT 可被用于初期检查(见第2章)。

已有多项研究探讨了2-氟-2-脱氧-D-葡萄糖、^{18}F-FDG、正电子发射断层扫描(PET)在软组织定性及分级中的作用。^{18}F-FDG PET可用于通过测量标准摄取值(SUV)来确定病变中的肿瘤代谢。在Ioannidis等人的研究中[27],^{18}F-FDG PET在软组织病变的良、恶性鉴别方面非常成功。^{18}F-FDG的摄取与肿瘤组织学分级相关，尽管存在一些重叠,中/高级别肿瘤的摄取明显高于低级别肿瘤,但也有一些重叠。基于视觉分析,几乎所有中/高级别肿瘤均被正确诊断,其敏感性和特异性分别为92%和73%，几乎所有病变的SUV均>2.0（SUV>2.0的敏感性和特异性分别为87%和79%,SUV>3.0的敏感性和特异性分别为70%和87%)。低级别肉瘤中存在假阴性,而炎性病变或细胞密度高的病变(如巨细胞瘤)存在假阳性。

考虑到其他参数,如摄取模式(相对于低级别肉瘤中的均匀模式,高级别病变更不均匀)[34,37],放射性浓度达到峰值的差异(高级别恶性病变往往显示^{18}F-FDG摄取稳定增加,峰值大约在4小时,良性病变通常在30分钟内达到峰值,随后清除)[21,32],以及基于SUV的参数,如SUV_{peak}和SUV_{peak}/SUV_{liver}[20]有助于区分中/高级别病变与低级别/良性病变。然而,^{18}F-FDG PET并不能完全区分低级别肿瘤和良性肿瘤。

Folpe发现SUV与病理分级,SUV与细胞密度、核分裂能力、MIB标记指数、p53过表达之间存在较强相关性,这些因素均具有预后价值[22]。

治疗前SUV也与最终结局相关,高SUV与显著缩短的无病生存期（DFS)($P<0.001$)和总生存期(OS)($P<0.003$)相关[14]。在Baum及其同事的研究中,41例横纹肌肉瘤患者接受了^{18}F-FDG PET或PET-CT检查。^{18}F-FDG PET似乎可以预测预后:SUV_{max}与SUV_{liver}之比高于4.6的高代谢活性原发肿瘤患者的OS明显缩短(5年生存率为56%,而低代谢活性原发肿瘤组为100%)[2](图3.1)[2]。

在对标准的临床预后因素如组织学、分级、年龄和性别进行校正后,SUV被发现是生存和疾病进展的独立预测因子[14]。此外,^{18}F-FDG组织摄取的异质性被发现是最终结果的有力预测因素[15]。

由于STS往往较大且异质,因此,在进行活检时存在取样错误的风险。在既往的研究中发现,FNAB和CNB与切除标本的最终组织学诊断相比，约10%的患者在恶性程度上存在诊断差异[11]。^{18}F-FDG在细胞中的积累与葡萄糖代谢率成正比,提供肿瘤部位的生物活性信息,并在一定程度上识别瘤内异质性,表现为高SUV和低SUV区域(图3.2)。在Rakheja的一项研究中，发现SUV_{max}不仅与核分裂计数密切相关,而且与肿瘤坏死的发生率也密切相关[44]。通过识别肿瘤中代谢最活跃的部分,核医学技术可以引导活检到最可能含有最高级别肿瘤组织的部位。

综上所述,目前影像学模式的主要作用是识别典型的良性肿瘤,可以避免进一步的侵袭性分期,并选择疑似恶性肿瘤的患者转诊活检。在适当的影像学评估后,对肿瘤进行活检以确定分期。由于STS往往较大且异质,存在采样错误风险;影像学检查有助于引导活检朝向最具侵袭性的区域。

3.3 疾病范围评估

由于软组织图像清晰、详细,MRI是评估原发于肌肉、脂肪、血管、神经、肌腱、滑膜组织等间叶组织的肿瘤对解剖间室的影响,及其与邻近结构的关系的一种最佳的影像学方法。

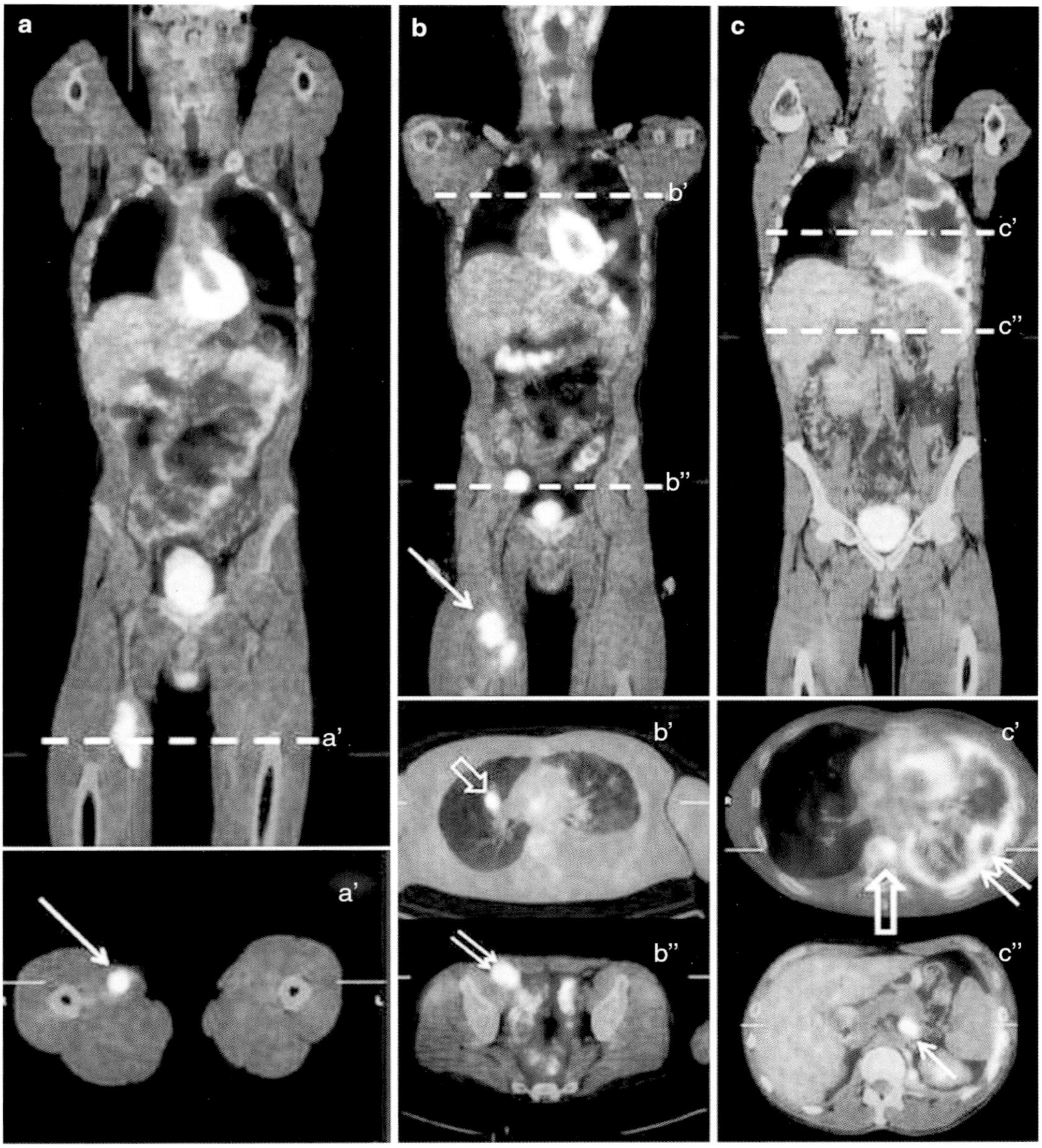

图 3.1 ¹⁸F-FDG PET 可预测预后：代谢高度活跃的原发性肿瘤患者的 OS 明显缩短。39 岁患者，右大腿有高度恶性神经鞘瘤（箭头所示，a+a'）。基线 ¹⁸F-FDG PET 扫描 SUV_{max} 为 9.75。原发病灶复发后 6 个月内，¹⁸F-FDG PET 局部复发（箭头所示，b），右肺转移（空心箭头所示，b'），软组织转移（双箭头所示，b"。¹⁸F-FDG PET 随访显示病情进展，出现胸膜（双箭头所示，c'）、骨（空心箭头所示，c'）和淋巴结（箭头所示，c"）转移。

约 20%的肉瘤患者在初诊时发生转移，75%~80%的转移发生在胸内[42,46]。Völker 等人评估了 ¹⁸F-FDG PET 对 46 例儿童患者初始分期和治疗计划的影响[57]，表明 ¹⁸F-FDG PET 是一种有价值的初始分期工具，对治疗计划有显著影响。在这项研究中，¹⁸F-FDG

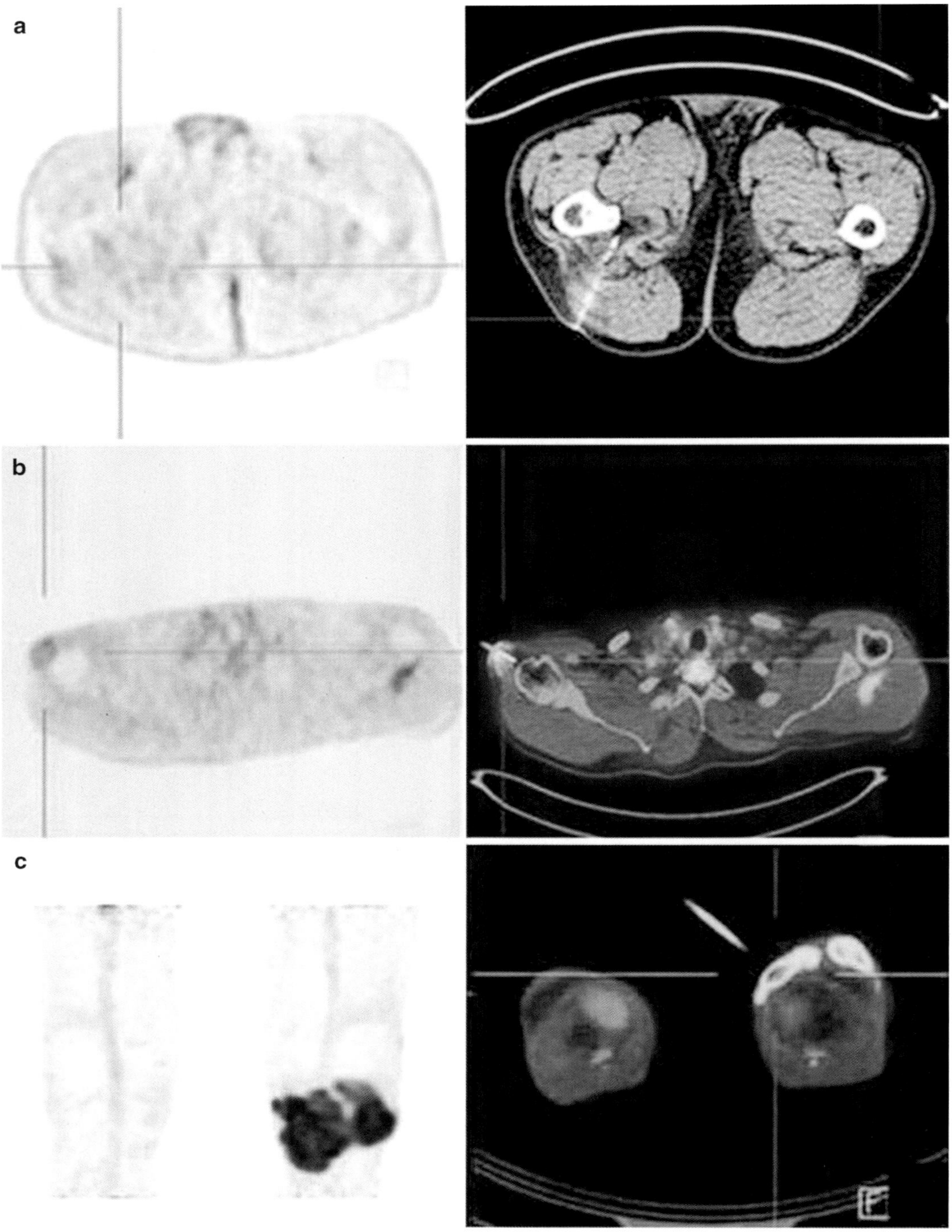

图 3.2　^{18}F-FDG 在细胞内的累积与葡萄糖代谢率成正比，从而提供肿瘤部分的生物学活性信息，并随后确定肿瘤内部异质性，反映为高低 SUV 区域。通过识别肿瘤中代谢最活跃的部分，核医学技术可以将活组织检查引导到最有可能包含最高级别肿瘤组织的部位。来自我们自己的数据库：在 ^{18}F-FDG PET 引导下对病变进行活检。脂肪粒，未显示 ^{18}F-FDG 摄取量(a)。右肩低级别黏液纤维肉瘤仅显示离散且均匀的 ^{18}F-FDG 摄取(b)。左膝高度黏液纤维肉瘤，^{18}F-FDG 高摄取且不均匀(c)。

PET 明显优于常规成像模式(CIM),包括 US、CT、MRI 和骨显像——用于检测淋巴结受累(敏感性:PET 为 95%,CIM 为 25%)和骨骼病变(敏感性分别为 90%和 57%)。在排除肺转移时 ^{18}F-FDG PET-CT 检测恶性病变的敏感性和特异性均高于 CIM(分别为 83%、98%和 78%、97%)[33],这些结果与其他研究一致。

在淋巴结转移的检测方面,^{18}F-FDG PET 的强大之处在于它能显示正常大小淋巴结中的肿瘤累及,并排除反应性肿大淋巴结中的疾病[13]。鉴于淋巴扩散在 STS 的自然病程中被认为是罕见的,^{18}F-FDG PET 目前被认为仅用于在淋巴扩散发生率较高的肿瘤类型(血管肉瘤、上皮样肉瘤和横纹肌肉瘤)。然而,随着 ^{18}F-FDG PET-CT 的广泛使用,淋巴结转移的检出率可能会增加[53]。

在上述相同的研究中,^{18}F-FDG PET-CT 在肺部病变中比 CIM 具有较高的特异性(96%比 87%),但敏感性较低(80%比 93%),这可由多种因素综合作用导致,如肺部病变的尺寸小于 ^{18}F-FDG PET-CT 分辨率的限值(即 4~5mm)、部分容积效应和呼吸运动[42,46]。高分辨率 CT 仍是检测肺转移最敏感的影像学检查方式,尽管它仅对高级别 T2 病变或 T2 肢体病变具有较好的性价比[41]。^{18}F-FDG PET-CT 较高的特异性强调了这些影像学检查方式在评估肺部病变中的互补作用[57]。

在骨病变的检测上,尽管应考虑原发病灶的类型,但全身 ^{18}F-FDG PET 和骨扫描似乎优于常规 CIM。这些研究大多是在骨肉瘤患者中进行的,相对于骨肉瘤和尤文肉瘤患者,^{18}F-FDG PET 和骨扫描的敏感性相当或明显优于 CIM[33,57]。然而,由于肿瘤扩散到骨骼在 STS 中是罕见的,因此,似乎只支持有症状的患者使用骨闪烁显像[28]。

肝转移可能是原发性腹腔内 STS 播散的首发症状,通常在评估原发性肿瘤的腹部 CT 上看到。据我们所知,目前尚无关于 PET 检测肉瘤肝转移的准确性的具体文献。有几组报道了 ^{18}F-FDG PET、^{18}F-FDG PET-CT 和(或)为 PET MRI 融合的后续 MRI 检测不同类型肿瘤肝转移的价值[3,9,12,45]。均发现 ^{18}F-FDG PET、^{18}F-FDG PET-CT 及结合后续 MRI 进行 PET-MRI 融合具有较高的敏感性和特异性。

虽然 ^{18}F-FDG PET/MRI 的临床经验有限,但初步结果似乎很有希望。这种一站式检查方法的主要优点在于结合了 MR 的 T 分期优势与 PET 的 N 和 M 分期优势[38]。

综上所述,^{18}F-FDG PET 和 ^{18}F-FDG PET-CT 的主要优势在于能够在不显著增加辐射负荷的情况下筛查患者整体的远处转移情况。^{18}F-FDG PET-CT 的关键作用主要在于在 CT 和 MRI 标准视野之外的意外部位发现转移灶,以及在常规影像学检查不明确的情况下排除疾病。虽然还需要进一步的研究,但 ^{18}F-FDG PET-MRI 的初步临床经验似乎是有希望的。

3.4　疗效评估

治疗监测的目的是在早期且准确的区分有反应者和无反应者,并通过所提供的信息调整治疗。这样,有反应者可以继续治疗,而那些无反应的患者则应调整治疗方案。

实体瘤治疗反应通常被定义为通过解剖成像技术显示肿瘤尺寸显著减小。在实体瘤疗效评价标准(RECIST)1.0 版中,部分缓解被定义为靶病灶直径之和至少减少 30%,以基线直径之和为参考。然而,这些标准并不总是能够区分对新辅助治疗有应答者和无应答者[5,18,26,50]。

通过体积变化来评估肿瘤反应存在不足,尤其是在 STS 中。首先,在骨骼、肠道和腹膜等边界不清的病变中精确测量肿瘤尺寸具有挑战性。第二，化疗可以导致深部组织变化，如坏死和纤维化[35]。因此，肿瘤细胞存活率下降并不总是与体积缩小相关联。此外，体积变化通常较晚发生，因此，在治疗开始后的前2~3个月进行CT检查，测量的变化常不显著。这样，患者可能会在长时间内不必要地暴露在无效、有毒或昂贵的治疗中。甚至可能会通过新辅助治疗而推迟手术，减少了根治性切除的机会。新的抗血管和细胞抑制剂的目标是稳定肿瘤的生长而不是缩小肿瘤。因此，预计不会有较大的体积变化。最近，为了克服这些局限RECIST标准进行了修订(1.1版)，但仍需要对这些新方法进行临床验证[16]。

多项研究表明，^{18}F-FDG PET在治疗监测中的前景令人鼓舞。在乳腺癌、淋巴瘤、食管癌、胃癌、结直肠癌、头颈癌和非小细胞肺癌，发现代谢活性早期显著下降与治疗反应之间有很好的相关性，^{18}F-FDG摄取的早期下降与患者预后之间也有很好的相关性[36]。由于^{18}F-FDG PET可以区分活细胞和坏死或纤维化的非活性组织，因此，可以在治疗开始后早期区分有反应者和无反应者[4,49]。

Evilevitch等人评估了高级别软组织肉瘤在新辅助化疗前后通过PET-CT联合检测^{18}F-FDG摄取和大小的变化是否能准确评估切除肿瘤上95%病理性坏死的组织病理学反应。定量^{18}F-FDG PET优于基于大小的标准来区分新辅助治疗的有反应者和无反应者。使用^{18}F-FDG摄取降低60%为标准PET的敏感性为100%，特异性为71%，而RECIST的敏感性为25%，特异性为100%[18]。

Schuetze及其同事测量了46例高级别局限性肉瘤患者新辅助化疗前后^{18}F-FDG的摄取情况。他们发现最大标准化摄取值(SUV_{max})的变化与切除标本中存活肿瘤量之间存在显著相关性。^{18}F-FDG被发现是预测预后的一个有价值的工具，基线时SUV_{max}>6且^{18}F-FDG摄取值下降不到40%与全身性疾病复发的高风险相关，而化疗后SUV_{max}下降≥40%的患者在完全切除和辅助放疗后复发和死亡的风险显著降低[47](图3.1)。Fendler的一项研究同样报道了PET反应，依据修正的实体肿瘤治疗疗效PET评价标准(PERCIST 1.0)，该反应由SUV峰值(SUV_{peak})从基线到随访的变化所决定，是STS患者在2~4个周期化疗联合局部热疗后无进展生存率及局部和远处进展的独立预测因子[19]。

胃肠道间质瘤(GIST)的临床试验显示，与历史对照相比，接受分子靶向药物伊马替尼作为辅助治疗3年的高危患者无复发生存期和OS有显著提高[29]，局部晚期不可手术和转移性患者无进展生存期和OS也有显著提高[10,55]。

虽然肿瘤反应在有反应者开始治疗后几天内发生，但目标肿瘤缩小有限，通常仅在几周或几个月后发生。此外，由于肿瘤组织可以被坏死或纤维化组织替代，肿瘤细胞存活率下降并不总是体现在体积的缩小上。用^{18}F-FDG PET进行代谢成像已经被证明在检测早期肿瘤对伊马替尼治疗的反应方面非常敏感，并且先于肿瘤缩小几周到几个月。在治疗后1周内所有高代谢病灶完全正常化，提示预后良好[52,54]。由于RECIST低估了伊马替尼对转移性GIST的影响，尤其是在治疗早期，且不能很好地预测临床获益，因此，对CT标准进行了重新评估。鉴于CT上有反应病灶的典型表现为囊样伴有“近”液体衰减和无对比增强，我们建议使用亨氏单位（HU）测量作为替代反应标记[1]。根据CHOI标准，反应定义为肿瘤体积缩小>10%或肿瘤密度降低>15%，这些新的CT疗效标准的预后价值与^{18}F-FDG PET相当[6]。

一旦对GIST的治疗有效，治疗应该无

限期持续下去，因为中断治疗通常会导致相对较快的肿瘤进展。因此，对肿瘤反应的监测应该在治疗早期进行，而随访应在整个治疗过程中持续进行，因为随着时间的推移，继发性进展的风险持续存在[17]。

综上所述，^{18}F-FDG PET 在治疗监测中具有良好的应用前景。在不同类型的肉瘤中，代谢活性早期显著下降与治疗反应之间有较好的相关性。此外，^{18}F-FDG 摄取是总生存和无病生存的独立预测因子。

3.5 检测复发

尽管复发主要发生在原发肿瘤切除后 2 年内，但晚期复发（治疗 5 年后）并不少见[31,40]。局部复发的主要预测因子是手术切缘阳性，而分级、大小和肿瘤淋巴结转移分期（TNM）可预测转移疾病的进展和总生存期[51]。如果要实现手术控制，最好能早期发现并治疗局部复发，即使这并不一定会影响患者的最终预后。

由于拥有高对比分辨率，MRI 目前是评估疑似四肢局部复发的首选技术。然而，放射治疗（简称"放疗"）和化疗引起的改变，如软组织小梁形成、脂肪骨髓增加、局灶性骨髓异常和出血等，会给受累区域的评估带来困难。另一方面，使用有组织的系统方法和特定算法可以降低难度[25,56]。

尽管对 ^{18}F-FDG PET-CT 来说，STS 局部复发的检测仍颇具争议，但是将 PET-CT 用于骨肉瘤[43,48]及 STS 的初步结果似乎很有前景[7]。然而，仍需要进一步的研究。

结论

由于在确定原发肿瘤的确切组织学类型和分级方面，没有任何影像技术可以超越病理，因此，当前影像模式的主要作用是识别典型良性病变的患者，确保其不需要进一步侵入性分期，并选择应该被转诊进行活检的患者。鉴于肉瘤可能较大且异质，核医学技术可以引导活检到最有可能包含最高级别肿瘤组织的部位。

在大多数情况下，常规的 X 线片、MRI 和 CT 仍然是诊断肉瘤的首选影像学检查方法。由于空间分辨率有限，解剖细节较弱，^{18}F-FDG PET 作为一种独立的技术在肿瘤的局部范围评估中没有作用。然而，我们已经进入了一个混合成像设备的新时代，将 CT 和（或）MR 的解剖信息和 PET 的代谢信息结合起来，提高诊断准确性，提供手术和放射治疗计划，并将所有必要的信息整合到一个单一的程序中从而更好地指导活检。尽管如此，仍需要研究来评估联合使用这些影像技术对肉瘤整体诊断性能的影响。

^{18}F-FDG PET-CT 的关键作用主要是其附加作用，位于 CT 和 MRI 标准视野之外的意外部位检测转移，以及在常规成像不明确的结果中排除疾病。因此，高分辨率 CT 仍然是检测肺转移的首选方式。此外，肝脏转移通常在评估原发肿块的腹部 CT 上显示，可作为原发性腹腔内 STS 扩散的首发症状。在骨转移灶的检测方面，^{18}F-FDG PET 在尤文肉瘤的诊断中明显优于常规影像学。然而，对于骨肉瘤，前者的敏感性类似于骨扫描。

除了分期外，PET 测量的 ^{18}F-FDG 摄取量是总生存和无病生存的独立预测因子。

要点

1.通过识别肿瘤中代谢最活跃的部分，^{18}F-FDG PET-CT 可以引导活检朝向最具侵袭性的区域。

2. ^{18}F-FDG PET-CT对肉瘤患者分期和再分期中的优势在于它能够检测CT和MRI标准视野之外的转移，并且在常规成像不明确的结果中排除疾病。

3.在治疗监测中，不同类型肉瘤中代谢活动早期显著下降与治疗疗效之间有较好的相关性。此外，^{18}F-FDG摄取是总生存和无病生存的独立预测因子。

4.虽然还需要进一步研究，但^{18}F-FDG PET-CT在检测STS局部复发方面似乎是很有前景的。

参考文献

1. Antoch G, Kanja J, Bauer S, Kuehl H, Renzing-Koehler K, Schuette J, Bockisch A, Debatin JF, Freudenberg LS (2004) Comparison of PET, CT, and dual-modality PET/CT imaging for monitoring of imatinib (STI571) therapy in patients with gastrointestinal stromal tumors. J Nucl Med 45:357–365
2. Baum SH, Frühwald M, Rahbar K, Wessling J, Schober O, Weckesser M (2011) Contribution of PET/CT to prediction of outcome in children and young adults with rhabdomyosarcoma. J Nucl Med 52(10):1535–1540
3. Beiderwellen K, Geraldo L, Ruhlmann V, Heusch P, Gomez B, Nensa F, Umutlu L, Lauenstein TC (2015) Accuracy of [18F] FDG PET/MRI for the detection of liver metastases. PLoS One 10(9), e0137285
4. Canellos GP (1988) Residual mass in lymphoma may not be residual disease. J Clin Oncol 6:931–933
5. Ceresoli GL, Chiti A, Zucali PA et al (2007) Assessment of tumor response in malignant pleural mesothelioma. Cancer Treat Rev 33:533–541
6. Choi H, Charnsangavej C, Faria SC, Macapinlac HA, Burgess MA, Patel SR, Chen LL, Podoloff DA, Benjamin RS (2007) Correlation of computed tomography and positron emission tomography in patients with metastatic gastrointestinal stromal tumor treated at a single institution with imatinib mesylate: proposal of new computed tomography response criteria. J Clin Oncol 25:1753–1759
7. Dancheva Z, Bochev P, Chaushev B, Yordanova T, Klisarova A (2016) Dual-time point 18FDG-PET/CT imaging may be useful in assessing local recurrent disease in high grade bone and soft tissue sarcoma. Nucl Med Rev Cent East Eur 19(1):22–27
8. De Schepper AM, De Beuckeleer L, Vandevenne J, Somville J (2000) Magnetic resonance imaging of soft tissue tumors. Eur Radiol 10:213–223
9. Delbeke D, Martin WH, Sandler MP, Chapman WC, Wright JK Jr, Pinson CW (1998) Evaluation of benign vs malignant hepatic lesions with positron emission tomography. Arch Surg 133:510–515
10. Demetri GD, von Mehren M, Blanke CD et al (2002) Efficacy and safety of imatinib mesylate in advanced gastrointestinal stromal tumors. N Engl J Med 347:472–480
11. Domanski HA, Akerman M, Carlén B et al (2005) Core-needle biopsy performed by the cytopathologist: a technique to complement fine-needle aspiration of soft tissue and bone lesions. Cancer 105(4):229–239
12. Donati OF, Hany TF, Reiner CS, von Schulthess GK, Marincek B, Seifert B, Weishaupt D (2010) Value of retrospective fusion of PET and MR images in detection of hepatic metastases: comparison with 18F-FDG PET/CT and Gd-EOB-DTPA-enhanced MRI. J Nucl Med 51(5):692–699
13. Dwamena BA, Sonnad SS, Angobaldo JO, Wahl RL (1999) Metastases from non-small cell lung cancer: mediastinal staging in the 1990s--meta-analytic comparison of PET and CT. Radiology 213:530–536
14. Eary JF, O'Sullivan F, Powitan Y, Chandhury KR, Vernon C, Bruckner JD, Conrad EU (2002) Sarcoma tumor FDG uptake measured by PET and patient outcome: a retrospective analysis. Eur J Nucl Med Mol Imaging 29:1149–1154
15. Eary JF, O'Sullivan F, O'Sullivan J, Conrad EU (2008) Spatial heterogeneity in sarcoma 18F-FDG uptake as a predictor of patient outcome. J Nucl Med 49:1973–1979
16. Eisenhauer EA, Therasse P, Bogaerts J, Schwartz LH, Sargent D, Ford R, Dancey J, Arbuck S, Gwyther S, Mooney M, Rubinstein L, Shankar L, Dodd L, Kaplan R, Lacombe D, Verweij J (2009) New response evaluation criteria in solid tumours: revised RECIST guideline (version 1.1). Eur J Cancer 45:228–247
17. ESMO/European Sarcoma Network Working Group (2014) Gastrointestinal stromal tumours: ESMO Clinical Practice Guidelines for diagnosis, treatment and follow-up. Ann Oncol 25(3):iii21–iii26
18. Evilevitch V, Weber WA, Tap WD et al (2008) Reduction of glucose metabolic activity is more accurate than change in size at predicting histopathologic response to neoadjuvant therapy in high-grade soft-tissue sarcomas. Clin Cancer Res 14:715–720
19. Fendler WP, Lehmann M, Todica A, Herrmann K, Knösel T, Angele MK, Dürr HR, Rauch J, Bartenstein P, Cyran CC, Hacker M, Lindner LH (2015) PET response criteria in solid tumors predicts progression-free survival and time to local or distant progression after chemotherapy with regional hyperthermia for soft-tissue sarcoma. J Nucl Med 56(4):530–537
20. Fendler WP, Chalkidis RP, Ilhan H, Knösel T, Herrmann K, Issels RD, Bartenstein P, Cyran CC, Lindner LH, Hacker M (2015) Evaluation of several FDG PET parameters for prediction of soft tissue tumour grade at primary diagnosis and recurrence. Eur Radiol 25(8):2214–2221
21. Ferner RE, Lucas JD, O'Doherty MJ, Hughes RA, Smith MA, Cronin BF, Bingham J (2000) Evaluation of (18) fluorodeoxyglucose positron emission tomog-

raphy ((18) FDG PET) in the detection of malignant peripheral nerve sheath tumours arising from within plexiform neurofibromas in neurofibromatosis 1. J Neurol Neurosurg Psychiatry 68:353–357
22. Folpe AL, Lyles RH, Sprouse JT (2000) (F-18) fluorodeoxyglucose positron emission tomography as a predictor of pathologic grade and other prognostic variables in bone and soft tissue sarcoma. Clin Cancer Res 6:1279–1287, Conrad EU 3rd, Eary JF
23. Fong Y, Coit DG, Woodruff JM, Brennan MF (1993) Lymph node metastasis from soft tissue sarcoma in adults. Analysis of data from a prospective database of 1772 sarcoma patients. Ann Surg 217:72–217
24. Gaakeer HA, Albus-Lutter CE, Gortzak E, Zoetmulder FA (1988) Regional lymph node metastases in patients with soft tissue sarcomas of the extremities, what are the therapeutic consequences? Eur J Surg Oncol 14:151–156
25. Garner HW, Kransdorf MJ, Bancroft LW, Peterson JJ, Berquist TH, Murphey MD (2009) Benign and malignant soft-tissue tumors: posttreatment MR imaging. Radiographics 29:119–134
26. Goffin J, Baral S, Tu D, Nomikos D, Seymour L (2005) Objective responses in patients with malignant melanoma or renal cell cancer in early clinical studies do not predict regulatory approval. Clin Cancer Res 11:5928–5934
27. Ioannidis JP, Lau J (2003) 18F-FDG PET for the diagnosis and grading of soft-tissue sarcoma: a meta-analysis. J Nucl Med 44:717–724
28. Jager PL, Hoekstra HJ, Leeuw J, van Der Graaf WT, de Vries EG, Piers D (2000) Routine bone scintigraphy in primary staging of soft tissue sarcoma; Is it worthwhile? Cancer 89:1726–1731
29. Joensuu H, Eriksson M, Sundby Hall K, Hartmann JT, Pink D, Schütte J, Ramadori G, Hohenberger P, Duyster J, Al-Batran SE, Schlemmer M, Bauer S, Wardelmann E, Sarlomo-Rikala M, Nilsson B, Sihto H, Monge OR, Bono P, Kallio R, Vehtari A, Leinonen M, Alvegård T, Reichardt P (2012) One vs three years of adjuvant imatinib for operable gastrointestinal stromal tumor: a randomized trial. JAMA 307(12):1265–1272
30. Kransdorf MJ, Murphey MD (2000) Radiologic evaluation of soft-tissue masses: a current perspective. AJR Am J Roentgenol 175:575–587
31. Lewis JJ, Leung D, Casper ES, Woodruff J, Hajdu SI, Brennan MF (1999) Multifactorial analysis of long-term follow-up (more than 5 years) of primary extremity sarcoma. Arch Surg 134:190–194
32. Lodge MA, Lucas JD, Marsden PK, Cronin BF, O'Doherty MJ, Smith MA (1999) A PET study of 18FDG uptake in soft tissue masses. Eur J Nucl Med 26:22–30
33. London K, Stege C, Cross S, Onikul E, Graf N, Kaspers G, Dalla-Pozza L, Howman-Giles R (2012) 18F-FDG PET/CT compared to conventional imaging modalities in pediatric primary bone tumors. Pediatr Radiol 42(4):418–430
34. Lucas JD, O'Doherty MJ, Cronin BF, Marsden PK, Lodge MA, McKee PH, Smith MA (1999) Prospective evaluation of soft tissue masses and sarcomas using fluorodeoxyglucose positron emission tomography. Br J Surg 86:550–556
35. Lucas DR, Kshirsagar MP, Biermann JS, Hamre MR, Thomas DG, Schuetze SM, Baker LH (2008) Histologic alterations from neoadjuvant chemotherapy in high-grade extremity soft tissue sarcoma: clinicopathological correlation. Oncologist 13(4): 451–458
36. Malik E, Juweid MD, Bruce D, Cheson MD (2006) Positron-emission tomography and assessment of cancer therapy. N Engl J Med 354:496–507
37. Mayerhoefer ME, Breitenseher M, Amann G, Dominkus M (2008) Are signal intensity and homogeneity useful parameters for distinguishing between benign and malignant soft tissue masses on MR images?: objective evaluation by means of texture analysis. Magn Reson Imaging 26:91316–91322
38. Partovi S, Kohan AA, Zipp L, Faulhaber P, Kosmas C, Ros PR, Robbin MR (2014) Hybrid PET/MR imaging in two sarcoma patients - clinical benefits and implications for future trials. Int J Clin Exp Med 7(3):640–648
39. Pisters PW, Leung DH, Woodruff J, Shi W, Brennan MF (1996) Analysis of prognostic factors in 1041 patients with localized soft tissue sarcomas of the extremities. J Clin Oncol 14:1679–1689
40. Pisters PW, Pollock RE, Lewis VO, Yasko AW, Cormier JN, Respondek PM, Feig BW, Hunt KK, Lin PP, Zagars G, Wei C, Ballo MT (2007) Long-term results of prospective trial of surgery alone with selective use of radiation for patients with T1 extremity and trunk soft tissue sarcomas. Ann Surg 246: 675–681
41. Porter GA, Cantor SB, Ahmad SA, Lenert JT, Ballo MT, Hunt KK, Feig BW, Patel SR, Benjamin RS, Pollock RE, Pisters PW (2002) Cost-effectiveness of staging computed tomography of the chest in patients with T2 soft tissue sarcomas. Cancer 94:197–204
42. Quartuccio N, Treglia G, Salsano M, Mattoli MV, Muoio B, Piccardo A, Lopci E, Cistaro A (2013) The role of Fluorine-18-Fluorodeoxyglucose positron emission tomography in staging and restaging of patients with osteosarcoma. Radiol Oncol 47(2):97–102
43. Quartuccio N, Fox J, Kuk D, Wexler LH, Baldari S, Cistaro A, Schöder H (2015) Pediatric bone sarcoma: diagnostic performance of 18F-FDG PET/CT versus conventional imaging for initial staging and follow-up. AJR Am J Roentgenol 204(1):153–160
44. Rakheja R, Makis W, Skamene S, Nahal A, Brimo F, Azoulay L, Assayag J, Turcotte R, Hickeson M (2012) Correlating metabolic activity on 18F-FDG PET/CT with histopathologic characteristics of osseous and soft-tissue sarcomas: a retrospective review of 136 patients. AJR Am J Roentgenol 198(6): 1409–1416
45. Reiner CS, Stolzmann P, Husmann L, Burger IA, Hüllner MW, Schaefer NG, Schneider PM, von Schulthess GK, Veit-Haibach P (2014) Protocol requirements and diagnostic value of PET/MR imaging for liver metastasis detection. Eur J Nucl Med Mol Imaging 41(4):649–658

46. Roberge D, Vakilian S, Alabed YZ, Turcotte RE, Freeman CR, Hickeson M (2012) FDG PET/CT in initial staging of adult soft-tissue sarcoma. Sarcoma 2012:960194
47. Schuetze SM, Rubin BP, Vernon C et al (2005) Use of positron emission tomography in localized extremity soft tissue sarcoma treated with neoadjuvant chemotherapy. Cancer 103:339–348
48. Sharma P, Khangembam BC, Suman KC, Singh H, Rastogi S, Khan SA, Bakhshi S, Thulkar S, Bal C, Malhotra A, Kumar R (2013) Diagnostic accuracy of 18F-FDG PET/CT for detecting recurrence in patients with primary skeletal Ewing sarcoma. Eur J Nucl Med Mol Imaging 40(7):1036–1043
49. Spaepen K, Stroobants S, Dupont P et al (2001) Prognostic value of positron emission tomography (PET) with fluorine-18 fluorodeoxyglucose ([18F] FDG) after first line chemotherapy in non-Hodgkin's lymphoma: is [18F] FDG-PET a valid alternative to conventional diagnostic methods? J Clin Oncol 19:414–419
50. Stacchiotti S, Collini P, Messina A, Morosi C, Barisella M, Bertulli R, Piovesan C, Dileo P, Torri V, Gronchi A, Casali PG (2009) High-grade soft-tissue sarcomas: tumor response assessment--pilot study to assess the correlation between radiologic and pathologic response by using RECIST and choi criteria. Radiology 251(2):447–456
51. Stefanovski PD, Bidoli E, De Paoli A et al (2002) Prognostic factors in soft tissue sarcomas: a study of 395 patients. Eur J Surg Oncol 28:153–164
52. Stroobants S, Goeminne J, Seegers M, Dimitrijevic S, Dupont P, Nuyts J, Martens M, van den Borne B, Cole P, Sciot R, Dumez H, Silberman S, Mortelmans L, van Oosterom A (2003) 18FDG-Positron emission tomography for the early prediction of response in advanced soft tissue sarcoma treated with imatinib mesylate (Glivec). Eur J Cancer 39:2012–2020
53. Ulaner GA, Magnan H, Healey JH, Weber WA, Meyers PA (2014) Is methylene diphosphonate bone scan necessary for initial staging of Ewing sarcoma if 18F-FDG PET/CT is performed? Am J Roentgenol 202(4):859–867
54. Van den Abbeele AD, Badawi RD (2002) Use of positron emission tomography in oncology and its potential role to assess response to imatinib mesylate therapy in gastrointestinal stromal tumors (GISTs). Eur J Cancer 38:S60–S65
55. van Oosterom AT, Judson I, Verweij J, Stroobants S, Donato Di Paola E, Dimitrijevic S, Martens M, Webb A, Sciot R, Van Glabbeke M, Silberman S, Nielsen OS (2001) European Organisation for Research and Treatment of Cancer Soft Tissue and Bone Sarcoma Group. Safety and efficacy of imatinib (STI571) in metastatic gastrointestinal stromal tumours: a phase I study. Lancet 358:1421–1423
56. Vanel D, Shapeero LG, Tardivon A, Western A, Guinebretiere JM (1998) Dynamic contrast-enhanced MRI with subtraction of aggressive soft tissue tumors after resection. Skeletal Radiol 27:505–510
57. Völker T, Denecke T, Steffen I, Misch D, Schönberger S, Plotkin M, Ruf J, Furth C, Stöver B, Hautzel H, Henze G, Amthauer H (2007) Positron emission tomography for staging of pediatric sarcoma patients: results of a prospective multicenter trial. J Clin Oncol 25:5435–5441

第 4 章

磁共振成像:基本概念

Peter Brys

4.1 引言

因其无与伦比的软组织对比度和多平面成像能力,MRI 是软组织肿瘤成像的首选方式。本章专门介绍基础的平扫和静态增强 MRI。高级 MRI 和治疗后成像将在其他章节中讨论。将分别讨论用于局部分期和组织特征的成像,以及哪些是必要的、哪些是应该避免的和哪些是有用的附加技术。

MRI 应尽可能高质量地提供足够的用于局部分期和软组织肿瘤分级所需的所有必要信息。

局部分期 准确的分期需要精确定位肿瘤在其解剖间室及相对于周围重要解剖标志的位置,并确定肿块是否局限于其间室内或是否侵犯或包围周围结构[2]。影像学检查应始终先于活检,因为无论是否给予钆剂,活检后的血液和水肿都很难与肿瘤或肿瘤周围反应区相区分。根据活检后的 MR 检查可能无法适当决定是否进行保肢手术。

组织特征 尽管仅从 MRI 获得的组织特征常不足以预测特定的病理诊断,但良好的 MRI 有助于缩小鉴别诊断的范围,便于临床管理。MRI 对于决定是否进行活检和规划最佳的、信息最丰富的活检部位至关重要。如果观察者对 MRI 诊断的良性病变非常有信心,可能不需要进行组织学活检[25]。

4.2 成像平面

设计最佳 MR 检查的策略取决于病变的位置、待检查区域所需覆盖范围、可用硬件(场强、线圈)、时间限制和当地偏好。针对患者具体情况制订的 MR 检查策略应在医生的监督下进行。在进行任何成像之前,应仔细评估临床关注的区域,以确保用最合适的线圈将其完全覆盖,并避免因患者在第一次成像序列后重新定位而浪费时间。

成像前用脂质标记物对细微、可疑或弥漫性病变进行划界可能会有帮助。注意不要用这个标记物压迫肿块。图像应具有足够高的空间分辨率,以显示相关的形态学特征和解剖细节。使用大视野会导致空间分辨率的损失。在评估一侧肢体时,通常不需要检查对侧进行比较。较大的视野可用于初始检测,或怀疑有多个病变时,然后再针对病变进行较小视野的检测。

成像通常从最合适的纵向平面的序列开始。位于前侧或后侧病变的最佳成像在矢状面,内侧或外侧病变在冠状位成像。应该注意重视解剖正交平面,因为随着肢体的过度旋转,纵向扫描平面的不恰当定位会导致图像难以解释,并且可能对手术计划没有帮助。由于该序列应覆盖其整个头尾部范围,以最显著的方式描述病变及周围水肿,因此,建议使用大视野脂肪抑制快速自旋回波T2 加权成像或短时间反转恢复序列(STIR)成像。

在纵向的第一个成像序列之后,通常是轴位平面上成像。由于四肢的大多数解剖间室都是纵向走行的, 准确评估肿瘤的定位和范围需要在轴位平面上成像, 大多数序列应该在轴位平面上获得。这些轴位序列范围不仅覆盖肿瘤,且应包括近端和远端的瘤周水肿。一般来说,最近端和最远端切片不应包含任何病理性改变。通常情况下,T1 和 T2 加权图像是在轴位平面上完全相同的位置获取的,因此,可以逐幅图像进行比较。对比增强的图像必须至少在轴位和最有用的纵向平面上采集, 且与增强前图像的位置相同。

附加成像平面的选择取决于病变的位置和需要回答的临床问题。将最近的关节或另一个重要的解剖标志包含在至少一个纵向成像平面中作为参考,对于外科手术规划是必不可少的,因为位置特别深的肿瘤仅凭临床检查很难定位。倾斜平面也可能有用。典型的例子是斜矢状图像最利于描述病灶与肩胛骨或髂骨翼的关系。

4.3 平扫磁共振成像

对于肿瘤的检测、局部分期和特征性描述,建议使用传统的自旋回波序列。它是重复性最好的、最常用的肿瘤评价技术,也是肿瘤影像学文献中最常引用的技术[19]。

4.3.1 T1 加权成像(T1WI)

局部分期 在描述软组织肿瘤时,必须区分肿瘤与肌肉的关系和肿瘤与脂肪的关系。在 T1WI 上,除含脂肪的肿瘤外,软组织肿瘤一般与肌肉信号大致相等,导致肿瘤与肌肉的对比度较低,但肿瘤与脂肪的对比度较高(图 4.1b,图 4.2a,图 4.3a 和图 4.4a)。因此,T1WI 对于从肌肉间脂肪平面(图 4.1b 和图 4.3a)、神经血管结构周围的脂肪、皮下脂肪和骨髓脂肪中识别解剖结构和描绘肿瘤至关重要。由于解剖学脂肪平面的识别对外科手术计划至关重要,因此,必须在轴位平面进行无脂肪抑制的 T1WI 检查。

由于肿瘤与肌肉的对比度较低,除轴位平面外,其他平面的 T1WI 通常没有作用。对于脂肪性肿瘤,肿瘤与肌肉的对比非常好,在纵向平面上增加 T1WI 可能有助于局部分期。

组织特征 组织特征基于多种成像参数,其中一些参数与 T1WI 上的信号强度有关[4]。作为对比增强研究的基线,平扫 T1WI 也是必不可少的。

4.3.2 脂肪抑制 T1 加权成像(FS T1WI)

在 T1 加权序列中添加脂肪抑制技术可以获得额外的信息。在这种情况下,应使用基于化学位移的脂肪抑制,也称为频率选择性脂肪抑制。

局部分期 抑制脂肪的高信号会导致肿瘤与脂肪的对比消失,脂肪平面模糊,这对于手术计划来说是一个重要弊端(图 4.2b 和图 4.3b)。因此,在没有非 FS 参照的情况下,不应执行 FS T1WI。

组织特征 FS T1WI 在组织特征方面的附加价值有三个方面:更有效地利用动态范

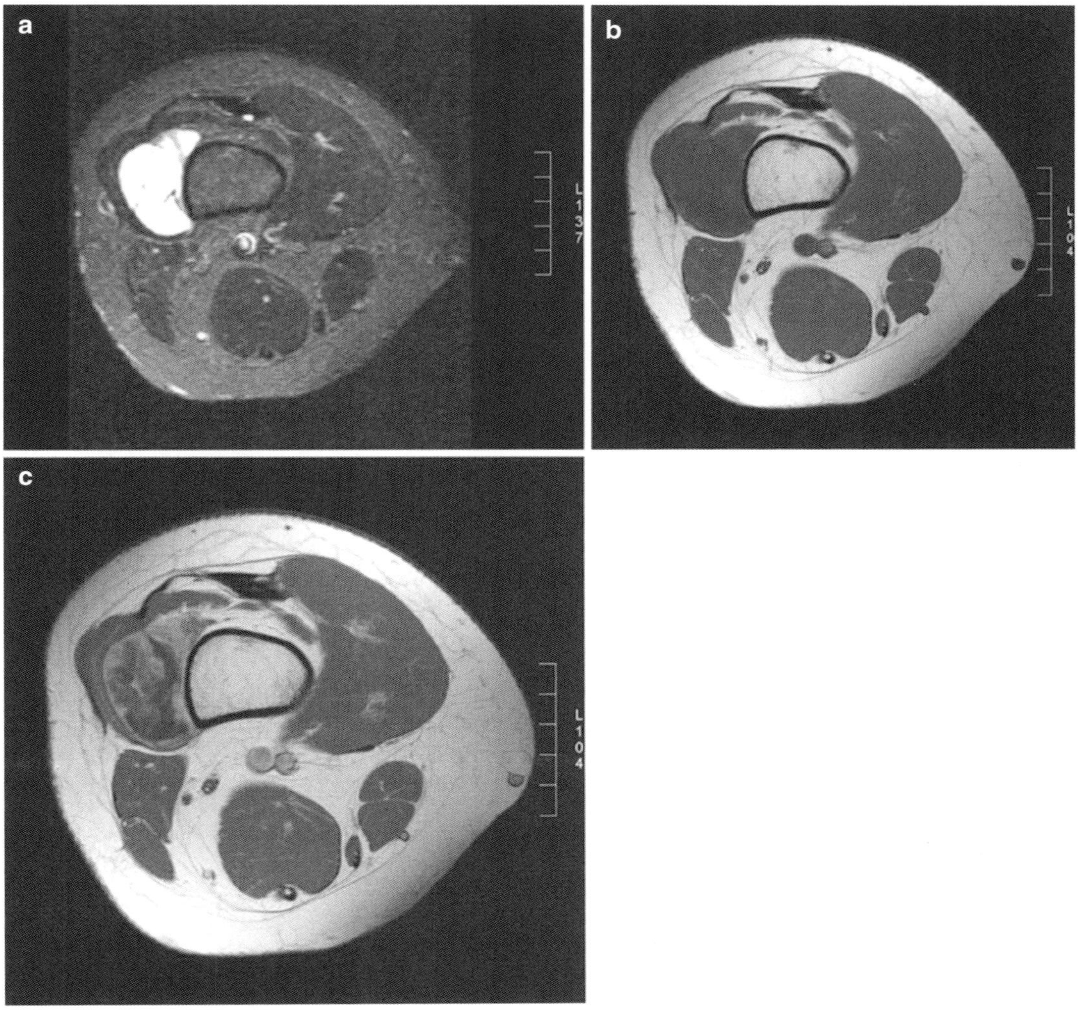

图 4.1　大腿远端黏液样脂肪肉瘤。(a)轴位 STIR 序列。股外侧肌和股骨远端之间见一边缘锐利、均匀高信号的病变。(b)轴位平扫 T1WI。肿瘤与肌肉的对比非常低，病灶信号强度略低于肌肉。结合 STIR 序列高信号，仅凭平扫序列该病变可能被误诊为囊肿。同时注意到肿瘤与脂肪的对比度非常高，这是平扫 T1WI 的典型特征。(c)轴位 Gd 增强 T1WI。病灶呈明显不均匀强化，与囊性起源的病灶不一致。尽管肿瘤与脂肪之间的对比有所下降，但从相邻脂肪中区分肿瘤仍然是完全可能的。此外，由于肿瘤与肌肉的对比明显增加，这个序列非常适合外科手术规划。除了充分勾勒出肿瘤的轮廓外，这种增强的 T1WI 还能改善对肿瘤内部结构的评估。它有助于区分手术方法完全不同的存活肿瘤和囊肿，并有助于选择合适的活检部位。因为它主要由形成血管少、黏液样或坏死组织组成，所以，应该避免在病变后部进行活检。

围显示组织对比、区分脂肪和其他短 T1 组织，作为基线与 FS 增强 T1WI 进行比较。

抑制脂肪的高信号会导致灰阶尺度缩放调整，从而更有效地利用动态范围来显示组织对比度[12]。非 FS T1WI 上组织间微小的信号差异被放大，信号异质性这一重要的特征参数会得到更好的评价[10](图 4.3 和图 4.4a，b)。

在 T1WI 上比肌肉信号高的被认为是高信号。T1WI 上的高信号物质包括脂肪、高铁

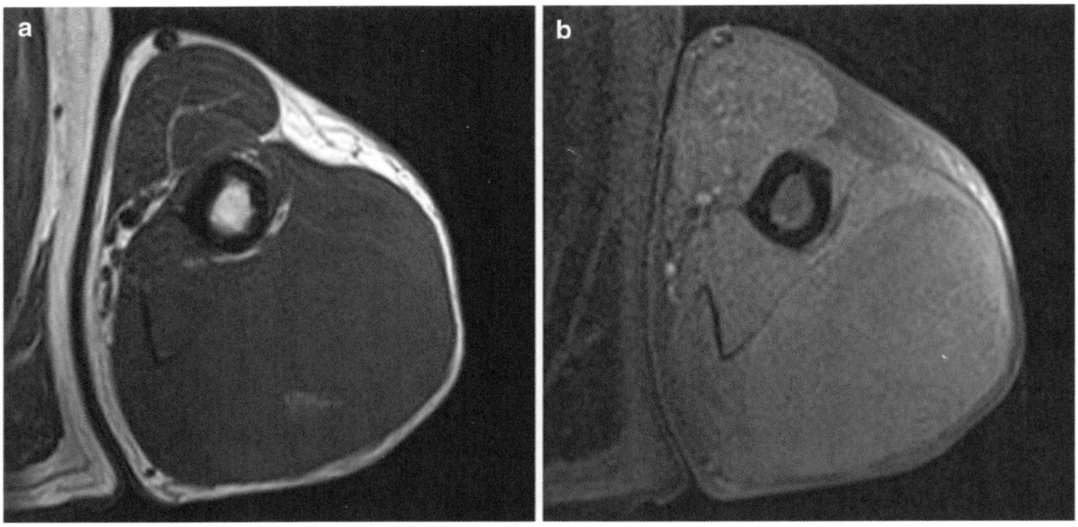

图 4.2 上臂黏液样圆形细胞脂肪肉瘤。(a)轴位平扫 SE T1WI。位于肱三头肌外侧头的巨大肿瘤,与肌肉等信号,肿瘤与肌肉对比度差,但肿瘤与脂肪对比度高。在病变的后半部分,可见一个小的高信号区域,与脂肪或其他短 T1 组织一致。(b)轴位平扫脂肪抑制 SE T1WI。与脂肪组织一样,脂肪抑制明显降低了小区域的信号强度,这增加了可能是脂肪肉瘤的怀疑。

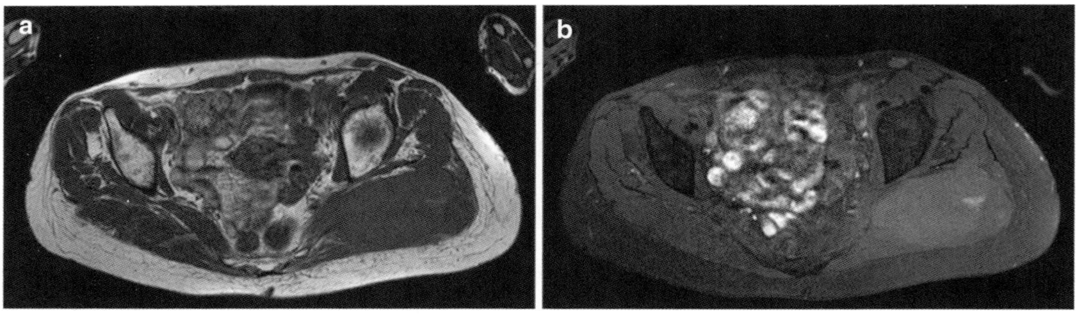

图 4.3 左臀 B 细胞非霍奇金淋巴瘤。(a)轴位平扫 SE T1WI。左侧臀大肌巨大肿块,相对肌肉轻度高信号。由于肌肉与脂肪的对比度高,肿瘤前方的脂肪平面清晰可见。在外侧可见一个小的与脂肪或其他短 T1 组织一致的高信号区域。(b)轴位平扫脂肪抑制 SE T1WI。由于重新标定效应,与周围肌肉相比肿瘤内细微高信号被放大,因此,变得更加明显。脂肪抑制不会降低外侧小区域的信号强度,并且重新标定,甚至会增加其信号强度。因此,我们面对的不太可能为脂肪肉瘤。注意脂肪抑制会导致解剖脂肪平面模糊。

血红蛋白、黑色素和蛋白质液体[30]。基于化学位移的 FS 选择性地降低脂肪信号强度,而其他高信号组织保持高信号[18,22](图 4.2,图 4.3 和图 4.5b)。如果病变在 T1WI 上显示高信号,FS T1WI 是有用的[24,30],例如,用于区分脂肪组织和近期血肿。执行频率选择性 FS 序列非常重要。反转恢复 FS 是非特异性的,不仅会导致脂肪信号丢失,还会导致其他短 T1 物质的信号丢失[30]。

正如在对比增强部分中所解释的,如果

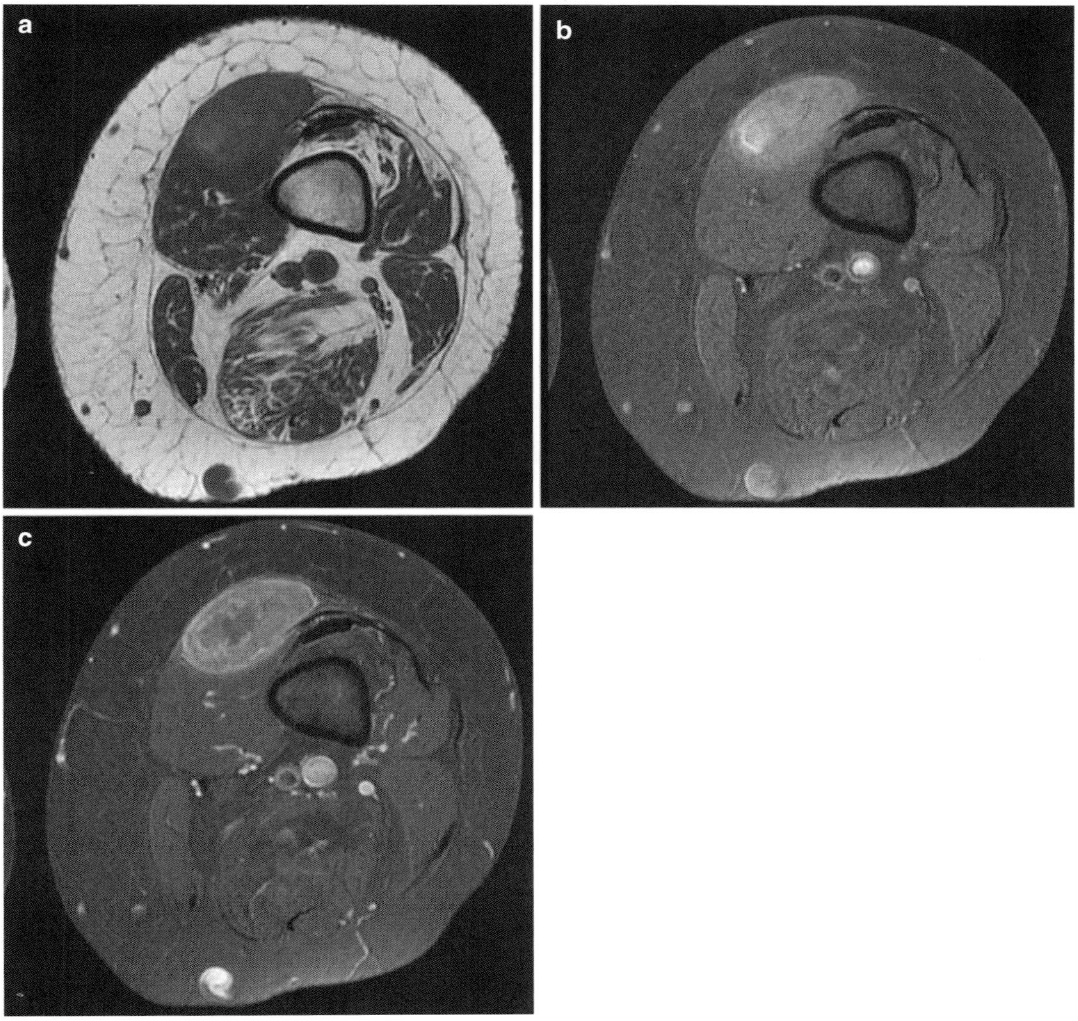

图 4.4 大腿远端股内侧肌恶性周围神经鞘瘤。(a)轴位平扫 SE T1WI。肿瘤信号不均匀,与肌肉信号大致相等,并伴有一些稍高信号的区域。(b)轴位平扫脂肪抑制 SE T1WI。脂肪抑制导致信号异质性放大,病灶内侧小的高信号区域的显著性增加。(c)轴位 Gd 增强脂肪抑制 SE T1WI。注射 Gd 剂后,可见两个增强边缘,一个围绕病变,另一个围绕病变内侧的低信号区域。由于 Gd 增强的血管是信号最高的结构,重新标定导致病变内侧的稍高信号区域缩小。由于相同的重新标定,很难评估病变外侧部和后部的 Gd 摄取。最有可能的是摄取量很小。如果没有平扫脂肪抑制的图像,评估基于图 a 和图 c 的比较,这将更加困难。在这种情况下减影图像(图 c 中序列减去图 b 中序列)和(或)非脂肪抑制的 Gd 增强 T1WI 将具有很大的价值。

对比增强图像是脂肪饱和的 T1WI,则必须确保对比增强前脂肪抑制序列可用来进行比较[12]。时间有限时,病变在 T1WI 上与肌肉等信号或低信号时,频繁执行 FS T1WI 是没有用的。

4.3.3 液体敏感序列

局部分期 液体敏感序列对于肿瘤的检测和从周围低信号肌肉中区分高信号的肿瘤及其周围水肿非常重要(图 4.6b)。肿瘤

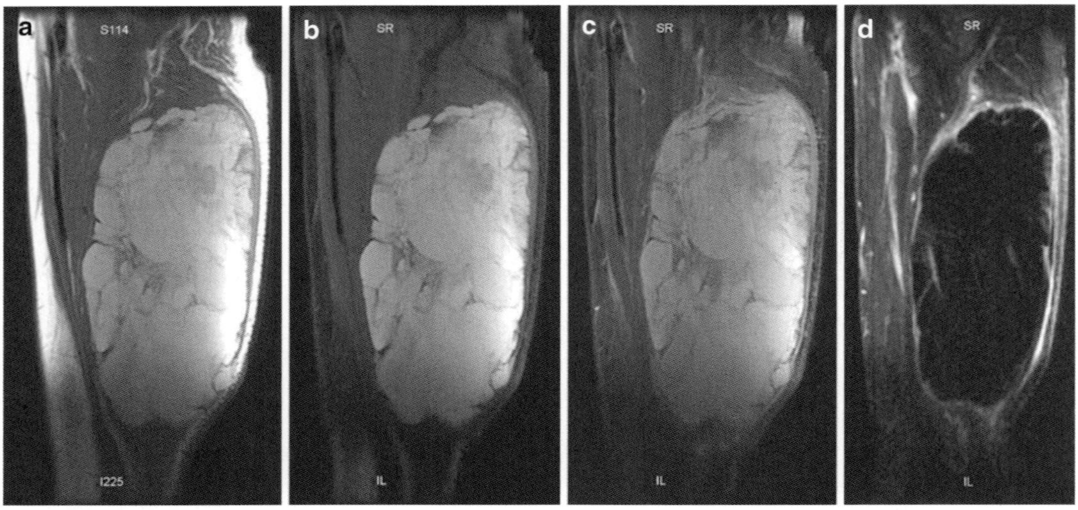

图4.5 大腿后间室坏死性、出血性高级别多形性肉瘤。(a)矢状位平扫T1WI。巨块病灶呈不均匀的高信号，可能起源于脂肪。(b)矢状位脂肪抑制平扫T1WI。尽管存在脂肪抑制，但高信号的持续存在与脂肪瘤的假设不一致，支持存在于大血肿或出血性肿瘤中的高铁血红蛋白。(c)矢状位脂肪抑制Gd增强T1WI。血肿和出血性肿瘤的鉴别需要使用钆(Gd)对比剂。不幸的是，由于病灶内高铁血红蛋白的存在，Gd增强的显著性并不能从脂肪抑制技术中获益。根据这一序列，几乎不可能将增强信号与高铁血红蛋白区分开来。(d)矢状位减影图像(图c减图b)。Gd增强后脂肪抑制T1WI中减去平扫图像，可以分离出Gd强化区域，显示为病灶后上部薄的边缘强化和仅有一些小的壁强化。

周围的反应性水肿常含有卫星肿瘤微结节，且被认为是病灶的组成部分，因此，要与肿瘤一起作为一个整体一并切除[14,17,21,23]。肿瘤周围水肿的显著性应尽可能高。经典的双回波T2WI的显著性是可以接受的。其主要缺点是采集时间相对较长[19]，可以通过使用FSE T2WI来克服。然而，由于脂肪在FSE序列上显示明亮[2,13]，与脂肪并列的肿瘤或水肿的显著性随之降低[19]，因此，没有抑制脂肪的FSE T2WI不应被用于肿瘤成像(图4.6a)。为了在肌肉和脂肪的背景下最大限度地突出肿瘤及其周围的水肿，应该使用脂肪抑制的液体敏感序列。通常情况下，选用基于化学位移的脂肪抑制技术。与STIR成像相比，它的采集时间更短，信噪比更高[8]。其缺点是易受磁场不均匀性的影响。STIR提供了更均匀的脂肪抑制，但导致了更长的扫描时间或更低的信噪比[3]。

组织特征 自旋回波T2WI对肿瘤特征性描述至关重要[4]。由于脂肪在FSE序列上显得很亮，没有抑制脂肪的FSE T2WI不应用于肿瘤特征性描述[2,13]。重要的是要认识到，由于重新标定效应，与相应的非FS T2WI相比，FS T2WI上肿瘤的信号强度可能会出现较大差异。仅靠FS序列无法可靠地描述肿瘤的信号特征[30]。

与T1WI一样，基于化学移位的FS T2WI可用于确定病变中是否存在脂肪。此外，它还能使脂肪瘤中的非脂肪成分更加明显，后者有助于区分脂肪瘤和分化良好的脂肪肉瘤[9]。

由于其对脂肪的抑制是非特异性的，因此，不应将STIR成像用于组织特征描述。非脂肪组织可以和脂肪一起被抑制，而脂肪组

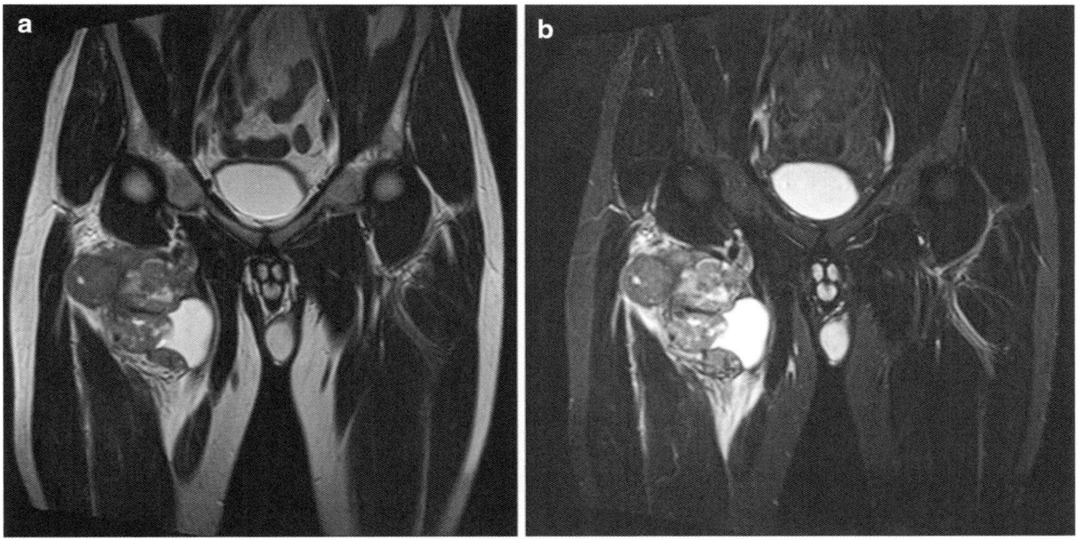

图 4.6　大腿近端滑膜肉瘤。(a)冠状位 FSE T2WI。肿瘤由几个中-低信号结节和内侧区域一个明显高信号组成。经典 FSE T2WI 肿瘤周围水肿不明显,但由于脂肪的信号强度过高评估很困难。(b)冠状位 STIR 序列。肿块的信号强度与前一序列相当。然而,由于这种反转恢复类型的脂肪抑制降低了脂肪的信号强度,导致高的液-脂对比,病灶远端的病灶周围水肿的反应区变得清晰可见。本病例说明了 FSE T2WI 在局部分期方面的不足。

织可能不能完全被抑制。了解这一缺陷对于正确解读图像是必要的[1]。

4.3.4　T2* 梯度回波成像

组织特征　在某些特定的应用中,T2* 加权梯度回波序列可能非常有用。在 X 线片和 CT 上没有气体或钙化的情况下,GRE 序列上显著的信号丢失几乎是含铁血黄素的特征(图 4.7)[11]。当含铁血黄素量足够高时,它会显得更为突出,即所谓的"开花",因此,在诊断血管瘤、PVNS、成熟血肿时非常有用[16]。

4.4　对比增强磁共振成像

常规静脉注射 Gd 剂不是必需的, 而且在结果不影响患者治疗的情况下时也是不必要的。例如,脂肪瘤和血管畸形的某些亚型的特征描述和轮廓勾画很容易在平扫序列上进行。然而,对比剂的使用对于大多数软组织肿瘤的分期、特征描述和临床治疗无疑是有帮助的。通常,对比剂采用非动态的方式进行:注入对比度后,可以获得相对较长时间的高空间分辨率采集。

局部分期　增强的 T1WI 改善了肿瘤的轮廓勾画(图 4.1b,c 和图 4.5),有助于突出组织平面,以协助评估对周围结构的侵袭程度[15]。

组织特征　增强的 T1WI 改善了对肿瘤内部结构的评估(图 4.1b,c 和图 4.5)。它显示了肿瘤的相对血管分布,有助于区分灌注良好的存活肿瘤与肿瘤坏死、瘤内出血与血肿、囊肿与实体瘤(图 4.1)及囊性部分与黏液部分。对比增强 MR 对决定是否进行组织活检和组织活检部位的规划至关重要。由于每一次额外的手术都会增加肿瘤细胞意外污染的风险,因此,活检部位的选择应该得到充分考虑。含良好血管的存活肿瘤的活

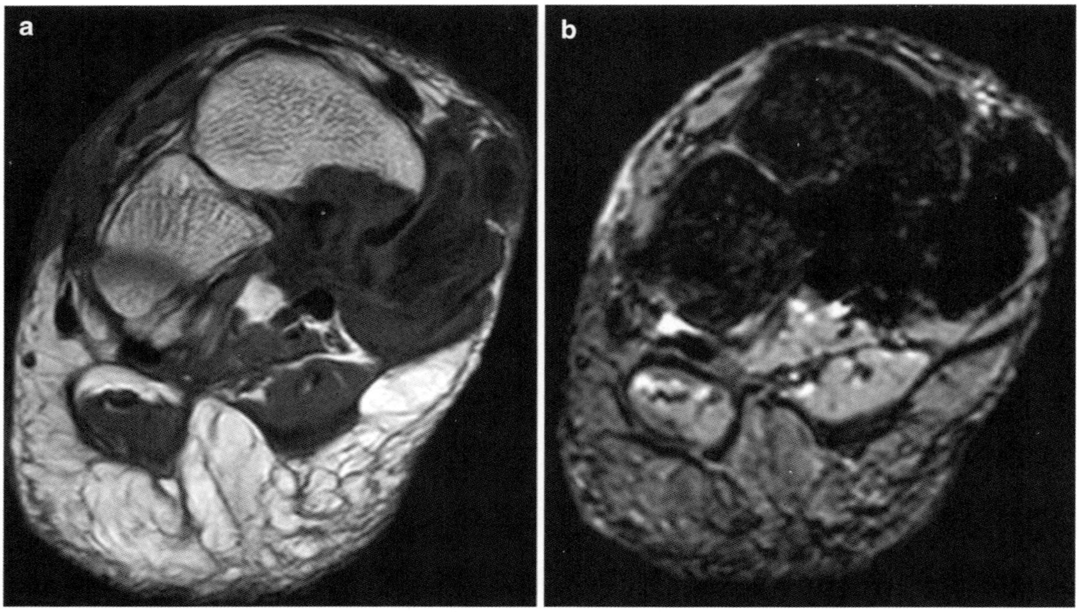

图 4.7 足部腱鞘巨细胞瘤。(a)轴位平扫 SE T1WI。界限不清的肿瘤沿胫骨后肌止点深达踇展肌,造成足舟骨足底内侧的侵袭。病变表现为信号不均,伴与可能的胶原成分、钙化或含铁血黄素一致的明显低信号区。(b)轴位 T2* 加权梯度回波图像。在梯度回波序列上,整个病灶出现严重的信号丢失,即所谓的“开花效应”,高度提示含铁血黄素的存在,符合腱鞘巨细胞瘤(关节外型 PVNS)。

检标本比有出血、水肿或坏死组织的非诊断样本更有价值。如果仅使用静态增强 MRI,应选择强化最强的区域作为活检部位[26](图 4.1c)。

4.4.1 对比增强 T1WI

局部分期 在 T1WI 上,肿瘤与肌肉的对比通常在对比剂给药后显著增加(图 4.1b,c)。尽管与液体敏感序列相比[6,28],肿瘤与肌肉的对比没有改善,但不抑制脂肪的静态增强 T1 加权序列非常有用。作为一个“几乎全能序列”,其有 T1WI 典型的解剖细节(包含脂肪平面),肿瘤与肌肉的对比度与液体敏感序列相当,Gd 剂的应用可在肿瘤含量方面提供有用信息(图 4.1c)。大多数外科医生使用这些图像来规划他们的干预措施。T1WI 增强的缺点是肿瘤与脂肪的对比降低(图 4.8)。

组织特征 如前所述,这个序列在肿瘤内含方面提供了有用信息。

4.4.2 脂肪抑制对比增强 T1WI

基于化学位移的脂肪抑制可以应用于对比增强的 T1WI。由于脂肪和增强组织信号强度都会降低,因此,不应使用 STIR 序列[1]。

局部分期 增强 T1WI 会降低甚至掩盖肿瘤与脂肪的对比度。将脂肪抑制应用于增强后的 T1WI,可恢复最佳的肿瘤与脂肪对比度(图 4.8)。由于 FS Gd 剂增强 T1WI 与没有脂肪抑制 T1WI 相比,显示的对比增强区域更明显,进而导致图像更容易解读,因此,该序列的使用变得非常流行。然而,由于脂肪抑制导致脂肪平面模糊,这对于手术计划来

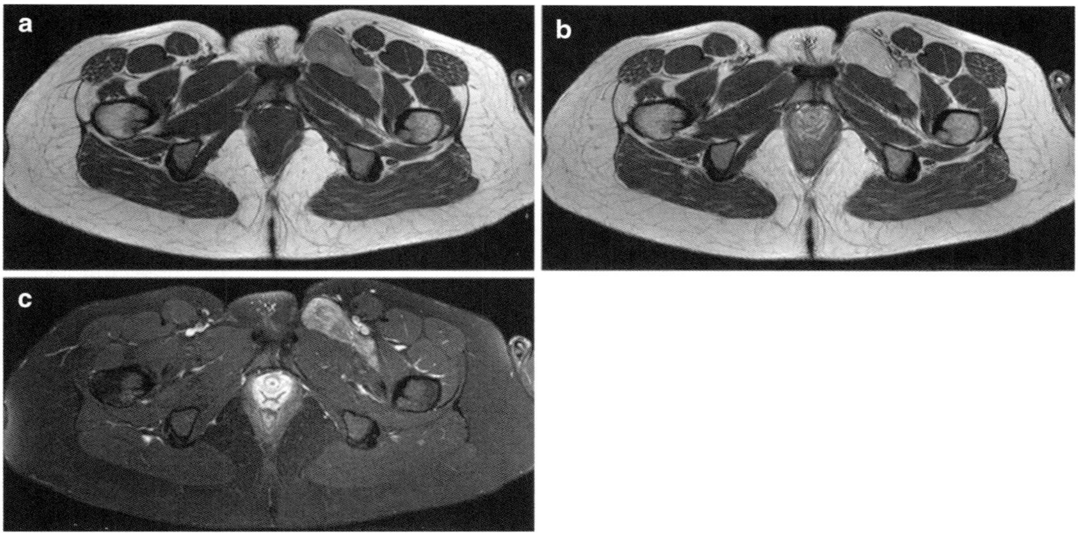

图 4.8　左侧腹股沟冬眠瘤。(a)轴位平扫 SE T1WI。股神经血管束和耻骨肌之间的肿块,相对肌肉高信号,相对脂肪低信号,形成了极好的肿瘤与脂肪的对比。(b)轴位 Gd 剂增强 SE T1WI。病变对 Gd 的强烈摄取导致肿瘤与脂肪的对比完全消失。(c)轴位脂肪抑制 Gd 剂增强 SE T1WI。由于抑制了脂肪的高信号,肿瘤与脂肪的良好对比得以恢复,从而排除了肿瘤向周围脂肪的浸润。

说是一个主要不足,因此,如果没有非 FS 对照,就不应该使用该序列。出于局部分期的目的,仅当肿瘤毗邻或浸润邻近脂肪时,才推荐使用。

组织特征　评估 Gd 剂的摄取通常是通过比较非 FS 的平扫 T1WI 和增强后的 T1WI。如果 Gd 摄取很少时差异很小,或者在增强前的图像中,病变已经表现为高信号区域,则利用这些图像检测 Gd 摄取很困难(图 4.5)。

随着 FS T1WI 的使用,Gd 摄取的显著性增加。抑制脂肪的高信号会引起重新标定,放大组织间因细微的 Gd 摄取而产生的微小信号强度差异。这种重新标定效应是造成组织明显 Gd 增强的原因,而这在非 FS T1WI 上只显示为极小的增强[10,12]。

在增强前图像中,病变显示为高信号区域时,只有当高信号是由脂肪引起时,对 Gd 摄取评估才会受益于脂肪抑制,从而抑制高信号,沿着或在这些脂肪区域内强化的显著性增加。当增强前的高信号非脂肪来源时,脂肪抑制不会降低信号,强化的显著性可能不会增加,轻微高信号的区域可能会被重新标定为中等至明显高信号。

当通过比较 FS 增强 T1WI 和非 FS 增强 T1WI 来评估 Gd 摄取时,我们应该意识到误判的风险,因为 FS 增强 T1WI 上病变的高信号可能是两个变量改变的结果[12]。通过对增强前 T1WI 应用脂肪抑制来改变一个变量会导致重新标定效应,导致组织信号强度的增加,尤其是非 FS 图像上相对肌肉高信号的组织。T1WI 和 FS T1WI 之间信号强度的差异是脂肪抑制和重新标定的结果(图 4.2 至图 4.4)。

静脉注射 Gd 剂改变了另一个变量。增强前和增强后 T1WI 之间或 FS T1WI 之间的信号强度差异是血管组织摄取 Gd 的结果(图 4.1,图 4.4 和图 4.8)。通过比较增强前

T1WI 和增强后 FS T1WI，两个变量的同时改变可能会难以解释信号强度的差异，因为这可能是脂肪抑制、重新标定或 Gd 摄取的结果。重新标定效应可能是导致在非 FS T1WI 上仅极小程度强化的组织出现明显 Gd 剂增强的原因[10,12]，甚至是在非 FS T1WI 上没有强化的组织表现为轻微或中等程度的强化（图 4.4）。

Gd 剂的使用可能会对 FS T1WI 造成降尺度效应。由于明显 Gd 剂增强组织诱导的重新标定，如果高信号区域没有或仅有轻微的强化时，它们可能会出现信号强度的丢失（图 4.4）。在这些情况下，解读可能更加困难。非 FS 的增强前后 T1WI 的应用或者减影图像的使用可能有助于解读。

因此，只有同时获得平扫的 FS T1WI 和增强的非 FS T1WI 才能可靠解释 FS Gd 增强的 T1WI，因此，导致了检查时间的延长。然而，使用 FS 增强的 T1WI 肯定不是常规要求[12]。

4.4.3 减影图像

减影图像，利用后处理工具从相同 Gd 增强序列中以数字形式减去平扫的 T1WI 序列。需要两个减影序列的所有成像参数完全相似。减影图像上除信号缺失之外的任何灰度值都与 Gd 增强一致。为了获得有用的减影图像，患者在检查期间不应改变体位，并且在检查开始之前应该建立静脉通路。

组织特征 减影图像特别适用于因非脂肪成分（高铁血红蛋白、黑色素或蛋白液）而在增强前 T1WI 上显示高信号的病变。确定这些病变是否存在强化可能很关键，而肉眼评估增强是困难的，甚至是不可能的[5]。减影技术可以充分确定高信号背景下的 Gd 增强，这对于区分亚急性血肿和出血性肿瘤极为重要（图 4.5）。当时间有限时，也可利用图像减影来获得强化的显著性。

4.4.4 静态与动态增强 MRI

静态 Gd 增强 MRI 在平衡状态下进行，即间质中的 Gd 浓度与血浆中的 Gd 浓度相等时。动态 Gd 增强 MRI 可提供组织灌注和血管形成、毛细血管通透性和组织间隙容积等生理信息，而静态 Gd 增强的 MRI 无法提供这些信息（见第 5 章）[27,29]。

局部分期 通过 T2WI 或静态增强 T1WI 不能可靠区分肿瘤和瘤周水肿。动态增强 MR 研究有助于区分肿瘤和水肿，因为水肿比肿瘤组织的信号强度增加得更为缓慢。

组织特征 静态增强 MRI 在软组织肿瘤的特征描述和良、恶性病变的鉴别方面价值有限。动态增强研究提高了高血管化、低血管化和坏死肿瘤区域之间的差异化，从而进一步缩小了鉴别诊断范围，有助于增加对恶性病变的怀疑[25]，并且对于选择血管化程度最高、级别最高的肿瘤部分作为活检部位非常重要[20,26]。

由于动态增强序列的空间分辨率较低，因此，需要通过延迟静态增强研究来提高空间分辨率[7]。

要点

1. MRI 应始终优先在活检之前进行，因为基于活检后 MR 检查可能无法对肿瘤分期。

2.对肿瘤范围的充分评估需要多平面成像，但轴位平面可能是最重要的。必须详细描述肿瘤周围水肿的范围。

3.没有脂肪抑制的 FSE T2 加权序列远不如脂肪抑制的 T2WI 更适合描述局部肿瘤范围。

4.当进行对比增强 MR 时，必须进行没有脂肪抑制的增强前、后 T1WI。增强前、后脂肪抑制 T1WI 是可选的。

仅当肿瘤毗邻或浸润邻近脂肪时，才推荐使用脂肪抑制增强 T1WI。可以从减影图像中获得 Gd 增强显著性。

5.不要在没有非脂肪抑制作为对照的情况下使用脂肪抑制 T1WI，因为它们掩盖了对外科手术具有重要意义的脂肪平面，并有误解 Gd 增强的风险。

6.由于 STIR 成像的脂肪抑制是非特异性的，故不应用于组织特征描述。

参考文献

1. Amini B, Jessop AC, Ganeshan DM, Tseng WW, Madewell JE (2015) Contemporary imaging of soft tissue sarcomas. J Surg Oncol 111:496–503
2. Constable RT, Anderson AW, Zhong J, Gore JC (1992) Factors influencing contrast in fast spin-echo MR imaging. Magn Reson Imaging 10:497–511
3. Delfaut EM, Beltran J, Johnson G, Rousseau J, Marchandise X, Cotton A (1999) Fat suppression in MR imaging: techniques and pitfalls. Radiographics 19:373–382
4. De Schepper AM (2006) Grading and characterization of soft tissue tumors. In: De Schepper AM, Vanhoenacker F, Gielen J, Parizel PM (eds) Imaging of soft tissue tumors, 3rd edn. Springer, Berlin/Heidelberg/New York, pp 139–162
5. Eid M, Abougabal A (2014) Subtraction images: a really helpful tool in non-vascular MRI. Egypt J Radiol Nucl Med 45:909–919
6. Erlemann R, Reiser MF, Peters PE, Vasallo P, Nommensen B, Kusnierz-Glaz CR, Ritter J, Roessner A (1989) Musculoskeletal neoplasms: static and dynamic Gd-DTPA-enhanced MR imaging. Radiology 171:767–773
7. Fayad LM, Jacobs MA, Wang X, Carrino JA, Bluemke DA (2012) Musculoskeletal tumors: how to use anatomic, functional, and metabolic MR techniques. Radiology 265(2):340–356
8. Fleckenstein JL, Archer BT, Barker BA, Vaughan JT, Parkey RW, Peshock RM (1991) Fast short-tau inversion-recovery MR imaging. Radiology 179:499–504
9. Galant J, Marti-Bonmati L, Saez F, Soler R, Alcala-Santaella R, Navarro M (2003) The value of fat-suppressed T2 or STIR sequences in distinguishing lipoma from well-differentiated liposarcoma. Eur Radiol 13:337–343
10. Gielen J, De Schepper A, Parizel P, Wang X, Vanhoenacker F (2003) Additional value of magnetic resonance with spin echo T1-weighted imaging with suppression in characterization of soft tissue tumors. J Comput Assist Tomogr 27(3):434–441
11. Hardy PA, Kucharczyk W, Henkelman RM (1990) Cause of signal loss in MR images of old hemorrhagic lesions. Radiology 174:549–555
12. Helms CA (1999) The use of fat suppression in gadolinium-enhanced MR imaging of the musculoskeletal system : a potential source of error. AJR Am J Roentgenol 173:234–236
13. Henkelman RM, Hardy PA, Bishop JE, Poon CS, Piewes DB (1992) Why is fat bright in RARE and fast spin-echo imaging. J Magn Reson Imaging 2:533–540
14. Kaya M, Wada T, Nagoya S, Sasaki M, Matsumura T, Yamaguchi T, Hasegawa T, Yamashita T (2008) MRI and histological evaluation of the infiltrative growth pattern of myxofibrosarcoma. Skeletal Radiol 37:1085–1090
15. Kransdorf MJ, Murphey MD (2000) Radiologic evaluation of soft-tissue masses: a current perspective. AJR Am J Roentgenol 175:575–587
16. Mallinson PI, Chou H, Forster BB, Munk PL (2014) Radiology of soft tissue tumors. Surg Oncol Clin N Am 29:911–936
17. McDonald DJ (1994) Limb-salvage surgery for treatment of sarcomas of the extremities. AJR Am J Roentgenol 163:509–513
18. Mirowitz SA, Apicella P, Reinus WR, Hammerman AM (1994) MR imaging of bone marrow lesions: relative conspicuousness on T1-weighted, fat-suppressed T2-weighted, and STIR-images. AJR Am J Roentgenol 162:215–221
19. Rubin DA, Kneeland JB (1994) MR imaging of the musculoskeletal system: technical considerations for enhancing image quality and diagnostic yield. AJR Am J Roentgenol 163:1155–1163
20. Shapeero LG, Vanel D, Verstraete KL, Bloem JL (2002) Fast magnetic resonance imaging with contrast for soft tissue sarcoma viability. Clin Orthop Relat Res 397:212–227
21. Shuman WP, Patten RM, Baron RI, Liddell RM, Conrad EU, Richardson ML (1991) Comparison of STIR and spin-echo MR imaging at 1.5 T in 45 suspected extremity tumors: lesion conspicuity and extent. Radiology 179:247–252
22. Soulie D, Boyer B, Lescop J, Pujol A, Le Friant G, Cordoliani YS (1995) Liposarcome myxoide. Aspects en IRM. J Radiol 1:29–36
23. Stark D, Bradley W (1992) Magnetic resonance imaging, 2nd edn. Mosby Year Book, St.Louis
24. Taïeb S, Penel N, Vanseymortier L, Ceugnart L (2009) Soft tissue sarcomas or intramuscular haematomas ? Eur J Radiol 72:44–49
25. van Rijswijk CS, Geirnaerdt MJ, Hogendoorn PC, Taminiau AH, van Coevorden F, Zwinderman AH, Pope TL, Bloem JL (2004) Soft tissue tumors: value of static and dynamic Gadopentetate dimeglumine-enhanced MR imaging in prediction of malignancy. Radiology 233:493–502
26. Verstraete KL, Lang P (2000) Bone and soft tissue

tumors: the role of contrast agents for MR imaging. Eur J Radiol 34:229–246
27. Verstraete KL, De Deene Y, Roels H, Dierick A, Uyttendaele D, Kunnen M (1994) Benign and malignant musculoskeletal lesions: dynamic contrast-enhanced MR imaging – parametric 'first-pass' images depict tissue vascularization and perfusion. Radiology 192:835–843
28. Verstraete KL, Vanzieleghem B, De Deene Y, Palmans H, De Greef D, Kristoffersen DT, Uyttendaele D, Roels H, Hamers J, Kunnen M (1995) Static, dynamic and first-pass MR imaging of musculoskeletal lesions using gadodiamide injection. Acta Radiol 36(1):27–36
29. Verstraete KL, Van der Woude HJ, Hogendoorn PC, De Deene Y, Kunnen M, Bloem JL (1996) Dynamic contrast-enhanced MR imaging of musculoskeletal tumors: basic principles and clinical applications. J Magn Reson Imaging 6(2):311–321
30. Wu JS, Hochman MG (2009) Soft-tissue tumors and tumorlike lesions: a systematic imaging approach. Radiology 253(2):297–316

第 5 章

磁共振成像：高级成像技术

Koenraad L. Verstraete，J.C. Dutoit，J.L. Drapé，Johan L. Bloem

5.1 动态对比增强 MRI

5.1.1 基本原理

对于肌骨系统肿瘤和肿瘤样病变的患者，在给予水溶性钆螯合物（剂量为 0.1mmol/kg，浓度为 0.5mol/L）前后，用（快速）自旋回波序列进行 MRI。由于这些序列将持续数分钟，组织在血液和组织间隙中的水溶性对比剂的准平衡状态下成像[1-5]。因此，这种类型的成像被称为“静态 MRI”，其强调空间分辨率而不是时间分辨率，以便显示解剖结构。

这与“动态 MRI”形成对照，后者是在快速注射期间和注射后立即进行成像，以研究动态生理现象，即对比剂在毛细血管和组织间隙的初始分布。这种生理成像需要足够高的时间分辨率和连续成像。根据奈奎斯特定理的限制，在生理成像中，兴趣区的采样频率至少是动态测量频率的 2 倍[3]。在以 5mL/s 的注射速率进行团注（0.2mL/kg）之后，对比剂首次通过组织通常持续 7~15 秒[2]。因此，每 3.5~7 秒至少有一幅或一系列图像的成像。

液体 MR 对比剂的细胞外分布是在血浆和组织间隙中。当这种对比剂以快速的方式进行静脉注射时，首先在外周静脉和右心的血液中稀释，然后通过肺和左心进入外周循环（图 5.1a）。在对比剂首次通过毛细血管时，由于血管内和组织间隙之间的高浓度梯度，净单向快速扩散进入组织；在正常组织中，大约 50%的循环对比剂在首次通过期间从血液中扩散进入血管外腔[1,4-7]。首过扩散与第二次以后的弥散有本质的区别。对比剂首次通过毛细血管时，其血浆浓度最高，而组织间隙内并无对比剂。此时，对比剂仅被身体的部分血浆稀释。在对一位体重为 75kg 的人以 5mL/s 的速率团注对比剂进入右心时，稀释对比剂的血浆体积约为 300mL（图 5.1b）。首过后，扩散速率立即下降，因为在血液中的进一步稀释和全身组织间隙中的部分堆积使循环对比剂的浓度下降（图 5.1c）。首过结束到平衡状态（对比剂在血浆和组织间隙中的浓度相等）的时间间隔长短取决于组织间隙的大小（图 5.1c）。这个时间间隔可能从组织间隙较小的病灶<20 秒到组织间隙的较大组织>5 分钟[4,5,8]。在该平衡阶段之后，随着动脉内浓度的降低，对比剂逐渐从组织间隙流出（图 5.1d）。只有在组织间隙小的高血管性病灶中，才会在团注后的前几分钟内发生早期流出[8]。动态对比增强 MRI（DCE-MRI）

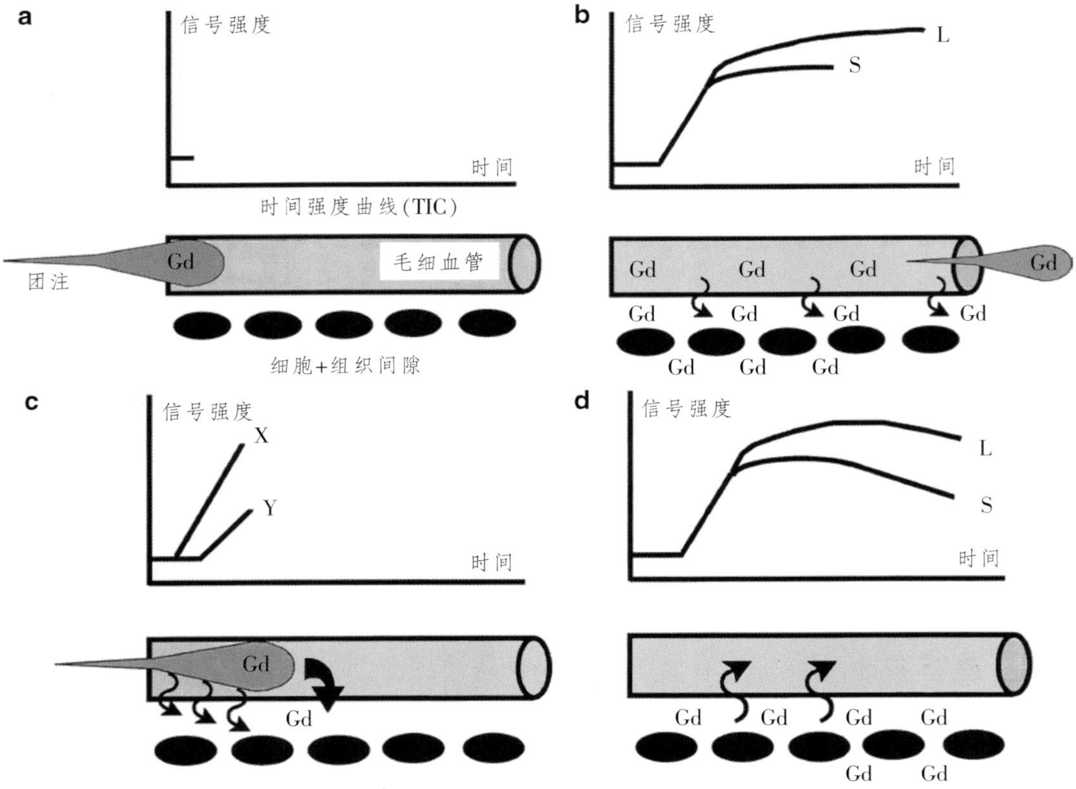

图 5.1 影响组织早期增强的因素。图 a~d 的下半部分显示静脉团注后在毛细血管和组织间隙水平发生的情况;上半部分以图形方式显示信号强度(SI)在时间强度曲线中的变化。(a)静脉团注和团注到达毛细血管的时间间隔由注射速率、心率、心输出量、病变在体内的位置和局部毛细血管阻力(组织灌注)决定。(b)团注对比剂首次通过组织后,SI 进一步增加,直到血液中钆(Gd)对比剂浓度和组织间隙中的相等。在组织间隙较小的组织(S)中,这种平衡比组织间隙较大(L)的组织更早达到。(c)对比剂首过时的增强速率由血管数量(组织血供)、局部毛细血管阻力(组织灌注)和毛细血管通透性决定。富血供、高灌注和高毛细血管通透性好的组织(X)将比乏血供、灌注差、毛细血管通透性较低的组织(Y)更早更快地增强。(d)随着动脉中对比剂的浓度降低,SI 下降,而 Gd 逐渐从组织间隙中流出。这一过程在组织间隙较小的组织(S)中比在组织间隙较大(L)的组织中发生得更快。

的目的是检测和描述早期血管内和组织间分布的差异,因为这一过程受到组织病理变化的影响[2,4,5,9-14]。

5.1.2 成像技术

DCE-MRI 早期强化特征的研究需要考虑以下几个因素:序列类型、成像平面的选择与定位、层数、动态序列的时间分辨率、图像的空间分辨率。

5.1.2.1 序列参数

一般情况下,动态增强成像必须在注射对比剂后的前 3 分钟内进行:在血管内和组织间隙分布的早期(两者间的浓度梯度较大),可获得组织血供、灌注、毛细血管通透性、间质成分等重要生理信息。由于所有水溶性对比剂的分布半衰期都较短,且第一次通过时约 50%的对比剂发生血管外渗漏,因此，再经过循环几次后，毛细血管和组织间隙浓度达到平衡时，这些信息的大部分都无法获得[1,4-7]。

在理想状态下，应采用空间分辨率适中、时间分辨率高、覆盖整个病变的多层序列（如 192×192 矩阵；由 8 个平行层面组成的多层序列中的每幅图像的平面分辨率为 2mm，每 1.6 秒重复一次，持续 2~3 分钟）。或者，可以对病变最具代表性的部分进行单层序列扫描。为了在首次通过期间至少获取 3~4 张图像或一系列图像，最好采用时间分辨率高的成像序列（例如，对于多层 DCE-MRI，每 3 秒或更短时间获取一组图像；对于单层 DCE-MRI，每 3 秒或更短时间获取一幅图像），但这是以牺牲空间分辨率和层数为代价的。

对于单层 DCE-MRI，使用梯度回波的快速或超快速 MRI 序列，如磁化准备快速梯度回波（turbo FLASH；西门子，埃朗根，德国）、（TFE；飞利浦，贝斯特，荷兰）、（IR-FSGR/Rapid SPGR；通用电气，密尔沃基，美国），每 1~3 秒快速获取一幅图像，以足够高的时间分辨率和令人满意的空间分辨率来研究最早期的对比增强动力学[34-36]。这些所谓的快速成像技术是基于具有非常短的重复和回波时间（<10 毫秒）的梯度回波序列。目前的 MR 单元允许每个图像序列的时间分辨率<3 秒，矩阵至少为 128×128 的多层快照动态研究[2,14,31-33,37,38]。常用的多层 MRI 序列为TWIST（西门子，埃朗根，德国）、4D-THRIVE（飞利浦，贝斯特，荷兰）和 3D-TRICKS（通用电气，密尔沃基，美国）。

在动态 MRI 中，应避免使用一次采集多次平均，因为这会降低时间分辨率。每次采集 2 个（或更多）平均而非 1 个平均的成像，会导致重要时间生理信息丢失，而这些信息现在可以在同一时间间隔内获取的两幅（或更多）图像上获得。虽然脂肪饱和可能有所帮助，例如，通过选择性预射频脉冲，但在实践中没有这样做，因为脂肪被大多数后处理技术充分抑制，如减影和首过图像。

5.1.2.2 成像平面的选择

单层快速动态扫描技术的主要缺点是，在团注后，同一患者只能进行一次动态检查（在所有对比剂从体内排出之前，即至少 12 小时，不能重复检查），且通常只能获得一个层面图像[2,41]，来反映整个病变的增强情况。然而，已有文献证实在肌骨病变的不同区域，强化的程度存在明显差异[25]。由于存在不均匀对比增强，单层技术会受到抽样误差的影响。为了尽量减少这一不可避免的抽样误差，我们应在增强前的 T1WI 和 T2WI 上彻底评估病变的不同部分，找到一个包括病变大部分成分的成像平面。这种预选可以为小且均匀增强的病变提供一个具有代表性的成像平面。然而，不均匀对比增强是使用多层技术的重要原因，该技术允许对整个病变进行采样[25,41]。在成像平面中包括动脉有助于评估病变不同部位开始强化时间与团注到达时间的差异。肌肉组织应作为参照组织与病变进行比较。

5.1.2.3 成像过程

实际工作中，应在预选的具有代表性的成像平面上先快速扫描一幅试验性图像（单层 DCE-MRI）或一组图像（多层 DCE-MRI）。如果图像中病变和局部动脉显示良好，即可在团注对比剂的同时进行快速动态扫描。在动态扫描的所有采集过程中，发射和接收增益应保持恒定。总的来说，动态扫描应该在团注后持续至少 3 分钟。整个过程将会使 MR 检查时间延长 5~10 分钟[2,40]。为了在首过期间中获得高浓度的对比剂，应以 3~5mL/s 的注射速率在右肘前静脉进行团注，右肘前静脉比左侧更靠近且更易到达心脏，可减少对比剂的稀释。为了完全排空输液管中的对比剂，应在注入对比剂后立即以相同的注射速率推注约20mL的生理盐水进行冲洗。在这种高注射速率下，尚未发现严重的副作用[2,14,33,38,42]。检查结果的可重复性取决于注射速率和患者的心血管状况，考虑到多种情况下需要重复检查，例如，为监测化疗效果，活检前、化疗期间和手术前都需动态增强扫描，因此，最好使用高压注射器[2,14,38,43–45]。

5.1.3 评估和后处理技术

动态增强扫描结束后，需要对大量图像(可达180幅)进行定性和(或)定量评估。可以采用不同的方法对动态对比增强MRI获得的一系列图像进行评价。每种技术都有其各自的优缺点。

5.1.3.1 原始回顾法

原始回顾法是一种简单、快速但主观的定性方法，即观察者按顺序对所有动态序列图像的对比增强情况进行仔细检查。这可以通过在控制台上以电影模式查看所有图像来实现，也可以简单地在观片灯上逐幅查看打印在胶片上的所有图像(图5.2)。使用这种方法，可能很难检测到小的增强区域或分散的强化区域。此外，从脂肪和出血中区分强化区域可能非常困难(图5.3)。因此，采用后处理的方法提取动态MR图像背后的生理信息更为可取。

5.1.3.2 减影法

一种简便易行的定性方法是“减影法”，即从所有后续的动态研究图像中减去单层DCE序列的第一幅图像或多层DCE–MRI序列的第一组图像（即注射对比剂之前）[9,30,37](图5.2)。这样，所有(尤其是分散的、早期的和小的)强化区域都更易发现，而来自脂肪和出血的高信号则被抵消(图5.3和图5.4)。减影图像可以在控制台上以电影模式进行评估。使用这种方法，易于评估动脉和肿瘤强化开始的时间间隔，并检测肿瘤中最“活跃”的部分，以明确活检的最佳部位或定性判断术前化疗的反应程度[9,30,37](图5.3)。然而，在早期减影图像上，脂肪和结缔组织等晚期强化组织可能难以辨认(图5.3)。

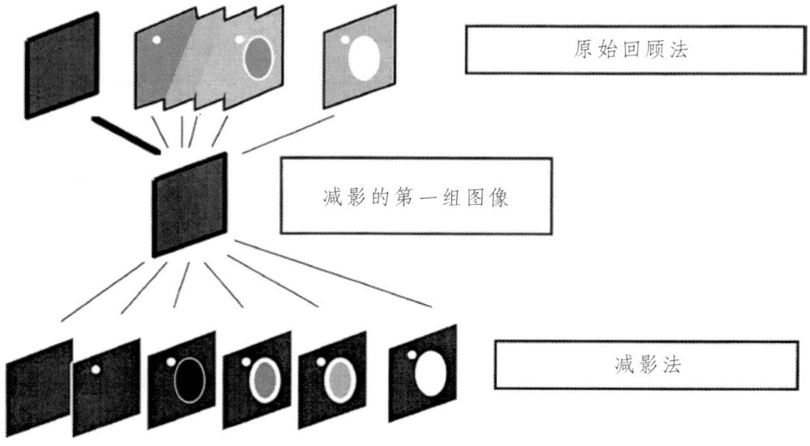

图5.2 用原始回顾法和减影法对动态研究进行评估和后处理。在原始回顾法中(上)，观察者可连续观察动态扫描获得的所有图像。在减影法(下)中，因从动态研究的所有后续图像中减去了第一组图像(即团注前)，所以，对比增强很容易被检测出。通过这种方式，减影法只显示强化区域。

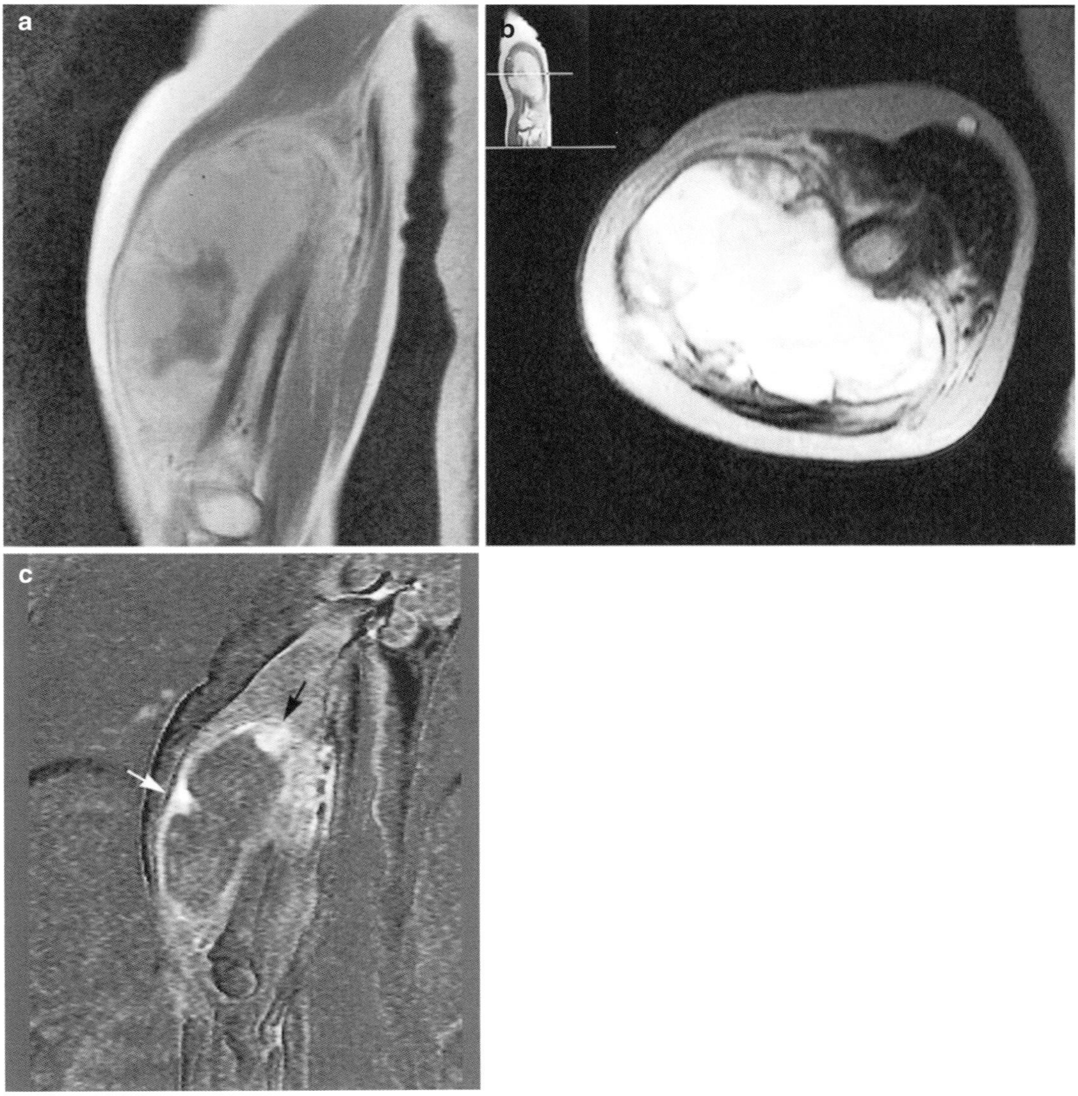

图 5.3 在减影图像上显示活检部位。50 岁女性，上臂巨大软组织肿瘤。组织学诊断为黏液纤维肉瘤。(a)冠状位对比增强，自旋回波 T1WI(TR 600ms，TE 20ms)显示高信号为主的软组织肿瘤。中间可见低信号区。(b)轴位快速自旋回波 T2WI(TR 3873ms，TE 150ms)，肿瘤不均质，由高信号和极高信号区组成。(c)快速梯度回波、动态对比增强减影图像(快速场回波；0.5 T；TR 15ms，TE 6.8ms，TI 741ms，翻转角 30°)显示仅在肿瘤外围(早期)强化，而中心部位因为近期出血、坏死而无强化。应选择性地穿刺周围实性区域(箭头所示)，以获得有代表意义的活检。

5.1.3.3 感兴趣区法

另一种依赖于操作者且更耗时但定量的方法是感兴趣区法(ROI)[13,19–21,33]。在该方法中，测量一个或多个圆形或任意形态的ROI中的信号强度(SI)，并将其绘制成时间–强度曲线(TIC；图 5.4 至图 5.7)。通常评估包绕整个病变和强化最快区域的 ROI [13,19–21,33](图 5.8)。定位于供血动脉(以查看动脉输入)和肌肉(作为参考组织)的 ROI 常用于与病变

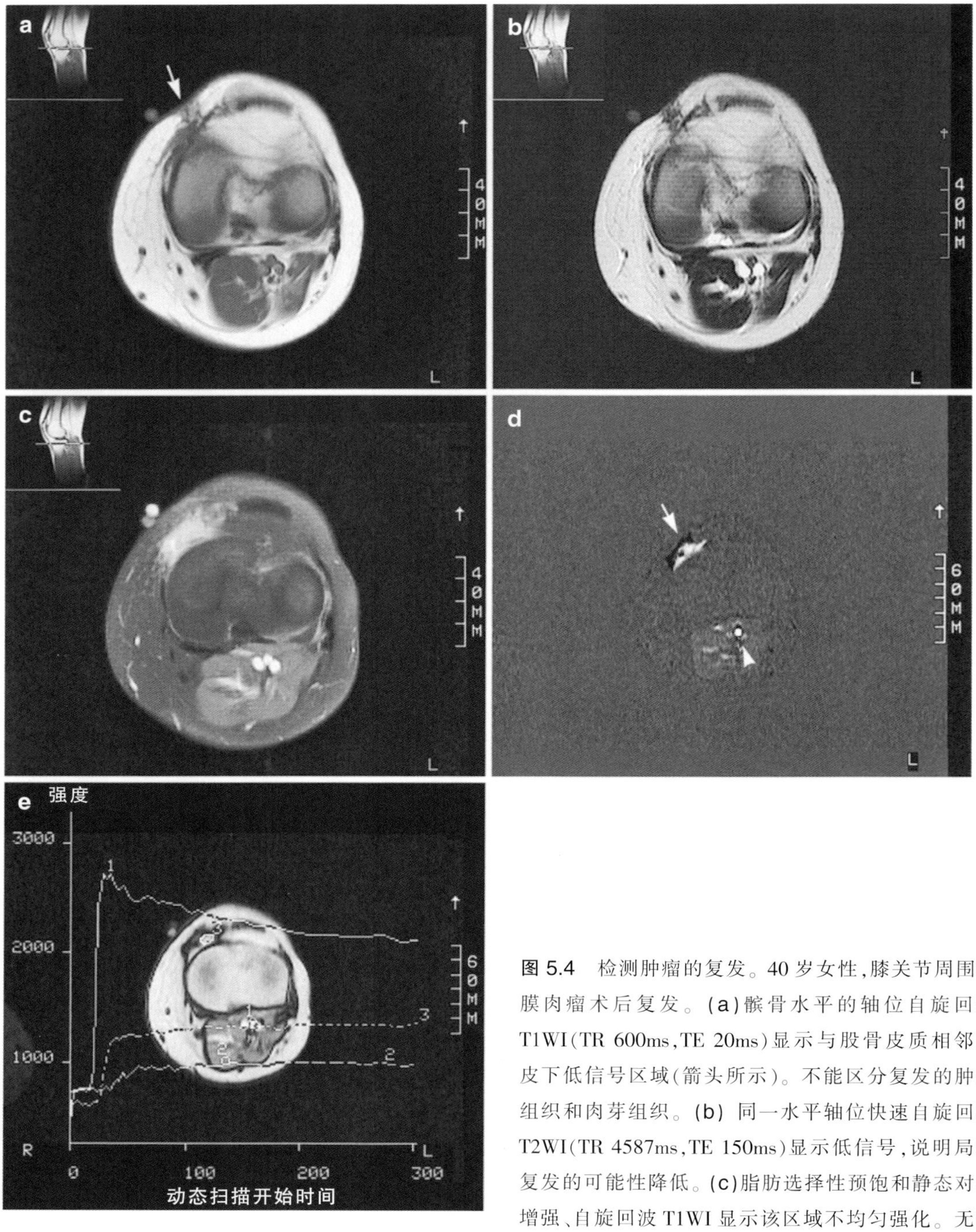

图 5.4 检测肿瘤的复发。40 岁女性，膝关节周围滑膜肉瘤术后复发。(a)髌骨水平的轴位自旋回波 T1WI(TR 600ms，TE 20ms)显示与股骨皮质相邻的皮下低信号区域(箭头所示)。不能区分复发的肿瘤组织和肉芽组织。(b) 同一水平轴位快速自旋回波 T2WI(TR 4587ms，TE 150ms)显示低信号，说明局部复发的可能性降低。(c)脂肪选择性预饱和静态对比增强、自旋回波 T1WI 显示该区域不均匀强化。无法区分术后改变和肿瘤复发。(d)腘动脉(三角箭头所示)增强 11 秒后获得的同一水平的动态对比增强梯度回波减影后图像(快速场回波；0.5 T；TR 15ms，TE 6.8ms，TI 741ms，翻转角为 30°)，显示术后证实为肿瘤复发的明显强化区域(箭头所示)。在团注到达动脉 3 秒后获得的减影图像上已经可以看到肿瘤开始强化。注意由于周围脂肪的信号消失，病变边缘更锐利。(e)动脉(1)、肌肉(2)、复发肿瘤(3)的时间-强度曲线。肿瘤曲线的斜率与动脉的平行，提示肿瘤的血供丰富、灌注明显和毛细血管通透性强。早期的平台期提示肿瘤内组织间隙小。

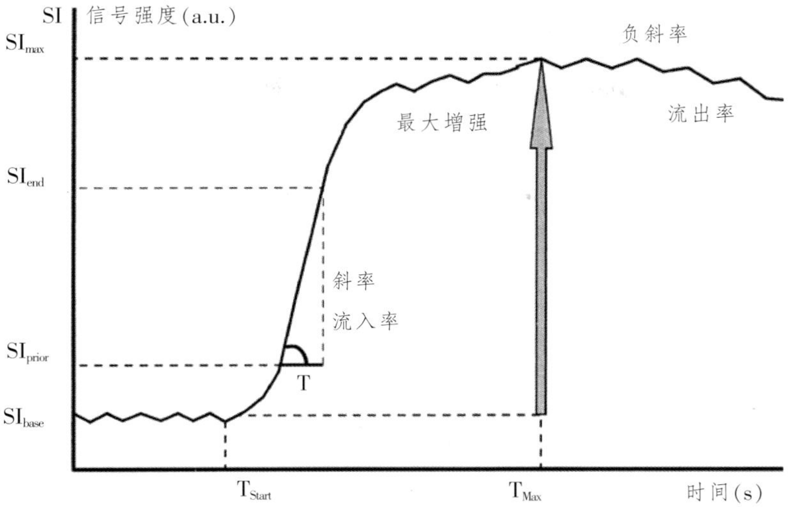

图 5.5　时间–强度曲线(TIC)。在 TIC 中，感兴趣区(ROI 或像素)中的信号强度随时间发生变化。在 T_{start}，即团注对比剂到达 ROI 的时间，信号强度自基线信号强度(SI_{base})水平增高。最大斜率表示首过时的最高强化速度(流入速度)，主要由组织血供、灌注和毛细血管通透性决定。在 T_{max}(最大增强时间)时，毛细血管内浓度和组织间隙浓度达到平衡。首过结束和最大强化的时间间隔主要由组织间隙的大小决定。流出速度可以根据曲线的负斜率计算(a.u.代表专用单位，T 代表 SI_{end} 和 SI_{prior} 之间的时间间隔)。

进行比较。在回顾原始图像、减影图像或通过其他后处理方法后，通常很容易地勾勒出快速强化的区域。文献已经描述了几种类型的 TIC[8,31]。这些 TIC 提供了对比剂在首过期间和之后的早期药代动力学曲线图(图 5.1，图 5.5 和图 5.8)。从这些曲线中可以得到定量信息：强化开始时间(T_{start})，斜率(首过强化速度，FP)，最大强化(E_{max})，达到峰值或最大强化时间，最终的负斜率(即流出速度；图 5.5 和图 5.8)。病灶强化开始的时间(T_{start})可根据动脉强化时间进行推算。局部动脉强化与组织强化的时间差异主要由组织灌注决定，间接由局部毛细血管阻力决定[33,46]。斜率表示首过期间的最大强化速度，主要由组织血供(即血管数目)和灌注决定[2,8]。毛细血管通透性也可能发挥重要作用[47]。在首过期间，大约 50%的对比剂(在病理组织中甚至更多)进入组织间隙[1,4–7]。首过后，对比剂的浓度梯度和扩散速率迅速下降。这时，信号强度的变化主要由毛细血管通透性和组织间隙的大小决定(图 5.1c)。在间隙较小的组织中，会快速平衡，甚至对比剂流出，而在间隙较大的组织中，仍会发生进一步的填充[8](图 5.1d)。

ROI 的主要优点是可以获得定量数据，病灶内对比剂的早期药代动力学可以直观地在 TIC 中显示(图 5.1，图 5.5 至图 5.8)。然而，该方法也存在一些不足之处：ROI 的选择具有主观性，分析只能在所选 ROI 中进行，以及耗时较长尤其是研究多个区域时(图 5.8)。为了克服 ROI 的主要缺点，一些研究小组尝试开发快速的、非操作者依赖的后处理技术，以逐个像素为基础评估生理信息[2,14,16,31,48]。

5.1.3.4　首过图像

另一种快速的、几乎是操作者非依赖性的后处理技术。这种方法是依据以下公式逐

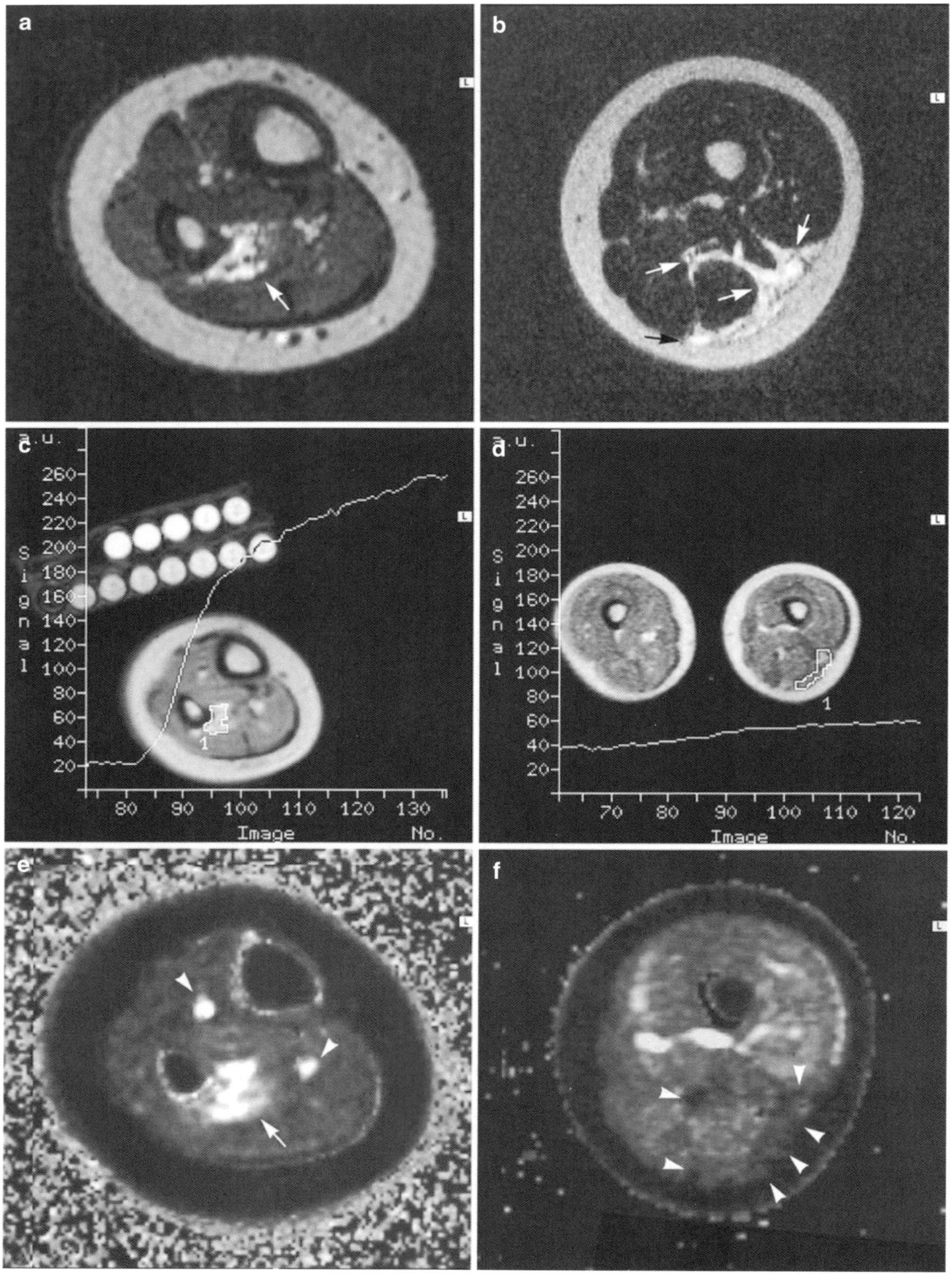
a
b
c
a.u.
Signal
260
240
220
200
180
160
140
120
100
80
60
40
20
80
90
100
110
120
130
Image No.
1
d
a.u.
Signal
260
240
220
200
180
160
140
120
100
80
60
40
20
70
80
90
100
110
120
Image No.
1
e
f

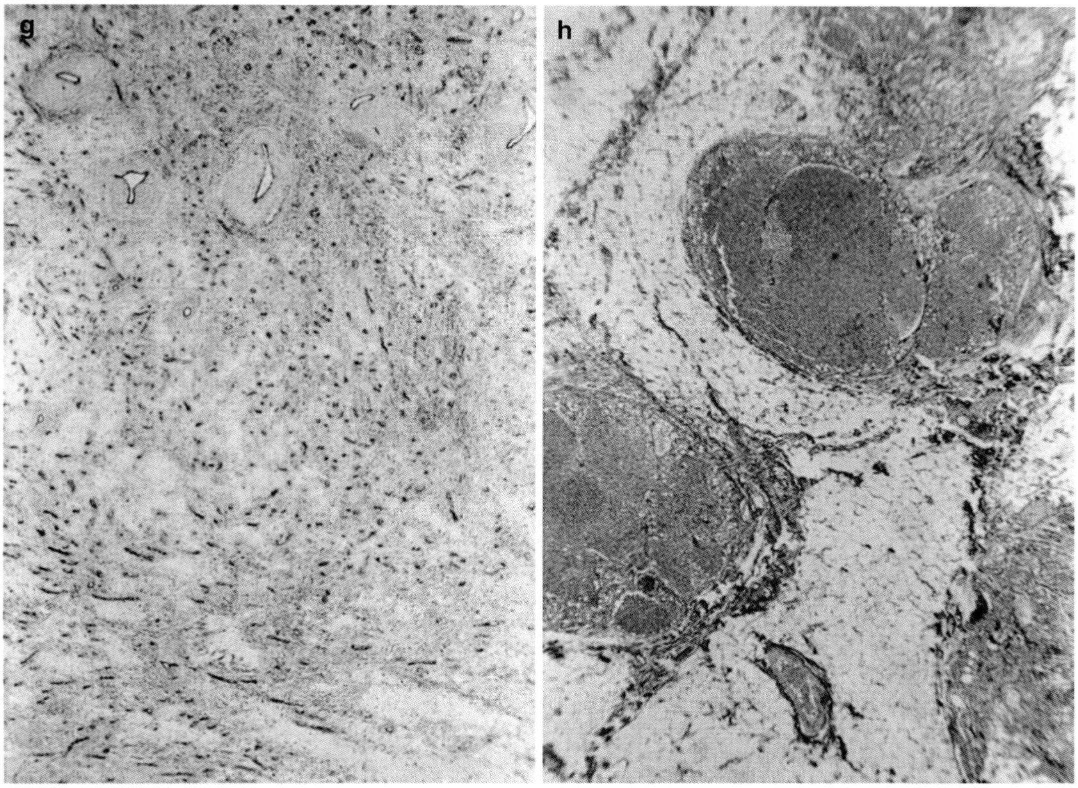

图 5.6(续)

个像素计算首过斜率值来创建“首过图像”,重点关注对比剂首过期间的最大强化速度(图 5.9)[2,14,32,33]:

$$最大斜率=\frac{(SI_{end}-SI_{prior})}{(SI_{baseline}\times t)}\times 100(\%/s)$$

在该公式中,$SI_{baseline}$ 表示团注到达之前像素中的平均信号强度;t 是采集像素中信号强度变化最大的两个连续图像之间的时间间隔(即从 SI_{prior} 到 SI_{end}),并且与动态序列的时间分辨率相对应。应用灰阶来显示所有像素的最大强化速度斜率值,即获得首过图像。该方法在新的参数化的图像(首过图

图 5.6　动态 MRI 鉴别毛细血管瘤(高流量)和海绵状血管瘤(低流量)。(a)10 岁儿童,右小腿的 T2 加权自旋回波图像,可见腓骨旁血管瘤呈高信号(箭头所示)。(b)14 岁男性,左大腿的 T2WI 显示一个高信号的软组织病变,符合大血管瘤(箭头所示)。自旋回波图像不能区分高灌注和低灌注的血管瘤。(c,d)TIC 上,毛细血管瘤(图 c)首过强化明显,表明高灌注,而海绵状血管瘤(图 d)灌注缓慢。(e)首过图像(超快速 FLASH;1.5 T;TR 9ms,TE 4ms,TI 200ms,翻转角为 8°),高灌注毛细血管瘤(箭头所示)与大动脉(三角箭头所示)一样亮。(f)海绵状血管瘤为低灌注,因此,在首过图像上呈低信号(三角箭头所示)。(g)毛细血管瘤的显微照片显示在高灌注的血管瘤中有大量毛细血管(因子Ⅷ染色,内皮细胞特异性染色)。(h)海绵状血管瘤显微照片显示,海绵状血管腔内有大量红细胞,提示灌注缓慢(H&E)。(待续)

像)中同时提供定量和定性信息(图 5.6 和图 5.10)。通过这种方式,可以避免操作员选择不同的 ROI, 以及随后耗费大量时间计算 TIC 的斜率值。经放射病理学和血管造影的相关研究表明,这些图像很好地描述了组织(微观)血供和灌注[2]。然而,该方法无法直观显示通过 ROI 方法获得的 TIC 上观察到的造影剂早期药代动力学(图 5.6)。

这种后处理方法的一种变形是“瞬时强化速度的空间映射”,它在逐个像素的基础上应用指数拟合算法来推导出 TIC 的初始斜率,以创建参数化的“斜率图像”[49]。目前,许多软件包用灰阶或色阶创建其他参数化图像,在逐个像素的基础上显示 TIC 提供的生理信息,如对比剂的初始沉积速率和延迟沉积速率、最大强化及对比剂浓度–时间曲线下初始面积(IAUC),它整合了在感兴趣组织中观察到的对比剂浓度随时间的变化[48,72]。当根据周围正常组织进行归一化时,IAUC 已经被证明与使用更复杂的数学模型获得的血管通透性参数相似。IAUC 的缺点是,该参数代表了一系列的生理过程,包括血流量、血容量、内皮通透性和血管外–细胞外间隙(EES)的容积。因此,模型参数能够提供更多有生理学意义的信息。

5.1.3.5 药代动力学建模技术

定量方法能够提供反映肿瘤微血管的生理和解剖结构、血流量、血容量、内皮通透性和 EES 容积的测量值。这对于改善治疗前肿瘤表征和检测新疗法对肿瘤血管功能的影响具有重要价值。定量方法还为开发更精确、可重复的测量方法提供了可能,而且不受设备采集和组织类型的影响。这些测量值可用于指导个体患者的治疗,或作为多中心药物试验疗效的替代指标。

可以通过建模技术对动态对比增强进行定量评估,该技术通常基于血浆间隙和EES的双腔药代动力学模型[70–74]。在执行 T1 mapping 序列并获取 DCE MR 灌注图像后,将信号强度数据转换为钆浓度。然后确定血管输入函数,并建立药代动力学模型。利用 DCE MR 灌注数据的药代动力学模型,常可以衍生出几个指标:转移常数(k^{trans})、血管外–细胞外空间的体积分数(v_e)、速率常数(k^{ep},其中 $k^{ep}=k^{trans}/v_e$)和血浆体积分数(v_p)[72,73]。

DCE MR 灌注中最常用的测量指标是 k^{trans},它描述了组织中低分子对比剂的跨内皮转运:血液灌注、对比剂跨血管壁转运(取决于毛细血管通透性)及对比剂在组织间隙中的扩散。它可以根据血流和渗透性有不同的解释。当渗透性很高时(如滑膜肉瘤),钆对比剂的通量仅受血流限制,因此,k^{trans} 主要反映血流。在渗透性非常低的情况下(如纤维化瘢痕组织和肌肉),钆对比剂不易渗入 EES,因此,k^{trans} 主要反映渗透性[74]。然而,在许多组织和肿瘤中,血流和毛细血管通透性共同决定了 k^{trans} 值。

在穿过血管壁后,对比剂也开始进一步远离脉管系统扩散到组织间室,包括坏死和

图 5.7 动态 MR 组织特征。T2WI(a,c,e)和 TIC(b,d,f):23 岁女性,左股骨慢性骨髓炎并软组织脓肿(图 a,b);23 岁女性,创伤后左三角肌坏死(图 c,d);77 岁男性,左股四头肌黏液纤维肉瘤(图 e,f)。动态 MRI 无法区分良性和恶性病变,有些富血供和高灌注的良性病变[如脓肿(图 b)周围的肉芽组织或创伤后肌坏死(图 d)]的强化曲线斜率值与恶性肿瘤,如未分化多形性肉瘤(以前称为恶性纤维组织细胞瘤)(图 f)相同。三种病灶都表现为早期、快速强化,提示病变最“活跃”的部位就在此处。

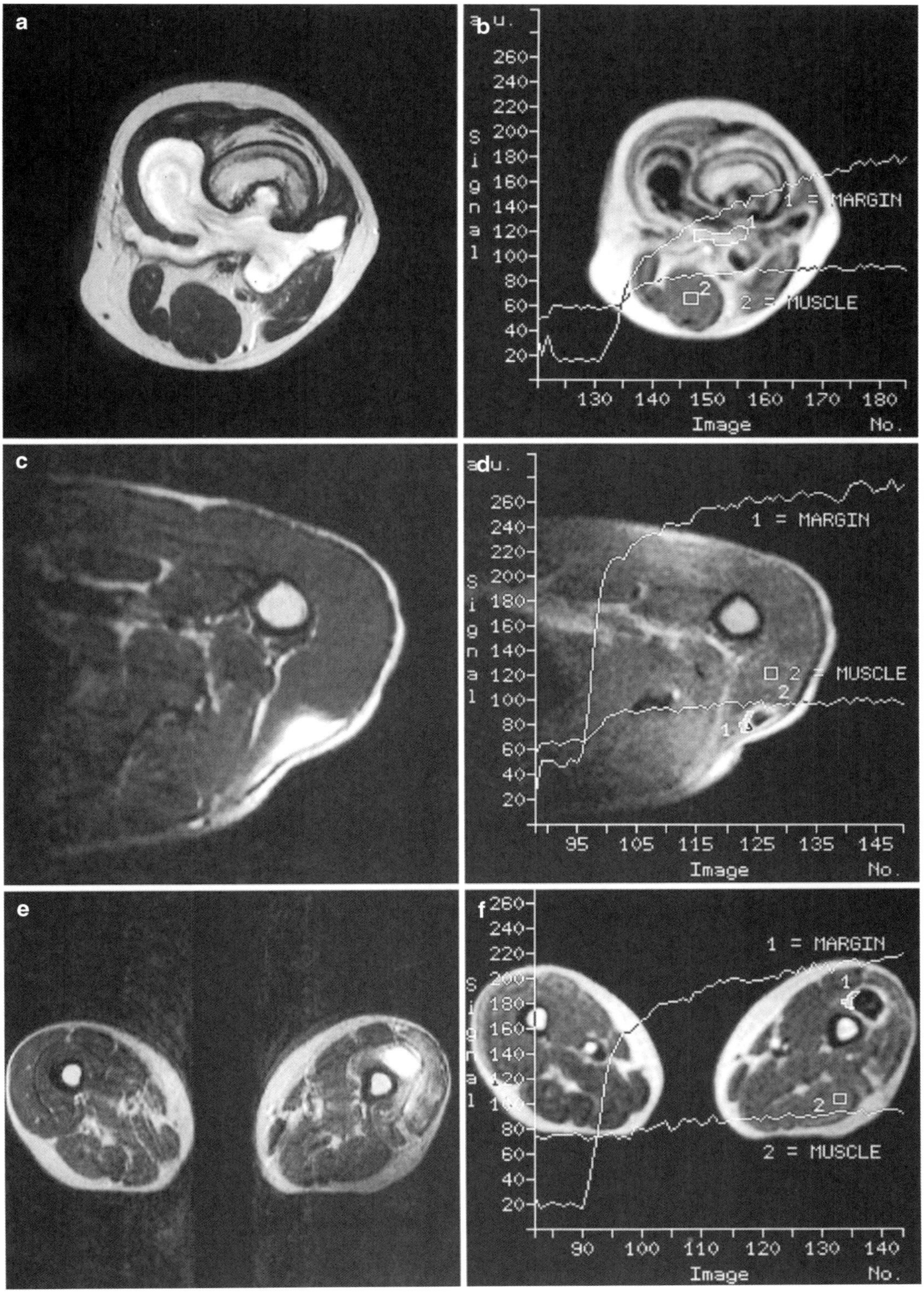
a
b
a.u.
Signal
260
240
220
200
180
160
140
120
100
80
60
40
20
1 = MARGIN
2 = MUSCLE
130 140 150 160 170 180
Image No.
c
d
a.u.
Signal
1 = MARGIN
2 = MUSCLE
95 105 115 125 135 145
Image No.
e
f
Signal
1 = MARGIN
2 = MUSCLE
90 100 110 120 130 140
Image No.

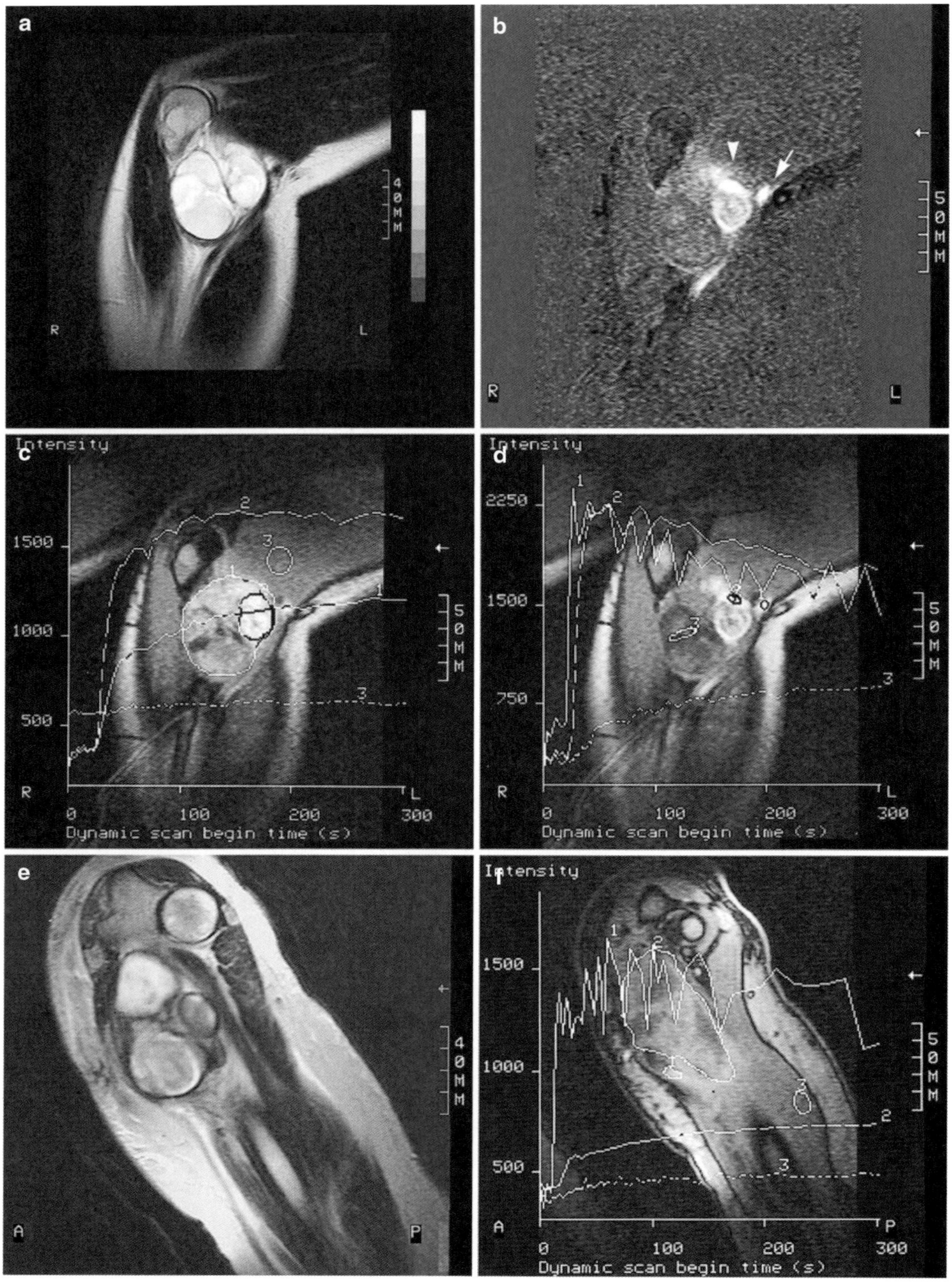
a
b
c
d
e
f
R
L
A
P
40MM
50MM
Intensity
2250
1500
1000
750
500
0
100
200
300
Dynamic scan begin time (s)

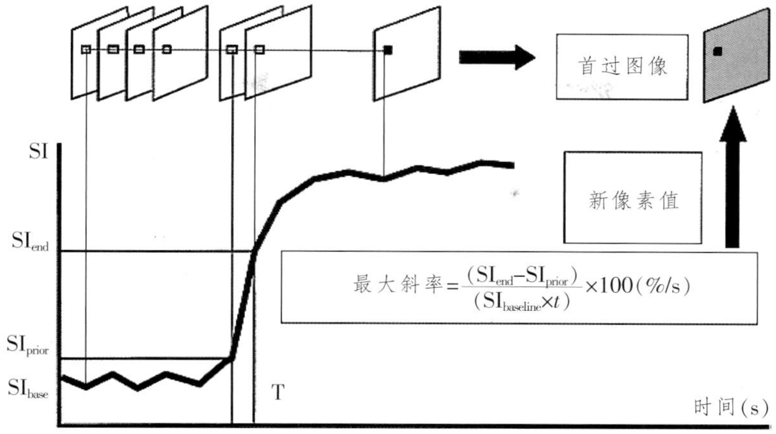

图 5.9　首过图像：后处理程序。对动态图像中的每个像素，计算 TIC 的最大斜率。此值表示首过时的最大强化率。然后，将其以灰阶强度表示并合成一幅具有相同矩阵的新图像。图像中每个像素的值等于对应空间上的首过斜率值。因此，这个参数化图像称为首过图像[64,65,67]。

纤维化区域。通常在持续几分钟至几小时的时间内，对比剂扩散回脉管系统（由速率常数 k^{ep} 描述），然后由肾脏排出体外。当毛细血管通透性较高，EES 较小时（如在细胞密度高和组织间隙小的高级别恶性软组织肿瘤中），对比剂的回流通常较快，甚至在前 2 分钟内出现快速消退。对比剂从交换非常慢的组织（如纤维化或坏死）中清除的速度较慢，这解释了某些肿瘤持续延迟强化的特征[72]。

5.1.3.6　实践指南

在实践中，在电影模式下回顾原始图像或优先查看减影图像，可以快速提供病变血管化和灌注的信息（例如，帮助描述病变表征，提供活检最佳部位，或发现肿瘤残留存活病灶；图 5.3，图 5.4，图 5.11 至图 5.13）。通过勾画全部病变、最快强化区、供血动脉和参考组织（如肌肉；图 5.4，图 5.6，图 5.7 和

图 5.8　动态 MRI 监测化疗。51 岁男性，肘窝软组织炎性黏液纤维肉瘤。单纯肿瘤坏死因子-α 灌注前(a–d)和后(e,f)。组织学反应良好。(a)治疗前矢状位快速自旋回波 T2WI（TR 3873ms，TE 150ms）显示高信号为主的分叶状肿瘤。(b)快速、动态梯度回波，钆-二乙基三胺五乙酸（DTPA）增强减影图像（快速场回波；0.5T；TR 15ms，TE 6.8ms，TI 741ms，翻转角为 30°）在对比剂到达动脉后 3s 采集（箭头所示）。肿瘤的早期周边强化清晰可见（三角箭头所示）。(c)整个肿瘤（1）、肿瘤内的快速强化结节（2）和肱肌（3）的 TIC。(d)肱动脉（1），肿瘤周围早期快速强化、快速消退（2），以及强化较缓慢的肿瘤中央区域的 TIC（3）。肿瘤周围结节（2）的曲线平行于动脉曲线（1），表明血供丰富、灌注明显和毛细血管通透性强。(e)治疗后，快速自旋回波 T2WI 上存在高信号的不均质残留肿块。自旋回波图像无法评估对化疗的反应程度。(f)动态对比度增强梯度回波图像显示肿瘤的强化开始时间相对于动脉和化疗前有所延迟。未见与存活肿瘤一致的早期强化的局部病灶。此时，相应的 TIC 显示整个肿瘤（2）相对于动脉（1）逐渐强化，没有早期平台期或早期消退。提示肿瘤血供、灌注和毛细血管通透性降低，对化疗的组织学反应良好。

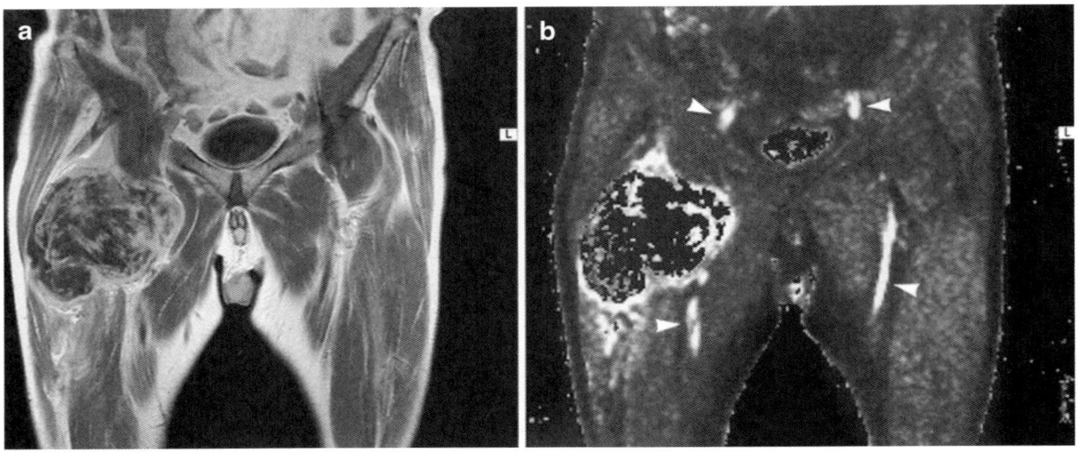

图 5.10 用首过图像监测化疗。(a)冠状位对比增强 T1WI,巨大黏液纤维肉瘤经过两个周期的化疗后出现不均匀强化。此自旋回波图像难以评估肿瘤对化疗的反应。(b)首过图像(超快速 FLASH;1.5 T;TR 9ms,TE 4ms,T1 200ms,翻转角为 8°)显示动脉(三角箭头所示)和肿瘤周边的高首过强化率。组织学证明这些快速强化区域为肿瘤残余存活部分。

图 5.13)可以获取 TIC。这些曲线提供了灌注、流入及最终流出速度等信息,以计算最大斜率,并监测化疗效果。可以利用首过图像和其他逐个像素后处理技术(如减影法)在一幅或仅几幅图像中评估所有生理信息(图 5.4,图 5.6,图 5.10 至图 5.13)。

药代动力学建模完成后,可以对 ROI、覆盖整个肿瘤的多个层面的 ROI(VOI)或图像中的每个体素(需要良好的信噪比)进行浓度-时间数据测量。ROI 或 VOI 可以使模型拟合更加稳健,代价是在异质性肿瘤中丢失细节。通常对整个肿瘤或肿瘤体积的代表性子集的数据进行分析。总的肿瘤参数可能是 ROI/VOI 平均信号的拟合,或者理想情况下是所有拟合体素结果的中位数或平均值[75]。

5.1.4 临床运用

DCE-MRI 作为辅助成像技术用于各种临床应用中的,如良恶性病变的鉴别、缩小鉴别诊断范围来对组织定性、活检前确定肿瘤存活区域、鉴别肿瘤与瘤周水肿(后者比肿瘤增强更晚、更弱)、早期检测缺血性坏死和炎性骶髂关节炎及评估类风湿性关节炎和腕管综合征[2,11,12,14,15,18,19,23–28,33,40,49]。在所有这些应用中, 该技术提供了关于组织血管化、灌注、毛细血管通透性和组织间隙组成的整体信息。然而,在肌骨系统中,最重要的应用是在活检前确定肿瘤的存活区域, 监测化疗,以及在治疗后检测残余或复发的肿瘤组织[9,10,16,17,20–22,29,30,48,50]。

5.1.4.1 监测化疗

动态 MRI 在肌骨系统中最重要的应用是评估骨肿瘤和软组织肿瘤术前化疗的反应,因为 X 线片、CT 和静态 MRI 并不是解决这一问题的可靠手段[51]。监测的目的是预测肿瘤坏死的百分比,以便区分有反应者和无反应者。此外,对初次化疗的反应是预测预后的最可靠的因素之一[52–56]。评估术前化疗的效果很重要, 因为反应不佳可能会影响未来保守手术的可行性,并改变术后(辅助)化疗[54,56,57]。相反,最初不适合手术的肿瘤若

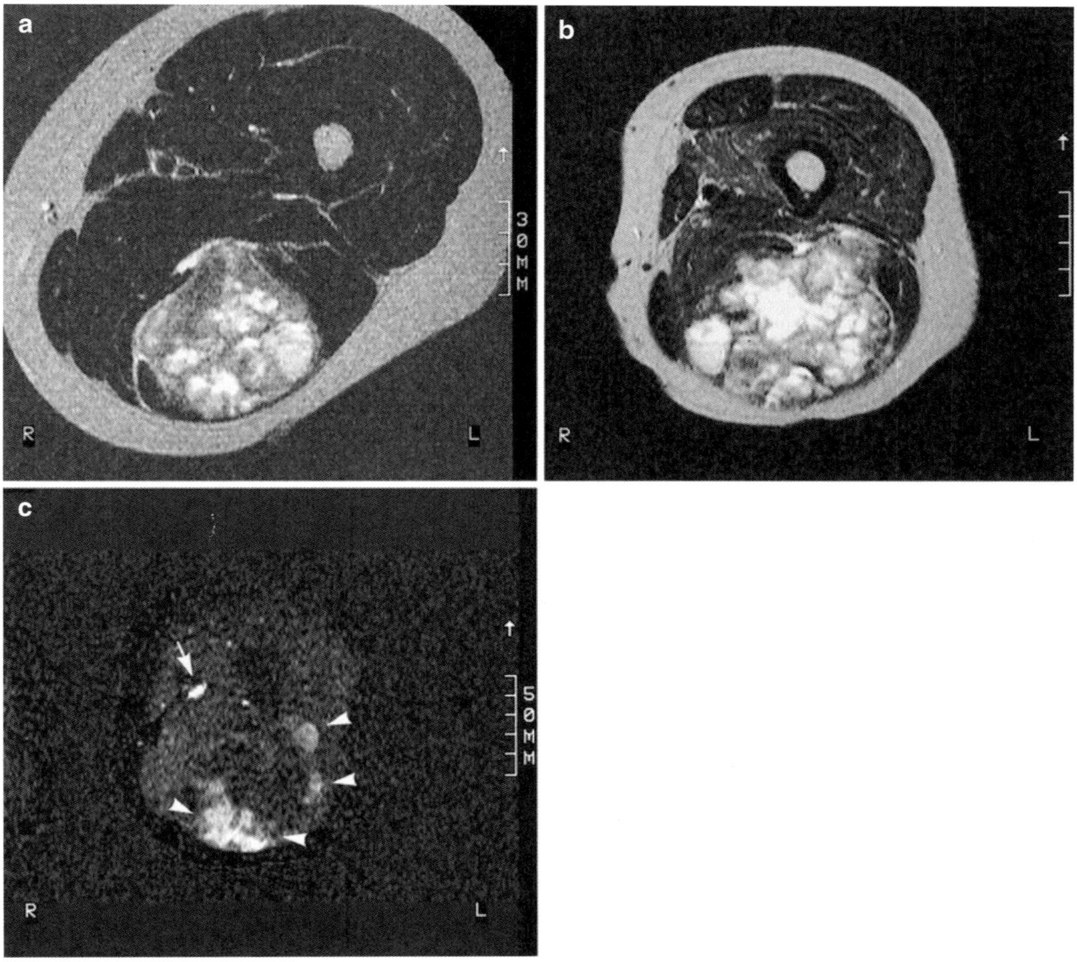

图 5.11　利用动态 MRI 监测化疗。23 岁女性,股骨骨肉瘤软组织转移,肿瘤坏死因子-α 单一肢体灌注治疗前(a)及治疗后(b,c)。对化疗的组织学反应较差。(a)轴位快速自旋回波 T2WI(TR 4598ms,TE 150ms)显示中、高信号不均质肿块。(b)轴位快速自旋回波 T2WI(TR 4590ms,TE 150ms)治疗后显示巨大不均质肿块,主要由较高信号区组成。因出血和(或)坏死,内可见液平。无法根据自旋回波图像来评估反应程度。(c)早期动态钆增强,梯度回波减影图像(快速场回波;0.5 T;TR 15ms,TE 6.8ms,TI 741ms,翻转角为 30°)显示在动脉(箭头所示)强化后 3 秒内,肿块边缘开始快速进行性强化(三角箭头所示)。这些早期强化的病灶符合富含细胞、残余活肿瘤区域。肿瘤中央缺乏强化,符合坏死。

疗效好,则认为其可转化为可行手术治疗[58]。恶性软组织肿瘤患者的最佳随访需要3 次 DCE-MRI 检查,即活检前、化疗期间和化疗结束时、手术前[39]。

许多研究评估了动态 MRI 在监测骨肉瘤、尤文肉瘤、横纹肌肉瘤和滑膜肉瘤术前化疗反应中的价值[2,9,10,14,16,17,20,21,38,41,50,59,60]。结果令人鼓舞,区分有无反应的准确度为 85.7%~100%。这很大程度上可以用动态增强 MRI 可反映组织血供来解释。其他成功的方法,如血管造影、彩色多普勒血流成像和使用锝-99m 二膦酸盐(^{99m}Tc 标记 MDP)血池闪烁扫描,也是基于有反应的肿瘤血供和灌注显著减少的证据[46,61-64]。

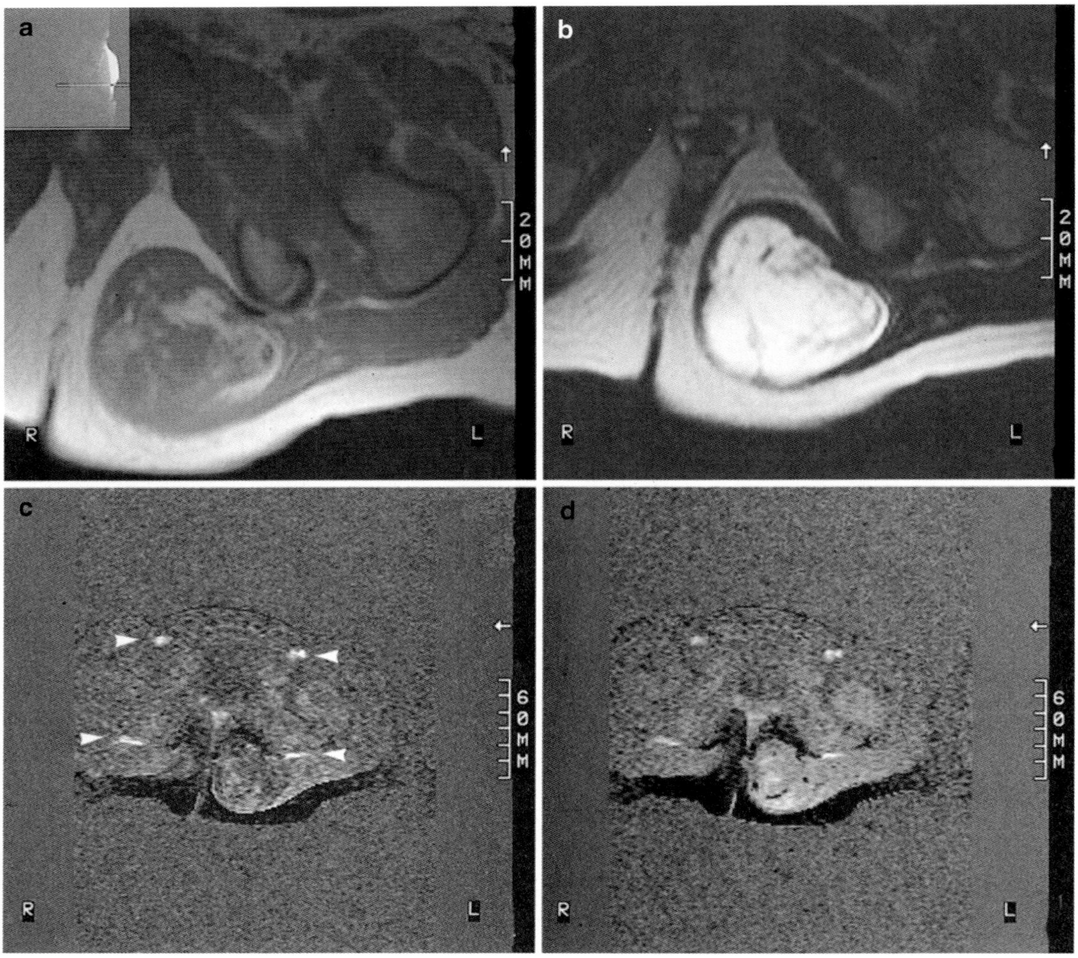

图 5.12 利用动态 MRI 进行组织定性。5 岁儿童，臀部胀痛。(a)轴位自旋回波 T1WI 显示左侧臀大肌有一界限不清的肿瘤。肿瘤不均质，内有边界不清的中等信号区和脂肪样高信号区。(b)在快速自旋回波 T2WI 上，轮廓清晰，以极高信号为主，内见条状弯曲的脂肪样中等信号。(c)动脉(三角箭头所示)增强后 3 秒获取的早期动态钆增强梯度回波减影图像(快速场回波；0.5 T；TR 15ms，TE 6.8ms，TI 741ms，翻转角为 30°)，显示肿瘤内未见强化。(d)动脉强化 112 秒后获取的晚期动态钆增强梯度回波减影图像，仅显示肿瘤内的散在强化。延迟和低增强使诊断高级别软组织肉瘤(如脂肪肉瘤或横纹肌肉瘤)的可能性降低。该患者的活检和后续肿瘤切除显示(良性)脂肪母细胞瘤。

在动态 MRI 中，ROI 可获得含整个肿瘤区的 TIC[2,14,20,21]。随访期间斜率值的增加提示化疗反应较差，但曲线曲度和斜率的下降也不一定说明反应良好，因为微小的肿瘤残存灶可能被遗漏。为了检测这些区域，应该采用其他方法研究较小的感兴趣区，如 MR 映射[10,41]。但这非常耗时，因此，计算机化的逐像素后处理技术更为适用。

评价动态对比增强图像最简单、定性的后处理方法是 MR 减影[9,38](图 5.6，图 5.8 和图 5.11)。减影图像将有残余存活肿瘤细胞的区域显示为高信号结节，并且能较好地区分存活肿瘤和炎症(图 5.8 和图 5.11)。

在首过图像中，所有结构都以灰阶或色

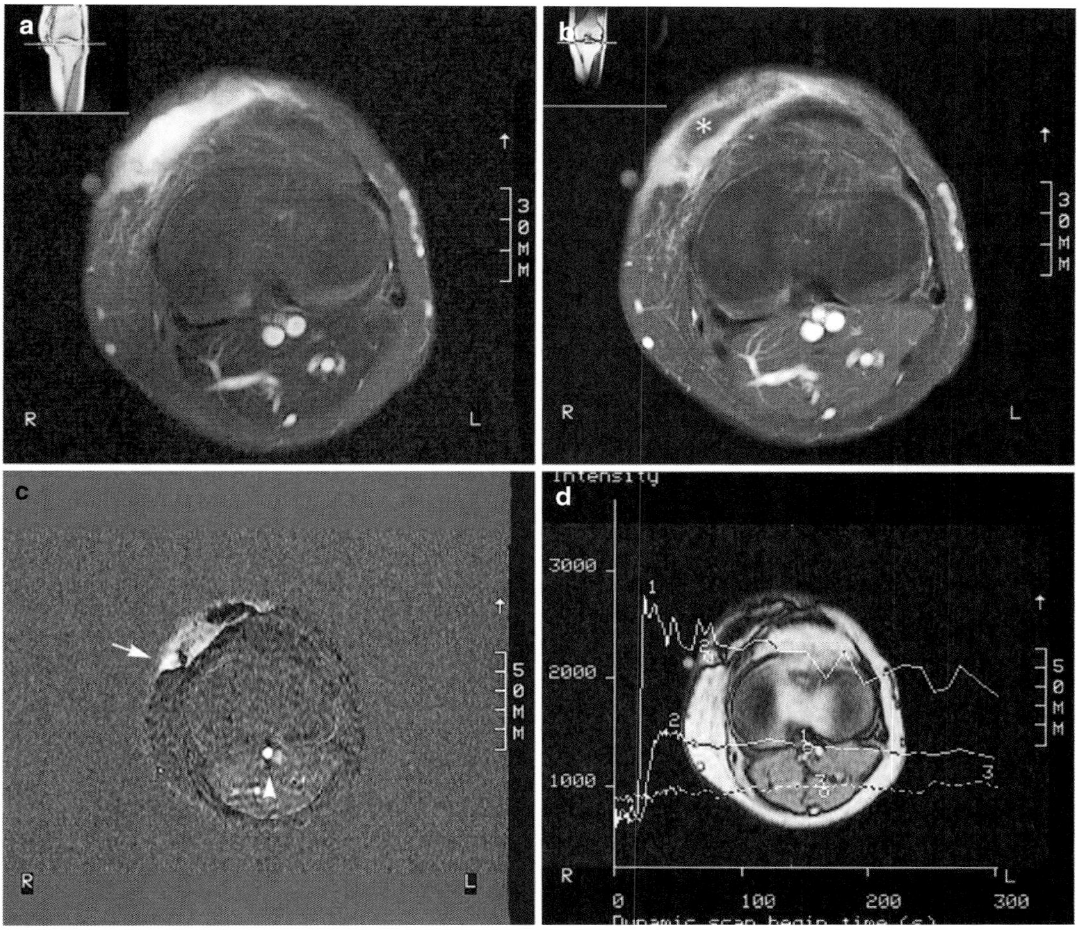

图 5.13　利用动态 MRI 检测残余肿瘤。58 岁女性,最初被诊断为脂肪瘤,最终诊断是黏液纤维肉瘤,行边缘性切除后进行 MRI 检查。(a)轴位脂肪饱和快速自旋回波 T2WI(1901ms/100ms),瘢痕水平用维生素 A 珠标记。皮下组织内存在非特异性高信号区;无法区分残余肿瘤组织和肉芽组织。(b)脂肪选择性预饱和静态 T1WI 显示瘢痕区域的非特异性强化;无法区分残余肿瘤组织和肉芽组织。无强化区(星号所示)表示术后积液(血肿)。(c)在团注 30 秒后获得相同水平的动态对比增强梯度回波减影图像(快速场回波;0.5 T;TR 15ms,TE 6.8ms,TI 741ms,翻转角为 30°)。积液腔附近有一极高信号的小结节(箭头所示)。在团注到达动脉(三角箭头所示)6 秒后开始强化。早期、明显强化更能提示残余肿瘤组织,而不是术后肉芽组织。(d)小结节区 TIC(2)与动脉(1)曲线类似,可见早期平台期,随后逐渐消退。组织活检显示残余黏液纤维肉瘤。

阶表示最大强化速度[2,32](即在首过期间;图 5.9 和图 5.10)。这样,通过测量术前化疗期间的连续检查中整个肿瘤的首过强化速度(即肿瘤中所有像素的平均值),可以定量评估化疗的效果。直接目测(定性评估)这些图像和从药物动力学模型中获得的参数化彩色图像(显示 k^{trans}、v_e、k^{ep} 和 v_p),可以轻松发现富血供和(或)高灌注的存活肿瘤组织。这有助于定性评估肿瘤反应(图 5.10)。当发现明亮区域时,应怀疑反应较差且>10%的肿瘤组织仍存活。在这种情况下,首过图像有助于指导再次活检,或者将病理学家的注意力集中在切除标本中肿瘤细胞可能在化疗中存活的区域[2](图 5.10 和图 5.11)。然而，通过这种和其他后处理技术，替代肿瘤坏死的新鲜肉芽组织可与肿瘤存活区很相似，尤其是在化疗早期和放射治疗后的前几个月。在第二次和第三次 DCE-MRI 随访研究中，即 3 个月和 6 个月后，肿瘤组织仍富血供，而反应组织中的所有参数都降低。

5.1.4.2 组织特征：良、恶性病变的鉴别

有研究者尝试以 TIC 的斜率作为鉴别诊断标准来区分良性（低斜率）和恶性（高斜率）病变（表 5.1；图 5.5 和图 5.7）[2,14,19-21,33,50]。在这些研究中，以 TIC 斜率评价肌骨病变的恶性潜能是可行的，敏感性和特异性分别为 72%~83% 和 77%~89%。尽管良性和恶性病变的斜率值有显著性统计学差异，但存在部分重叠：一些高血管化或灌注的良性病变，如动脉瘤样骨囊肿、嗜酸性肉芽肿、巨细胞瘤、骨样骨瘤、急性骨髓炎、骨化性肌炎，偶有侵袭性纤维瘤、骨纤维结构不良、神经鞘瘤和神经纤维瘤，其斜率范围与恶性肿瘤相同（图 5.6 和图 5.7；表 5.1）。滑膜肉瘤和纤维肉瘤的斜率值最高。另一方面，低斜率值似乎对良性病变有较高的预测值（图 5.12，表 5.1）。由于良性和恶性病变之间的这种重

表 5.1 软组织肿瘤的斜率值

斜率值	3%~40%/s	40%~96%/s	>100%/s
良性病变	脂肪瘤	肌炎	
	成脂肪细胞瘤	毛细血管型血管瘤（高流量）	
	弹力纤维瘤	脓肿	
	机化性陈旧血肿	肉芽组织	
	腱鞘囊肿	骨化性肌炎	
	皮样囊肿		
	脂肪坏死		
	海绵状血管瘤（低流量）		
	血管脂肪瘤		
	滑膜软骨瘤		
	色素沉着绒毛结节性滑膜炎		
	神经纤维瘤		
	类风湿结节		
	钙化性肌炎		
	神经鞘瘤		
恶性病变		上皮样肉瘤	
		淋巴瘤	
		脂肪肉瘤	
		纤维肉瘤	
			未分化多形性肉瘤
			滑膜肉瘤

斜率值是在 1.5 T 磁体上使用单层 turbo FLASH 序列获得的，参数如下：TR 9ms；TE 4ms；TI 200ms；翻转角为 8°；矩阵 128×128；每次采集一个平均值；层厚 6~10mm；采集时间 1.41s/图像；线性视图顺序。

叠,TIC和斜率值仅与常规自旋回波图像和其他放射学、解剖学和临床数据联合使用,通过提供关于病变血管化和灌注的生理信息来缩小鉴别诊断的可能性,而不是用来预测病变的良、恶性。一项评估静态和动态钆喷酸二甲葡胺增强MRI在预测恶性肿瘤中的价值研究显示,支持恶性肿瘤的对比增强MRI参数是液化、早期动态强化(动脉强化后6秒内)、外周或不均匀动态强化及快速早期动态强化,随后进入平台期或洗脱期[40]。TIC的斜率、强化开始的时间(相对于局部动脉强化开始时间)和曲线的类型并不能区分良性和恶性病变,尽管具有高斜率、早期平衡和早期消退的曲线似乎更多见于未分化多形性肉瘤(以前称为恶性纤维组织细胞瘤)和滑膜肉瘤[8,37](图5.13)。

DCE-MRI已成功用于区分毛细血管瘤、动脉型(高流量)血管瘤与海绵状(低流量)血管瘤[2,31,33](图5.6)。

5.1.4.3　存活肿瘤组织的鉴别

识别肿瘤中的存活区域对于活检非常重要,因为在组织病理学检查中,血供良好的存活肿瘤组织活检标本比由血供不良的肿瘤组织、水肿或坏死物组成的混合样本在确定肿瘤类型和分级方面更有价值。DCE-MRI可提供有用信息,引导活检最具代表性的区域,因为这些具有血供良好的存活肿瘤组织的区域比自旋回波增强图像显示的更好[33](图5.3)。对比剂在肿瘤内首过时,强化速度快且血管最丰富的区域比其他肿瘤成分和瘤周水肿显得更亮[49](图5.3,图5.4,图5.8和图5.13)。

5.1.4.4　肿瘤残留或复发的检测

肌骨肿瘤切除后,必须定期随访。每当在脂肪饱和或STIR T2WI上检测到高信号肿瘤时,都需要进行DCE-MRI,因为静态MRI不能区分炎症性改变、血清肿和残留或复发的肿瘤组织[30,65-69]。Vanel等人认为,血清肿无强化;DCE-MRI观察到的缓慢强化提示假瘤(反应性组织和炎症,常为高信号区,无真正肿块),早期快速显著强化提示复发[29,30](图5.4,图5.13和图5.14)。PVNS和纤维瘤病的复发除外,它们可表现为低信号肿块(图5.14)。

5.2　弥散磁共振成像

5.2.1　成像技术

弥散MRI提供了组织细胞和细胞膜完整性的定量和定性评估。被广泛用于肿瘤检测、定性和治疗期间的监测。弥散MRI提供的功能信息是对结构评估的补充[76]。弥散MRI测量体内水分子的随机运动(布朗运动)。在体内的细胞外、细胞内和跨细胞间室及血管内间室(微循环-灌注)中评估水分子的运动[77]。与细胞外和细胞内间室相比,血管内的血流导致了水分子在更长的距离内扩散。血管内水分子弥散对弥散图像的贡献因组织而异;在血管化好的肿瘤中具有重要意义。生物组织中水分子的弥散受限与组织细胞数量和膜完整性呈负相关[78]。在具有完整细胞膜和细胞外间隙小的高细胞组织中,限制作用更大。

肿瘤细胞的特征各不相同,这些差异有助于辨别肿瘤类型。与良性肿瘤相比,恶性肿瘤细胞数量较多,其内水分子弥散受限更大[76,79]。

5.2.1.1　定性弥散MRI

弥散MRI采用具有扩散梯度的常规T2加权序列,过滤高流动性水分子的信号并提

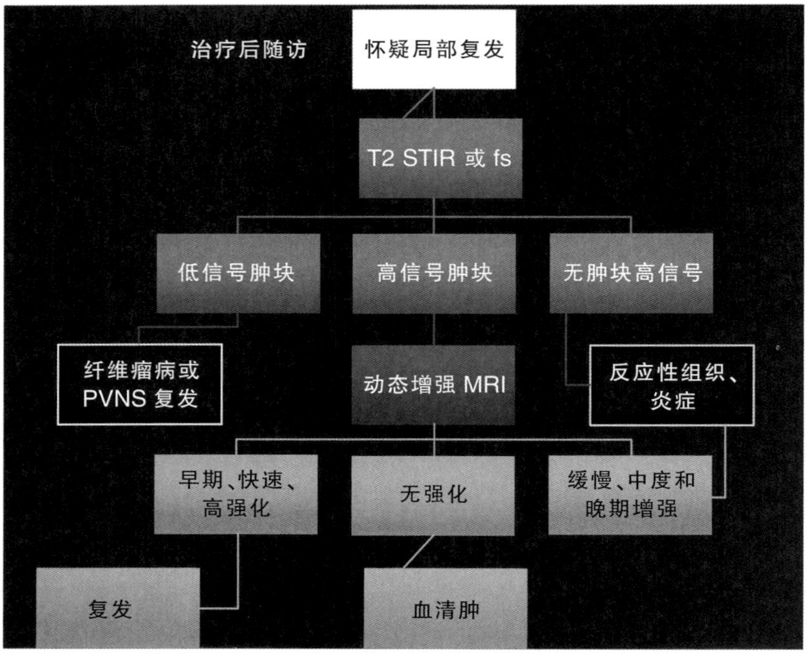

图 5.14　软组织肿瘤治疗后随访流程图。

高对弥散和流动性的检测。可用的弥散序列包括自旋回波弥散加权成像(DWI)、回声平面成像(EPI)和稳态自由进动成像(SSFP)[77]。EPI 采用单次或多次激发技术,采集时间短,因此,是使用最广泛的序列。为了提高解释精度,通常使用至少两个不同的 b 值(0s/mm^2 和 600s/mm^2 或 1000s/mm^2)。b 值反映了图像的弥散力和弥散加权,正如回波时间(TE)反映了 T2WI 的 T2 加权一样[11,76]。囊性肿瘤在高 b 值图像上表现出更大的信号衰减,反映水分子运动受限程度较小,而实性肿瘤和细胞性肿瘤则继续形成高信号。

5.2.1.2　定量弥散 MRI

具有多个 b 值的弥散 MRI 通过表观扩散系数(ADC)提供定量分析。ADC 是用不同 b 值获取的图像上肿瘤信号的指数函数。对图像的每个像素计算 ADC,并绘制 ADC 图。在 ADC 图上使用 ROI 可以区分组织。与细胞密度较低的位点相比,弥散受限的富细胞位点 ADC 值较低。ADC 值低的位点在弥散图像上产生较高的信号。然而,ADC 不仅依赖于细胞外肿瘤间室中水分子的扩散,还依赖于肿瘤灌注的程度[79]。与良性软组织肿瘤相比,恶性软组织肿瘤的灌注分数(微循环)往往更大,对 ADC 升高的贡献也更大。因此,在恶性肿瘤中灌注可使 ADC 值增加更快,导致恶性和良性肿瘤 ADC 值重叠[76]。对灌注进行校正的弥散图像(灌注不敏感 ADC 值,PIADC)限制了这种效应的影响[79]。传统 ADC 值用 0s/mm^2 和 600s/mm^2 的 b 值测量。在低 b 值(50~100s/mm^2)下,自由移动且长距离扩散的水分子(如在血管中)显示信号衰减。相比之下,缓慢移动或在短距离内扩散的水分子随着 b 值的增加(1000s/mm^2)显示出更平缓的信号衰减。细胞密度高、组织间隙小的高级别肿瘤往往 ADC 值较低[16]。与恶性肿瘤相比,良性非黏液样肿瘤具有更高的平均ADC 值($1.31±0.46×10^{-3}mm^2/s$ 对 $0.94±0.25×10^{-3}mm^2/s$,$P<0.001$)(图 5.15)[80]。与标准结构性 MRI 参数结合,ADC 值可提高肿瘤的定性[81]。在异质性显著的软组织肉瘤中,ADC 值检测可能比较困难。ADC 值的 ROI 测量应避免坏死、出血、钙化和黏液成分。最小 ADC 值可能比平均 ADC 值更有利于鉴别良、恶性肿瘤。

弥散 MRI 也可用于监测化疗期间的肿瘤。肿瘤坏死导致细胞膜完整性丧失,细胞外间室扩大, 导致水分子扩散增加,ADC 值升高[76]。

5.2.2 临床应用

5.2.2.1 脓肿、血肿、坏死肿瘤

坏死肿瘤和脓肿在常规 MRI 上可能有相似的表现。脓肿的明确诊断会改变治疗策略,因为需要进行引流。脓肿的活性壁可能有丰富的血液供应,其灌注斜率与恶性肿瘤类似[40]。脓肿含有炎性细胞、蛋白质基质、细胞碎片和细菌,脓液黏稠度高限制水分子的移动。因此,脓腔的特点是低 ADC 值和高 b 值弥散 MR 图像上呈高信号。在坏死肿瘤的

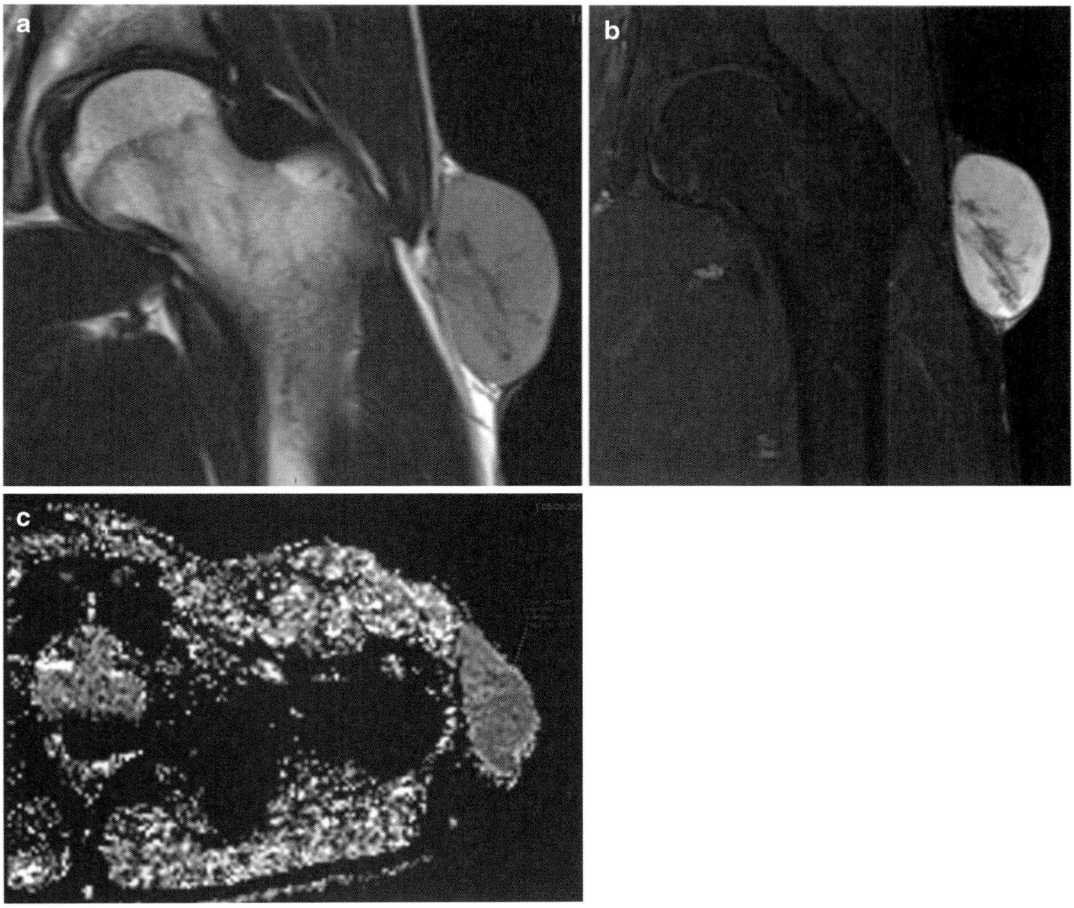

图 5.15　左大腿隆突性皮肤纤维肉瘤。(a)冠状位快速自旋回波 T2WI 显示皮下椭圆形软组织肿瘤。(b)静脉注射钆对比剂后,冠状位脂肪饱和 T1WI 显示肿瘤明显强化。(c)髋关节区域的 ADC 图显示富细胞组织,扩散受限。ROI 测量的平均 ADC 值($1.06×10^{-3}mm^2/s$)提示为恶性肿瘤。

坏死部分，弥散往往大于脓肿，因为肿瘤坏死的成分比脓肿的黏液性坏死允许更多水分子的随机运动。在侵袭性恶性肿瘤的富细胞实体部分，水的运动受到限制，ADC值较低[76]。

鉴别血肿和恶性肿瘤出血可能具有挑战性[76]。弥散MRI可鉴别慢性血肿和恶性肿瘤。血肿的平均ADC值明显高于软组织恶性肿瘤[$(1.55\pm0.121)\times10^{-3}mm^2/s$ 与 $(0.92\pm0.139)\times10^{-3}mm^2/s$，$P<0.01$]。急性和亚急性血肿具有特征性的高铁血红蛋白MRI表现，ADC图显示病灶中心弥散受限。良性血肿中对比强化较少见，但可存在于血肿周围，呈轻度且规则的强化。

5.2.2.2 黏液样肿瘤

黏液样组织存在于黏液瘤、黏液样脂肪肉瘤和黏液纤维肉瘤中[39]。这些高黏蛋白和低胶原含量的富含水病变，允许更多水分子的随机运动，导致恶性和非恶性黏液样软组织肿瘤的ADC值高于非黏液样肿瘤[$(2.08\pm0.51)\times10^{-3}mm^2/s$ 与 $(1.13\pm0.40)\times10^{-3}mm^2/s$，$P<0.001$][76,79](图5.16)。然而，恶性和非恶性黏液样软组织肿瘤中黏液样成分没有太大差异，导致良性和恶性黏液样肿瘤的ADC值有相当大的重叠。

5.2.2.3 监测治疗反应

弥散MRI还可用于评估治疗后残余肿瘤活性，并在仍有可能治愈的早期阶段检测复发。由于标准MRI信号异常(T1WI上的低信号和T2WI上的高信号)缺乏特异性，因此，如何鉴别治疗相关的组织变化与残留或复发的肿瘤组织是一个常见的问题。弥散显示与治疗相关的肿瘤坏死灶弥散增加比肿瘤残余存活灶或复发灶的更大。实体瘤的特点是细胞密度高、细胞膜完整，与治疗改变的组织中的低细胞密度和细胞膜损伤形成鲜明对比[82]。有必要进一步研究来确定检

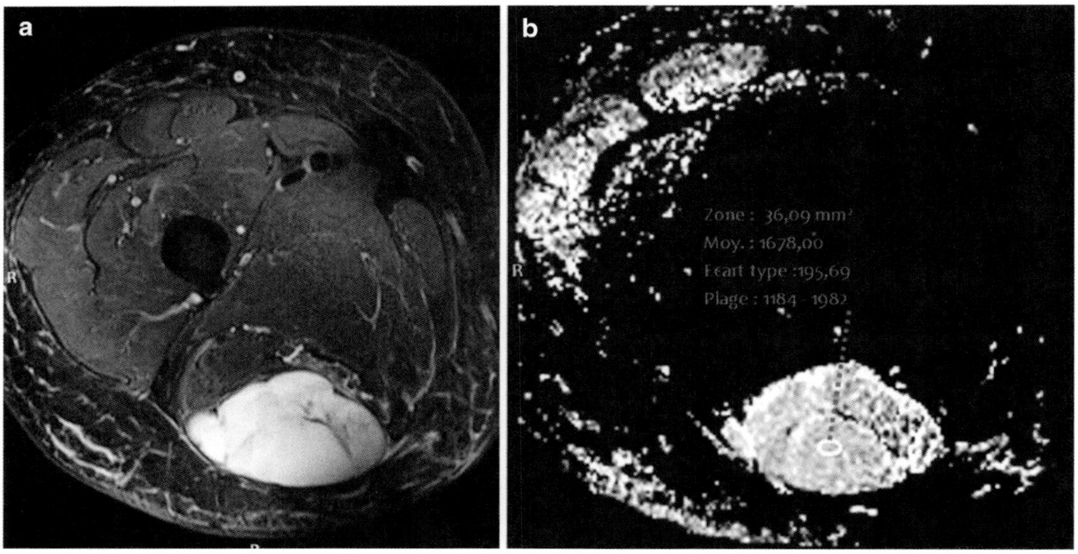

图5.16 右大腿黏液纤维瘤。(a)轴位脂肪饱和T2WI显示高信号的恶性肿瘤黏液成分。(b)右大腿区域ADC图显示富水病变，平均ADC为$1.67\times10^{-3}mm^2/s$，提示高黏蛋白、低胶原含量的黏液样组织，其允许更多水分子的随机运动，导致ADC值较高。

测化疗反应所需的最佳和最短延迟。

5.3　质子核磁共振波谱

质子核磁共振波谱不是评估软组织肿瘤的常规方法,但可以用来表征恶性肌骨肿瘤中存在的分子[83,84]。病变的特征是基于其代谢成分,如胆碱,一种在细胞膜上发现的磷脂。胆碱比例的增加表明细胞膜的更新加快,这是恶性肿瘤的间接标志[83,84]。质子核磁共振波谱已用于骨和软组织肿瘤、乳腺癌、前列腺癌和宫颈癌。其结果可以区分恶性和良性肌骨肿瘤[83,84]。基于代谢产物(水、胆碱、肌酸和脂质)的相对信号,使用多体素和单体素技术可以将质子核磁共振波谱结果转换成像素强度图。多体素质子核磁共振波谱已被证明可用于表征肌骨肿瘤[84]。ROI必须精确定位在早期明显强化的部位,这些部位不含骨结构、坏死或出血灶、钙化、脂肪或肌肉。对于表现为弱和缓慢增强或5分钟后无增强的肿瘤,体素定位于延迟增强的位置。胆碱峰用于区分良性和恶性肿瘤。胆碱峰有利于恶性病变的诊断,但可以在代谢活跃的良性病变和脓肿中发现[83,85]。脂质峰通常可见于脓肿壁、恶性肿瘤的实性成分和治疗后的肿瘤中,它反映了细胞膜的更新。应注意避免相邻结构的峰值污染及过多的噪声。

总结

动态增强MRI是一种很有前景的生理成像方法,通过描绘组织血管化和灌注、毛细血管通透性及组织间隙的组成,提供临床有用的信息。在肌骨系统中最重要的应用是标示活检部位、组织特征、术前化疗的监测及检测残留或复发肿瘤组织。

要点

1. DCE-MRI可在5分钟内完成,提供了对比剂首次通过时的组织血管化、灌注和毛细血管通透性及首次通过后的组织间隙的信息。

2. 弥散MRI提供了组织细胞结构和水分子运动的信息。

3. 质子核磁共振波谱可检测水、胆碱、肌酸和脂质。

4. 先进的磁共振成像技术有助于鉴别坏死、脓肿、血肿和黏液组织。

5. 先进的磁共振成像技术有助于缩小鉴别诊断的范围,区分良、恶性病变,监测化疗情况,确定活检的最佳部位,检测肿瘤复发,区分复发与反应性组织。

6. 动态对比度增强成像研究的解读可以使用感兴趣的区域(例如,整个肿瘤、强化最快的区域、肌肉和动脉)和时间–强度曲线,也可以使用更先进的逐像素后处理和药代动力学建模技术。

7. 弥散MRI的解读可以通过评估低和高b值图像上的信号强度来完成定性,也可以通过计算表观扩散系数并在ADC图上使用感兴趣区域来完成定量。

参考文献

1. Brasch RC (1992) New directions in the development of MR imaging contrast-media. Radiology 183:1–11
2. Verstraete KL, Dedeene Y, Roels H, Dierick A, Uyttendaele D, Kunnen M (1994) Benign and malignant musculoskeletal lesions – dynamic contrast-enhanced MR-imaging – parametric first-pass images depict tissue vascularization and perfusion. Radiology 192:835–843
3. Wolf GL (1991) Contrast agents in spine and body MRI: introduction. In: Hasso AN, Stark DD (ed) American Roentgen Ray Society – categorical course syllabus: spine and body magnetic resonance imaging. Reston, Congres of ARRS in Boston, 1991. Reston, VA, USA pp 111–115

4. Dean PB, Kormano M (1977) Intravenous bolus of 125I-labeled meglumine diatrizoate. Early extravascular distribution. Acta Radiol Diagn (Stockh) 18:293–304
5. Kormano M, Dean PB (1976) Extravascular contrast material: the major component of contrast enhancement. Radiology 121:379–382
6. Tong CY, Prato FS, Wisenberg G et al (1993) Measurement of the extraction efficiency and distribution volume for Gd-DT-PA in normal and diseased canine myocardium. Magn Reson Med 30:337–346
7. Tong CY, Prato FS, Wisenberg G et al (1993) Techniques for the measurement of the local myocardial extraction efficiency for inert diffusible contrast agents such as gadopentetate dimeglumine. Magn Reson Med 30:332–336
8. Verstraete KL et al (1992) Dynamic contrast enhanced MRI of musculoskeletal neoplasms: different types and slopes of TICs (abstract). Proceedings of Society of Magnetic Resonance in Medicine. Berkely, p 2609
9. Debaere T, Vanel D, Shapeero LG, Charpentier A, Terrier P, Dipaola M (1992) Osteosarcoma after chemotherapy – evaluation with contrast material enhanced subtraction MR imaging. Radiology 185:587–592
10. Hanna SL, Parham DM, Fairclough DL, Meyer WH, Le AH, Fletcher BD (1992) Assessment of osteosarcoma response to preoperative chemotherapy using dynamic flash gadolinium-DTPA-enhanced magnetic-resonance mapping. Invest Radiol 27:367–373
11. Konig H, Sieper J, Wolf KJ (1990) Rheumatoid arthritis – evaluation of hypervascular and fibrous pannus with dynamic MR imaging enhanced with Gd-DTPA. Radiology 176:473–477
12. Konig H, Sieper J, Wolf KJ (1990) Dynamic MRI for the differentiation of inflammatory joint lesions. Rofo Fortschr Geb Rontgenstr Neuen Bildgeb Verfahr 153:1–5
13. Ross JS, Delamarter R, Hueftle MG et al (1989) Gadolinium-DTPA-enhanced MRI of the postoperative lumbar spine: time course and mechanism of enhancement. AJR Am J Roentgenol 152:825–834
14. Verstraete KL, Dierick A, De Deene Y et al (1994) First-pass images of musculoskeletal lesions: a new and useful diagnostic application of dynamic contrast-enhanced MRI. Magn Reson Imaging 12:687–702
15. Bollow M, Braun J, Hamm B et al (1995) Early sacroiliitis in patients with spondyloarthropathy – evaluation with dynamic gadolinium-enhanced MR-imaging. Radiology 194:529–536
16. Bonnerot V, Charpentier A, Frouin F, Kalifa C, Vanel D, Dipaola R (1992) Factor-analysis of dynamic magnetic-resonance-imaging in predicting the response of osteosarcoma to chemotherapy. Invest Radiol 27:847–855
17. Charpentier E et al (1990) Factor analysis processing of dynamic MRI: new method to assess osteosarcoma preoperative chemotherapy response (abstract). Radiology 177(Suppl):221
18. Cova M, Kang YS, Tsukamoto H et al (1991) Bone-marrow perfusion evaluated with gadolinium-enhanced dynamic fast MR imaging in a dog-model. Radiology 179:535–539
19. Erlemann R, Reiser MF, Peters PE et al (1989) Musculoskeletal neoplasms – static and dynamic Gd-DTPA enhanced MR imaging. Radiology 171: 767–773
20. Erlemann R, Sciuk J, Bosse A et al (1990) Response of osteosarcoma and Ewing sarcoma to preoperative chemotherapy – assessment with dynamic and static MR imaging and skeletal scintigraphy. Radiology 175:791–796
21. Fletcher BD, Hanna SL, Fairclough DL, Gronemeyer SA (1992) Pediatric musculoskeletal tumors – use of dynamic contrast-enhanced MR imaging to monitor response to chemotherapy. Radiology 184:243–248
22. Hanna SL, Fletcher BD, Fairclough DL, Le A (1990) Use of dynamic Gd-DTPA enhanced MRI in musculoskeletal malignancies (abstract). Proceedings of Society of Magnetic Resonance Imaging, p 9
23. Lang P, Stevens M, Vahlensieck M (1991) Rheumatoid arthritis of the hand and wrist: evaluation of soft-tissue inflammation and quantification of inflammatory activity using unenhanced and dynamic Gd-DTPA enhanced MRI (abstract). Proceedings of Society of Magnetic Resonance in Medicine p 66
24. Mirowitz SA, Totty WG, Lee JKT (1990) Evaluation of musculoskeletal masses with dynamic Gd-DTPA enhanced rapid-acquisition spin-echo imaging (abstract). Radiology 177(Suppl):221
25. Mirowitz SA, Totty WG, Lee JKT (1992) Characterization of musculoskeletal masses using dynamic Gd-DTPA enhanced spin-echo MRI. J Comput Assist Tomogr 16:120–125
26. Reiser MF, Bongartz GP, Erlemann R et al (1989) Gadolinium-DTPA in rheumatoid-arthritis and related diseases – first results with dynamic magnetic-resonance imaging. Skeletal Radiol 18:591–597
27. Sugimoto H, Miyaji N, Ohsawa T (1994) Carpal-tunnel syndrome – evaluation of median nerve circulation with dynamic contrast-enhanced MR-imaging. Radiology 190:459–466
28. Tsukamoto H, Kang YS, Jones LC et al (1992) Evaluation of marrow perfusion in the femoral-head by dynamic magnetic-resonance-imaging – effect of venous occlusion in a dog-model. Invest Radiol 27:275–281
29. Vanel D et al (1993) Dynamic contrast-enhanced subtraction MRI in follow-up of aggressive soft-tissue tumors: a prospective study of 74 patients (abstract). Radiology 189(Suppl):205
30. Vanel D, Shapeero LG, Debaere T et al (1994) MR-imaging in the follow-up of malignant and aggressive soft-tissue tumors – results of 511 examinations. Radiology 190:263–268
31. Verstraete K (1994) Dynamic contrast-enhanced MRI of tumor and tumor-like lesions of the musculoskeletal system, pp 63–185. Thesis, University of Gent, Gent, Belgium
32. Verstraete KL, Dierick A, De Deene Y et al (1993) First-pass images of musculoskeletal lesions: a new and useful diagnostic application of dynamic contrast-enhanced MRI. Proc. Soc. Magn. Reson. Med. 2, New York 869
33. Verstraete KL, Vanzieleghem B, De Deene Y et al (1995) Static, dynamic and first-pass MRI of musculo-

skeletal lesions using gadodiamide injection. Acta Radiol 36:27–36
34. Chien D, Edelman RR (1991) Ultrafast imaging using gradient echos. Magn Reson Q 7:31–56
35. Haase A, Matthaei D, Bartkowski R, Duhmke E, Leibfritz D (1989) Inversion recovery snapshot FLASH MR imaging. J Comput Assist Tomogr 13:1036–1040
36. Haase A (1990) Snapshot FLASH MRI – applications to T1, T2, and chemical-shift imaging. Magn Reson Med 13:77–89
37. Van der Woude H et al (1995) Double slice dynamic contrast-enhanced subtraction MR images in 60 patients with musculoskeletal tumors or tumor-like lesions (abstract). Eur Radiol (Suppl 5):181
38. Van der Woude HJ, Bloem JL, Verstraete KL, Taminiau AH, Nooy MA, Hogendoorn PC (1995) Osteosarcoma and Ewing's sarcoma after neoadjuvant chemotherapy: value of dynamic MR imaging in detecting viable tumor before surgery. AJR Am J Roentgenol 165:593–8
39. Verstraete KL, Lang P (2000) Bone and soft tissue tumors: the role of contrast agents for MRI. Eur J Radiol 34:229–246
40. van Rijswijk CS, Geirnaerdt MJ, Hogendoorn PC et al (2004) Soft-tissue tumors: value of static and dynamic gadopentetate dimeglumine-enhanced MRI in prediction of malignancy. Radiology 233:493–502
41. Shapeero LG, Henry-Amar M, Vanel D (1992) Response of osteosarcoma and Ewing sarcoma to preoperative chemotherapy: assessment with dynamic and static MRI and skeletal scintigraphy. Invest Radiol 27:989–991
42. Kashanian FK, Goldstein HA, Blumetti RF, Holyoak WL, Hugo FP, Dolker M (1990) Rapid bolus injection of gadopentetate dimeglumine: absence of side effects in normal volunteers. AJNR Am J Neuroradiol 11:853–856
43. Chambers TP, Baron RL, Lush RM, Dodd GD, Miller WJ, Confer SR (1993) Hepatic CT enhancement – a method to demonstrate reproducibility. Radiology 188:627–631
44. Chambers TP, Baron RL, Lush RM (1994) Hepatic CT enhancement. 1. Alterations in the volume of contrast material within the same patients. Radiology 193:513–517
45. Chambers TP, Baron RL, Lush RM (1994) Hepatic CT enhancement. 2. Alterations in contrast material volume and rate of injection within the same patients. Radiology 193:518–522
46. Vanderwoude HJ, Bloem JL, Schipper J et al (1994) Changes in tumor perfusion induced by chemotherapy in bone sarcomas – color Doppler flow imaging compared with contrast-enhanced MR-imaging and 3-phase bone-scintigraphy. Radiology 191:421–431
47. Vaupel P, Kallinowski F, Okunieff P (1989) Blood-flow, oxygen and nutrient supply, and metabolic microenvironment of human-tumors – a review. Cancer Res 49:6449–6465
48. Reddick WE, Langston JW, Meyer WH et al (1994) Discrete signal-processing of dynamic contrast-enhanced MR-imaging – statistical validation and preliminary clinical-application. J Magn Reson Imaging 4:397–404
49. Lang P, Honda G, Roberts T et al (1995) Musculoskeletal neoplasm: perineoplastic edema versus tumor on dynamic post-contrast MR images with spatial mapping of instantaneous enhancement rates. Radiology 197:831–839
50. Erlemann R (1993) Dynamic gadolinium-enhanced MR imaging to monitor tumor response to chemotherapy. Radiology 186:904
51. Lawrence JA, Babyn PS, Chan HSL, Thorner PS, Pron GE, Krajbich IJ (1993) Extremity osteosarcoma in childhood – prognostic value of radiologic imaging. Radiology 189:43–47
52. Glasser DB, Lane JM, Huvos AG, Marcove RC, Rosen G (1992) Survival, prognosis, and therapeutic response in osteogenic-sarcoma – the Memorial Hospital Experience. Cancer 69:698–708
53. Hudson M, Jaffe MR, Jaffe N et al (1990) Pediatric osteosarcoma – therapeutic strategies, results, and prognostic factors derived from a 10-year experience. J Clin Oncol 8:1988–1997
54. Meyers PA, Heller G, Healey J et al (1992) Chemotherapy for nonmetastatic osteogenic-sarcoma – the Memorial Sloan-Kettering experience. J Clin Oncol 10:5–15
55. Oberlin O, Patte C, Demeocq F et al (1985) The response to initial chemotherapy as a prognostic factor in localized Ewing sarcoma. Eur J Cancer Clin Oncol 21:463–467
56. Rosen G, Caparros B, Huvos AG et al (1982) Preoperative chemotherapy for osteogenic-sarcoma – selection of postoperative adjuvant chemotherapy based on the response of the primary tumor to preoperative chemotherapy. Cancer 49:1221–1230
57. Winkler K, Beron G, Delling G et al (1988) Neoadjuvant chemotherapy of osteo-sarcoma – results of a randomized cooperative trial (Coss-82) with salvage chemotherapy based on histological tumor response. J Clin Oncol 6:329–337
58. Raymond AK, Chawla SP, Carrasco CH et al (1987) Osteosarcoma chemotherapy effect – a prognostic factor. Semin Diagn Pathol 4:212–236
59. Erlemann R, Sciuk J, Wuisman P et al (1992) Dynamic MR tomography in diagnosis of inflammatory and tumorous space-occupying growths of the musculoskeletal system. Rofo Fortschr Geb Rontgenstr Neuen Bildgeb Verfahr 156:353–359
60. Fletcher B, Hanna S (1989) Musculoskeletal neoplasms: dynamic Gd-DTPA-enhanced MRI (letter). Radiology 177:287–288
61. Carrasco CH, Charnsangavej C, Raymond AK et al (1989) Osteosarcoma – angiographic assessment of response to preoperative chemotherapy. Radiology 170:839–842
62. Chuang VP, Benjamin R, Jaffe N et al (1982) Radiographic and angiographic changes in osteosarcoma after intraarterial chemotherapy. AJR Am J Roentgenol 139:1065–1069
63. Knop J, Delling G, Heise U, Winkler K (1990) Scintigraphic evaluation of tumor-regression during preoperative chemotherapy of osteosarcoma –

correlation of Tc-99m-methylene diphosphonate parametric imaging with surgical histopathology. Skeletal Radiol 19:165–172
64. Kumpan W, Lechner G, Wittich GR et al (1986) The angiographic response of osteosarcoma following pre-operative chemotherapy. Skeletal Radiol 15:96–102
65. Biondetti PR, Ehman RL (1992) Soft-tissue sarcomas: use of textural patterns in skeletal muscle as a diagnostic feature in postoperative MRI. Radiology 183:845–848
66. Bloem JL, Reiser MF, Vanel D (1990) Magnetic resonance contrast agents in the evaluation of the musculoskeletal system. Magn Reson Q 6:136–163
67. Maas R (1992) Radiological-diagnosis of recurrent soft-tissue sarcoma. Radiologe 32:597–605
68. Reuther G, Mutschler W (1990) Detection of local recurrent disease in musculoskeletal tumors – magnetic-resonance-imaging versus computed-tomography. Skeletal Radiol 19:85–90
69. Vanel D, Lacombe MJ, Couanet D, Kalifa C, Spielmann M, Genin J (1987) Musculoskeletal tumors – follow-up with MR imaging after treatment with surgery and radiation-therapy. Radiology 164:243–245
70. Padhani AR (2002) Dynamic contrast-enhanced MRI in clinical oncology: current status and future directions. J Magn Reson Imaging 16:407–422
71. Essig M, Shiroishi M, Nguyen T et al (2013) Perfusion MRI: the five most frequently asked technical questions. AJR Am J Roentgenol 200(1):24–34
72. Paldino MJ, Barboriak DP (2009) Fundamentals of quantitative dynamic contrast-enhanced MR imaging. Magn Reson Imaging Clin N Am 17:277–289
73. Tofts PS, Brix G, Buckley DL et al (1999) Estimating kinetic parameters from dynamic contrast-enhanced T(1)-weighted MRI of a diffusable tracer: standardized quantities and symbols. J Magn Reson Imaging 10:223–232
74. Miller JC, Pien HH, Sahani D, Sorensen AG, Thrall JH (2005) Imaging angiogenesis: applications and potential for drug development. J Natl Cancer Inst 97:172–187
75. Leach MO, Morgan B, Tofts PS et al (2012) Imaging vascular function for early stage clinical trials using dynamic contrast-enhanced magnetic resonance imaging. Eur Radiol 22:1465–1478
76. Costa FM, Ferreira EC, Vianna EM (2011) Diffusion-weighted magnetic resonance imaging for the evaluation of musculoskeletal tumors. Magn Reson Imaging Clin N Am 19(1):159–180
77. Baur A, Reiser MF (2000) Diffusion-weighted imaging of the musculoskeletal system in humans. Skeletal Radiol 29(10):555–562
78. Lang P, Wendland MF, Saeed M et al (1998) Osteogenic sarcoma: noninvasive in vivo assessment of tumor necrosis with diffusion weighted MR imaging. Radiology 206(1):227–235
79. Van Rijswijk CS, Kunz P, Hogendoorn PC et al (2002) Diffusion weighted MRI in the characterization of soft-tissue tumors. J Magn Reson Imaging 15(3):302–307
80. Nagata S, Nishimura H, Uchida M et al (2008) Diffusion-weighted imaging of soft tissue tumors: usefulness of the apparent diffusion coefficient for differential diagnosis. Radiat Med 26: 287–295
81. Maeda M, Matsumine A, Kato H et al (2007) Soft-tissue tumors evaluated by line-scan diffusion-weighted imaging: influence of myxoid matrix on the apparent diffusion coefficient. J Magn Reson Imaging 25:119–204
82. Bley TA, Wieben O, Uhl M, Diffusion-weighted MR (2009) imaging in musculoskeletal radiology: applications in trauma, tumors, and inflammation. Magn Reson Imaging Clin N Am 17(2):263–275
83. Fayad LM, Barker PB, Jacobs MA et al (2007) Characterization of musculoskeletal lesions on 3-T proton MR spectroscopy. AJR Am J Roentgenol 188(6):1513–1520
84. Fayad LM, Bluemke DA, McCarthy EF, Weber KL et al (2006) Musculoskeletal tumors: use of proton MR spectroscopic imaging for characterization. J Magn Reson Imaging 23(1):23–28
85. Doganay S, Altinok T, Alkan A et al (2011) The role of MRS in the differentiation of benign and malignant soft tissue and bone tumors. Eur J Radiol 20(2):219–225

第 6 章

软组织肿瘤的病理学、遗传学和分子生物学

Vasiliki Siozopoulou，Patrick Pauwels

6.1 引言

软组织肿瘤是一种罕见的实体，导致难以确定正确的诊断标准。虽然其在成人恶性肿瘤中占比<1%，在儿童恶性肿瘤中占比<12%，但其存在的良性或恶性亚型超过 100 种[1,2]，使得这些肿瘤的诊断具有挑战性和难度。病理学家的作用是区分恶性肿瘤、良性肿瘤和假瘤。还有些实体，如孤立性纤维性肿瘤，其预后从病理角度来看是不可预测的。如果可能的话，对病变进行亚型分类将有助于做出更为具体和准确的诊断。当然，在恶性病例中，组织学分级非常重要，因为它已经被证明是成人软组织肉瘤的预后(包括转移风险和无病生存率)的最佳预测因素之一[3-10]。

免疫组织化学为组织病理学提供了支持和补充。多年来，通过识别和确定特定病变的细胞系，免疫组织化学使人们对肿瘤的性质有了更好的了解，从而进一步对肿瘤进行了分类。然而，没有一种免疫组织化学染色对单一病变或细胞类型具有特异性；因此，有必要制订新的诊断策略。

近年来，细胞遗传学与分子病理学的进展不仅深化了我们对这些肿瘤生物学基础的理解，还确立了其作为强有力的诊断和预后标志物的重要性。

必须强调的是，最终诊断不能仅依赖病理数据，因为临床和放射学信息同样重要。特别是在活检的情况下，放射学向病理学家提供了关于位置、大小、一致性、生长模式、有无坏死等非常重要的信息。如黏液样脂肪肉瘤，它几乎从未原发于腹膜后。如果缺乏对临床和影像学数据的深入理解，病理学家可能会做出错误的诊断。因此，关于诊断和治疗方案的决定需要多学科协作。

6.2 组织取样

6.2.1 充分的组织取样

病理学家的名言“组织是关键”，突显了在准确诊断中进行充分组织取样的重要性。足够的组织首先意味着获取具有代表性的肿瘤组织。许多肿瘤呈现不均匀特征，包含低级别和高级别区域，这要求从肿瘤不同部

位采集样本，以确保正确的诊断与肿瘤分级。如活检仅包含低级别区，可能导致诊断上的混淆，从而无法明确判断肿瘤良、恶性，这可能导致错误的治疗选择。此外，坏死也是许多恶性软组织病变的常见特征；除肿瘤形态外，组织活检样本中存在坏死成分也可能提示恶性。另一方面，如果活检样本仅由坏死成分组成，则该组织不适合进一步评估，因为无法分析细胞成分。在接受化疗和(或)放疗的患者中，坏死的存在及其比例可提示对病变特定治疗方案的反应。因此，在许多情况下，样本中存在坏死可能具有诊断和预后价值。充分的组织意味着足够数量的肿瘤样本，以便进行如免疫组织学和分子检测等特殊技术，对病变进行进一步(亚)分类。这强调了病理学家和放射学家之间需要适当的合作，以选择最适合取样的肿瘤区域。

用于此目的的技术中，开放(切开)活检(IB)是金标准。鉴于其高昂的成本及其并发症风险，对其他技术的需求逐渐增加。目前，细针抽吸(FNA)和核芯针活检(CB)越来越多地用于诊断目的，尤其是浅表肿瘤。显然，IB 在充分性方面为病理学家提供了最好的样本[11-13]。CB 也为诊断提供了较好的样本，但是与 IB 相比，其组织样本更多不具诊断性。FNA 也被用于软组织肿瘤的诊断。尽管从临床和放射学的角度来看，这可能是一种更好的技术，但它对病理诊断并不十分有用。首先，它无法深入了解肿瘤细胞结构和生长模式，而这对于软组织肿瘤来说是一个非常有用和重要的诊断工具。此外，鉴于大多数软组织肿瘤是实体瘤，用这种方法提取的肿瘤细胞数量可能非常有限。如果肿瘤存在因细胞黏附力丧失及渗出物导致的疏松坏死区域，则所获得样本中可能仅包含坏死和炎症细胞。出于上述原因，多学科团队应充分讨论每个病例的活检术。

6.2.2 新鲜样本的处理

新鲜的组织样本应当在冷冻状态下被送至病理实验室，并置于适当的运输介质中，以确保细胞活性。或者应以其他方式尽快送达，以防止细胞自溶。

每当样本到达病理实验室时，都会根据每个特定病例的需要进行适当处理。无论是活检小样本，还是大的样本。

活检组织通常是立即固定并进行组织学检查。如果样本足够充分，可以将组织冷冻起来存入肿瘤库。如果是切除活检组织，在进行固定之前首先要对样本进行大体检查。

处理大体样本有 7 个主要步骤：

1.可靠、快速地将样本从手术室转移到病理科。

2.准确识别所有样本。

3.准确描述原始样本。

4.准确描述来自同一患者的其他样本。

5.记录样本的正常和异常特征，包括样本的定位标记(如缝线)。

6.要求和(或)需要进行的特殊研究。

7.用于组织学评估的特定组织切片的位置[14]。

当收到样本时，首先要按照外科医生和(或)放射科医生的指示进行定位。标本的表面通常会涂覆特殊的墨水，以便在固定后保存下来，以标记标本边缘。如果需要，可以使用不同颜色的墨水来识别不同的区域。在制作和处理切片时，用墨水在切片上标记出实际边缘。这可以提供更准确的切缘评估。样本本身和肿瘤都需要测量。大体检查另一个非常重要的步骤是识别和描述病变的组成。肿瘤可表现为实性、黏液样、囊性或坏死区域，需在大体上识别并取样以做进一步的显微分析。这些区域含有关于肿瘤类型和分级的非常重要的信息。肿瘤是否界限清楚或浸润边界是一个重要的诊断参数。例如，神经鞘瘤常界限清晰且局限，有时表面还有微细的纤维包膜(图 6.1)。因此，如果神经源性肿瘤表现为浸润性生长，则不太可能是神经鞘瘤。另一方面，韧带样纤维瘤具有向周围组织侵袭性生长的特征(图 6.2)，这使得完全切除这种原本良性的肿瘤非常困难。

在大多数中心，新鲜的冷冻样本将分开储存以供肿瘤库使用。然后，剩余的样本将被固定、包埋在石蜡块中，用于对组织进行进一步的显微镜、免疫组化和分子评估。

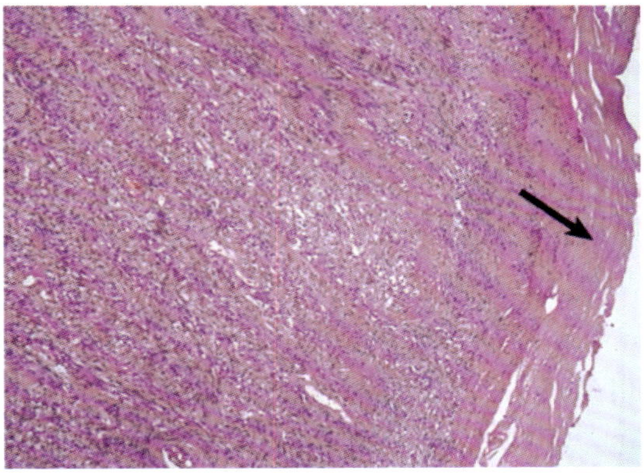

图 6.1　HE，100×。神经鞘瘤是一种界限清楚的病变，周围环绕着微细的纤维包膜(箭头所示)。

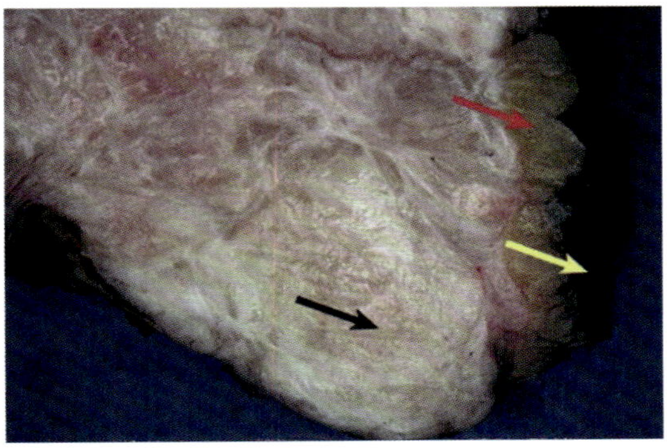

图 6.2　韧带样纤维瘤(黑色箭头所示)浸润周围脂肪组织(红色箭头所示)的大体图像。边缘用黑色墨水(黄色箭头所示)标示。

6.2.3　固定及其在诊断中的作用

为保存细胞，充分固定样本在病理学中起着至关重要的作用。目前各种固定剂被广泛应用，如醛类、汞类、醇类、氧化剂类和苦味酸盐类。甲醛对蛋白质无明显损伤，抗原性不丧失。因此，甲醛是一种良好的免疫组化固定剂。在病理学上应用最广泛的是 10% 和 4%甲醛溶液。最新的一种能在 24 小时内以 2~4mm 的速度渗透组织[15]。活检组织和小样本需要立即固定，而大样本必须切割成最厚为 10mm 的薄片，以便固定剂渗透组织。固定必须在手术切除组织后尽快开始(<30 分钟)，并且必须避免过度固定(>48 小时)[16]，因为过度固定会影响组织抗原的免疫活性[17]。延迟固定也被证明会影响组织中可观察到的核分裂象的数量[18,19]。

组织被固定后，将被嵌入石蜡块中储存，以使组织被长时间保留。

6.3　冰冻切片在软组织病理中的作用

冰冻切片是一项技术要求极高且难度颇大的程序。它需经过专业培训的人员操作，且其成本相对较高。病理学家必须具备丰富的软组织病理学评估经验，并与外科医生及放射科医生保持密切合作。在未经过固定处理且无法进行任何辅助检查的情况下，病理学家需在有限时间内提供非常具体的诊断结果。因此，外科医生必须首先判断冷冻切片是否会影响外科手术。如果不会，则应避免实施该程序[20]。

冰冻切片的目的是评估活检样本是否代表病变，是否足以进行进一步的永久检查。经验丰富的病理学家也可以确定病变的性质，特别是区分良、恶性。然而，病变的具体诊断和分级取决于永久切片,最终诊断可能还需要辅助检查。

检查提供冰冻切片的大体标本,以评估切除边缘,以便在术中确定切除或截肢的平面。

当放射学上怀疑肿瘤有转移扩散时,术中冰冻切片可确定病变是否转移。正如预期的那样,这需要了解临床和放射学数据,因而再次强调了多学科团队中不同专业合作的必要性。

6.4 肿瘤库

如今,靶向治疗的作用越来越重要,个体化治疗是癌症研究的前景之一。其目标是将药物应用限制于那些肿瘤表达特定靶点的患者,从而有效降低成本和不良反应。迄今为止,大体观察、光学显微镜检查及病理学中的特殊技术仍被广泛用于肿瘤分类及分期评估。科学家们期待能够识别出每位患者独特的生物标志物,以预测其疾病转移的风险。

肿瘤库的主要目的是收集高质量的生物样本和临床资料,以促进科学化癌症研究。

用于这一目的的样本是不再需要病理检查的新鲜组织,因为病理检查不能受到影响。组织在液氮中冷冻并低温保存。将组织从人体取出后立即进行固定非常重要,因为缺血会导致生物标志物的降解。尽管如此,在长时间的热缺血后,长时间冷缺血是否具有科学意义仍存在争议[21]。研究表明,组织从身体中取出后,RNA不会迅速变化[22-24],当器官血供受到影响时,RNA的降解在热缺血时发生得更广泛。

收到样本后,组织将在液氮中冷冻并低温储存。对于高质量的组织来说,最佳储存温度至关重要。研究表明,蛋白质活性可能在低温下持续存在,甚至在-80℃以下[25-31]。因此,在水分子仍可移动且蛋白质仍有活性的温度下储存,将导致生物标本的降解[32]。

6.5 光学显微镜在软组织肿瘤诊断中的作用

6.5.1 组织学

组织学是指用苏木精和伊红(HE)染色的薄玻片上的组织检查,其仍是诊断的金标准。组织学提供关于病灶形态和结构的信息。在大多数情况下,软组织肿瘤呈弥漫性浸润,这一表现在软组织肿瘤中非常一致,与上皮样肿瘤中细胞通常形成聚集的情况相反。当然也有例外,如双相型滑膜肉瘤也含有由细胞群组成的上皮样成分。另一方面,上皮样肿瘤也可弥漫性生长。有些肿瘤具有非常独特的结构,如孤立性纤维性肿瘤表现出独特的“无结构性或无模式性生长”,神经鞘瘤具有独特的Antoni A区和Antoni B区组织,代表梭形细胞排列致密区域与松散区域交替出现(图6.3),腺泡状横纹肌肉瘤具有离散巢状结构和失去黏附性的细胞。正如预期的那样,这些肿瘤的非典型形式使其诊断更加困难和具有挑战性。最重要的是

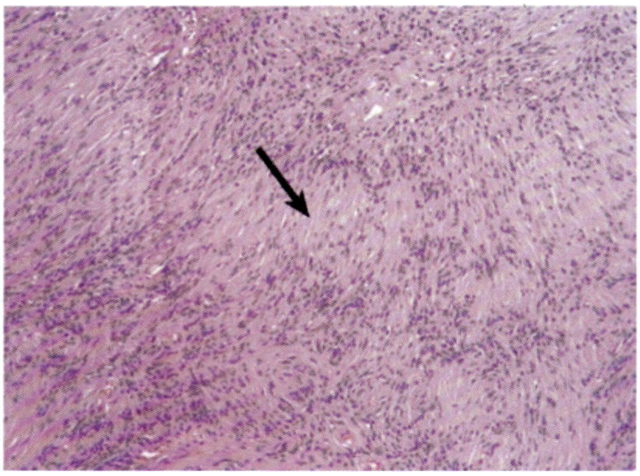

图6.3 HE,200×。神经鞘瘤细胞区核“栅栏”状排列周围围绕纤维突起(Verocay小体,箭头所示)。

淋巴瘤也可以弥漫浸润;但淋巴瘤有其他的形态特征和不同的临床放射学表现。

组织学上也可以识别细胞类型。一般来说,软组织肿瘤是由细长或纺锤状的细胞组成,细胞质呈嗜酸性,细胞边界模糊(图6.4)。细胞核因病例而异,侵袭性更强的恶性肿瘤表现出更多的多形性,核增大,核膜异常,有时有明显的(大)核仁。多核可能意味着一种侵袭性细胞类型,但值得注意的是,巨细胞也是多核的,一些良性肿瘤细胞也可以合并成巨细胞。当韧带样纤维瘤浸润入横纹肌间时,导致残存的肌细胞变性,在病灶边缘形成胞质明显嗜酸性的多核巨细胞(图 6.5)。

并非所有的软组织肿瘤都由梭形细胞组成。有些肿瘤具有上皮样形态,如上皮样肉瘤,使诊断更加复杂。

显然, 除了肿瘤的形态和细胞组成外,还有其他因素可能影响诊断结果。许多肿瘤展现出独特的血管模式, 在很多情况下,这种模式是明确该肿瘤诊断的关键。因此,在黏液样脂肪瘤和脂肪肉瘤中可观察到 “鸡网”状血管模式,而在孤立性纤维瘤中则表现出类似于血管外皮细胞瘤样模式,神经鞘瘤则显示出血管壁玻璃样变。

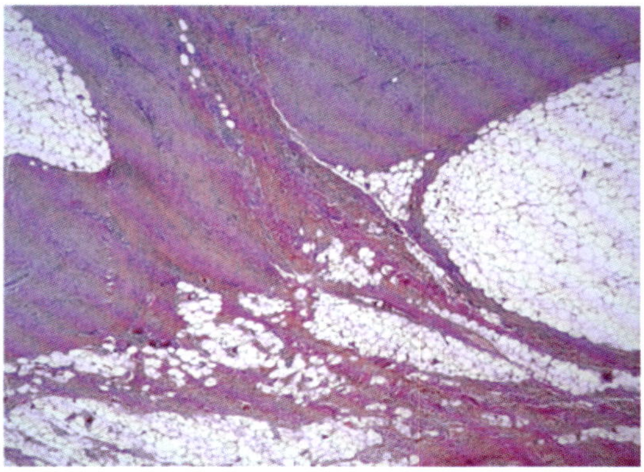

图 6.5　HE,40×。周围纤维脂肪组织中具有特征性浸润性生长的韧带样纤维瘤。

组织学不仅用于组织特异性诊断,还通过识别和计数(如细胞核分裂能力及识别坏死区域)在肿瘤分级中发挥着重要作用(图 6.6)。在组织学上,我们还可以评价样本的切缘。

特殊的组织化学技术可以用来揭示细胞本身及肿瘤背景中的物质(如黏蛋白)。腺泡状软组织肉瘤中(图 6.7),细胞含有易被PAS 染色显示的杆状胞质内晶体(图 6.8),这是病变的病理特征。

6.5.2　免疫组织化学

如前所述,形态学是诊断的金标准。多

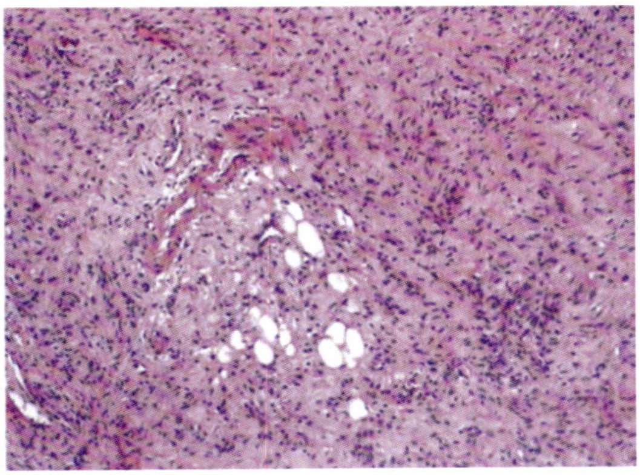

图 6.4　HE,100×。去分化脂肪肉瘤主要由梭形细胞组成,无明显的多形性。中央有稀少的脂肪成分。

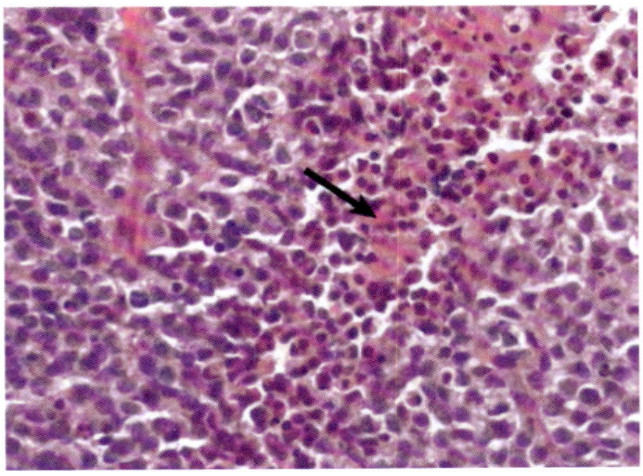

图 6.6　HE,400×。1 例小蓝圆细胞肿瘤(本例为腺泡状横纹肌肉瘤),中央区域坏死(箭头所示)。

年来，诊断主要依赖于形态学。显然，如果没有进一步检查的可能，现在存在的许多亚型将不会被认识。免疫组织化学技术利用针对细胞表面抗原的特异性抗体进行检测。值得注意的是，抗体并非仅限于识别恶性细胞，某些特殊情况将在后续讨论中提及。这意味着这些抗体不仅能够指示非恶性细胞的存在，还能揭示由该类型细胞衍生的肿瘤细胞的分化状态，这些肿瘤细胞同样会对相应抗体产生染色反应。例如，内皮细胞可被CD31标记，因此，血管肉瘤也会对这一标志物呈现阳性染色。形态学和免疫组织化学相结合

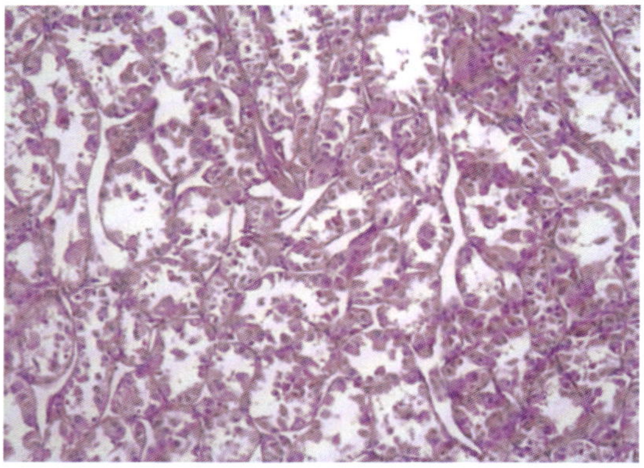

图 6.7 HE，200×。腺泡状软组织肉瘤的腺泡状生长模式。

可以更精确地诊断。然而，许多肿瘤对另一种分化谱系的标志物呈现非特异性阳性染色，而且大多数抗体对一种分化谱系并不具有特异性。S100便是一个典型例子，这是一种在日常实践中被广泛使用的抗体。在软组织病理学中，S100以其在神经鞘瘤中弥漫性强阳性而闻名（图6.9）。它在神经嵴来源的组织（如施万细胞、黑色素细胞、胶质细胞）、脂肪细胞、软骨细胞、树突状细胞、朗格汉斯细胞、巨噬细胞和肌上皮细胞中均染色。因S100阳性的未分化肿瘤包含广泛的鉴别诊断，从而使诊断变得复杂。此外，肿瘤细胞可能会缺失显示分化谱系的抗体表达，导致有时无法诊断或将诊断排除。不到一半恶性周围神经鞘瘤（MPNST）S100染色呈阳性，且染色常为局灶性。S100的弥漫性染色较少与传统的MPNST一致，应该考虑其他肿瘤的可能性[2]。

因此，对不同的细胞分化谱系或不同的肿瘤类型具有特异性和敏感性的免疫组化标志物是至关重要的。如今，软组织病理学家的“工具箱”中新增了一些新的抗体。其中最重要的是双微体同源基因2（MDM2）和细胞周期蛋白依赖性激酶4（CDK4）抗体。非典

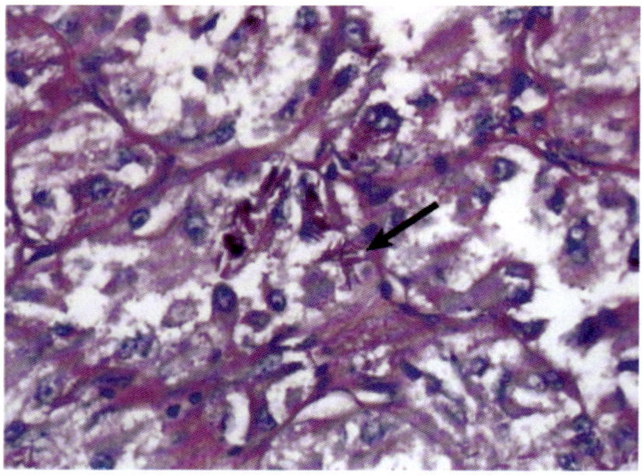

图 6.8 PAS，400×。腺泡状软组织肉瘤伴杆状胞质内晶体（箭头所示）。

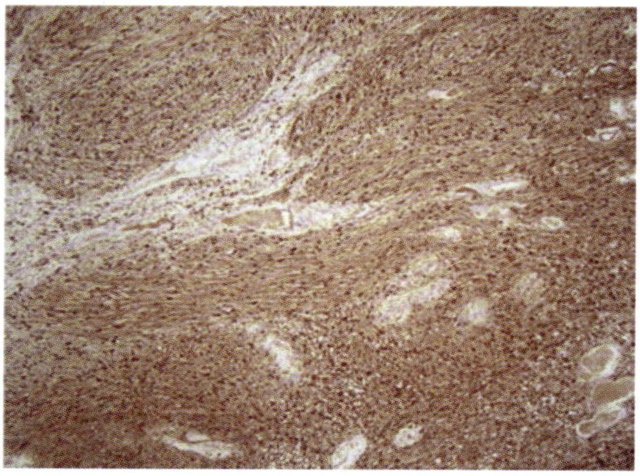

图 6.9 S100（DAB），100×。神经鞘瘤的特征，所有肿瘤细胞的细胞核和细胞质呈弥漫性强染色。

型脂肪瘤/高分化脂肪肉瘤(ALT/WDLPS)和去分化脂肪肉瘤(DDLPS)显示位于染色体12q13-15的MDM2和CDK4基因扩增。通过免疫组化,利用相应抗体核染色来显示MDM2和CDK4的过表达(图6.10)。这种阳性对ALT/WDLPS和DDLPS非常敏感,与基因扩增状况强相关[33]。尽管如此,但大多数用于病理的抗体对这些实体没有特异性。已有研究表明,肺动脉内膜肉瘤表现出相同的基因改变(12q13-14区的增益和扩增)和MDM2基因的过表达[34]。最近有研究表明,近一半的MPNST表现出组蛋白H3K27三甲基化(H3K27me3)的缺失,这种缺失可通过相应抗体核染色缺失而在免疫组化上突出显示。虽然H3K27me3缺失的敏感性不高,但它是MPNST的一种高度特异性标志物,免疫组化有助于与其他高级别梭形细胞肉瘤的鉴别诊断[35]。

有许多新型抗体在明确诊断方面取得了非常有希望的结果,但我们必须意识到它们的局限性,因为它们中的大多数并不完全针对特定的一种实体或分化谱系。

Jason Hornick等人将新抗体分成三类:①谱系限制性转录因子;②分子改变的蛋白质相关物;③通过基因表达谱鉴定的诊断标志物[36],强调免疫组织化学谱与肿瘤细胞遗传学和分子事件密切相关(表6.1)(图6.9至图6.12)。

6.6 遗传学和分子研究在软组织肿瘤诊断中的作用

6.6.1 软组织肿瘤的遗传变异

在过去的几十年里,在肿瘤分子生物学的认识方面取得了长足进展。通过明确参与

表6.1 免疫组化抗体和软组织中最常见的表达

免疫组织化学标记	软组织类型
肌细胞生成素,MyoD1	骨骼肌分化
ERG	内皮细胞
Brachyury	脊索瘤
β-catenin	韧带样纤维瘤
INI1(表达缺失)	上皮样肉瘤
STAT6	孤立性纤维肿瘤
DOG1	胃肠道间质瘤
ALK	炎性肌纤维母细胞瘤
MDM2/CDK4	ALT/WDLPS/DDLPS
MUC4	低级别纤维黏液样肉瘤
GLUT1	先天性血管畸形

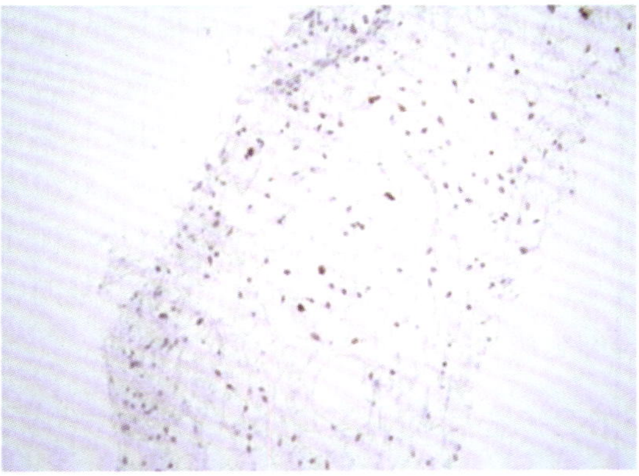

图6.10 MDM2(DAB),200×。WDLPS,核芯针活检样本免疫组化,细胞核MDM2染色。

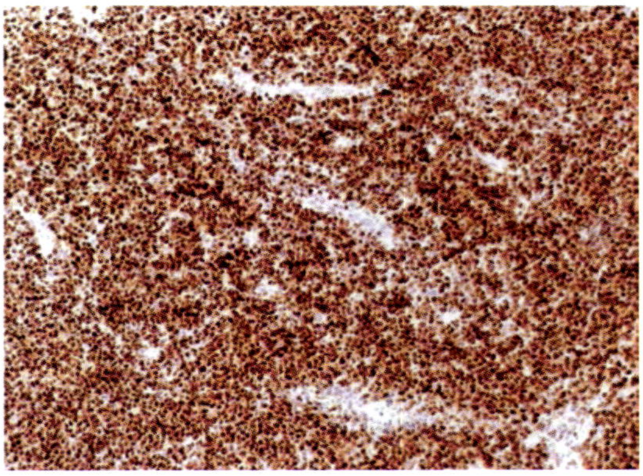

图6.11 肌细胞生成素(DAB),200×。腺泡状横纹肌肉瘤中几乎所有肿瘤细胞的核染色。

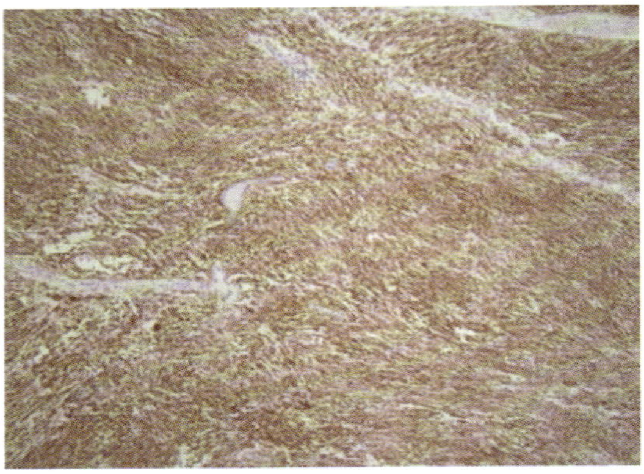

图 6.12　DOG1(DAB),100×。这种染色对胃肠道间质瘤有较强的特异性。

肿瘤发生的相关基因及其通路,为提高我们的诊断效能铺平了道路。早在 2002 版世卫组织分类中,11%的良性和恶性肿瘤出现核型异常,另有 19%的肿瘤也有相应的分子发现[37]。

许多软组织肿瘤中,非同源染色体基因片段重组所导致的复发性染色体易位现象普遍存在。该事件引发了融合基因的形成,进而编码出具有致癌特性的异常蛋白质。研究最广泛的易位与尤文肉瘤有关。这些肉瘤大多表现为 11 号和 22 号染色体之间的重排,即 t(11;22)(q24;q12)[38]或 t(11;22)(q22;q12)[39]重排,分别产生 EWSR1-FLI1 或 EWSR1-ERG 融合基因。位于 22 号染色体 q12 区中的 EWSR1 基因很少会与位于不同染色体上的不同伙伴基因发生易位,从而产生一些其他融合蛋白,这在尤文肉瘤研究中也有报道[40]。此外,EWSR1 基因易位涉及多种非尤文肉瘤。例如,黏液脂肪肉瘤可以显示 t(12;22)(q13;q12)的相互易位,产生EWSR-CHOP 融合蛋白[41]。

在肉瘤中观察到的另一个分子事件是基因扩增。最典型的例子是 ALT/WDLPS 和 DDLPS。这些实体瘤以 12 号染色体 q14-15 区的扩增序列为特征,该区域有 MDM2 和 CDK4 基因。尽管这些基因的共扩增最近在其他实体瘤中也有报道,如内膜肉瘤[43],但其是 ALT/WDLPS 和 DDLPS 的代表性特征[42]。

基因突变是构成基因的 DNA 序列的永久性改变。它可以影响单个碱基对或更大的 DNA 片段。胃肠道间质瘤(GIST)是一种间质性肿瘤,被认为起源于或分化自 Cajal 间质细胞。研究表明,这些肿瘤常携带体细胞癌基因激活突变,绝大多数病例显示在 11 号外显子的原癌基因受体酪氨酸激酶(KIT)上存在突变,这些突变可能表现为插入、缺失或错义突变。在最初发现后,又识别出三个较少见的热点区域,涉及 9 号、13 号和 17 号外显子[44]。PDGFRA 基因编码血小板衍生生长因子受体 A。一小部分不携带 KIT 突变的 GIST 病例则可出现 PDGFRA 突变,其相关外显子包括 12、14 和 18,其中以 18 号外显子的突变最为常见[44]。KIT 与 PDGFRA 均被视为驱动性突变,被认为是致癌过程中的初始事件。这些突变具有互斥性,即当一种突变发生时,另一种不会同时存在。目前已知,在许多野生型 GIST 中还存在另一类重要的突变,其中 BRAF V600E 突变是描述得最广泛的一种[44]。

从遗传学角度来看,肉瘤被分为两组。第一组具有简单的染色体组型,表现出一种主要的遗传变异。正如之前所描述的,这种改变可以是体细胞突变、基因扩增、复发性易位,甚至是基因间缺失。第二组具有更复杂的染色体组型[37,45-48]。后一类几乎占软组织肿瘤的 2/3,表现为染色体突变,但复发性互换易位。大多数突变涉及 p53 基因和视网膜母细胞瘤基因[45,46,48]。

6.6.2　临床应用中的分子技术

目前,在软组织肿瘤中临床应用的主要有三种技术方法。这包括传统的细胞遗传学分析、荧光原位杂交(FISH)和反转录聚合酶链反应(RT-PCR)[37,45]。

传统的细胞遗传学分析,亦称为“染色体核型分析”,旨在检测中期细胞染色体的数量和(或)大的结构异常。可以识别原发性和继发性改变。这类研究仅限于新鲜的、非固定的、无菌的肿瘤组织,且需要特殊的培养才能使肿瘤细胞生长。

FISH通过荧光显微镜检测特定DNA片段的存在、缺失、相对定位和(或)拷贝数。它可以在新鲜或福尔马林固定和石蜡包埋(FFPE)组织上进行。与核型分析不同的是,这种方法需要了解被检测的特定目标。FISH检测使用双色/融合或双色/断裂-分离探针来检测特定的重排,包括各种易位事件(图6.13)。还有位点特异性探针和着丝粒探针相结合,目的是识别基因扩增或缺失。

RT-PCR使用特定引物来复制或扩增一小段DNA或RNA序列。它快速、简便,可以在快速冰冻或FFPE材料上进行。它在软组织病理学中的作用是识别嵌合或融合基因及致癌突变。

新一代测序技术(NGS)在人体组织分子生物学研究中发挥着越来越重要的作用。这是一种高通量DNA测序技术,旨在同一样本中同时研究大量被证明会导致肿瘤发生的突变基因。它可以在FFPE组织上进行,使得这项技术更加适用。这项技术的优点是可以同时检测不同的遗传异常。但该项技术需要高质量的DNA/RNA。

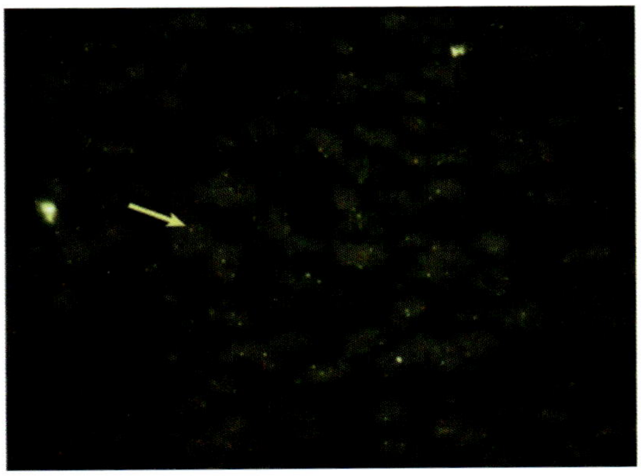

图6.13 滑膜肉瘤的FISH。SYT断裂-分离探针,显示分离的红色和绿色信号。(By Dr. Karen Zwaenepoel, biomedical scientist, department of pathology, University Hospital of Antwerp)

6.6.3 分子生物学在软组织肿瘤中的作用

6.6.3.1 诊断

病理学家的最终目标是给病变命名。这主要通过三个主要步骤实现。第一步是观察和识别。这意味着有经验的病理学家能够立即识别病变的独特形态,并将其分类。第二,当形态不够典型并给病理学家造成诊断上的疑虑时,必须使用免疫组化技术。无论如何,一个可靠的诊断是将病理发现与临床和放射学图像相结合做出的。

然而,对于相当多的实体瘤,诊断仍然非常困难,因为它们具有相似的形态学和免疫组织化学特征。例如,大多数软组织肿瘤呈现梭形细胞形态。单相型滑膜肉瘤是一种梭形细胞肿瘤,没有明显的多形性,也没有特定的免疫组织化学特征。它可以CD99呈阳性,但CD99在许多其他肿瘤中也表达。在单相型滑膜肉瘤中,EMA和细胞角蛋白的表达非常有限,甚至不表达。提供正确的临床和放射学信息,就可以考虑该诊断。识别发生在这些肿瘤中的分子事件对确定诊断往往是必要的:在本例中,t(X;18)重排导致的SS18-SSX融合基因对滑膜肉瘤具有高度特异性和敏感性。

此外,分子分析有助于区分良性和非良性实体瘤。例如,梭形细胞/多形性脂肪瘤有时会与ALT/WDLPS混淆,或在脂肪瘤成分很少的情况下与DDLPS混淆。MDM2和CDK4基因的共扩增仅在ALT/WDLPS和DDLPS中可见，因此，可以排除多形性脂肪瘤的诊断。

低级别纤维黏液样肉瘤是一种形态不固定的实体瘤，由细长梭形细胞和细胞稀少区域交替组成，类似神经束膜瘤。有趣的是如神经束膜瘤一样，这些肿瘤可以表达EMA。过去，低级别纤维黏液样肉瘤常被误诊为神经束膜瘤或其他良性纤维或神经增生。我们现在知道，这些肿瘤是恶性肿瘤，即使经过10年（或更长时间）也可能发生转移。RT-PCR或FISH检测FUS-CREB3L2融合有助于区分这些实体瘤[45]。

6.6.3.2 预后

此外，了解肿瘤的遗传谱对预后也有价值。腺泡样横纹肌肉瘤（ARMS）是一种侵袭性儿童恶性肿瘤。ARMS中描述了两种主要的融合蛋白，均涉及13号染色体上的FOXO1，2号染色体上的PAX3或1号染色体上的PAX7。与PAX7-FOXO1融合相比，PAX3-FOXO1融合预后较差[37,45,47,49,50]。此外，当接受针对中危横纹肌肉瘤设计的治疗时，没有PAX3或PAX7-FOXO1融合的ARMS具有更好的预后，类似于胚胎横纹肌肉瘤[37,51,52]。

在尤文肉瘤中1型EWS-FLI1融合是最常见的融合类型，与其他类型的融合相比，它是总生存期的积极预测因素[45,46,53]。

6.6.3.3 治疗

软组织肿瘤的治疗是一项艰巨的任务，需要外科医生、放射科医生、肿瘤科医生和病理学家等多学科的合作。治疗的金标准是手术切除病变。然而，在许多高级别或不可切除肿瘤的病例中，必须考虑与化疗和（或）放疗相结合。对软组织肿瘤分子机制的研究进展有助于引导靶向治疗的实施。

甲磺酸伊马替尼最初是针对慢性粒细胞白血病中的BCR-ABL激酶而开发的。伊马替尼还能抑制少量相关激酶，如KIT、PDGFRA、PDGFB。在大多数GIST中发现的KIT和PDGFA突变使这些肿瘤成为这种疗法的理想候选者[44]。

此外，隆突性皮肤纤维肉瘤（DFSP）表现为t(17;22)(q22;q13)易位。由此产生COL1A1-PDGFB融合基因，导致PDGFB表达的结构性上调。因此，用伊马替尼治疗DFSP取得了令人满意的结果[54]（表6.2）。

6.7 2013年世界卫生组织肿瘤分类

根据每种肿瘤的分化程度，世界卫生组织（WHO）提供了一种软组织肿瘤分类。细胞遗传学和分子遗传学方面的进展使人们对某些实体瘤有了更好的了解，从而反过来促进WHO 2013版新书[2]中的修改。这种新的分类及其对放射科医生的意义将在本书第11章中进一步讨论。

6.8 病理分级与分期

除组织诊断或定性外，病理学最重要的目标之一是确定肿瘤的侵袭性，即其转移潜能，从而为患者提供最有效的治疗方案。研究结果表明分级和分期比组织学类型更能预测预后。

6.8.1 常用的分级分类

美国国家癌症研究所（NCI）[55]和法国癌症中心联合会（FNCLCC）[56]提供了两种主要的分级系统。NCI是基于肿瘤的组织学类型、部位和坏死，而FNCLCC是基于肿瘤的组织

表6.2　软组织肿瘤的遗传学现状

软组织肿瘤	最常见的遗传变异	涉及的基因
非典型脂肪瘤/分化良好的脂肪肉瘤/去分化脂肪肉瘤	12q14-15扩增	MDM2/CDK4扩增
黏液脂肪肉瘤	t(12;16)(q13;p11)	FUS-DDIT3融合
结节性筋膜炎	t(17;22)(p13;q13)	MYH9-USP6融合
韧带样纤维瘤病	散发性病变：编码β-连环蛋白基因的突变(CTNNB1)	
	Gardner型[a]FAP：APC基因突变	
隆突性皮肤纤维肉瘤	t(17;22)(q22;q13)	COL1A1-PDGFB融合
炎性肌成纤维细胞瘤	2p23与不同基因的重排	ALK基因
低级别纤维黏液样肉瘤	t(7;16)(q33;p11)	FUS-CREB3L2融合
婴儿纤维肉瘤	t(12;15)(p13;q25)	ETV6-NTRK3融合
腺泡状横纹肌肉瘤	t(2;13)(q35;q14)	PAX3-FOXO1A融合
	t(1;13)(p36;q14)	PAX7-FOXO1A融合
上皮样血管内皮瘤	t(1;3)(p36;q25)	WWTR1-CAMTA1融合
胃肠道间质瘤	KIT和PDGFRA基因的突变	
神经纤维瘤	NF1患者：涉及17q11.2	NF1种系变异
恶性周围神经鞘膜瘤		
血管瘤样纤维组织细胞瘤	t(2;22)(q33;q12)	EWSR1-CREB1融合
肌上皮瘤	t(6;22)(p21;q12)	EWSR1-POU5F1融合
	t(1;22)(q23;q12)	EWSR1-PBX1融合
滑膜肉瘤	t(X;18)(p11;q11)	SS18-SSX(1、2或4)
腺泡状软组织肉瘤	t(X;17)(p11;q25)	TFE3-ASPL融合
软组织透明细胞肉瘤	t(12;22)(q13;q12)	EWSR1-ATF1融合
骨外黏液样软骨肉瘤	t(9;22)(q22;q12)	EWSR1-NR4A3融合
促结缔组织增生性小圆细胞肿瘤	t(11;22)(p13;q12)	EWSR1-WT1融合
内膜肉瘤	12q12-15扩增	MDM2和CDK4扩增
尤文肉瘤/原始神经外胚层肿瘤(PNET)	t(11;22)(q24;q12)	EWSR1-FLI1融合
	t(21;22)(q22;q12)	EWSR1-ERG融合

[a] 家族性腺瘤性息肉病。

学类型/分化、坏死和核分裂能力。两者都是三级系统，1级代表最好等级，3级代表最差等级。在一项比较研究中，提示FNCLCC系统预测远处转移进展和肿瘤死亡率的能力略有提高[57]。该系统的弱点是对分化的定义，因为一些肿瘤没有正常组织对应物，如上皮样肉瘤[58]。核分裂能力是在热点区域的10个连续高倍视野(HPF)中计数。应避开低细胞区域及坏死和溃疡区域[3]，因为在溃疡区域中核分裂的数量可能被误导增加。如前所述，固定状态也会影响核分裂的数量。坏死应进行宏观和微观评价。应当注意的是，前期的化疗或放疗可以通过减少核分裂和增加坏死来影响分级。

交界性肿瘤不应分级。此外，还有一些罕见的肉瘤，如上皮样肉瘤、透明细胞肉瘤和腺泡状软组织肉瘤，很难进行分级。对于这些类型，组织学分类在预后中作用比分级更重要。这同样适用于儿童肉瘤，即横纹肌肉瘤和尤文肉瘤/PNET 肿瘤[3,58]。尤其是横纹肌肉瘤，亚分类也提供了预后信息，因为葡萄簇样和梭形细胞/硬化性横纹肌肉瘤临床预后优于腺泡状横纹肌肉瘤。

多年来，在核芯针活检中应用分级一直存在争议。随着核芯针穿刺活检的普遍使用，病理学家越来越多地被要求在有限的样本上应用分级系统。虽然研究表明，切割式活检在软组织肉瘤分型和分级方面具有高敏感性和特异性[59]，但这取决于组织样本的代表性。同一肿瘤可以表现出从低级到高级不同程度的分化，显然只有高级别肿瘤才能成功分级。组织学上看似低级别的肿瘤可以在放射学上显示高级别的特征。此外，一些肿瘤可能显示代表恶性肿瘤的高核分裂率，但本质上是良性的(如结节性筋膜炎)，因此，也被排除在分级之外。如前所述，最终报道在较大程度上与临床和影像数据有密切关系，因此，在这方面建议采用多学科方法(表 6.3)。

表 6.3 FNCLCC 分级制度：参数定义

肿瘤分化
1 分：肉瘤与正常成人间充质组织极为相似(如高分化脂肪肉瘤)
2 分：组织学分型明确的肉瘤(如黏液样脂肪肉瘤)
3 分：胚胎型和未分化肉瘤、可疑类型肉瘤、滑膜肉瘤、骨肉瘤、PNET
核分裂计数
1 分：0~9 个/10 HPF[a]
2 分：10~19 个/10 HPF
3 分：≥20 个/10 HPF
肿瘤坏死
0 分：无坏死
1 分：<50%肿瘤坏死
2 分：≥50%肿瘤坏死
组织学分级
1 级：总分 2、3 分
2 级：总分 4、5 分
3 级：总分 6、7、8 分

[a]HPF 高倍视野。

要点

1.对于病理学家来说，重要的是要描述有助于正确诊断的所有参数，如肿瘤的宏观(如大小)和微观特征(如核分裂能力、坏死)及辅助技术(免疫组织化学、分子检测)。

2.根据样本的质量和数量，报道中应提及组织学类型、亚型和分级(如为恶性)。

3.为了获得正确的软组织肿瘤组织样本、分级和定性，需要多学科的合作。

4.在小活检样本中，如果样本不具有代表性或不充足时，病理学家必须明确表示不能做出最终诊断，并要求提供更多的组织。这可以避免可能对患者治疗有害的诊断错误。

5.必须在大体样本中描述切缘。如果不能，必须与多学科团队的其他成员讨论。

6.8.2 肿瘤分期

目前应用最广泛的分期系统是 TNM 分期。字母“T”代表肿瘤的特征，“N”代表淋巴结状态，“M”代表有无转移。T 分类包括病变的大小和深度。大小的界限是病灶的最大直径为 5cm。≤5cm 的肿瘤被归为 T1，>5cm 的肿瘤被归为 T2。对于浅表性肿瘤 T1 和 T2 被细分为 T1a 和 T2a，对于深部肿瘤被细分为 T1b 和 T2b。浅表和深部肿瘤的解剖边界是浅表筋膜。

我们还可以使用前缀“m”“r”和“y”。“m”表示同一类型的多个肿瘤；“r”表示复发；“y”表示以前治疗过的肿瘤。

参考文献

1. Siegel RL, Miller KD, Jemal A (2016) Cancer statistics, 2016. CA Cancer J Clin 66:7
2. Fletcher CDM, Bridge JA, Hogendoorn PCW, Mertens F (2013) WHO classification tumours of soft tissue and bone. IARC Press, Lyon
3. Coindre JM (2006) Grading of soft tissue sarcomas: review and update. Arch Pathol Lab Med 30(10):1448–1453
4. Coindre JM, Terrier P, Guillou L, Le Doussal V, Collin F, Ranchère D, Sastre X, Vilain MO, Bonichon F, N'Guyen Bui B (2001) Predictive value of grade for metastasis development in the main histologic types of adult soft tissue sarcomas: a study of 1240 patients from the French Federation of Cancer Centers Sarcoma Group. Cancer 91(10):1914–1926
5. Gaynor JJ, Tan CC, Casper ES, Collin CF, Friedrich C, Shiu M, Hajdu SI, Brennan MF (1992) Refinement of clinicopathologic staging for localized soft tissue sarcoma of the extremity: a study of 423 adults. J Clin Oncol 10(8):1317–1329
6. Heise HW, Myers MH, Russell WO, Suit HD, Enzinger FM, Edmonson JH, Cohen J, Martin RG, Miller WT, Hajdu SI (1986) Recurrence-free survival time for surgically treated soft tissue sarcoma patients: multivariate analysis of five prognostic factors. Cancer 57(1):172–177
7. Markhede G, Angervall L, Stener B (1982) A multivariate analysis of the prognosis after surgical treatment of malignant soft-tissue tumors. Cancer 49(8):1721–1733
8. Pisters PW, Leung DH, Woodruff J, Shi W, Brennan MF (1996) Analysis of prognostic factors in 1,041 patients with localized soft tissue sarcomas of the extremities. J Clin Oncol 14(5):1679–1689
9. Saddegh MK, Lindholm J, Lundberg A, Nilsonne U, Kreicbergs A (1992) Staging of soft-tissue sarcomas: prognostic analysis of clinical and pathological features. J Bone Joint Surg Br 74(4):495–500
10. Zagars GK, Ballo MT, Pisters PW, Pollock RE, Patel SR, Benjamin RS, Evans HL (2003) Prognostic factors for patients with localized soft-tissue sarcoma treated with conservation surgery and radiation therapy: an analysis of 1225 patients. Cancer 97(10):2530–2543
11. Aboulafia AJ (2008) Biopsy. In: Schwartz HS (ed) Orthopaedic knowledge update: musculoskeletal tumors 2. AAOS, Rosemont, pp 3–11
12. Kasraeian S, Allison DC, Ahlmann ER, Fedenko AN, Menendez LR (2010) A comparison of fine-needle aspiration, core biopsy, and surgical biopsy in the diagnosis of extremity soft tissue masses. Clin Orthop Relat Res 468(11):2992–3002
13. Rougraff BT, Aboulafia A, Biermann JS, Healey J (2009) Biopsy of soft tissue masses: evidence-based medicine for the Musculoskeletal Tumor Society. Clin Orthop Relat Res 467:2783–2791
14. Bell WC, Young ES, Billings PE, Grizzle WE (2008) The efficient operation of the surgical pathology gross room. Biotech Histochem 83(2):71–82
15. Start RD, Layton CM, Cross SS, Smith JH (1992) Reassessment of the rate of fixative diffusion. J Clin Pathol 45(12):1120–1121
16. Werner M, Chott A, Fabiano A, Battifora H (2000) Effect of formalin tissue fixation and processing on immunohistochemistry. Am J Surg Pathol 24(7):1016–1019
17. Pelstring RJ, Allred DC, Esther RJ, Lampkin SR, Banks PM (1991) Differential antigen preservation during tissue autolysis. Hum Pathol 22:237–241
18. Cross SS, Start RD, Smith JHF (1990) Does delay in fixation affect the number of mitotic figures in processed tissue? J Clin Pathol 43:597–599
19. Start RD, Flynn MS, Cross SS, Rogers K, Smith JHF (1991) Is the grading of breast carcinoma affected by delay in fixation? Virchows Arch (Pathol Anat) 419:475–477
20. Nakazawa J, Rosen P, Lowe N, Lattes R (1968) Frozen section diagnosis experience in 3000 cases. Am J Clin Pathol 49:41–51
21. Bell WC, Sexton KC, Grizzle WE (2009) How to efficiently obtain human tissues to support specific biomedical research projects. Cancer Epidemiol Biomarkers Prev 18(6):1676–1679
22. Huang J, Qi R, Quackenbush J, Dauway E, Lazaridis E, Yeatman T (2001) Effects of ischemia on gene expression. J Surg Res 99:222–227
23. Jewell SD, Srinivasan M, McCart LM, Williams N, Grizzle WH, LiVolsi V, MacLennan G, Sedmak DD (2002) Analysis of the molecular quality of human tissues: an experience from the Cooperative Human Tissue Network. Am J Clin Pathol 118:733–741
24. Spruessel A, Steimann G, Jung M, Lee SA, Carr T, Fentz AK, Spangenberg J, Zornig C, Juhl HH, David KA (2004) Tissue ischemia time affects gene and protein expression patterns within minutes following surgical tumor excision. Biotechniques 36:1030–1037
25. Bauminger E, Cohen S, Nowik I, Ofer S, Yariv J (1983) Dynamics of heme iron in crystals of metmyoglobin and deoxymyoglobin. Proc Natl Acad Sci 80:736–740
26. Doster W, Cusack S, Petry W (1989) Dynamical transition of myoglobin revealed by inelastic neutron scattering. Nature 337:754–756
27. Hartmann H, Parak F, Steigemann W, Petsko G, Ponzi DR, Frauenfelder H (1982) Conformational substates in a protein: structure and dynamics of metmyoglobin at 80 K. Proc Natl Acad Sci 79:4967–4971
28. Loncharich RJ, Brooks BR (1990) Temperature dependence of dynamics of hydrated myoglobin: comparison of force field calculations with neutron scattering data. J Mol Biol 215:439–455
29. More N, Daniel RM, Petach HH (1995) The effect of low temperatures on enzyme activity. Biochem J 305:17–20
30. Rasmussen BF, Stock AM, Ringe D, Petsko GA (1992) Crystalline ribonuclease a loses function below the dynamical transition at 220 K. Nature 357:423–424
31. Tilton RF Jr, Dewan JC, Petsko GA (1992) Effects of temperature on protein structure and dynamics:

X-ray crystallographic studies of the protein ribonuclease-A at nine different temperatures from 98 to 320 K. Biochemistry 31:2469–2481
32. Hubel A, Spindler R, Skubitz AP (2014) Storage of human biospecimens: selection of the optimal storage temperature. Biopreserv Biobank 12(3):165–175
33. Binh MB, Sastre-Garau X, Guillou L, de Pinieux G, Terrier P, Lagacé R, Aurias A, Hostein I, Coindre JM (2005) MDM2 and CDK4 immunostainings are useful adjuncts in diagnosing well-differentiated and dedifferentiated liposarcoma subtypes: a comparative analysis of 559 soft tissue neoplasms with genetic data. Am J Surg Pathol 29(10):1340–1347
34. Bode-Lesniewska B, Zhao J, Speel EJ, Biraima AM, Turina M, Komminoth P, Heitz PU (2001) Gains of 12q13-14 and overexpression of mdm2 are frequent findings in intimal sarcomas of the pulmonary artery. Virchows Arch 438(1):57–65
35. Schaefer IM, Fletcher CD, Hornick JL (2016) Loss of H3K27 trimethylation distinguishes malignant peripheral nerve sheath tumors from histologic mimics. Mod Pathol 29:4–13
36. Hornick JL (2014) Novel uses of immunohistochemistry in the diagnosis and classification of soft tissue tumors. Mod Pathol 27:47–63
37. Bridge JA (2014) The role of cytogenetics and molecular diagnostics in the diagnosis of soft-tissue tumors. Mod Pathol 27(Suppl 1):S80–S97
38. Turc-Carel C, Aurias A, Mugneret F, Lizard S, Sidaner I, Volk C, Thiery JP, Olschwang S, Philip I, Berger MP et al (1988) Chromosomes in Ewing's sarcoma. I. An evaluation of 85 cases of remarkable consistency of t(11;22)(q24;q12). Cancer Genet Cytogenet 32(2):229–238
39. Sorensen PH, Lessnick SL, Lopez-Terrada D, Liu XF, Triche TJ, Denny CT (1994) A second Ewing's sarcoma translocation, t(21;22), fuses the EWS gene to another ETS-family transcription factor, ERG. Nat Genet 6(2):146–151
40. Sankar S, Lessnick SL (2011) Promiscuous partnerships in Ewing's sarcoma. Cancer Genet 204(7):351–365
41. Panagopoulos I, Höglund M, Mertens F, Mandahl N, Mitelman F, Aman P (1996) Fusion of the EWS and CHOP genes in myxoid liposarcoma. Oncogene 12(3):489–494
42. Coindre JM, Pédeutour F, Aurias A (2010) Well-differentiated and dedifferentiated liposarcomas. Virchows Arch 456(2):167–179
43. Zhang H, Macdonald WD, Erickson-Johnson M, Wang X, Jenkins RB, Oliveira AM (2007) Cytogenetic and molecular cytogenetic findings of intimal sarcoma. Cancer Genet Cytogenet 179(2):146–149
44. Rubin BP, Heinrich MC (2015) Genotyping and immunohistochemistry of gastrointestinal stromal tumors: an update. Semin Diagn Pathol 32(5):392–399
45. Antonescu CR (2006) The role of genetic testing in soft tissue sarcoma. Histopathology 48:13–21
46. Helman LJ, Meltzer P (2003) Mechanisms of sarcoma development. Nat Rev Cancer 3(9):685–694
47. Norberg SM, Movva S (2015) Role of genetic and molecular profiling in sarcomas. Curr Treat Options Oncol 16(5):24
48. Quesada J, Amato R (2012) The molecular biology of soft-tissue sarcomas and current trends in therapy. Sarcoma 2012:849456
49. Davis RJ, D'Cruz CM, Lovell MA, Biegel JA, Barr FG (1994) Fusion of PAX7 to FKHR by the variant t(1;13)(p36;q14) translocation in alveolar rhabdomyosarcoma. Cancer Res 54:2869–2872
50. Sorensen PH, Lynch JC, Qualman SJ, Tirabosco R, Lim JF, Maurer HM, Bridge JA, Crist WM, Triche TJ, Barr FG (2002) PAX3-FKHR and PAX7-FKHR gene fusions are prognostic indicators in alveolar rhabdomyosarcoma: a report from the children's oncology group. J Clin Oncol 20:2672–2679
51. Parham DM, Ellison DA (2006) Rhabdomyosarcomas in adults and children: an update. Arch Pathol Lab Med 130:1454–1465
52. Raney RB, Anderson JR, Barr FG, Donaldson SS, Pappo AS, Qualman SJ, Wiener ES, Maurer HM, Crist WM (2001) Rhabdomyosarcoma and undifferentiated sarcoma in the first two decades of life: a selective review of intergroup rhabdomyosarcoma study group experience and rationale for Intergroup Rhabdomyosarcoma Study V. J Pediatr Hematol Oncol 23:215–220
53. de Alava E, Kawai A, Healey JH, Fligman I, Meyers PA, Huvos AG, Gerald WL, Jhanwar SC, Argani P, Antonescu CR, Pardo-Mindan FJ, Ginsberg J, Womer R, Lawlor ER, Wunder J, Andrulis I, Sorensen PH, Barr FG, Ladanyi M (1998) EWS-FLI1 fusion transcript structure is an independent determinant of prognosis in Ewing's sarcoma. J Clin Oncol 16(4):1248–1255
54. Rutkowski P, Wozniak A, Switaj T (2011) Advances in molecular characterization and targeted therapy in dermatofibrosarcoma protuberans. Sarcoma 2011:959132
55. Costa J, Wesley RA, Glatstein E, Rosenberg SA (1984) The grading of soft tissue sarcomas: results of a clinicopathological correlation in a series of 163 cases. Cancer 53:530–541
56. Trojani M, Contesso G, Coindre JM, Rouesse J, Bui NB, de Mascarel A, Goussot JF, David M, Bonichon F, Lagarde C (1984) Soft tissue sarcomas of adults: study of pathological prognostic variables and definition of histopathological grading system. Int J Cancer 33:37–42
57. Guillou L, Coindre JM, Bonichon F, Nguyen BB, Terrier P, Collin F, Vilain MO, Mandard AM, Le Doussal V, Leroux A, Jacquemier J, Duplay H, Sastre-Garau X, Costa J (1997) Comparative study of the National Cancer Institute and French Federation of Cancer Centers Sarcoma Group grading systems in a population of 410 adult patients with soft tissue sarcoma. J Clin Oncol 15(1):350–362
58. Deyrup AT, Weiss SW (2006) Grading of soft tissue sarcomas: the challenge of providing precise information in an imprecise world. Histopathology 48(1):42–50
59. Hoeber I, Spillane AJ, Fisher C, Thomas JM (2001) Accuracy of biopsy techniques for limb and limb girdle soft tissue tumors. Ann Surg Oncol 8(1):80–87

第 7 章

软组织肿瘤的活检

J. Gielen

7.1 引言

软组织肿瘤的分期通常包括活检，是通过影像引导(US、PET-CT 或 PET-MRI)的经皮穿刺活检。当骨科医生和放射科医生认为他们可能正在处理一个需要干预的进展性病变时，就有必要进行活检[27]。任何不能被MRI 明确定性为良性的病变都应该被认为是不确定的，需要进行活检。否则，对软组织肿瘤的意外处理会影响其生物学行为和预后[33]。另外，用粗针对软组织肿瘤进行活组织检查存在恶性细胞沿针道播散的风险。因活组织检查被认为是外科治疗的一部分，所以，大多数需要将针道及恶性肿瘤整块全切除[25]。出于这个原因，集中转诊最好从怀疑肿瘤的时候开始，建议在患者接受治疗的同一家医院进行活检。

7.2 筋膜间室内外播散

确定肿瘤的位置和(或)范围是在间室内还是间室外是分期的一个重要因素。间室外播散和无意中造成肿瘤播散可能是由于组织活检计划不佳造成的[1]。如果穿过未受影响的解剖间隔以获得活检样本，其结果可能是更大范围的根治性切除，甚至截肢。因此，在计划和实施经皮穿刺活检时，必须掌握间室解剖学知识，并与切除病变的外科医生讨论针道切除[3,6]。对于上肢和下肢不同间室的治疗，读者可以参考 Anderson 等人的优秀文章[3]，在这里转载不同间室的横断面图(图 7.1 至图 7.5)。

通常，皮肤和皮下脂肪、骨骼、骨旁间隙和关节间隙被视为一个间室。对于上肢，锁骨周围区域、腋窝、肘窝、腕关节和手背，而对于下肢，腹股沟、腘窝、踝关节和足背被认为是间室外。

7.3 安全活检的一般原则

通常采用 CT(静脉注射碘对比剂)或MRI来精确定位病灶，并制订和指导活检计划[11]。对于浅表的病变，可以使用多普勒超声和超声弹性成像[7]。确定进针点和路径，避开神经、血管、关节和内脏结构(图 7.6)。

安全的经皮穿刺活检的一般原则包括：

1.应选择皮肤与病变之间的最短路径。

2.活检针不应穿过未受累的间室。

3.应避开关节和神经血管束。

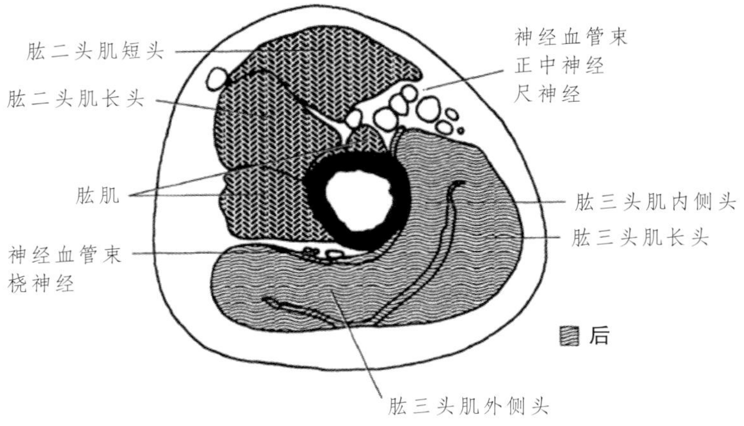

图 7.1 上臂中段横断面显示前、后间室内容物(经 Anderson 等人许可转载[3])。

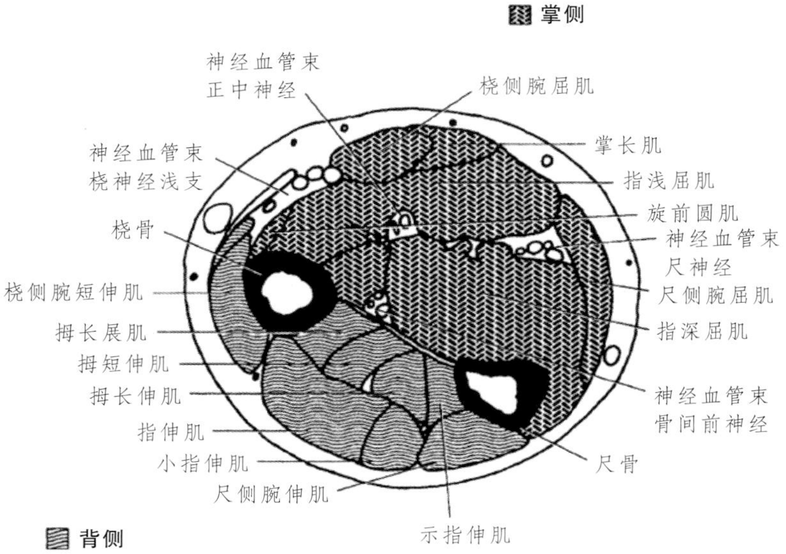

图 7.2 前臂中部横断面显示掌侧和背侧间室内容物(Reprinted from Anderson et al. [3] with permission)。

4.预期的针道应与即将进行最终手术的外科医生讨论(图 7.7)。

7.4 诊断准确性

经皮肌骨穿刺活检(PMSB)可采用 FNAB、CNB 或开放(切口)活检。切除活检仅用于小的病变(<3cm)或放射科医生确信病变为良性时[7,10,20]。

目前普遍认为,在不均质病灶中,活检应计划包含多普勒超声血管生成、CT 或 MRI 对比增强和(或)PET 成像上核活跃为特征的重要肿瘤组织。为了提高准确性,可以在不同位置采集包括不同形态学病变特征的两个或多个样本。

Huvos[19]提倡开放手术活检,他认为只有

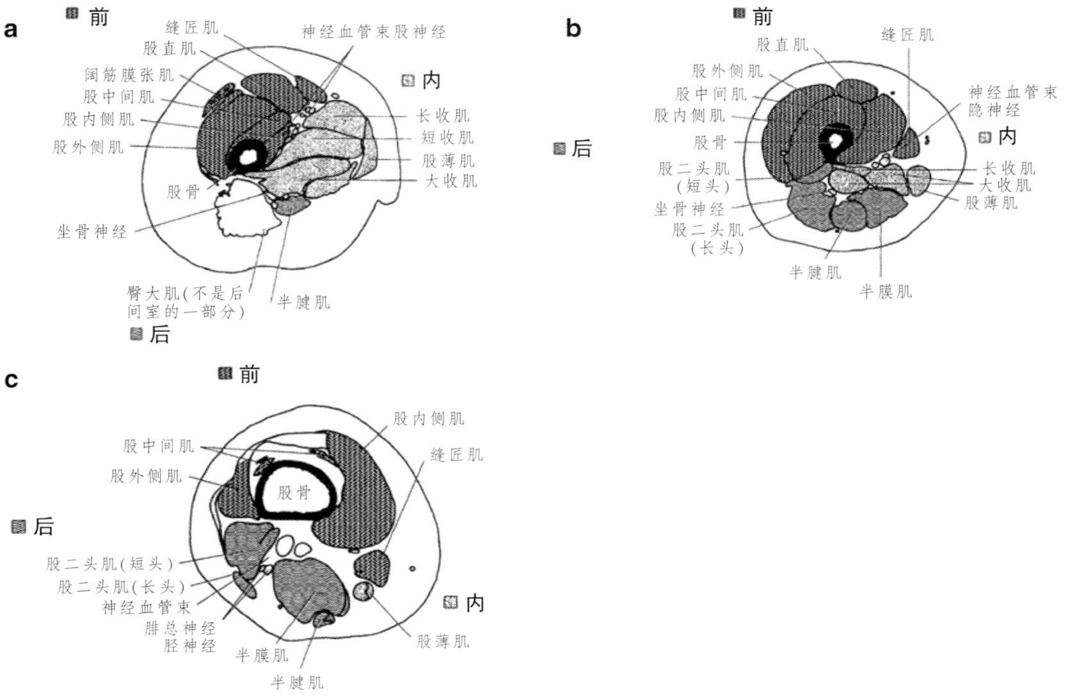

图 7.3 大腿横断面显示不同水平上的前、内、后间室的内容物和相对位置。(a)大腿近端,(b)大腿中部,(c)大腿远端(Reprinted from Anderson et al. [3] with permission)。

切除足够的组织才能获得最大的诊断益处。

Kilpatrick 等人[23]采用 FNAB,对 93%的小儿骨和软组织肿瘤进行了组织学特异性诊断,所有这些肿瘤都被正确识别为良性或恶性。在成人中,FNAB 被推荐用于头颈部肿瘤的诊断[30]和直接切开活检存在禁忌证时[10,13]。Gonzalez[13,14]报道 FNAB 的特异性>90%,这种方法由有经验的病理学家操作时最为有效。Jones 等人研究了经 FNAB 处置的肌骨肉瘤的组织病理学与细胞学分级的一致性。虽然发现细胞学分级和最终组织病理学分级之间存在统计上的相关性,但统计分析显示两者之间仅存在中度相关性,总体 r 值约为 0.57。与最终的组织病理学分级相比,细胞学分析呈低估倾向。FNAB 在预测组织病理学分级方面表现中等。只在核异型性分析方面显示出与最终手术分级有良好的相关性[21]。

Skrzynski 等人[31]对 62 例软组织肿瘤或骨肿瘤伴软组织扩张的患者进行了封闭 CNB 价值的前瞻性研究。对于接受同一外科医生行开放性活检的患者组,诊断准确率分别为 84%和 96%。缺点包括非诊断性活检、不确定性活检和组织学分级潜在错误。闭合核芯针活检的住院费用为 1106 美元(1 美元≈7.3 人民币),而开放活检的费用为 7234 美元!Hodge[16]报道了类似的结果,诊断准确率为 76.9%。

Bennert[4]评价了 117 例软组织病变(STL)中 FNAB 与 CNB 的诊断率。44 例患者的 FNAB 不令人满意,其中 22 例患者被 CNB 正确诊断。作者的结论是,FNAB 的获益与 CNB 相同,如果 FNAB 不理想,应利用 CNB 进一步评价。

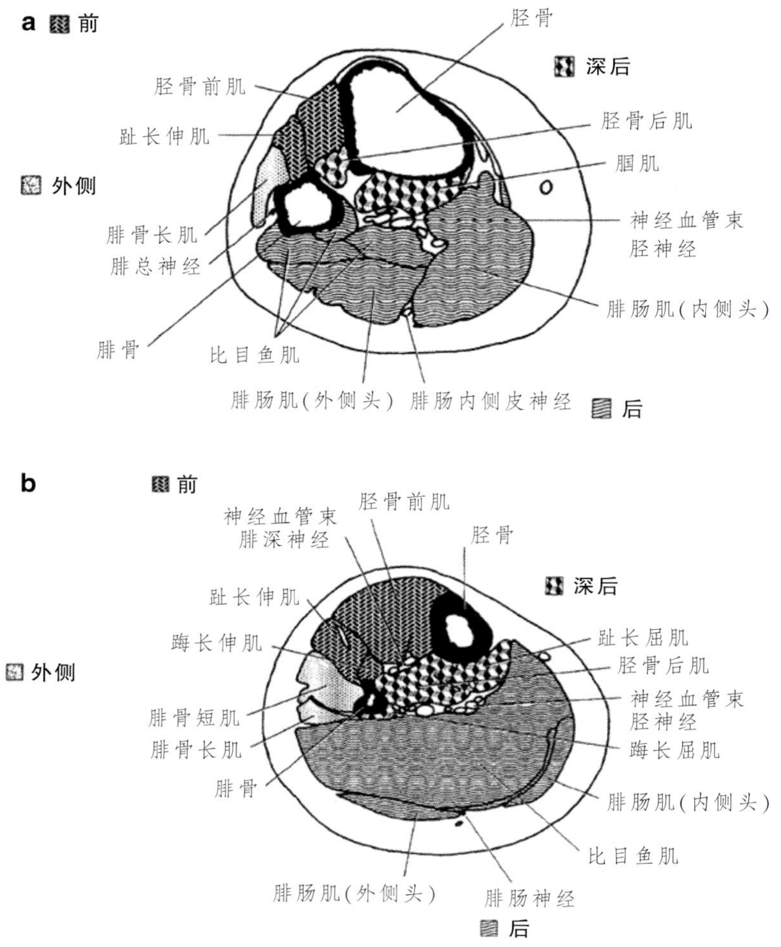

图 7.4 小腿。(a)小腿近端和(b)小腿中部横断面显示前、深后、后和外侧间室的内容物(Reprinted from Anderson et al. [3] with permission)。

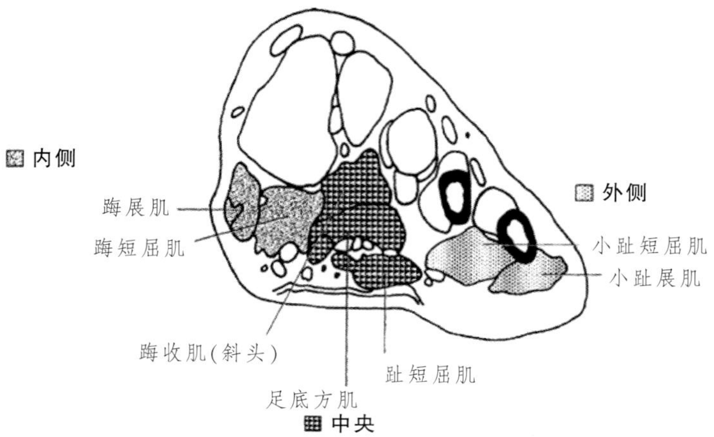

图 7.5 足部横断面显示内侧、中央和外侧间室的内容物(Reprinted from Anderson et al. [3] with permission)。

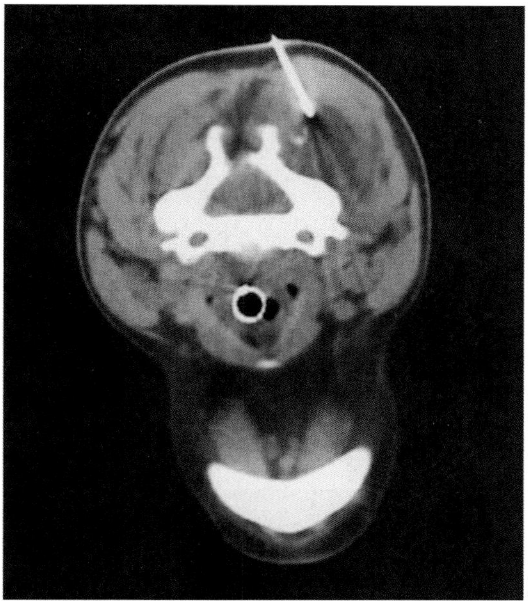

图 7.6　CT 引导下，对病灶内有钙化的深部肿块进行经皮穿刺活检。组织学检查显示骨化性肌炎。保守治疗后的对照检查显示病灶更典型，呈带状钙化。

Hau 等人[15]研究了大量肌骨病变患者（N=359）在 CT 引导下 FNAB 相对于 CNB 的准确性。他们发现总准确率为 71%，即 FNAB 为 63%（N=101），CNB 为 74%（N=258）。81 个盆腔病变活检诊断准确率（81%）高于非盆腔病变（68%）。脊柱病变和感染性疾病的准确率最低（分别为 61%和 50%）[15]。

Dupuy 等人[9]报道的结果最佳，他们在 CT 引导下对肌骨肿瘤进行了 176 例 CNB 和 45 例 FNAB 检查。CNB 和 FNAB 的准确率分别为 93%和 80%。并发症发生率<1%。

在 Kaur 等人近期通过 FNAB 和 CNB 对 18 例软组织肿瘤进行了分类（恶性–良性）和分级的前瞻性研究，FNAB 的分类特异性为 90.9%，CNB 特异性为 100%。细胞学分级与 CNB 结果一致的比例为 81.1%。他们的结论是，FNAB 和 CNB 减轻了在肌骨肿瘤诊断和分级时对开放活检的需求[22]。Strauss 等人在一项对530 例患者的前瞻性研究中发现，CNB 可以鉴别恶性和良性软组织肿瘤，准确率为 97.6%。高级别与低级别肿瘤的鉴别准确率为 86.3%[32]。

Ray–Coquard 等人对 110 例 STS 患者的 CNB 进行了评估。他们发现，与高级别肿瘤（100%）相比，低级别肿瘤敏感性（85%）较低。除了Ⅲ级肿瘤外，CNB 的组织学分级几乎不可行[28]。Didolkar 等人的结论是，恶性MSK 病变中 CNB 的诊断率为 94%，高于良性病变的 58%[8]。这与我们机构进行的一项研究不同，在我们的研究中，骨和软组织病变中良性病变的准确性（90.2%）高于恶性病变（86%）。本研究于 2012 年在我院开展，比较 149 例肌骨病变[36 例 STL 和 113 例骨组织病变（BL）]的手术开放活检、CT 引导的CNB 和 PET–CT 引导的 CNB。在 PET–CT 引导下穿刺活检中，选择 PET 图像中肿瘤放射性标记浓聚最明显的区域进行活检，并用 PET–CT 融合图像来证实穿刺针的定位（图 7.8）。手术活检定性效能和分级准确性分别为 80.5%和 90.2%，CT 引导活检定性效能和分级准确性分别为 88.2%和 95.6%，PET–CT 引导活检定性效能和分级准确性分别为 92.5%和 95%。对于 STL，手术活检、CT 引导活检和 PET–CT 引导活检的定性效能分别为 80%、77.8%和 88.2%。在我们机构（比利时），手术活检的费用为 262~380 欧元（1 欧元≈7.8 人民币），CT 引导活检的费用为 159~296 欧元，PET–CT 引导活检的费用为 530~667 欧元。我们得出结论，PET–CT 引导下的活检性价比低，但是应该用 PET 信息（如果有的话）来确定放射性标记最强的特定区域作为活检位置。仅在 CT 引导下诊断结果不明确时，才应进行手术活检[12]。

对于无法触及的软组织肿瘤，在超声引导下将含有钩状丝的针头插入肿瘤，该钩丝具有过度弯曲的钩子，当其伸出针头顶部时

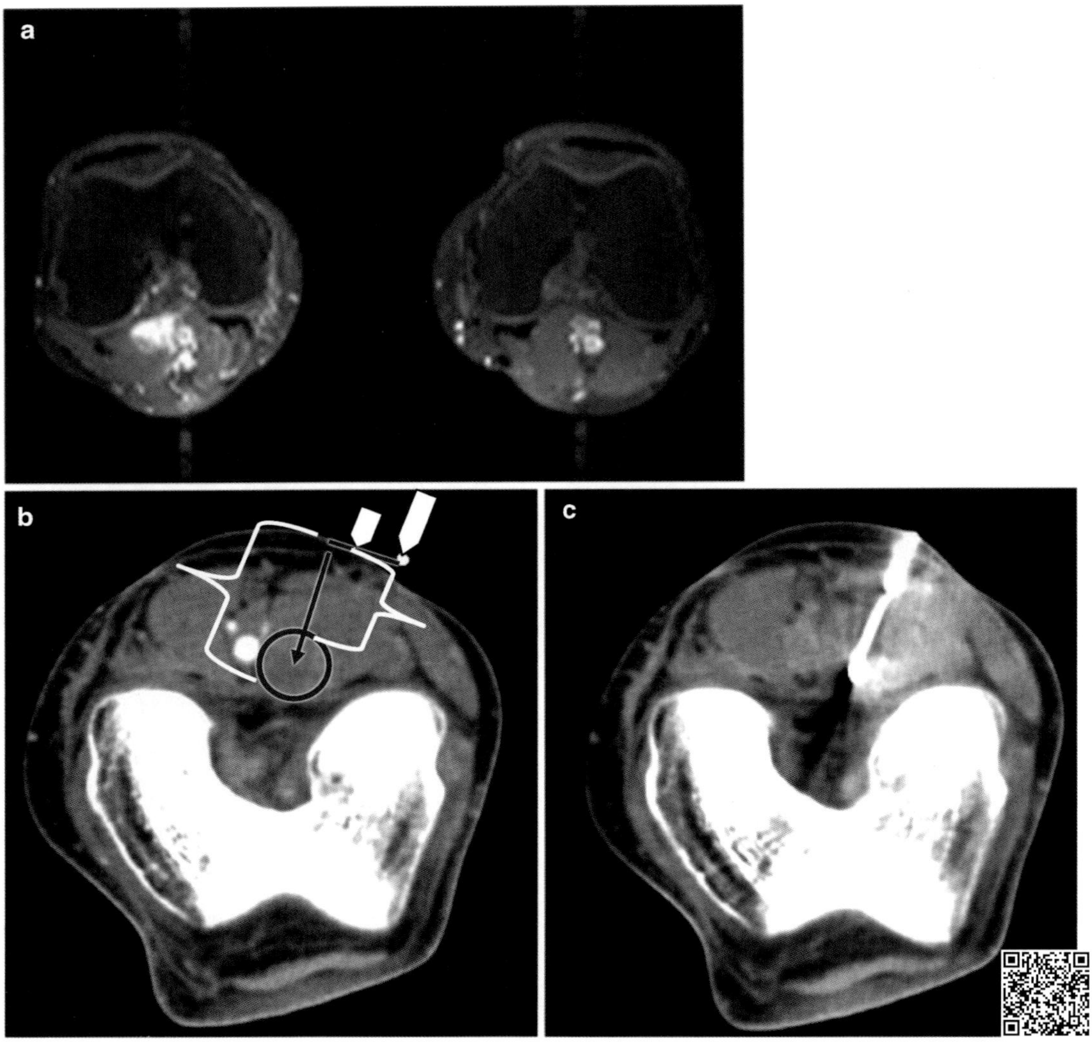

图 7.7　年轻女性患者右侧腘窝小的色素沉着绒毛结节性滑膜炎（PVNS）。(a) 双膝仰卧位 MRI，静脉注射 Gd-DTPA 后，轴位脂肪抑制（FS）自旋回波 T1 加权像。左侧腘窝见与腘窝神经血管结构相邻的一个小的、明显强化的肿块。(b) 左膝 CT，俯卧轴位，软组织窗和设定平面，静脉注射碘对比剂后。无强化、低密度肿块（圆形标记所示）位于强化的腘窝神经血管束的外侧。测量外部不透光标记（长粗白色箭头所示）到进针点的距离（短粗白色箭头所示，绿色线段）；确定活检路径（绿色箭头所示），皮肤到病灶及皮肤到病灶最深处边缘（括号所示）的距离。(c) 左膝插入活检针后的 CT，轴位平面比较，切割前确认活检针位置。

钩子会弹开，并将钢丝锚定在病变内，这将有助于切除活检[29]。

这些作者证明 PMSB 的诊断准确性不仅取决于所用的取样技术，还取决于病变的位置和最终的组织学诊断[22]。

7.5　免疫组织化学

在软组织肿瘤的临床和生物学认识方面取得了相当大的进展。这导致 WHO 在 2013 年发布了新修订和扩展的软组织肿瘤

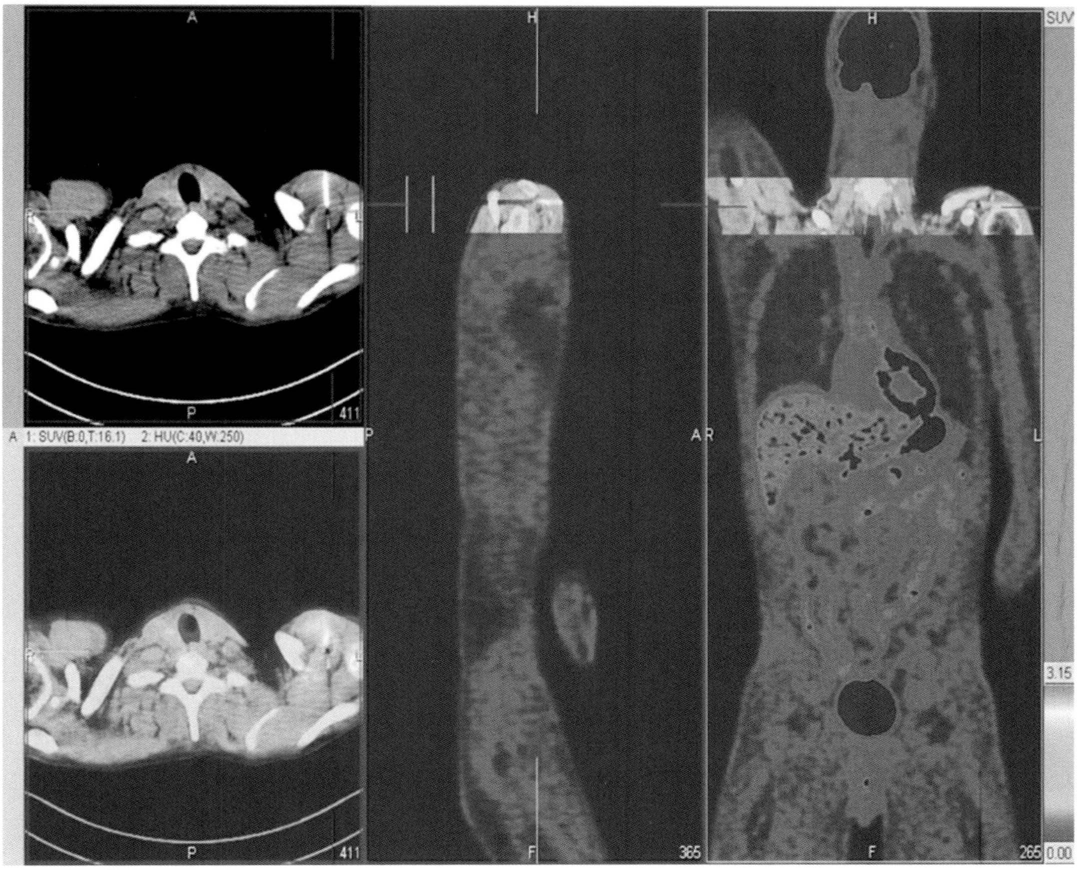

图 7.8　43 岁男性，左肩有肿块。US 及随后的 MRI 检查发现肩峰下三角肌肿块。PET-CT 引导下穿刺活检采用 Spirotom 针（10G），在轴位和矢状位前方入路。采样位置确定在放射性标记最强烈的区域（PET 上的红色区域）。轴位、矢状位和冠状位 PET-CT 融合图像是在针就位的情况下拍摄的，以证明采样位置在放射性标记最强区域（AMIR）。活检和切除标本的病理学显示为滑膜细胞肉瘤。

分类，该分类将形态学数据与过去 20 年里爆炸式增长的肿瘤特异性（细胞）遗传学和分子遗传信息相结合[18]。如何根据特定的分级系统预测生物/临床行为，以及哪些特定类型的肿瘤似乎不符合这些规则，这已经在世界范围内形成共识。免疫组织化学特征在 STS 的诊断工作中起着关键作用。判定线不仅是保证分类正确的关键，而且是提供预测信息的关键。新的分类包括对生物学行为的分类，这使得中间恶性肿瘤有两种不同类型，分别被认定为“局部侵袭性”和“罕见转移性”。在所谓的血管瘤样 MFH 和骨外黏液样软骨肉瘤的不确定分化导致了它们被重新划分为分化不确定的肿瘤。最近利用免疫组化识别肿瘤特异性药物靶点，对样本的要求和处理及实验室标准产生了影响[17]。因此，这些新的见解影响了取样技术，在非均质病变中推广多部位粗的 CNB 样本（≤14g）。组织样本固定方法也进行了调整，以允许进行免疫组织化学鉴定。避免使用冰醋酸溶液，因经 70%的冰醋酸处理后几乎看不见核分裂象。因此，以往采用的乙醇-福尔马林-冰醋酸（AFA）固定技术被放弃了[5]。实际上，组织样本（CNB）建议使用 4%中性甲醛（NF4），如果不能用CNB采集组织(FNAB),则细胞样本应使用乙醇溶液(Saccomano或CytoLyt)[24,34]。

7.6 活检技术与活检针的选择

在STS中,不仅有细胞学检查,还有基质、组织结构和免疫组织化学检查,这些都为病理诊断提供了线索。

FNAB主要获得不显示其组织结构或基质的细胞。它可以研究细胞核的异常,但不能研究肿瘤分化和基质成分。病理学家通常只能区分良性和恶性病变[2,26]。在软组织肿瘤患者中已知腺癌、骨髓瘤和淋巴瘤,或在MRI特征提示淋巴瘤的情况下,该方法可获得良好的结果[5]。

CNB能够提供包含基质并能保留其总体结构的组织。10G的针比14G或20G产生的效果更好。侧载(切割)和端载(旋切)活检系统有多种厚度和长度可供选择。旋切系统允许在取样过程中对针尖进行直接成像控制,取样长度最长可达2cm。活检针的选择取决于放射科医生的经验及与病灶具体位置相关的风险。开放性切开或切除活检还提供病变周围反应过程的信息。后两种技术(CNB和切开)在原发性软组织肿瘤中的诊断准确性最佳。

此外,肿瘤的不均质性也可能影响CNB技术。肿瘤分级最高的区域可预测预后;分级最低的区域分化最好,可能产生基质并有助于表征病变。因此,在病变本身内进行活检的位置取决于其成像特征。在均质病灶中,仅根据其解剖间室来确定路径。如果同时考虑病变的内部结构,一条具有高级别影像特征演变片段的单一长路径,即细胞部分避免坏死和更多分化的基质(钙化)产生部分,可以在非均质病变中获得最佳结果。这可能需要涉及相同的解剖间室的两个或多个略微倾斜的路径。

由于以上原因,将组织取样集中到专门的中心,并选择CNB而不是FNAB,逐渐成为共识。

结论

虽然活检类型的选择在较大程度上取决于特定的临床环境和临床医生、放射科医生、骨科或肿瘤外科医生及病理学家的经验,但CNB因其诊断准确率高、并发症发生率低,而被推荐为获取具有代表性的软组织肿瘤样本进行组织学和免疫组织化学检查的首选方法。当与适当的影像学检查相结合时,它允许进行一次手术或新辅助化疗计划。除了FNAB,它比其他手术省时、痛苦小、费用低。可在PET-CT或US引导下进行,对于深部病变或难以触及的病变应首选CT。关于MR引导的报道较少。进针点和路径是与主管外科医生沟通后确定的,避开了神经、血管和内脏结构。在影像学不均质病变中,可能需要相同解剖间室中两个或多个稍微倾斜的路径。组织样本固定应适用于免疫组织化学鉴定。如果CNB不充分,则必须进行开放活检。

要点

1.在进行活检前,应进行MRI检查,对局部肿瘤分期。

2.任何不能通过MRI明确定性为良性的病变都应被认为是不确定的,需要进行活检。

3.应选择皮肤与病变之间最短的安全路径,并与即将进行最终手术的外科医生讨论预期的进针路径。

4.针道应避免穿过未受累间室。

5.与FNAB相比,CNB能够提供包含

基质的组织，且可以保留其总体结构。

6.软组织肿瘤常在肿瘤分级和特征方面存在空间异质性，肿瘤坏死可能广泛存在。增强区域、具有多普勒活性的血管生成和(或)最高核素活性的组织样本为首选。因此，可能需要两个或更多活检样本。

7.组织样本固定应适用于免疫组化鉴定。建议对组织样本(CNB)使用4%中性甲醛(NF4)，对细胞样本(FNAB)使用乙醇溶液(CytoLyt)。

参考文献

1. Aboulafia AJ (1999) Biopsy. Instr Course Lect 48:587–590
2. Amin MS, Luqman M, Jamal S, Mamoon N, Anwar M (2003) Fine needle aspiration biopsy of soft tissue tumours. J Coll Physicians Surg Pak 13(11):625–628
3. Anderson MW, Temple HT, Dussault RG, Kaplan PA (1999) Compartmental anatomy: relevance to staging and biopsy of musculoskeletal tumors. AJR 173:1663–1671
4. Bennert KW, Abdul Karim FW (1994) Fine needle aspiration cytology vs. needle core biopsy of soft tissue tumors. A comparison. Acta Cytol 38(3):381–384
5. Bettio D, Rizzi N, Colombo P, Bianchi P, Gaetani P (2004) Unusual cytogenetic findings in a synovial sarcoma arising in the paranasal sinuses. Cancer Genet Cytogenet 155(1):79–81
6. Bickels J, Jelinek JS, Shmookler BM, Neff RS, Malawer MM (1999) Biopsy of musculoskeletal tumors. Current concepts. Clin Orthop (368):212–219
7. Bradley M (2015) The role of sonoelastography in planning percutaneous biopsy of soft tissue tumours. Ultrasound 23(4):212–215
8. Didolkar MM, Anderson ME, Hochman MG, Rissmiller JG, Goldsmith JD, Gebhardt MG, Wu JS (2013) Image guided core needle biopsy of musculoskeletal lesions: Are nondiagnostic results clinically useful? Clin Orthop Relat Res 471(11):3601–3609
9. Dupuy DE, Rosenberg AE, Punyaratabandhu T, Tan MH, Mankin HJ (1998) Accuracy of CT-guided needle biopsy of musculoskeletal neoplasms. Am J Roentgenol 171(3):759–762
10. Frassica FJ, McCarthy EF, Bluemke DA (2000) Soft-tissue masses: when and how to biopsy. Instr Course Lect 49:437–442
11. Gangi A, Guth S, Dietemann J-L, Roy C (2001) Interventional Musculoskeletal Procedures Radiographics 21: E1-e1 (online only)
12. Gielen JLMA, De Schepper AM, Ceyssens S, Creytens DH, Somville J,Van Dyck P, Pauwels P, Peeters M, Parizel PM (2013) Comparison of efficacy of surgical-, CT- and PET-CT-guided biopsy in musculoskeletal lesions. Insights Imaging, 4, supplement 1, Conference Abstract ECR B-0732
13. Gonzalez Campora R (2000) Fine needle aspiration cytology of soft tissue tumors. Acta Cytol 44(3): 337–343
14. Gonzalez Campora R, Munoz Arias G, Otal Salaverri C et al (1992) Fine needle aspiration cytology of primary soft tissue tumors. Morphologic analysis of the most frequent types. Acta Cytol 36(6):905–917
15. Hau MA, Kim JI, Kattapuram S, Hornicek FJ, Rosenberg AE, Gebhardt MC, Mankin HJ (2002) Accuracy of CT-guided biopsies in 359 patients with musculoskeletal lesions. Skeletal Radiol 31:349–353
16. Hodge JC (1999) Percutaneous biopsy of the musculoskeletal system : a review of 77 cases. Can Assoc Radiol J 50(2):121–125
17. Hogendoorn PCW, Collin F, Daugaard S, Dei Tos PA, Fisher C, Schneider U, Sciot R, pathology and biology subcommittee of the EORTC Soft Tissue and Bone Sarcoma Group (2004) Changing concepts in the pathological basis of soft tissue and bone sarcoma treatment. Eur J Cancer 40(11):1644–1654
18. http://www.iarc.fr/en/publications/pdfs-online/pat-gen/bb5/bb5-classifsofttissue.pdf
19. Huvos AG (1995) The importance of the open surgical biopsy in the diagnosis and treatment of bone and soft-tissue tumors. Hematol Oncol Clin North Am 9(3):541–544
20. Iwamoto Y (1999) Diagnosis and treatment of soft tissue tumors. J Orthop Sci 4(1):54–65
21. Jones C, Liu K, Hirschowigz S, Klipfel N, Layfield LJ (2002) Concordance of histopahtologic and cytologic grading in musculoskeletal sarcomas: can grades obtained from analysis by the fine-needle aspirates serve as the basis for therapeutic decisions? Cancer 96(2):83–91
22. Kaur L, Handa U, Kundu R, Garg SK, Mohan H (2016) Role of fine-needle aspiration cytology and core needle biopsy in diagnosing musculoskeletal neoplasms. J Cytol 33(1):7–12
23. Kilpatrick SE, Ward WG, Chauvenet AR, Pettenati MJ (1998) The role of fine-needle aspiration biopsy in the initial diagnosis of pediatric bone and soft tissue tumors: an institutional experience. Mod Pathol 11(10):923–928
24. Kurtycz DF, Logrono R, Leopando M, Slattery A, Inhorn SL (1997) Immunocytochemistry controls using cell culture. Diagn Cytopathol 17(1):74–79
25. Laredo JD (1999) Percutaneous biopsy of primary soft tissue tumors. Semin Musculoskelet Radiol 3:139–144
26. Nagira K, Yamamoto T, Akisue T, Marui T, Hitora T, Nakatani T, Kurosaka M, Ohbayashi C (2002) Reliability of fine-needle aspiration biopsy in the initial diagnosis of soft-tissue lesions. Diagn Cytopathol 27(6):354–361
27. Peabody TD, Simon MA (1996) Making the diagnosis:keys to a succesful biopsy in children with bone and soft-tissue tumors. Orthop Clin North Am

27(3):453–459
28. Ray-Coquard I, Ranchere-Vince D, Thiesse P, Ghesquieres H, Biron P, Sunyach MP, Rivoire M, Lancry L, Meeus P, Sebban C, Blay JY (2006) Evaluation of core needle biopsy as a substitute to open biopsy in the diagnosis of soft-tissue masses. Eur J Cancer 39(14):2021–2025
29. Rutten MJ, Schreurs BW, van Kampen A, Schreuder HW (1997) Excisional biopsy of impalpable soft tissue tumors. Us-guided preoperative localization in 12 cases. Acta Orthop Scand 68(4):384–386
30. Skoog L, Pereira ST, Tani E (1999) Fine-needle aspiration cytology and immunocytochemistry of soft-tissue tumors and osteo/chondrosarcomas of the head and neck. Diagn Cytopathol 20(3):131–136
31. Skrzynski MC, Biermann JS, Montag A, Simon MA (1996) Diagnostic accuracy and charge-savings of outpatient core needle biopsy compared with open biopsy of musculoskeletal tumors. J Bone Joint Surg Am 78(5):644–649
32. Strauss DC, Qureshi YA, Hayes AJ, Thway K, Fisher C, Thomas JM (2010) The role of core needle biopsy in the diagnosis of suspected soft tissue tumours. J Surg Oncol 102(5):523–529
33. Van Geel AN, Van Unnik JA, Keus RB (1995) Consensus soft tissue tumors. Dutch Workgroup Soft-Tissue Tumors. Ned Tijdschr Geneeskd 139(6):833–837
34. Werner M, Chott A, Fabiano A, Battifora H (2000) Effect of formalin tissue fixation and processing on immunohistochemistry. Am J Surg Pathol 24(7):1016–1019

第 2 部分

分期、分级和组织特异性诊断

第 8 章

分期

K. Wörtler

8.1 分期原理

在开始治疗前，软组织肉瘤患者一般应由具有肉瘤专业知识和经验的多学科小组进行评估和管理[22,37]。分期为评估预后、确定最佳治疗方法和界定纳入临床试验的组别提供了必要的信息[22]。除了根据常用的分期系统进行肿瘤分期外，MRI 对肿瘤范围的局部分期也变得越来越重要。过去，诊断四肢软组织肉瘤通常意味着截肢或其他致残性手术，而目前标准的外科治疗是广泛切除，如有指征，可配合辅助或新辅助放疗或化疗[22,37,41]。外科和放射肿瘤学技术的最新进展促进了保肢局部治疗，其预后与根治性切除或截肢相当，甚至更好[12,38,41]。

8.2 软组织肉瘤分期系统

8.2.1 AJCC/UICC 分期系统

美国癌症联合委员会（AJCC）的分期系统被国际癌症联合会（UICC）采纳，并在欧洲被广泛用于软组织肉瘤的肿瘤分期（表 8.1）。这是一种增加了组织学肿瘤分化程度的扩展 TNM 分期系统，而组织学肿瘤分化程度是预测局部复发、远处转移和疾病特异性生存的关键因素[6,11,22,31,34,37,41,42]。

表 8.1 软组织肉瘤 AJCC/UICC 分期系统[11]

分期	T	N	M	G
ⅠA	T1a	N0	M0	G1 或 GX
	T1b	N0	M0	G1 或 GX
ⅠB	T2a	N0	M0	G1 或 GX
	T2b	N0	M0	G1 或 GX
ⅡA	T1a	N0	M0	G2 或 G3
	T1b	N0	M0	G2 或 G3
ⅡB	T2a	N0	M0	G2
	T2b	N0	M0	G2
Ⅲ	T2a 或 T2b	N0	M0	G3
	任何 T	N1	M0	任何 G
Ⅳ	任何 T	任何 N	M1	任何 G

T 原发肿瘤，TX 原发肿瘤无法评估，T1 肿瘤最大尺寸≤5cm，T1a 浅表肿瘤，T1b 深部肿瘤，T2 肿瘤最大尺寸>5cm，T2a 浅表肿瘤，T2b 深部肿瘤，N 区域淋巴结，NX 区域淋巴结无法评估，N0 无区域淋巴结转移，N1 区域淋巴结转移，M 远处转移，M0 无远处转移，M1 远处转移，G 组织学分级（FNCLCC 系统优先），GX 分级无法评估，G1 高分化，G2 中等分化，G3 低分化

T 分期由肿瘤最大直径（T1/T2）和相对于肌筋膜的位置（a/b）决定。N 分期和 M 分期

分别描述是否存在区域淋巴结和远处转移的情况。对于分级(G),以前的四级系统已被法国癌症中心联合会(FNCLCC)提出的三级系统所取代[7,11,22,41]。

AJCC/UICC 分期对总生存期有预测作用。分化良好、较小和浅表及没有淋巴结受累和远处转移的肿瘤总体预后较好。无论组织学肿瘤分级如何,任何部位存在远处转移都表明疾病处于Ⅳ期。四肢软组织肉瘤的5年生存率在Ⅰ期和Ⅱ期为80%~90%,在Ⅲ期为56%,在Ⅳ期<20%[17,22,34,41]。

8.2.2 MSTS/Enneking 分期系统

Enneking 开发的肌骨肿瘤协会(MSTS)的分期系统(表8.2)适用于软组织和骨肉瘤,具有更强的手术导向性[14,31,41,42]。它是在常规使用先进的成像技术和辅助治疗之前设计的。

与 AJCC/UICC 系统一样,它包括肿瘤的分级(G),但只区分低级别和高级别的病变。这种两级分级法很受欢迎,因为它可以更好地与外科手术的两种治疗方式(广泛性和根治性切除)相吻合[41]。该系统忽略了区域淋巴结转移。肿瘤的大小只是一个间接变量,因为T分期是通过将病变分为间室内(T1)和间室外(T2),而不是绝对大小来确定的[14,41,42]。这使得 MSTS 系统最适用于四肢肉瘤[41]。

表8.2 肌骨肿瘤的 MSTS/Enneking 分期系统[14]

分期	G	T	M
ⅠA	G1	T1	M0
ⅠB	G1	T2	M0
ⅡA	G2	T1	M0
ⅡB	G2	T1	M0
Ⅲ	G1 或 G2	T1 或 T2	M1

G 组织学分级,G1 低级别,G2 高级别,T 肿瘤,T1 间室内,T2 间室外,M 远处转移,M0 无远处转移,M1 远处转移

8.2.3 肿瘤大小

肿瘤的大小影响软组织肉瘤的预后,主要是因为手术根除较大的肿瘤更困难。在 AJCC/UICC 分期系统中,将5cm 作为T1和T2病变的分界值,多少有些武断[22,41]。如果软组织肉瘤被模糊的假包膜包绕,在 MRI 上可能很难测量其真实大小。假包膜是肿瘤边缘反应性组织区,可因肉瘤附近软组织的压迫、充血和慢性炎症而形成,可能包含肿瘤指状突起和卫星灶[5,6,41]。在 MR 图像上,它被视为肿瘤周围的"水肿"区域[5]。真正的肿瘤直径(不包括假包膜)可在无脂肪抑制的T2加权或对比增强 MR 图像上最准确地测量(图8.1)。

如果以病理检查时切除标本的测量值作为参考标准,术前 MR 图像上的肿瘤大小通常被"高估",尤其是对于大肿块。可能的原因有切除后肿瘤形状的改变、灌注的暂停、肿瘤囊性成分的破裂、碎裂及病理准备时组织固定引起的收缩[4,10,20,28]。

8.2.4 肿瘤深度

在 AJCC/UICC 分期系统中,肿瘤深度是根据肿瘤相对于肌(深)筋膜的位置来确定的(图8.2)。浅表肿瘤位于皮下,完全位于肌筋膜之外且无侵犯。深部肿瘤要么完全位于肌筋膜下,要么位于肌筋膜上方并侵犯,要么同时位于肌筋膜上方和下方[42]。在 MRI 上,在皮下肿瘤中区分没有肌筋膜侵犯的密切接触和真正侵犯特别困难。因此,在放射学评估中,肿瘤深度可能被高估,而不是被低估[20]。

纵隔、腹膜后和盆腔软组织肉瘤通常被归类为深部肿瘤[6,11,41,42]。

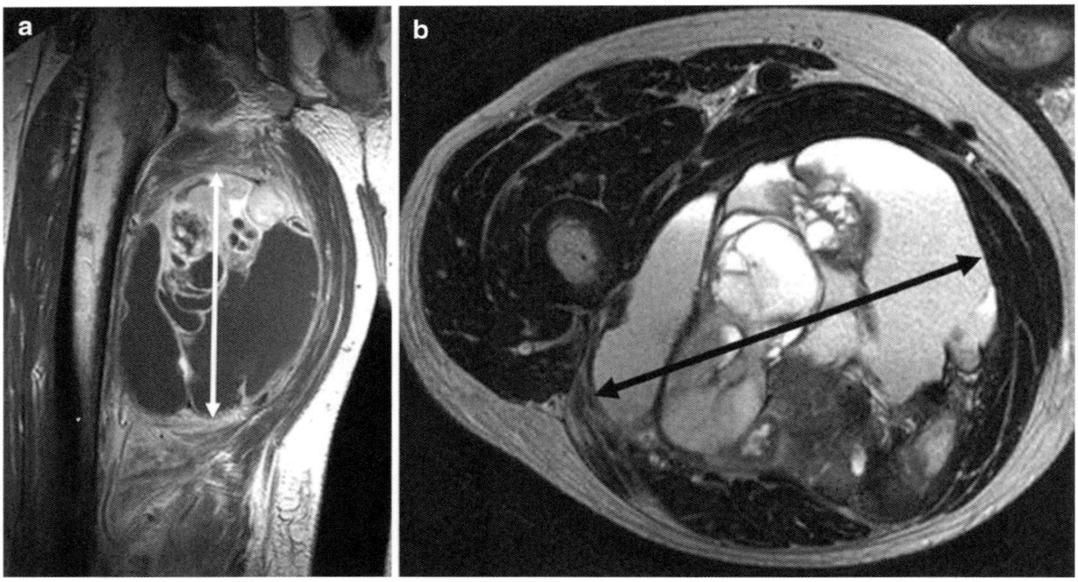

图 8.1 根据 AJCC/UICC 和 MSTS 的 T 分期。(a)冠状位 SE 对比增强 T1WI 和(b)多形性肉瘤患者的轴位 TSE T2WI 图像显示大腿后间室有一大肿瘤。如图所示,肿瘤直径的测量不含假包膜。AJCC/UICC 将肿瘤归类为 T2b(>5cm,深部肿瘤)。如果使用 MSTS 系统,肿瘤为 T1 病变,因为它被确认在单一解剖间室(间室内),尽管间室边界因占位效应而隆起。

8.2.5 间室内或间室外肿瘤生长

解剖间室是指以天然屏障(如皮质骨、筋膜和筋膜间隔、关节软骨、关节囊、肌腱、腱鞘和韧带)形成的解剖结构或空间[2,6]。从肿瘤扩散的角度看,5 个基本间室是皮肤和皮下组织、肌肉间室、骨旁间隙、骨骼及关节。缺少这些坚固屏障的解剖区域被视为间室外间隙,包括头颈部、椎旁组织、锁骨周围组织、腋窝、肘前窝、手腕、手背、腹股沟、腘窝、踝关节和足背[2,42]。

间室内肿瘤局限于单一的解剖间室,尽管它们可能会扭曲其起源间室的边界。在一个肌肉间室内,间室内病变可能累及多块肌肉。与此相反,间室外肿瘤已越过原间室屏障出现继发扩散,或主要涉及一个以上的解剖间室。值得注意的是,如软组织肉瘤的反应区(瘤周"水肿")超出了间室屏障,那它也被认为是间室外肿瘤(图 8.1 和图 8.2)。此外,所有发生于或继发于上述间室外间隙之一的肿瘤都被定义为间室外肿瘤。最后,间室外扩散也可能是由出血或手术过程引起的,如计划外切除或技术上不佳的活检[2,6,14,41,42]。

8.2.6 淋巴结转移

软组织肉瘤患者的区域淋巴结转移相对罕见,总体患病率为 1%~3%。然而,在某些报道中其转移率高达 10%,这可能与特定组织亚型的比例较高有关。区域淋巴结转移最常见于横纹肌肉瘤、血管肉瘤、透明细胞肉瘤、上皮样肉瘤和滑膜肉瘤。在这些实体瘤中,可观察到高达 40%的发病率。在无远处转移的情况下,区域淋巴结受累是强有力的预后因素[16,21,34,35]。

根据原发肿瘤的位置在初始分期时应

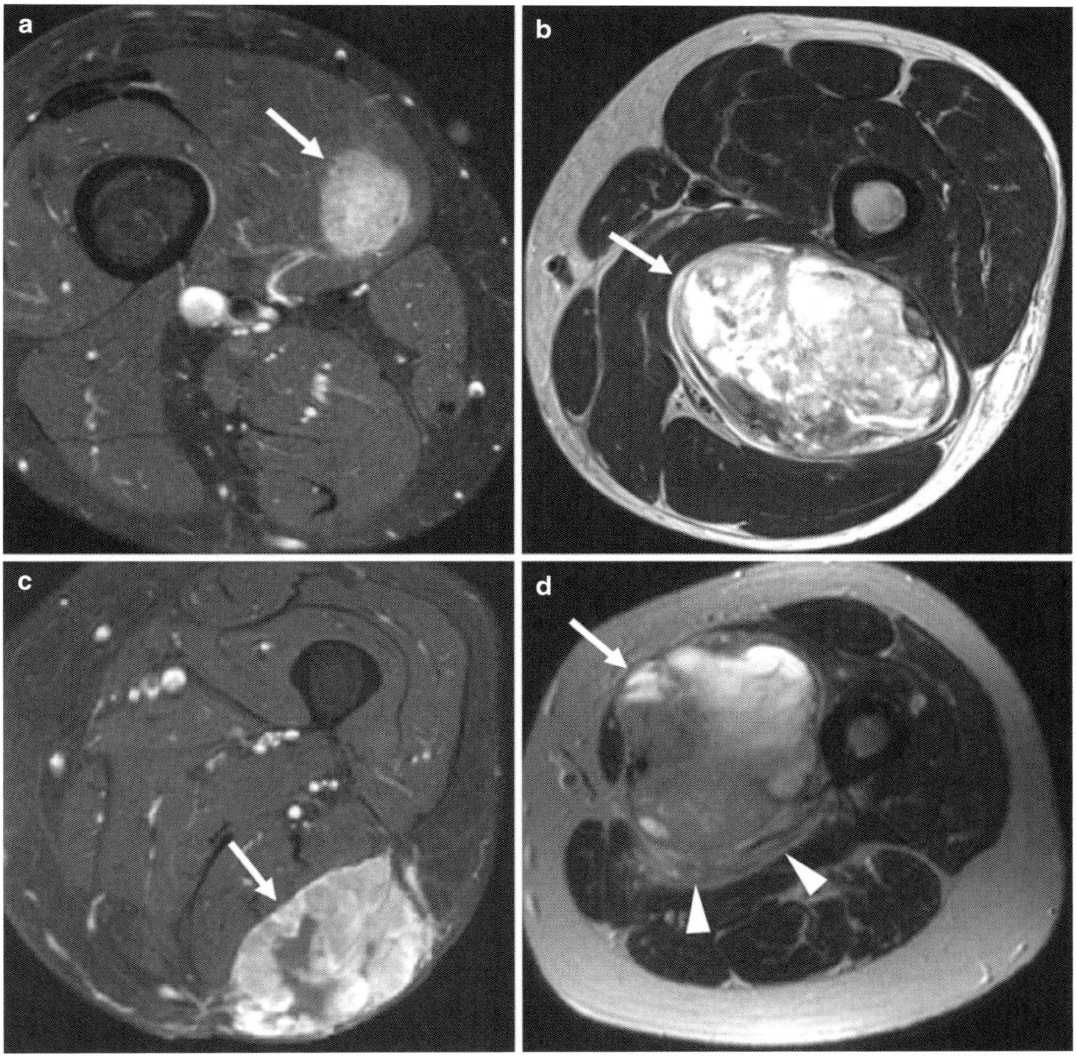

图 8.2 根据 AJCC/UICC 和 MSTS 的 T 分期。(a)轴位脂肪抑制对比增强 TSE T1WI 显示大腿前间室肌内平滑肌肉瘤(箭头所示)。AJCC/UICC:T1b。MSTS:T1。(b)轴位 TSE T2WI 显示大腿后间室多形性肉瘤(箭头所示)。AJCC/UICC:T2b。MSTS:T1。(c)轴位脂肪抑制对比增强 TSE T1WI 显示皮下组织多形性肉瘤(箭头所示)累及肌筋膜和深间室。AJCC/UICC:T2b。MSTS:T2。(d)轴位 TSE T2WI 显示大腿前间室多形性肉瘤(箭头所示),反应区延伸到外侧间室(三角箭头所示)。AJCC/UICC:T2b。MSTS:T2。

使用 CT 评估颈部、腋窝、纵隔、腹膜后和(或)腹股沟淋巴结,特别是在淋巴源性扩散可能性高的肉瘤亚型中(图 8.3)。迄今为止,PET、PET-CT 和 PET-MRI 并不推荐用于软组织肉瘤患者的常规检查[37]。由于这组肿瘤有很强的特异性,FDG 在淋巴结转移中的摄取几乎无法预测,因此,可能导致假阴性评估。假阳性结果可能是由腋窝、腹膜后或腹股沟反应性淋巴结的葡萄糖非特异性摄取所致,这些淋巴结常见于四肢较大的肿瘤。

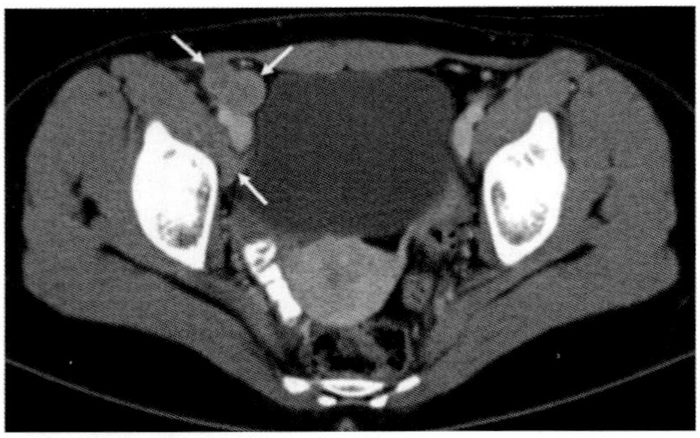

图 8.3 滑膜肉瘤的淋巴结转移。初步分期所获得的骨盆轴位增强 CT 图像显示右侧髂外淋巴结肿大。活检证实已知双相滑膜肉瘤的淋巴结转移（箭头所示）。原发肿瘤位于右膝上方。

8.2.7 远处转移

远处转移的存在是软组织肉瘤预后不良的最强预测因子[22,32,36]。高达25%的患者发生远处转移，最常见的部位是肺（75%~80%），其次是骨骼（10%）[39]。所有软组织肉瘤的初始分期均应常规行胸部 CT 检查（图 8.4）。没有肺外转移的情况下，同时性肺转移通常采用化疗治疗，如果可能，随后手术切除所有残余病灶。如果没有肺外转移的证据，且完全切除所有病灶是可行的，异时性可切除肺转移瘤的标准治疗方法是手术[37]。对已知有骨转移倾向的特定肉瘤亚型，如黏液样脂肪肉瘤，建议使用全身 MRI 来评估整个骨骼系统。

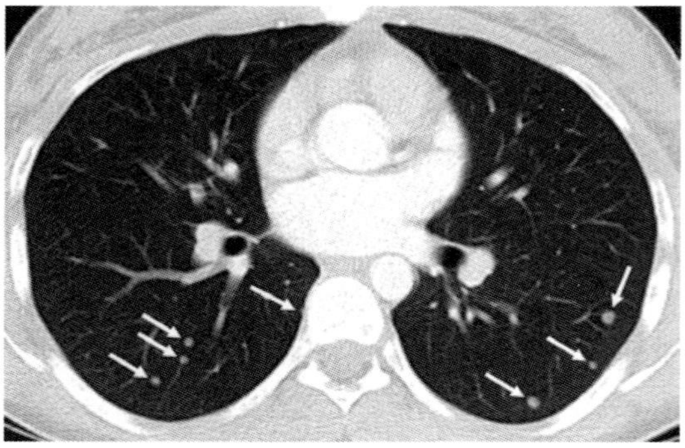

图 8.4 腺泡状软组织肉瘤的肺转移。初始分期获得的（肺窗）显示双侧肺结节（箭头所示）。原发肿瘤位于大腿。

8.2.8 组织学分级

根据 FNCLCC 系统，软组织肉瘤的组织学分级基于肿瘤分化、核分裂计数和肿瘤坏死（表 8.3）[7,19]。组织学分级比肿瘤大小和深度具有更高的预后权重[22]。需要注意的是，对化疗或放疗后样本进行分级是不适宜的。因此，在治疗前必须获得足量、具有代表性的样本用于病理分析。

8.3 局部分期

软组织肉瘤的局部分期对既保留功能同时又实现根治的外科治疗具有重要意义。

表 8.3 成人软组织肉瘤 FNCLCC 分级系统[7]

参数	标准
肿瘤分化	
评分 1	类似于正常成人间充质组织的肉瘤
评分 2	组织学分型确定的肉瘤
评分 3	胚胎性肉瘤、未分化肉瘤和类型不明确的肉瘤
核分裂计数	
评分 1	0~9 个/10 HPF
评分 2	10~19 个/10 HPF
评分 3	>20 个/10 HPF
肿瘤坏死	
评分 0	无坏死
评分 1	肿瘤坏死<50%
评分 2	肿瘤坏死≥50%
组织学分级	
1 级	总分 2,3
2 级	总分 4,5
3 级	总分 6,7,8

HPF，高倍视野

镜下切缘阳性已被证实会增加局部复发的风险，进而增加了远处转移和肿瘤相关死亡率风险[6,12,20,22,32,36,38]。术前，外科医生需要关注局部肿瘤范围的详细信息，尤其是是否存在神经血管包埋、骨侵犯和关节侵犯。在这方面，MRI 是信息最丰富的影像学技术。在进行活检前，完成对局部肿瘤范围的影像学评价是极其重要的。原则上，任何软组织肿块都应经过一种能够解答所有可能涉及广泛切除手术所需相关问题的 MR 成像检查方法进行评估。

8.3.1 神经血管包埋

主要血管和神经包埋可见于 4%~10%的软组织肉瘤中，但更常见于特定的解剖部位（如腘窝）或特定的肿瘤亚型[20,28-30]。在软组织肉瘤患者中，常发现肿块与神经血管束之间有密切的解剖学关系。然而，血管和神经的邻接或移位比真正的包埋更常见[6,20]。MRI 对神经血管结构的评估对外科治疗计划至关重要。然而，在血管被包埋的情况下，将受累血管与肉瘤一起切除并用移植物置换血管，以保留肢体功能，但主要神经，尤其是坐骨神经被包埋，截肢几乎不可避免。另一方面，如果肿瘤仅与神经紧邻，有或没有粘连，则可通过围神经切除术产生一个小而无瘤边缘。在此手术中，在肿瘤对面纵向切开神经外膜，从神经上解剖出来，最后与肿瘤一并切除[6,20]。

在磁共振成像中，肌骨骼肉瘤相对于主要神经血管结构的位置可通过 T2WI 及高空间分辨率的横断面图像进行最佳评估（图8.5）。然而，这些脉冲序列是否应该在有无脂肪抑制的情况下获得仍然存在争议。使用不带脂肪抑制的 T2WI，其主要优点在于能够更清晰地显示神经、神经束及神经束膜，因为它们在周围脂肪中呈现低信号。如果应用脂肪抑制，这种对比就会消失，因此，神经结构变得难以辨别。

在一组 174 例软组织肉瘤中，MRI 显示在评估神经血管包埋方面的敏感性为 82%，特异性为 92%~96%，具有高度的一致性。如果在无脂肪抑制的轴位 TSE T2WI 上，肿瘤与血管或神经环周的接触超过 180°，则诊断为动脉、静脉和神经包埋[20]。为避免可能导致患者无法接受保肢手术的假阳性评估结果，仅在满足上述条件或直接观察到肿瘤组织侵犯血管或神经结构时，方可确诊为神经血管包绕（图 8.5）。

MR 血管造影可用于显示大动脉血管与肌骨肿瘤之间的解剖关系[15]。如果导致受累血管的狭窄，则可以诊断动脉粘连或包埋，但如果不是这样，则既不能诊断也不能排除。因此，MR 血管造影不能取代形态学成像，但如果有的话，只能作为常规序列的辅助手段。

8.3.2 骨侵犯

大约 9%的软组织肉瘤会因骨皮质破坏和骨髓侵犯而继发累及邻近骨骼，但在某些亚型中更常见，如滑膜肉瘤[20,30,42]。对于外科医生来说，重要的是要了解肿瘤是仅与骨表面接触，还是真正侵犯骨。如仅是与骨表面接触，通常只需将骨膜和肉瘤一起切除，就可以获得足够的切缘。如果邻近的骨骼结构受到侵犯，则可能要行骨和软组织的复合切除，以获得广泛的切缘[6,24]。

MRI 在诊断软组织肉瘤的骨侵犯方面具有较高的准确性。在不同的报道中，敏感性和特异性可达到 90%~100%[13,20,28]。与肿瘤接触区的骨皮质和骨髓的信号改变预示着肿瘤侵犯[13,20]。在 SE/TSE T1WI 上可以较好地确定骨髓侵犯的真实程度，图像显示为一个骨髓完全被替代区域（图 8.6）。另一方

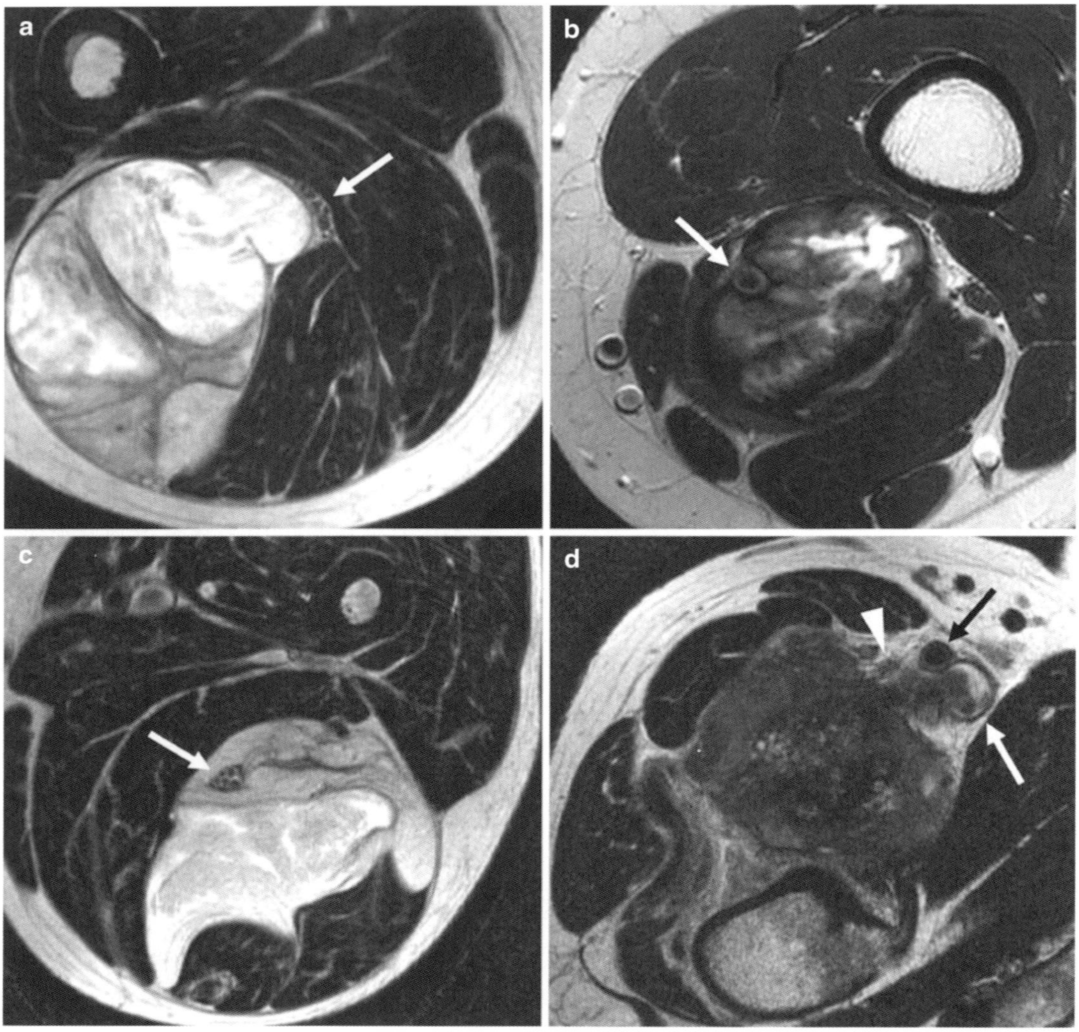

图 8.5 神经血管包埋。(a)轴位 TSE T2WI 显示黏液样脂肪肉瘤紧邻坐骨神经(箭头所示)。肿瘤与神经环周的接触不到 180°。术中,神经可以从肿瘤中分离出来。(b)轴位 TSE T2WI 显示纤维黏液样肉瘤与股动脉环周的接触超过 180°(箭头所示)。该动脉节段必须与肿瘤一起完全切除,并被移植物所取代。(c)轴位 TSE T2WI 显示分化良好的脂肪肉瘤(ALT)完全包埋坐骨神经(箭头所示)。(d)轴位 TSE T2WI 显示多形性肉瘤直接侵犯股静脉(白色箭头所示)。股动脉(黑色箭头所示)和神经(三角箭头所示)通过一层薄薄的脂肪组织与肿瘤分离。肿瘤可以和静脉一起切除。

面,没有信号改变的密切接触不应认为是骨侵犯的标志。软组织肉瘤与骨表面接触区的长度在骨侵犯方面似乎没有统计学意义[13]。然而,为了手术规划,应该确定在纵向和横向的尺寸。

8.3.3 关节侵犯

原发关节外软组织肉瘤侵犯邻近关节较罕见[20,28]。只有当肿瘤穿过滑膜时,才被认为是关节内肿瘤。因此,只能行关节外切除,

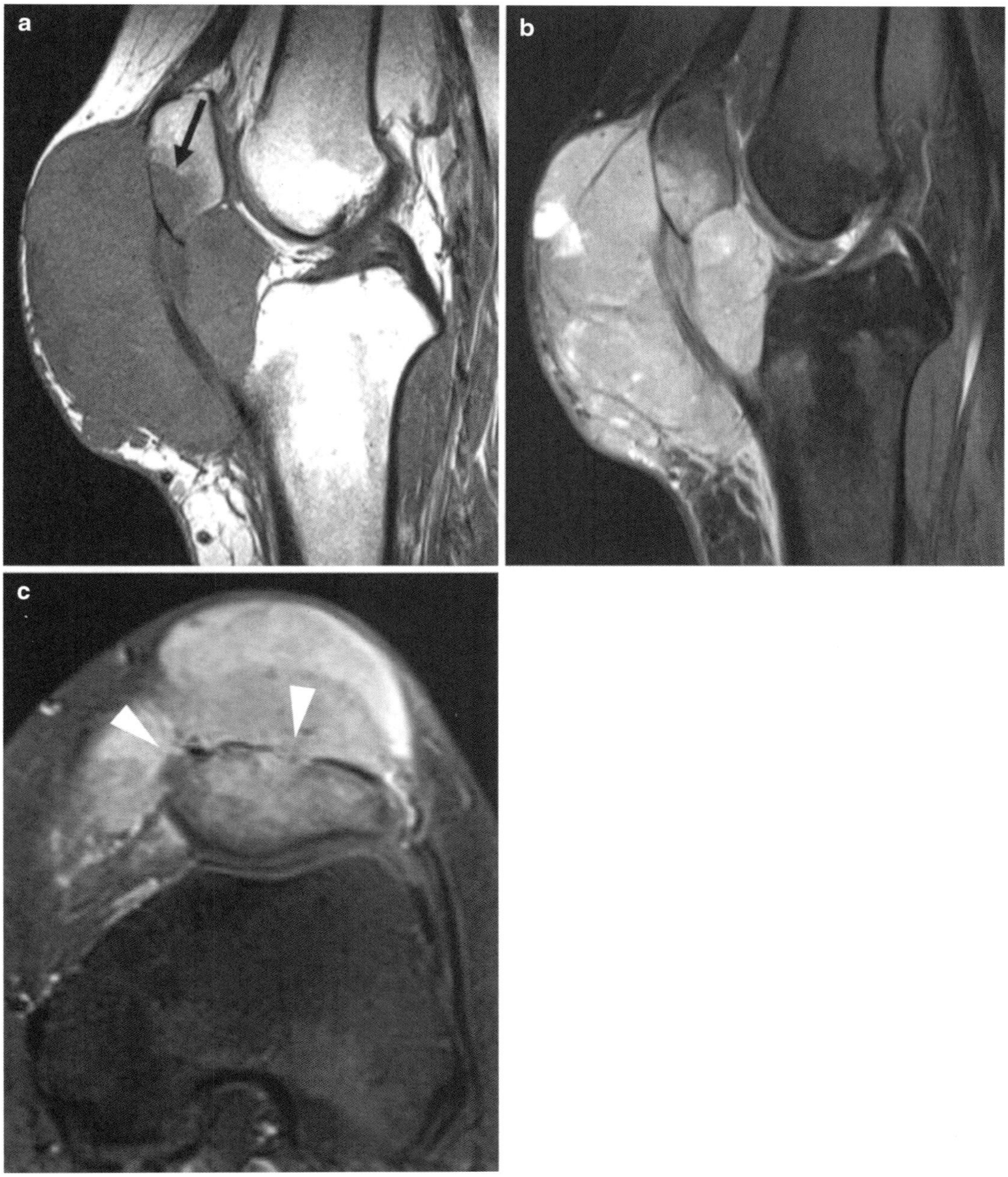

图 8.6 骨侵犯。(a)矢状位 T1WI 和(b,c)矢状位、轴位脂肪抑制 TSE T2WI 显示透明细胞肉瘤累及皮下组织、伸肌结构和膝关节 Hoffa 脂肪垫。在 T1WI 上,髌骨骨髓侵犯显示为骨髓替代区(箭头所示)。皮质破坏(三角箭头所示)在轴位图像上最明显。

并整体切除关节,或者,若不能这样做时,截肢才能获得满意的切缘。

在 MRI 中,关于关节侵犯的诊断标准尚未得到充分定义。只有当肿瘤组织直接位于关节滑膜边界内时,方可推测存在关节侵犯(图 8.7)。肿瘤组织与关节囊或关节积液的接触并不表示存在关节侵犯[20]。

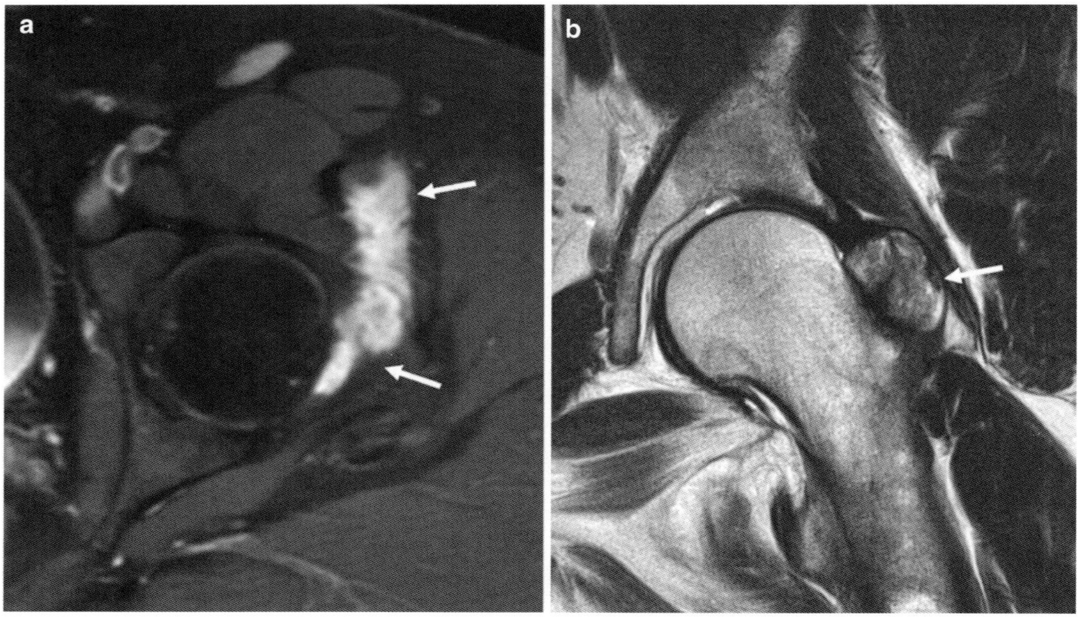

图 8.7 关节侵犯。(a)轴位脂肪抑制增强 TSE T1WI 和(b)冠状位 T2WI 显示纤维黏液样肉瘤(箭头所示)侵犯髋关节。在冠状位图像上,可以看见真正的关节内扩散。

8.3.4 不全切除后的局部分期

不全切除是软组织肉瘤患者常见的问题[8,26,33]。大多数非计划手术是因为外科医生错误地认为发现了脂肪瘤、腱鞘囊肿、血肿或淋巴结而造成的,特别是当软组织肉瘤相对较小,位于皮下或关节附近,或者发生在年轻患者身上[18,26,33]。虽然通常可以通过广泛的再切除对局部肿瘤进行充分控制,但由于远处转移率的增加,这些患者的预后较差[33]。

事实上,在许多此类病例中,术前影像学检查没有进行,这使得在不全切除后通过 MRI 进行评估更加困难,因为缺乏关于肿瘤的确切大小、位置和形态学信息。在一项 111 例病例的研究中,MRI 在评估这种情况下的残余肿瘤时,其敏感性仅为 64%,特异性为 93%。虽然可以有把握地诊断出较大的和(或)结节状的残余肿瘤,但在小的(<1cm)或微小的残余病灶中,或在术后有明显变化的病例中,通常会出现假阴性结果,可能会掩盖遗留肿瘤组织[8]。尽管如此,对于规划再次手术,MRI 仍然有助于评估首次手术的范围,诊断或排除深筋膜和深间室的侵犯,评估主要残留肿瘤的大小,并显示术后血肿和血清肿(图 8.8)。

8.4 监测和再分期

到目前为止,还没有针对手术治疗的软组织肉瘤患者的随访检查的循证指南。欧洲肿瘤内科学会(ESMO)和欧洲肌肉骨骼放射学学会(ESSR)推荐以下实用方法。外科手术治疗的中、高级肉瘤患者应在前 2~3 年内每 3~4 个月接受一次原肿瘤部位的 MRI 和胸部 CT 检查,之后每年 2 次,直到第 5 年,再之后 1 年 1 次,直到第 10 年。低级别肉瘤患者可每 4~6 个月随访一次局部复发,在前 3~5 年以较长的间隔(偶尔)行胸部 CT 检查,之

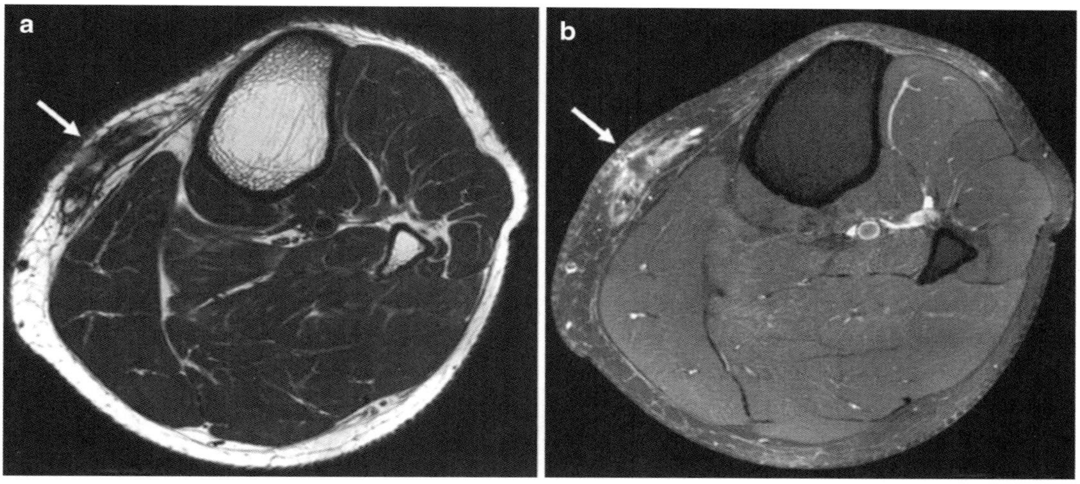

图 8.8 切除不全的多形性肉瘤。(a)轴位 T2WI 和(b)脂肪抑制对比增强 TSE T1WI 显示小腿皮下组织中信号强度和对比增强不均匀的区域,无结节成分。虽然不能排除小肿瘤残留,但是这些图像对于规划再次切除是有价值的,因为深筋膜和肌肉间室的侵犯并不明显。

后每年 1 次,直至第 10 年[27,37]。

在手术治疗的软组织肉瘤中,广泛切除后局部复发率为 10%~20%,局部切除后组织学切缘阳性的局部复发率为 70%~90%[8,12,23]。MRI 是诊断复发性肿瘤的首选方法(图 8.9 和图 8.10)。再分期遵循与原始病变评估相同的基本原则。

为了在 MRI 上评估手术床,必须关注先前放射治疗、重建手术和原始肿瘤组织病理学的信息[40]。将随访结果与治疗前图像进行比较有助于评估,因为复发病灶的 MR 形态经常与原始肿瘤一致[40]。

肿瘤复发的典型特征是存在孤立的结节状肿块,T1 和 T2 弛豫时间延长,而非更弥漫性信号改变或模糊的对比剂摄取。术后肉芽组织、血肿、血清肿及辐射引起的软组织和骨的变化会妨碍对先前手术野的评估。这些都会导致 MRI 上 T2 加权信号强度和对比增强的增加,因此,一方面,可能会被误诊为肿瘤复发;另一方面,也可能掩盖复发性肿瘤。黏液样肉瘤的局部复发可能会被错误地诊断为血清肿,尤其是如果放射科医生不知道原始病变的 MR 形态及其 T2WI 上原有的高信号(图 8.9)。成熟的瘢痕组织常在所有脉冲序列的图像上都显示为低信号,因此,可与肿瘤组织区分开。静脉注射钆对比剂有助于血清肿、血肿、脓肿与复发性肿瘤的鉴别,但静态对比增强序列可能无法将肉芽组织和水肿样软组织改变与其区分开[25]。图像减影(图 8.10)可能比脂肪抑制的对比增强后图像更有助于提高对复发肿瘤的检出率,增加病灶的可辨识度[1]。如果将弥散加权脉冲序列添加到标准方案中,则可提高 MRI 区分复发性软组织肉瘤与术后瘢痕的特异性[3,9]。在不明确的情况下,US 也可以作为一种有用的辅助,也可以应用于指导活检,以证实或排除局部复发。

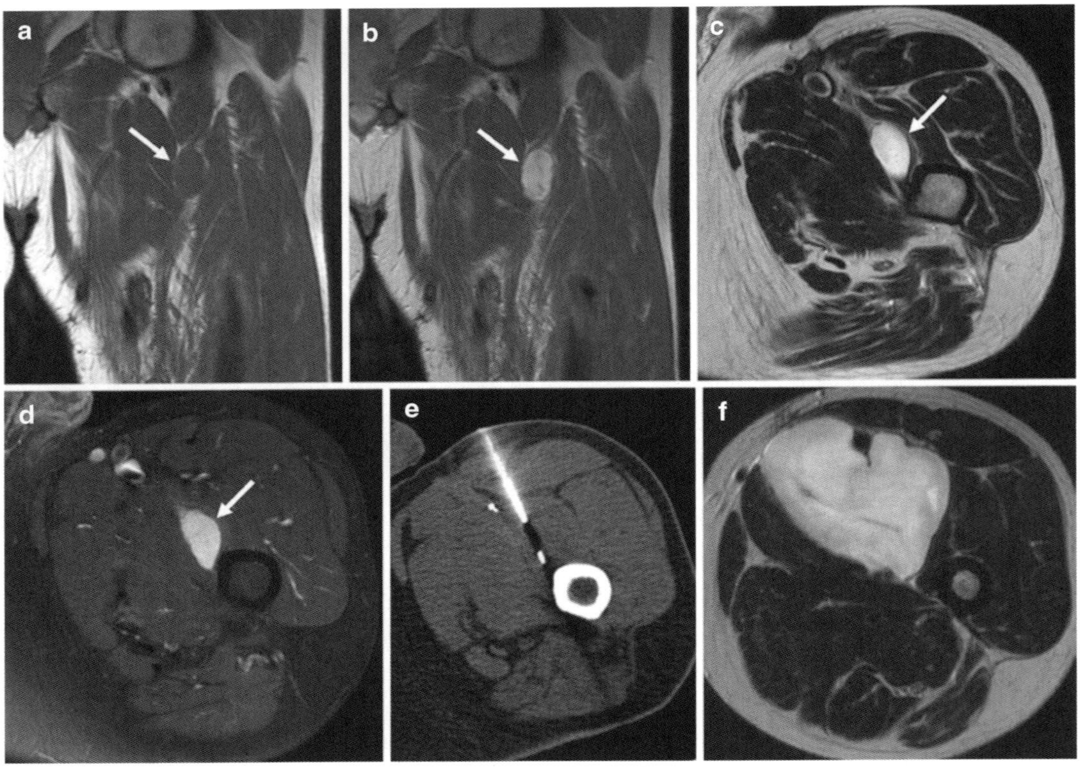

图8.9 黏液纤维肉瘤(1级)术后3年局部复发。(a)冠状位T1WI,(b)相应的对比增强T1WI,(c)轴位T2WI和(d)脂肪抑制对比增强TSE T1WI显示肿瘤复发(箭头所示)在大腿前间室。(e)CT图像引导核芯针穿刺活检,以证实诊断。(f)原发肿瘤的横断位TSE T2WI显示远端肿块包埋股动脉。注意原发肿瘤与复发肿瘤T2信号的相似性。

要点

1.AJCC/UICC系统广泛应用于软组织肉瘤的肿瘤分期。它包括肿瘤的大小、深度、淋巴结转移、远处转移和组织学分级,并可预测总生存期。

2.由于肺部是最常见的远处转移部位,因此,在软组织肉瘤的初始分期中应常规进行胸部CT检查。

3.局部分期对于外科治疗规划至关重要。除了评估肿瘤的大小和解剖位置外,还需要关于神经血管包埋、骨侵犯和关节侵犯的信息。为了局部分期,应在活检前进行MRI检查。

4.与主要神经和血管之间的解剖关系是软组织肉瘤保肢切除的最重要决定性因素。只有当肿瘤与神经/血管环周之间的接触超过180°时,才应诊断为神经血管包埋。

5.10%~20%的软组织肉瘤患者广泛切除治疗后局部复发,70%~90%的切缘阳性的患者会出现局部复发。在随访中,用MRI评估手术床可能很困难,因此,需要关于以前治疗的详细信息、原始肿瘤的组织病理学、熟悉术前影像学检查,同时需要大量的经验。大多数复发病灶表现为孤立的结节状肿块,常与原发肉瘤的MR形态一致。

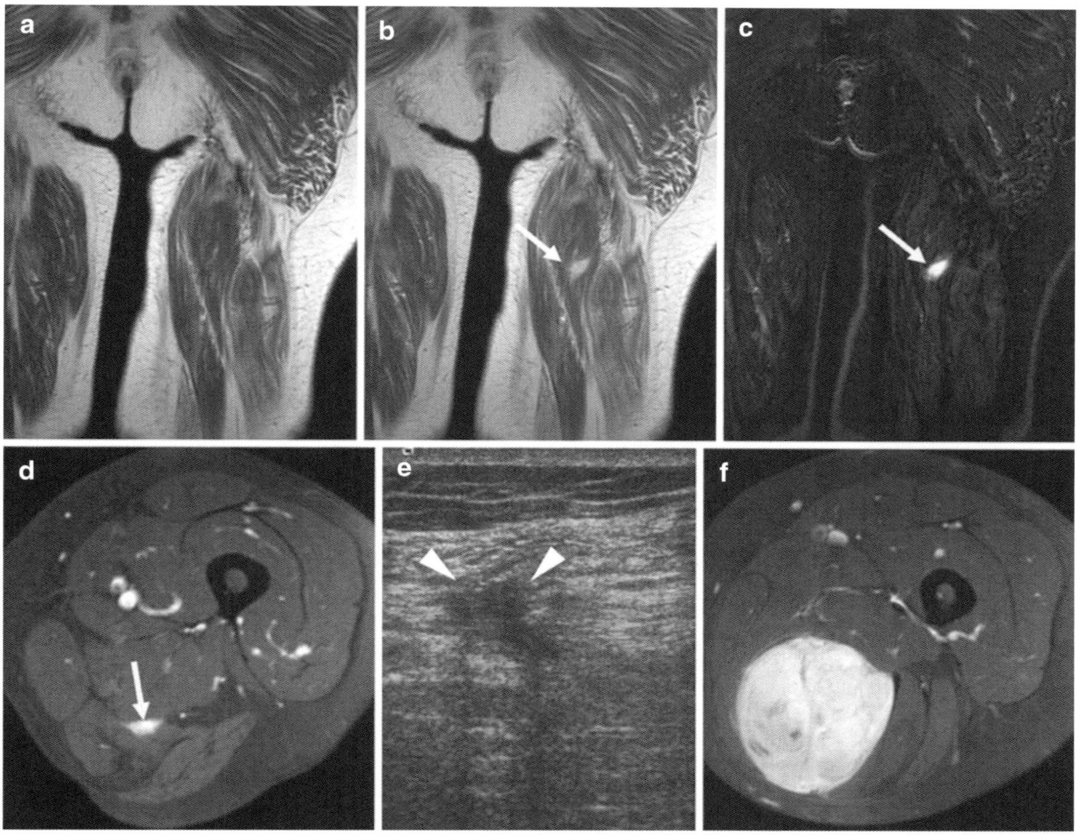

图 8.10　多形性肉瘤术后 4 年局部复发。(a)冠状位 TSE T1WI,(b,c)相应对比增强 T1WI 和减影图像,(d)横断位脂肪抑制对比增强 TSE T1WI 显示先前手术床区有强化的结节性病变(箭头所示)。(e)病变(三角箭头所示)在 US 也被显示,并经 US 引导的核心针活检证实为复发。(f)横断位脂肪抑制对比增强 TSE T1WI 显示原发肉瘤的位置和 MR 形态。

参考文献

1. Ahlawan S, Morris C, Fayad LM (2016) Three-dimensional volumetric MRI with isotropic resolution: improved speed of acquisition, spatial resolution and assessment of lesion conspicuity in patients with recurrent soft tissue sarcoma. Skeletal Radiol 45:645–652
2. Anderson MW, Temple T, Dussalut RG, Kaplan PA (1999) Compartmental anatomy: relevance to staging and biopsy of musculoskeletal tumors. AJR Am J Roentgenol 173:1663–1671
3. Baur A, Huber A, Arbogast S et al (2001) Diffusion-weighted imaging of tumor recurrencies and post-therapeutical soft-tissue changes in humans. Eur Radiol 11:828–833
4. Bell RS, O'Sullivan B, Liu FF (1989) The surgical margin in soft-tissue sarcoma. J Bone Joint Surg Am 71:370–375
5. Beltran J, Simon DC, Katz W, Weis LD (1987) Increased MR signal intensity in skeletal muscle adjacent to malignant tumors: pathologic correlation and clinical relevance. Radiology 162:251–255
6. Campanacci M (1999) Bone and soft tissue tumors, 2nd edn. Springer, Padua/Wien/New York/Heidelberg
7. Coindre JM, Trojani M, Contesso G (1986) Reproducibility of a histopathologic grading system for adult soft tissue sarcoma. Cancer 58:306–309
8. Davies AM, Mehr A, Parsonage S, Evans N, Grimer RJ, Pynsent PB (2004) MR imaging in the assessment of residual tumour following inadequate primary excision of soft tissue sarcomas. Eur Radiol 14:506–513
9. Del Grande F, Subhawong T, Weber K et al (2014) Detection of soft-tissue sarcoma recurrence: added value of functional MR imaging techniques at 3.0 T. Radiology 271:499–511
10. Docquier PL, Paul L, Cartiaux O et al (2010) Formalin fixation could interfere with the clinical assessment of the tumor-free margin in tumor surgery: magnetic resonance imaging-based study. Oncology 78:

115–124
11. Edge S, Byrd DR, Compton CC et al (2010) AJCC cancer staging manual, 7th edn. Springer, New York
12. Eilber FC, Rosen G, Nelson SD, Selch M, Dorey F, Eckardt J, Eilber FR (2003) High-grade extremity sift tissue sarcomas: factors predictive of local recurrence and its effect on morbidity and mortality. Ann Surg 237:218–226
13. Elias DA, White LM, Simpson DJ, Kandel RA, Tomlinson G, Bell RS, Wunder JS (2003) Osseous invasion by soft-tissue sarcoma: assessment with MR imaging. Radiology 229:145–152
14. Enneking WF, Spanier SS, Goodman MA (1980) A system for the surgical staging of musculoskeletal sarcoma. Clin Orthop 153:106–120
15. Feydy A, Anract P, Tomeno B, Chevrot A, Drapé JL (2006) Assessment of vascular invasion by musculoskeletal tumors of the limbs: use of contrast-enhanced MR angiography. Radiology 238:611–621
16. Fong Y, Coit DG, Woodruff JM et al (1993) Lymph node metastasis from soft tissue sarcoma in adults. Analysis of data from a prospective database of 1772 patients. Ann Surg 217:72–77
17. Gaynor JJ, Tan CC, Casper ES, Collin CF, Friedrich C, Shiu M, Hajdu SI, Brennan MF (1992) Refinement of clinicopathologic staging for localized soft tissue sarcoma of the extremity: a study of 423 adults. J Clin Oncol 10:1317–1329
18. Giuliano AE, Eilber FR (1985) The rationale for planned reoperation after unplanned total excision of soft-tissue sarcomas. J Clin Oncol 3:1344–1348
19. Guillou L, Coindre JM, Bonichon F et al (1997) Comparative study of the National Cancer Institute and French Federation of Cancer Centers Sarcoma Group grading systems in a population of 410 adult patients with soft tissue sarcoma. J Clin Oncol 15: 350–362
20. Holzapfel K, Regler J, Baum T et al (2015) Local staging of soft-tissue sarcoma: emphasis on assessment of neurovascular invasion – value of MR imaging in 174 confirmed cases. Radiology 275:501–509
21. Johannesmeyer D, Smith V, Cole DJ, Esnaola NF, Camp R (2013) The impact of lymph node disease in extremity soft-tissue sarcomas: a population-based analysis. Am J Surg 206:289–295
22. Kneisl JS, Coleman MM, Chandrajit PR (2014) Outcomes in the management of adult soft tissue sarcomas. J Surg Oncol 110:527–538
23. Lewis JJ, Leung D, Heslin M, Woodruff JM, Brennan MF (1997) Association of local recurrence with subsequent survival in extremity soft tissue sarcoma. J Clin Oncol 15:646–652
24. Lin PP, Pino ED, Normand AN et al (2007) Periosteal margin in soft-tissue sarcoma. Cancer 109:598–60225
25. May DA, Good RB, Smith DK, Parsons TW (1997) MR imaging of musculoskeletal tumors and tumor mimickers with intravenous gadolinium: experience with 242 patients. Skeletal Radiol 26:2–15
26. Mori T, Aoyagi T, Tajima T et al (2015) Unplanned resection of a soft tissue sarcoma: clinical characteristics and impact on oncological and functional outcome. J Orthop Sci 20:373–379
27. Noebauer-Huhmann IM, Weber MA, Lalam RK et al (2015) Soft tissue tumors in adults: ESSR-approved guidelines for diagnostic imaging. Semin Musculoskelet Radiol 19:475–482
28. Panicek DM, Gatsonis C, Rosenthal DI et al (1997) CT and MR imaging in the local staging of primary malignant musculoskeletal neoplasms: report of the Radiology Diagnostic Oncology Group. Radiology 202:237–246
29. Panicek DM, Go SD, Healey JH, Leung DH, Brennan MF, Lewis JJ (1997) Soft-tissue sarcoma involving bone or neurovascular structures: MR imaging prognostic factors. Radiology 205:871–875
30. Panicek DM, Hilton S, Schwartz LH (1997) Assessment of neurovascular involvement by malignant musculoskeletal tumors. Sarcoma 1:61–63
31. Peabody TD, Gibbs CP, Simon MA (1998) Evaluation and staging of musculoskeletal neoplasms. J Bone Joint Surg A86:1207
32. Pisters PWT, Leung DHY, Woodruff J, Shi W, Brennan MF (1996) Analysis of prognostic factors in 1,041 patients with localized soft tissue sarcomas of the extremities. J Clin Oncol 14:1679–1689
33. Rehders A, Stoecklein NH, Poremba C, Alexander A, Knoefel WT, Peiper M (2009) Reexcision of soft tissue sarcoma: sufficient local control but increased rate of metastasis. World J Surg 33:2599–2605
34. Rubin P, Hansen JT (2012) TNM staging atlas with oncoanatomy, 2nd edn. Lippincott Williams & Wilikins, Philadelphia
35. Sherman KL, Kinnier CV, Farina DA et al (2014) Examination of national lymph node evaluation practices for adult extremity soft tissue sarcoma. J Surg Oncol 110:682–688
36. Stojadinovic A, Leung DH, Allen P, Lewis JJ, Jaques DP, Brennan MF (2002) Primary adult soft tissue sarcoma: time-dependent influence of prognostic variables. J Clin Oncol 20:4344–4352
37. The ESMO/European Sarcoma Network Working Group (2014) Soft tissue and visceral sarcomas: ESMO clinical practice guidelines for diagnosis, treatment and follow-up. Ann Oncol 25(S3):102–112
38. Trovik CS, Bauer HC, Alvergard TA (2000) Surgical margins, local recurrence and metastasis in soft tissue sarcomas: 559 surgically-treated patients from the Scandinavian Sarcoma Group Register. Eur J Cancer 36:710–716
39. Vincenzi B, Frezza AM, Schiavon G et al (2013) Bone metastases in soft tissue sarcoma: a survey of natural history, prognostic value and treatment options. Clin Sarcoma 3:6
40. Warren Garner H, Kransdorf MJ, Bancroft LW et al (2009) Benign and malignant soft-tissue tumors: post-treatment MR imaging. Radiographics 29:119–134
41. Weiss SW, Goldblum JR (2001) Enzinger and Weiss's soft tissue tumors, 4th edn. Mosby, St. Lois/London/Philadelphia/Sydney/Tokyo
42. Woertler K (2014) Musculoskeletal tumors. In: Waldt S, Woertler K (eds) Measurements and classifications in musculoskeletal radiology. Thieme, Stuttgart/New York

第 9 章

分级和组织特异性诊断

Filip M. Vanhoenacker and Arthur M. De Schepper

9.1 引言

定性包括分级和组织特异性诊断。

组织特异性诊断意味着病理分型，分级意味着良、恶性肿瘤的鉴别和恶性肿瘤分级的确定。虽然病理学始终是诊断软组织肿瘤(STT)的金标准，但预测特定的组织学诊断仍然是每种影像技术的终极目标之一，因为如果能够在影像的基础上提供特定的诊断或有限的鉴别诊断，关于活检和治疗的决策将得以简化[20]。

Sundaram 强调了根据 MRI 标准“命名”软组织肿瘤的重要性，其前提是不能“命名”或提供简洁的鉴别诊断，需要将病变视为“不确定”并进行活检。对这种不确定病变在组织学病理学证实其不是肉瘤之前，可先作为肉瘤处理[30,41]。在 MRI 上没有明显特征的软组织肿瘤应该被认为是不确定的，需要活检[21,31,39]。

良性软组织肿瘤的数量比恶性肿瘤多，两者之比约为 100:1。大多数皮肤和皮下肿块都较小，常在没有影像学检查的情况下被切除。通过医学影像学评估的成人软组织肿瘤中 60%是良性的，这一比例在儿童组增加到 75%。分级的主要作用仅在于识别良性软组织肿瘤，避免对其进行进一步的侵入性诊断和治疗性操作。

在不同类型的肉瘤中，各种组织学参数的意义和预测价值各不相同。由于肿瘤不同部位存在形态学差异，分级应依据分化程度最低的区域及其范围来确定的[13,40]。

9.2 分级

WTO 确认了四类 STT：良性、中间性(局部侵袭性)、中间性(罕见转移)和恶性[10]。众所周知的组织分级参数是细胞密度、细胞多形性、有丝分裂率、基质和出现坏死。肿瘤坏死、肿瘤大小及最重要的核分裂计数与生存期或远处转移时间显著相关[22,33]。这些参数大多影响 MRI 上的信号强度。然而，对于常规 MRI 在鉴别良、恶性软组织肿瘤中的价值仍有很多争议[1,7]。

表 9.1 中列出了文献中报道的各种成像分级参数。首先，我们将评论每个单参数的价值，然后总结依赖多个分级参数组合的优势。

表9.1　STT分级参数

起源(皮下、筋膜、肌肉内、混合)
位置
分布
间室内
间室外
大小
形状
边缘
与浅筋膜的关系
神经血管束移位/包埋
骨侵犯
不同脉冲序列的信号强度
信号均匀性
均匀性变化模式
低信号分隔
瘤周水肿
出血
增强对比
静态研究(类型、强度)
动态研究(比率、斜率)
弥散加权MRI

9.2.1　单参数

预测恶性肿瘤常用的单参数包括不同脉冲序列的MR信号的强度和均匀性。良性和恶性肿瘤的信号特征经常重叠。T2WI上的高信号和T1WI上的不均匀性是敏感的，但很遗憾，它们是非特异性参数。尽管大多数恶性病变是不均匀的，但较小的病变往往更均匀，无论其是良性还是恶性[39]。关于信号强度，高级别恶性软组织肿瘤在T2WI上表现为低到中等信号，这是由细胞密度高、核浆比增加及细胞和间质成分之间的比例改变导致细胞内、外水分减少[1,3,26]。在这点上，淋巴瘤和未分化(高级别)肉瘤可能在T2WI上表现为低信号，必须与表现为病灶内反复出血和含铁血黄素沉着导致T2弛豫时间缩短，从而与表现为T2WI上低信号的肿瘤区分开来。

透明细胞肉瘤在T1WI上可能出现信号增强，这取决于其黑色素的含量，黑色素缩短了T1弛豫的时间[2]。

Hermann分别报道了均质性编号(从T1WI信号均匀，T2WI信号不均匀)和瘤内低信号分隔及分叶状外形，预测恶性肿瘤的敏感性分别为72%和80%，特异性分别为87%和91%[14]。

Galant等人根据MRI上皮下软组织肿瘤与浅层筋膜的关系，提出了皮下软组织肿瘤的分级系统。浅筋膜和跨筋膜的皮下肿块之间的钝角提示恶性肿瘤的概率是不跨筋膜或呈锐角病变的6~7倍。血管性和神经源性肿瘤除外，它们可以通过原有的解剖通道和神经纤维跨过筋膜[11]。

位置在鉴别软组织良、恶性肿瘤中的作用有限。与恶性肿瘤不同，良性肿瘤往往有好发的位置(另见9.3组织特异性诊断)。典型的案例有背部弹力纤维瘤，其好发于肩胛下区；PVNS好发于关节，结节性筋膜炎好发于前臂，硬纤维瘤好发于三角肌和臀肌区，血管球瘤好发于甲下软组织，而手和腕的软组织肿瘤中90%以上是良性的，关节内肿瘤性病变几乎都是良性的。通常，软组织肿瘤好发于大腿，尤其是足部的滑膜细胞肉瘤。虽然检测病变的大小和形状似乎不太有助于肿瘤分级，但Tung结合了三项研究的数据，推测直径<3cm是良性病变的合理指标，因为该阈值具有88%的阳性预测值。相反，直径为5cm预测恶性肿瘤的敏感性为74%，特异性为59%，准确性为66%[6,32]。

尽管良性肿瘤常边界清晰，而恶性肿瘤常边缘模糊，但一些研究表明，MRI上软组织肿瘤的边缘(清晰与浸润)在预测恶性肿瘤方面无统计学意义。此外，Bongartz 报道称，侵袭性肉瘤可能有假包膜，而良性病变，如硬纤维瘤也能侵犯邻近组织[3,34,39]。

瘤周水肿在 T2WI 上显示为界限不清的高信号区域，可能为肿瘤浸润[5]，但也可见于修复性炎症[13]。

邻近骨侵犯、间室外分布和神经血管束包埋相对少见，是不敏感的恶性征象。它们也见于侵袭性良性软组织病变，包括硬纤维瘤、血管瘤和色素沉着绒毛结节性滑膜炎。

生长速率参数与软组织肿瘤的侵袭性有关，而与其恶性程度无关[5]。

瘤内出血罕见，在良性和恶性病变中均可观察到，很难与非肿瘤性软组织血肿区分。出血在 T1WI 上呈高信号，T2WI 上呈低或高信号，前提是该组织在所有序列上与脂肪信号不同。低信号的含铁血黄素环是陈旧性出血的证据[20]。

恶性肿瘤显示血供丰富，细胞外间隙大，动态对比增强图像常显示更强的强化和更高的强化率[23]，但强化程度和方式与恶性程度无明显相关性[19,37,39]。

Van Rijswijk 等人对 140 例软组织肿瘤进行多因素分析发现，联合静态平扫和动态对比增强 MRI 参数在对恶性肿瘤的预测方面明显优于单独的平扫 MRI 参数，也优于联合平扫 MRI 参数与静态对比增强 MRI 参数。最具鉴别性的参数是存在液化、动态增强的开始时间（从动脉开始到肿瘤增强之间的时间间隔）和病变大小（直径）（图 9.1）。

附加弥散加权成像（DWI）已证明有助于鉴别恶性和良性 STT[5,15,18,24]。恶性 STT 的真实弥散系数显著低于良性肿块，而两组之间的 ADC 值没有显著差异。

动态增强 MRI 和 DWI 在鉴别良、恶性 STT 中的价值将在第 5 章进一步讨论。

PET-CT 和 PET-MRI 可能有助于确定 STT 中的代谢活跃区域[4,9]。

9.2.2 组合参数

虽然大多数研究人员没有建立可靠的标准来区分良性和恶性病变，但将单参数组合可以产生更高的敏感性和特异性[1,5,6,25,27]。

我们的研究小组进行了多元统计分析，以确定预测恶性肿瘤的 10 个参数（无论是单参数，还是组合参数）的准确性。当观察到以下征象时，预测恶性肿瘤的敏感性为 81%，特异性为 81%：T2WI 无低信号，T1WI 信号不均匀，病变平均直径>33mm（图 9.2）。当病变在 T2WI 上呈高信号，直径>33mm，T1WI 上呈不均匀信号时，预测恶性肿瘤的敏感性最高。恶性肿瘤最具特异性的征象包括肿瘤坏死、骨或神经血管受累，平均直径>66mm。在恶性病变中，80%的病变边缘不规则或部分不规则，而类似比例的良性肿块边缘清晰或部分不规则。大多数良性和恶性病变都表现出中度或显著增强，两种类型的肿瘤都没有主要的增强模式。与 Berquist 等人的研究不同[1]，边缘、T2WI 上的信号均匀性、T1WI 上的信号强度、形状和增强模式在统计学上无差异[27]。

在来自多机构数据库的 548 例未经治疗的患者中，其中 123 例为恶性肿瘤，425 例为良性肿瘤，我们研究小组前瞻性地评估了 MRI 在软组织肿瘤分级中的价值。使用文献中描述的分级参数，以非定量方式解释了区分恶性和良性 STT 的阈值。在诊断恶性肿瘤时，我们获得了 93%的敏感性、82%的特异性、98%的阴性预测值和 60%的阳性预测值[12]。

最近，我们发现，一个在 STT 方面具有丰富专业知识的中心出具的第二份意见报告可以将分级和定性的总体准确性从 83%提高到 92%[35]。

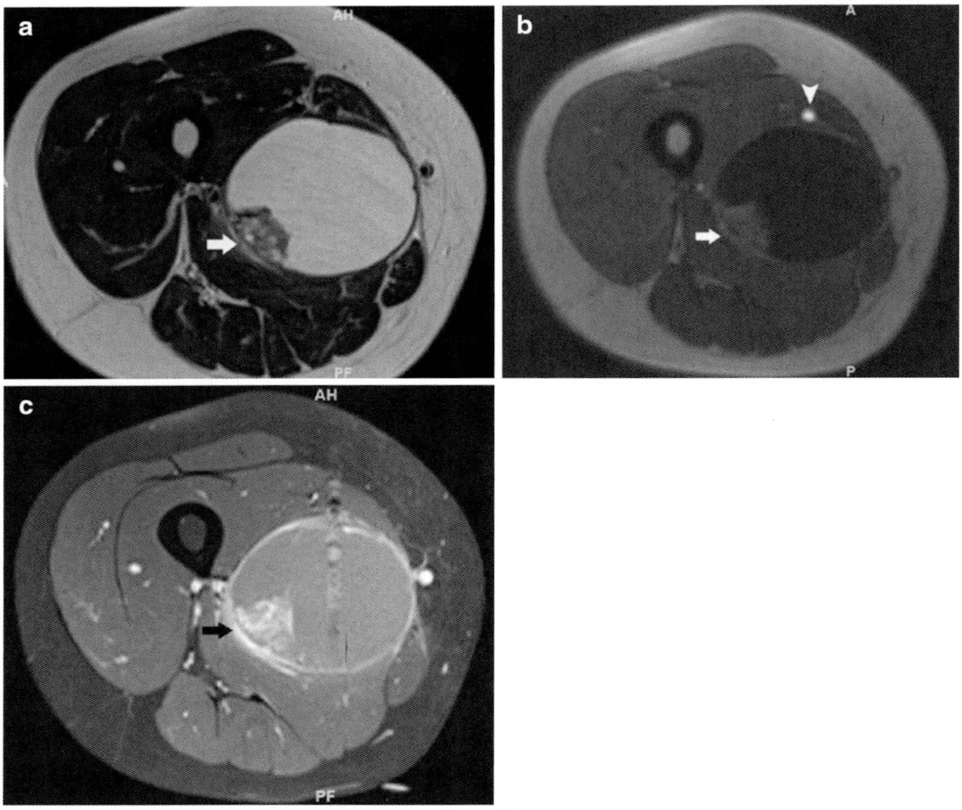

图 9.1 54 岁女性，右内收肌间室高级别多形性肉瘤：(a)轴位 T2WI 显示一个巨大不均匀的肌肉内病变，含有黏液样和实性成分(白色箭头所示)；(b)静脉注射钆对比剂后的轴位动态 MR 序列显示动脉强化(白色三角箭头所示)后病变实性部分快速强化(白色箭头所示)；(c)延迟脂肪抑制 T1WI 显示不均匀增强，周围结节样强化(黑色箭头所示)。病变大、不均匀且快速不均匀强化支持恶性病变诊断。

表 9.2 总结了提示恶性软组织肿瘤的 MR 参数。

表 9.2 提示软组织病变为恶性的最有用的 MR 参数

大尺寸(>3mm)
边缘模糊
所有脉冲序列上不均匀
病灶内出血或坏死
静态对比增强呈明显、周边强化模式(结节状强化)
动态对比增强中大斜率快速强化
间室外延伸
邻近骨和神经血管束侵犯

9.3 组织特异性诊断

良性软组织病变往往具有特征性的影像学表现，无须进一步的组织学证实。但无法在所有 STT 中获得组织特异性诊断(定性)，尤其是恶性 STT。

然而，联合不同成像模式的非影像学参数和影像学参数可能有助于 STT 的无创性定性。

9.3.1 非影像学参数

相对患病率、位置和患者年龄

STT的年发病率相对较低,良性STT为250/10万,恶性STT为3/10万。尽管一些个别实体瘤较少见,放射科医生很难记住,但幸运的是,70%的良性肿瘤和80%的恶性肿瘤可以分别归类为6种和7种“诊断类别”,如表9.3所示[16,17]。

此外,病变的位置和患者的年龄或性别是非常有用的非影像学参数,可能会有助于在影像上提出组织特异性诊断。Kransdorf已在大量良性和恶性STT的转诊人群中充分证明了这些非影像学参数的有效性,包括相对患病率、发病年龄、性别和区域分布[16,17]。

这项研究受到初始选择偏倚的影响(例如,恶性倾向的STT比良性的更多地参考第二种意见;小的浅表病变在没有影像学检查的情况下被切除或取样)。尽管这项研究有局限性,Kransdorf论文中的表格在软组织肿瘤病理学评估方面非常有用(表9.4和表9.5)[16,17]。

表9.3 软组织肿瘤的主要诊断组

70%良性	80%恶性
脂肪瘤及变异型	黏液纤维肉瘤
纤维组织细胞瘤	脂肪肉瘤
结节性筋膜炎	平滑肌肉瘤
血管瘤	恶性周围神经鞘瘤
纤维瘤病	滑膜肉瘤
神经纤维瘤–神经鞘瘤	纤维肉瘤
	NOS肉瘤(未另说明)

表9.6总结了STT的好发位置,将在本书第3部分的具体章节中进一步讨论。

多发性/双侧病变

多发性是另一个有助于缩小鉴别诊断范围的非影像学参数。

如果遇到多发或双侧软组织病变,应考虑神经源性肿瘤(见第17章)、软组织转移(见第23章)、肌腱黄瘤病(图9.3)、多发性韧带样纤维瘤(见第13章)、背部弹力纤维瘤(图9.4)[36]等(表9.7)。

伴发疾病

对软组织肿瘤和伴发疾病的识别可得到影像学高度特异性诊断(表9.8)。

9.3.2 影像学参数

X线片

某些STT含有瘤内钙化或骨化,可能会增加诊断的特异性[25]。

厌氧性软组织感染或脓肿可含有气泡(见第2章)。

CT

CT由于其相对较低的对比分辨率和辐射限制,目前在软组织肿瘤的评估方面已被MRI所超越。然而,该技术在显示病变内细微钙化/骨化或者有MRI禁忌证的情况下(见第2章)有帮助。

表 9.4 按解剖位置和年龄分列的常见良性软组织肿瘤分布

年龄(岁)	手和腕	%	上肢	%	腋窝和肩部	%	足和踝	%	下肢	%	髋部、腹股沟和臀部	%	头、颈	%	躯干	%	腹膜后腔	%
0~5	血管瘤	15	婴幼儿纤维错构瘤	16	婴幼儿纤维错构瘤	29	环状肉芽肿	30	环状肉芽肿	23	婴儿纤维错构瘤	20	结节性筋膜炎	20	血管瘤	18	脂肪母细胞瘤	37
6~15	纤维组织细胞瘤	14	纤维组织细胞瘤	23	纤维组织细胞瘤	34	纤维瘤病	23	血管瘤	22	结节性筋膜炎	27	结节性筋膜炎	33	结节性筋膜炎	28	淋巴管瘤	37
16~25	GCTTS	20	结节性筋膜炎	35	纤维组织细胞瘤	36	纤维瘤病	22	纤维组织细胞瘤	24	纤维神经瘤	16	结节性筋膜炎	21	结节性筋膜炎	24	纤维瘤病	20
26~45	纤维组织细胞瘤	18	结节性筋膜炎	38	脂肪瘤	28	纤维瘤病	21	纤维组织细胞瘤	25	脂肪瘤	17	脂肪瘤	29	脂肪瘤	19	神经鞘瘤	23
46~65	GCTTS	23	结节性筋膜炎	20	脂肪瘤	58	纤维瘤病	25	脂肪瘤	23	脂肪瘤	35	脂肪瘤	46	脂肪瘤	44	神经鞘瘤	19
66 及以上	GCTTS	21	脂肪瘤	22	脂肪瘤	58	纤维瘤病	14	脂肪瘤	26	脂肪瘤	21	脂肪瘤	50	脂肪瘤	42	神经鞘瘤	26

From Kransdorf [28] with permission

GCTTS,腱鞘巨细胞瘤

表 9.5 常见恶性软组织肿瘤的解剖定位及年龄分布

年龄(岁)	手和腕	%	上肢	%	腋窝和肩部	%	足和踝	%	下肢	%	髋部、腹股沟和臀部	%	躯干	%	腹膜后腔	%
0~5	纤维肉瘤	45	纤维肉瘤	29	纤维肉瘤	56	纤维肉瘤	45	纤维肉瘤	45	纤维肉瘤	32	纤维肉瘤	26	纤维肉瘤	20
6~15	上皮样肉瘤	21	血管瘤样MFH	33	血管瘤样MFH	21	滑膜肉瘤	21	滑膜肉瘤	22	血管瘤样MFH	21	横纹肌肉瘤	15	横纹肌肉瘤	31
16~25	上皮样肉瘤	29	滑膜肉瘤	23	滑膜肉瘤	18	滑膜肉瘤	30	滑膜肉瘤	22	滑膜肉瘤	18	MFH	23	恶性神经鞘瘤	20
26~45	MFH	18	MFH	28	DFSP	33	滑膜肉瘤	26	脂肪肉瘤	28	脂肪肉瘤	18	DFSP	30	平滑肌肉瘤	32
46~65	MFH	19	MFH	46	MFH	35	MFH	25	MFH	43	脂肪肉瘤	24	MFH	31	脂肪肉瘤	33
66 及以上	MFH	35	MFH	60	MFH	50	卡波西肉瘤	37	MFH	55	MFH	46	MFH	44	脂肪肉瘤	39

From Kransdorf [28]with permission

DFSP,隆突性皮肤纤维肉瘤;MFH,恶性纤维组织细胞瘤(黏液纤维肉瘤)

表 9.6 软组织肿瘤的好发位置

位置		肿瘤
颈		囊性水瘤-淋巴管瘤(婴幼儿)
		毛细血管瘤(婴幼儿)
		肌纤维瘤(儿童)
		婴儿韧带样纤维瘤病(儿童)
	颈背部	颈项纤维瘤
	胸锁乳突肌	颈部纤维瘤病(儿童)
	颈动脉分叉	血管球瘤
躯干	腋窝	囊性水瘤-淋巴管瘤
	肩胛下区	弹力纤维瘤
	冈盂切迹	腱鞘囊肿
	脊柱旁沟	神经源性肿瘤
腹部	腹直肌	腹部韧带样纤维瘤
	肋沟-脊柱旁沟	神经源性肿瘤
	腰大肌,腰肌旁	丛状神经纤维瘤
盆腔	骶骨前	丛状神经纤维瘤
	臀部,外侧面	韧带样纤维瘤
		注射性肉芽肿
	尾骨	硬膜外室管膜瘤
上肢	三角肌,皮下	韧带样纤维瘤
		注射性肉芽肿
	前臂,掌侧	结节性筋膜炎
	肱骨内上髁内侧淋巴结	猫抓病
	腕	腱鞘囊肿
	腕,掌侧	正中神经纤维脂肪错构瘤
	手	痛风石
	手,掌侧	掌纤维瘤病
		正中神经纤维脂肪错构瘤
	小鱼际	小鱼际锤击综合征
	手指	脂瘤性营养异常性巨大发育
	手指,掌侧	腱鞘巨细胞瘤
	手指,背侧	指纤维瘤(儿童)
	手指,尖端	表皮样囊肿
		血管球瘤
下肢	屈肌侧,沿主要神经	神经鞘瘤
	大腿	婴幼儿纤维错构瘤(婴幼儿)
		腺泡状软组织肉瘤(成人)
		肉瘤(脂肪肉瘤)(老年男性)

(待续)

表 9.6(续)

位置		肿瘤
	膝关节	滑膜血管瘤
		色素沉着绒毛结节性滑膜炎(青年,中年男性)
		树枝状脂肪瘤(老年男性)
	膝关节,腘窝	色素沉着绒毛结节性滑膜炎
		Baker 囊肿
		滑膜囊肿
		腱鞘囊肿
		半月板囊肿
		神经鞘瘤
		腘动脉瘤
	膝关节,胫腓关节	腱鞘囊肿
	踝关节	腱鞘囊肿
	足,伸肌侧	腱鞘囊肿
	足底	滑膜肉瘤(青壮年)
		跖腱膜纤维瘤病
	足跟	透明细胞肉瘤
	跖骨	莫顿神经瘤(女性)
	足趾	腱鞘巨细胞瘤
上、下肢		纤维组织细胞瘤
		黏液纤维肉瘤
		骨化性肌炎
	伸肌侧	平滑肌瘤(青壮年)
关节,关节周围		滑膜血管瘤
		淀粉样变性
		树枝状脂肪瘤
		色素沉着绒毛结节性滑膜炎
		滑膜肉瘤
肌腱	(跟腱,双侧)	黄色瘤
		腱鞘巨细胞瘤
主要神经走行		神经鞘瘤
皮肤,皮下		韧带样纤维瘤
		纤维神经瘤
		结节性筋膜炎
		隆突性皮肤纤维肉瘤
		颗粒细胞瘤

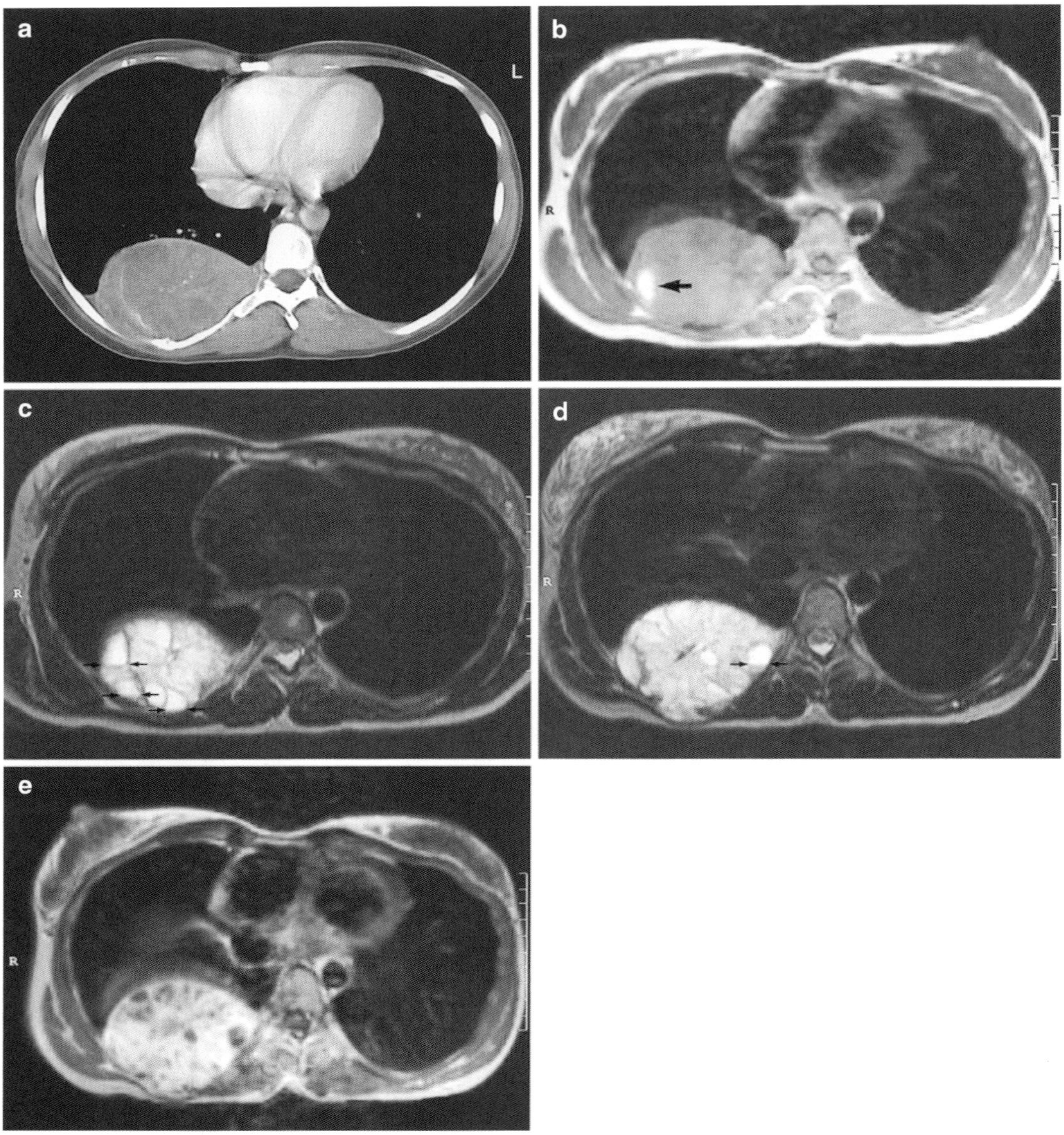

图 9.2 29 岁女性，胸壁恶性周围神经鞘瘤。(a)胸部增强 CT。(b)轴位 SE T1WI。(c，d)轴位 SE T2WI。(e)Gd 增强轴位 SE T2WI。胸部的 CT 显示，位于肋椎沟内的巨大、圆形、边界清晰的肿块，病灶内存在钙化，注射对比剂后轮辐状强化(图 a)。T1WI 病变呈不均匀中等信号，其内可见小范围高信号区(箭头所示)(图 b)。在 T2WI 上，病变再次出现轮辐状外观；在中等到高信号的背景上有多个液-液平面和圆形高信号区(小箭头所示)(图 c，d)。在注射对比剂后，T1WI 上呈明显强化，T2WI 圆形高信号区无强化[(图 d)与(图 e)相比]。大尺寸(50mm×80mm×80mm)、间室外延伸和骨侵犯、信号不均匀分布及病变内存在不定形钙化是预测恶性肿瘤的参数。锐利边缘和病灶内出血是非特异性参数。定位支持神经源性肿瘤。切除后的组织学诊断证实为恶性神经鞘瘤(右侧第 8 肋间神经)的诊断。

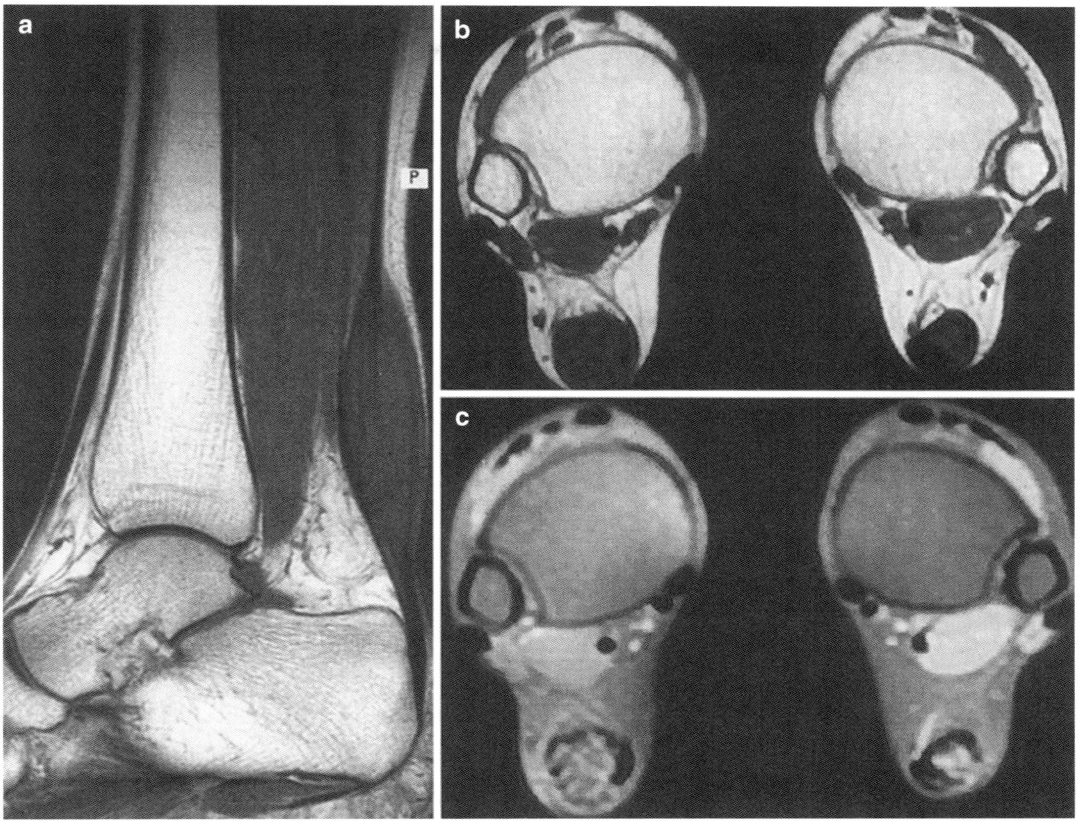

图 9.3　家族性高胆固醇血症患者双侧跟腱黄色瘤。(a)病灶在矢状位图像上呈梭形(仅显示一侧)。(b)轴位 SE T1WI 上呈斑块包状。(c)脂肪抑制 T1WI 上肌腱内黄色瘤的信号无降低。

表 9.7　可多发或双侧病变

静脉畸形
脂肪瘤 5%~8%
腱鞘脂肪瘤(50%)
韧带样纤维瘤
神经纤维瘤
黏液瘤
转移
隆突性皮肤纤维肉瘤
卡波西肉瘤
黄色瘤
注射性肉芽肿

US

US 经常被用来检测和定性位于浅表的良性关节周围囊肿(见第 1 章)。在这种情况下,很少需要进一步的影像学检查。然而,黏液样肿瘤不应被误认为真正的囊性病变。不推荐 US 用于实性、大的和深部病变的组织特异性诊断。

任何(彩色)多普勒血流增加的病变都应被视为有潜在恶性可能,并应转诊进行 MRI 检查[21]。随后需要 MRI 进一步评估。

必须有明确的创伤史才能做出肌肉内

表 9.8 伴发疾病

伴骨受累	色素沉着绒毛结节性滑膜炎
	淋巴瘤
	韧带样纤维瘤
	血管瘤病
	骨旁脂肪瘤
	肌纤维瘤病(儿童)
	幼年性透明纤维瘤病(儿童)
Maffucci 病	海绵状血管瘤
纤维结构不良(Mazabraud 综合征)	黏液瘤
神经纤维瘤病	神经鞘瘤
	神经纤维瘤
Gardner 综合征	纤维瘤病
Dupuytren 病(屈曲挛缩)	掌侧纤维瘤病
指脂瘤性营养异常性巨大发育	正中神经纤维脂肪错构瘤
家族性高胆固醇血症	黄色瘤
正常血脂+淋巴瘤或肉芽肿	皮肤黄色瘤
多发性骨髓瘤	淀粉样变性
Turner 综合征	淋巴管瘤
糖尿病+退行性关节病+创伤	树枝状脂肪瘤

血肿的可靠诊断。为了不忽视潜在恶性肿瘤,常需密切联系临床表现,以及进行仔细的临床和影像随访。

MRI

与前面提到的分级一样,如果结合下列 MR 参数:形态学、T1WI 和 T2WI 上的信号强度、脂肪抑制(FS)、均质性及(动态)增强 MRI 上的对比增强程度和方式[23,28,38,39],MRI 也是提示组织特异性诊断的最有用的成像技术。

形态学特别有助于预测组织特异性诊断(表 9.9)。典型的形态学征象有背部弹力纤维瘤的千层面征(图 9.4 和第 21 章,图 21.43)、树枝状脂肪瘤的"西兰花"征(见第

表 9.9 形态学

梭形(卵圆形)	神经纤维瘤
	脂肪瘤
哑铃形	神经纤维瘤
	韧带样纤维瘤
念珠状	纤维神经瘤
	滑膜-腱鞘囊肿
圆形	囊肿
	神经鞘瘤
匐行性	血管瘤
皂泡样-菜花状	树枝状脂肪瘤
结节状	纤维瘤病(跖肌、掌侧)
分支状(双侧)	丛状神经纤维瘤
指状	

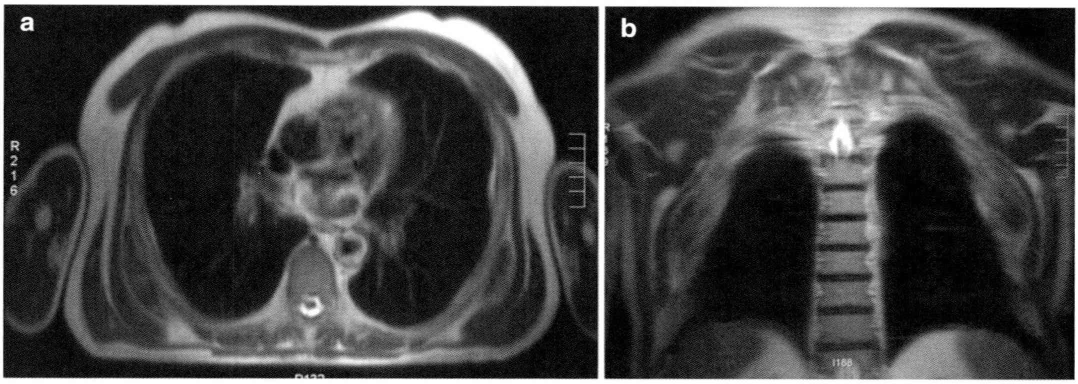

图 9.4　双侧背部弹力纤维瘤。(a)轴位 TSE T2WI；(b)冠状位 TSE T2WI。背部弹力纤维瘤具有典型的多层形态，由交替的低信号带夹杂脂肪成分组成，类似千层面。病变常为双侧，位于胸壁肌肉和肋骨之间的肩胛周围。

12 章，图 12.28 和第 20 章，图 20.21）、神经纤维瘤的靶征（图 9.5 和第 17 章）、血管瘤/淋巴管瘤（表 9.10）（图 9.6 和第 16 章）和其他发生出血的 STT 的液-液征。

根据 T1WI 和 T2WI 上的信号强度的分析，STT 可以分为四个主要特征组（表 9.11）。FS 技术的使用可有助于区分脂肪瘤和非脂肪瘤成分。

表 9.10　液-液平面

血管瘤
囊性淋巴管瘤
滑膜肉瘤
黏液瘤
血肿
肌炎
转移

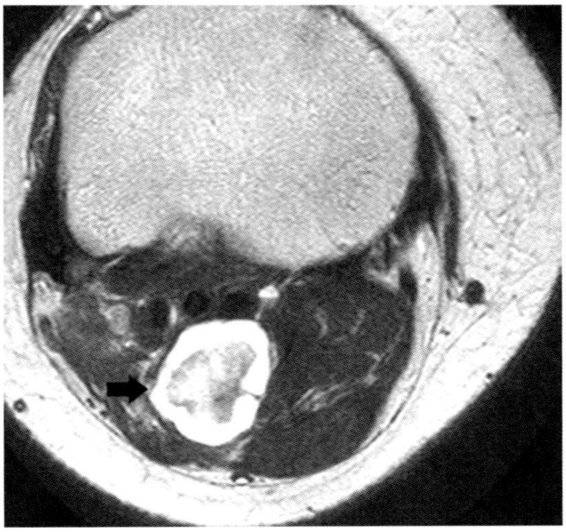

图 9.5　胫神经的神经纤维瘤的靶征。轴位 TSE T2WI 显示位于胫神经走行区的病变。病变呈靶样外观（黑色箭头所示），由中心低信号和外围高信号组成（另见第 17 章有关本征象的进一步解释）。

• 第Ⅰ组：病变在 T1WI 上呈类似于皮下脂肪的高信号，TSE T2WI 上呈中等信号，FS 图像上与脂肪一样受到抑制，表明存在脂肪（参见第 12 章中的例子）。

• 第Ⅱ组：与正常肌肉相比，T1WI 上的中、高信号，T2WI 上的高信号可能对应于亚急性血肿、低流量血管畸形中的慢血流血液、淋巴管瘤中的高蛋白含量（见第 16 章），黑色素瘤和透明细胞肉瘤中的黑色素（见第 18 章）。与含脂肪的病变不同，无信号下降。

• 第Ⅲ组：T1WI 低信号和 T2WI 高信号的组合可见于囊性病变（图 9.7 和第 20 章）和含黏液的肿瘤，如黏液瘤（见第 18 章）和其他含黏液样成分的肉瘤，如黏液脂肪肉瘤

表 9.11　根据 T1WI 和 T2WI 上的信号强度 STT 的主要诊断分组

第 Ⅰ 组	
T1WI 高信号，T2WI 中等信号	脂肪瘤 脂肪肉瘤 成脂肪细胞瘤 冬眠瘤 弹力纤维瘤 纤维脂肪错构瘤 黑色素瘤转移(黑色素) 透明细胞肉瘤(黑色素)
第 Ⅱ 组	
T1WI、T2WI 均呈高信号	血管瘤 淋巴管瘤 亚急性血肿 小动静脉畸形
第 Ⅲ 组	
T1WI 低信号，T2WI 高信号	囊肿 黏液瘤 黏液脂肪肉瘤 大多数肉瘤
第 Ⅳ 组	
T1WI、T2WI 均呈低、中等信号	韧带样纤维瘤和其他纤维瘤病 色素沉着绒毛结节性滑膜炎 莫顿神经瘤 纤维脂肪错构瘤 腱鞘巨细胞瘤 急性血肿(几天) 陈旧性血肿 黄色瘤 高流量动静脉畸形 矿化团块 瘢痕组织 淀粉样变性 环状肉芽肿 淋巴瘤 高级别恶性肿瘤

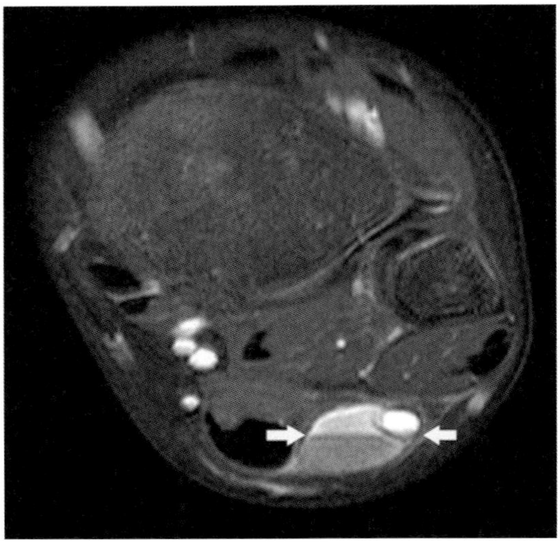

图 9.6　轴位 FS-TSE T2WI。位于腓肠神经走行区的血管瘤的液-液平面(白色箭头所示)(另见第 16 章)。

(见第 12 章)[29]。与非 FS T1WI 相比，FS 后含黏液样病变的信号中度降低。

- 第Ⅳ组：T1WI 和 T2WI 上的低信号可能是由韧带样纤维瘤和其他纤维瘤中的纤维组织、陈旧性血肿中的含铁血黄素和色素沉着绒毛结节性滑膜炎(PVNS)(图 9.8 和第 14 章)引起的。高级别恶性肿瘤和淋巴瘤(见第 22 章)中的富细胞也可能导致相对较低信号，尤其是在 T2WI 上。梯度回波序列上出现晕影，表明含铁血黄素引起的磁敏感伪影，这特别有助于区分 PVNS 与其他 T1 和 T2 信号较低的病变。某些病变可能显示瘤内信号缺失(表 9.12)。

上述某些特定肿瘤的 MRI 特征将在相应章节中进一步描述。

由在 STT 方面拥有丰富专业知识的中心提供的第二份意见报告可能会提高分级和组织特异性诊断的整体准确性[35]。

先进的 MRI 技术，如弥散加权成像、扩散张量成像和磁共振波谱技术在组织特异性诊断中的作用仍存在争议[8](另见第 5 章)。

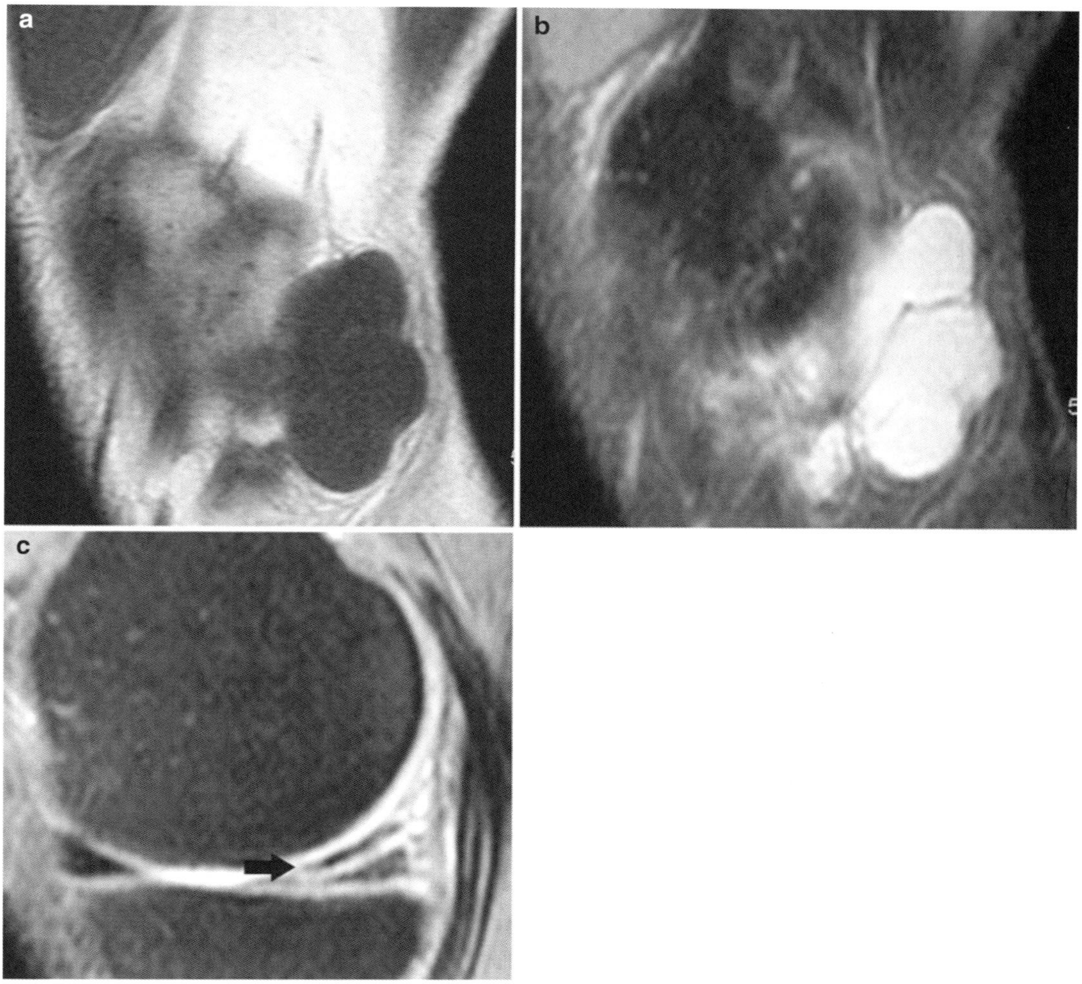

图 9.7　半月板囊肿。(a)矢状位 T1WI。(b)膝关节的矢状位 FS T2WI。(c)内侧半月板水平的膝关节矢状位 FS T2WI。病变在 T1WI(图 a)上与肌肉等信号，在 FS T2WI(图 b)上呈高信号。在囊性病变附近，有一个横向内侧半月板撕裂(黑色箭头所示)与囊性病变相通。

其他诊断技术

第 6 章讨论了细胞遗传学和分子遗传学在 STT 组织特异性诊断中的作用。

要点

1.大多数软组织肿瘤是良性的(60%~75%)。分级的主要作用在于识别良性软组织肿瘤，避免对其进行进一步的侵入性诊断和治疗性操作。

2.单参数(MRI)的准确性较低。

3.通过联合各个分级参数可以获得最佳结果。年龄、位置、形态、不同脉冲序列上的信号强度、存在信号缺失、存在液-液平面、多样性及相关疾病的知识，都是组织特异性的主要参数。不同参数的组合也提高了成像性能。

4.根据 T1WI 和 T2WI 上的信号强

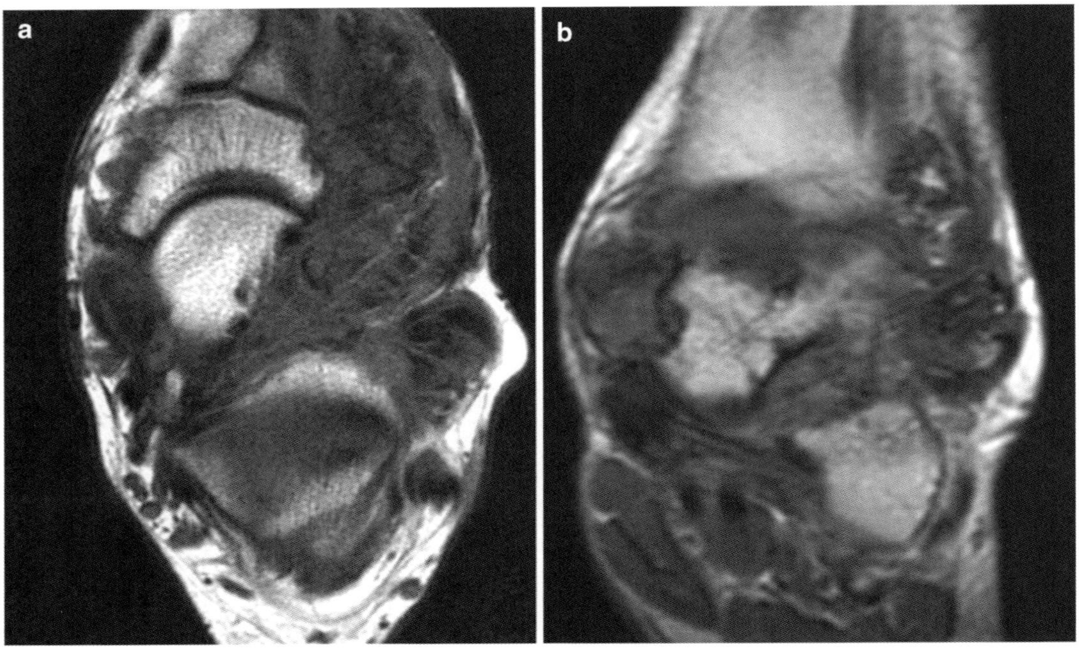

图9.8 色素沉着绒毛结节性滑膜炎(PVNS)。(a)轴位T1WI。(b)左踝冠状位T2WI。关节内有一大的病变,导致距小腿关节边缘的侵袭。病变包含大片低信号灶,与陈旧血液成分(含铁血黄素)一致。

表9.12 瘤内信号缺失

流动	血管瘤(毛细血管)
	动静脉畸形
钙化	血管瘤(静脉石)
	脂肪瘤(高分化和去分化)
	韧带样纤维瘤
	软骨肿瘤
	软组织骨肉瘤
	滑膜肉瘤(边界模糊,无定形)
	脊索瘤
	腺泡状软组织肉瘤
	骨化性肌炎(边缘区)
高胶原含量	硬纤维瘤

度,将软组织肿瘤分为四组。T1WI高信号和T2WI低信号在组织特异性诊断方面具有最佳预测值。

5.软组织肿瘤的多机构诊疗策略可确保最佳的诊断和治疗效果。由经验丰富的软组织肿瘤诊断和治疗中心出具的第二份意见报告可提高诊断准确性。

致谢：谨以本章的修订纪念Arthur De Schepper教授(1937年11月30日~2013年10月4日)。

参考文献

1. Berquist TH, Ehman RL, King BF, Hodgman CG, Ilstrup DM (1990) Value of MR imaging in differentiating benign from malignant soft-tissue masses: study of 95 lesions. AJR Am J Roentgenol 155:1251–1255. doi:10.2214/ajr.155.6.2122675
2. De Beuckeleer LH, De Schepper AM, Vandevenne JE, Bloem JL, Davies AM, Oudkerk M, Hauben E, Van Marck E, Somville J, Vanel D, Steinbach LS, Guinebretière JM, Hogendoorn PC, Mooi WJ, Verstraete K, Zaloudek C, Jones H (2000) MR imaging of clear cell sarcoma (malignant melanoma of the soft parts): a multicenter correlative MRI-pathology study of 21 cases and literature review. Skeletal Radiol 29:187–195
3. Bongartz G, Vestring T, Peters PE (1992) Magnetic resonance tomography of soft tissue tumors. Radiologe 32:584–590
4. Buchbender C, Heusner TA, Lauenstein TC, Bockisch A, Antoch G (2012) Oncologic PET/MRI, part 2: bone tumors, soft-tissue tumors, melanoma, and lymphoma. J Nucl Med 53:1244–1252. doi:10.2967/jnumed.112.109306
5. Chen C-K, Wu H-T, Chiou H-J, Wei C-J, Yen C-H, Chang C-Y, Chen W-M (2009) Differentiating benign and malignant soft tissue masses by magnetic resonance imaging: role of tissue component analysis. J Chin Med Assoc 72:194–201. doi:10.1016/S1726-4901(09)70053-X
6. Chung WJ, Chung HW, Shin MJ, Lee SH, Lee MH, Lee JS, Kim M-J, Lee WK (2012) MRI to differentiate benign from malignant soft-tissue tumours of the extremities: a simplified systematic imaging approach using depth, size and heterogeneity of signal intensity. Br J Radiol 85:e831–e836. doi:10.1259/bjr/27487871
7. Crim JR, Seeger LL, Yao L, Chandnani V, Eckardt JJ (1992) Diagnosis of soft-tissue masses with MR imaging: can benign masses be differentiated from malignant ones? Radiology 185:581–586. doi:10.1148/radiology.185.2.1410377
8. Fayad LM, Jacobs MA, Wang X, Carrino JA, Bluemke DA (2012) Musculoskeletal tumors: how to use anatomic, functional, and metabolic MR techniques. Radiology 265:340–356. doi:10.1148/radiol.12111740
9. Fisher SM, Joodi R, Madhuranthakam AJ, Öz OK, Sharma R, Chhabra A (2016) Current utilities of imaging in grading musculoskeletal soft tissue sarcomas. Eur J Radiol 85:1336–1344. doi:10.1016/j.ejrad.2016.05.003
10. Fletcher CDM, Bridge JA, Hogendoorn PCW, Mertens F (eds) (2013) WHO classification of tumours of soft tissue and bone. IARC Press, Lyon
11. Galant J, Martí-Bonmatí L, Soler R, Saez F, Lafuente J, Bonmatí C, Gonzalez I (1998) Grading of subcutaneous soft tissue tumors by means of their relationship with the superficial fascia on MR imaging. Skeletal Radiol 27:657–663
12. Gielen JLMA, De Schepper AM, Vanhoenacker F, Parizel PM, Wang XL, Sciot R, Weyler J (2004) Accuracy of MRI in characterization of soft tissue tumors and tumor-like lesions. A prospective study in 548 patients. Eur Radiol 14:2320–2330. doi:10.1007/s00330-004-2431-0
13. Hanna SL, Fletcher BD (1995) MR imaging of malignant soft-tissue tumors. Magn Reson Imaging Clin N Am 3:629–650
14. Hermann G, Abdelwahab IF, Miller TT, Klein MJ, Lewis MM (1992) Tumour and tumour-like conditions of the soft tissue: magnetic resonance imaging features differentiating benign from malignant masses. Br J Radiol 65:14–20. doi:10.1259/0007-1285-65-769-14
15. Jeon JY, Chung HW, Lee MH, Lee SH, Shin MJ (2016) Usefulness of diffusion-weighted MR imaging for differentiating between benign and malignant superficial soft tissue tumours and tumour-like lesions. Br J Radiol 89:20150929. doi:10.1259/bjr.20150929
16. Kransdorf MJ (1995) Benign soft-tissue tumors in a large referral population: distribution of specific diagnoses by age, sex, and location. AJR Am J Roentgenol 164:395–402. doi:10.2214/ajr.164.2.7839977
17. Kransdorf MJ (1995) Malignant soft-tissue tumors in a large referral population: distribution of diagnoses by age, sex, and location. AJR Am J Roentgenol 164:129–134. doi:10.2214/ajr.164.1.7998525
18. Lee S-Y, Jee W-H, Jung J-Y, Park MY, Kim S-K, Jung C-K, Chung Y-G (2016) Differentiation of malignant from benign soft tissue tumours: use of additive qualitative and quantitative diffusion-weighted MR imaging to standard MR imaging at 3.0 T. Eur Radiol 26:743–754. doi:10.1007/s00330-015-3878-x
19. Mirowitz SA, Totty WG, Lee JK (1992) Characterization of musculoskeletal masses using dynamic Gd-DTPA enhanced spin-echo MRI. J Comput Assist Tomogr 16:120–125
20. Moulton JS, Blebea JS, Dunco DM, Braley SE, Bisset GS, Emery KH (1995) MR imaging of soft-tissue masses: diagnostic efficacy and value of distinguishing between benign and malignant lesions. AJR Am J Roentgenol 164:1191–1199. doi:10.2214/ajr.164.5.7717231
21. Noebauer-Huhmann IM, Weber M-A, Lalam RK, Trattnig S, Bohndorf K, Vanhoenacker F, Tagliafico A, Van Rijswijk C, Vilanova JC, Afonso PD, Breitenseher M, Beggs I, Robinson P, De Jonge MC, Krestan C, Bloem JL (2015) Soft tissue tumors in adults: ESSR-approved guidelines for diagnostic imaging. Semin Musculoskelet Radiol 19:475–482. doi:10.1055/s-0035-1569251
22. Oliveira AM, Nascimento AG (2001) Grading in soft tissue tumors: principles and problems. Skeletal Radiol 30:543–559. doi:10.1007/s002560100408
23. van Rijswijk CSP, Geirnaerdt MJA, Hogendoorn PCW, Taminiau AHM, van Coevorden F, Zwinderman AH, Pope TL, Bloem JL (2004) Soft-tissue tumors: value of static and dynamic gadopentetate dimeglumine-enhanced MR imaging in prediction of malignancy. Radiology 233:493–502. doi:10.1148/radiol.2332031110

24. van Rijswijk CSP, Kunz P, Hogendoorn PCW, Taminiau AHM, Doornbos J, Bloem JL (2002) Diffusion-weighted MRI in the characterization of soft-tissue tumors. J Magn Reson Imaging 15:302–307
25. De Schepper AM, Bloem JL (2007) Soft tissue tumors: grading, staging, and tissue-specific diagnosis. Top Magn Reson Imaging 18:431–444. doi:10.1097/rmr.0b013e3181652220
26. De Schepper AM, Ramon FA, Degryse HR (1992) Magnetic resonance imaging of soft tissue tumors. J Belge Radiol 75:286–296
27. De Schepper AM, Ramon FA, Degryse HR (1992) Statistical analysis of MRI parameters predicting malignancy in 141 soft tissue masses. RöFo Fortschritte auf dem Gebiete der Röntgenstrahlen und der Nukl 156:587–591. doi:10.1055/s-2008-1032948
28. Sen J, Agarwal S, Singh S, Sen R, Goel S (2010) Benign vs malignant soft tissue neoplasms: limitations of magnetic resonance imaging. Indian J Cancer 47:280–286. doi:10.4103/0019-509X.64725
29. Sundaram M (1999) MR imaging of soft tissue tumors: an overview. Semin Musculoskelet Radiol 3:15–20. doi:10.1055/s-2008-1080048
30. Sundaram M, McLeod RA (1990) MR imaging of tumor and tumorlike lesions of bone and soft tissue. AJR Am J Roentgenol 155:817–824. doi:10.2214/ajr.155.4.2119115
31. Sundaram M, Sharafuddin MJ (1995) MR imaging of benign soft-tissue masses. Magn Reson Imaging Clin N Am 3:609–627
32. Tung GA, Davis LM (1993) The role of magnetic resonance imaging in the evaluation of the soft tissue mass. Crit Rev Diagn Imaging 34:239–308
33. van Unnik JA, Coindre JM, Contesso C, Albus-Lutter CE, Schiodt T, Sylvester R, Thomas D, Bramwell V, Mouridsen HT (1993) Grading of soft tissue sarcomas: experience of the EORTC Soft Tissue and Bone Sarcoma Group. Eur J Cancer 29A:2089–2093
34. Vandevenne JE, De Schepper AM, De Beuckeleer L, Van Marck E, Aparisi F, Bloem JL, Erkorkmaz Z, Brijs S (1997) New concepts in understanding evolution of desmoid tumors: MR imaging of 30 lesions. Eur Radiol 7:1013–1019. doi:10.1007/s003300050243
35. Vanhoenacker FM, Van Looveren K, Trap K, Desimpelaere J, Wouters K, Van Dyck P, Parizel PM, De Schepper AM (2012) Grading and characterization of soft tissue tumors on magnetic resonance imaging: the value of an expert second opinion report. Insights Imaging 3:131–138. doi:10.1007/s13244-012-0151-6
36. Vanhoenacker FM, Verstraete KL (2015) Soft tissue tumors about the shoulder. Semin Musculoskelet Radiol 19:284–299. doi:10.1055/s-0035-1549322
37. Verstraete KL, De Deene Y, Roels H, Dierick A, Uyttendaele D, Kunnen M (1994) Benign and malignant musculoskeletal lesions: dynamic contrast-enhanced MR imaging--parametric "first-pass" images depict tissue vascularization and perfusion. Radiology 192:835–843. doi:10.1148/radiology.192.3.8058957
38. Walker EA, Fenton ME, Salesky JS, Murphey MD (2011) Magnetic resonance imaging of benign soft tissue neoplasms in adults. Radiol Clin North Am 49:1197–217. doi:10.1016/j.rcl.2011.07.007, vi
39. Walker EA, Salesky JS, Fenton ME, Murphey MD (2011) Magnetic resonance imaging of malignant soft tissue neoplasms in the adult. Radiol Clin North Am 49:1219–34. doi:10.1016/j.rcl.2011.07.006, vi
40. Wetzel LH, Levine E (1990) Soft-tissue tumors of the foot: value of MR imaging for specific diagnosis. AJR Am J Roentgenol 155:1025–1030. doi:10.2214/ajr.155.5.2120930
41. Woertler K (2005) Soft tissue masses in the foot and ankle: characteristics on MR imaging. Semin Musculoskelet Radiol 9:227–242. doi:10.1055/s-2005-921942

第 10 章

软组织肿瘤的诊断方法

Eline De Smet, Pieter Van Dyck, Jan L. Gielen, Filip M. Vanhoenacker

（疑似）软组织肿瘤（STT）的初始检查包括全面的病史和临床检查，如某些发现（例如，患者年龄、病变位置和大小、创伤史等）可能会使医生做出推测性诊断。如第 9、10 章所述，临床信息在 STT 病变的初始检查中起着关键作用。我们还参考了欧洲骨放射学会（ESSR）认可的 STT 影像诊断指南[1]。

图 10.1 提供了 STT 初始影像诊断流程。推荐的影像学路径可以为大多数临床情况下的软组织肿瘤诊断提供粗略的指导。

然而，必须强调的是，这一总结绝不是详尽的或排他的。软组织肿瘤的多样性和罕见性要求根据肿瘤特征，对每一个病灶制订个性化诊断策略。

要点

1.临床信息在 STT 的诊断中具有极其重要的意义。

2.对浅表 STT 患者的初始影像学评估可从多普勒超声开始。X 线片（或 CT）可以通过显示软组织钙化和骨侵犯来提供补充信息。

3.如果病变在这些成像方式上没有明确的良性特征，就必须进行 MRI 以进一步评估病变。

4.对于深部或大的软组织病变的评估，首选 MRI 作为初始成像方式。同样在这种情况下，X 线片（或 CT）可以提供补充信息。

5.如果肿瘤在 MR 图像上提示为恶性肿瘤，则必须进行活检。

6. MRI 是 STT 局部分期的最佳方法。

7.放射科医生和病理学家之间的密切合作提高了诊断的准确性。

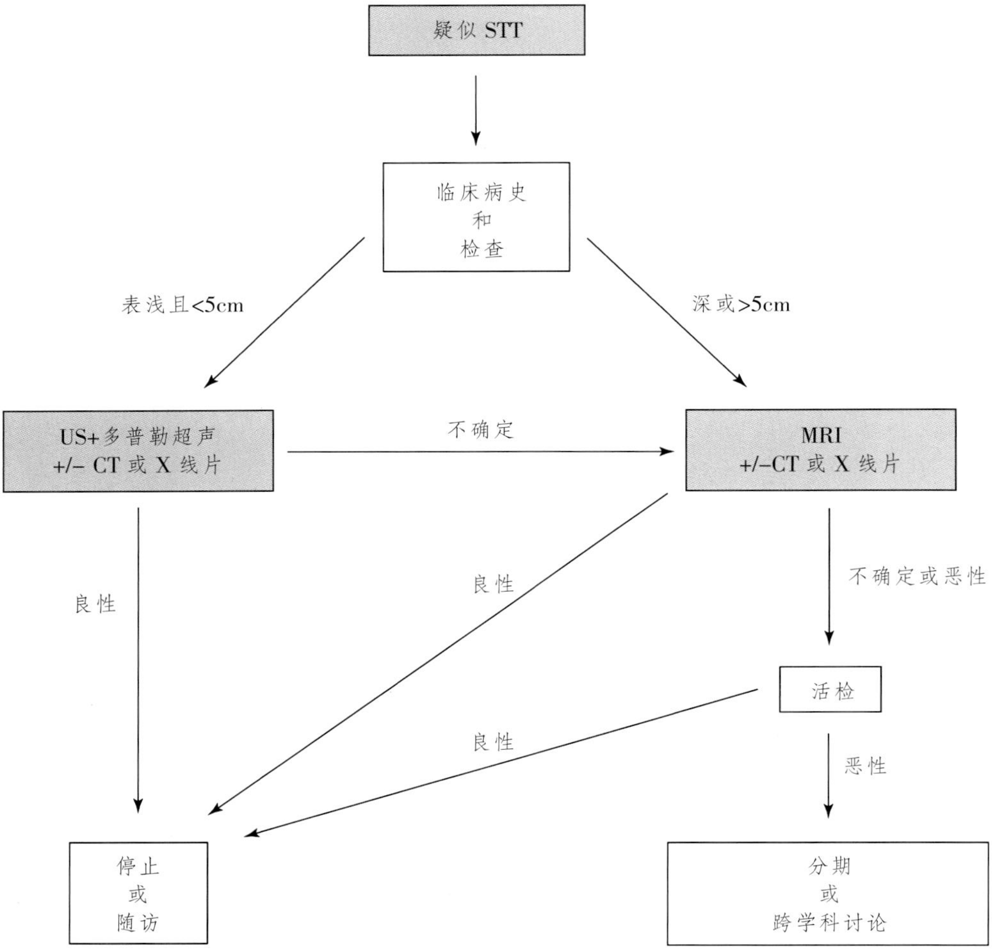

图 10.1 STT 初始影像诊断流程。

参考文献

1. Noebauer-Huhmann I, Weber M-A, Lalam R et al (2015) Soft tissue tumors in adults: ESSR-approved guidelines for diagnostic imaging. Semin Musculoskelet Radiol 19:478–486

第 3 部分

软组织肿瘤影像

第 11 章

WHO软组织肿瘤分类

Joan C. Vilanova

11.1 引言

STT 是一组复杂的病变，可表现出广泛的分化。为达到统一性，WHO 的分类于 2013 年修定了最新分类。WHO 的系统有助于统一临床试验的术语，并作为放射科医生、病理学家和骨科肿瘤学家等多学科专家工作组的指南，以改善患者的管理和结局。该命名法依据美国癌症联合委员会（AJCC）肉瘤分期及美国病理学家学会软组织肉瘤的癌症方案进行了修订。2013 年的分类是第 4 版，取代了 2002 年的前一版[2]。对前一版的主要修订是增加了三个新章节：GIST、神经鞘膜肿瘤和未分化/未能分类肉瘤。

WHO 分类包括详细的临床、组织学和遗传学数据。新版软组织肿瘤分类中也有影像学特征。

WHO 对软组织肿瘤的分类包括：①脂肪细胞肿瘤；②成纤维细胞/肌成纤维细胞性肿瘤；③所谓的纤维组织细胞肿瘤；④平滑肌肿瘤；⑤周细胞（血管周细胞）肿瘤；⑥骨骼肌肿瘤；⑦脉管肿瘤；⑧胃肠道间质瘤；⑨神经鞘膜肿瘤；⑩软骨-骨肿瘤；⑪分化尚不确定的肿瘤；⑫未分化/未能分类肉瘤。

一般来说，WHO 根据生物学行为将每一组分为四大类：良性、中间性（局部侵袭性）、中间性（罕见转移）和恶性。

随着肿瘤遗传学知识的快速增长，新的分类纳入了更详细的细胞遗传学和分子数据。

本章回顾了该分类的主要特点，以及不同类别软组织肿瘤的主要变化。表 11.1 总结了 2013 版 WHO STT 分类的所有相关变化。

11.2 脂肪细胞肿瘤

由于脂肪瘤、血管脂肪瘤和脂肪肉瘤的发病率较高，脂肪细胞肿瘤是最大的一类间叶性肿瘤。WHO 分类坚持认为非典型性脂肪瘤（非典型性脂肪瘤样肿瘤）和高分化脂肪肉瘤本质上是同义的（表 11.2），并认为具有局部侵袭性，无转移可能[1]。术语“混合型脂肪肉瘤”和“黏液脂肪瘤”已被删除。

在儿童中，弥漫性成脂肪细胞瘤现在是脂肪细胞瘤的首选术语。

去分化脂肪肉瘤的定义略有修改，目前已细分为四类（表 11.1）。软骨样脂肪瘤可能类似黏液样脂肪肉瘤。与黏液样脂肪肉瘤不同，软骨样脂肪瘤常显示钙化，这在 X 线片、CT 或 US 中得到了较好的证实[3]。

表 11.1　2013 版 WHO 软组织肿瘤分类中与放射科医生相关的变化和更新

肿瘤类别	主要变化
脂肪细胞	删除混合型脂肪肉瘤
成纤维细胞	首次纳入 DFSP 和巨细胞纤维母细胞瘤
肌成纤维细胞	“血管外皮瘤”作为 SFT 的同义词被删除
	认可结节性筋膜炎及其变异为真性肿瘤
所谓的纤维组织细胞	删除“恶性纤维组织细胞瘤”
平滑肌	血管平滑肌瘤被重新归为血管周细胞肿瘤
周细胞	血管平滑肌瘤被重新归为血管周细胞肿瘤
	肌纤维瘤现在被归为血管周细胞肿瘤
骨骼肌	梭形细胞/硬化性横纹肌肉瘤归为一类，并与其他亚型分开
脉管	假肌源性(上皮样肉瘤样)
	血管内皮瘤作为一种新的实体瘤加入
胃肠道间质瘤	GIST 首次收录在 STT 卷中
神经鞘	周围神经鞘膜肿瘤首次收录在 STT 卷中
	包括新的混合性良性神经鞘膜肿瘤(神经鞘瘤/神经束膜瘤)
分化不确定的肿瘤	新肿瘤：肢端纤维黏液瘤，含铁血黄素沉着性纤维脂肪瘤样肿瘤分化
	磷酸盐尿性间叶性肿瘤
	现在包括非典型纤维黄瘤
	PNET 作为尤文氏肉瘤的同义词被删除
未分化/其他类别	包括不能归类为任何未分类肉瘤的肿瘤

缩写：DFSP，隆突性皮肤纤维肉瘤；SFT，孤立性纤维性肿瘤；GIST，胃肠道间质瘤；STT，软组织肿瘤；PNET，原始神经外胚层肿瘤。

11.3　成纤维细胞/肌成纤维细胞性肿瘤

成纤维细胞/肌成纤维细胞肿瘤是一大类间叶性肿瘤，其中许多肿瘤含有成纤维细胞和肌成纤维细胞(表 11.3)。WHO 目前的分类认识到结节性筋膜炎、增生性筋膜炎和增生性肌炎(图 11.1)是肿瘤性病变[4]，而以前它们被认为是反应性病变。

其他的变化是将密切相关的巨细胞成纤维细胞瘤和 DFSP 纳入其中，以前列入皮肤病卷。DFSP 被归为罕见转移的(中间性)肿瘤，但应该注意的是，只有当出现纤维肉瘤性改变的成分时才会获得转移的潜力[5]。巨细胞成纤维细胞瘤被归为局部侵袭性(中间性)肿瘤，因为它在大约 50%的病例中复发，但不会转移[6]。血管外皮细胞瘤已经从“胸膜外孤立性纤维性肿瘤”的分类中删除，众所周知，这个过时的术语仅代表了瘤细胞的一种特殊排列结构，如 SFT[5]。脂肪瘤性血管外皮细胞瘤和巨细胞血管纤维瘤也被归入 SFT。术语“非典型性黏液炎性成纤维细胞瘤”被引入作为“黏液炎性成纤维细胞肉瘤”的同义词，这个新术语更好地反映了这种肿瘤类型极低的转移潜力。

表 11.2 第 1 组:脂肪细胞肿瘤

良性
脂肪瘤
脂肪瘤病
神经脂肪瘤病
成脂肪细胞瘤
血管脂肪瘤
软组织肌脂肪瘤
软骨样脂肪瘤
梭形细胞脂肪瘤/多形性脂肪瘤
冬眠瘤
中间性(局部侵袭性)
非典型性脂肪瘤样肿瘤/高分化脂肪肉瘤
恶性
去分化脂肪肉瘤
黏液样脂肪肉瘤
多形性脂肪肉瘤
脂肪肉瘤,未特殊说明

11.4 所谓的纤维组织细胞性肿瘤

由于纤维组织细胞分化的概念一直存在争议[7],恶性纤维组织细胞瘤(MFH)最终从目前的 WHO 分类中删除。MFH 及其亚型已重新归入新的未分化/未能分类肉瘤组(第 12 组)。因此, 第 3 组现在不包括恶性肿瘤(表 11.4)。它包括常见的腱鞘巨细胞瘤、少见的软组织巨细胞瘤(图 11.2)和丛状纤维组织细胞瘤。

11.5 平滑肌肿瘤

过去,非皮肤、非子宫部位的平滑肌肿瘤一直是概念转变的焦点,但这一类别没有重大变化(表 11.5)。唯一的变化是血管平滑肌瘤被重新归入周细胞(血管周细胞)肿瘤的类别(第 5 组)。深部平滑肌肉瘤无明显改变,但一些未分化多形性肉瘤与平滑肌肉瘤的一个亚型相似,这可能意味着存在“去分化平滑肌肉瘤”。

表 11.3 第 2 组:成纤维细胞/肌成纤维细胞性肿瘤

良性
结节性筋膜炎(增生性筋膜炎/增生性肌炎)
骨化性肌炎
弹力纤维瘤
项型纤维瘤病
婴儿纤维性错构瘤
幼年性透明性纤维瘤病
包涵体性纤维瘤病
腱鞘纤维瘤
促结缔组织增生性成纤维细胞瘤
乳腺型肌成纤维细胞瘤
钙化性腱膜纤维瘤
血管纤维瘤
血管肌成纤维细胞瘤
Gardner 纤维瘤
钙化性纤维性肿瘤
中间性(局部侵袭性)
浅表纤维瘤病(掌/跖)
韧带样纤维瘤病
脂肪纤维瘤病
巨细胞成纤维细胞瘤
中间性(罕见转移)
隆突性皮肤纤维肉瘤
孤立性纤维瘤
炎性肌成纤维细胞瘤
黏液炎性肌成纤维细胞肉瘤/非典型性黏液炎性成纤维细胞性肿瘤
婴儿型纤维肉瘤
恶性
成年型纤维肉瘤
黏液纤维肉瘤
低级别纤维黏液样肉瘤
硬化性上皮样纤维肉瘤

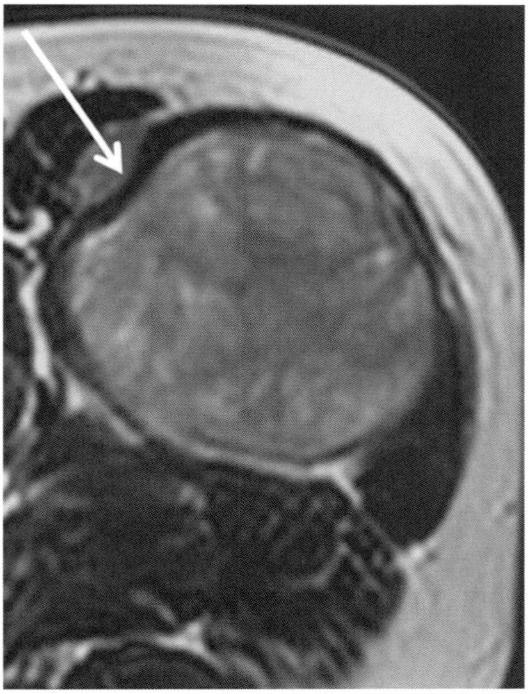

图 11.1 大腿增生性肌炎。轴位 T2WI 图像显示内收肌内边界清晰的肿块(箭头所示),呈不均匀轻度高信号,病变内纤维成分呈低信号。

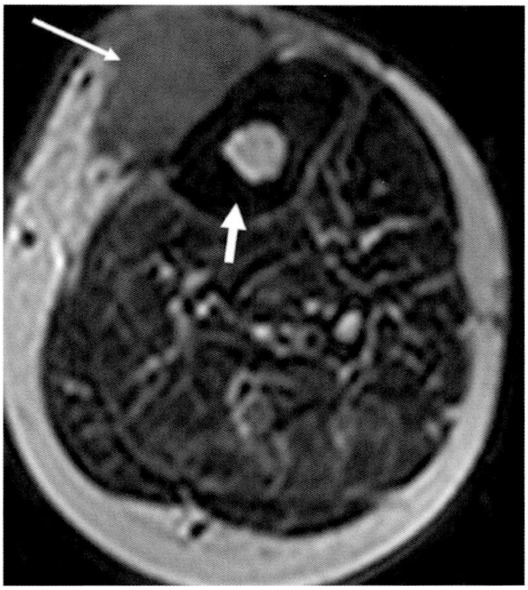

图 11.2 Paget 病伴软组织巨细胞瘤。轴位 T2WI 图像显示胫前皮下间隙的中等信号结节状病变(细箭头所示)。注意 Paget 病引起的皮质增厚(粗箭头所示)。

表 11.4 第 3 组:所谓的纤维组织细胞性肿瘤

良性
腱鞘巨细胞瘤
局限型
弥漫型
恶性
深部良性纤维组织细胞瘤
中间性(罕见转移)
丛状纤维组织细胞瘤
软组织巨细胞瘤

表 11.5 第 4 组:平滑肌肿瘤

良性
深部平滑肌瘤
恶性
平滑肌肉瘤(除外皮肤)

11.6 周细胞(血管周细胞)肿瘤

2002 版首次包括了周细胞/血管周细胞类别。同时,将血管外皮细胞瘤从该组中移除,并列为孤立性纤维性肿瘤(第 2 组)的同义词。虽然罕见,但在该组影像学中最常见的肿瘤是血管球瘤[8],由非常类似正常血管球体的变异平滑肌细胞组成。人们已经认识到,肌纤维瘤/肌纤维瘤病代表了肌周细胞肿瘤谱系的形态学特征(表 11.6),而不是过去被包括在成纤维细胞/肌成纤维细胞肿瘤中(第 2 组)。常表现为中年人肢体远端疼痛性病变的血管平滑肌瘤目前也被归入此组[9,10]。

表 11.6　第5组：周细胞（血管周细胞）肿瘤

良性
血管球瘤（和变异型）
血管球瘤病
恶性血管球瘤
肌周细胞瘤
肌纤维瘤
肌纤维瘤病
血管平滑肌瘤

11.7　骨骼肌肿瘤

增加了两个实体瘤：横纹肌瘤和横纹肌肉瘤（表 11.7）。

横纹肌瘤分为心脏型和心外型，病理上分为成人型、胎儿型（未成熟骨骼肌纤维）和生殖道型（女性或男性生殖道）。成人心外型横纹肌瘤（图 11.3）很少有影像学报道[11]。梭形细胞/硬化性横纹肌肉瘤与胚胎性横纹肌肉瘤不同，是一种独立的肿瘤。梭形细胞横纹肌肉瘤在成人中的预后比儿童差，最近对这种肿瘤的遗传学研究表明，儿童和成人之间可能存在潜在的遗传学差异[12]。

表 11.7　第6组：骨骼肌肿瘤

良性
横纹肌瘤
成人型
胎儿型
生殖道型
恶性
胚胎性横纹肌肉瘤
腺泡状横纹肌肉瘤
多形性横纹肌肉瘤
梭形细胞/硬化性横纹肌肉瘤

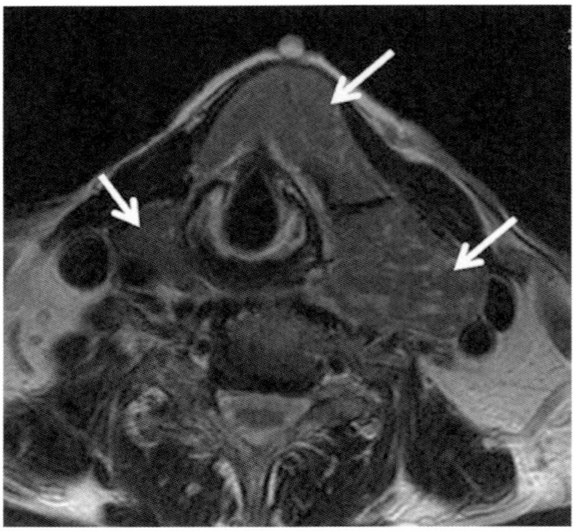

图 11.3　颈部横纹肌瘤。轴位 T2WI 图像显示咽旁间隙内巨大的、边界清楚的中等信号病变，在肌肉的筋膜下平面向双侧、向前延伸，呈分叶状（箭头所示）。

11.8　脉管肿瘤

良性脉管肿瘤非常常见，最常见于皮肤。常很难确定它们是否代表畸形、真正的肿瘤或反应性过程[13]。血管瘤在组织学上分为滑膜型、静脉型、动静脉型/混合畸形和肌肉内型（表 11.8）。“假肌源性（上皮样肉瘤样）血管内皮瘤”已被列入一种罕见转移的肿瘤[14]。这种肿瘤常见于青壮年男性，表现为肢体不同组织平面上的多个不连续结节（图 11.4），可能累及皮肤及深部软组织和骨。该肿瘤具有较强的 FDG 亲和力，因此，PET-CT 有助于深部病变的诊断。

血管肉瘤和上皮样血管内皮瘤（EHE）的分类没有变化，尽管新的遗传学数据表明多灶性 EHE 最有可能是区域转移性病变，而不是像以前认为的那样代表同时性原发性肿瘤。

免疫组化分析可以区分放疗后血管增生和血管肉瘤[15]。

表 11.8　第 7 组：脉管肿瘤

良性
血管瘤
滑膜型
静脉型
动静脉型/混合畸形
肌内型
上皮样血管瘤
血管瘤病
淋巴管瘤
中间性(局部侵袭性)
卡波西型血管内皮瘤
中间性(罕见转移)
网状血管内皮瘤
乳头状淋巴管内血管内皮瘤
复合型血管内皮瘤
假性肌源性(上皮样肉瘤样)血管内皮瘤
卡波西肉瘤
恶性
上皮样血管内皮瘤
软组织血管肉瘤

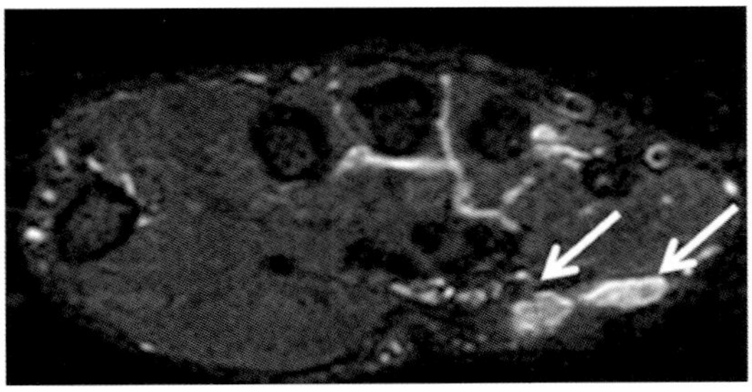

图 11.4　手部假性肌源性(上皮样肉瘤样)血管内皮瘤。手部轴位 STIR MR 图像显示小鱼际区皮下组织有两个结节状高信号病变(箭头所示)。

11.9　软骨-骨肿瘤

软骨-骨软组织肿瘤无变化(表 11.9)。骨化性肌炎在 2002 版中被认为是一种(肌)成

表 11.9　第 8 组：软骨-骨肿瘤

良性
软组织软骨瘤
恶性
间叶性软骨肉瘤
骨外骨肉瘤

纤维细胞病变，而骨外黏液样软骨肉瘤也被归为分化尚不确定的肿瘤，因为其几乎没有软骨分化的证据[2]。EMC 的同义词是脊索样肉瘤。

软组织间叶性软骨肉瘤的发生率低于 EMC，但近一半的间叶性软骨肉瘤位于骨外[16]。

骨外骨肉瘤，即软组织骨肉瘤表现出与骨肉瘤相似的组织学特征，但无系统性遗传差异[1]。

11.10　胃肠道间质瘤

增加了 GIST 这一组，它是胃肠道最常见的原发间叶性肿瘤。组织学上，GIST 分为良性、恶性潜能未定和恶性。预后因素包括肿瘤大小、核分裂象和解剖部位[17]。近 50%发生在胃，30%发生在小肠，其余的出现在结肠、直肠、食管，和起源不明的原发性播散。阑尾也有零星病例的报道。由于 GIST 有腹部症状并通过腹部超声或 CT 发现(图 11.5)，因此，这些病变不被称为肌骨肿瘤。

11.11　周围神经鞘膜肿瘤

周围神经鞘膜肿瘤以前被列入 2007 版 WHO 对中枢神经系统肿瘤的分类中。虽然以前对软组织肿瘤的影像学评价已将周围神经鞘膜肿瘤视为典型的软组织肿瘤[18]，但自 2013 年，周围神经鞘膜肿瘤首次被列入 WHO 的软组织肿瘤分类(表 11.10)。混合性

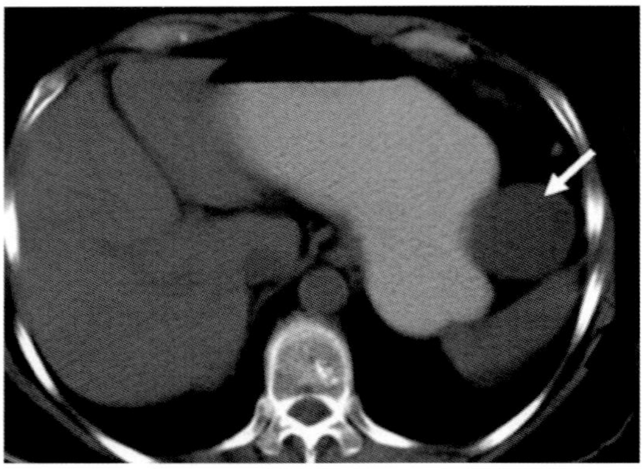

图 11.5 胃的 GIST。CT 显示外生性巨大胃肿块,外缘轮廓清晰(箭头所示),无钙化。

神经鞘瘤,如神经鞘瘤/神经束膜瘤[19]和神经纤维瘤/神经鞘瘤,已被列入周围神经鞘膜肿瘤组中。后者可能与 NF-2、NF-1 或神经鞘瘤病有关[20]。

表 11.10 第 9 组:周围神经鞘膜肿瘤

良性
神经鞘瘤(包括变异型)
色素性神经鞘瘤
神经纤维瘤(包括变异型)
神经束膜瘤
恶性神经束膜瘤
颗粒细胞肿瘤
皮肤神经鞘黏液瘤
孤立性局限性神经瘤
异位性脑膜瘤
鼻神经胶质异位
良性蝾螈肿瘤
混杂性神经鞘肿瘤
恶性
恶性周围神经鞘膜瘤
上皮样恶性周围神经鞘膜瘤
恶性蝾螈肿瘤
恶性颗粒细胞瘤
外胚层间叶瘤

11.12 分化尚不确定的肿瘤

此类肿瘤包括种类繁多的细胞分化不明的肿瘤(表 11.11)。新的实体瘤包括:肢端纤维黏液瘤(指趾纤维黏液瘤)、含铁血黄素沉着性纤维脂肪瘤样肿瘤、磷酸盐尿性间叶性肿瘤和非典型性纤维黄色瘤。在恶性病变组中,原始神经外胚层肿瘤(PNET)作为尤文肉瘤的同义词已被删除,以尽量减少与 CNS

表 11.11 第 10 组:分化尚不确定的肿瘤

良性
肢端/指趾纤维黏液瘤
肌内-关节旁黏液瘤
深部(侵袭性)血管黏液瘤
多形性玻璃样变血管扩张性肿瘤
异位错构瘤样胸腺瘤
中间性(局部侵袭性)
含铁血黄素沉着性纤维脂肪瘤样肿瘤
中间性(罕见转移)
非典型性纤维黄色瘤
血管瘤样纤维组织细胞瘤
骨化性纤维黏液样肿瘤
混合瘤
肌上皮瘤/癌
磷酸盐尿性间叶性肿瘤
恶性
滑膜肉瘤
上皮样肉瘤
腺泡状软组织肉瘤
软组织透明细胞肉瘤
骨外黏液样软骨肉瘤
恶性间叶瘤
促结缔组织增生性小圆细胞肿瘤
骨外尤文肉瘤
肾外横纹肌样肿瘤
具有血管周上皮样细胞分化肿瘤
内膜肉瘤

和女性生殖道中相似命名病变的混淆。

骨外黏液样软骨肉瘤被归入这一类别，因为没有令人信服的证据表明软骨分化。

深部(侵袭性)血管黏液瘤是一种罕见的缓慢生长的肿瘤，以骨盆和会阴区域[21]为好发部位，有局部复发的倾向，MR 上有特征性表现(图 11.6)。

软组织骨化性纤维黏液样瘤是一种被厚厚的纤维假包膜覆盖的，边界清楚的分叶状硬肿瘤(图 11.7)。

令人惊讶的是，“滑膜肉瘤”这一术语在目前更新的分类中仍未改变。由于病变并非来自真正的滑膜细胞，而且几乎可以涉及身体任何部位(图 11.8)[21,22]，“滑膜肉瘤”一词确实是用词不当。因此，WHO 未来关于 STT 分类的修订应考虑放弃“滑膜肉瘤”这一令人困惑的术语。

11.13 未分化/未能分类肉瘤

这是 2013 版分类中首次引入的新的肿瘤类别，它认识到一小部分但很重要的肉瘤

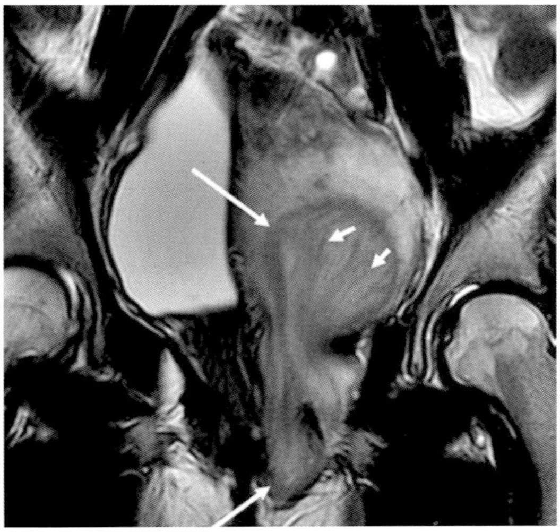

图 11.6 骨盆侵袭性血管黏液瘤。冠状位 T2WI 显示一个高信号肿块(长箭头所示)延伸穿过左侧坐骨直肠窝，呈分层状(短箭头所示)。

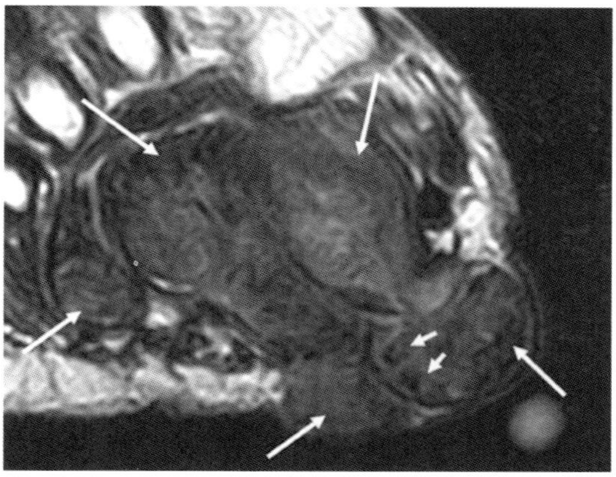

图 11.7 足部骨化性纤维黏液样肿瘤。轴位 T2WI 显示在皮下组织内延伸的低信号大肿块(长箭头所示)。低信号归因于钙化(短箭头所示)。

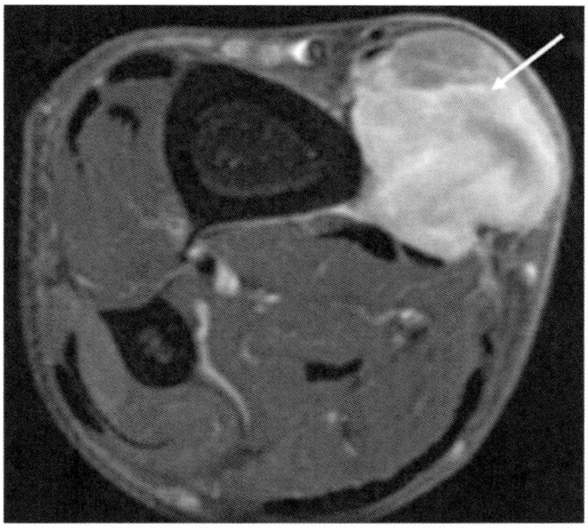

图 11.8 所谓的小腿滑膜肉瘤。对比增强后轴位脂肪抑制 T1WI 显示皮下组织中均匀强化的病变穿过肌筋膜延伸至深间室(箭头所示)。由于附近无滑膜组织与该位置的肿块相关，因此，术语“滑膜”是该病变的误称，它源自未分化的间充质干细胞。

不能被分到任何目前定义的类别中[23]。这组肿瘤以前包括在纤维组织细胞组(第 3 组)中，即“恶性纤维组织细胞瘤”。这组肿瘤可能具有梭形细胞、多形性细胞、圆形细胞或上皮样形态(表 11.12)。一部分与辐射相关的肉瘤属于这一类。使用当前可用的技术，

表 11.12 第 11 组:未分化 / 未能分类肉瘤

未分化梭形细胞肉瘤
未分化多形性肉瘤
未分化圆形细胞肉瘤
未分化上皮样肉瘤
未分化肉瘤,非特指性

这些病变没有显示出明确的分化谱。特定肉瘤的去分化类型不属于这一类。未分化/未能分类肉瘤占所有肉瘤的 20%,其中约 25%是辐射相关肿瘤[24]。随着分子遗传学的不断进步,这组病变很可能在未来被重新分类。

要点

1.为了统一,WHO 对软组织肿瘤的分类已于 2013 年更新。

2. WHO 的新分类包括三组新肿瘤:GIST、神经鞘肿瘤和未分化/未能分类肉瘤。

3.每组肿瘤根据生物学潜能分为四类:良性、中间性(局部侵袭性)、中间性(罕见转移)和恶性。

4.放射科医生应熟悉 WHO 的分类,以便在与临床医生、外科医生及病理学家组成的多学科委员会中发挥指导作用。

5.影像学(尤其是 MRI)在软组织肿瘤的诊断中起着至关重要的作用。

参考文献

1. Fletcher CDM, Bridge JA, Hogendoorn PCW, Mertens F (eds) (2013) WHO classification of tumours of soft tissue and bone. IARC Press, Lyon
2. Fletcher CDM, Unni KK, Mertens F (eds) (2002) WHO classification of tumours. Pathology and genetics of tumours of soft tissue and bone. IARC Press, Lyon
3. Green AR, Cannon SR, Flanagan AM (2004) Chondroid lipoma: correlation of imaging findings and histopathology of an unusual benign lesion. Skeletal Radiol 33(11):670–673
4. Erickson-Johnson MR, Chou MM, Evers BR, Roth CW, Seys AR, Jin L et al (2011) Nodular fasciitis: a novel model of transient neoplasia induced by MYH9-USP6 gene fusion. Lab Invest J Tech Methods Pathol 91(10):1427–1433
5. Doyle LA (2014) Sarcoma classification: an update based on the 2013 world health organization classification of tumors of soft tissue and bone. Cancer 120(12):1763–1774
6. Fletcher CDM (2014) The evolving classification of soft tissue tumours – an update based on the new 2013 WHO classification. Histopathology 64(1):2–11
7. Rosenberg AE (2003) Malignant fibrous histiocytoma: past, present, and future. Skeletal Radiol 32(11):613–618
8. Vilanova JC, Barcelo J, Smirniotopoulos JG, Perez-Andres R, Villalon M, Miro J et al (2004) Hemangioma from head to toe: MR imaging with pathologic correlation. Radiographics 24(2):367–385
9. Vanhoenacker FM, Camerlinck M, Somville J (2009) Imaging findings of a subcutaneous angioleiomyoma. JBR-BTR Organe Société R Belge Radiol SRBR Orgaan Van K Belg Ver Voor Radiol KBVR 92(2):80–82
10. Yoo HJ, Choi J-A, Chung J-H, Oh JH, Lee G-K, Choi J-Y et al (2009) Angioleiomyoma in soft tissue of extremities: MRI findings. AJR Am J Roentgenol 192(6):W291–W294
11. Liang GS, Loevner LA, Kumar P (2000) Laryngeal rhabdomyoma involving the paraglottic space. AJR Am J Roentgenol 174(5):1285–1287
12. Szuhai K, de Jong D, Leung WY, Fletcher CDM, Hogendoorn PCW (2014) Transactivating mutation of the MYOD1 gene is a frequent event in adult spindle cell rhabdomyosarcoma. J Pathol 232(3):300–307
13. Tekes A, Koshy J, Kalayci TO, Puttgen K, Cohen B, Redett R et al (2014) S.E. Mitchell Vascular Anomalies Flow Chart (SEMVAFC): a visual pathway combining clinical and imaging findings for classification of soft-tissue vascular anomalies. Clin Radiol 69(5):443–457
14. Hornick JL, Fletcher CDM (2011) Pseudomyogenic hemangioendothelioma: a distinctive, often multicentric tumor with indolent behavior. Am J Surg Pathol 35(2):190–201
15. Guo T, Zhang L, Chang N-E, Singer S, Maki RG, Antonescu CR (2011) Consistent MYC and FLT4 gene amplification in radiation-induced angiosarcoma but not in other radiation-associated atypical vascular lesions. Genes Chromosomes Cancer 50(1):25–33
16. Torigoe T, Yazawa Y, Takagi T, Terakado A, Kurosawa H (2007) Extraskeletal osteosarcoma in Japan: multi-institutional study of 20 patients from the Japanese Musculoskeletal Oncology Group. J Orthop Sci Off J Jpn Orthop Assoc 12(5):424–429
17. Dow N, Giblen G, Sobin LH, Miettinen M (2006) Gastrointestinal stromal tumors: differential diagnosis. Semin Diagn Pathol 23(2):111–119
18. Vilanova JC, Woertler K, Narvaez JA, Barcelo J, Martinez SJ, Villalon M et al (2007) Soft-tissue tumors update: MR imaging features according to the WHO classification. Eur Radiol 17(1):125–138
19. Hornick JL, Bundock EA, Fletcher CDM (2009) Hybrid schwannoma/perineurioma: clinicopathologic

analysis of 42 distinctive benign nerve sheath tumors. Am J Surg Pathol 33(10):1554–1561
20. Feany MB, Anthony DC, Fletcher CD (1998) Nerve sheath tumours with hybrid features of neurofibroma and schwannoma: a conceptual challenge. Histopathology 32(5):405–410
21. Stewart ST, McCarthy SM (2004) Case 77: aggressive angiomyxoma. Radiology 233(3):697–700
22. Thway K, Fisher C (2014) Synovial sarcoma: defining features and diagnostic evolution. Ann Diagn Pathol 18(6):369–380
23. Fletcher CDM (2008) Undifferentiated sarcomas: what to do? And does it matter? A surgical pathology perspective. Ultrastruct Pathol 32(2):31–36
24. Reichardt P (2014) Soft tissue sarcomas, a look into the future: different treatments for different subtypes. Future Oncol Lond Engl 10(8 Suppl):s19–s27

第 12 章

脂肪细胞肿瘤

Philip Robinson, Filip M. Vanhoenacker

12.1 引言

组织学上，脂肪组织分为两种主要类型：白色脂肪（脂肪细胞），广泛分布于全身；棕色脂肪，多见于啮齿类动物和冬眠动物。棕色脂肪被认为是白色脂肪的未成熟形式，主要存在于肩胛间区、颈部、纵隔、腋窝和腹膜后[31,36]。

脂肪细胞肿瘤是一种常见的间叶组织病变，可为良性、局部侵袭性或恶性。脂肪细胞肿瘤有多种组织学亚型，其中脂肪瘤最常见。一些肿瘤，包括脂肪瘤和某些类型的脂肪肉瘤，会表现出典型的特征，从而可以做出特异性诊断[44,45]。近年来，肿瘤的细胞遗传学和分子分析方面取得了显著进展，许多良性和恶性脂肪细胞变异型与特定的基因异常相关（另见第 6 章）。在本章中，仅考虑起源于躯干和四肢软组织的脂肪组织肿瘤的亚型。

本章强调了 MRI 在研究和评价这些常见肿瘤中的作用。该技术的优势源于其在显示组织成分微小差异方面的卓越敏感性及其特异性表征正常脂肪信号的能力。许多研究者报道，因 MRI 能检测脂肪成分，而在区分含脂肪肿瘤和其他肿瘤方面具有诊断价值[39,48]。在平片上，脂肪细胞肿瘤常不明显，或偶尔被发现为密度增高或脂肪样不透光的肿块。在超声扫描上，这些肿瘤可以表现出不同的回声模式：尽管也可能遇到低回声模式，但多大为等回声或高回声[1]。CT 如果发现典型的低密度（−120~−65HU）时，脂肪细胞肿瘤的诊断可以很简单。在 MRI 上，脂肪性肿瘤的信号在所有脉冲序列上往往与皮下脂肪信号强度相等，包括具有脂肪抑制的：短时间反转恢复序列（STIR）或化学位移脉冲序列[48,75]（图 12.1）。

12.2 良性脂肪细胞肿瘤

良性脂肪细胞肿瘤是一种非常常见且种类繁多的肿瘤，根据 WHO 最新的软组织肿瘤分类（2013），区分了 9 种不同的实体瘤[26]：脂肪瘤、脂肪瘤病、神经脂肪瘤病、成脂肪细胞瘤、血管脂肪瘤、软组织肌脂肪瘤、软骨样脂肪瘤、梭形细胞/多形性脂肪瘤和冬眠瘤。不结合临床，这种分类方法并不能区分脂肪源性肿瘤、错构瘤或单纯性脂肪增多。软组织肌脂肪瘤、肾外血管平滑肌脂肪瘤和肾上腺外髓脂肪瘤是罕见的、以腹腔内脂肪

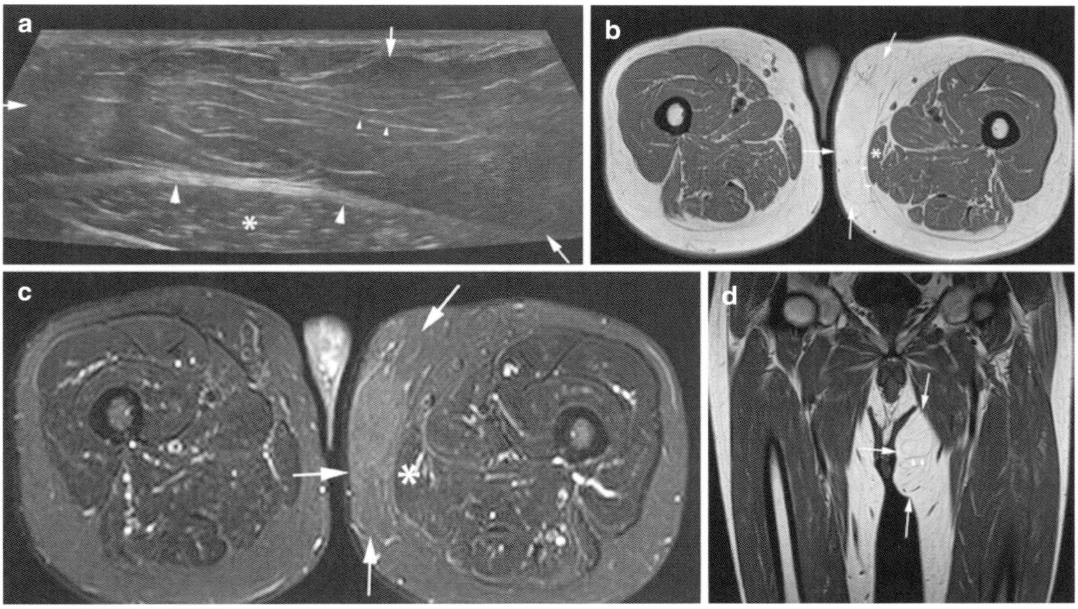

图 12.1　覆盖于左大腿股薄肌(*)上的皮下脂肪瘤。(a)超声。(b)轴位 SE T1WI。(c)轴位脂肪抑制 T2WI。(d)冠状位 SE T1WI。在左大腿内侧皮下组织内肿块(大箭头所示),超声呈等回声(图 a),在所有脉冲序列(图 b~d)上的信号与邻近皮下脂肪相似。超声(图 a)上肿块内有多个细间隔回声(小三角箭头所示),T1WI(图 b 和图 d)上低信号。

瘤为主的变异的疾病,本章不作讨论,本章重点讨论躯干和四肢肿块。

12.2.1　脂肪瘤

脂肪瘤在显微镜下通常是由成熟脂肪(脂肪细胞)组成的边界清楚、有包膜的肿块,与周围脂肪无明显区别。尽管脂肪瘤富含血管,但由于膨胀的脂肪细胞导致血管受压,该特征可能并不明显。

脂肪瘤是最常见的间叶源性肿瘤,在 18 677 例良性软组织肿瘤的回顾中,脂肪瘤和脂肪瘤变异型是最常见的类型,占所有病变的 16%[44]。脂肪瘤好发于 40~70 岁,并多见于肥胖人群,无明确的性别差异[21,44]。

脂肪瘤可位于浅表或深部(皮下或深部脂肪瘤);最常发生于皮下组织,较少见于深部软组织。皮下脂肪瘤最常见于上背部、颈部、肩部、腹部和四肢近端部分,而较少见的深部脂肪瘤往往比浅表脂肪瘤更大,边界更模糊;请参阅章节 12.2.1.1[31,48,49]。

症状取决于肿瘤的部位和大小。脂肪瘤通常表现为生长缓慢、无痛性肿块,但有快速生长脂肪瘤的报道。疼痛罕见,可能因神经血管受压导致,具体取决于发生位置和与邻近结构的关系。伴随症状,如腕管或跗管综合征和股静脉压迫导致的慢性下肢深静脉血栓形成也有报道。

浅表脂肪瘤通常表现为<5cm 小肿块,较少>10cm[49]。皮下脂肪瘤在临床检查中易于诊断,无须进行影像学评价。X 线片偶尔表现为透光的软组织肿块,占位效应导致的骨畸形罕见。

脂肪瘤最常见的超声表现是与皮肤表面平行的椭圆形、可压缩、均匀且边界清楚的肿块。内部有与纤维血管间隔相关的多条回声线(图 12.1 和图 12.2),在多普勒检查中常可显示为线性血流[50]。回声可能各不相同,但与邻近脂肪相比常为高回声;然而,均匀性是最重要的可靠特征[1,50]。

在 CT 和 MR 图像上,脂肪瘤也表现为均质、边界清晰、有包膜的脂肪性肿块,静脉给予对比剂后无弥漫性强化。浅表脂肪瘤与周围脂肪因其在密度和信号强度上相似而鉴别困难(图 12.1)。在 CT 和 MR 图像上均可观察到规则的细分隔[47,75]。分隔在 CT 上表现为软组织密度线,在 T1WI 上表现为低信号线,在 T2WI 上可能变为高信号(因其内的血管)。这些分隔的宽度可能无法测量,静脉注射对比剂后略有强化,这一点在脂肪抑制 T1WI 上得以更清晰的显示[38]。

由脂肪组织以外的组织构成的脂肪瘤可能与典型的超声、CT 或 MR 成像表现不同(见脂肪瘤变异型)。应考虑到非肿瘤性改变,如钙化、浅表脂肪瘤中的机械性水肿或内在脂肪坏死,而不是始终假设为肉瘤性改变(图 12.3 至图 12.5)[71]。

12.2.1.1　肌内和肌间脂肪瘤

肌内和肌间脂肪瘤大体检查发现脂肪取代了肌肉组织。镜下,成熟的脂肪细胞浸润肌纤维,后者可表现为一定程度的萎缩。可广泛浸润一块或多块肌肉。肌内脂

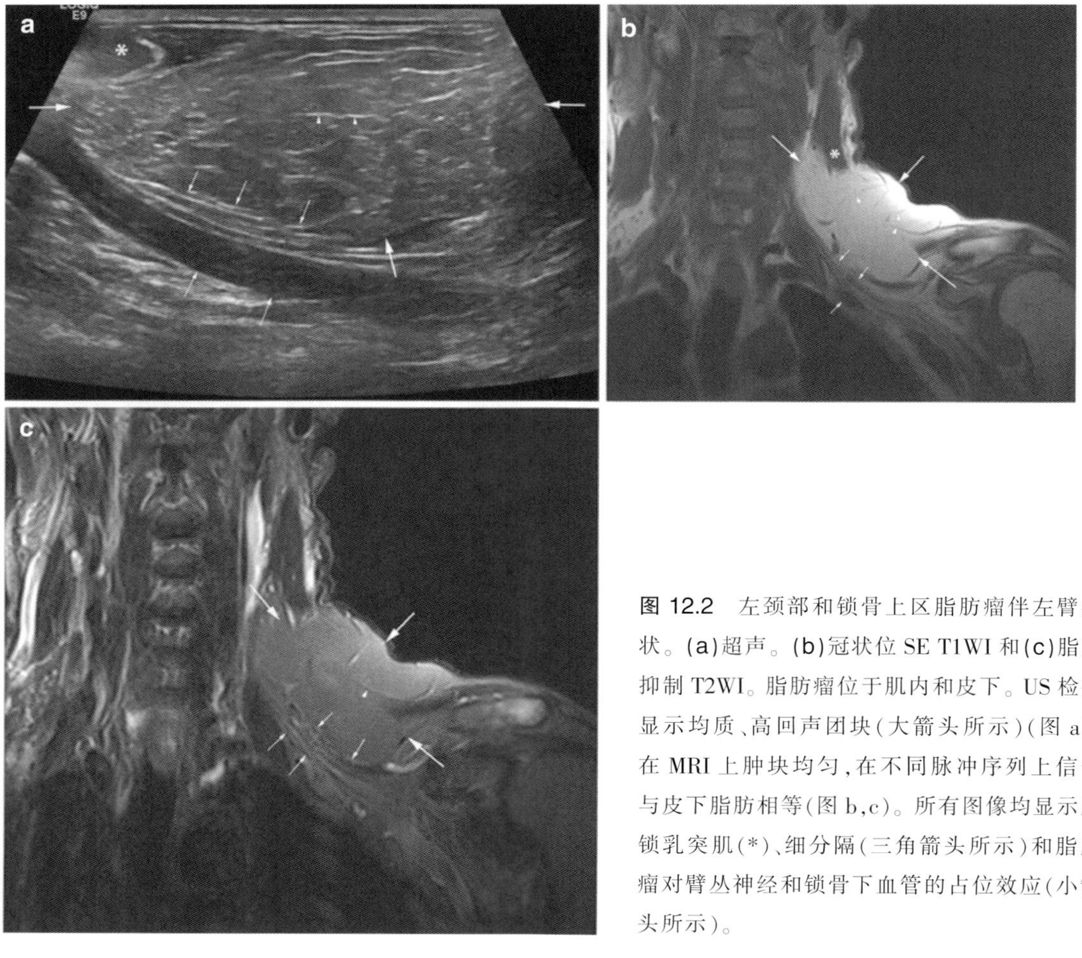

图 12.2　左颈部和锁骨上区脂肪瘤伴左臂症状。(a)超声。(b)冠状位 SE T1WI 和(c)脂肪抑制 T2WI。脂肪瘤位于肌内和皮下。US 检查显示均质、高回声团块(大箭头所示)(图 a)。在 MRI 上肿块均匀,在不同脉冲序列上信号与皮下脂肪相等(图 b,c)。所有图像均显示胸锁乳突肌(*)、细分隔(三角箭头所示)和脂肪瘤对臂丛神经和锁骨下血管的占位效应(小箭头所示)。

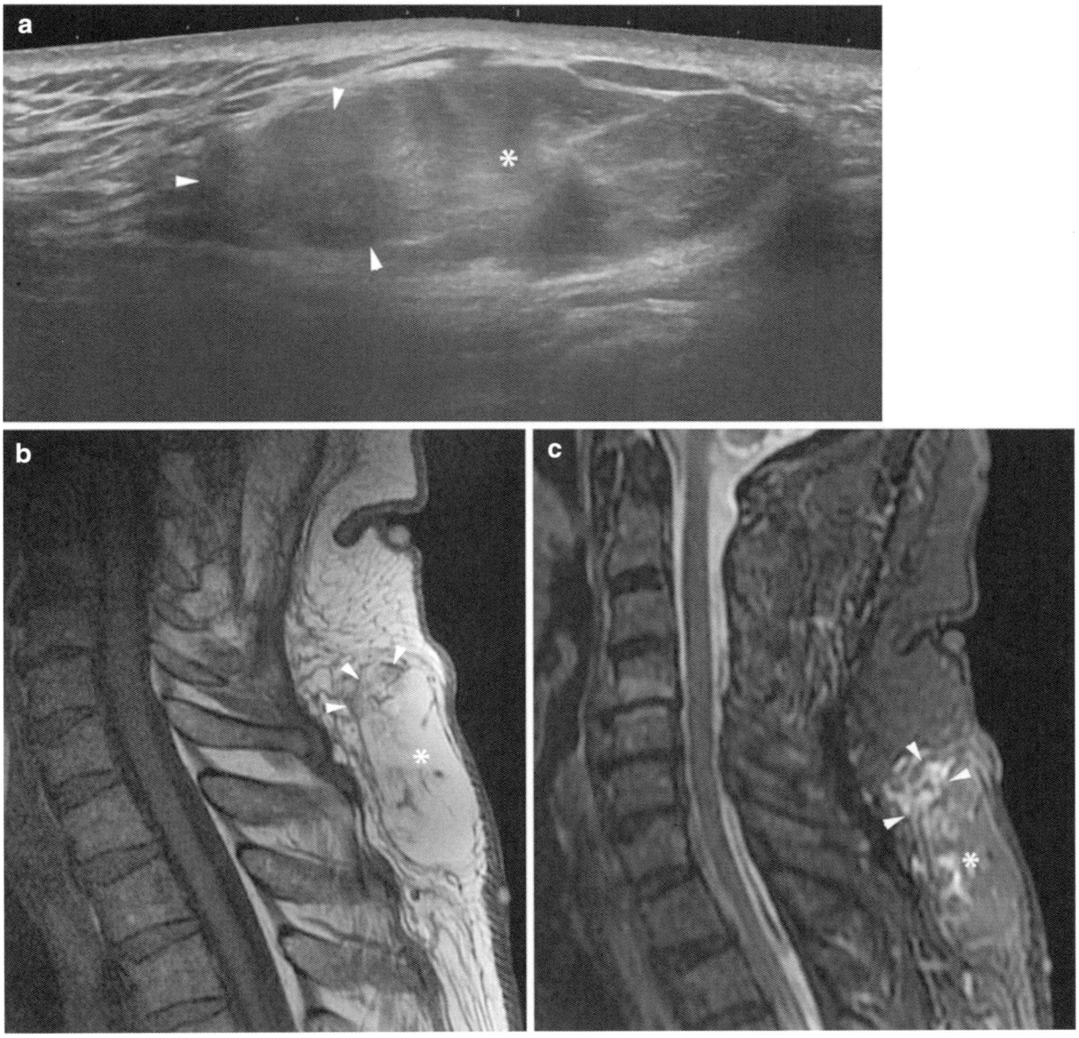

图 12.3 颈部皮下脂肪瘤。(a)超声。(b)矢状位 SE T1WI。(c)矢状位 STIR 图像。超声显示肿块远端均质,MRI 上为脂肪信号。肿块近端(三角箭头所示)在超声上不均质(图 a),MRI 上显示水肿但无结节性肿块(图 b,c)。组织学证实为脂肪瘤、MDM2 阴性和近端脂肪坏死。

肪瘤因在组织学检查中常呈浸润性,也被称为“浸润性脂肪瘤”。肌内脂肪瘤比肌间变异型更常见,它可同时影响肌肉和肌间组织[5,47]。

肌内脂肪瘤累及所有年龄组,多发生于 40 岁以上,儿童中罕见,但也有报道[35,49]。大多数作者报道以男性好发。常累及四肢大肌肉,尤其是大腿、躯干、肩部和上臂[31,49]。

临床表现为一种无痛性、生长缓慢的病变,但有时症状可能与常见皮下型有很大不同,肌内脂肪瘤可表现为伴神经卡压的快速生长肿块(图 12.2 和图 12.6)。肿瘤大小不一,直径从<3cm 到>20cm 不等[31,49,57]。这些异位脂肪瘤的影像学表现与其他脂肪瘤基本相同[57]。尽管大多数肌内脂肪瘤在 CT 或 MR 图像上是边界清晰的病变,但如果在肌纤维之间延伸,也可呈浸润性边缘,与浸润型肌内脂肪瘤相对应(图 12.6 和图 12.7)[35,47,57]。在 CT

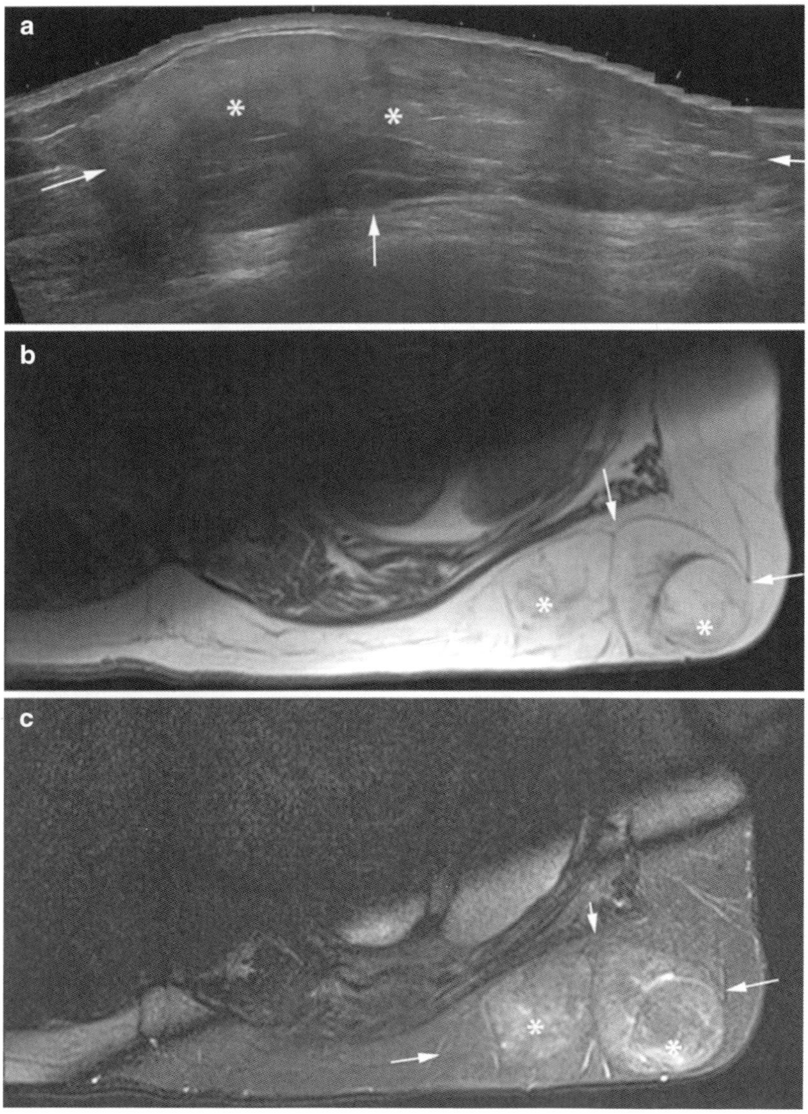

图 12.4 背部皮下脂肪瘤。(a)超声。(b)轴位 SE T1WI。(c)轴位脂肪抑制 SE T2WI。肿块大部分(箭头所示)在超声上是均质的,MRI 上为脂肪信号。肿块浅表(*)在超声(图 a)上略不均质,MRI 上为水肿但无结节性肿块(图 b,c)。组织学证实为脂肪瘤、MDM2 阴性和脂肪表面充血水肿。

和 MR 图像上,一些肌内脂肪瘤是具有分隔的、不均质肿块,散在组织密度和 T1WI、T2WI 上信号减低区可能代表肿块内的肌肉或纤维组织[57](图 12.8)。Matsumoto 等人曾报道 17 例肌内脂肪瘤的 MR 表现,其中 12 例均质,其余 5 例不均质伴在 T1WI 和 T2WI 上与正常肌肉等信号的混杂肌纤维[57]。在超声上,肿块常表现为均质,除非探头位置改变,否则肌纤维产生混响伪影,掩盖内在细节(图 12.8c)。

虽然无对比增强和单叶性是鉴别肌内脂肪瘤与高分化脂肪肉瘤/非典型性脂肪瘤样肿瘤的有用征象(表 12.1),但这些征象并非 100%可靠[68]。这使得与高分化脂肪肉瘤的鉴别诊断在影像学上变得困难,这也可能影响到组织学检查[57]。附加的细胞遗传学分析通常是确认或排除肉瘤改变的关键检测[63]。请参见章节12.3.1。

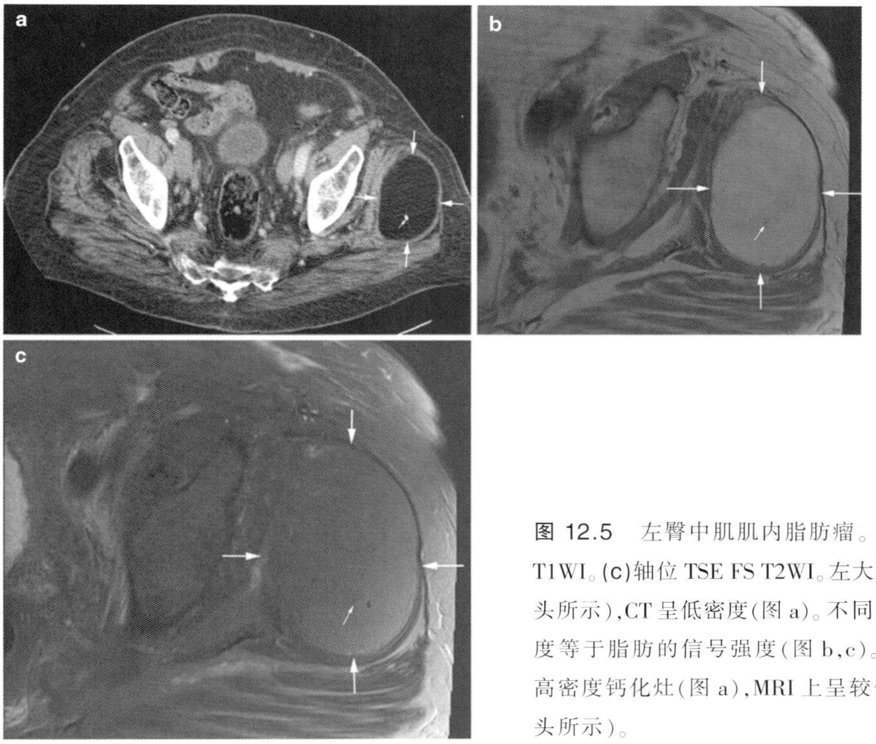

图 12.5　左臀中肌肌内脂肪瘤。(a)CT。(b) 轴位SE T1WI。(c)轴位 TSE FS T2WI。左大腿臀中肌巨大肿块(箭头所示),CT 呈低密度(图 a)。不同 MR 序列上的信号强度等于脂肪的信号强度(图 b,c)。注意 CT 上存在小的高密度钙化灶(图 a),MRI 上呈较低信号(图 b,c)(小箭头所示)。

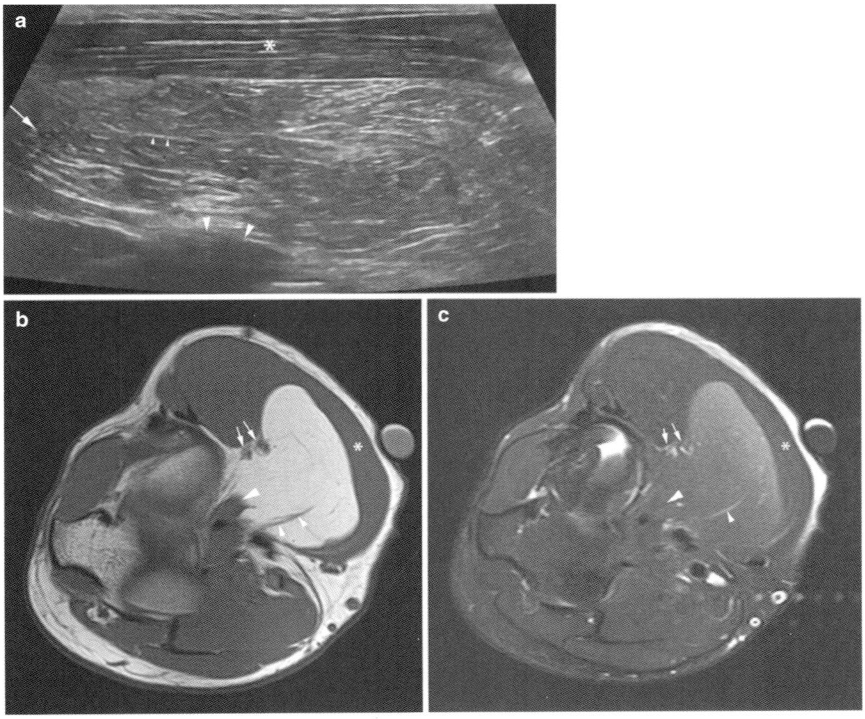

图 12.6　右臂肌内脂肪瘤。(a)超声。(b)轴位 SE T1WI。(c)轴位脂肪抑制 SE T2WI。超声上肿块呈均匀强回声(图 a),不同 MR 序列上的信号强度等于脂肪(图 b,c)。两种技术均显示了桡神经血管束(大箭头所示)、间隔(小三角箭头所示)和与肱桡肌(*)的关系,但 MRI 能更好地显示整个肿瘤,尤其是深部(大三角箭头所示)结构的细节。

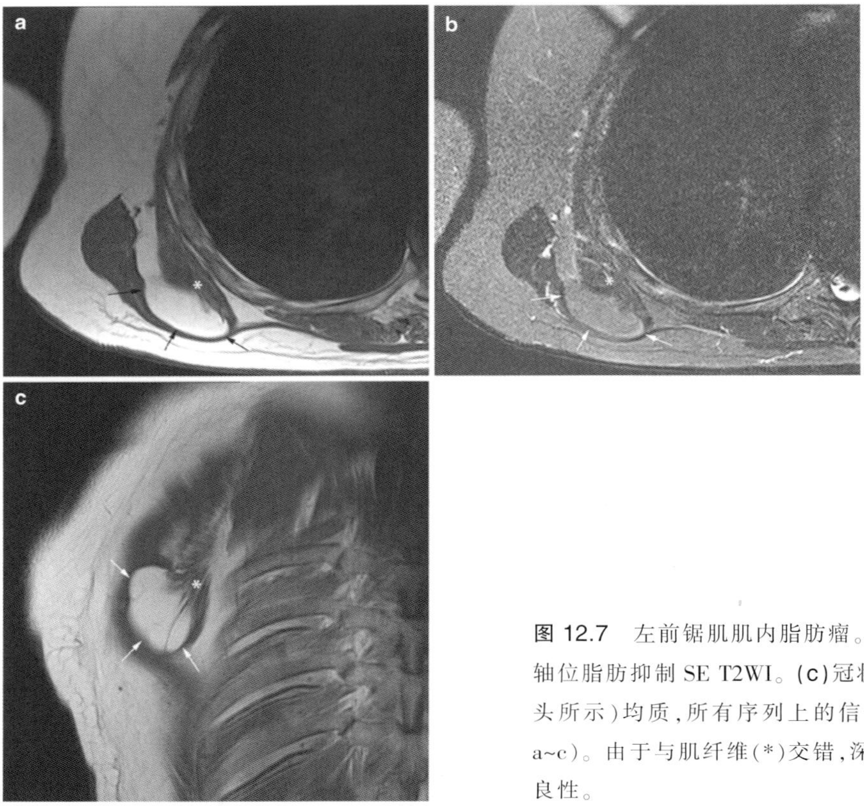

图 12.7 左前锯肌肌内脂肪瘤。(a)轴位 SE T1WI。(b)轴位脂肪抑制 SE T2WI。(c)冠状位 SE T1WI。肿块(箭头所示)均质,所有序列上的信号强度均等于脂肪(图 a~c)。由于与肌纤维(*)交错,深部界限模糊,但外观呈良性。

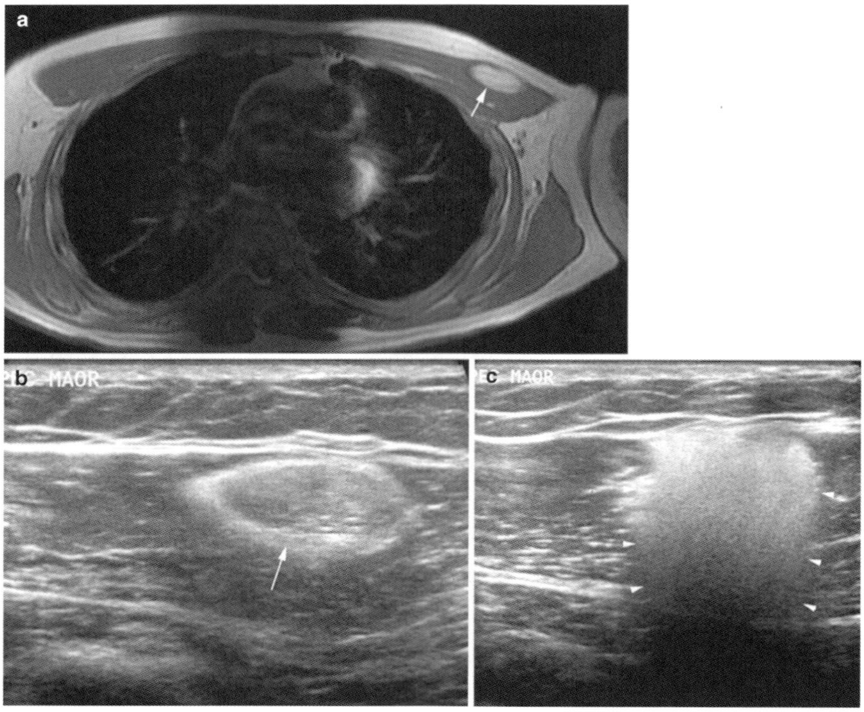

图 12.8 左胸大肌肌内脂肪瘤。(a)轴位 SE T1WI。(b,c)超声图像。在 MRI(图 a)和超声(图 b)上,肿块均质(箭头所示)。由于脂肪瘤内有多条肌纤维,检测角度可能导致混响伪影(三角箭头所示)(图 c),因此,需要仔细的超声技术。

表 12.1 脂肪瘤和脂肪肉瘤的鉴别诊断标准

	脂肪瘤	肌内脂肪瘤	脂肪肉瘤
年龄	成人(平均 52 岁)	成人	成人(平均 65 岁)
	浅表位置(皮下脂肪)	肌肉	肌肉/筋膜
	背部、肩部、颈部、手臂、大腿、腹部	大腿、肩部、手臂	肌肉/筋膜
			大腿,腹膜后
大小	<5cm(80%)	通常>5cm	特殊情况下<5cm
	<10cm(95%)		
边缘	轮廓清晰	浸润性或轮廓清晰	通常轮廓清晰
形状	单结节	单结节(>85%)	多结节(>90%)
分隔或结节	缺少或<2mm	混杂肌纤维	厚度(>2mm)
	FS T2WI 上低信号	与肌肉等信号	FS T2WI 上高信号
	无或弱强化	罕见强化	明显强化

Modified from Ghadimi et al. [30]

12.2.1.2 多发性脂肪瘤

部分患者可有多发性脂肪瘤,尤其是男性,在大体和镜下与其他脂肪瘤相似。主要发生在背部、肩部和上臂,有时呈对称性分布[31]。被称为"家族性多发性脂肪瘤"的一种家族遗传性疾病可有这种典型的临床表现。一些病例中相关的高脂血症和高胆固醇血症已有报道[31,49,72]。

12.2.2 脂肪瘤病

脂肪瘤病又称弥漫性脂肪瘤病,表现为成熟脂肪组织的弥漫性过度生长,组织学上类似于单纯性脂肪瘤。脂肪组织广泛浸润邻近结构和肌肉,导致畸形和肢体不对称。浸润性脂肪瘤与脂肪瘤病很难区分,一些作者交替使用这两个术语[48]。然而,脂肪瘤病意味着一个更广泛的过程,弥漫性累及皮下和肌肉组织,而肌内脂肪瘤总是局限于肌肉或肌间隙。

弥漫性脂肪瘤病是一种极为罕见的疾病,最常累及躯干或四肢的大部分。大多数病例发生在出生后 2 年内,但在青少年和成人中也有报道[31,49]。脂肪瘤病也可能与骨骼肥大和巨指畸形有关,但与神经纤维脂肪瘤/脂瘤性营养异常性巨大发育不同,它不累及神经,不局限于四肢。

脂肪瘤病的放射学表现为受累肌内和肌间存在弥漫分布的脂肪组织(图 12.9)。"面部先天性浸润性脂肪瘤病"是出生时或婴儿期存在的相关实体瘤,其特征为累及面部的无包膜的浸润性脂肪肿块[19,67]。MR 图像表现为浸润性脂肪肿块,有报道称病变可导致面部骨骼变形和气道移位。

12.2.2.1 多发性对称性脂肪瘤病

这种罕见疾病主要累及中年男性,也被称为 Madelung 病或 Launois-Bensaude 综合征。已有家族性事件的报道。考虑与增生机制有关,但确切病因尚不清楚[21,55]。对称性脂肪瘤病常与过量饮酒、肝病、糖尿病、高脂血症、高尿酸血症、上呼吸道恶性肿瘤、神经病变等有关。这些情况是偶发的,但一些研究者认为,潜在的遗传因素可能以线粒体功能障碍的形式存在,干扰脂质代谢。

对称性脂肪瘤病患者表现为颈部大量成熟脂肪对称性沉积,也可累及面颊、乳房、上

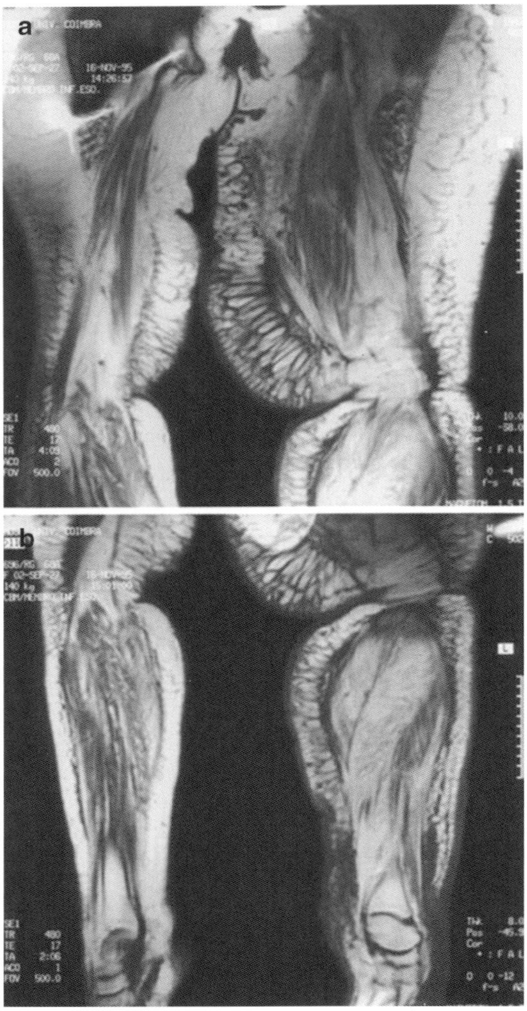

图 12.9 66 岁女性，大腿和小腿弥漫性脂肪瘤病。(a)大腿冠状位 SE T1WI。(b)小腿冠状位 SE T1WI。脂肪弥散分布在双侧大腿(图a)和小腿(图 b)的肌肉内、肌肉之间及皮下脂肪内。虽然肢体大小不对称，但两侧 MR 表现相似。

臂、腋窝、胸部、腹壁和腹股沟[31,49]。无痛性脂肪堆积在多年内持续进展。这些脂肪性肿块无包膜，因此，边界不清，累及皮下脂肪和深部组织，多位于斜方肌和胸锁乳突肌的后方、锁骨上窝或椎旁肌之间。然而，深部脂肪堆积可能与邻近皮下脂肪无关，皮下脂肪可发生萎缩。这提示局部形成脂肪团块，而不是皮下脂肪渗透脂肪细胞组织。优先累及间室的表现将这种疾病与肥胖症区分开来。对称性脂肪瘤病累及颈部和纵隔的深部软组织时，可引起吞咽困难、声音嘶哑、气管外压产生的严重呼吸功能不全、血管受压症状(上腔静脉综合征)[22,31,49,56]。

在 CT 和 MR 图像上表现为深部或浅表的、无包膜的、脂肪性肿块的对称性积聚(图 12.10 和图 12.11)，但较少见到钙化[22,56]。手术减瘤是首选的治疗方法，但易复发。

12.2.2.2 痛性肥胖(Dercum 病)

该病必须与对称性脂肪瘤病相鉴别。其表现为弥漫性或结节性疼痛的多发性皮下脂肪沉积(图 12.12)。痛性肥胖好发于绝经后女性，主要累及骨盆带和大腿区域。患者主诉明显虚弱、抑郁和心理障碍。遗传特征为常染色体显性遗传，外显率多变[27]。

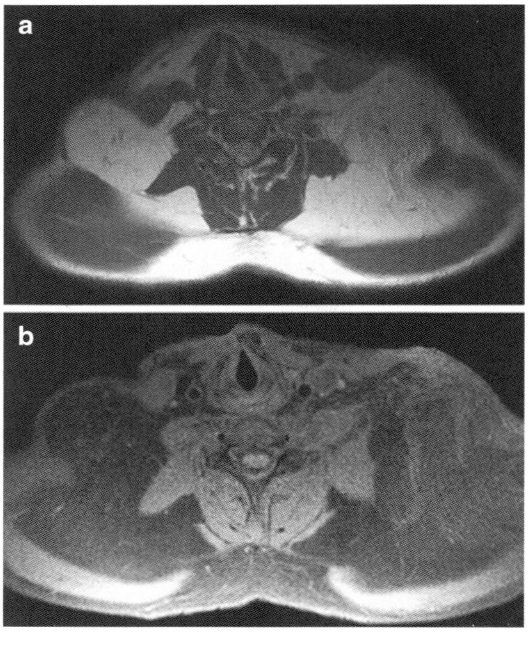

图 12.10 53 岁男性，有酗酒史，Madelung 病。(a)颈部轴位 SE T1WI。(b)颈部轴位 FS SE T1WI。斜方肌和胸锁乳突肌下及颈部前方对称性脂肪沉积。

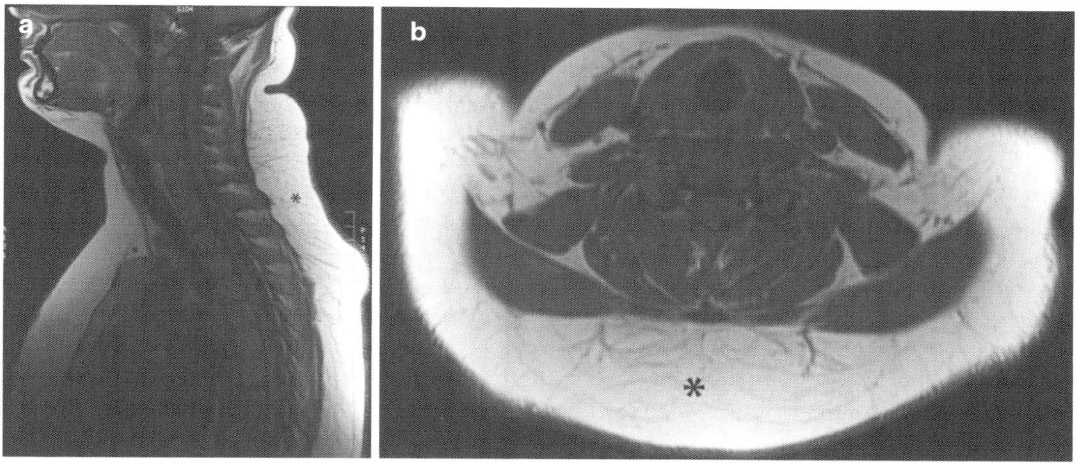

图 12.11 Madelung 病。(a)矢状位 SE T1WI。(b)颈部轴位 SE T1WI。颈部皮下组织弥漫性脂肪沉积(*)。

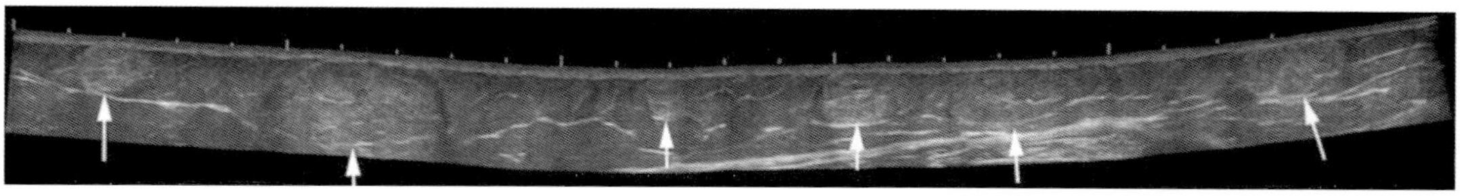

图 12.12 34 岁男性,痛性肥胖症,伴双侧弥漫性脂肪瘤。右大腿扩展视野纵向超声显示整个皮下组织存在多发性脂肪瘤(箭头所示)。

12.2.2.3 肩胛带脂肪瘤病

Enzi 等人首次描述了该综合征,6 例女性成年患者累及肩胛带的肌肉脂肪浸润[22]。这是脂肪瘤病的一个亚型,具有不同的临床、病理和放射学表现。表现为单侧肩部和手臂近端部分逐渐增大畸形,伴肩胛带肌无力,受累肢体的运动和感觉神经病变[22,59]。Enzi 等人还观察到由于上呼吸道压迫或脂肪组织浸润喉壁引起的呼吸道症状[22]。MR 成像显示,在 T1WI 和 T2WI 上受累肌肉内或肌肉间出现弥漫性脂肪堆积,与正常皮下脂肪具有相同的高信号,无细胞或水肿区域[59]。

Bannayan-Zonana 综合征是一种罕见的错构瘤性疾病,68%的患者为男性。遗传特征为常染色体显性遗传,表达方式多样。该综合征的特征是存在中度巨头畸形、多发性血管瘤及皮下和内脏脂肪瘤(在高达 76%的病例中)[27]。

12.2.3 神经脂肪瘤病

神经脂肪瘤病过去也被命名为纤维脂肪瘤性错构瘤、纤维脂肪过度增生、脂肪瘤性错构瘤、脂肪纤维瘤、神经脂肪瘤、神经内脂肪瘤、神经脂肪浸润和神经纤维脂肪瘤。2013 年,WHO 继续将其命名为神经脂肪瘤病[26,61]。但是,通用术语“神经纤维脂肪瘤”仍然经常使用,因其反映了该疾病的性质。这是一种罕见的肿瘤,以脂肪和纤维成分增生为特征,包绕增粗的神经束并浸润神经外膜和神经束膜。无与病变相关的血管异常[31,49]。病因尚不清楚,因其偶尔在出生时发现,一些人认为这是先天性病变,而另一些人认为与既往创伤史存在关系。该肿瘤主要累及儿童或年轻人,但最近报道了 75 岁的迟发表现[23,55]。根据 Enzinger 等人的研究,男性比女性好发,但也有报道称两者发病率相似[31,44,49]。

神经脂肪瘤病主要发生在手、腕和前臂掌侧，累及正中神经，但也有报道偶尔累及其他神经，如肘部、桡、尺、胫、腓浅和坐骨神经[17,55,66]。该疾病在下肢较少见。软组织肿块常在症状出现前数年被察觉。神经脂肪瘤病常引起受累神经支配区域疼痛、感觉异常、感觉或肌力下降。根据一些作者的观点，在27%~66%的神经脂肪增多症患者中，伴有手指或足趾的骨骼过生长和巨指畸形，这种疾病被描述为脂肪瘤性巨大发育不良症[31,49]。巨指畸形被认为与神经纤维瘤病和血管病变有关，或作为特发性疾病。在普通X线片上，神经脂肪瘤病可表现为软组织肿块，或仅通过间接体征怀疑该病[如存在巨指(趾)畸形，常累及手或足的第二和第三指(趾)][12,48,78]。有软组织和骨骼肥大，包括增长、加宽、张开的指(趾)骨(图12.13)。由于化生性骨的形成，在平片上可观察到钙化[55]。

由于存在对应于以脂肪为主的肿块内增粗的神经束的迂曲管状结构，CT和MRI可用于明确肿瘤的神经起源(图12.14)。这些结构在MR图像上可清晰显示，根据其纤维含量，在T1WI和T2WI上均显示为低信号[12,17,23,55,66]。肿瘤有沿神经分支扩散的趋势，脂肪沿神经及其支配肌肉的分布存在显著差异[17]。病变由散布匍行低信号神经纤维的脂肪组织组成[55]。低信号神经束和周围高信号脂肪之间的对比导致肿瘤在轴位T1WI上呈“电缆”断面样，在冠状位上呈“意大利面”样外观[23,55]。神经脂肪瘤病的MR成像表现非常具有特征性，可进行可靠诊断并避免活检[55]。神经脂肪瘤病必须与神经鞘脂肪瘤相鉴别。

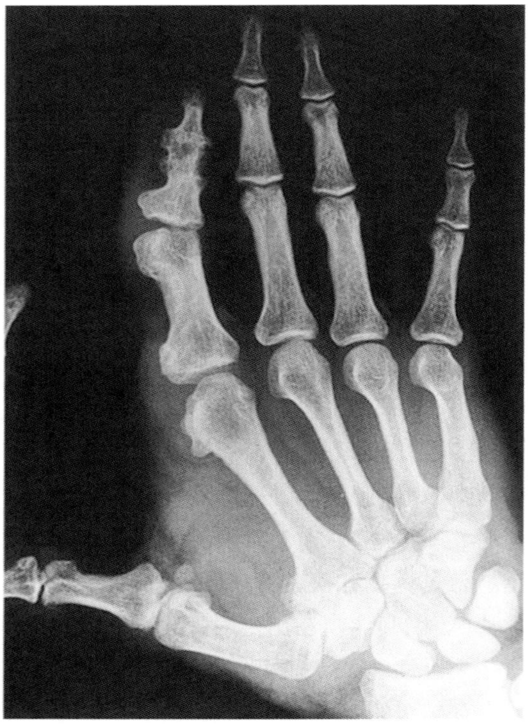

图 12.13 脂肪瘤性巨大发育不良症。后前位X线片。骨和软组织肿大，累及第二指。

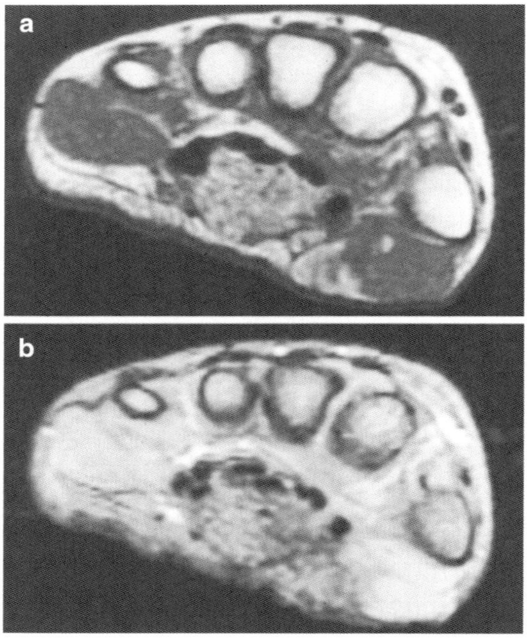

图 12.14 40岁男性，腕管水平正中神经脂肪瘤病。(a)轴位SE T1WI。(b)轴位梯度回波T2WI。MR图像显示腕管内不均质肿块。混杂信号提示存在脂肪、纤维和神经束成分(图a,b)。信号强度和定位高度提示正中神经神经纤维脂肪瘤。

MRI 可区分这两种实体瘤,脂肪瘤表现为与神经束分离的局灶性肿块。切除受累的神经单元会引起明显的感觉和运动缺陷,通过腕管松解术可以缓解症状[12]。

12.2.4 成脂肪细胞瘤

成脂肪细胞瘤是一种包膜完好的病变,局限于皮下组织,由黏液样基质中伴间隔的脂肪小叶和分化不良的间叶细胞构成,脂肪小叶含有脂肪细胞、成脂肪细胞(未成熟脂肪细胞),黏液样基质内成脂肪细胞处于不同发展阶段[31,49]。细胞遗传学研究表明,其与肿瘤细胞内 8 号染色体的过量或结构重排相关[63]。如果它浸润皮下组织和邻近肌肉并跨越解剖平面延伸,以前被称为成脂肪细胞瘤病,但现在弥漫性成脂肪细胞瘤是首选术语。成脂肪细胞瘤的发病率约为弥漫性成脂肪细胞瘤的 2 倍,弥漫性成脂肪细胞瘤的位置通常更深[31,49]。

88%的成脂肪细胞瘤发生在 3 岁以下的患者,55%的病例发生在 1 岁以下的患者,在某些情况下,它们在出生时就存在。尽管在一些报道中记录有 10~18 岁的患者, 但成脂肪细胞瘤在 8 岁以上患者中罕见, 男童比女童更多发[15,31]。该病最常见于四肢,但也可能出现在其他部位,如躯干、头部、颈部、腋窝、椎前软组织、纵隔或腹膜后[35,44]。

在对 25 例病例的回顾中,Collins 等人曾报道 11 例成脂肪细胞瘤和 14 例弥漫性成脂肪细胞瘤,其中 19 例(79%)发生于男童;84%的患者年龄<5 岁。这些病灶的最大尺寸为 21cm,但 60%的病变<5cm[15]。在武装部队病理学研究所(AFIP)的一组 114 例病例中,成脂肪细胞瘤和弥漫性成脂肪细胞瘤的数量分别为:88 例为边界清楚的病变(成脂肪细胞瘤),而弥漫性病变(弥漫性成脂肪细胞瘤)为 26 例[49]。

成脂肪细胞瘤通常是一种无痛性软组织肿块。症状虽然罕见,但取决于肿瘤的大小和位置。手术切除是成脂肪细胞瘤的首选且有效的治疗方法。复发罕见,多见于弥漫型而非局限型患者[15,31]。除复发外,成脂肪细胞瘤可能具有分化为成熟病变的能力,如脂肪瘤,甚至纤维脂肪瘤[15,35,70]。

超声上,成脂肪细胞瘤表现为一强回声区中夹杂着低回声的混合性回声肿块。

CT 上的表现因脂肪和其他软组织成分的量而异。成脂肪细胞瘤常表现为散在软组织密度灶的脂肪性肿块。

在 MR 图像上成脂肪细胞瘤在 T1WI 和 T2WI 上多为高信号,但 T1WI 上可对皮下脂肪呈低信号,无脂肪性肿瘤的信号特征[35,70]。T2WI 上的高信号区与囊性或黏液样区一致(图 12.15 至图 12.17)。静脉注射钆剂后,成脂肪细胞瘤无强化或强化较弱。

婴儿或儿童 CT 或 MRI 检查发现脂肪肿块,应考虑成脂肪细胞瘤或弥漫性成脂肪细胞瘤的可能性。脂肪瘤、脂肪瘤变异型和脂肪肉瘤在婴儿和儿童中并不常见。放射学上,甚至在镜检中,成脂肪细胞瘤可能被误诊为脂肪肉瘤,尤其是黏液样脂肪肉瘤。然而,在成脂肪细胞瘤病例中,临床表现相当独特,因为成脂肪细胞瘤好发于儿童, 而脂肪肉瘤在该年龄组中罕见。Miller 等人在对一家儿童医院 149 例脂肪细胞性肿瘤的回顾中报道了 7 例成脂肪细胞瘤和 2 例脂肪肉瘤[60]。脂肪肉瘤患者年龄分别为 9 岁和 14 岁,成脂肪细胞瘤患儿年龄较小,但 3 岁以上占 29%。在 AFIP 对 2500 多例脂肪肉瘤的回顾中,只有 2 例脂肪肉瘤发生在 10 岁以下的儿童[49]。

12.2.5 血管脂肪瘤

该肿瘤由成熟的脂肪细胞和含有典型的纤维蛋白血栓的小血管网组成。这些特征可

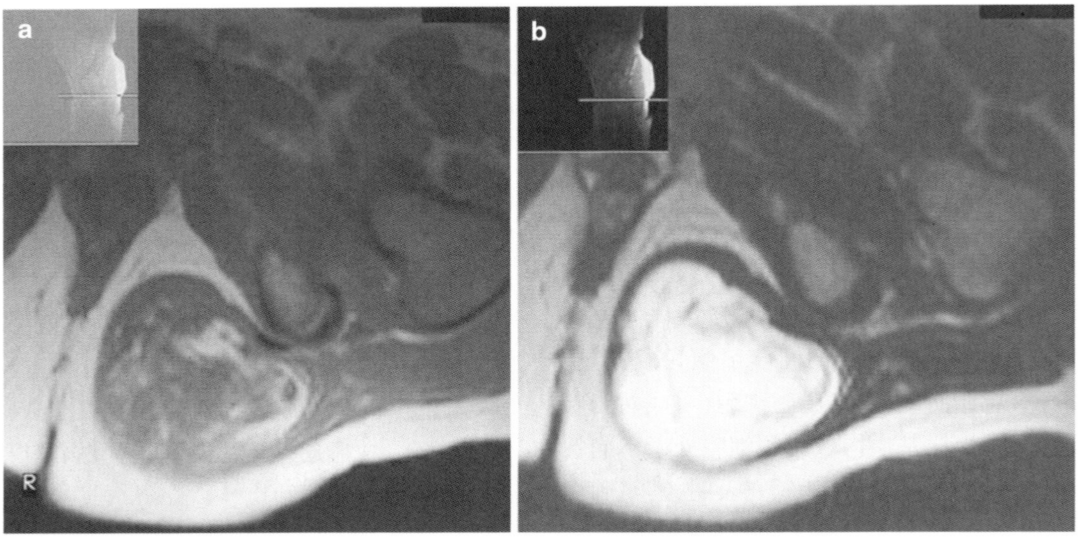

图 12.15 5岁男童，臀部成脂肪细胞瘤。(a)轴位 SE T1WI。(b)轴位 TSE T2WI。病变位于臀大肌内侧，突入左侧坐骨直肠窝。在 T1WI 上肿块不均匀，边界不清，内散布高信号区(图 a)。在 T2WI 上，病变边界清楚，整体信号较高(图 b)。脂肪成分的存在提示肿瘤的脂肪瘤性质。虽然 MR 图像不能与脂肪肉瘤相鉴别，但患者的年龄在较大程度上支持成脂肪细胞瘤。

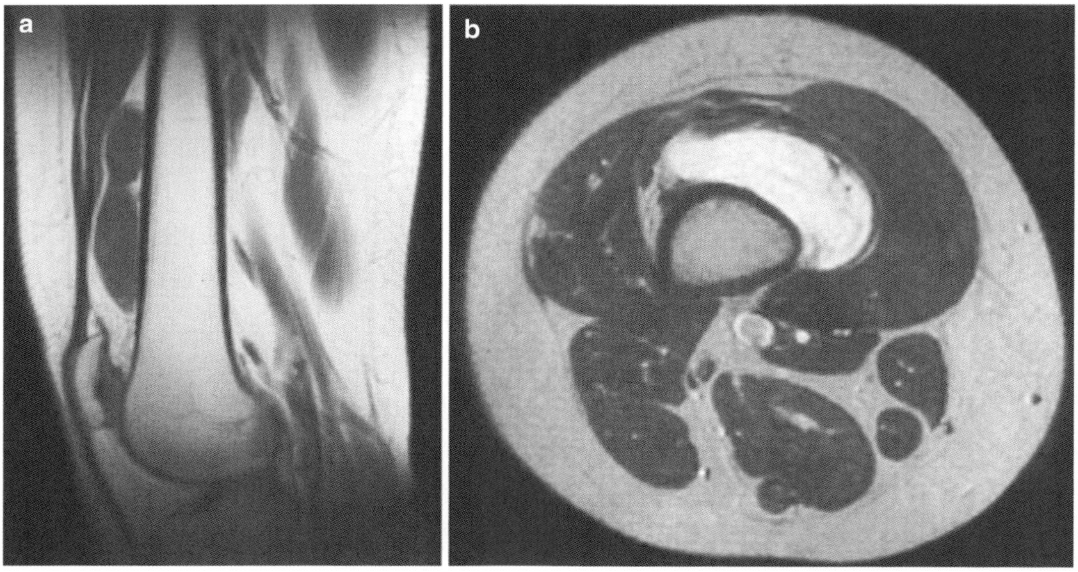

图 12.16 30岁女性，大腿成脂肪细胞瘤。(a)矢状位 SE T1WI。(b)轴位 SE T2WI。位于股骨干远端和股中间肌之间的“哑铃”形病变。病灶在 T1WI 上与肌肉呈等信号(图 a)，在 T2WI 上呈极高信号(图 b)。大量未成熟脂肪细胞的存在可能是 T1WI 上病灶信号较低的原因。因此，这种病变很难与黏液样肿瘤相鉴别。

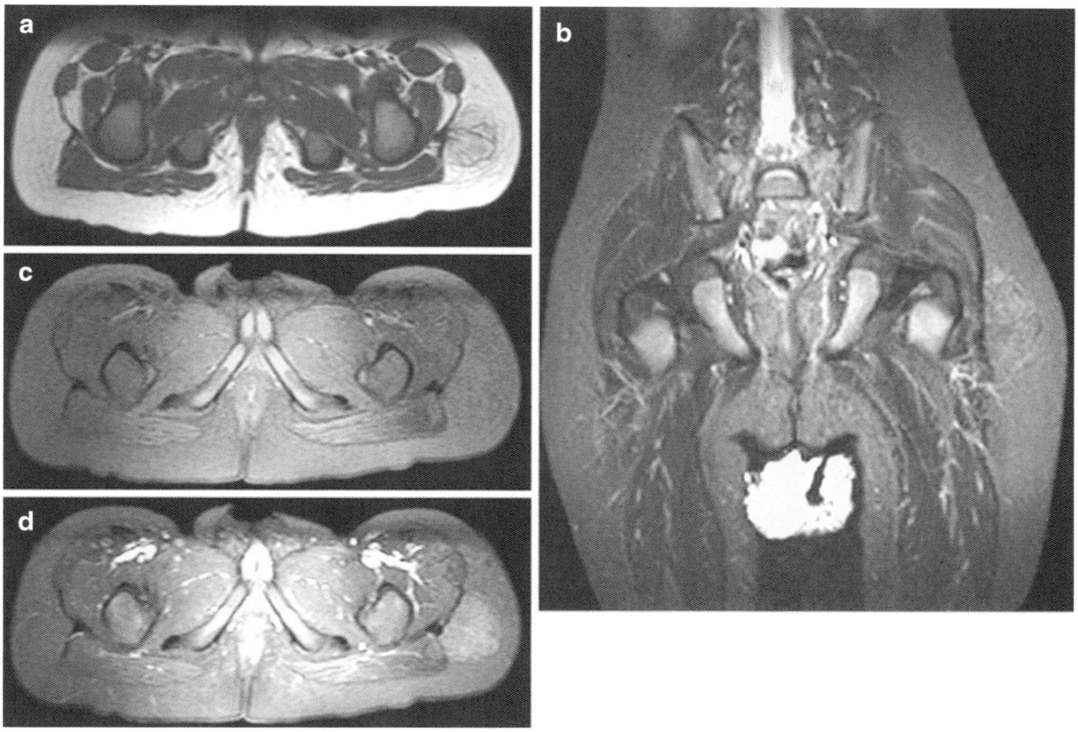

图 12.17　5 岁男孩，臀部在成脂肪细胞瘤。(a)轴位 SE T1WI。(b)冠状位 FS TSE T2WI。(c)轴位 FS SE T1WI。(d)钆对比剂注射后轴位 FS SE T1WI。病变位于左臀部。T1WI 上肿块不均匀，与皮下组织呈等信号，边界不清，内散布低信号线(图 a)。这些线在 FS T2WI(图 b)上呈稍高信号，在这些非脂肪细胞区域(图 d)仅见轻微强化。脂肪成分的存在提示肿瘤的脂肪瘤性质。患者的年龄是支持成脂肪细胞瘤的重要线索。

以与脂肪瘤和含有显著脂肪成分的肌内血管瘤相鉴别[31]。好发于青壮年，儿童及 50 岁以上患者少见。

血管脂肪瘤分为非浸润型和浸润型[20]。最常见的类型是非浸润型，表现为位于躯干、上臂(尤其是前臂)的小的(中位直径，2cm)、有包膜的皮下结节，很少累及面部、手或足[31,47]。病变具有多发性。浸润型血管脂肪瘤是一种罕见的、局部侵袭性的、无包膜的变异型，含有血管瘤样增生灶[47]。仅浸润型血管脂肪瘤需要影像学检查。在平片上该肿瘤可表现为脂肪密度的肿块，有匍匐状软组织密度和点状钙化。在 CT 中，常表现为边界不清的异质性肌内病变，密度从脂肪到肌肉不等。这种变异型在血管造影上呈富血供模式，可被误诊为软组织肉瘤。

在超声上，表现取决于血管增生和钙化的程度。如果微小，常是均匀的，类似于单纯性脂肪瘤；但如果表现为血管组织占优势的多发低回声区，则可能存在钙化和多普勒信号增加[7]。在 MR 图像上，表现为血管脂肪瘤由脂肪和血管成分混合信号。信号强度取决于肿瘤成分的相对比例。非脂肪区在 T1WI 上显示为低信号，在 T2WI 上显示为高信号，静脉注射钆对比剂后显著强化(图 12.18 和图 12.19)。因其边缘模糊，肌肉受侵，该肿瘤

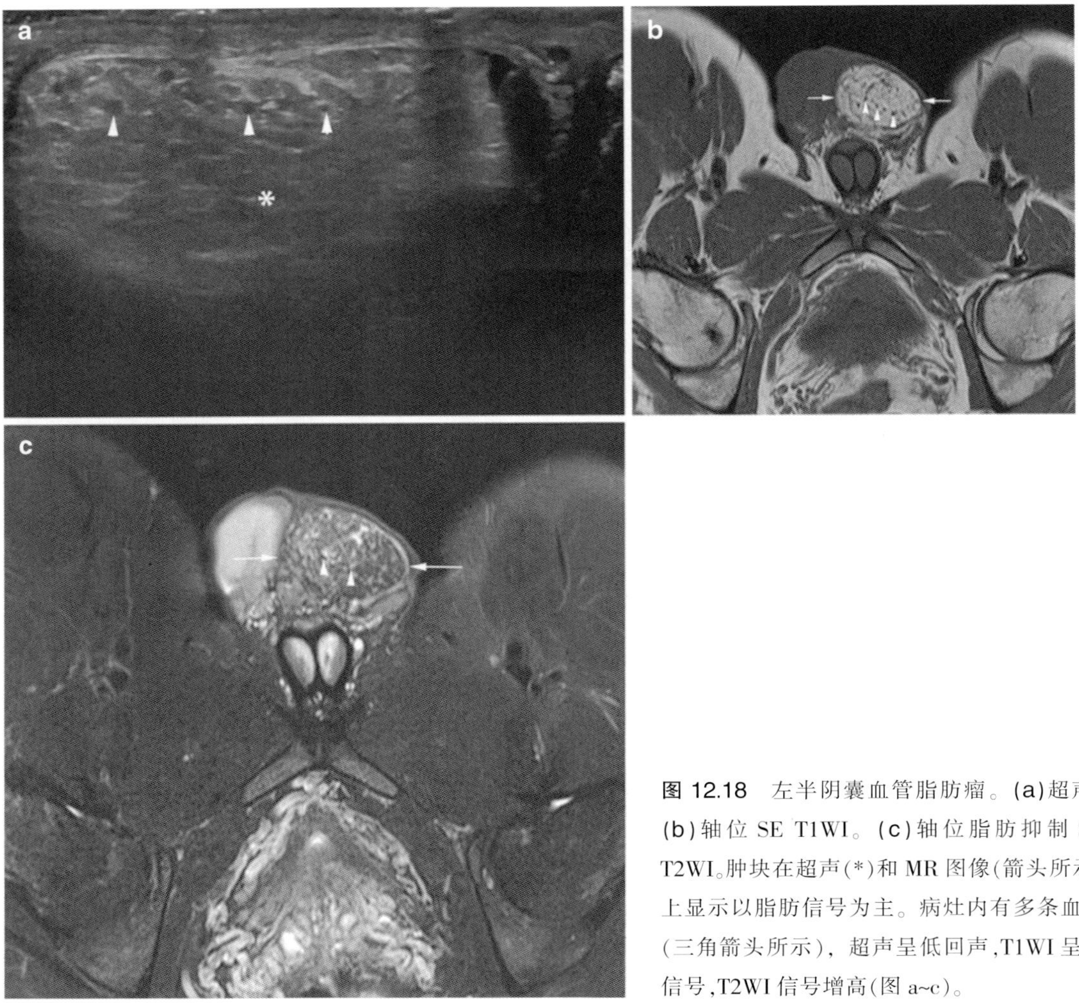

图 12.18　左半阴囊血管脂肪瘤。(a)超声。(b)轴位 SE T1WI。(c)轴位脂肪抑制 SE T2WI。肿块在超声(*)和 MR 图像(箭头所示)上显示以脂肪信号为主。病灶内有多条血管(三角箭头所示)，超声呈低回声，T1WI 呈低信号，T2WI 信号增高(图 a~c)。

难以实现根治性切除，局部复发常见。

12.2.6　软组织肌脂肪瘤

软组织肌脂肪瘤是一种罕见的良性肿瘤，表现出成熟平滑肌和成熟脂肪组织的特征[26]，又称“子宫外脂肪平滑肌瘤”。该病变最常位于腹腔、腹膜后和腹股沟区，躯干和四肢皮下组织中较少见[61]。大多数病灶(尤其是位于深部的腹部病灶)在首诊时就较大，直径为 17~25cm[61]。

由于肿瘤内存在非脂肪细胞成分，影像学无法与高分化脂肪肉瘤相鉴别。大病灶可见到粗大钙化。免疫组化分析，平滑肌成分中平滑肌肌动蛋白和结蛋白呈强阳性。治疗包括手术切除。目前，还没有复发或恶变的报道。

12.2.7　软骨样脂肪瘤

这是一种罕见的脂肪细胞肿瘤，成熟脂肪背景不一，细胞类似脂肪母细胞和棕色脂肪细胞，同时表现出脂肪瘤和冬眠瘤的特征。含有黏液样和软骨样物质，病理类似黏液样脂肪肉瘤和黏液样软骨肉瘤[31,34]。Meis 等人曾报道 20 例患者，平均年龄 36 岁(14~70 岁)，肿瘤大小为 1.5~11cm(中位数为 4cm)。细胞遗传学分析表明，它与 11 号和 16 号染色体之间的易位有关[63]。

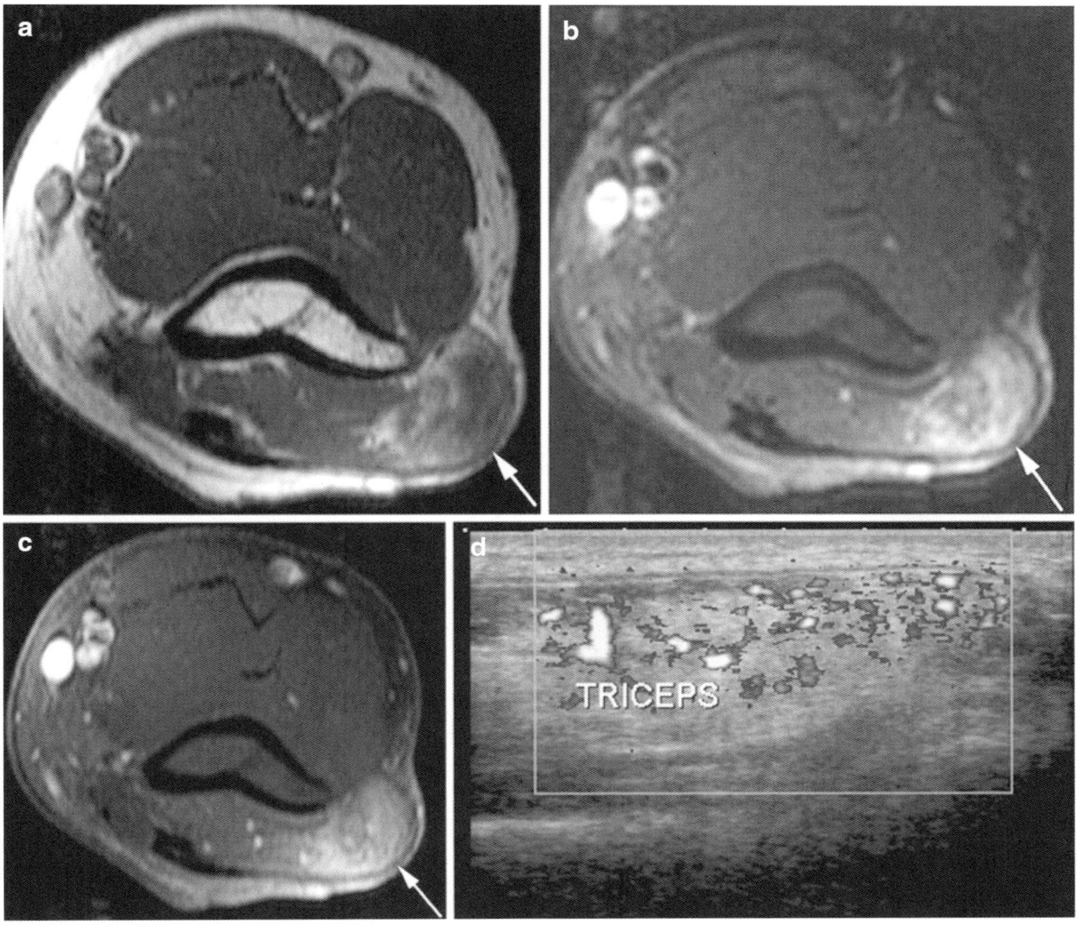

图 12.19 左侧肱三头肌血管脂肪瘤。(a)轴位 SE T1WI。(b)轴位脂肪抑制 SE T2WI。(c)注射钆剂后轴位脂肪抑制 SE T1WI。(d)超声。肱三头肌外侧头内的肿块(箭头所示)在 MR 图像上显示了部分脂肪信号,在 T1WI 上具有低信号的线性区域,在 T2WI 和注射钆剂后 T1WI 上信号增加(图 a~c)。超声上病灶为强回声,伴多条血管的多普勒信号增高(图 d)。MRI 不能鉴别肌内血管瘤和血管脂肪瘤。在两种病变中均可发现微小的脂肪成分。

软骨样脂肪瘤表现为四肢皮下组织、浅筋膜或肌肉中边界清楚的肿块,偶见于躯干和头颈部[11,61],好发于女性。病灶在超声和 CT 上表现为边界清楚的肿块,有明显的液体样区。明亮回声区也有报道[34]。钙化常出现在 CT 和 X 线片上[34,61]。钙化的存在和性质(可能是不规则的和曲线样的)可以增加恶性诊断(包括滑膜肉瘤、恶性外周神经鞘膜肿瘤、上皮样血管内皮瘤)或良性诊断(如骨化性肌炎)的可能性[34]。在 MR 图像上,在 T1WI 上主要呈低信号,在病变的外周或中心有几条与脂肪相同的高信号线[61]。在 T1WI 上的这些高信号丝带样线在 STIR 图像上被抑制。在 T2WI 上,肿块呈不均匀高信号,与肿瘤大部分的黏液成分一致(图 12.20)。肿块的其他特征,如细分隔和分叶状边缘,提示为软骨基质[53]。然而,软骨样脂肪瘤表现出整个谱系的细胞和基质成分,这反映在多变的 MRI 特征上[11]。基于 MRI 特点,软骨样脂肪瘤与黏液样脂肪肉瘤、骨外黏液样软骨肉瘤、陈旧性神经鞘

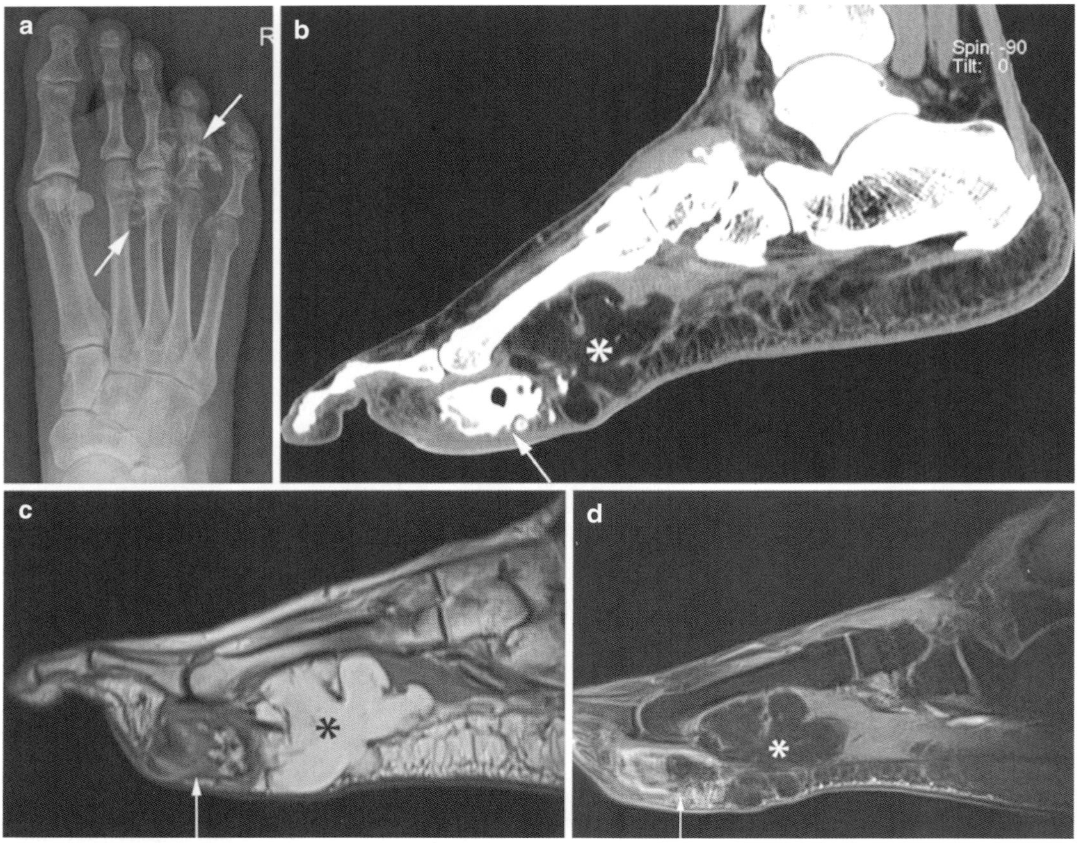

图 12.20　右足底软骨样脂肪瘤。(a)X 线片。(b)CT。(c)矢状位 SE T1WI。(d)钆对比剂注射后的矢状位 FS SE T1WI。病变与跖骨分离，伴软骨样钙化（箭头所示）和近端的脂肪成分（*）。钆注射后，软骨样成分呈不均匀强化（图 d）。

瘤等难以鉴别[11]。由于 MRI 不能完全鉴别恶性和良性病变，因此，需要活检才能做出最终诊断[34]。

12.2.8　梭形细胞脂肪瘤和多形性脂肪瘤

在这两种临床和病理相关的变异型中，成熟的脂肪被成胶原的梭形细胞所取代。多形性脂肪瘤被认为是梭形细胞脂肪瘤的多形性变异型，它的区别在于存在明显的细胞多形性和散在分布的畸形巨细胞。组织学上，与脂肪肉瘤的鉴别诊断可能很困难[31]。细胞遗传学分析显示，其与细胞的 13 号染色体异常（包括缺失和单倍体）相关，而免疫组化染色显示 CD34 强阳性[63]。梭形细胞和多形性脂肪瘤常表现为边界清楚的结节，局限于 45 岁以上男性患者的颈部或肩部皮下组织。该脂肪瘤常表现为生长缓慢、无痛、孤立性肿块，平均大小为 3~5cm。虽然罕见，但多发性梭形细胞脂肪瘤已有报道[25]。Fanburg-Smith 等人报道了 7 例家族性和 11 例非家族性多发性梭形细胞脂肪瘤病例，均发生在男性患者中，大多数发生在 50~80 岁[25]。这些患者的后颈部或背部有 2~220 个病变，也累及肩部。

多形性和梭形细胞脂肪瘤可表现为不均

匀的、非特异性的脂肪团块，具有非脂肪细胞成分，在 CT 上显示密度增加，在 T1WI 和 T2WI 上显示较长的弛豫时间[43]（图 12.21 和图 12.22）。已有文献报道，足部梭形细胞脂肪瘤伴明显骨侵袭。在影像学上，多形性和梭形细胞脂肪瘤经常被误诊为脂肪肉瘤[47]。高分化脂肪肉瘤的梭形细胞变异型必须与良性梭形细胞脂肪瘤相鉴别[18]。

12.2.9 冬眠瘤

冬眠瘤是一种罕见的由棕色脂肪组成的良性肿瘤，1906 年由 Merkel 首次描述，并于 1914 年由 Gery 命名。其名称来源于该肿瘤与冬眠动物的棕色腺体脂肪在组织学上的相似。细胞遗传学分析表明，显示其与 11 号染色体长臂异常的细胞相关，但这并不具有特异性[63]。棕色脂肪在组织学上有别于白色脂肪组织，存在于人类胎儿和新生儿中，但在成年后逐渐减少。棕色脂肪在冬眠动物和新生儿的产热过程中发挥着作用，其作用可能是维持正常的体重。

冬眠瘤的其他名称为“未成熟脂肪组织脂肪瘤”“胚胎性脂肪瘤”和“胎儿脂肪瘤”，因为棕色脂肪与白色脂肪的早期发育阶段相似[31]。

冬眠瘤一般为边界清楚、有包膜的肿瘤，但可发生周围组织的浸润。呈小叶状，有结缔组织分隔，由颗粒或多空泡细胞组成[31]。间质血管化程度高；组织学特征介于脂肪瘤和冬眠瘤之间的混合型是最常见的。

冬眠瘤的发病高峰在 20~40 岁，虽然可见于任何年龄，但冬眠瘤患者常比脂肪瘤患者年龄小。Enzinger 等人报道了一组 32 例病例，其中中位年龄为 26 岁（18~52 岁）[31]。Kransdorf

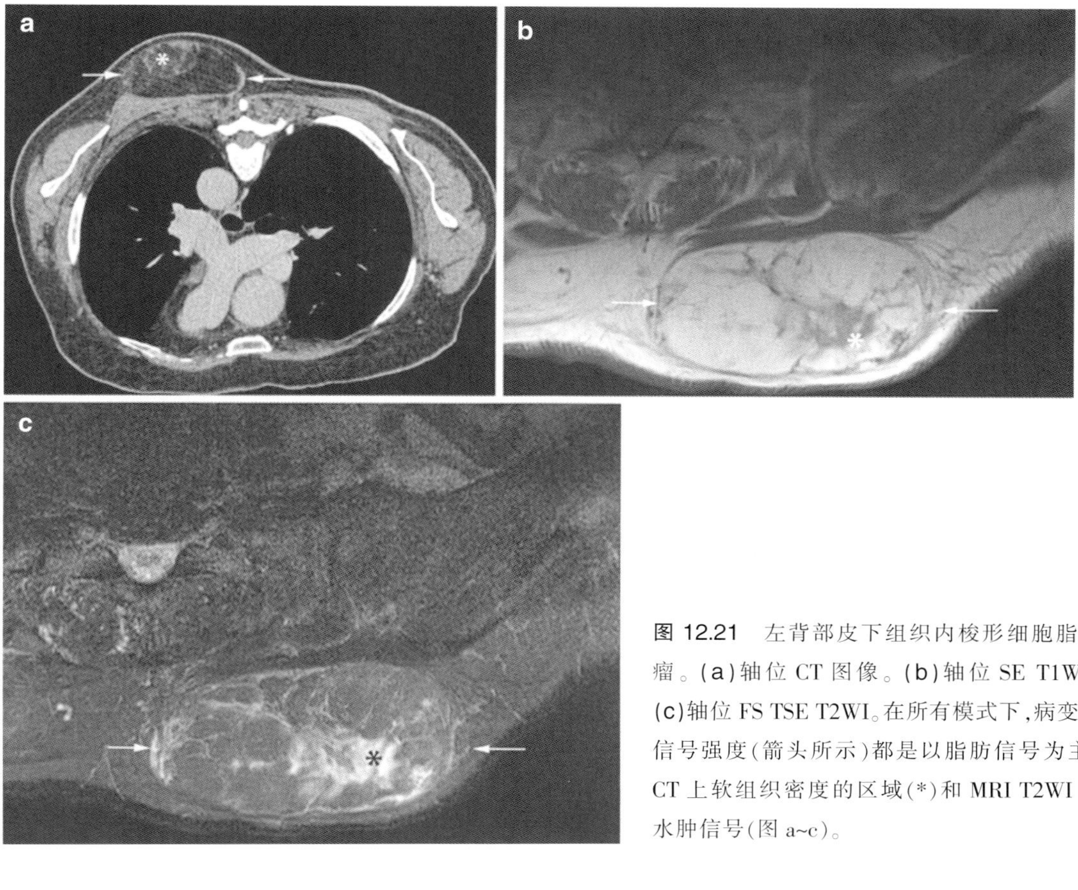

图 12.21 左背部皮下组织内梭形细胞脂肪瘤。(a)轴位 CT 图像。(b)轴位 SE T1WI。(c)轴位 FS TSE T2WI。在所有模式下，病变的信号强度（箭头所示）都是以脂肪信号为主。CT 上软组织密度的区域(*)和 MRI T2WI 上水肿信号（图 a~c）。

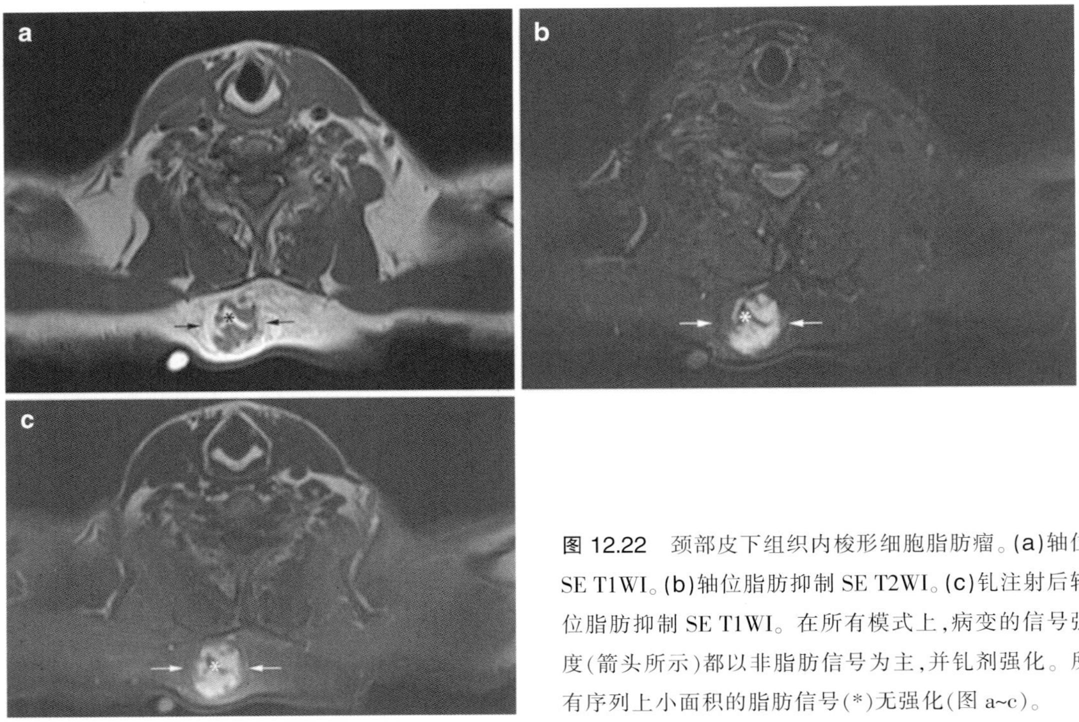

图 12.22 颈部皮下组织内梭形细胞脂肪瘤。(a)轴位 SE T1WI。(b)轴位脂肪抑制 SE T2WI。(c)钆注射后轴位脂肪抑制 SE T1WI。在所有模式上,病变的信号强度(箭头所示)都以非脂肪信号为主,并钆剂强化。所有序列上小面积的脂肪信号(*)无强化(图 a~c)。

曾报道 41 例冬眠瘤,平均年龄为 32 岁[44]。一些研究报道称,女性略占优势。

好发于肩胛区、肩胛骨之间、纵隔和上胸部,这些位置与残存棕色脂肪的分布相对应。颈部、胸壁、腹膜后、手臂、臀部、腹股沟和椎管也有报道,以及一些缺乏棕色脂肪的区域,如大腿或腘窝[2,4,14,31]。Mugel 等人报道了一例通过闭孔延伸到骨盆的大腿冬眠瘤。

冬眠瘤通常表现为浅表的、柔软的、边界清楚的、无痛性的、生长缓慢的肿块,但可突然增大。有局部疼痛的报道,由于冬眠瘤是富血供的肿块,其被覆的皮肤温度可以增高。直径为 5~10cm,但该肿瘤最大直径可至 18cm[31]。

X 线片通常显示与脂肪细胞肿瘤相似的透光肿块,或软组织密度增加,无骨受累[2]。超声表现为高回声团块,多普勒检查可在肿块内探及数个大的血管通道。

在 CT 中,这种疾病可能表现为边界清楚或不清的脂肪细胞性肿块,并且因存在分隔和其他软组织成分,可具有异质性[2]。冬眠瘤可表现为分隔或肿块内弥漫性弱或显著强化[51]。MR 图像上常为不均匀或分隔的肿块,在 T1WI 上与皮下脂肪呈等或典型的稍低信号(图 12.23 和图 12.24),但常对于正常肌肉组织呈高信号[51]。在 T2WI 上,尽管也有低信号和信号增高区域的报道,但肿块与皮下脂肪接近呈等信号[2,10,51]。冬眠瘤在静脉注射对比剂后常表现为不均匀强化,但也有无强化的报道[51]。

虽然 T2WI 上肿瘤信号几乎与脂肪一样强烈,但因脂质的性质和数量,脂肪抑制技术未能抑制肿瘤中的脂肪(图 12.23 和图 12.24)[20]。了解 MR 成像特征,特别是 T1WI 皮下脂肪低信号,STIR 或脂肪抑制 T2WI 无脂肪抑制,可能有助于提示冬眠瘤为潜在诊断(图 12.23)。然而,由于冬眠瘤和其他少数肿瘤的影像学特征存在重叠,因此,并不总是能做出特异性诊断。

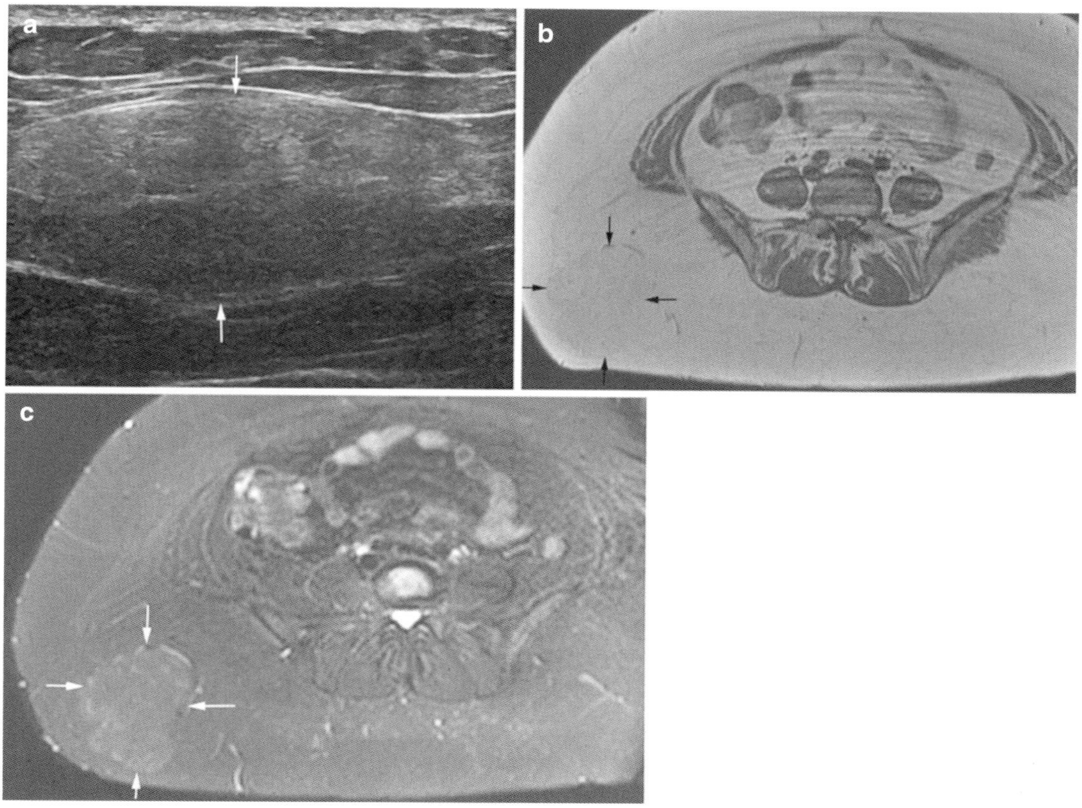

图 12.23　右臀部冬眠瘤。(a)超声。(b)轴位 SE T1WI。(c)轴位脂肪抑制 SE T2WI。肿块(箭头所示)在超声和 MR 图像上显示以脂肪信号为主,但与周围脂肪不完全相同。在 T1WI 上,信号强度略低于皮下脂肪(图 b)。在脂肪抑制 SE T2WI 上,黄色脂肪的脂肪抑制不完全,导致肿块的信号强度相对高于皮下脂肪(图 c)。

如今,在该肿瘤的诊断中,血管造影术已被 MRI 取代,但是,当进行血管造影术时,由于肿瘤的血管分布较多,可以看到明显的血管染色,但是没有新生血管或动静脉分流[27]。这些影像学特征几乎不可能与脂肪肉瘤相鉴别,因此,常需手术切除[51]。通常只有在对切除标本进行组织病理学检查后才能做出明确诊断。尽管已经有一些恶性肿瘤的报道,但恶性冬眠瘤的存在仍有争议,因为一些病例被认为是脂肪肉瘤的变异型[31]。完全切除后无复发。

12.2.10　其他变异型脂肪瘤

根据相关组织对含有其他间叶成分的脂肪瘤进行分类:纤维结缔组织、黏液样、软骨性、骨性成分、平滑肌或小血管和薄壁血管。非脂肪细胞区域的存在可改变单纯性脂肪瘤的 US 和 MRI 表现, 使得与高分化脂肪肉瘤的鉴别诊断有时变得复杂[29]。

偶尔, 脂肪瘤在 MR 图像上未显示脂肪的证据,但在组织学上仍为脂肪。这些脂肪瘤在影像学上常提示恶性,在 CT 或 MR 图像上可能与其他软组织肿瘤难以区分。

在本节中,讨论了一些含有非脂肪细胞成分的良性脂肪细胞变异型,重点关注在临床和组织学上与脂肪瘤不同的亚型,如纤维脂肪瘤、骨化性脂肪瘤、腱鞘脂肪瘤及关节和骨旁

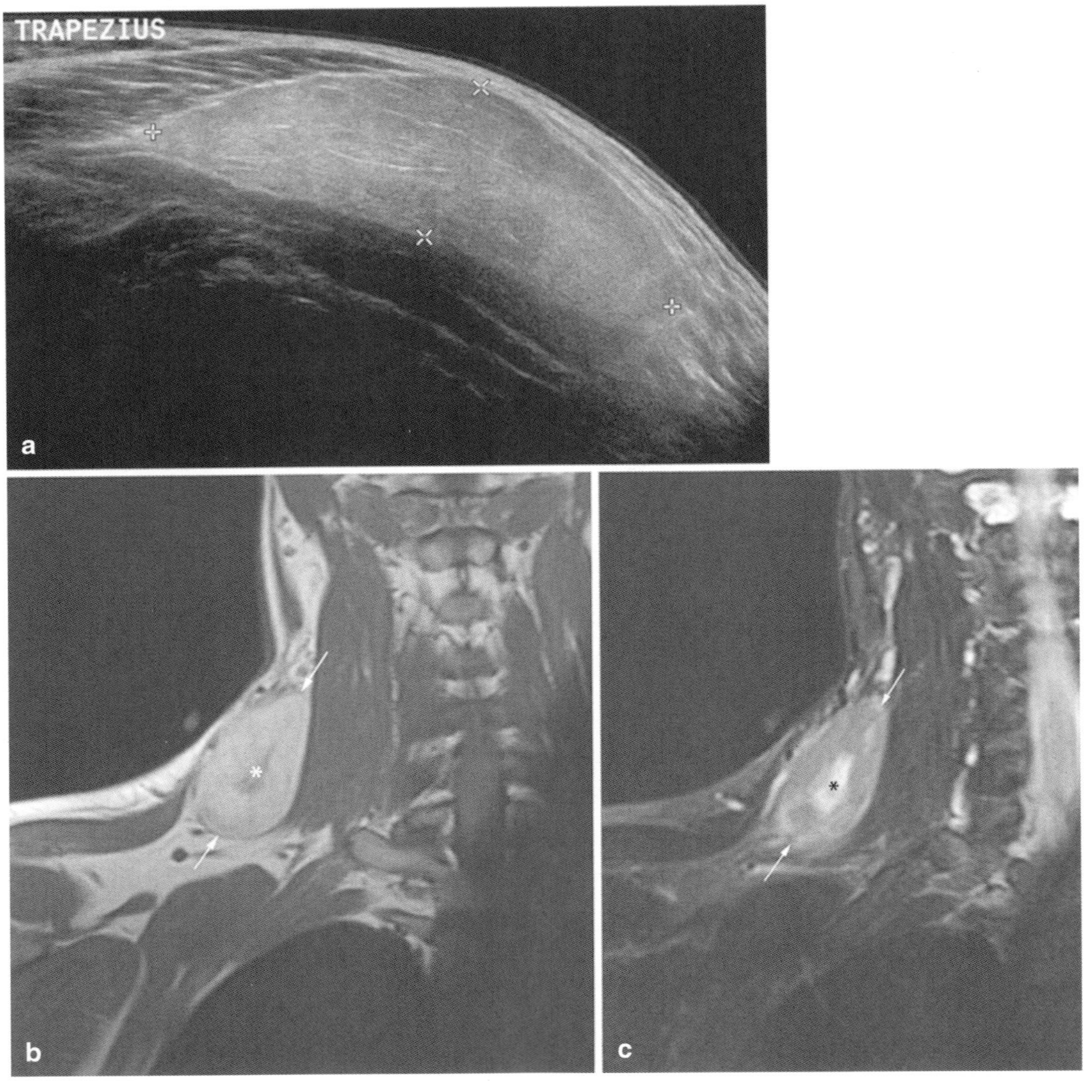

图 12.24 颈部冬眠瘤。(a)超声。(b)冠状位 SE T1WI。(c)冠状位脂肪抑制 SE T2WI。肿块(箭头所示)在超声上显示均匀的高回声脂肪信号,但 MR 图像显示非脂肪信号的中央区(*)和病灶内大部分脂肪信号改变。在 T1WI 上,脂肪信号强度略低于皮下脂肪(图 b)。在脂肪抑制 SE T2WI 上,黄色脂肪的脂肪抑制不完全,导致肿块的信号强度相对高于皮下脂肪(图 c)。

脂肪瘤。然而,这些术语并非基于严格的组织学标准,也未保留在现行 WHO 分类中[26]。

12.2.10.1 纤维脂肪瘤

纤维结缔组织是良性脂肪细胞性肿瘤中最常见的非脂肪细胞成分,通常具有间隔结构[38]。当脂肪瘤包含结缔组织时(纤维脂肪瘤),MRI 的 T1WI 和 T2WI 上呈低信号区,超声上呈低回声区(图 12.25)。

12.2.10.2 骨化性脂肪瘤和骨脂肪瘤

脂肪瘤内发生的骨化生被称为骨脂肪瘤或骨化性脂肪瘤。如果脂肪成分占优势,则将肿瘤指定为骨化性脂肪瘤,而在脂肪成分不

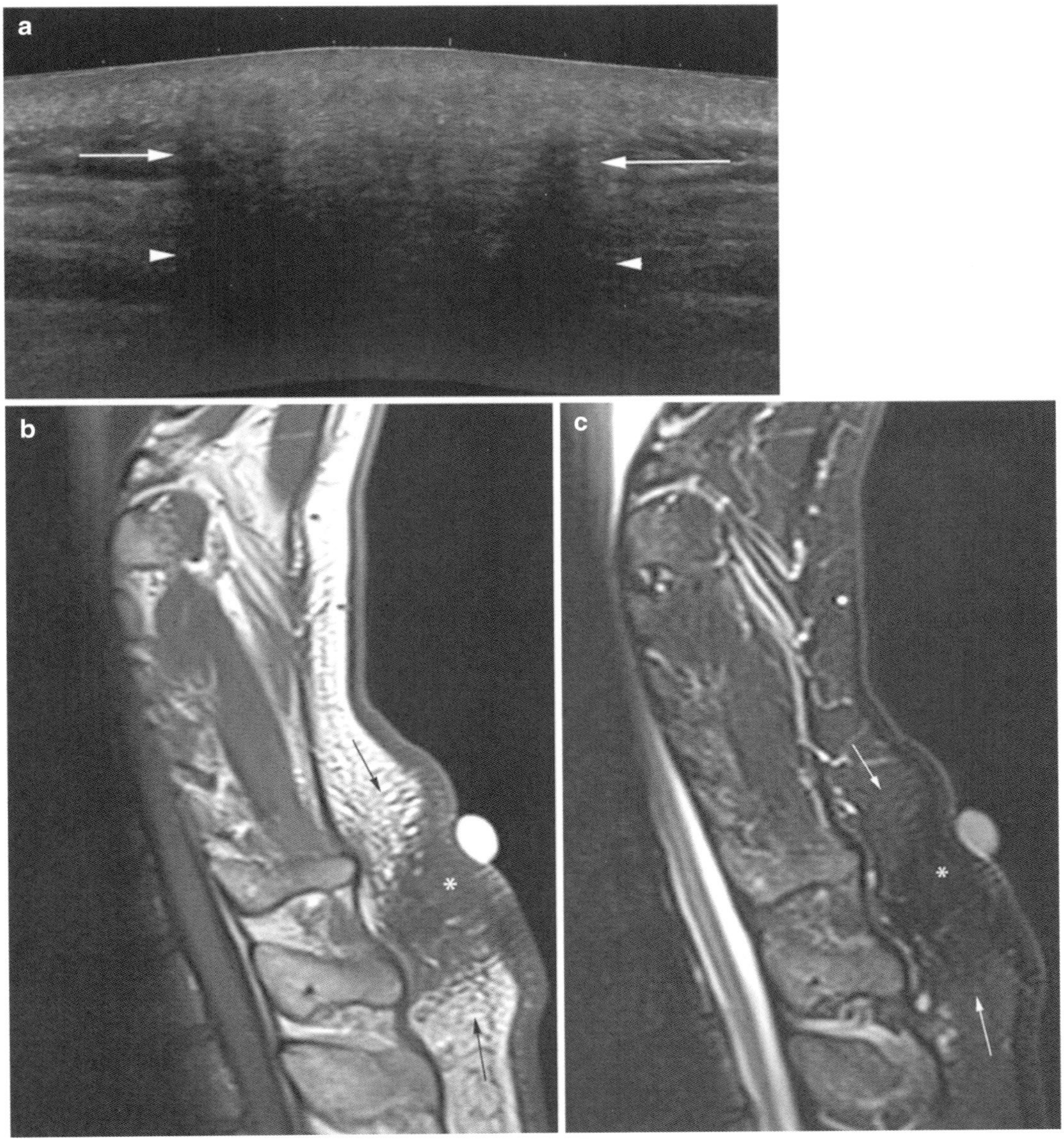

图 12.25 颈部纤维脂肪瘤。(a)超声。(b)矢状位 SE T1WI。(c)矢状位脂肪抑制 SE T2WI。肿块(箭头所示)累及真皮和皮下脂肪。在超声上,由于纤维成分高(图 a),有明显的声影(三角箭头所示)。在 T1WI 和脂肪抑制 SE T2WI(图 b,c)上有大面积的低信号(*),而肿块的周边边缘显示脂肪信号。

占优势的病变中使用术语“骨脂肪瘤”[52]。

这种罕见肿瘤的发病机制仍存在争议。一次或反复创伤或局部缺血被认为是骨形成的原因。其他人认为,骨化生是由血源性单核细胞进入组织并释放骨诱导因子导致成纤维细胞转化为成骨细胞所致。也有人提出预先存在的纤维脂肪间叶成分骨化。最有可能的是,肿瘤表现为良性间叶细胞瘤,其间叶细胞分化为骨[27,52]。

在软组织内,肿瘤可能位于头颈部和手腕,但也有报道称肿瘤位于中枢神经系统内的灰质结节、下丘脑和鞍上区及椎管内[52]。

影像学模式,如标准 X 线片和 CT 是显示骨化成分的有用诊断工具,而 MR 可以进一步识别脂肪组织成分(图 12.26)。确诊需要对切除后标本进行病理检查。术后患者预后良好。

12.2.10.3　腱鞘和关节脂肪瘤

这是一种非常罕见的病变,可见两种不同的形式。第一种形式是沿腱鞘蔓延的脂肪细胞团块,常发生在手或腕部,较少发生在踝关节和足部。腱鞘脂肪瘤常发生于年轻患者,男女发病率相等,约50%为双侧。可能会出现疼痛,已有肌腱断裂的报道[31]。腱鞘脂肪瘤在各个方面都表现为类似于单纯性脂肪瘤的肿块(图12.27)。第二种形式是关节内由脂肪组

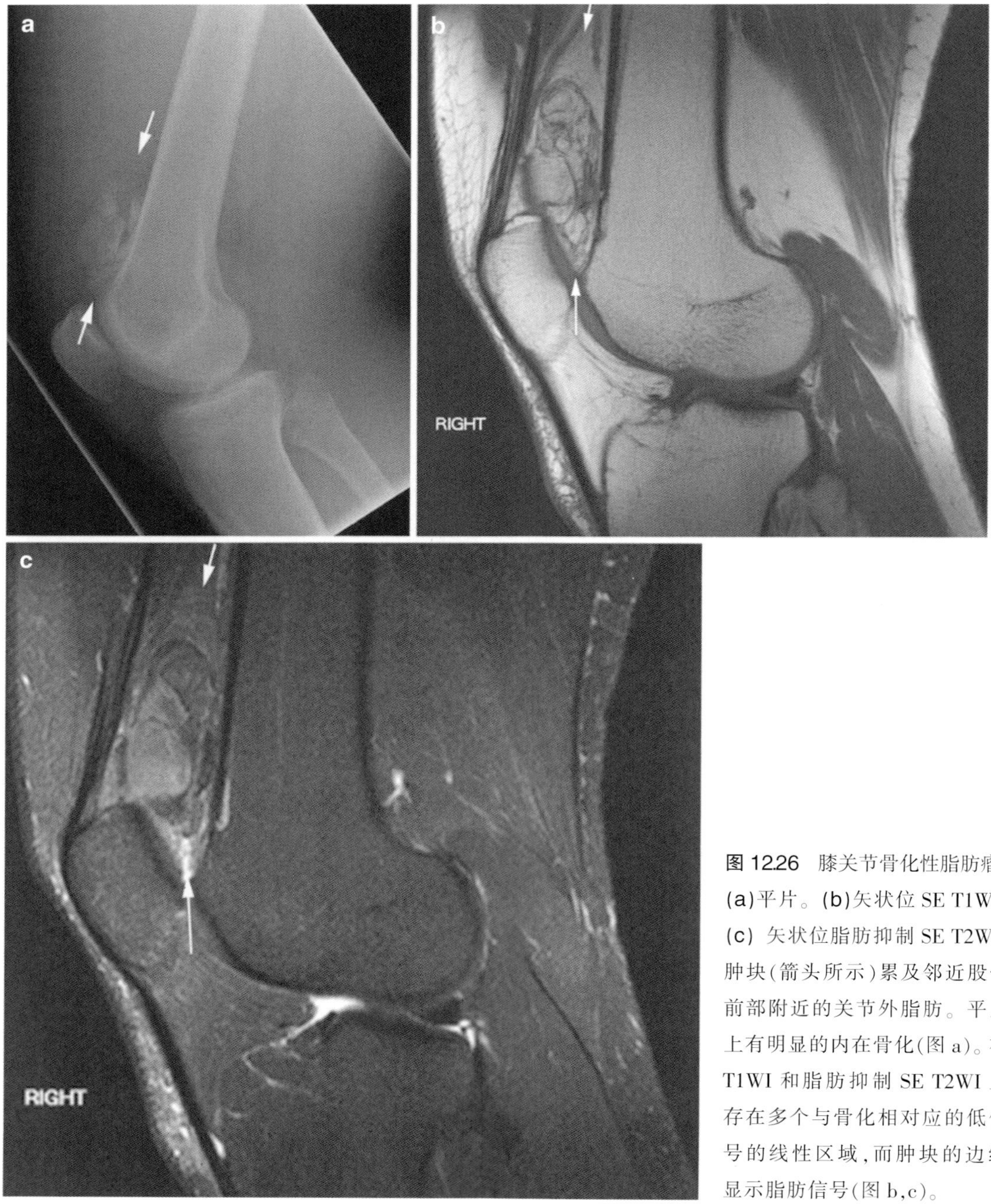

图12.26　膝关节骨化性脂肪瘤。(a)平片。(b)矢状位SE T1WI。(c)矢状位脂肪抑制SE T2WI。肿块(箭头所示)累及邻近股骨前部附近的关节外脂肪。平片上有明显的内在骨化(图a)。在T1WI和脂肪抑制SE T2WI上存在多个与骨化相对应的低信号的线性区域,而肿块的边缘显示脂肪信号(图b,c)。

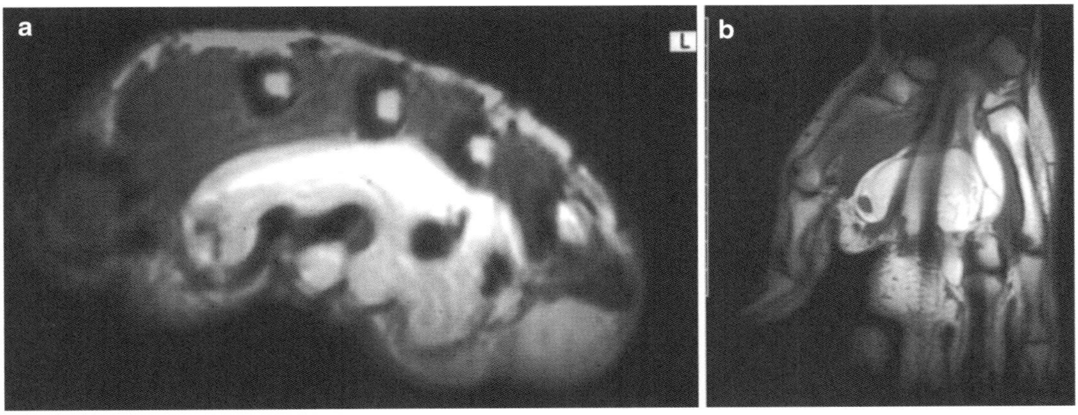

图 12.27 31 岁男性，手部腱鞘脂肪瘤。(a)轴位 SE T1WI。(b)冠状位 SE T1WI。MR 图像显示沿手屈肌腱鞘蔓延的脂肪肿块(图 a,b)。脂肪瘤内有一些薄的分隔和一个小的结节成分。

织填充而膨胀的增生滑膜绒毛构成的脂肪瘤样病变，替代滑膜下组织(图 12.28)。这种病变称为“树枝状脂肪瘤”，较腱鞘变异型多见。由于树枝状脂肪瘤被认为是非特异性反应性病变，而不是真正的脂肪细胞性肿瘤，对这种病变的进一步讨论见第 21 章滑膜病变。

由于具有相同的临床表现，鉴别诊断应包括滑膜脂肪瘤、色素沉着绒毛结节性滑膜炎、滑膜软骨瘤病、丛状神经瘤和滑膜血管瘤病，但 CT 尤其是 MRI 易于鉴别。

12.2.10.4 骨旁脂肪瘤

当脂肪瘤累及邻近骨组织时，被称为骨旁脂肪瘤[31,33,61]。骨旁脂肪瘤占所有脂肪瘤的 0.3%，影像学表现具有特征性[33]。骨旁脂肪瘤的大体和组织学表现与皮下脂肪瘤相似，只是病变以宽基底附着在下方骨上[31,62]。骨旁脂肪瘤与下方的骨膜相连，一些作者将这些病变称为“骨膜脂肪瘤”。然而，“骨旁”是首选术语，而不是“骨膜旁”，因为在骨膜中没有发现脂肪细胞，它表示与骨相邻，但未指明起源组织[33]。除与骨粘连的部位外，病变常有完整的包膜。骨旁脂肪瘤的生物学行为、形态学和影像学表现均与皮下脂肪瘤相似。

该病变患者的平均年龄与皮下脂肪瘤患者相似，为 40~60 岁，以男性为主[33]。骨旁脂肪瘤最常见的部位是上臂、前臂、大腿和小腿，邻近骨干或干骺端。其他部位也有报道，如手指、下颌骨、肩部及邻近骶骨上部和髂骨[33]。骨旁脂肪瘤常是一种生长缓慢、一般无症状的大肿块，最大直径可达 20cm。已经报道在前臂近端由于神经压迫引起的神经症状，包括骨间后神经麻痹，但也有报道称桡神经、坐骨神经、尺神经和正中神经受累，导致运动和(或)感觉障碍[62]。

在平片上，该肿瘤可表现为骨皮质邻近软组织的透亮病灶，伴或不伴骨改变(图 12.29 和图 12.30)。在骨旁脂肪瘤中，在骨附着处偶见骨质改变，如弯曲、骨突起、皮质侵袭、骨膜反应和病灶内化生骨形成[33]。最常见的骨性表现是不规则的骨赘长入软组织，基底部宽窄不一[33]。轻度皮质增厚最好在 X 线片的放大摄影上进行评价，可能在 MR 图像上无法显示。大部分病例可见皮质增厚[31]。可见相关的肌肉萎缩，被认为与神经侵犯相关。

CT 显示边缘清楚的脂肪密度肿块，清楚地显示了骨赘形成和邻近骨皮质改变(图 12.29 和图 12.30)。在 MR 图像上，该脂肪瘤的信号

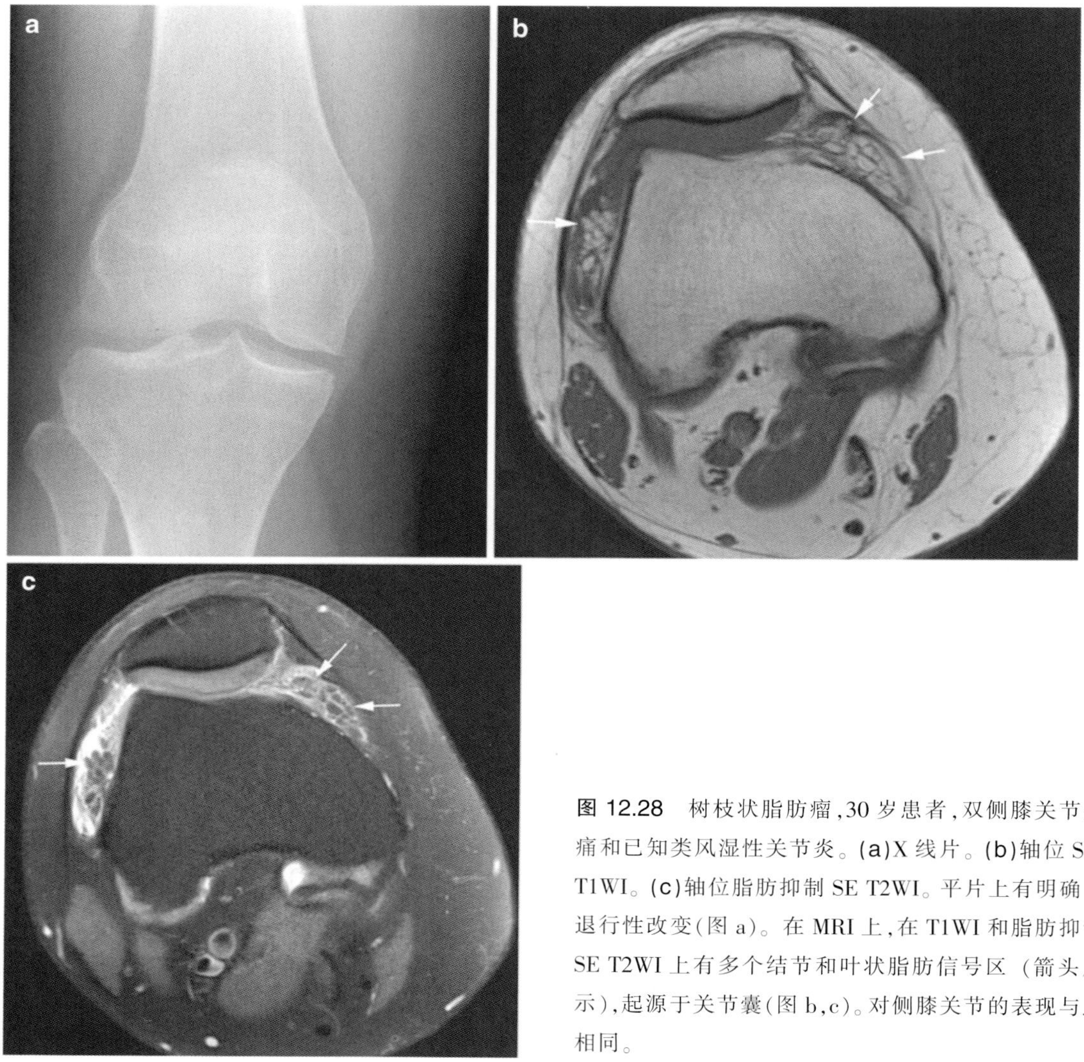

图 12.28　树枝状脂肪瘤，30岁患者，双侧膝关节疼痛和已知类风湿性关节炎。(a)X线片。(b)轴位SE T1WI。(c)轴位脂肪抑制SE T2WI。平片上有明确的退行性改变(图a)。在MRI上，在T1WI和脂肪抑制SE T2WI上有多个结节和叶状脂肪信号区（箭头所示），起源于关节囊(图b,c)。对侧膝关节的表现与此相同。

在所有脉冲序列上与皮下脂肪相同，矿化部分在T1WI和T2WI上信号降低。脂肪肿块可呈现在其他脂肪细胞肿瘤中所见的各种分隔，在T1WI上表现为低信号，在长TR图像上可能变得更高。大范围的骨化可显示骨髓成分，部分病例有透明软骨或小的纤维软骨灶和软骨内骨化延伸至软组织肿块，呈骨软骨瘤样表现。然而，骨性突起缺乏髓质连续性，此外，周围存在脂肪成分，不支持骨软骨瘤的诊断[33]。可观察到相关的肌肉萎缩，并认为与神经侵犯有关。

12.3　中间性（局部侵袭性）脂肪细胞性肿瘤

12.3.1　高分化脂肪肉瘤

高分化脂肪肉瘤大体上类似脂肪瘤，由大小不等的脂肪细胞组成，但也有散在的脂肪母细胞、宽大的纤维分隔和厚壁的血管。这类脂肪肉瘤占所有脂肪肉瘤(包括中间性和恶性脂肪细胞肿瘤)的50%[45]。组织学上，

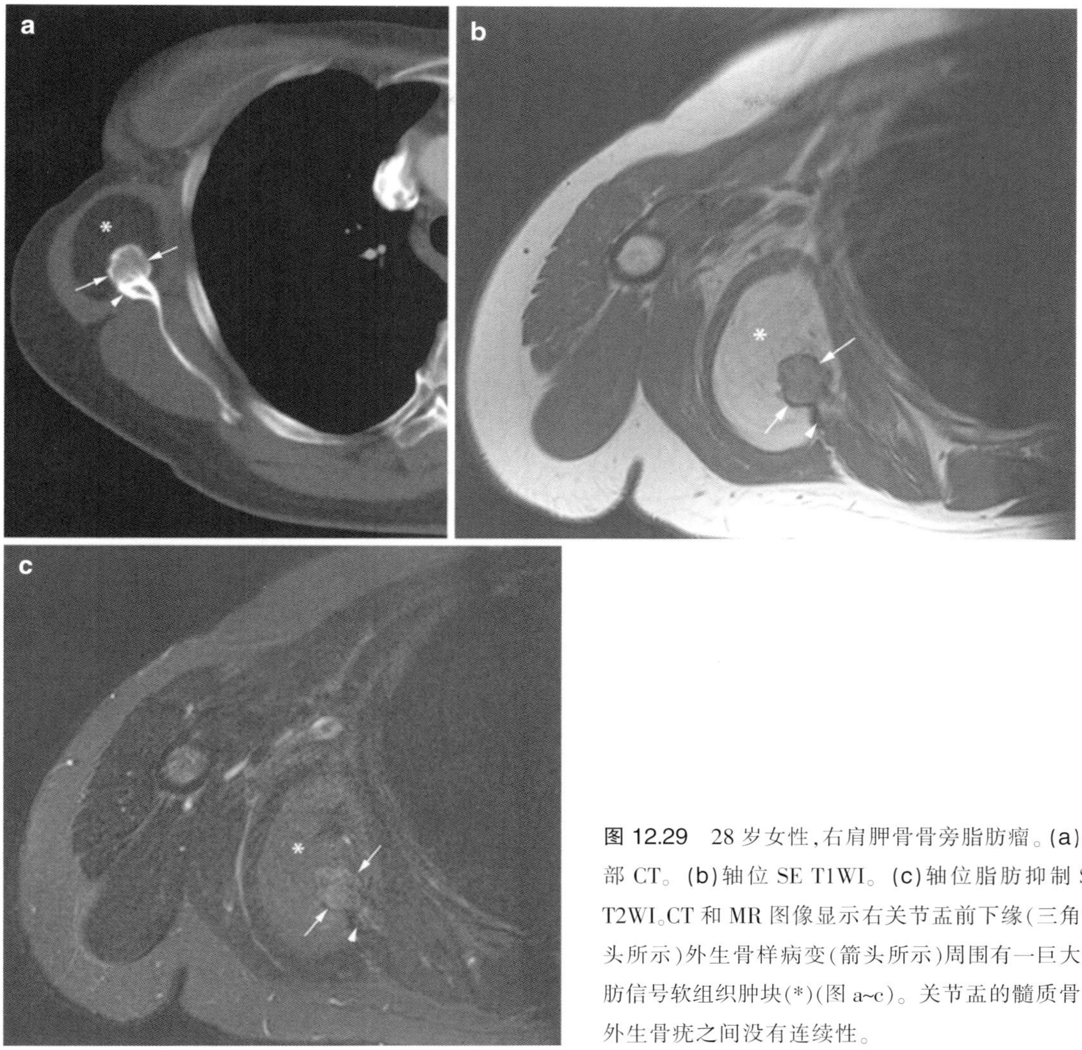

图 12.29　28 岁女性，右肩胛骨骨旁脂肪瘤。(a)胸部 CT。(b)轴位 SE T1WI。(c)轴位脂肪抑制 SE T2WI。CT 和 MR 图像显示右关节盂前下缘(三角箭头所示)外生骨样病变(箭头所示)周围有一巨大脂肪信号软组织肿块(*)(图 a~c)。关节盂的髓质骨和外生骨疣之间没有连续性。

高分化脂肪肉瘤有 3 个主要亚型：①“脂肪瘤样”；②炎症型；③硬化型[31]。另一种变异型是梭形细胞脂肪肉瘤，发生于皮下组织，多发生于肩胛带或上肢周围。所有报道的病例均发生于成人[18]。

脂肪瘤样亚型最常见，它类似于脂肪瘤。术语“高分化脂肪肉瘤”和“非典型脂肪瘤”可互换使用，但“非典型脂肪瘤”应保留以描述高分化脂肪肉瘤的皮下形式，尤其是小的病灶[32,68]。高分化脂肪肉瘤更常见于下肢、腹膜后和躯干[45]。在组织学上难以区分的情况下，细胞遗传学分析(即存在 MDM2)现在常用于区分脂肪瘤和高分化脂肪肉瘤[63]。

脂肪肉瘤罕见于皮下脂肪，发生于深层结构中，大多数位于四肢，特别是大腿。腹膜后是第二常见的部位(15%~20%)，由于脂肪肉瘤表现和发现较晚，该部位的病变可能会体积巨大[32]。高分化脂肪肉瘤作为一种低度恶性肿瘤，一般仅有局部侵袭性，如仅最低限度地切除，则会复发。无转移倾向，但可能去分化为更具侵袭性的脂肪肉瘤[24,37]。腹膜后高分化脂肪肉瘤的复发率往往高于四肢脂肪肉瘤，这可能是由切除不完全所致[32]。

高分化脂肪肉瘤的 US、CT 或 MRI 表现

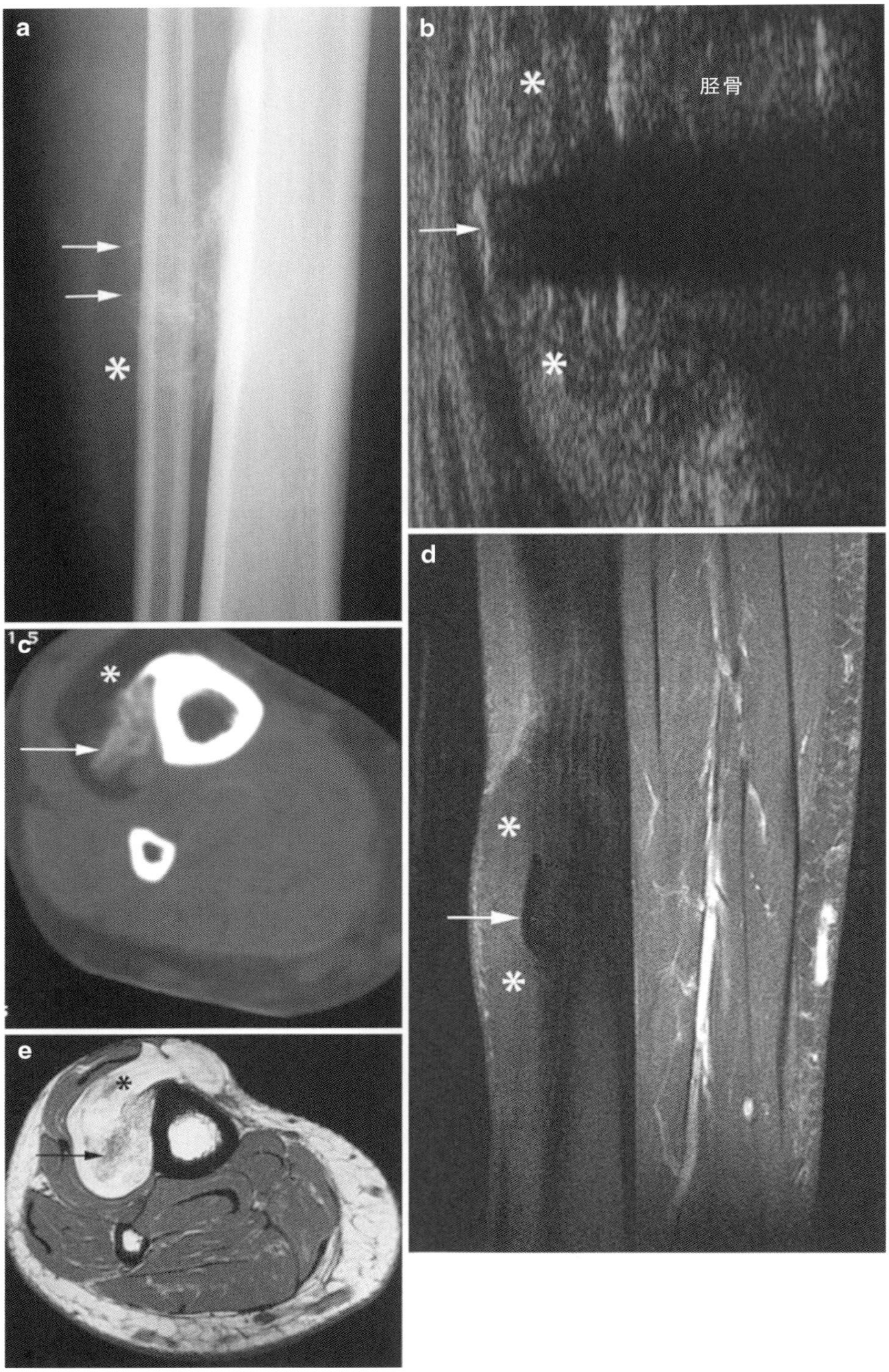

图 12.30 右胫骨骨旁脂肪瘤。(a)X 线片。(b)下肢超声。(c)下肢 CT。(d)矢状位脂肪抑制 SE T2WI。(e)轴位 SE T1WI。所有图像均显示右胫骨前外侧缘外生骨样病变(箭头所示)周围有脂肪信号的软组织肿块(*)(图 a~e)。胫骨髓枝骨与外生骨疣之间无连续性。

与皮下脂肪或单纯性脂肪瘤非常相似。尽管放射学可识别的脂肪量各不相同，高分化脂肪肉瘤常显示至少 75%的脂肪组织，偶尔会低至病变体积的 25%[68]。软组织钙化的发生率不一，主要发生在高分化脂肪肉瘤而不是其他类型的脂肪肉瘤[39]。

在 CT 上，高分化脂肪肉瘤可表现为边缘清楚的肿块，密度与单纯脂肪相等，类似良性脂肪细胞性肿瘤。然而，这种类型常含有一些增厚(宽度>2mm)的线状或结节状软组织分隔，在静脉注射对比剂后强化[39]。在 MR 图像上，T1WI 上可能有小的非脂肪细胞成分的低信号，或 T2WI 上可能有信号增加[3,39,48](图 12.31 至图 12.34)。与脂肪瘤相比，内部分隔显示出更明显的强化，并具有不规则的宽度[38](图 12.30)。尽管早期的报道指出内部分隔仅在脂肪肉瘤中强化，而在脂肪瘤中未见强化，但 Hosono 在注射钆剂后使用脂肪抑制 T1 加权序列否定了这一点，这反映了作者在 MRI 和多普勒超声方面的经验[38,50]。然而，在恶性肿瘤中观察到更显著的强化，可能是由于存在恶性细胞和炎性细胞浸润。提示脂肪肉瘤的其他 MR 影像学特征为非脂肪结节区，但仍与显示这些特征的一些大脂肪瘤有明显重叠[9,13,29,68]。脂肪瘤内的其他非脂肪区域可导致脂肪肉瘤的过度诊断，如浅表脂肪瘤中的脂肪坏死或压迫性水肿[71](见章节 12.4)。

彩色多普勒超声检查显示内部分隔血管增多[16,50]。在所有脂肪肉瘤中，高分化型因其成分主要为脂肪而有别于其他变异型[39]。

12.4 恶性脂肪细胞肿瘤

除高分化脂肪肉瘤外，脂肪肉瘤仍是最常见的软组织肉瘤之一[32,45]。肿瘤起源于间叶细胞，向脂肪组织分化，成熟脂肪细胞的存在对其发展不是必要的。脂肪肉瘤目前分为 4 种组织学类型：去分化脂肪肉瘤、黏液样脂

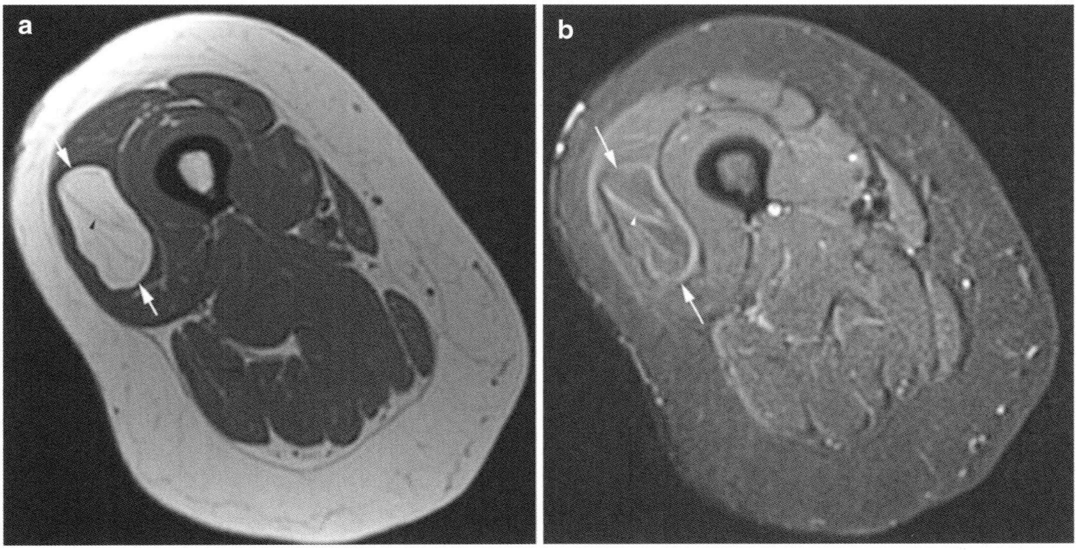

图 12.31 右大腿高分化脂肪肉瘤。(a)轴位 SE T1WI。(b)轴位脂肪抑制 SE T2WI。两幅图像均显示股外侧肌内有一个小肿块(箭头所示)。总体信号强度等于皮下脂肪的信号强度，肿瘤内线状分隔(三角箭头所示)在 T1WI 上呈低信号，在 T2WI 上呈高信号。与图 12.1 所示的脂肪瘤相比，该病例中脂肪肉瘤的瘤内分隔更明显。

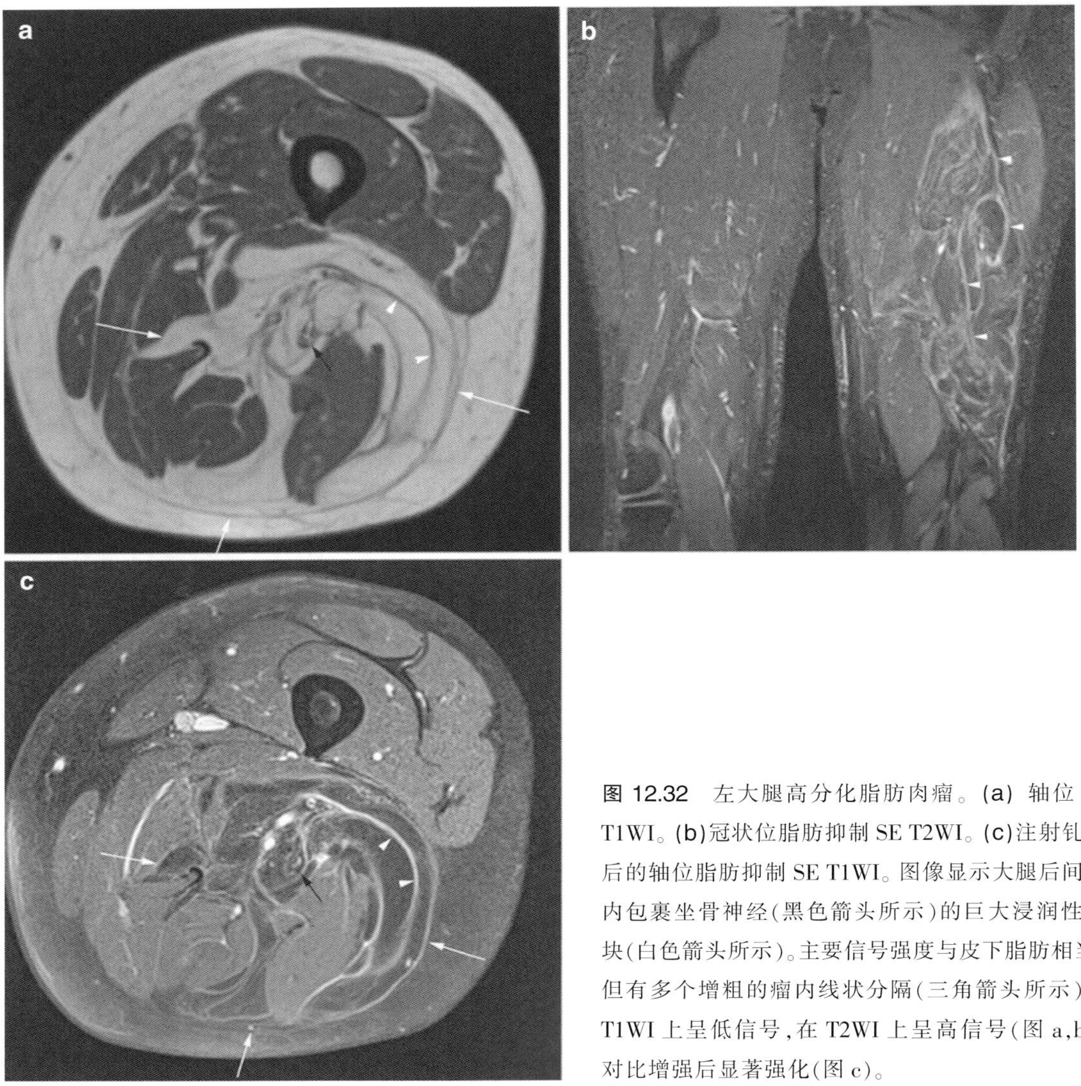

图 12.32 左大腿高分化脂肪肉瘤。(a) 轴位 SE T1WI。(b)冠状位脂肪抑制 SE T2WI。(c)注射钆剂后的轴位脂肪抑制 SE T1WI。图像显示大腿后间室内包裹坐骨神经(黑色箭头所示)的巨大浸润性肿块(白色箭头所示)。主要信号强度与皮下脂肪相当,但有多个增粗的瘤内线状分隔(三角箭头所示)在 T1WI 上呈低信号,在 T2WI 上呈高信号(图 a,b),对比增强后显著强化(图 c)。

肪肉瘤、多形性脂肪肉瘤和脂肪肉瘤,未特殊说明。

高分化脂肪肉瘤,有时称为非典型性脂肪瘤样肿瘤,分类为中间性(局部侵袭性),而其他 4 种恶性类型在最新 WHO 分类中被归类为恶性[26]。脂肪肉瘤主要发生于男性(55%~61%),发生于 50~60 岁,在婴儿和儿童中罕见,但也有一些病例被报道[32,49,60]。脂肪肉瘤的临床表现因组织学类型的不同而不同,并受其发病部位的强烈影响。脂肪肉瘤常表现为边界清楚、分叶状、无痛性肿块,病程为数月或数年。肿瘤可非常巨大。疼痛或功能障碍是晚期表现。

多形型和去分化型具有高度的恶性行为,有较强的复发和转移倾向。复发可发生于首次切除后很长时间(5~10 年)[31]。转移常经血行播散,主要累及肺、内脏器官和骨骼[32]。黏液型脂肪肉瘤虽然为中度恶性肿瘤,但19%~34%的患者可能发生转移,常转移至肺外组织,如胸膜、心包、膈肌的浆膜面,以及盆腔、胸壁、腹膜后的软组织[32]。Kilpatrick 等人对 95 例黏液样脂肪肉瘤包括一些以前归

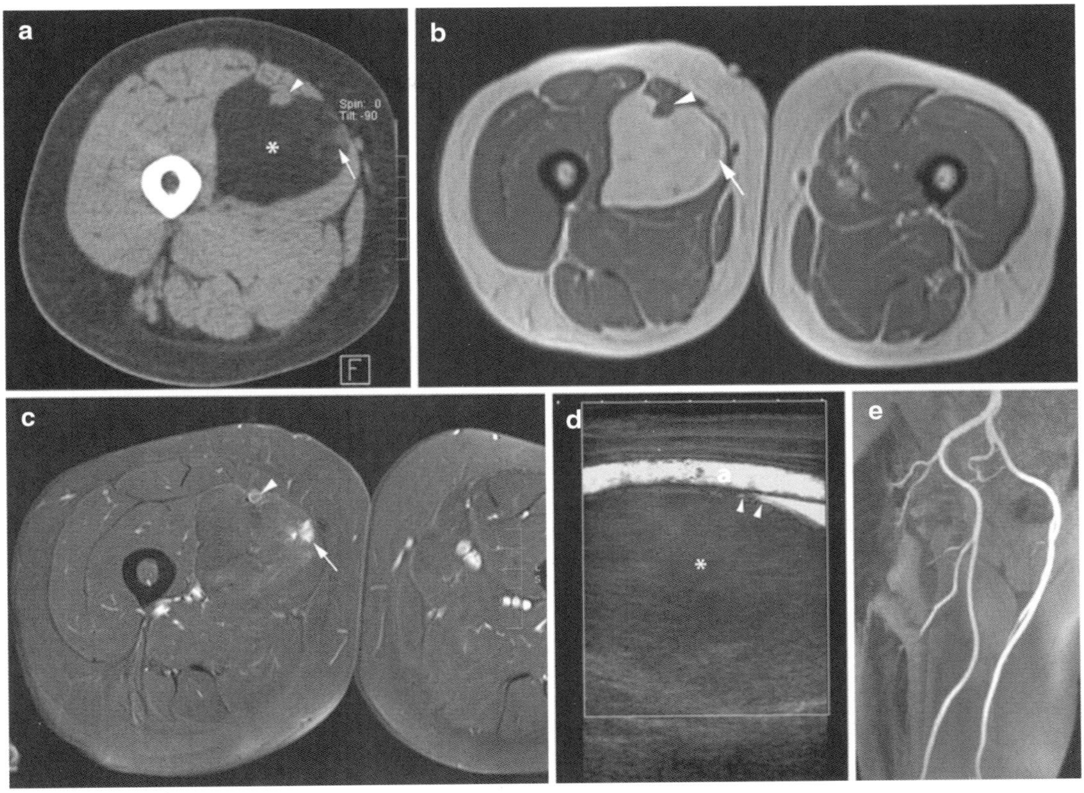

图 12.33　大腿高分化脂肪肉瘤。(a)CT 图像。(b)轴位 SE T1WI。(c)轴位脂肪抑制 SE T2WI。(d)多普勒超声。(e)MR 血管造影。CT、MR 和超声图像显示大腿前内侧有一个大的脂肪信号的软组织肿块(*),内侧少量脂肪信号缺失(箭头所示)压迫股静脉(三角箭头所示)(图 a~d)。(图 e)MR 血管造影显示股浅动脉宽基底的外源性压迫,但无血管狭窄。

类为圆细胞脂肪肉瘤的病例进行研究,报道 30 例患者(35%)发生转移。31%的患者死于转移[41]。他们认为,自发性坏死的存在、圆形细胞分化比例>25%,年龄>45 岁与预后不良显著相关。Henricks 等人在 155 例去分化脂肪肉瘤中报道,局部复发率为 41%,转移率为 17%,死亡率为 28%[37]。

多灶性脂肪肉瘤虽然罕见,但已有报道[32,40]。Kemula 等记载了 1 例多中心黏液样脂肪肉瘤。有 3 处大小不同的病灶,无肺、肝或骨转移[40]。尽管存在争议,但作者认为病灶为多中心起源,而不是转移扩散。

由于组织学亚型影响预后和手术计划,准确的术前评估至关重要。脂肪肉瘤的放射学特征取决于组织学类型,并倾向于反映其分化程度。虽然高分化脂肪肉瘤经常由 75%以上的脂肪组成,但其他类型通常<25%。约 50%的脂肪肉瘤没有任何放射学可检测到的脂肪[39]。这种脂肪含量多变性是脂肪肉瘤在 US、CT 和 MR 图像上经常呈非特异性表现的原因[21,39,74]。软组织钙化的存在是可变的,主要发生在中间性高分化脂肪肉瘤中,而非恶性病变[39]。血管造影无特异性,不能用于区分良、恶性肿瘤。

12.4.1　去分化脂肪肉瘤

去分化脂肪肉瘤是由高分化和低分化的非脂肪区构成的。2/3 以上的病例可发生去分

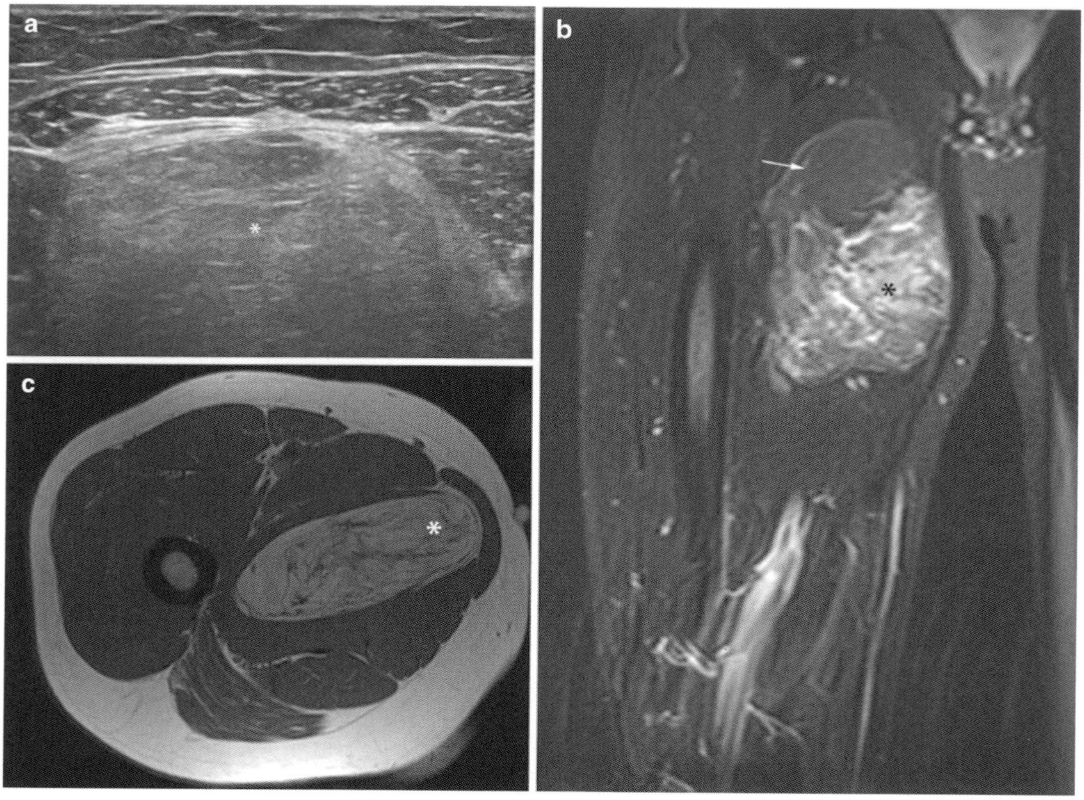

图 12.34 右大腿高分化脂肪肉瘤。(a)超声。(b)冠状位脂肪抑制 SE T2WI。(c)轴位 SE T1WI。肿块位于内侧间室,股薄肌移位。在超声上,仅可评价深至股薄肌的肿块的浅表部分(*),显示较为均匀(图 a)。在 MR 图像上,近端有较大区域呈脂肪信号(箭头所示),T1WI 上有大量线状且相互融合的低信号区,脂肪抑制 SE T2WI 上呈高信号(*)(图 b,c)。

化形成黏液纤维肉瘤,偶尔也可去分化形成纤维肉瘤、平滑肌肉瘤、横纹肌肉瘤、血管外皮细胞瘤,甚至形成软组织骨肉瘤[37,77]。去分化可作为高分化脂肪肉瘤的晚期并发症(平均间隔 7.7 年),最常见于腹膜后、纵隔或腹股沟,但也可发生在四肢和躯干[37,77]。去分化既可以发生在原发肿瘤,也可以发生在局部复发肿瘤,甚至转移灶,但根据 Henricks 等人的 155 例病例报道,大多数去分化脂肪肉瘤表现为继发病变[37]。

如果在以前已知的高分化脂肪肉瘤中出现非脂肪细胞成分,应怀疑去分化脂肪肉瘤。肿瘤保留了高分化脂肪肉瘤的部分特征,而一些肿块样区域在 US、CT 或 MR 图像上呈非特异性表现。这些区域在 CT 上显示组织密度高于脂肪,在 T1WI 上呈低信号,T2WI 上呈高信号,在静脉注射对比剂后显著强化(图 12.35 和图 12.36)。可能存在钙化,甚至骨化[77]。

脂肪细胞性肿瘤内存在非脂肪成分,应提示高级别脂肪肉瘤的可能性。然而,仅根据影像学并不总是能够区分去分化型和其他高级别脂肪肉瘤。

12.4.2 黏液样脂肪肉瘤

黏液样脂肪肉瘤既往被认为是脂肪肉瘤最常见的变异型,占所有脂肪肉瘤的

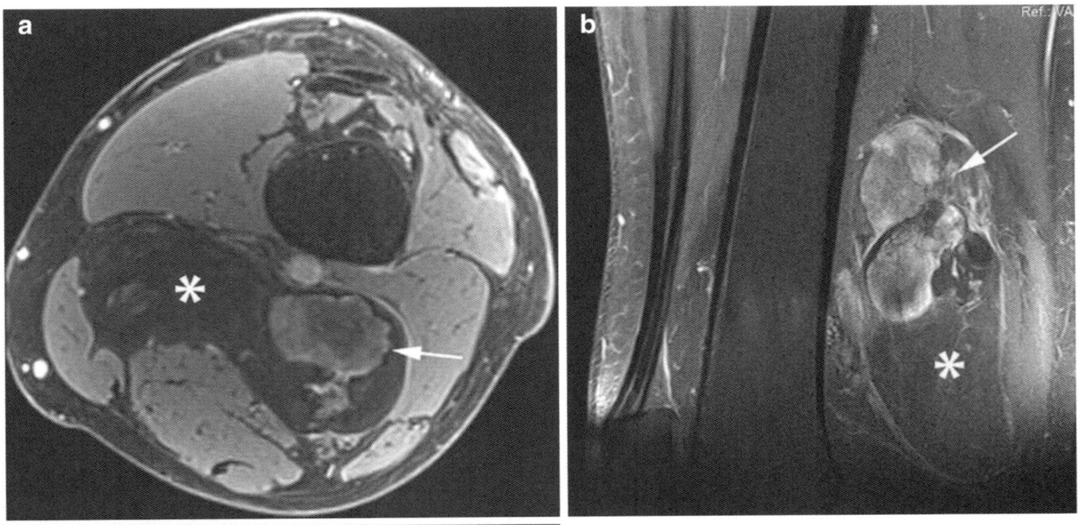

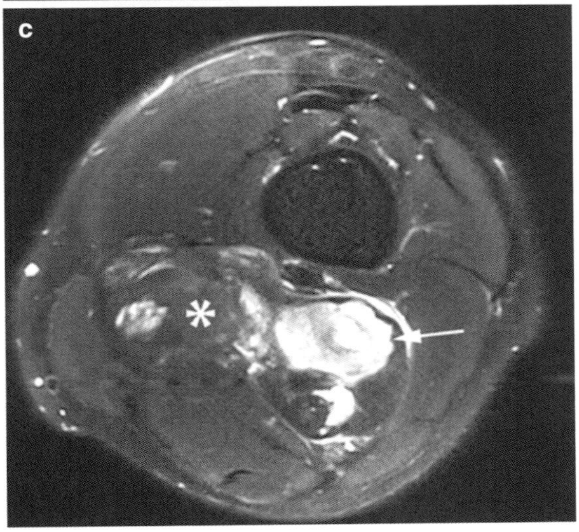

图 12.35　左大腿去分化脂肪肉瘤。(a)轴位。(b)矢状位脂肪抑制 SE T2WI。(c)Gd 对比剂注射后轴位脂肪抑制 SE T1WI。部分肿块呈脂肪信号(*)(图 a~c),但有大片不规则结节成分(箭头所示)在 T2WI 上呈高信号(图 a,b),给予对比剂后呈显著强化(图 c)。在脂肪肉瘤的高分化部分中有非脂肪成分,这种表现高度提示去分化脂肪肉瘤。

39%[32,39,45,68]。黏液型脂肪肉瘤是一种分化良好的肿瘤,由散布于嗜碱性黏液基质中的丛状血管网和星形或梭形间叶细胞组成[32]。肿瘤中 90%为基质[74]。黏液样脂肪肉瘤多表现为下肢无痛性、生长缓慢的肿块[39,45,68]。其他部位(按发生率降序排列)包括臀部、腹膜后、躯干、踝关节、近端肢带、头颈部和腕部。黏液样脂肪肉瘤好发于肌间筋膜平面或深部,很少见于皮下组织。黏液样脂肪肉瘤可为多中心性,累及 2 个或以上解剖部位。在 10%的大腿原发性脂肪肉瘤患者中,在切除原发灶后 2 年或以上,腹膜后发生第二个脂肪肉瘤[32,49,76]。大多数患者的年龄为 18~67 岁,平均年龄为 42 岁 [32]。在不同亚型的脂肪肉瘤中,已证明其对放疗特别敏感[69]。

由于该亚型中的成熟脂肪量较少，通常占其总体积的 10%以下,因此,常无脂肪的放射学证据[39,74]。因此,由于缺乏脂肪密度或信号,用 CT 和 MRI 可能难以确定正确的诊断。

在 CT 上,黏液样脂肪肉瘤表现为均匀或稍不均匀的肿块,密度低于周围肌肉。超声显示肿块呈实性、不均匀结节状表现,多普勒信号显示血管增多。在 MR 图像上,因多种因素影响而出现不同 MR 成像特征(图 12.37 和

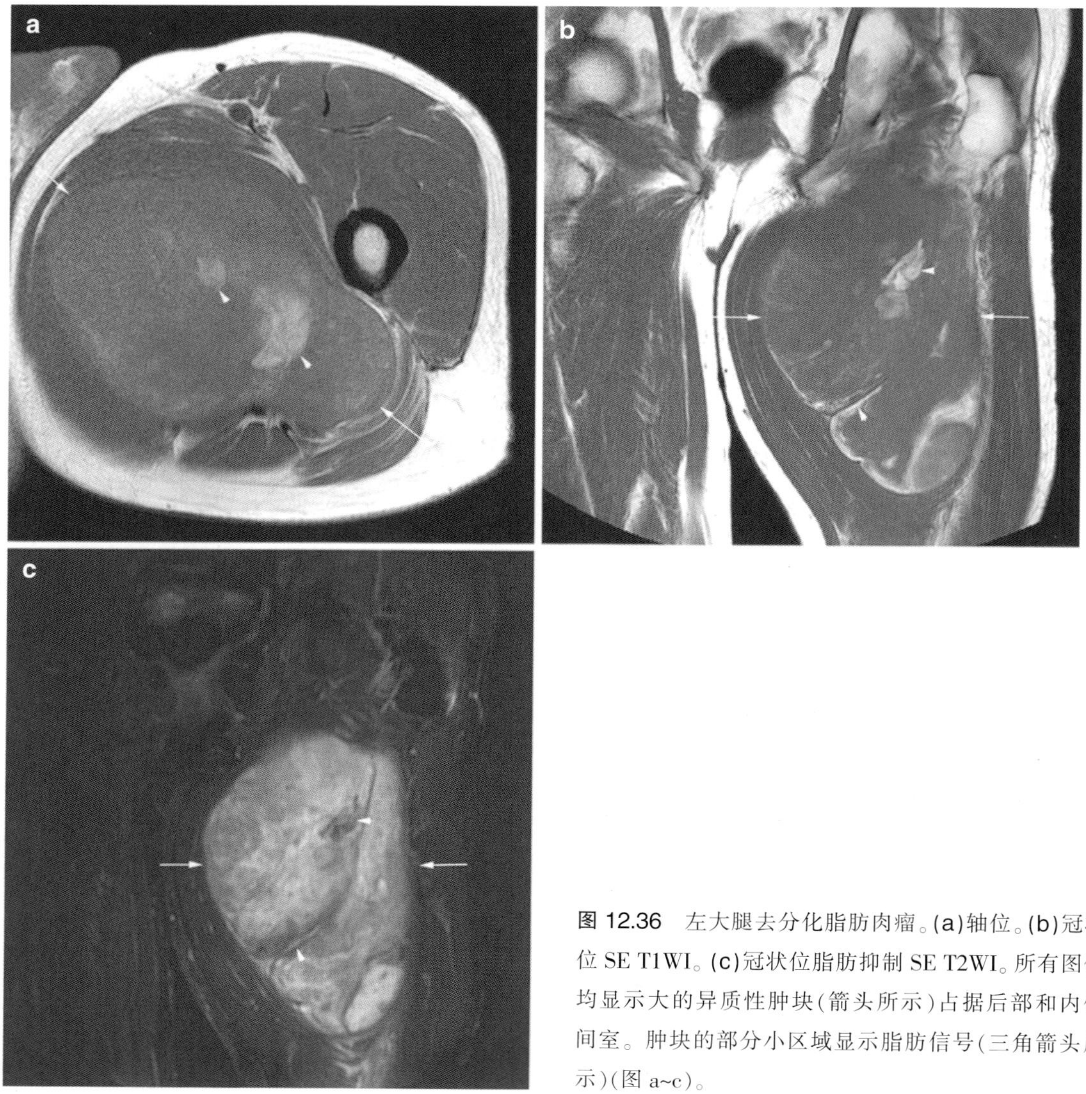

图 12.36 左大腿去分化脂肪肉瘤。(a)轴位。(b)冠状位 SE T1WI。(c)冠状位脂肪抑制 SE T2WI。所有图像均显示大的异质性肿块(箭头所示)占据后部和内侧间室。肿块的部分小区域显示脂肪信号(三角箭头所示)(图 a~c)。

图 12.38)。肿瘤的脂肪含量是其中一个。其他因素包括黏液样物质的量、细胞密度、血供情况及是否存在坏死。大多数黏液样脂肪肉瘤在 T1WI 上表现为以低信号为主的肿块内有花边状或线状、无定形高信号灶。这些高信号灶在所有脉冲序列上的表现与正常脂肪相似[74]。这些病灶归因于肿瘤内存在少量可检测到的脂肪[39,73,74]。在 T2WI 上,可见高信号,中等信号灶对应脂肪。细胞和血管增加的肿瘤在对比增强图像上倾向于强化,而坏死、细胞减少和黏液物质聚集的肿瘤区域倾向于不强化[3,39,74,76]。最近一组回顾 30 例病例的研究表明,MRI 上非脂肪或黏液样/黏蛋白信号且增强的成分提示高级别肉瘤改变[54]。

根据形态学分析,肿块界限清楚。病变常呈分叶状,可呈多分叶状和分隔状或椭圆形。肿瘤周围软组织可出现水肿。没有浸润或侵犯邻近结构的证据。在 T2WI 上,最能显示具有内部线性分隔的分叶状形态(图 12.37 和图 12.38)。

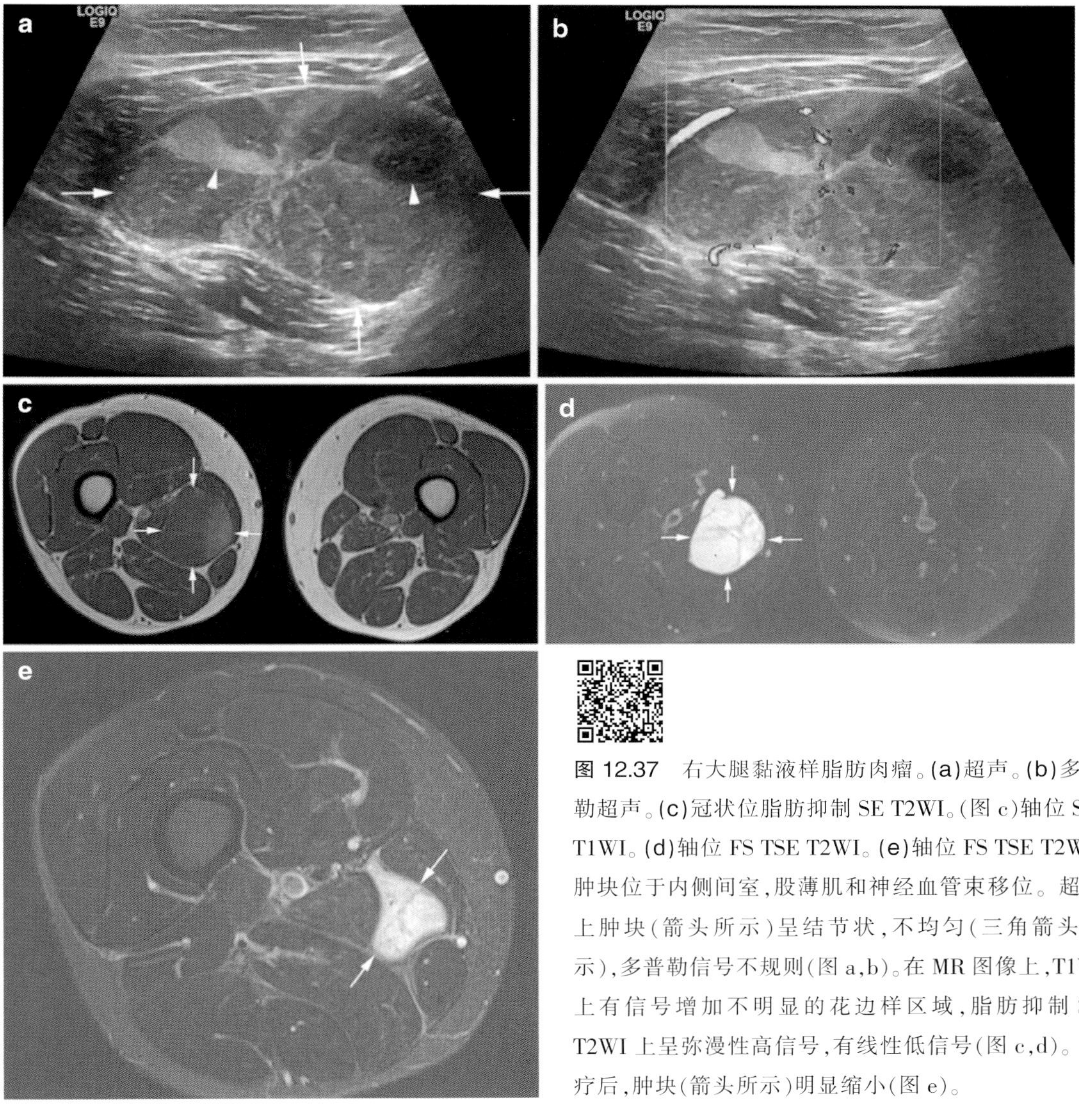

图 12.37　右大腿黏液样脂肪肉瘤。(a)超声。(b)多普勒超声。(c)冠状位脂肪抑制 SE T2WI。(图 c)轴位 SE T1WI。(d)轴位 FS TSE T2WI。(e)轴位 FS TSE T2WI。肿块位于内侧间室,股薄肌和神经血管束移位。超声上肿块(箭头所示)呈结节状,不均匀(三角箭头所示),多普勒信号不规则(图 a,b)。在 MR 图像上,T1WI 上有信号增加不明显的花边样区域,脂肪抑制 SE T2WI 上呈弥漫性高信号,有线性低信号(图 c,d)。放疗后,肿块(箭头所示)明显缩小(图 e)。

虽然肿块在超声上表现为实性,但在 CT 和非增强 MR 图像上需要注意,黏液样脂肪肉瘤有时因缺乏脂肪含量而类似囊肿,边缘清楚。在 CT 上类似于水的密度。由于该肿瘤以黏液样基质为主,在 T1WI 上呈明显低信号,在 T2WI 上呈高信号[39](图 12.37 和图 12.38)。钆对比剂注射后的均匀或不均匀强化有助于区分黏液型脂肪肉瘤和无强化的囊性病变[76]。

超声是鉴别实性肿块和囊性病变的另一种有用工具。黏液样脂肪肉瘤在超声下表现为复杂的结节状低回声肿块,不符合单纯性囊肿的标准(图 12.35 和图 12.36)[50,76]。

对放射科医生来说,最难与囊样型黏液样脂肪肉瘤鉴别的病变可能是肌内黏液瘤。虽然有重叠,但当病灶周围出现脂肪外皮(而非病灶内脂肪);呈球状、不均匀的周边和中央强化模式;T2WI/液体敏感序列邻近肌肉信号增高时,肌内黏液瘤的可能性要大得多[32,68]。

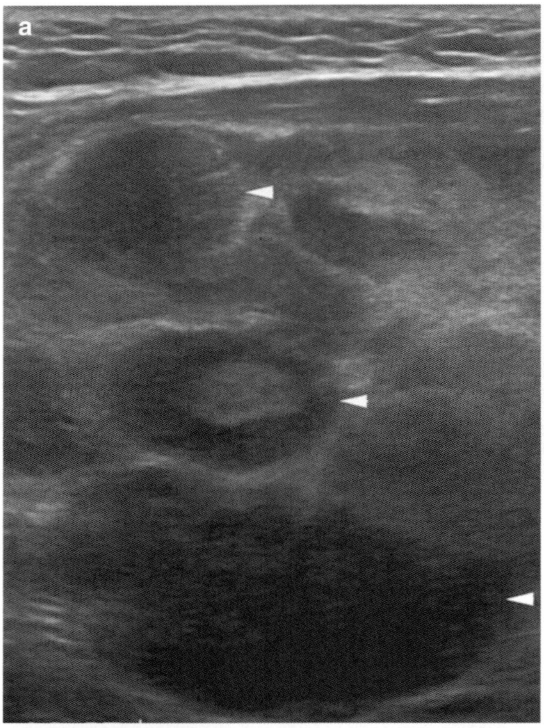

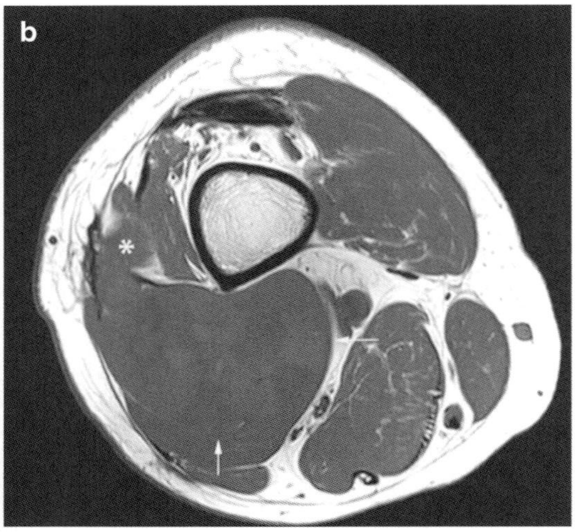

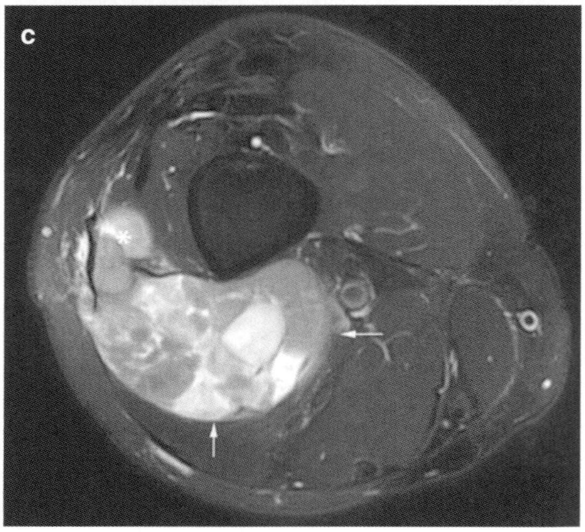

图 12.38　右大腿黏液样脂肪肉瘤。(a)超声。(b)轴位 SE T1WI。(c)轴位脂肪抑制 SE T2WI。肿块主要位于后间室(箭头所示),但浸润前间室和筋膜(*)。超声上肿块呈结节状(三角箭头所示),信号不均匀(图 a)。在 MR 图像上,肿块(箭头所示)不均匀,T1WI 上为低信号,脂肪抑制 SE T2WI 上为弥漫性高信号,无明确脂肪信号(图 b,c)。

12.4.3　多形性脂肪肉瘤

多形性变异型表现出明显程度的细胞多形性,可能含有巨大多核成脂肪细胞[32]。然而,多形性脂肪肉瘤并不一定显示 MDM2 扩增,这表明肿瘤可能由多个肿瘤细胞系发展而来, 其中 MDM2 阳性可能与脂肪肉瘤有关,而 MDM2 阴性的可能来自另一种肿瘤细胞系[63]。该变异型具有高度侵袭性,并可能发生转移[28,63]。在 155 例多形性脂肪肉瘤患者中,平均年龄为 57 岁,40%发生在下肢,平均肿瘤大小为 11cm[30]。

大多数多形性脂肪肉瘤表现为非特异性、异质性肿块,边缘相对清楚。它们常不含足量的脂肪，因此，在 T1WI 上呈低信号，在 T2WI 上呈高信号，如大多数其他恶性软组织肿瘤一样[3,39]。静脉注射对比剂后有明显的不均匀强化[3]。放射学上因其几乎没有脂肪，该类型与其他侵袭性肉瘤难以区分。

12.4.4　脂肪肉瘤(未特殊说明)

该变异型在临床或放射学上无法与其他恶性脂肪细胞性肿瘤可靠鉴别，只能通过组织学甚至分子分析做出诊断[63,64]。

12.5　脂肪细胞性肿瘤的鉴别诊断

由于治疗、预后和长期随访的差异，术前区分单纯性脂肪瘤和高分化脂肪肉瘤具有重要意义。在没有影像学可识别的脂肪的情况下，影像学是非特异性的。然而，表 12.1 总结了脂肪瘤和分化良好的脂肪肉瘤之间有用的鉴别特征[16,29,42,46,65]。一般情况下，在所有脉冲序列上含有厚度>2mm 的内部分隔或非脂肪结节区而无典型肌纤维信号的脂肪细胞性病变应视为脂肪肉瘤，直至另有证明。通过使用这些标准，MRI 在检测分化良好的脂肪肉瘤方面具有高度敏感性，在诊断单纯性脂肪瘤方面具有高度特异性。然而，当肢体或体壁病变被认为提示高分化脂肪肉瘤时，更有可能(64%)代表许多含有非脂肪成分的良性脂肪瘤变异型之一[29,58,68,71]。

12.5.1　含有脂肪或模仿脂肪存在的其他病变

有几种情况可能类似软组织的脂肪细胞性肿瘤，如脂肪坏死、血管瘤、弹力纤维瘤、黏液样肿瘤或神经性肿瘤[8,48,71]。

血管瘤可能含有不同量的脂肪组织，散布在异常血管之间。然而，由于蛇形或管状结构内有缓慢流动血液而呈高信号，其在 MR 图像上常有典型的表现，可以做出正确的诊断。

背部弹力纤维瘤是一种具有脂肪成分的良性纤维组织肿瘤，常表现为肩胛周围区中等信号肿块，间有 T1WI 和 T2WI 上均类似脂肪的高信号。这一病变将在第 22 章中进一步讨论。

因 CT 上组织密度较低，某些黏液样和神经性肿瘤，可类似脂肪细胞性肿瘤。MRI 表现可作为细胞学特征的补充，以更有把握地鉴别肌内黏液瘤[6]、黏液样神经鞘瘤、神经纤维瘤和腱鞘囊肿，以及恶性肿瘤，如黏液样脂肪肉瘤和纤维肉瘤。

结论

由于脂肪瘤和非典型脂肪瘤表现出相同的肿瘤成分，并且由于脂肪肉瘤具有异质性，因此，切开活检或切除不完全可导致严重的采样误差，从而引起严重的临床和治疗后果[39]。另一方面，影像学能够评价整个肿瘤团块，包括其所有组分。因此，影像学在脂肪细胞性软组织肿瘤的评价中起着重要作用。在这方面，MRI 优于其他成像模式，因为其很容易显示，即使是微小的脂肪肿瘤成分，并且能够准确地对软组织肿瘤进行分期。

必须牢记，一些非脂肪细胞性肿瘤可能含有脂肪成分。幸运的是，这些肿瘤具有足够的其他特征，使得医学影像可以更有把握地诊断。对于不具备良性脂肪细胞性软组织肿瘤的 MRI 特征的肿块，应在影像学引导下进行活检，并对非脂肪细胞成分进行取样，如果能进行细胞遗传学和分子分析，应单独送检进行分析。

要点

1.单纯性脂肪瘤常容易通过MRI图像确诊。脂肪抑制的使用是病变定性的重要成像工具。

2.MR图像上含有脂肪组织以外的其他间叶成分的脂肪瘤（如软骨样脂肪瘤、肌脂肪瘤、血管脂肪瘤）与高分化脂肪肉瘤难以区分。

3.良性肌内脂肪瘤可呈浸润性边缘。

4.在3岁以下的患者中发现脂肪性肿块会增加成脂肪细胞瘤的可能性。

5.神经脂肪瘤病常伴有软组织和骨质增生。

6.鉴别诊断良性脂肪细胞肿瘤和脂肪肉瘤最重要的影像学参数包括病灶的位置（浅表与深部）、大小、内部组成（存在较厚的非脂肪细胞分隔或结节）、对比增强模式和形状（单结节与多结节）。然而，非脂肪细胞性结节是最特异的影像学表现。

参考文献

1. Ahuja AT, King AD, Kew J, King W, Metreweli C (1998) Head and neck lipomas: sonographic appearance. AJNR Am J Neuroradiol 19(3):505–508
2. Alvine G, Rosenthal H, Murphey M, Huntrakoon M (1996) Hibernoma. Skeletal Radiol 25(5):493–496
3. Arkun R, Memis A, Akalin T, Ustun EE, Sabah D, Kandiloglu G (1997) Liposarcoma of soft tissue: MRI findings with pathologic correlation. Skeletal Radiol 26(3):167–172
4. Atilla S, Eilenberg SS, Brown JJ (1995) Hibernoma: MRI appearance of a rare tumor. Magn Reson Imaging 13(2):335–337
5. Austin RM, Mack GR, Townsend CM, Lack EE (1980) Infiltrating (intramuscular) lipomas and angiolipomas. A clinicopathologic study of six cases. Arch Surg 115(3):281–284
6. Bancroft LW, Kransdorf MJ, Menke DM, O'Connor MI, Foster WC (2002) Intramuscular myxoma: characteristic MR imaging features. AJR Am J Roentgenol 178(5):1255–1259. doi:10.2214/ajr.178.5.1781255
7. Bang M, Kang BS, Hwang JC, Weon YC, Choi SH, Shin SH, Kwon WJ, Hwang CM, Lee SY (2012) Ultrasonographic analysis of subcutaneous angiolipoma. Skeletal Radiol 41(9):1055–1059. doi:10.1007/s00256-011-1309-x
8. Battaglia M, Vanel D, Pollastri P, Balladelli A, Alberghini M, Staals EL, Monti C, Galletti S (2009) Imaging patterns in elastofibroma dorsi. Eur J Radiol 72(1):16–21. doi:10.1016/j.ejrad.2009.05.024
9. Bidault F, Vanel D, Terrier P, Jalaguier A, Bonvalot S, Pedeutour F, Couturier JM, Dromain C (2009) Liposarcoma or lipoma: does genetics change classic imaging criteria? Eur J Radiol 72(1):22–26. doi:10.1016/j.ejrad.2009.05.025
10. Blum A, Henrot P, Sirveaux F et al (2004) Diagnostic des lipomes des parties molles et des liposarcomes cheze l'adulte. In: Laredo J, Wybier M, Railhac J, Tomeno B, Malghem J (eds) Conduite a tenir devant une image osseuse ou des parties molles d'allure tumorale. Sauramps medical, Montpellier
11. Boets A, Van Mieghem IM, Sciot R, Van Breuseghem I (2004) Chondroid lipoma of the trunk: MRI appearance and pathologic correlation. Skeletal Radiol 33(11):666–669. doi:10.1007/s00256-004-0774-x
12. Boren WL, Henry RE Jr, Wintch K (1995) MR diagnosis of fibrolipomatous hamartoma of nerve: association with nerve territory-oriented macrodactyly (macrodystrophia lipomatosa). Skeletal Radiol 24(4):296–297
13. Brisson M, Kashima T, Delaney D, Tirabosco R, Clarke A, Cro S, Flanagan AM, O'Donnell P (2013) MRI characteristics of lipoma and atypical lipomatous tumor/well-differentiated liposarcoma: retrospective comparison with histology and MDM2 gene amplification. Skeletal Radiol 42(5):635–647. doi:10.1007/s00256-012-1517-z
14. Chitoku S, Kawai S, Watabe Y, Nishitani M, Fujimoto K, Otsuka H, Fushimi H, Kotoh K, Fuji T (1998) Intradural spinal hibernoma: case report. Surg Neurol 49(5):509–512; discussion 512–503
15. Collins MH, Chatten J (1997) Lipoblastoma/lipoblastomatosis: a clinicopathologic study of 25 tumors. Am J Surg Pathol 21(10):1131–1137
16. Cotten A (2002) Imaging of lipoma and liposarcoma. JBR BTR 85(1):14–19
17. De Maeseneer M, Jaovisidha S, Lenchik L, Witte D, Schweitzer ME, Sartoris DJ, Resnick D (1997) Fibrolipomatous hamartoma: MR imaging findings. Skeletal Radiol 26(3):155–160
18. Dei Tos AP, Mentzel T, Newman PL, Fletcher CD (1994) Spindle cell liposarcoma, a hitherto unrecognized variant of liposarcoma. Analysis of six cases. Am J Surg Pathol 18(9):913–921
19. Donati L, Candiani P, Grappolini S, Klinger M, Signorini M (1990) Congenital infiltrating lipomatosis of the face related to cytomegalovirus infection. Br J Plast Surg 43(1):124–126
20. Drevelegas A, Pilavaki M, Chourmouzi D (2004) Lipomatous tumors of soft tissue: MR appearance with histological correlation. Eur J Radiol 50(3):257–267. doi:10.1016/j.ejrad.2004.01.022
21. Einarsdottir H, Soderlund V, Larson O, Jenner G, Bauer HC (1999) MR imaging of lipoma and liposarcoma. Acta Radiol 40(1):64–68

22. Enzi G, Carraro R, Alfieri P, Busetto L, Digito M, Pavan M, Negrin P (1992) Shoulder girdle lipomatosis. Ann Intern Med 117(9):749–750
23. Evans HA, Donnelly LF, Johnson ND, Blebea JS, Stern PJ (1997) Fibrolipoma of the median nerve: MRI. Clin Radiol 52(4):304–307
24. Evans HL (1979) Liposarcoma: a study of 55 cases with a reassessment of its classification. Am J Surg Pathol 3(6):507–523
25. Fanburg-Smith JC, Devaney KO, Miettinen M, Weiss SW (1998) Multiple spindle cell lipomas: a report of 7 familial and 11 nonfamilial cases. Am J Surg Pathol 22(1):40–48
26. Fletcher CD, Bridge J, Hogendoom P, Mertens F (2013) World health organisation classification of tumours of soft tissue and bone, 4th edn. IARC Press, Lyon
27. Fuchs A, Henrot P, Walter F, Iochum S, Vignaud J, Stines J, Blum A (2002) Lipomatous tumors of soft tissues in the extremities and the waist in adults. J Radiol 83(9 Pt 1):1035–1057
28. Gardner JM, Dandekar M, Thomas D, Goldblum JR, Weiss SW, Billings SD, Lucas DR, McHugh JB, Patel RM (2012) Cutaneous and subcutaneous pleomorphic liposarcoma: a clinicopathologic study of 29 cases with evaluation of MDM2 gene amplification in 26. Am J Surg Pathol 36(7):1047–1051. doi:10.1097/PAS.0b013e3182517b96
29. Gaskin CM, Helms CA (2004) Lipomas, lipoma variants, and well-differentiated liposarcomas (atypical lipomas): results of MRI evaluations of 126 consecutive fatty masses. AJR Am J Roentgenol 182(3):733–739. doi:10.2214/ajr.182.3.1820733
30. Ghadimi MP, Liu P, Peng T, Bolshakov S, Young ED, Torres KE, Colombo C, Hoffman A, Broccoli D, Hornick JL, Lazar AJ, Pisters P, Pollock RE, Lev D (2011) Pleomorphic liposarcoma: clinical observations and molecular variables. Cancer 117(23):5359–5369. doi:10.1002/cncr.26195
31. Goldblum JR, Weiss SW, Folpe AL (2014) Benign lipomatous tumors. In: Goldblum JR, Weiss SW, Folpe AL (eds) Enzinger and Weiss's soft tissue tumors, 6th edn. Elsevier, Philadelphia
32. Goldblum JR, Weiss SW, Folpe AL (2014) Liposarcoma. In: Goldblum JR, Weiss SW, Folpe AL (eds) Enzinger and Weiss's soft tissue tumors, 6th edn. Elsevier, Philadelphia
33. Goldman AB, DiCarlo EF, Marcove RC (1993) Case report 774. Coincidental parosteal lipoma with osseous excrescence and intramuscular lipoma. Skeletal Radiol 22(2):138–145
34. Green RA, Cannon SR, Flanagan AM (2004) Chondroid lipoma: correlation of imaging findings and histopathology of an unusual benign lesion. Skeletal Radiol 33(11):670–673. doi:10.1007/s00256-004-0818-2
35. Ha TV, Kleinman PK, Fraire A, Spevak MR, Nimkin K, Cohen IT, Hirsh M, Walton R (1994) MR imaging of benign fatty tumors in children: report of four cases and review of the literature. Skeletal Radiol 23(5):361–367
36. Heaton JM (1972) The distribution of brown adipose tissue in the human. J Anat 112(Pt 1):35–39
37. Henricks WH, Chu YC, Goldblum JR, Weiss SW (1997) Dedifferentiated liposarcoma: a clinicopathological analysis of 155 cases with a proposal for an expanded definition of dedifferentiation. Am J Surg Pathol 21(3):271–281
38. Hosono M, Kobayashi H, Fujimoto R, Kotoura Y, Tsuboyama T, Matsusue Y, Nakamura T, Itoh T, Konishi J (1997) Septum-like structures in lipoma and liposarcoma: MR imaging and pathologic correlation. Skeletal Radiol 26(3):150–154
39. Jelinek JS, Kransdorf MJ, Shmookler BM, Aboulafia AJ, Malawer MM (1993) Liposarcoma of the extremities: MR and CT findings in the histologic subtypes. Radiology 186(2):455–459. doi:10.1148/radiology.186.2.8421750
40. Kemula M, Clerc D, Quillard J, Desmoulins F, Marfeuille M, Bisson M (1999) Multicentric liposarcoma. Apropos of a case. Rev Med Interne 20(1):60–63
41. Kilpatrick SE, Doyon J, Choong PF, Sim FH, Nascimento AG (1996) The clinicopathologic spectrum of myxoid and round cell liposarcoma. A study of 95 cases. Cancer 77(8):1450–1458. doi:10.1002/(SICI)1097-0142(19960415)77:8<1450::AID-CNCR5>3.0.CO;2-G
42. Kim JY, Park JM, Lim GY, Chun KA, Park YH, Yoo JY (2002) Atypical benign lipomatous tumors in the soft tissue: radiographic and pathologic correlation. J Comput Assist Tomogr 26(6):1063–1068
43. Kirwadi A, Abdul-Halim R, Fernando M, Highland A, Kotnis N (2014) MR imaging features of spindle cell lipoma. Skeletal Radiol 43(2):191–196. doi:10.1007/s00256-013-1765-6
44. Kransdorf MJ (1995) Benign soft-tissue tumors in a large referral population: distribution of specific diagnoses by age, sex, and location. AJR Am J Roentgenol 164(2):395–402. doi:10.2214/ajr.164.2.7839977
45. Kransdorf MJ (1995) Malignant soft-tissue tumors in a large referral population: distribution of diagnoses by age, sex, and location. AJR Am J Roentgenol 164(1):129–134. doi:10.2214/ajr.164.1.7998525
46. Kransdorf MJ, Bancroft LW, Peterson JJ, Murphey MD, Foster WC, Temple HT (2002) Imaging of fatty tumors: distinction of lipoma and well-differentiated liposarcoma. Radiology 224(1):99–104. doi:10.1148/radiol.2241011113
47. Kransdorf MJ, Jelinek JS, Moser RP Jr (1993) Imaging of soft tissue tumors. Radiol Clin North Am 31(2):359–372
48. Kransdorf MJ, Moser RP Jr, Meis JM, Meyer CA (1991) Fat-containing soft-tissue masses of the extremities. Radiographics 11(1):81–106. doi:10.1148/radiographics.11.1.1996399
49. Kransdorf MJ, Murphey M (2013) Lipomatous tumors. In: Kransdorf MJ, Murphey M (eds) Imaging of soft tissue tumors. 3rd edn. Lippincott Williams and Wilkins. Philadelphia, PA, USA
50. Lakkaraju A, Sinha R, Garikipati R, Edward S, Robinson P (2009) Ultrasound for initial evaluation and triage of clinically suspicious soft-tissue masses. Clin Radiol 64(6):615–621. doi:10.1016/j.

crad.2009.01.012
51. Lee JC, Gupta A, Saifuddin A, Flanagan A, Skinner JA, Briggs TW, Cannon SR (2006) Hibernoma: MRI features in eight consecutive cases. Clin Radiol 61(12):1029–1034. doi:10.1016/j.crad.2006.05.018
52. Lin YC, Huang CC, Chen HJ (2001) Intraspinal osteolipoma. Case report. J Neurosurg 94(1 Suppl):126–128
53. Logan PM, Janzen DL, O'Connell JX, Munk PL, Connell DG (1996) Chondroid lipoma: MRI appearances with clinical and histologic correlation. Skeletal Radiol 25(6):592–595
54. Lowenthal D, Zeile M, Niederhagen M, Fehlberg S, Schnapauff D, Pink D, Tunn PU, Reichardt P, Hamm B, Dudeck O (2014) Differentiation of myxoid liposarcoma by magnetic resonance imaging: a histopathologic correlation. Acta Radiol 55(8):952–960. doi:10.1177/0284185113508114
55. Marom EM, Helms CA (1999) Fibrolipomatous hamartoma: pathognomonic on MR imaging. Skeletal Radiol 28(5):260–264
56. Martin DS, Sharafuddin M, Boozan J, Sundaram M, Archer C (1995) Multiple symmetric lipomatosis (Madelung's disease). Skeletal Radiol 24(1):72–73
57. Matsumoto K, Hukuda S, Ishizawa M, Chano T, Okabe H (1999) MRI findings in intramuscular lipomas. Skeletal Radiol 28(3):145–152
58. Matsumoto K, Takada M, Okabe H, Ishizawa M (2000) Foci of signal intensities different from fat in well-differentiated liposarcoma and lipoma: correlation between MR and histological findings. Clin Imaging 24(1):38–43
59. McEachern A, Janzen DL, O'Connell JX (1995) Shoulder girdle lipomatosis. Skeletal Radiol 24(6):471–473
60. Miller GG, Yanchar NL, Magee JF, Blair GK (1998) Lipoblastoma and liposarcoma in children: an analysis of 9 cases and a review of the literature. Can J Surg 41(6):455–458
61. Murphey MD, Carroll JF, Flemming DJ, Pope TL, Gannon FH, Kransdorf MJ (2004) From the archives of the AFIP: benign musculoskeletal lipomatous lesions. Radiographics 24(5):1433–1466. doi:10.1148/rg.245045120
62. Nishida J, Shimamura T, Ehara S, Shiraishi H, Sato T, Abe M (1998) Posterior interosseous nerve palsy caused by parosteal lipoma of proximal radius. Skeletal Radiol 27(7):375–379
63. Nishio J (2011) Contributions of cytogenetics and molecular cytogenetics to the diagnosis of adipocytic tumors. J Biomed Biotechnol 2011:524067. doi:10.1155/2011/524067
64. Nishio J, Aoki M, Nabeshima K, Iwasaki H, Naito M (2012) Cytogenetic and molecular cytogenetic findings in giant dedifferentiated liposarcoma of the thigh. Oncol Rep 27(3):764–768. doi:10.3892/or.2011.1584
65. Ohguri T, Aoki T, Hisaoka M, Watanabe H, Nakamura K, Hashimoto H, Nakamura T, Nakata H (2003) Differential diagnosis of benign peripheral lipoma from well-differentiated liposarcoma on MR imaging: is comparison of margins and internal characteristics useful? AJR Am J Roentgenol 180(6):1689–1694. doi:10.2214/ajr.180.6.1801689
66. Oleaga L, Florencio MR, Ereno C, Grande J, Terrones J, Legorburu A, Grande D (1995) Fibrolipomatous hamartoma of the radial nerve: MR imaging findings. Skeletal Radiol 24(7):559–561
67. Patel RV, Gondalia JS (1991) Congenital infiltrating lipomatosis of the face. Br J Plast Surg 44(2):157–158
68. Peterson JJ, Kransdorf MJ, Bancroft LW, O'Connor MI (2003) Malignant fatty tumors: classification, clinical course, imaging appearance and treatment. Skeletal Radiol 32(9):493–503. doi:10.1007/s00256-003-0647-8
69. Pitson G, Robinson P, Wilke D, Kandel RA, White L, Griffin AM, Bell RS, Catton CN, Wunder JS, O'Sullivan B (2004) Radiation response: an additional unique signature of myxoid liposarcoma. Int J Radiat Oncol Biol Phys 60(2):522–526. doi:10.1016/j.ijrobp.2004.03.009
70. Reiseter T, Nordshus T, Borthne A, Roald B, Naess P, Schistad O (1999) Lipoblastoma: MRI appearances of a rare paediatric soft tissue tumour. Pediatr Radiol 29(7):542–545. doi:10.1007/s002470050641
71. Robinson P, Farrant JM, Bourke G, Merchant W, McKie S, Horgan KJ (2008) Ultrasound and MRI findings in appendicular and truncal fat necrosis. Skeletal Radiol 37(3):217–224. doi:10.1007/s00256-007-0417-0
72. Rubinstein A, Goor Y, Gazit E, Cabili S (1989) Non-symmetric subcutaneous lipomatosis associated with familial combined hyperlipidaemia. Br J Dermatol 120(5):689–694
73. Soulie D, Boyer B, Lescop J, Pujol A, Le Friant G, Cordoliani YS (1995) Myxoid liposarcoma. MRI imaging. J Radiol 76(1):29–36
74. Sundaram M, Baran G, Merenda G, McDonald DJ (1990) Myxoid liposarcoma: magnetic resonance imaging appearances with clinical and histological correlation. Skeletal Radiol 19(5):359–362
75. Sundaram M, McGuire MH, Herbold DR (1988) Magnetic resonance imaging of soft tissue masses: an evaluation of fifty-three histologically proven tumors. Magn Reson Imaging 6(3):237–248
76. Sung MS, Kang HS, Suh JS, Lee JH, Park JM, Kim JY, Lee HG (2000) Myxoid liposarcoma: appearance at MR imaging with histologic correlation. Radiographics 20(4):1007–1019. doi:10.1148/radiographics.20.4.g00jl021007
77. Toms AP, White LM, Kandel R, Bell RS (2003) Low-grade liposarcoma with osteosarcomatous dedifferentiation: radiological and histological features. Skeletal Radiol 32(5):286–289. doi:10.1007/s00256-002-0614-9
78. Vanhoenacker FM, De Schepper AM, Gielen JL, Parizel PM (2005) MR imaging in the diagnosis and management of inheritable musculoskeletal disorders. Clin Radiol 60(2):160–170. doi:10.1016/j.crad.2004.06.003

第 13 章

成纤维细胞/肌成纤维细胞肿瘤

Jan E. Vandevenne，Arthur M. De Schepper

13.1 引言

纤维组织由成纤维细胞和细胞外基质组成，含原纤维结构（胶原蛋白、弹性蛋白）和非原纤维凝胶状细胞外基质。成纤维细胞（梭形细胞）和肌成纤维细胞（经过修饰的成纤维细胞，具有成纤维细胞和平滑肌细胞的共同特征），均可以产生前胶原和胶原。胶原蛋白是细胞外基质的主要非收缩性成分，而弹力蛋白是其主要的收缩性成分。纤维组织的无定形基质含有糖胺聚糖（黏多糖），最常见的类型是透明质酸、4 型和 6 型硫酸软骨素及蛋白多糖[100]。根据三种成分的相对量，纤维组织可以是疏松的，也可以是致密的。致密的纤维组织见于肌腱、韧带和腱鞘。

成纤维细胞/肌成纤维细胞肿瘤是间叶细胞肿瘤的一个非常大的亚群。这类肿瘤中的许多病变都含有成纤维细胞和肌成纤维细胞的特征，这实际上可能代表一种细胞类型的功能变异型。这些细胞类型的相对比例不仅在个别病例之间有变化，而且在单个病变中也随时间的推移而变化（常与细胞的比例有关）。梭形细胞和多形性肉瘤中有很大一部分可能是肌成纤维细胞类型，但迄今为止，只有低级别类型具有可重复性特征。在以前称为恶性纤维组织细胞瘤（MFH）的病变中，至少有一些是多形性黏液纤维肉瘤。

自 1994 年 WHO 分类以来，主要变化和进展是确定了许多以前未定义的病变特征，包括缺血性筋膜炎、促纤维增生性成纤维细胞瘤、乳腺型肌成纤维细胞瘤、血管肌成纤维细胞瘤、细胞性血管纤维瘤、Gardner 纤维瘤、低级别纤维黏液样肉瘤、肢端黏液炎性成纤维细胞肉瘤，硬化性上皮样纤维肉瘤和低级别肌成纤维黏液样肉瘤。

概念上的改变包括更明确地认识到软组织内孤立性纤维性肿瘤，并认识到大多数所谓血管外皮细胞瘤属于这一类，以及将以前称为“黏液样 MFH”的病变重新分类为“黏液纤维肉瘤”，并将这些肿瘤明确分配到成纤维细胞类别。

2002 年 WHO 成纤维细胞/肌成纤维细胞瘤分类[41]包含大量新的和修改的病变。2013 年 WHO 分类[40]沿用该分类，但从列表中删除了肌纤维瘤/肌纤维瘤病[80]和巨细胞血管纤维瘤，并增加了巨细胞成纤维细胞瘤和隆突性皮肤纤维肉瘤。

根据其恶性程度分为 4 组，即①良性，②中间性（局部侵袭性），③中间性（罕见转

移)及④恶性:

1.良性
结节性筋膜炎
增生性筋膜炎和增生性肌炎
骨化性肌炎和指(趾)纤维骨性假瘤
缺血性筋膜炎
弹力纤维瘤
婴儿纤维性错构瘤
项型纤维瘤
幼年性透明性纤维瘤
包涵体性纤维瘤
腱鞘纤维瘤
促结缔组织增生性成纤维细胞瘤
乳腺型肌成纤维细胞瘤
钙化性腱膜纤维瘤
血管肌成纤维细胞瘤
富细胞性血管纤维瘤
项型纤维瘤
Gardner 纤维瘤
钙化性纤维性肿瘤
2.中间性(局部侵袭性)
浅表纤维瘤病(掌/跖型)
韧带样纤维瘤
脂肪纤维瘤
巨细胞成纤维细胞瘤
隆突性皮肤纤维肉瘤
3.中间性(罕见转移)
胸膜外孤立纤维性肿瘤
炎性肌成纤维细胞瘤
低级别肌成纤维细胞肉瘤
黏液样炎性成纤维细胞肉瘤
婴儿纤维肉瘤
4.恶性
成人纤维肉瘤
黏液纤维肉瘤
低级别纤维黏液样肉瘤
硬化性上皮样纤维肉瘤

对于一些成纤维细胞增生(弹力纤维瘤、腱鞘纤维瘤、腹外韧带样纤维瘤、颈型纤维瘤病),尚不清楚这些是反应性纤维化过程,还是真正的肿瘤。纤维瘤病是侵袭性、浸润性病变,尽管其组织学特征为良性。侵袭性纤维瘤病或肌腱膜硬纤维瘤是迄今为止纤维组织中最大的一组肿瘤。儿童纤维瘤病的术语令人困惑,有许多基于不同临床病理学参数的分类系统,如年龄、部位、组织学和病变侵袭性[162]。婴儿期和儿童期的纤维瘤及软组织纤维肉瘤少见,放射学文献报道较少。随访观察发现:大多数这些肿瘤在手术切除后具有较高的复发率,且复发性病变大多具有比其原发病灶更强的侵袭行为。另一个随访发现是纤维组织肿瘤有其自然进程,表现为早期细胞成分较多,在后期产生更多的胶原蛋白。病变的部位和患者的年龄是主要的诊断因素。腱鞘纤维瘤、弹力纤维瘤、所有类型的纤维瘤病和颈型纤维瘤病的特征在于典型的发病部位[51,160]。

13.2 良性成纤维细胞增生

良性成纤维细胞增生是由很多种类组成的定义明确的实体瘤。其中一些,如结节性筋膜炎,生长迅速,细胞丰富。其他如腱鞘纤维瘤和弹力纤维瘤,生长缓慢,细胞较少,含有大量的胶原蛋白[26,32,130]。

13.2.1 结节性筋膜炎

结节性筋膜炎,也称为假肉瘤性筋膜炎或浸润性筋膜炎,是一种由增生的成纤维细胞-肌成纤维细胞组成的良性软组织病变。其特征是生长迅速,可被怀疑为肉瘤[82]。多数患者无症状或仅感到轻微不适。病变呈圆形至椭圆形,大小多为 4cm 或更小,大多位于上肢,通常位于前臂掌侧[159]。躯干和头颈部常受累，下肢较少[78,104]（图 13.1）。Shimizu 报道了一组 250 例患者，平均年龄为 39 岁，发病高峰在 30~40 岁，其中 44%的病变位于上肢，其次为下肢和躯干[137]。Lu 总结了 272 例病例的数据，包括 160 例男性和 112 例女性，年龄范围为新生儿至 77 岁。累及上肢（34%）、头颈部（24%）、躯干（21%）和下肢（14%）[96]。多灶性病变较少见[79]。

病因尚不清楚，很可能是长期的局部损伤或炎症引发。最近，有报道称同时发生了结节性筋膜炎和动脉瘤样骨囊肿，这两种肿瘤都属于 USP6 诱导的肿瘤生物谱系[121,166]。

结节性筋膜炎根据其局部解剖有 3 种亚型：最常见的皮下型、肌内型和沿浅筋膜平面扩散的筋膜型。显微镜下，结节性筋膜炎根据主要的组织学特征可细分为 3 型：黏液样型（1 型）、细胞型（2 型）和纤维型（3 型）。然而，由于不同类型的组织亦可共存于同一病变中，因此，并不总是能够定义单一的固定类型。显微镜下，不成熟的病变由嵌入致密胶原纤维网中的成纤维细胞和双折射胶原蛋白构成，并含有丰富的黏液样基质。成熟的病变往往纤维较多。从 1 型到 2 型再到 3 型的组织学转变表明了病变的自然演变过程。切除后复发非常罕见，发生率<2%。

在超声图像上，结节性筋膜炎多表现为实性，但也见囊性。据报道，浅表型结节性筋膜炎表现为低回声，伴有回声灶或边缘高回声结节，通常不显示内部血流[87]。在 CT 中，结节性筋膜炎的密度较低，反映了病变的黏液

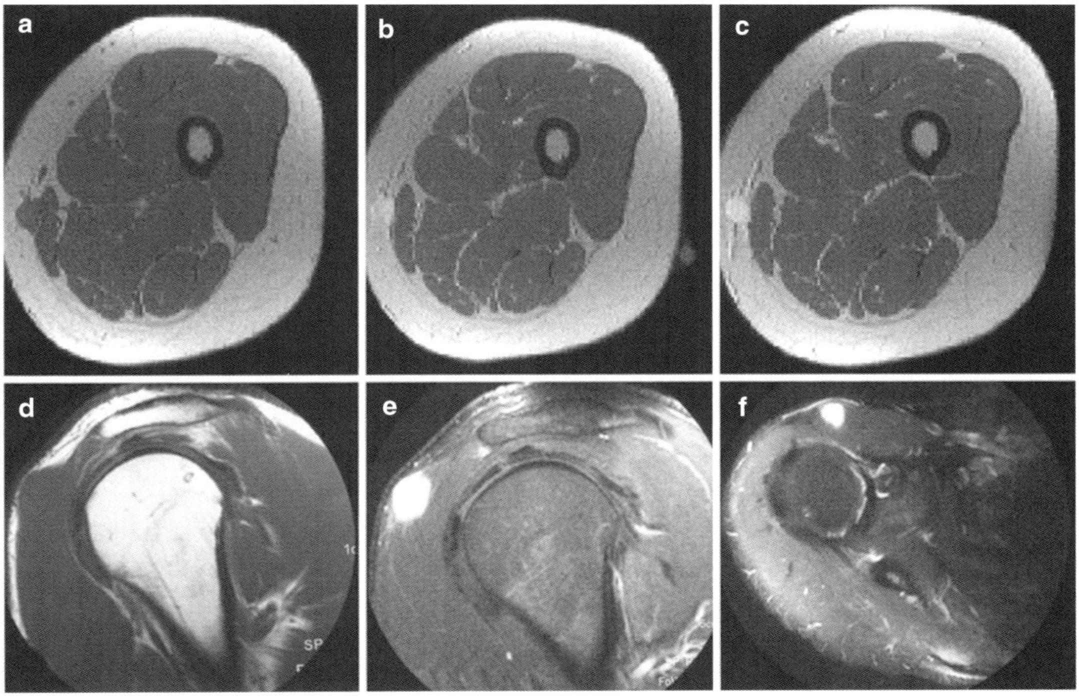

图 13.1 两例筋膜型结节性筋膜炎：第一例（a~c）位于股薄肌筋膜，第二例（d~f）位于胸肌筋膜。（a）轴位自旋回波 T1WI。（b）钆对比剂注射后的轴位自旋回波 T1WI。（c）轴位自旋回波 T2WI。（d）矢状位自旋回波 T1WI。（e）钆对比剂注射后矢状位自旋回波 T1WI，脂肪抑制。（f）轴位自旋回波 T2WI。两个病灶均与浅表筋膜紧密接触。在 T1WI 上，与正常肌肉信号（图 a，d）相比，两个病灶信号更高。在对比剂注射后（图 b，e），都显著强化，并且在 T2WI 上呈高信号（图 c，f）。

样特征[104]。MR 图像上的表现反映了肿瘤的大体形态。黏液型和细胞型病变在 T1WI 上与骨骼肌相比为低信号或等至稍高信号，在 T2WI 上与脂肪相比为等至高信号。纤维组织较多的病变在所有自旋回波序列上均为明显的低信号[104]。黏液型病变表现为明显均匀强化，细胞型病变表现为不均匀强化，纤维型病变表现为中度不均匀强化[159]。我们研究中的 3 种病例在 MR 图像上具有相同的表现：T1WI 上中心为低信号，外周为高信号；T2WI 上相反（中心高信号，外周低信号）。1991 年 Frei 等描述了这种模式[46]。将这些结果与神经源性肿瘤的 MR 特征（靶征）相比（见 17.2.2），我们将此模式命名为“倒靶征”。钆对比剂注射后，外周区强化明显，（黏液样）中心强化弱（图 13.1 和图 13.2）。在一项关于 29 个病灶的 MRI 表现的研究中，12 个病灶显示中央无强化区。9 个病灶跨间室扩散。5 个病灶中出现骨质改变，包括外源性皮质碟形凹陷、骨髓水肿和跨皮质骨侵犯。2 例病例关节内蔓延[16]。

细胞型结节性筋膜炎易被误认为肉瘤（黏液纤维肉瘤和纤维肉瘤），而纤维型必须与纤维瘤病相鉴别。与原发肿瘤相比，复发性肿瘤的侵袭性更强（图 13.3）。

13.2.2　增生性肌炎（和筋膜炎）

增生性肌炎是一种罕见的假肉瘤样病变，类似于增生性筋膜炎（对应皮下病变）。病变多见于中老年人中，主要发生于躯干、肩胛带和上臂，大腿较少见。通常，伴有疼痛性肿胀，随后迅速增长（甚至仅数天）。该肿瘤性病变为良性，常具有自限性，无复发倾向[33]。病理学上，增生性肌炎表现为间质组织（肌束膜和肌外膜）中成纤维细胞大量增殖，在正常肌纤维之间延伸形成特征性的“棋盘”形态。在显微镜下，可见丰富的成纤维细胞/肌成纤维细胞梭形细胞及大节细胞样嗜碱性细胞，核分裂象正常。

在影像学上，增生性肌炎可能具有特征性表现，应与肉瘤性病变进行鉴别诊断。实性、边界不清的肿块常呈梭形，在纵向图像上显示增厚的条带伴散在连续的肌纤维，在横断位图像上呈“棋盘”状。在横断位超声图像中，低回声线性结构是呈“棋盘”图案排列的肌肉纤维束，或者如果排列更随机的话，则类似于“干裂的泥土”（图 13.4）[133]。在多普勒超声上，血管化可能正常或增加。CT 可显示边界不清、膨胀性病灶，与肌肉相比呈等或低密度。MRI 显示肌肉膨胀，T2WI 呈中等或明显高信号，T1WI 呈低或等信号，增强后明显强化。MRI 在横断位图像上同样较好地显示了“棋盘”形态，在轴位图像上显示了病灶内保留的、连续的肌纤维（图 13.5）。此外，MRI 显示病灶周围水肿和对比增强延伸至周围筋膜，提示炎性改变[168]。

敏锐的放射科医生可根据影像学结果提出诊断建议。如果肉瘤可以通过活检和在几周内的影像随访中肿瘤大小缩小来排除，则可以避免（致残性）手术（图 13.5）[23,67]。

13.2.3　骨化性肌炎和指（趾）纤维骨性假瘤

定义：骨化性肌炎是一种常见于年轻男性四肢肌肉组织中的孤立性、良性、自限性骨化病变，约 50%的病例与创伤相关[32,100]。有时，它发生在其他组织内，如皮下脂肪（骨化性脂膜炎），约占 1/3 的病例；肌腱或筋膜（骨化性筋膜炎）和指（趾）骨膜[指（趾）纤维骨性假瘤][32,83,92,100,109]。

骨化性肌炎多数病灶直径为 3~6cm。在横断面上，病变中央呈白色、柔软、胶状，周边呈坚硬灰黄色，表面粗糙、呈颗粒状[32]。在显微镜下观察到区带状模式。这是指从中心

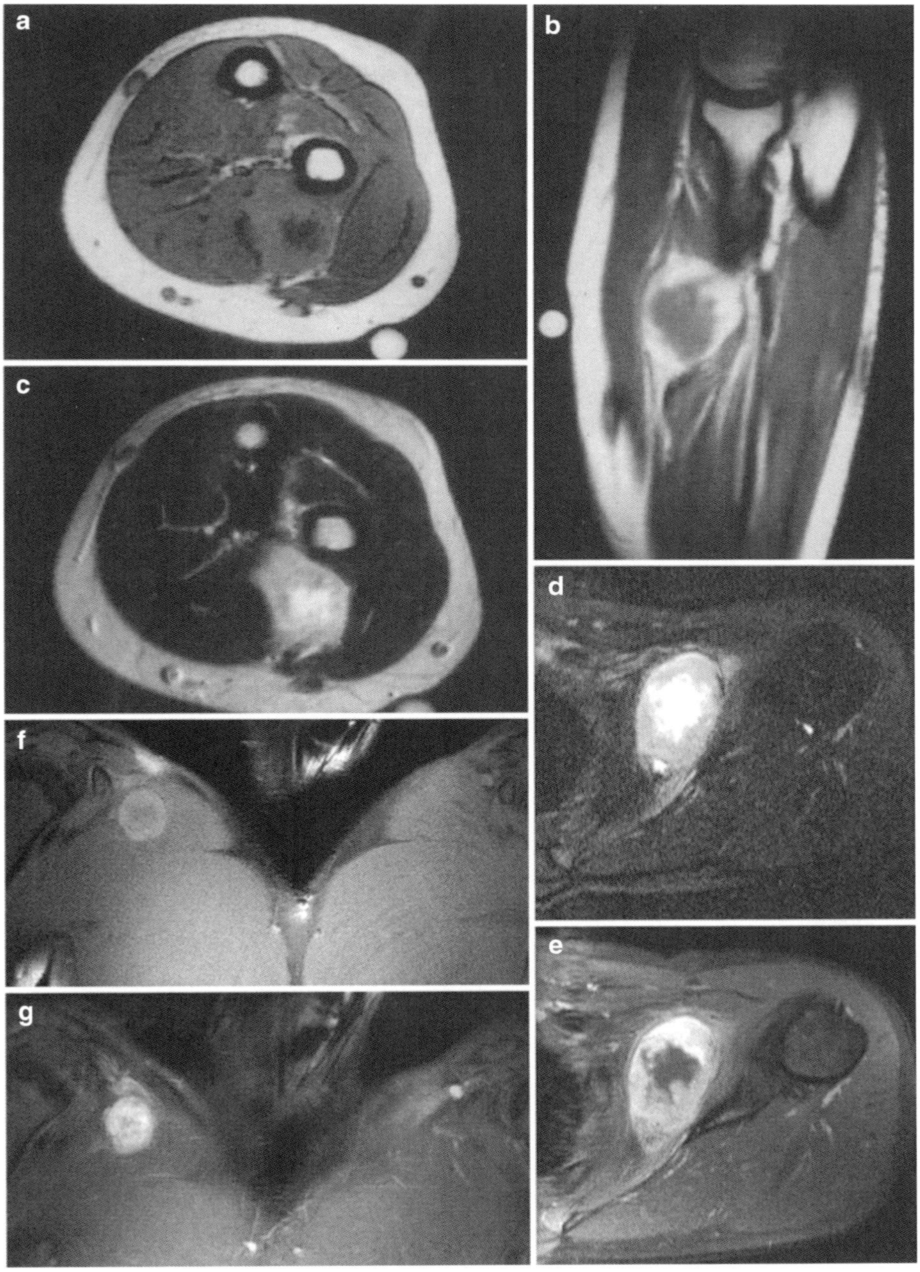

图 13.2　三例肌内型结节性筋膜炎：第一例(a~c)位于前臂，第二例(d,e)位于肩胛下肌，第三例(f,g)位于胸肌。(a)轴位自旋回波 T1WI。(b)钆对比剂注射后冠状位自旋回波 T1WI。(c)轴位自旋回波 T2WI。(d)轴位自旋回波 T2WI。(e)钆对比剂注射后轴位自旋回波 T1WI，脂肪抑制。(f)冠状位自旋回波 T1WI，脂肪抑制。(g)钆对比剂注射后冠状位自旋回波 T1WI，脂肪抑制。这三个病例都出现了所谓的"倒靶征"征象，包括 T1WI(图 a,f)上外周区高信号，T2WI(图 c,d)上外周区低信号，以及仅有外周对比增强(图 b,e,g)。

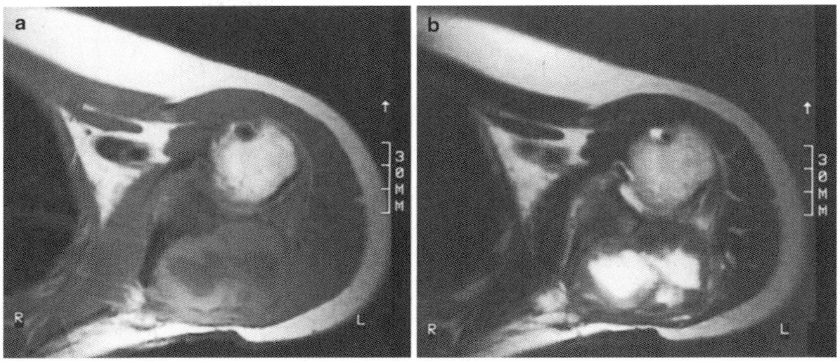

图 13.3 37岁女性,复发性筋膜型结节性筋膜炎。(a)轴位自旋回波 T1WI。(b)轴位自旋回波 T2WI。与肩胛骨相连的冈下肌内轮廓清晰的椭圆形肿块。病变在 T1WI 上相对肌肉高信号,中央双片区较低信号(图 a)。病变中央部分在 T2WI 上呈高信号,而外周部分呈较低信号(图 b)。显示为"倒靶征"。

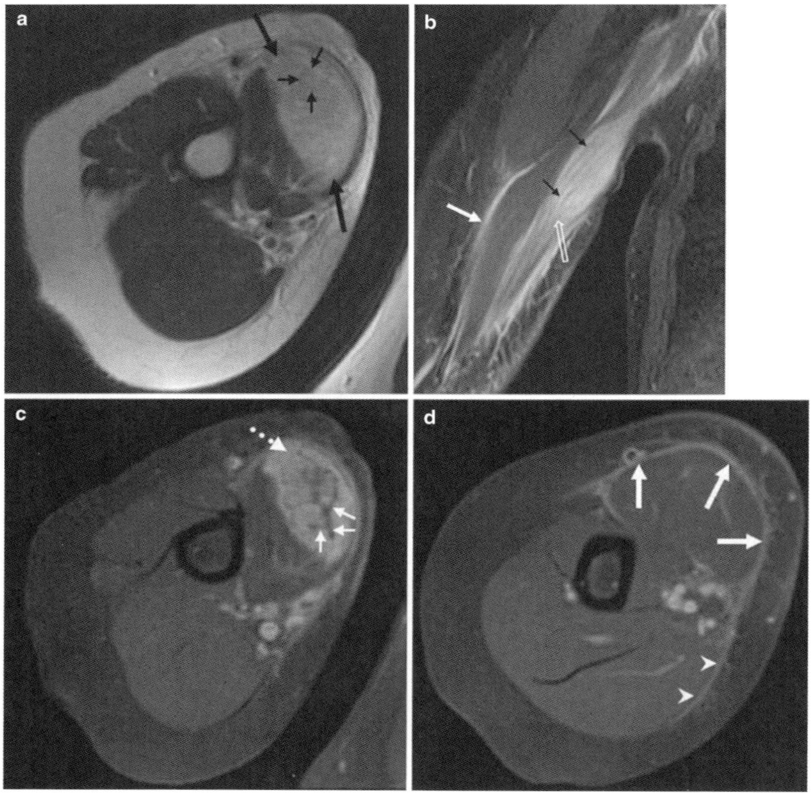

图 13.4 52岁女性,健美操教练,患增生性肌炎,有3周上臂前内侧疼痛肿胀病史。(a)轴位 T2WI。(b)冠状位 STIR 图像。(c,d)轴位对比增强 T1WI。(图 a,b)在 T2WI 中,肿块呈现不均匀的高信号(大黑色箭头所示)。在轴位图像上病变内低信号表现为"棋盘"状图案,在冠状位图像中肿瘤的上、下极可见清晰的肌束(小黑色箭头所示)。病变的下缘无法辨认,似乎继续延伸到了下方的束间间隙内(空白箭头所示)。(图 c)增强后 T1WI,呈明显不均匀强化(白色虚线箭头所示)和沿束间间隙走行的中央分支区信号降低(小白色箭头所示),同样符合"棋盘"状图案。(图 d)位于肿瘤下方的肱二头肌(纯白箭头所示)和肱三头肌前内侧部分(三角白箭头所示)出现反应性筋膜炎,STIR 信号增高,T1WI 中对比增强(Reprinted with permission from Jarraya et al.[67])。

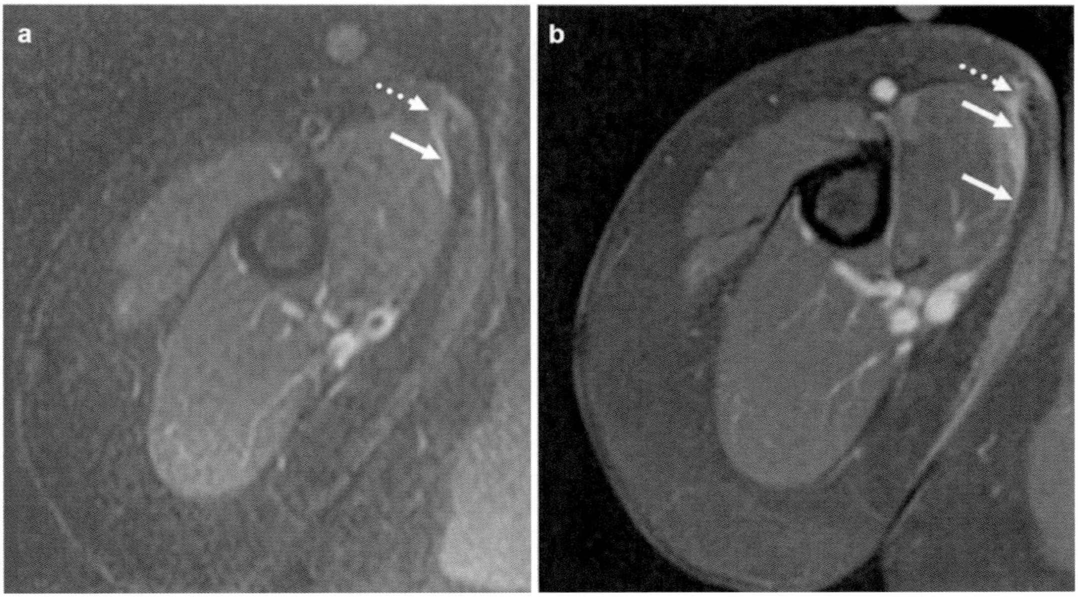

图 13.5　7 周后对图 13.4 同一患者进行随访。(a)轴位 STIR 和(b)轴位增强 T1WI 显示肌内肿块完全消失，肱二头肌前内侧(箭头所示)和活检路径(虚线箭头所示)仍存在少量的筋膜 STIR 高信号和强化(Reprinted with permission from Jarraya et al.[67])。

到外周的细胞成熟程度逐渐进展，中心的成熟最低，外周的成熟度最高伴成熟骨形成。

• 发病率和临床表现。骨化性肌炎是迄今为止最常见的软组织成骨病变。这种疾病的确切发病机制尚不清楚。约 50%的病例有既往机械性创伤史。作为其他一些病例的致病因素，感染和凝血障碍已有报道。此外，该疾病也可能与烧伤、截瘫和四肢瘫痪或其他神经肌肉疾病(如破伤风)相关[32,100]。

骨化性肌炎通常影响年轻、好动的成人和青少年，主要是男性(图 13.6 至图 13.9)，但偶尔涉及其他年龄组的人。疼痛和压痛是首发症状，其次是软组织弥漫性肿胀。这种肿胀通常在 2~3 周后变得更加局限和僵硬。此后，逐渐变为直径为 3~6cm 的坚硬肿块，触诊轮廓清楚。尽管在文献中已经提出恶性转化为骨外骨肉瘤的可能，但尚未得到证实。因此，一般认为骨化性肌炎的预后良好[32]。

主要受累部位为四肢，80%以上的病例受累。股四头肌和肱肌分别是下肢和上肢的好发部位。易发生创伤的部位更常见。

骨化性脂膜炎的发病率与骨化性肌炎的发病率略有不同，因为它好发于女性的上肢[32,100]。

指(趾)纤维骨性假瘤主要发生在年轻人的手指或足趾中，女性更常见[83]。

• 影像学表现。急性骨化性肌炎是指疾病的早期阶段，在影像学上可见骨化之前。在疾病的最初阶段，放射学仅观察到软组织密度略微增加。一般而言，钙化发生在初始创伤后 4~6 周内，并导致“成熟”病变。最初，这些钙化在 X 线检查时表现为不规则的絮状阴影。随着时间的推移，在病变周围形成板层骨，并向其中心进展[32,100]。病变活动期的 CT 表现很好地反映了逐渐成熟的离心性模式：病变中央未成熟区呈透光区，而外周成熟区出现钙化和骨化(图 13.7 和图 13.8)。这种现象被称为“分区”现象。

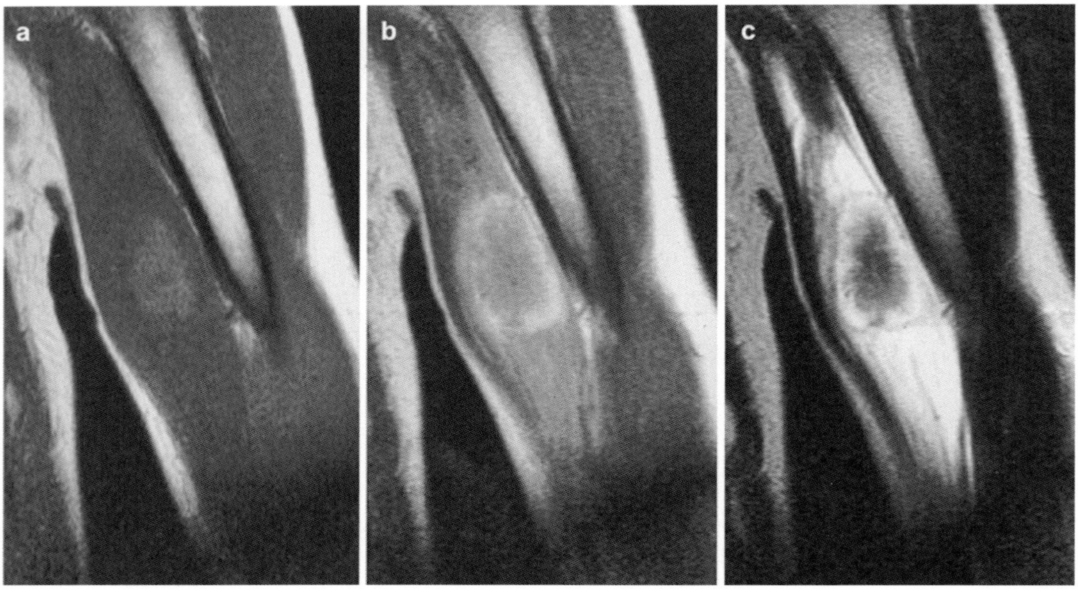

图 13.6 7 岁男童,左上臂早期骨化性肌炎:(a)冠状位 T1WI,(b)钆对比剂注射后的冠状位 T1WI,(c)冠状位 T2WI。肱二头肌内界限不清的肿块。在 T1WI 上,肿块相对肌肉呈稍高信号(图 a)。注射对比剂后,出现明显的外周强化(图 b)。在 T2WI 上,病灶中心仍为低信号,而高信号周围可见薄的低信号环。整个肱二头肌内极高信号(图 c)。早期骨化性肌炎的特征性表现(活检显示大量骨样骨,周围有大量成骨细胞)。

在 MRI 上显示骨化性肌炎的三种不同表现,对应于不同的成熟阶段。骨化性肌炎早期,即所谓急性期,在 MRI 上表现为肿块,在 T1WI 上与肌肉呈等信号,甚至稍高信号,而在 T2WI 上呈高信号(图 13.6)。病变周围有不同程度的水肿,T2WI 呈高信号,部分病例边缘呈低信号。增强扫描后,观察到边界清晰的强化边缘,可区分该病变与均匀强化的原发性软组织肉瘤。中期或亚急性期病变的 MRI 表现为 T1WI 上与肌肉呈等信号,T2WI 上信号强度轻微增加[153]。这些发现可用组织学上观察到的中央纤维转化来解释。虽然在 X 线片和 CT 上能更好地观察到,但偶尔在 T2WI 上也可观察到病灶周围有一薄层信号缺失,这与边缘钙化相对应。较少见到与出血一致的液-液平面表现。成熟病变(即“慢性期”)在所有序列上显示出更广泛的信号缺失,对应于明显的外周钙化和骨化。在此阶段病变在 T2WI 上表现为“洋葱皮样”信号强度增高(图 13.8)。

骨化性肌炎的诊断主要依靠 X 线片。必须注意中央透光区的存在,这是分区现象的表现,以及有无将病灶与下方皮质分离的透亮线,这两点在 CT 上都能很好的显示。由于确定诊断的活检可能是在疾病的早期阶段进行,病变可能在一段时间内继续生长。在这种情况下,重复 X 线片和 CT 检查有助于记录病变的成熟情况和排除破坏性生长模式(图 13.9)[84]。X 线片和 CT 在显示钙化和骨化方面优于 MRI;然而,在疾病早期“急性骨化性肌炎”的情况下,MRI 已被证明是最准确的成像技术,尽管影像表现是非特异性的。

骨化性脂膜炎和指(趾)纤维骨性假瘤

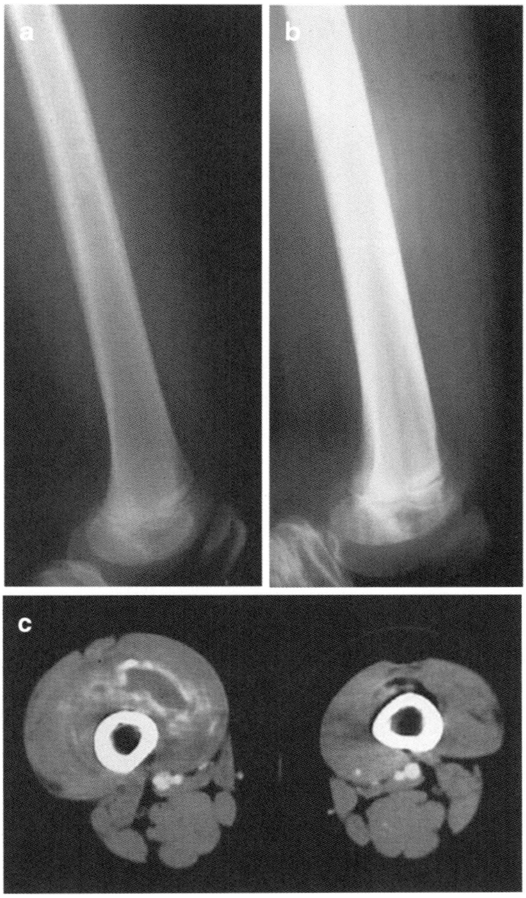

图 13.7　13 岁男童,右大腿中期骨化性肌炎:(a)创伤后数天 X 线片,(b)5 天后 X 线片,(c)CT。右大腿腹侧出现微弱的线性骨膜钙化(图 a)。5 天后,股四头肌内出现广泛钙化(图 b)。CT 显示右大腿弥漫性肿胀伴股中间肌内蛋壳样钙化(图 c)。分区现象是创伤后骨化性肌炎中期的特征。

的表现与骨化性肌炎相似,不同之处在于这些病变可能缺乏明显的分区现象。在指(趾)纤维骨性假瘤,可能观察到下层骨皮质侵袭和点状钙化(图 13.10)[83,92,100,109]。

13.2.4　缺血性筋膜炎

缺血性筋膜炎,也称为褥疮性纤维增生或褥疮性筋膜炎,是一种假肉瘤性病变,表现为覆盖骨突起区域的肿块。这些病变主要发生于老年患者,可能与身体活动受限相关。通常累及四肢、骶骨、大转子、肩部、臀部或后胸壁。组织学上,观察到区带性现象,伴有节细胞样(肌)成纤维细胞的假肉瘤样增生,中心区域为纤维素样变性,可能包括被肉芽组织围绕的梗死脂肪(后者将其与增生性和结节性筋膜炎区分开来)。

MRI 信号强度无特异性,T1WI 呈低信号,T2WI 呈高信号。静脉注射对比剂后,在强化的肿块内可见不规则的中心低信号区,可能对应于纤维素样变性/梗死脂肪的中心区(图 13.11)[64]。病灶周围可见水肿延伸至筋膜外。可能有助于区分坏死性肉瘤和脓肿的特征包括:老年、行动不便的患者、受压点皮下位置。手术清创或切除,有时联合局部软组织重建,是首选治疗方法,且罕见复发[11,134]。

13.2.5　弹力纤维瘤

一般认为弹力纤维瘤是纤维弹性假瘤。它几乎只发生在肩胛下区,位于邻近肩胛下角的斜方肌和背阔肌深部,与前锯肌和肋骨密切相关。这被认为是胸壁与肩胛骨尖部反复机械性摩擦所致,该假说得到免疫组化数据支持[25]。其他部位不常见,如鹰嘴下、胸壁、腋窝和大转子区。双侧好发,见于 10%~60% 的患者。大多数患者为老年人,女性明显占优势。在儿童和婴儿中报道了单个病例[8,24]。一半患者无症状,另一半表现为疼痛或上肢活动受限[72]。染色体异常和家族史支持背部弹力纤维瘤有遗传性倾向。

大体检查时,这些病变质地坚硬呈橡胶样[24,82,91,99]。在组织学上,病变主要由弹力蛋白纤维和包埋的成熟脂肪组织岛组成。显微镜检查显示弹力纤维肥大、变性,背景为成熟胶原蛋白和脂肪。CT 显示密度与邻近肌肉相似。有时,有与皮下脂肪相似的线状低密度[85](图 13.12a)。与 US 和 MRI 相比,CT 上

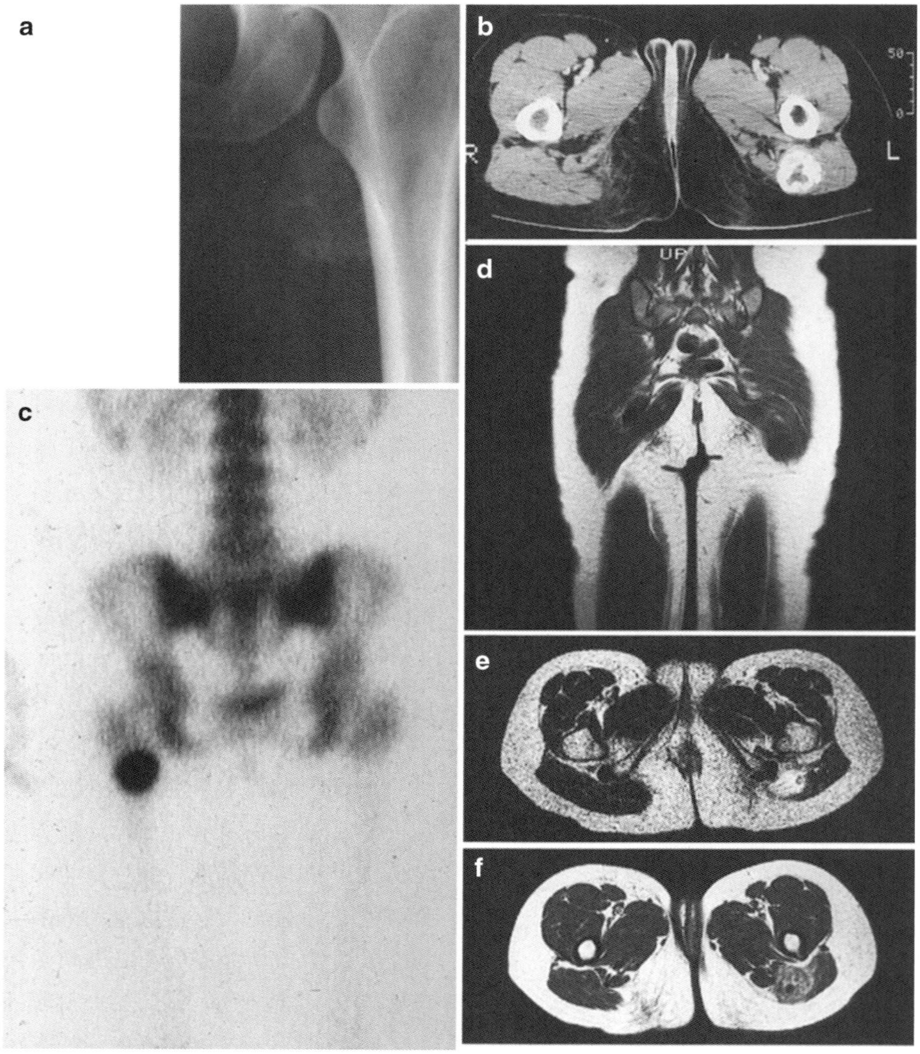

图 13.8　19 岁女性，专业赛艇运动员，大腿骨化性肌炎，成熟期。(a)X 线片。(b)CT。(c)核素扫描。(d)冠状位自旋回波 T1WI。(e)钆对比剂注射后的轴位自旋回波 T1WI。(f)轴位自旋回波 T2WI。X 线片显示大腿后方有一个圆形钙化的软组织肿块(图 a)。CT 证实在轻度萎缩的臀大肌内有一严重钙化的病变。一小块中央区未发生钙化(图 b)。在放射性核素扫描中，在左侧转子区域后方有明显的示踪剂浓聚(图 c)。病灶在 T1WI 上呈低信号(图 d)，在 T2WI 上呈高信号(图 f)，注射对比剂后呈明显强化(洋葱皮样)(图 e)。在所有 MR 图像上缺乏明显占位效应。患者病史和影像学表现支持成熟的骨化性肌炎。尽管存在巨大钙化，但病变在 T2WI 上仍产生高信号。

的病变大小与术后病理学标本的大小相关性最好[107]。MRI 很好地反映了以纤维为主的肿块内包埋脂肪的组织成分。在 T1WI 和 T2WI 上，病变表现为透镜状、边界清楚的肿块，中间的信号近似于骨骼肌。交错区域的信号与脂肪相似[81,97]。T1WI 和 T2WI 上低信号的区域在组织学上均对应于纤维结缔组织[85](图 13.12b–d)。一些病灶在 ^{18}F–FDG PET 上可能表现为轻度至中度摄取和(或)在 MRI 上表现为弥散受限，不应误认为转移[35,60]。

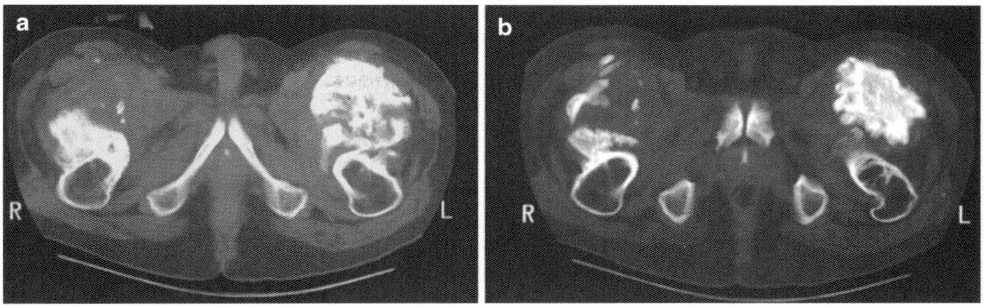

图 13.9　33 岁男性，创伤后骨化性肌炎，成熟期，位于大腿近端 1/3 的前方：(a)股骨小转子水平的 CT(软组织窗)；(b)与 a 相同切面的 CT(骨窗)。双侧股四头肌内巨大的、明显钙化的软组织肿块，与骨化性肌炎的成熟期相对应。

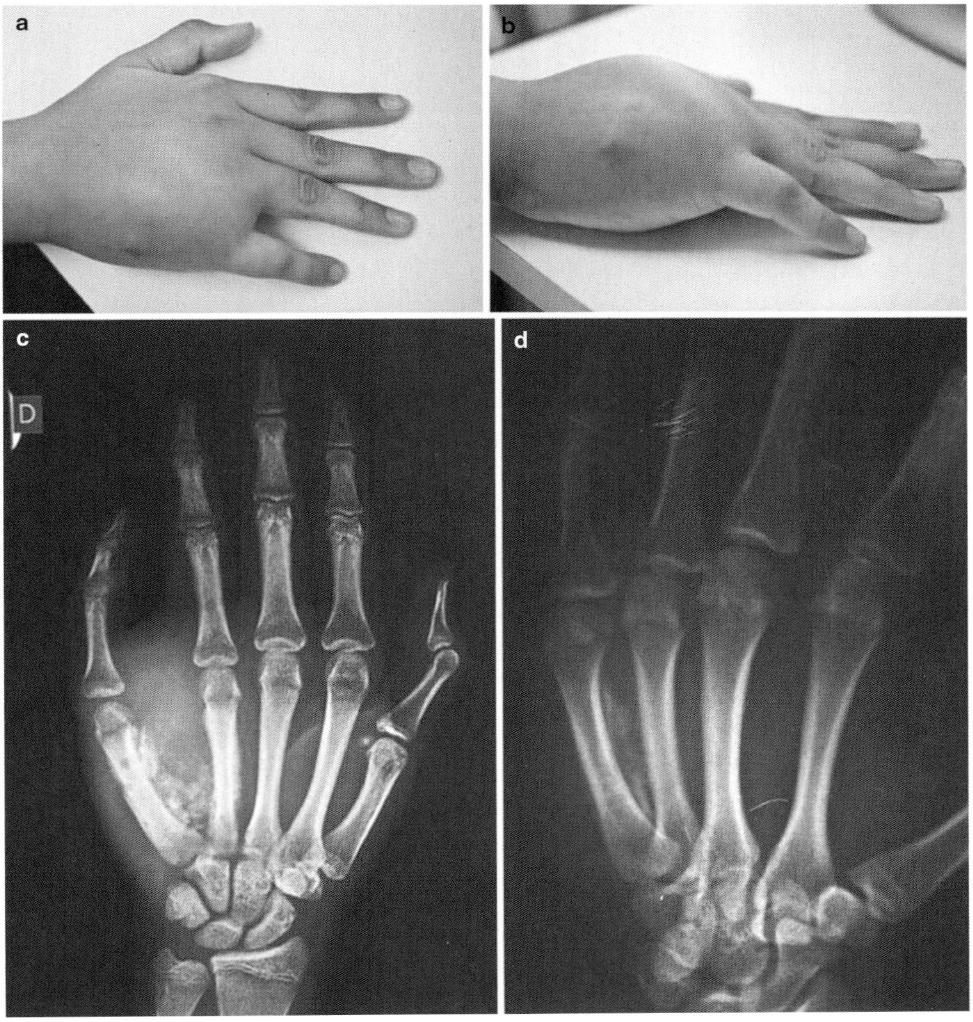

图 13.10　指纤维骨性假瘤。(a,b)小鱼际隆起肿胀，皮肤出现红色区域。注意由于第五掌骨的核芯针活组织检查造成的小的点状瘢痕。(c)前后位 X 线片显示骨膜表面附近软组织内的钙化肿块。(d)6 个月后病变的演变(缩小)有助于准确诊断指纤维骨性假瘤(Reprinted with permission from Liliana and Santini-Araujo[92])。

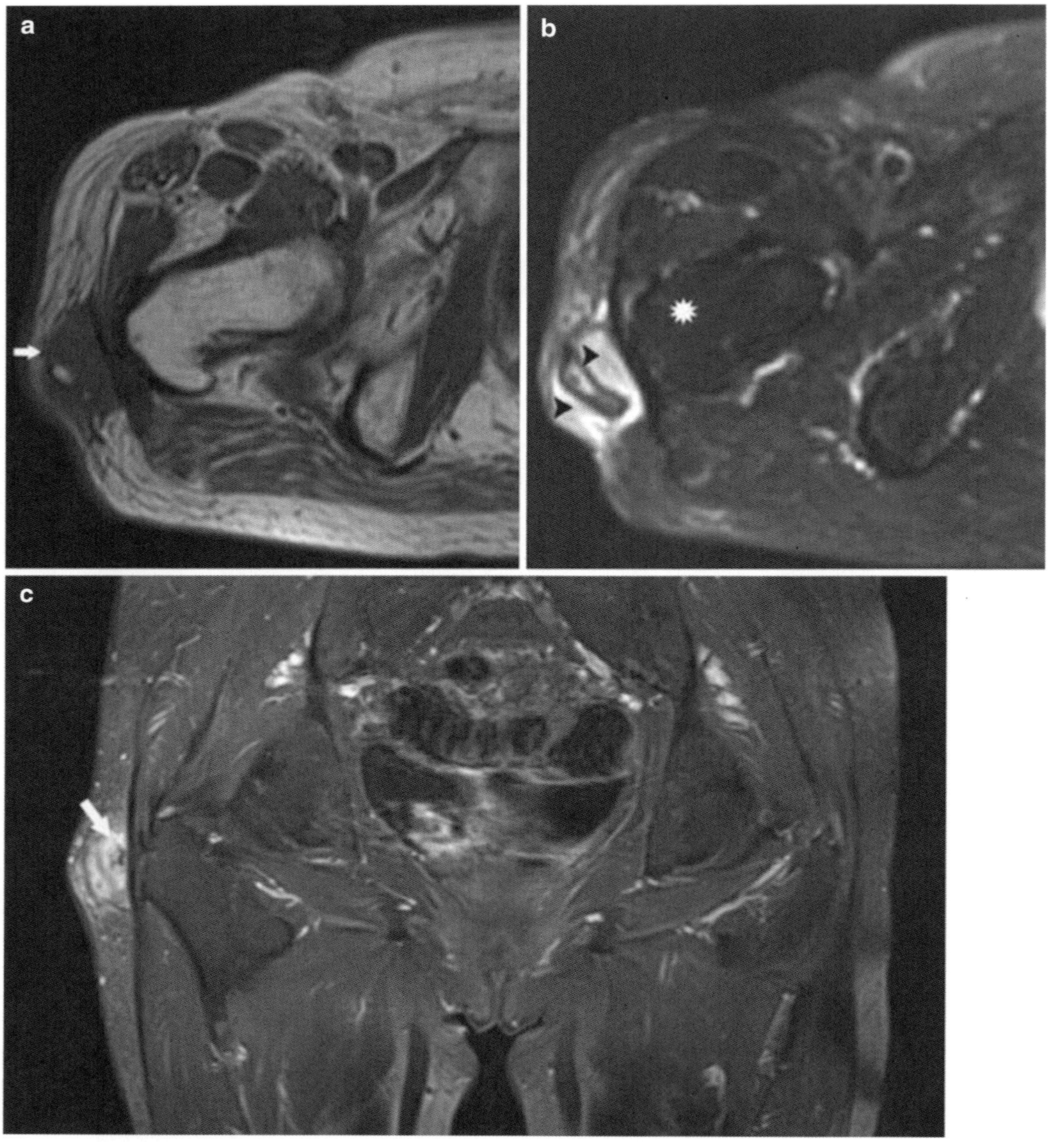

图 13.11 缺血性筋膜炎，也称为褥疮性筋膜炎。77 岁女性，瘫痪在床，在大转子外侧发现质硬、可触及的、固定的肿块。MRI 显示邻近髂胫束皮下肿块。(a)在 T1WI 上，病变与肌肉等信号(白色箭头所示)，中心有高信号区。(b)脂肪抑制 T2WI 主要表现为高信号(黑色三角箭头所示)，其内有低信号区，邻近右侧大转子(白色星号所示)。(c)静脉注射钆对比剂后，明显强化，小区域无强化，与坏死灶一致(白色箭头所示)。无臀肌和大转子骨髓的侵袭。组织学检查提示缺血性筋膜炎的诊断，其中央的低细胞区域被成纤维细胞和血管增生的外部区域所包围(Reproduced with permission from Ceulemans L, et al. [92])。

外科手术不应仅用于老年患者的诊断，同时应用于有症状的病变[12]。事实上，放射科医生对该疾病的熟悉程度可能使其能够避免一些手术[98]。鉴别诊断有限，但包括存在时间较长的韧带样纤维瘤，其细胞减少，含有大量胶原蛋白，好发于年轻患者。

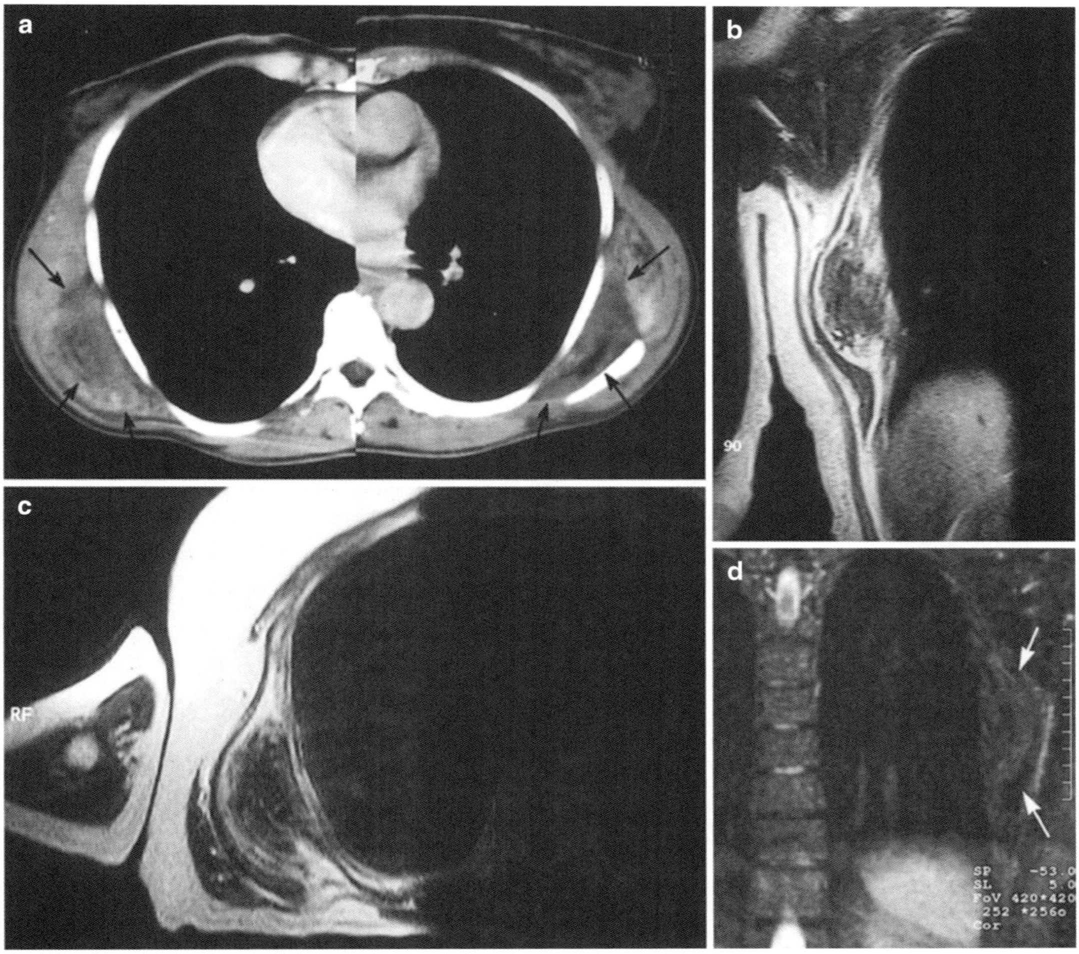

图 13.12　背部弹力纤维瘤。一名 60 岁女性(a),一名 67 岁女性(b,c)和一名 56 岁女性(d)。(a)碘对比剂注射后的 CT。(b)冠状位自旋回波 T1WI。(c)轴位快速自旋回波 T2WI。(d)冠状位 STIR MR 图像。CT 显示,双侧斜方肌和背阔肌之间有一个椭圆形肿块(箭头所示)。碘对比剂注射后病灶显示混杂密度和强化(图 a)。肩胛下区内的椭圆形肿块,在 T1WI(图 b)上显示与脂肪和肌肉信号强度相同,在 STIR T2WI(图 c,d)上整体呈低信号。3 例弹力纤维瘤具有特征性的位置、CT 上的密度和 MR 图像上的信号强度,反映了纤维性团块中夹杂脂肪成分。

13.2.6　腱鞘纤维瘤

腱鞘纤维瘤由牢固附着在腱鞘上的良性、缓慢生长的致密纤维结节(或多结节肿块)组成,最常见于手、足(图 13.13)。拇指、示指和中指及腕部掌侧的病变占病例的 80%。最常见于成人,男性发病率是女性的 2 倍以上。主要症状是无痛性的、直径较少>2cm 的小肿块,但可能会限制受累手指的活动[95]。大体上,其类似于腱鞘中更常见的分叶状巨细胞瘤,但细胞较少,且无黄色瘤细胞或巨细胞[32]。显微镜下,这种分叶状结节性病变由紧密排列的梭形细胞(成纤维细胞)、血管和大量致密的透明样胶原物质组成。偶尔,从细胞较少的透明样胶原区向富细胞区逐渐移行,这被认为是肿瘤发展早期阶段的特征。

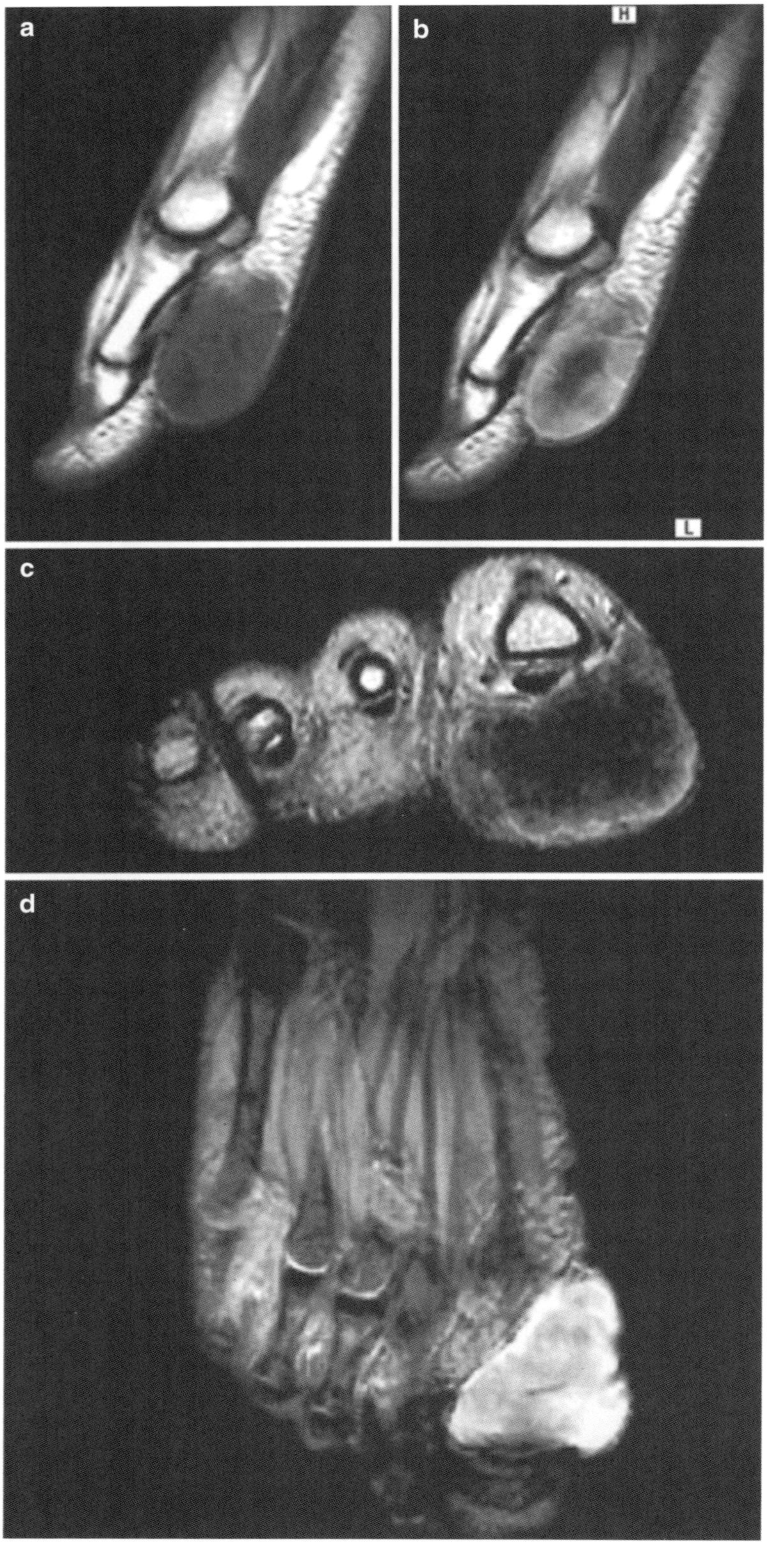

图 13.13 35 岁女性，腱鞘纤维瘤。(a)矢状位自旋回波 T1WI。(b)钆对比剂注射后矢状位自旋回波 T1WI。(c)轴位自旋回波 T2WI。(d)冠状位 T2WI。左踇趾跖侧的大椭圆形肿块。近端病变不均匀，界限不清(图 a)。注射对比剂后，病灶周边明显强化(图 b)。在 T2WI 上，整个病变呈低信号(图 c)。在梯度回波序列中，病变周边信号极高。该梯度回波序列有助于区分纤维瘤和腱鞘巨细胞瘤，因为在腱鞘巨细胞瘤中，由于含铁血黄素的 T2* 效应，整体信号较低(图 d)。

富细胞型必须与结节性筋膜炎、纤维组织细胞瘤及纤维肉瘤相鉴别。

尽管腱鞘纤维瘤在组织学上可能类似于结节性筋膜炎，但它们几乎只累及手和足，且生长缓慢，而结节性筋膜炎突然发病，生长迅速，通常在 3~6 周内达到最大尺寸。此外，它们也好发于前臂掌侧[126]。最近，发生在膝关节、肩锁关节和颞下颌关节等关节内的腱鞘纤维瘤也有报道[53,56]。

Lourie 等人报道了腱鞘纤维瘤侵袭第三跖骨的 X 线片表现[95]。

Fox 等人[44]报道了 6 例腱鞘纤维瘤患者。MRI 表现不具有特异性，即 T1WI 和 T2WI上均为低至中等信号，增强扫描呈不同程度强化(从无强化到显著强化)。MR 表现取决于并反映细胞、黏液、血管或胶原等不同肿瘤成分的相对含量。因此，MR 表现可与腱鞘巨细胞瘤的特征相重叠(图 13.14)。可能有助于鉴别腱鞘纤维瘤与腱鞘巨细胞瘤的特征包括：存在代表胶原束的低信号带状区域、对比增强不明显和梯度回波图像上信号强度无显著降低(图 13.13d)[20]。

13.2.7　项型纤维瘤

项型纤维瘤或颈部胶原病是一种良性软组织肿瘤，起源于颈后皮下组织，好发于

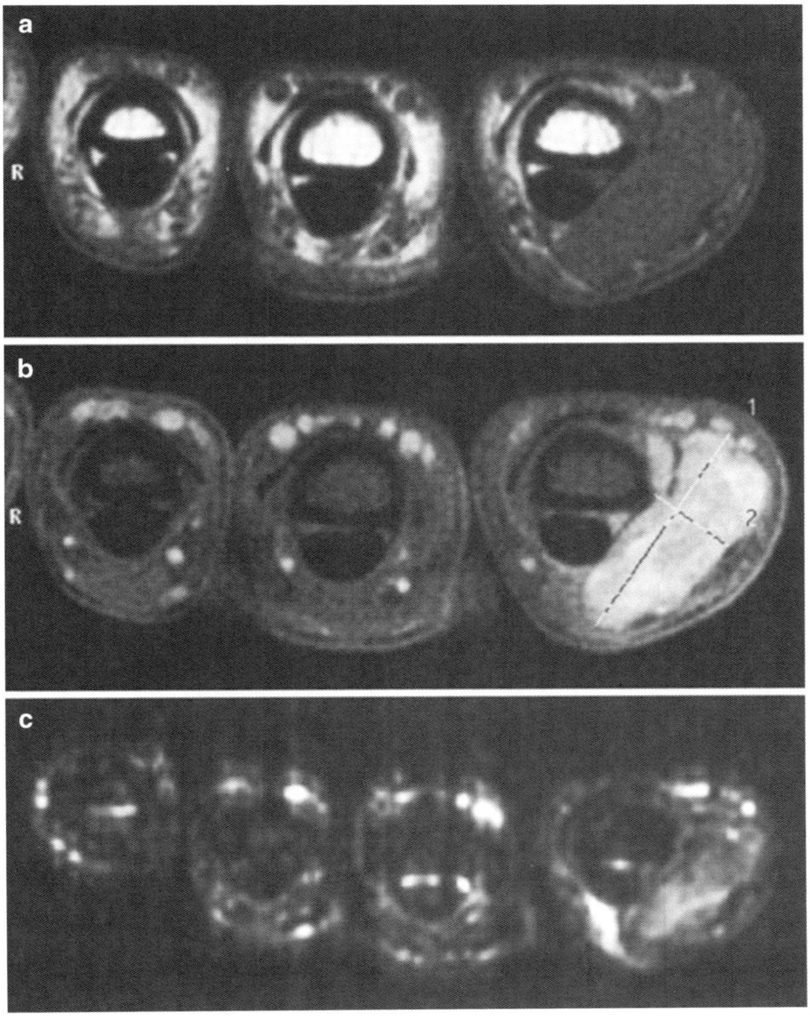

图 13.14　示指掌侧邻近屈肌腱的腱鞘纤维瘤。(a) 轴位自旋回波 T1WI。(b) 钆对比剂注射后脂肪抑制轴位自旋回波 T1WI。(c) 脂肪抑制轴位自旋回波 T2WI。病变在 T2WI 上为低信号(图 c)，在钆对比剂注射后中度强化(图 b)。

肩胛间和脊柱旁区。项部纤维瘤多见于男性，发病高峰在 20~50 岁。

显微镜下，项型纤维瘤有浅表（皮下或真皮）成分，由少细胞的、粗大的分叶状胶原纤维束和少量成纤维细胞组成。常存在包埋的脂肪组织和创伤性神经瘤样神经增生性小神经束。在少数情况下也可见骨骼肌浸润。该病与糖尿病密切相关，也与 Gardner 综合征、纤维瘤病和隆突性皮肤纤维肉瘤有关。局部复发可能表明持续存在与其发病机制相关的局部或全身因素[105,131]。

MR 表现反映了组织学组成：胶原蛋白在 T1WI 和 T2WI 上均呈较低信号。具有不同程度的对比增强。鉴别诊断包括 T2WI 低信号和不同程度强化的其他软组织肿块，如硬纤维瘤、孤立性纤维瘤、腱鞘纤维瘤、胶原纤维瘤、神经纤维瘤、瘢痕纤维瘤、纤维肉瘤和恶性纤维组织细胞瘤[86]。T1WI 上高信号的小病灶是包埋的脂肪组织（图 13.15 和图 13.16）。这一点与弹力纤维瘤非常相似。

13.2.8　促结缔组织增生性成纤维细胞瘤（胶原纤维瘤）

促结缔组织增生性成纤维细胞瘤或胶原纤维瘤常见于 40~60 岁的患者，男性较多（75%）。肿瘤常表现为边界清楚、可活动、质硬、孤立性肿块，累及皮下组织或骨骼肌。肿瘤的好发部位为手臂、肩部和后颈部或上背部。已报道的胶原纤维瘤的大小为 1~20cm。组织学上，低倍镜下肿瘤边缘清晰。肿瘤细胞是相对温和的星形和梭形成纤维细胞，被致密的胶原纤维和纤维黏液样基质分隔。细胞密度低或极低，核分裂象罕见或缺失，未见肿瘤坏死。

在 MR 图像上，胶原纤维瘤在 T1WI 和 T2WI 上呈低信号区，并呈中度至明显不均匀强化[70,103,165]。由于两者均富含大量胶原，硬

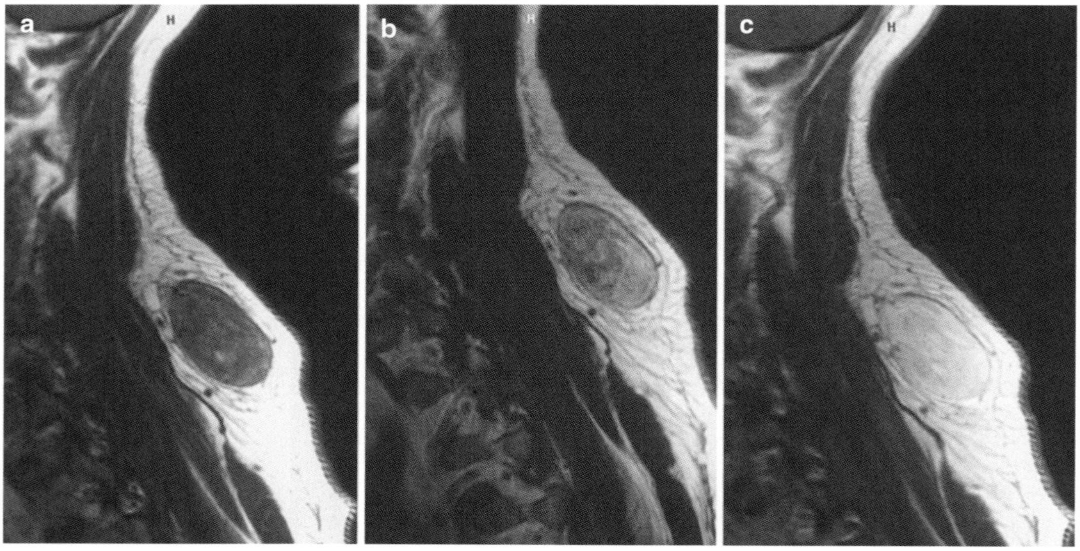

图 13.15　50 岁男性，项型纤维瘤。(a)矢状位自旋回波 T1WI。(b)矢状位自旋回波 T2WI。(c)钆对比剂注射后矢状位自旋回波 T1WI。颈部皮下脂肪组织内椭圆形、轮廓清晰的肿块。因胶原性肿块内混杂了脂肪成分，在两种自旋回波图像上均呈中等信号强度（图 a,b）。注射对比剂后有明显强化（图 c）。部位和 MR 表现是项型纤维瘤的特征。

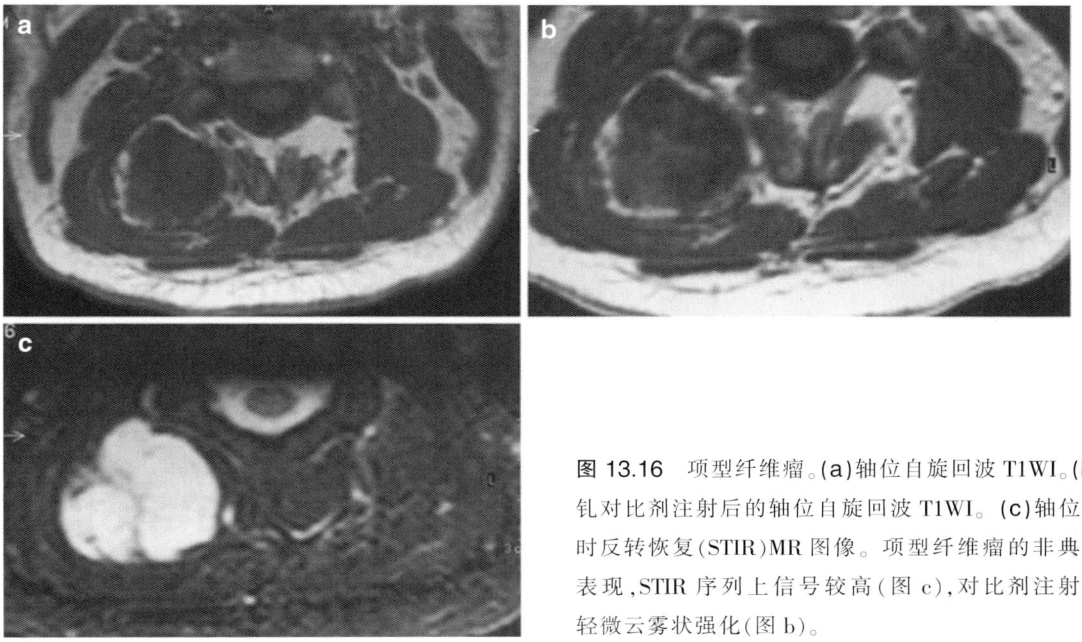

图 13.16 项型纤维瘤。(a)轴位自旋回波 T1WI。(b)钆对比剂注射后的轴位自旋回波 T1WI。(c)轴位短时反转恢复(STIR)MR 图像。项型纤维瘤的非典型表现，STIR 序列上信号较高(图 c)，对比剂注射后轻微云雾状强化(图 b)。

纤维瘤也有类似的 MRI 表现(图 13.17)。据报道，在一组 3 例病例中出现了特征性的边缘强化，这被认为是这种非侵袭性肿瘤的外膜样纤维组织[165]。胶原纤维瘤细胞较少，血管较少，周围浸润性较差，因此，比韧带样纤维瘤活动性更大，边界更清晰，更容易切除。此外，好发于老年人(40 岁以上)。为避免进行不恰当的治疗，对胶原纤维瘤进行鉴别诊断至关重要[119]。

13.2.9 钙化性腱膜纤维瘤

钙化性腱膜纤维瘤是一种罕见的、常发生于幼儿和青少年的良性纤维母细胞性肿瘤(因此，也被命名为青少年腱膜纤维瘤)，男女比例约为 2:1。表现为一种独特的、可触及、无痛、质硬肿块，大小为 1~3cm，好发于手/指和足的掌侧[13]。钙化性腱膜纤维瘤常与肌腱和腱膜相关，典型病变浸润周围的脂肪、肌肉或神经血管组织。组织学上，在透明变性至局灶性软骨样基质的背景中伴钙化结节的纤维瘤样病变[37]。在肿瘤的早期阶段(多见于年轻患者)，肿瘤呈浸润性生长，常无钙化，而在晚期阶段，肿瘤致密化、结节化，伴有更明显的软骨分化和钙化[115]。

X 线检查有时可在软组织肿胀的局灶区域(常在四肢远端)显示微弱的点状钙化(图 13.18)[111]。MRI 是显示病变范围和边缘的最佳方式。T2WI 上的信号强度受钙化程度和纤维成分的影响，呈高、低信号不均匀混杂：较低的 T2 信号强度更常见于老年人。T1WI 上呈中等信号强度。注射对比剂后病变明显强化，从而可清晰显示侵袭性边缘。鉴别诊断包括腱鞘巨细胞瘤(含铁血黄素沉积导致 T1WI 和 T2WI 低信号)、其他纤维瘤、软组织软骨瘤、滑膜肉瘤和透明细胞肉瘤[13]。手术切除是首选的治疗方法。然而，因其具有侵犯周围组织倾向，导致手术切除不完全和(晚期)复发率高达 50%。

13.3 纤维瘤病

纤维瘤病涵盖了许多良性成纤维细胞增

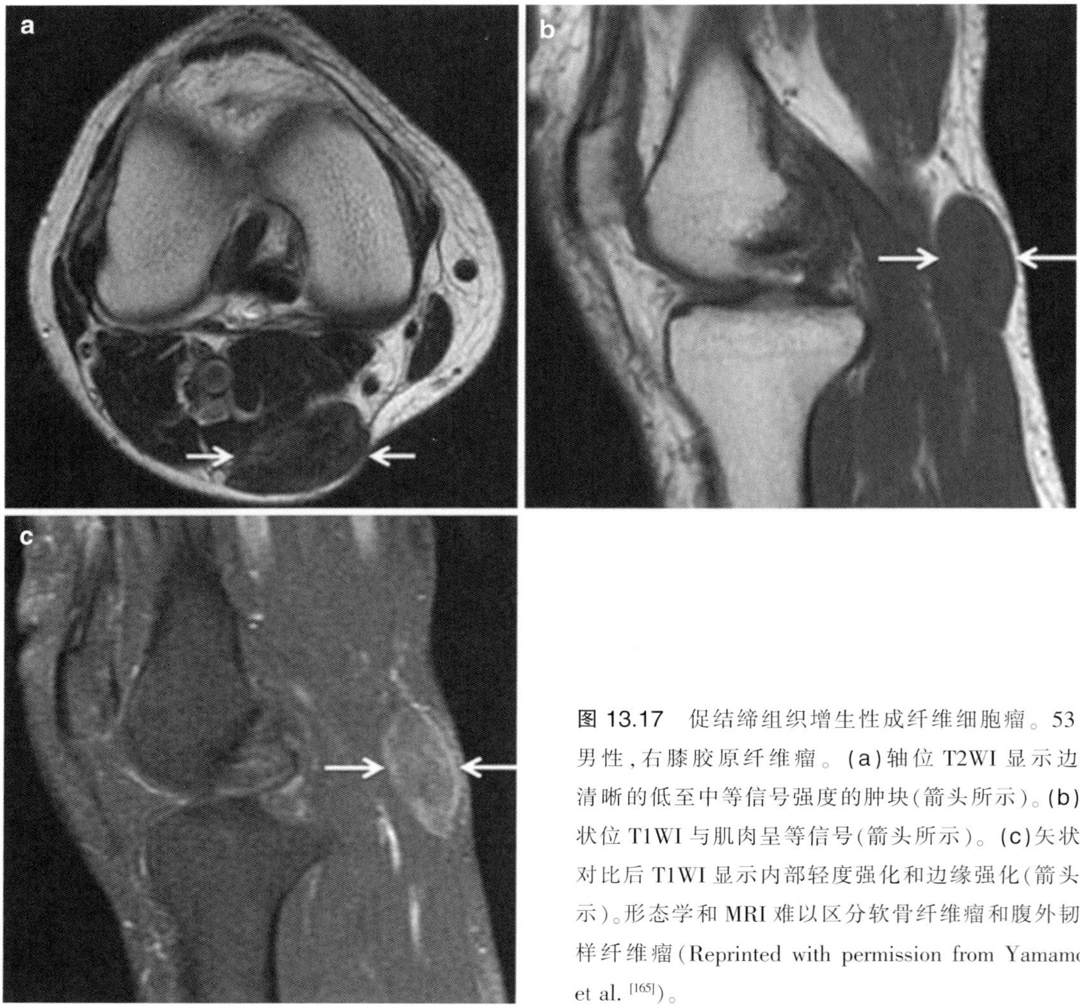

图 13.17 促结缔组织增生性成纤维细胞瘤。53 岁男性，右膝胶原纤维瘤。(a)轴位 T2WI 显示边缘清晰的低至中等信号强度的肿块(箭头所示)。(b)矢状位 T1WI 与肌肉呈等信号(箭头所示)。(c)矢状位对比后 T1WI 显示内部轻度强化和边缘强化(箭头所示)。形态学和 MRI 难以区分软骨纤维瘤和腹外韧带样纤维瘤(Reprinted with permission from Yamamoto et al.[165])。

生性疾病。Enzinger 和 Weiss 将其分为浅表型和深部型，并根据解剖位置进一步细分：

1.浅表(筋膜)纤维瘤病

(a)掌腱膜纤维瘤病(Dupuytren 挛缩)。

(b)跖腱膜纤维瘤病(Ledderhose 病)。

(c)阴茎纤维瘤病(Peyronie 病)。

(d)指节垫。

2.深部(肌腱膜)纤维瘤病

(a)腹外纤维瘤病(腹外韧带样纤维瘤)。

(b)腹部纤维瘤病(腹部韧带样纤维瘤)。

(c)腹内纤维瘤病(腹内韧带样纤维瘤)。

–盆腔纤维瘤病。

–肠系膜纤维瘤病。

–Gardner 综合征。

虽然浅表和深部病灶的显微镜下表现相似，但浅表病灶生长缓慢，而深部病灶的生物学行为更具侵袭性，介于纤维肉瘤和纤维瘤之间[15]。由于病变在组织学上相似，因此，腹部和腹外韧带样纤维瘤的区分较随意[10]。

纤维瘤病并不常见，占所有肿瘤的 0.03%。多见于青壮年，30 岁为发病高峰。无性别优

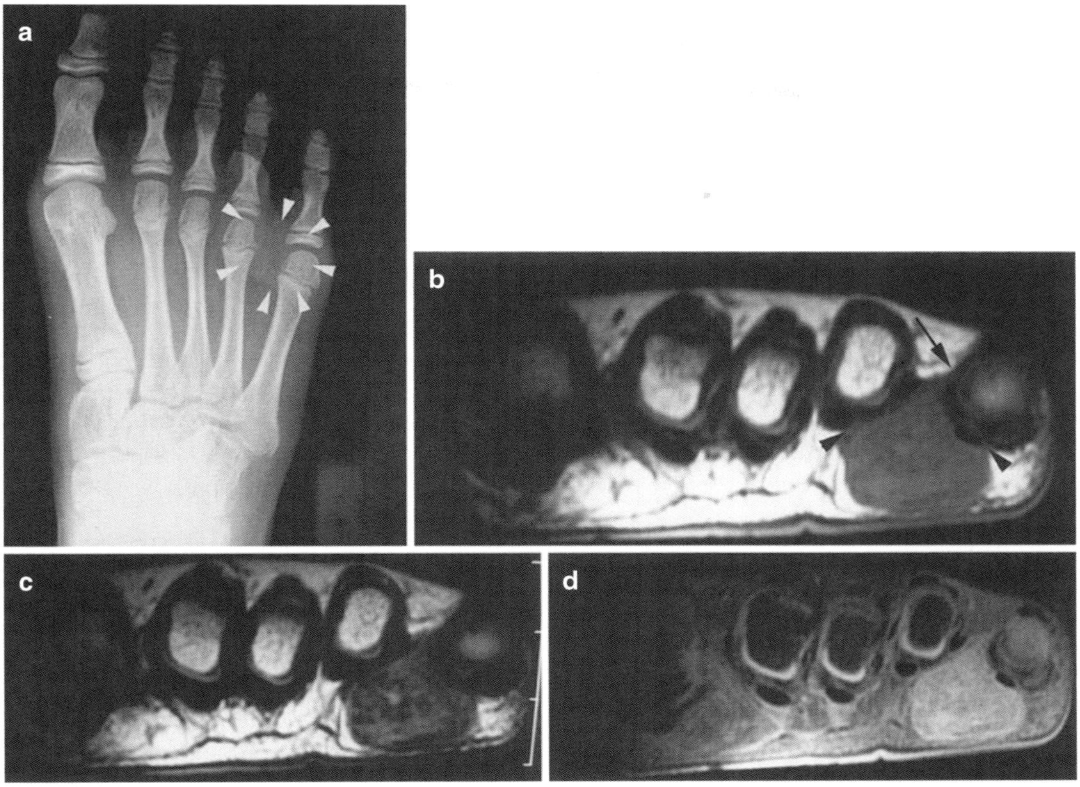

图 13.18 钙化性腱膜纤维瘤。10 岁女童，在足底侧发现固定的、有弹性的、质硬肿块。(a)X 线片显示肿块中有微弱的钙化(三角箭头所示)。(b)T1WI 显示附着在屈肌腱上的等信号病变，并累及趾间间隙。在该病例中，大部分边界清晰(不常见)。(c)在 T2WI 上，存在混杂不均匀高、低信号的区域。(d)增强后 T1WI 显示整个病变显著强化(Reprinted with permission from Morii et al. [111])。

势，尽管有同时性多中心病变的报道，但大多数病变为孤立性。可观察到家族性倾向。多达 50%的患者会有术后局部复发[81]。

确定诊断的关键标准是生长方式、与周围组织的关系和细胞学特征。病变由平行增殖的和形态一致的成纤维细胞构成，并混杂不同数量的胶原。未发现核异形及核深染，核分裂象也不常见。一般来说，多细胞区位于病变中心，而外周的成纤维细胞数量较少，致密胶原较多[45]。虽然纤维瘤病在组织学上是良性的，但它们与邻近组织的关系以交错和浸润生长为特征。因阴茎纤维瘤病和腹内纤维瘤病不属于运动系统，本书将不讨论[127]。

在超声扫描中，纤维瘤病呈低、中或高回声的肿块，边界光滑、清晰。在 CT 图像上，肿块边界模糊或清楚。在对比剂给药前，纤维瘤病显示不同的密度。增强后，病变密度常高于邻近肌肉[10]。

为了解释这些病变不同的 CT 表现，Francis 等人对 9 例纤维瘤病患者的 CT 表现和组织病理学特征进行了回顾性分析。4 例平扫 CT 患者中 3 例肿瘤相对于肌肉呈高密度，而 1 例呈低密度。增强后表现多种多样。对病理标本进行了胶原含量、细胞含量、肿瘤坏死和肿瘤血管分布的分析和分级。无法确定这些病变的 CT 表现与其组织学表现之间的一致性关系[45]。

在 MR 图像中,大多数病变在 T1WI 上表现为相对于骨骼肌肉的稍高信号,在 T2WI 上呈中等信号。T1WI 上的稍高信号远低于脂肪瘤和亚急性出血。注射对比剂后的增强模式多种多样[113,157]。

T2WI 高信号见于富细胞病变。在 T1WI 和 T2WI 上均为低信号或含有直线状或曲线状低信号灶的病变被发现细胞相对减少,并具有丰富的胶原蛋白。因此,大多数病灶相当不均匀。虽然在 MR 图像上通常界限清晰,但在显微镜下可见纤维瘤病侵袭邻近结构[127]。

在与腹内和腹外韧带样纤维瘤鉴别诊断时,应考虑的恶性病变有:纤维肉瘤、横纹肌肉瘤、滑膜肉瘤、脂肪肉瘤、黏液纤维肉瘤、淋巴瘤和转移瘤。良性病变有:神经纤维瘤、神经瘤、平滑肌瘤及腹直肌鞘和胸壁急性血肿[10]。

13.3.1 掌腱膜纤维瘤病

掌腱膜纤维瘤病或 Dupuytren 挛缩主要累及手掌腱膜及其延伸。通常根据临床特征性病史和体格检查诊断该病。最早的临床表现是手掌出现皮下结节,最常累及第 4 和第 5 手指。随着疾病的进展,表面的皮肤增厚并皱缩,并形成索状物,从而使受累手指进行性屈曲挛缩(图 13.19)。

掌腱膜纤维瘤病易累及成人,随着年龄的增长,发病率迅速增加。40%~60%的病例为双侧的。该病在男性中更为常见,在北欧最为常见。掌、跖腱膜纤维瘤病的发病机制都包括遗传因素,50%的病例有家族史和染色体畸变。

在组织学上,结节高度细胞化,由漩涡状增生的肌纤维母细胞组成。索带状物含有大量胶原蛋白,细胞少。该疾病可通过手术治疗,但复发率较高(30%~40%)。有丝分裂活跃的富细胞性结节病变复发率(70%)远远高于乏细胞性病变。

Yacoe 等人[164]描述了结节和索带在 MR 图像上的表现及信号与病变细胞密度之间的相关性。在 MR 图像上,索带在 T1WI 和 T2WI 上均呈均匀的低信号(与肌腱信号相似)。大多数结节在 T1WI 和 T2WI 上均呈中等信号(与肌肉相似)。部分结节在 T1WI 上呈低至中等信号(略高于肌腱),在 T2WI 上呈低信号。少数结节在 T1WI 和 T2WI 上信号均较低,组织学检查发现乏细胞。

病变的信号特征与细胞密度相关。细胞密度的术前评估可能具有预后意义,因为富细胞病变的术后复发率往往高于乏细胞病变。因此,手术可能被推迟,直至病变成熟,细胞减少和胶原增多[44]。

13.3.2 跖腱膜纤维瘤病

跖腱膜纤维瘤病也称为 Ledderhose 病,是一种良性、成纤维细胞增生性和局部侵袭性疾病,其特征为异常纤维组织替代跖腱膜成分,并缓慢侵袭皮肤和深层结构(图13.20)。

跖腱膜是起源于跟骨结节的硬束带,包含两层:浅层延伸到四个较小的足趾,深层从外侧向内侧单独延伸至大踇趾[89]。在超声扫描中,跖腱膜表现为明亮的线性界面,距离足底表面约 5~8mm[128]。在 MR 图像上,跖腱膜表现为低 SI 的细线状条带,起源于跟骨下缘,并进入邻近跖趾关节的远端屈肌腱中。

跖腱膜纤维瘤病的病因尚不清楚,但正如掌腱膜纤维瘤病一样,创伤、神经病变、发育不良、酒精中毒和感染被认为是其病因。大多数病变位于内侧,仅位于腱膜表面。19%的患者是双侧的,32%的患者是多发性的。白人和中年(40~50 岁)男性及癫痫患者的发病率较高。5%的患者与指节垫有关、10%~50%的患者与掌腱膜纤维瘤病有关、5%~10%的

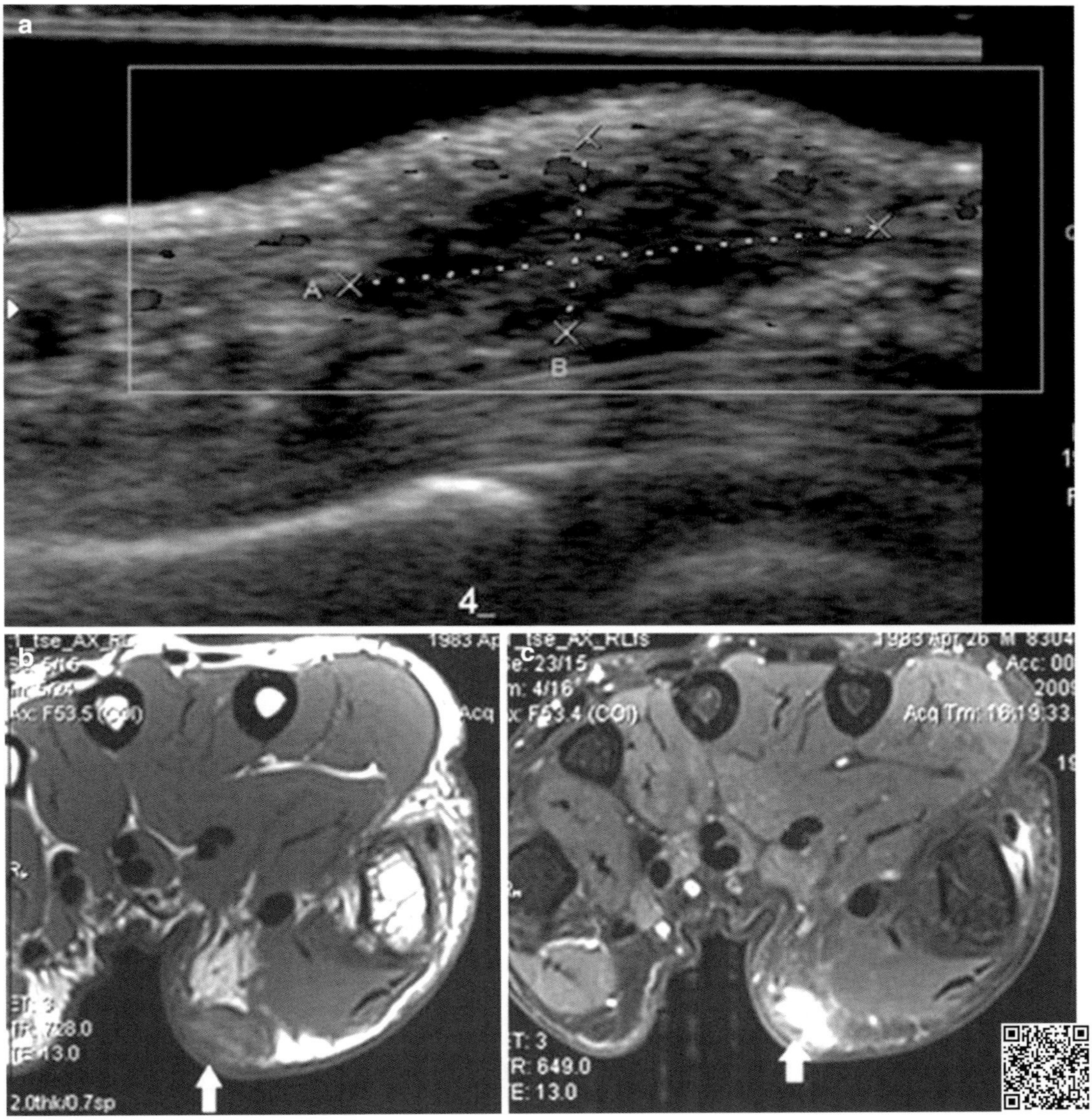

图 13.19 掌腱膜纤维瘤病。(a)纵向多普勒超声。手掌屈肌腱旁低回声结节(第 3 指)。(b)另 1 例患者的轴位 SE T1WI 显示拇指掌侧低信号病变(箭头所示)。(c)钆对比剂静脉给药后的轴位 FS SE T1WI 显示弥漫性强化(箭头所示)(Reprinted with permission from Morii et al. [153])

患者与阴茎纤维瘤病(Peyronie 病)有关。目前没有恶变的报道。临床上,跖腱膜纤维瘤病表现为位于足跖底表面纵向内侧弓的不活动、不规则性、单发或多发结节性病变。病变常由相互融合的小结节和筋膜束组成[5]。虽然一些研究者报道,疼痛是 1/3 患者的主要症状,但是大多数病变都是无症状的,偶然触诊发现。与掌腱膜纤维瘤病不同,这种情况很少引起足趾挛缩。

在显微镜下,病变由高分化的增生性成纤维细胞样细胞或肌成纤维细胞增生组成,具有浸润性生长模式,通常在相对少细胞的粗大成熟胶原束之间有大量增生细胞。胶原蛋白存在于每个标本的活跃生长灶中;从数量上看，通常与细胞密度成反比[5]。核分裂象、坏死和血管浸润不常见。Allen已经描述了细胞性血管套和血管周围炎性细胞的存在[5]。自然病程包括：增生期（成纤维细胞活性和细胞增殖增加）、退化期和残余期（成纤维细胞活性降低，胶原蛋白成熟）。

如果这种疾病通过简单切除进行治疗，复发率为50%~65%，且复发病变更具侵袭性。邻近结构浸润在复发性病变中更常见[5]。因此，广泛的根治性切除（包括周围0.5cm范

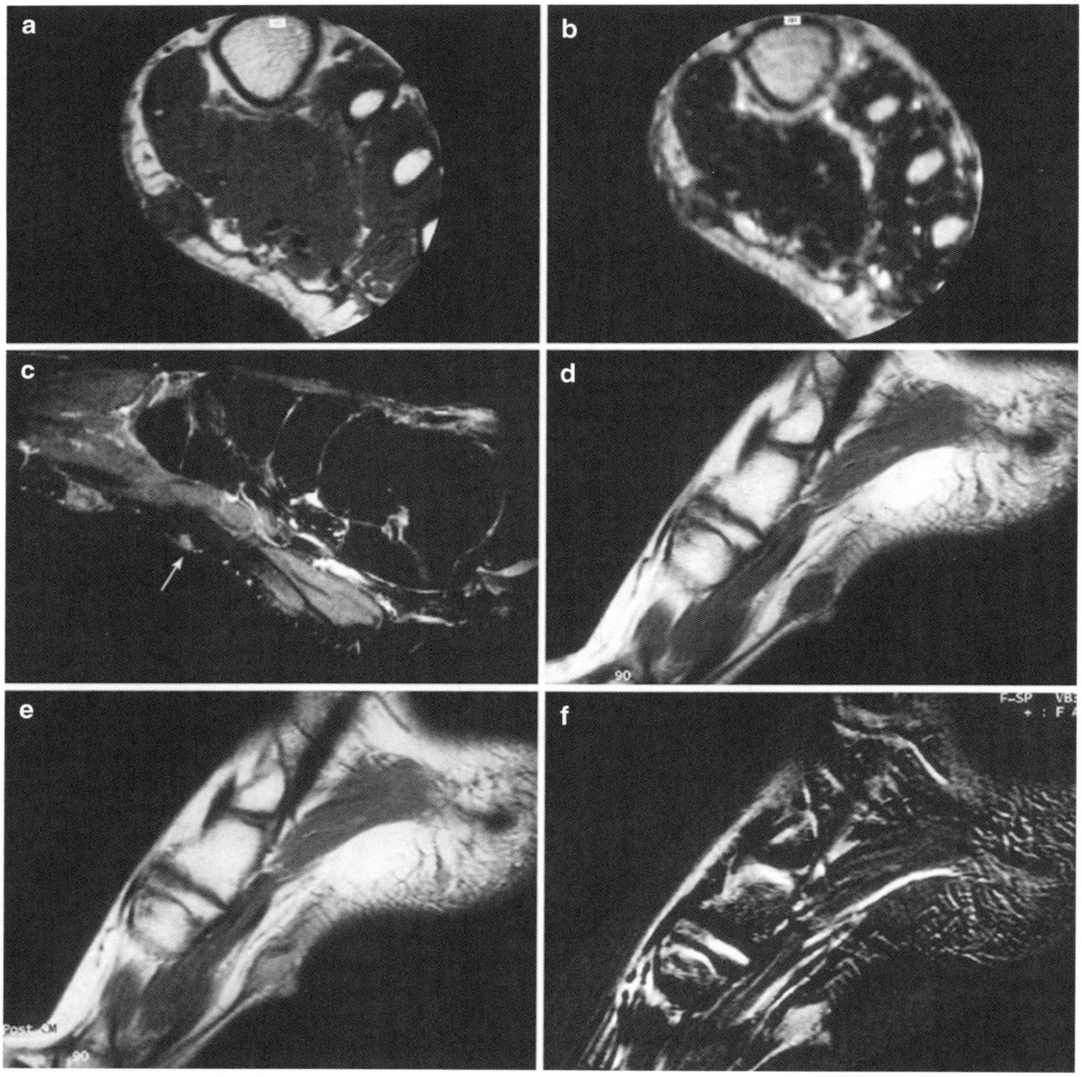

图13.20 37岁男性（a~c）和13岁女童（d~f），两例跖腱膜纤维瘤病。（a）轴位自旋回波T1WI。（b）轴位快速自旋回波T2WI。（c）矢状位STIR MR图像。（d）矢状位自旋回波T1WI。（e）钆对比剂注射后矢状位自旋回波T1WI。（f）矢状位减影MRI。与跖腱膜相邻的足底等信号强度的皮下结节性病变。病变与T1WI（图a）上与肌肉等信号，T2WI（图b）和STIR图像（图c）上呈混杂高信号。在STIR图像上，有一个较小的具有相似信号特征的第二病变（图c；箭头所示）。第二个病例显示病变位于跖筋膜中心，与T1WI（图d）上的肌肉信号相等，钆对比剂注射（图e）后明显强化。减影图像（图f）也很好地证明了这一点。

围内外观正常的筋膜)是首选治疗。

在超声图像上,跖腱膜纤维瘤病表现为跖腱膜内侧弓浅表的边界清楚、低回声结节或肿块。跖腱膜纤维瘤病在 MR 图像上具有一致性和特征性表现[112]。大多数病灶信号不均匀,在自旋回波 T1WI 和(自旋回波和快速自旋回波)T2WI 上,整体信号均等于或略高于肌肉(图 13.20a,b)。T2WI 上的信号反映了疾病的分期。增殖期的特征是细胞密度较高,导致信号较高。退化期和残余期 T2WI 上的低信号归因于细胞减少和存在丰富的胶原蛋白。病变在短时反转恢复(STIR)序列上对肌肉呈稍高信号(图 13.20c)。静脉注射钆对比剂后,强化程度与疾病分期呈负相关。富含胶原纤维的"燃尽"病灶强化程度低于增殖期病灶(图 13.20e,f)。

对残余期病变与胼胝和瘢痕形成进行鉴别诊断。由于增殖期的跖腱膜纤维瘤病可能是一种富细胞性和浸润性极强的病变,因此,必须与侵袭性纤维瘤病和纤维肉瘤相鉴别。如果病变伴有掌腱膜纤维瘤病、Peyronie 病或双足受累,则可做诊断[149]。

13.3.3　指节垫

指节垫由近端指间关节或掌指关节背侧的扁平或圆顶状纤维增厚形成。它们经常与掌跖腱膜纤维瘤病有关。在显微镜下,这种情况类似于后者。

在超声上,在受累关节浅表的皮下组织中观察到板状或卵圆形增厚伴低回声表现[19](图 13.21)。

当面对手指小关节周围软组织肿胀时,临床医生可能会将指节垫与风湿病中观察到的滑膜炎相混淆;超声检查容易区分指节垫与滑膜炎[94]。MRI 显示 T1WI 和 T2WI 上与肌肉相比,呈中等信号的局灶性增厚,中度强化[19]。

13.3.4　腹外韧带样纤维瘤

腹外韧带样纤维瘤是一种罕见的软组织肿瘤,起源于肌肉的结缔组织、被覆筋膜或腱膜。也被描述为硬纤维瘤、侵袭性纤维瘤病或肌腱膜纤维瘤病。术语"硬纤维瘤"是指带状或肌腱样病变[24]。

据报道,腹外韧带样纤维瘤的年平均发病率为(3~4)/100 万。发病高峰在 25~40 岁。尽管有作者报道育龄女性占优势[31,58],但男性和女性的发病率几乎相等。其病因尚不清楚,但已知与手术或意外创伤、妊娠和雌激素有关。我们已经观察到复发性韧带样纤维瘤在妊娠期间显著增大(400%),而大多数韧带样纤维瘤在绝经后消退[136]。

大多数腹外韧带样纤维瘤位于肩部和臀部外侧,支持创伤后病因学的观点。一些

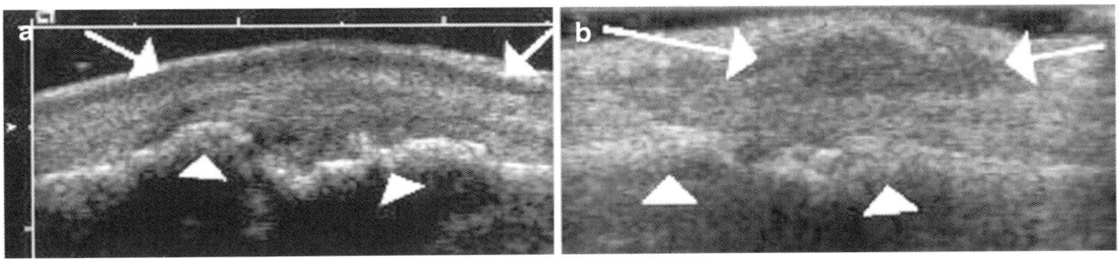

图 13.21　指节垫。2 例患者手指 PIP 关节的纵向超声扫描。发现覆盖指间关节上方的背侧皮下组织呈带状弥漫性增厚,并呈线性低回声(a)和卵形低回声增厚(b)。未观察到扩张的关节囊或关节液增加,从而能够与滑膜炎区分开来(Reprinted with permission from Lopez-Ben et al. [94])。

作者赞同本病由结缔组织遗传性发育缺陷导致。Gardner综合征提示至少一些韧带样纤维瘤存在遗传基础。Gardner综合征一词用于描述家族性腺瘤性息肉病在结肠外表现，如韧带样纤维瘤、骨瘤、皮样瘤、表皮样瘤和（或）项型纤维瘤伴腹壁韧带样纤维瘤和肠系膜韧带样纤维瘤[1,148]。一些作者假设潜在的间充质缺陷可能导致生长因子失衡，从而导致多种增生性疾病，并可能是导致韧带样纤维瘤、胃肠道息肉、结直肠癌和乳腺癌共存的原因[125]。其他人推测纤毛功能障碍是家族性腺瘤性息肉病患者结肠外表现的潜在发病机制[54]。

腹外韧带样纤维瘤最常见于下肢或肢带和肩部。有报道称在位于下肢的病例中，坐骨神经区域好发[148]。我们的研究中包括26例患者的30个病灶，部位如下：头颈部（n=1）、上肢（n=4）、躯干（n=6）、骨盆（n=8）和下肢（n=11）。腹外韧带样纤维瘤从不转移，但已有多中心、同时和异时性表现的报道[142,156]。在这种情况下，第二个肿瘤常位于原发病灶附近。在我们的系列研究中，26例患者中的5例为多发。

骨累及并不少见，据报道见于37%的患者。此外，还发现有原发于髓内、皮质旁和关节周围的病变，在组织学上与软组织起源病变难以区分。同样骨韧带样纤维瘤也可侵犯软组织，反之亦然[27]。

显微镜下，腹外韧带样纤维瘤由形态一致的纤细梭形细胞（成纤维细胞）组成，并被不同数量的胶原包围和分隔。周围为致密胶原蛋白，中心为成纤维细胞[81]。相反，病变中心可能含有致密的胶原，而周围可能由成纤维细胞组成[148]。此外，还可能观察到黏液样变、局灶性出血、血管增生和局灶性炎症[81]。免疫组织化学染色显示肌动蛋白阳性，与腹外韧带样纤维瘤中的肌成纤维细胞分化一致[156]。尽管腹外韧带样纤维瘤镜下表现为良性，但具侵袭性，表现为肿瘤体积大、邻近组织浸润和术后高复发率（25%~68%）。大多数复发肿瘤具有不同的行为和形态。在我们的系列研究中，它们显示出间室外扩散率增加，生长速度明显快于原发性肿瘤，并且更容易侵犯骨组织。

在一项138例腹外韧带样纤维瘤患者的回顾性研究中，11例因局部肿瘤生长失控而死亡[124]。Kim[77]回顾性分析了40例（8例青少年，32例成人）经证实的韧带样纤维瘤患者的临床记录和MRI表现。在他的研究中，青少年患者的复发更常为多发性的（50%对12%），并且复发时间明显早于成人。

在超声扫描中，腹外韧带样纤维瘤边界清晰或模糊，由于细胞密度、基质含水量和胶原蛋白含量不同，可能显示出不同的回声。在许多情况下，由于肿瘤中大量致密的胶原组织，病变表面出现明显阴影，导致肿瘤边缘模糊[43]。

因肿瘤成分多样，病变在CT上具有不同密度和强化[2]。Duda报道，腹外韧带样纤维瘤密度等于或低于肌肉，注射碘对比剂后，明显强化，CT值可达100~110Hu[28]。

腹外韧带样纤维瘤的MRI表现各异[24,117]。其形状在不同患者中有显著差异，在具有多发病灶的同一患者的不同部位的病灶形状也存在显著差异。同样，对于同一患者的同一病变，随访检查时形状也可能不同。浸润型在青少年患者中更为常见（63%），而结节型在成人患者中更常见（81%）[77,106]。在我们的系列研究中，病变的形状为梭形、卵圆形或哑铃形，位于皮下组织时呈不规则或呈星形（图13.22）。平均最大直径为72mm。皮下韧带样纤维瘤的“放射”状延伸沿皮下筋膜（筋膜尾征）和皮下脂肪组织的隔膜扩散，使得完全手术切除特别困难[106]。

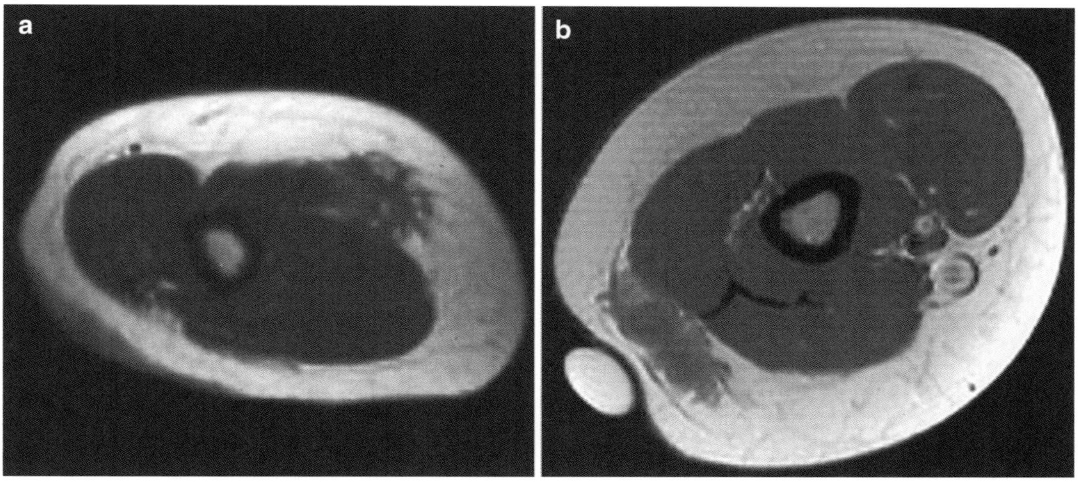

图 13.22 23 岁女性和 44 岁女性，上臂韧带样纤维瘤。(a)轴位自旋回波 T1WI。(b)钆对比剂注射后的轴位自旋回波 T1WI。在第一例患者中，三角肌区域的皮下脂肪内有一星形浸润性病变，与邻近的肌肉筋膜紧密接触。在第二例患者中，三角肌区域的皮下脂肪内存在星形或结节状浸润性病变。病变与邻近肌肉筋膜之间的脂肪间隙模糊(图 b)。这两例三角肌区域的浅表星形韧带样纤维瘤伴有邻近脂肪和肌肉筋膜的浸润，说明了浅表侵袭性纤维瘤病的特征性形状和分布。

在报道的病例中，腹外韧带样纤维瘤在自旋回波 T1WI 上与肌肉呈低或等信号。T2WI 上的多数呈中等信号，偶尔呈极低或极高信号。T2WI 上的斑片状、线状或曲线状低信号区对应于乏细胞组织和致密胶原蛋白。在 T1WI 和 T2WI 上(主要是 T2WI)，腹外韧带样纤维瘤信号不均匀，多数病变中心区(细胞)信号高于周围区(胶原)[58,81](图 13.23 至图 13.25)。

Hartman 等人对 36 例经组织学证实的

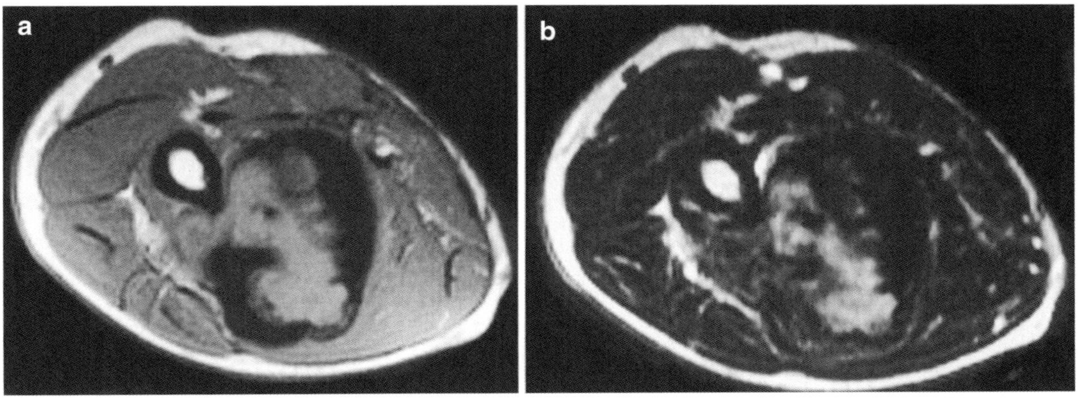

图 13.23 71 岁男性，前臂韧带样纤维瘤。(a)轴位自旋回波 T1WI。(b)轴位自旋回波 T2WI。在 T1WI 上，邻近骨间膜的前臂掌侧的肿块，病灶周围有低信号的边缘(图 a)。在 T2WI 上，周围边缘保持低信号，而中央部分呈高信号(图 b)。这种情况反映了本病的自然进展，致密的胶原蛋白导致了所有脉冲序列上病灶周围的低信号。

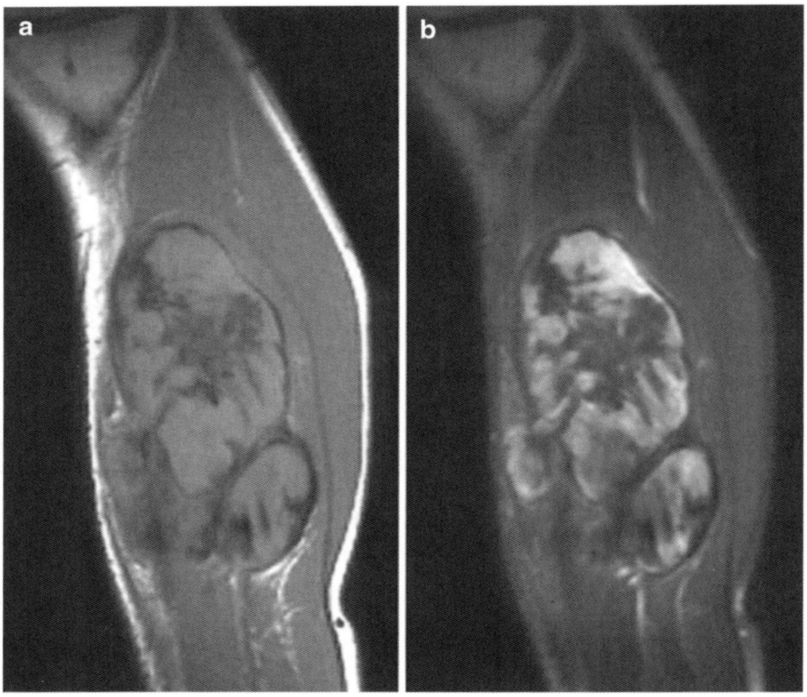

图 13.24 23岁男性，小腿韧带样纤维瘤。(a)矢状位自旋回波 T2WI。(b)钆对比剂注射后脂肪抑制的矢状位自旋回波 T1WI。在 T2WI 上，有一多分叶肿块，每个结节中心呈低信号，病灶周围有低信号包膜(图 a)。注射对比剂后，周围区域明显强化，而中央瘢痕样区域无强化(图 b)。这种深部邻近皮质韧带样纤维瘤(邻近胫骨皮质的背侧)说明了另一种自然进展模式，其胶原蛋白位于病变的中心，胶原蛋白较少的部分位于病变的外围。此外，它说明了一个常见表现，即在钆对比剂给药后，T2WI 上高信号区出现强化，而在 T2WI 上低信号区无强化，并在所有脉冲序列上保持低信号。

腹外韧带样纤维瘤患者进行了回顾性研究。得出的结论是，在 MR 图像上其表现为不均匀信号(97%)、边缘不清(89%)、神经血管受累(58%)和骨受累(37%)。88%的原发性韧带样纤维瘤和 90%的复发性病变存在纤维化，其中分别有 75%和 50%存在中等信号(高于肌肉，低于脂肪)[57]。

在我们对 30 例韧带样纤维瘤的研究中，MR 信号特征各不相同。在 T1WI 上，病灶通常近似均匀或均匀(n=25)。在 21 个病例中，整体信号与肌肉相等。T2WI 上的信号多不均匀(n=24)，整体信号略低于(n=15)或等于(n=8)脂肪。低信号区多呈曲线或不规则形，在病灶内可有中央性(n=4)或周边性(n=3)分布。2 例中心区和周围带均呈低信号。多数低信号范围区占病灶的 0%~20%(n=14)。

关于对比剂在腹外韧带样纤维瘤中的应用报道较少。在我们的病例中，所有韧带样纤维瘤增强后 SE T1WI 上呈中等或明显强化，T2WI 上的低信号区无强化。在自旋回波 T2WI 上，高信号区域的强化更明显。病变的不均匀性在增强后的 SE T1WI 上更易被显示(图 13.22、图 13.24 和图 13.25)。在随访检查中，对比增强的不均匀模式变得更加明显，并与自旋回波 T2WI 上观察到的信号变化相一致。

在多源性病例中，远端病变在 T2WI 上

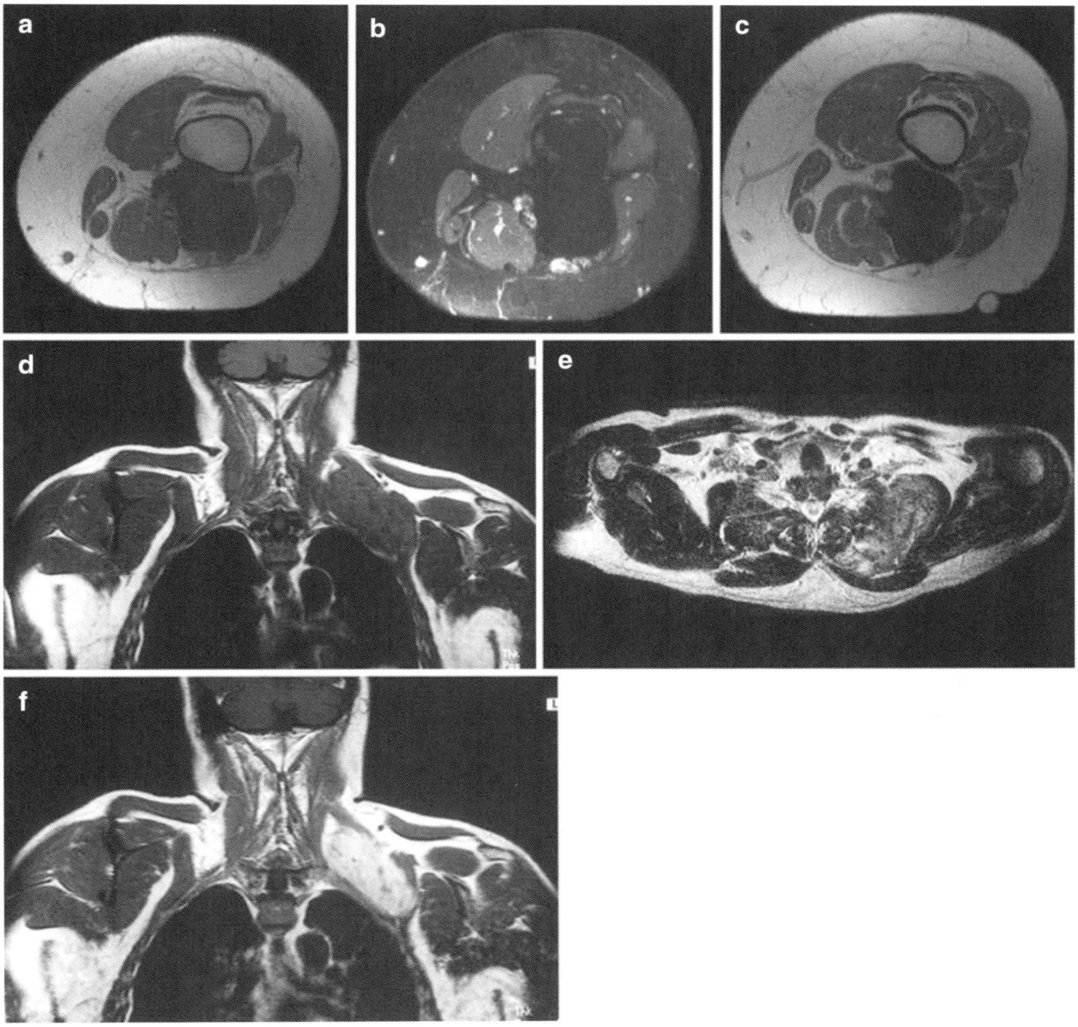

图 13.25 2 例韧带样纤维瘤,一例位于腘绳肌(a~c),另一例位于左前锯肌(d~f)。(a)轴位自旋回波 T1WI。(b)脂肪抑制的轴位自旋回波 T2WI。(c)钆对比剂注射后轴位自旋回波 T1WI。(d)冠状位自旋回波 T1WI。(e)脂肪抑制的轴位快速自旋回波 T2WI。(f)钆对比剂注射后冠状位自旋回波 T1WI。第一例是陈旧、成熟的韧带样纤维瘤,在所有脉冲序列(图 a,b)上低信号,在对比剂注射(图 c)后无强化。第二个病例在 T1WI(图 d)上显示为界限不清的病灶,与肌肉等信号,在 T2WI(图 e)上信号多变,主要为高信号。与第一例相反,钆对比剂注射(图 f)后有明显的强化。这 2 个病例显示了不同时期的肿瘤具有不同程度的血管分布和胶原沉积在 MR 图像上具有不同的特征。

常比近端病变更不均质,且信号更低。腹外韧带样纤维瘤 SE T2WI 上的低信号常被认为是胶原数量增加所致。因此,推测远端病变较近端病变胶原含量更多。

远端病变显示出缩小的趋势,这可从其外形改变和边缘锯齿增加来推断。相反近端病变随时间增加而增大,边缘变得更加外凸。远端病变中低信号区域范围增加,自旋回波 T2WI 信号强度进一步下降。

Feld 在 1 例多源性病例中报道了相同的

现象，其中臀部病变在T2WI上表现为低信号，而腰大肌病变在T2WI上表现为不均匀高信号。臀部病变的组织学检查显示致密的胶原束，细胞区域占肿瘤的20%以下，而腰大肌病变显示胶原化较少和细胞密度较高[36]。

在自旋回波T2WI上的信号可以反映特定病变中胶原蛋白的量。在自旋回波T2WI上胶原蛋白量和信号之间的相关性表明，病程较长的腹外韧带样纤维瘤（成熟纤维瘤病）胶原含量增加，提示进行性纤维化，而在多源性病例中，与远端病变相比，近端病变的胶原含量较少(图13.26)。

如几位作者所述[28,36]的T2WI上细胞密度和信号之间的关系，无法在我们的研究中得以证实。细胞密度的微小变化不能解释T2WI上信号的实质性差异，尽管早期和晚期韧带样纤维瘤之间及原发性和复发性病变之间的细胞密度存在差异，但韧带样纤维瘤的总体细胞密度较低。因此，不同肿瘤成分之间、异时性多源性韧带样纤维瘤之间及原发性和复发性韧带样纤维瘤之间的信号差异是细胞密度、胶原蛋白含量、细胞外间隙含水量、黏液样物质和血管分布等因素综合作用的结果。

关节周围韧带样纤维瘤必须与T2WI上低信号的其他病变相鉴别，如色素沉着绒毛结节性滑膜炎、腱鞘巨细胞瘤、出血性滑膜炎和血友病性关节病[167]。皮下韧带样纤维瘤的鉴别诊断包括其他浅表纤维瘤病，如结节性筋膜炎、注射性肉芽肿、环状肉芽肿、喷他佐辛诱导的肌病伴皮下纤维化和术后纤

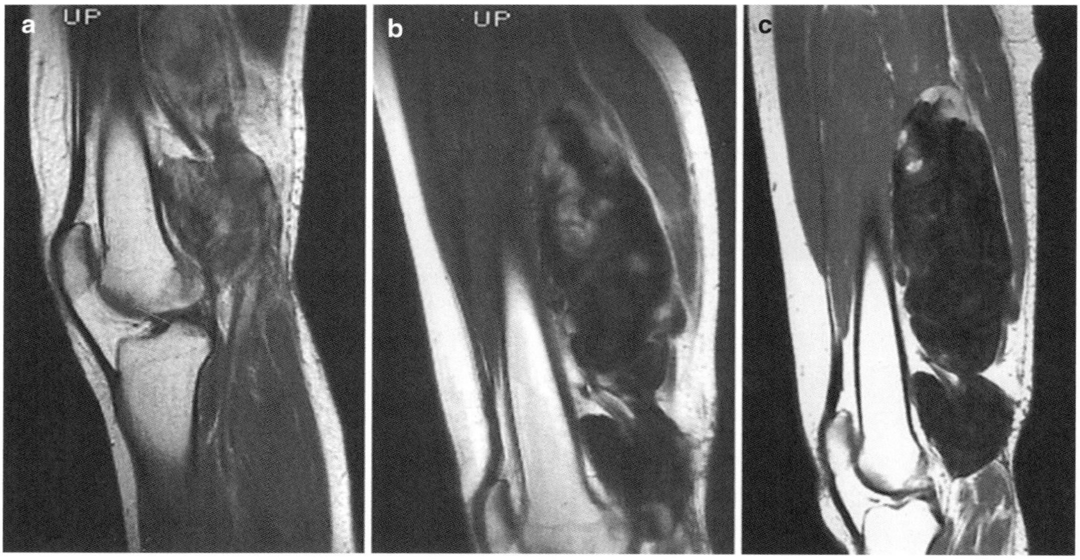

图13.26 28岁女性，腘窝韧带样纤维瘤。(a)钆对比剂注射后的矢状位自旋回波T1WI(1989年1月)。(b)钆对比剂注射后的矢状位自旋回波T1WI(1991年11月)。(c)钆对比剂注射后的矢状位自旋回波T1WI(1994年4月)。1989年的MRI检查显示腘窝有一个巨大的哑铃形肿块，80%的病变有明显的不均匀强化(图a)。1991年肿块近端部分体积增大，而远端部分体积缩小。近端部分区域有局部强化(病变的20%)，远端部分无强化(图b)。在1994年的MRI图像上，肿瘤大小没有进一步变化。除近端病灶顶部内有2个小强化结节(占病灶的5%)外，注射对比剂后整个肿块仍为低信号(图c)。该病例说明了原发性韧带样纤维瘤在6年期间的自然进展。病变向近端移动和强化区域逐渐减小，无强化的胶原成分逐渐增加。

维化[21,152]。

在一项 13 例韧带样纤维瘤的研究中，即使是较大的肿块，在 FDG PET 成像中常表现为中度高代谢，而较小的肿瘤往往表现为低代谢[163]。

韧带样纤维瘤最好通过 MRI 进行研究，通过影像引导活检进行诊断，并根据当地多学科肉瘤小组的建议进行治疗[29]。切缘阴性的手术切除曾被认为是最佳治疗方法。然而，显著的功能和外观影响及高达 50%的局部复发率导致人们更倾向于“观察和等待”策略，并使用 MRI 来区分惰性和侵袭性[123]。在许多情况下，韧带样纤维瘤的自然演变在几年内显示逐渐消退和退化，尤其是皮下(非筋膜)和肌内类型[18,69,152]。侵袭性病变有时可以通过药物(抗炎或激素药物)成功治疗；放疗、化疗和根治性手术不再被认为是主要治疗手段[29,123]。欧洲对治疗方法的共识是基于患者和专业人员的专业知识[73]。MRI 是首选的随访影像模式，复发灶常具有不同的形状、更大的体积和更模糊的边界[93]。

13.3.5　腹部纤维瘤病(腹部韧带样纤维瘤)

腹部韧带样纤维瘤是一种罕见的成纤维细胞病变，常见于前腹壁的肌腱膜筋膜内，尤其是腹直肌和腹外斜肌。偶可偏心性生长，表现类似腹内肿瘤。70%的病例发生于 10~40 岁，常见于女性。与妊娠（期间或之后）、腹部手术和创伤有明确关系。据推测，这些肿瘤对雌激素敏感。腹部纤维瘤病可作为孤立性病变发生，也可视为 Gardner 综合征的表现。

腹部纤维瘤病是边界清楚的病灶，直径为 5~15cm，极少数病例中含有钙化、坏死或囊变，或出血成分。如果起源于腹直肌，则不越过腹部中线。在 CT 上，大多数腹部纤维瘤病边界清楚，密度均匀，相对于肌肉呈等或稍低密度。如果病变为高密度，提示含有大量高密度的胶原蛋白和丰富的毛细血管网[31]。在对比增强扫描中，与肌肉相比大多数病变为等密度或高密度。

在 MR 图像上，肿瘤在 T2WI 上表现出非特异性的高信号，而在 T2WI 上的低信号区域可能代表丰富的纤维组织[63](图 13.27)。尽管切除充分且组织学边缘清晰，复发率仍可能高达 40%。据 Sifumba 报道，一例腹部纤维瘤病在首次切除 9 年后的妊娠期间于陈旧性手术瘢痕中复发[138]。

13.3.6　脂肪纤维瘤病

脂肪纤维瘤病是一种良性、生长缓慢的无痛性肿块，先天性发病，好发于手或足，表现为边界不清的肿块，累及深层软组织的皮下组织[38]。确诊时的中位年龄为 1 岁(尽管病变可能发生在整个儿童期和青年期中)，男女比例为 2:1。生长中的肿瘤会压迫神经、肌肉和脉管系统，但很少阻碍这些结构的功能[158]。发现时，大多数病变<5cm，但有时病变可能累及整个肢体[145]。

在组织学上，表现为成熟脂肪组织中穿插增生的梭形细胞(类似纤维瘤病)成分。手术切除是首选的治疗方法。但切除不全的病例未见明显进展。

MRI 显示边界不清的纤维脂肪肿瘤伴不同数量的脂肪和纤维成分[22]。MRI 上存在瘤内脂肪是其他纤维软组织肿瘤的一个鉴别特征(图 13.28)。鉴别诊断包括成脂肪细胞瘤、婴儿纤维错构瘤、肌内脂肪瘤、Proteus 综合征和神经脂肪纤维瘤性错构瘤[132,155]。

13.4　婴幼儿纤维性肿瘤

现就婴幼儿期及儿童期纤维性肿瘤的

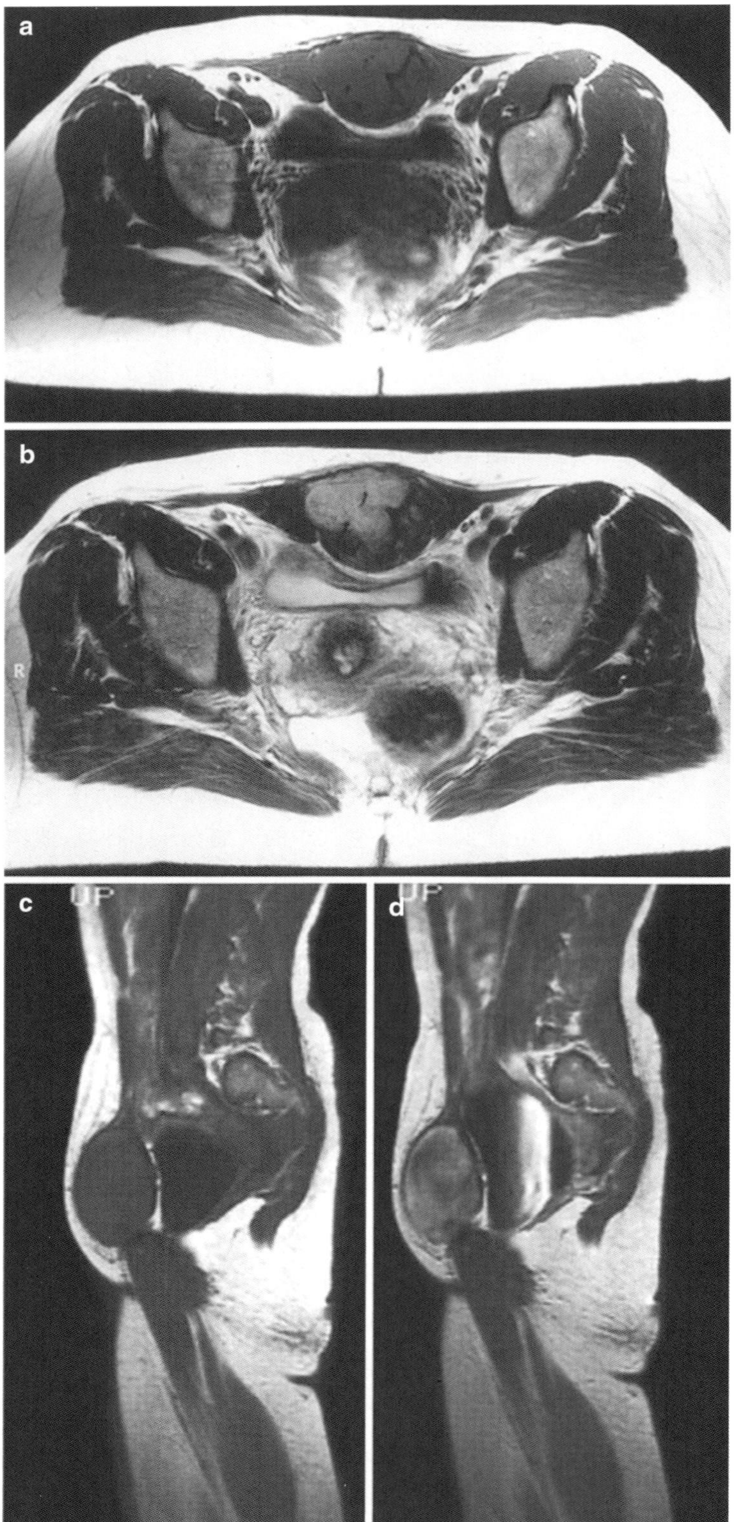

图 13.27 50岁女性(a,b)和22岁女性(c,d),腹部韧带样纤维瘤。(a)轴位自旋回波T1WI。(b)轴位快速自旋回波T2WI。(c)矢状位自旋回波T1WI。(d)钆对比剂注射后矢状位自旋回波T1WI。在T1WI(图a)上可以看到一个多分叶肿块,与肌肉等信号,并且有低信号分隔。在T2WI上,病变呈混杂低信号(图b)。第二个病例累及产后女性的腹直肌。在T1WI上,腹直肌内有一个轮廓清晰的梭形、不均匀的肿块,其信号强度与肌肉的信号强度相当(图c)。病变显示明显的不均匀强化(图d)。这些病例说明了腹部韧带样纤维瘤的典型发病部位、患者年龄和发病时间(产后)。

下列类型进行讨论：

1.婴幼儿纤维错构瘤。

2.婴幼儿指(趾)纤维瘤病。

3.幼年性透明纤维瘤病。

4.颈部纤维瘤病。

“纤维瘤病”一词用于成纤维细胞–肌成纤维细胞增生，具有下列特点：(a)有侵袭周围组织的倾向，(b) 不完全切除后有复发倾向，(c)无转移，(d)在一些纤维瘤病中，自发性消退，和(e)表现为多发性肿瘤[30]。

13.4.1　婴儿纤维错构瘤

婴儿纤维错构瘤是一种孤立的、良性的、无痛性的皮下肿瘤，通常发生在 2 岁以前，其特征是三种成分的类器官混合物：致密纤维胶原组织的小梁，未成熟、小而圆的原始间充质细胞区和成熟脂肪。有时可见假血管瘤样形态变异。男性发病率约为女性的 2 倍。最常见的部位是肩部、腋窝和上臂，其次是臀部、腹股沟和大腿[32]。MRI 表现与组织学所见病变的 3 种成分一致，脂肪有序地排列，散布在由间质和纤维组织组成的不均匀性软组织带中(图 13.29)[141]。同样，超声可显示高回声肿块，中间低回声部分呈蛇形[88]。病程较长的病变表现为间质成分减少，有时伴包膜形成(使得完全手术切除更可行)。婴儿

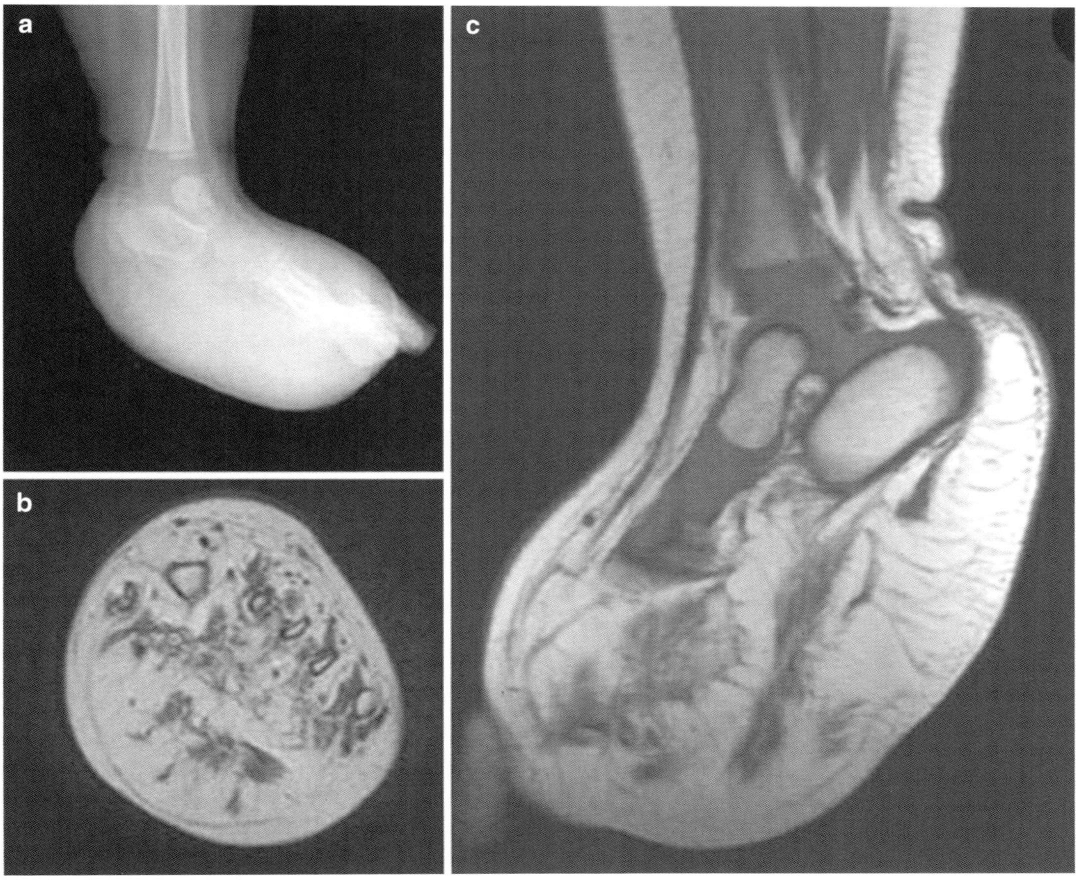

图 13.28　脂肪纤维瘤病。(a)侧位 X 线片显示从跖趾关节皱褶延伸至中足区域的隆起性软组织阴影。(b)质子密度轴位 MR 图像和(c)矢状位 T1WI，显示周围界限清晰的脂肪信号肿块，低信号纤维束穿过跖骨间隙，脂肪小叶使肌肉变薄并展开。(Reprinted with permission from Deepti et al. [22])

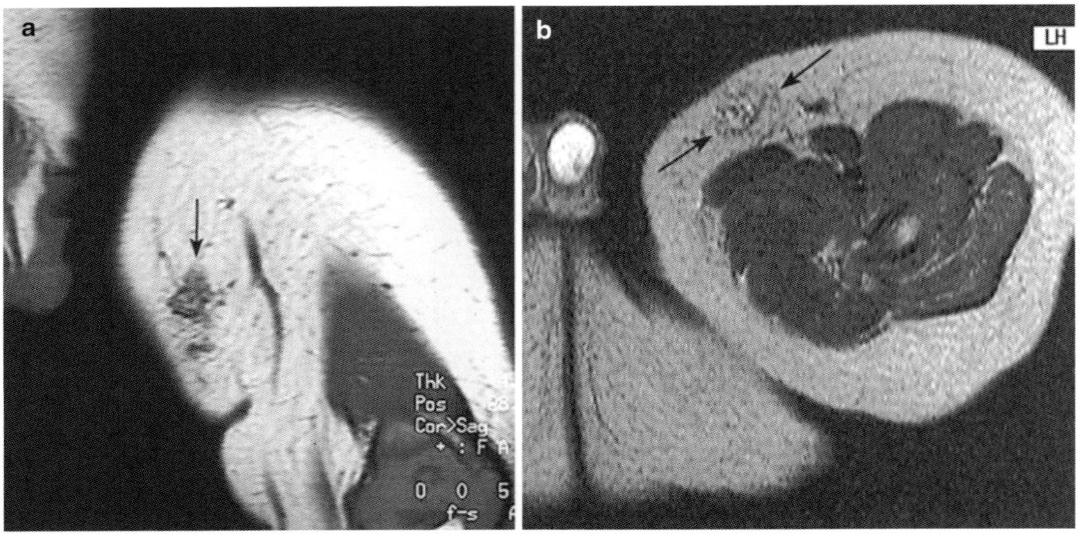

图 13.29 6个月男童,纤维错构瘤。(a)冠状位自旋回波 T1WI。(b)轴位自旋回波 T2WI。在 T1WI 上,左大腿腹侧皮下组织内呈界限不清、不均匀中等信号肿块(图 a)。在 T2WI 上,病变呈蜘蛛状,信号强度低至中等(图b)。MRI 显示脂肪和纤维部分的组织成分。

纤维错构瘤不会消退或自愈,完全手术切除是首选治疗方法。

13.4.2 婴儿指(趾)纤维瘤病:包涵体纤维瘤病

在婴儿指(趾)纤维瘤病(Reye 病)中,孤立或多发纤维瘤样病变起源于手指和足趾,主要累及相邻指(趾)远端部分的背外侧(对吻病变)。这种罕见疾病主要发生在3岁以下患者中,组织学检查通常显示细胞质内包涵体[65]。影像学作用有限。这些肿瘤可能发生自然消退。术后观察到高复发率(高达60%)[140]。

13.4.3 幼年性透明纤维瘤病

幼年性透明纤维瘤病是一种罕见疾病,被认为是间叶组织发育不良,表现为多发性皮下肿瘤、牙龈肥大和肢体屈曲挛缩。软组织肿瘤钙化、脊柱侧弯、明显骨质疏松、长管骨边界清晰的溶骨性病变和皮质缺损、严重的肢端骨质溶解及长骨骨骺破坏也有报道。在父母近亲结婚的儿童中出现常染色体隐性遗传特征也有报道,临床上,患病子女在2个月到4岁之间发病。最近,由于幼年性透明纤维瘤病和婴幼儿系统性透明细胞增多症具有重叠特征和相同的基因突变,因此,被称为"透明纤维瘤病综合征"[116]。

皮下结节生长缓慢,可生长巨大,导致畸形。手术切除后经常会复发。此疾病的严重程度和病程各不相同,但大多数患者只能存活至40岁[139]。

在组织学上,病变的特征是肿瘤结缔组织中存在透明物质。电子显微镜检查可以确诊[49]。X线片可显示软组织肿大伴局灶性钙化和多发骨皮质侵袭(侵袭常在胫骨近端干骺端内侧)(图13.30)。在MR图像上病灶可呈分叶状,在T2WI上通常是明亮的(很可能反映透明基质),注射对比剂后呈显著强化(图13.31)[150,170]。MRI对明确诊断有重要帮助,因为其他纤维瘤综合征的结节在T2WI上为低信号[66]。

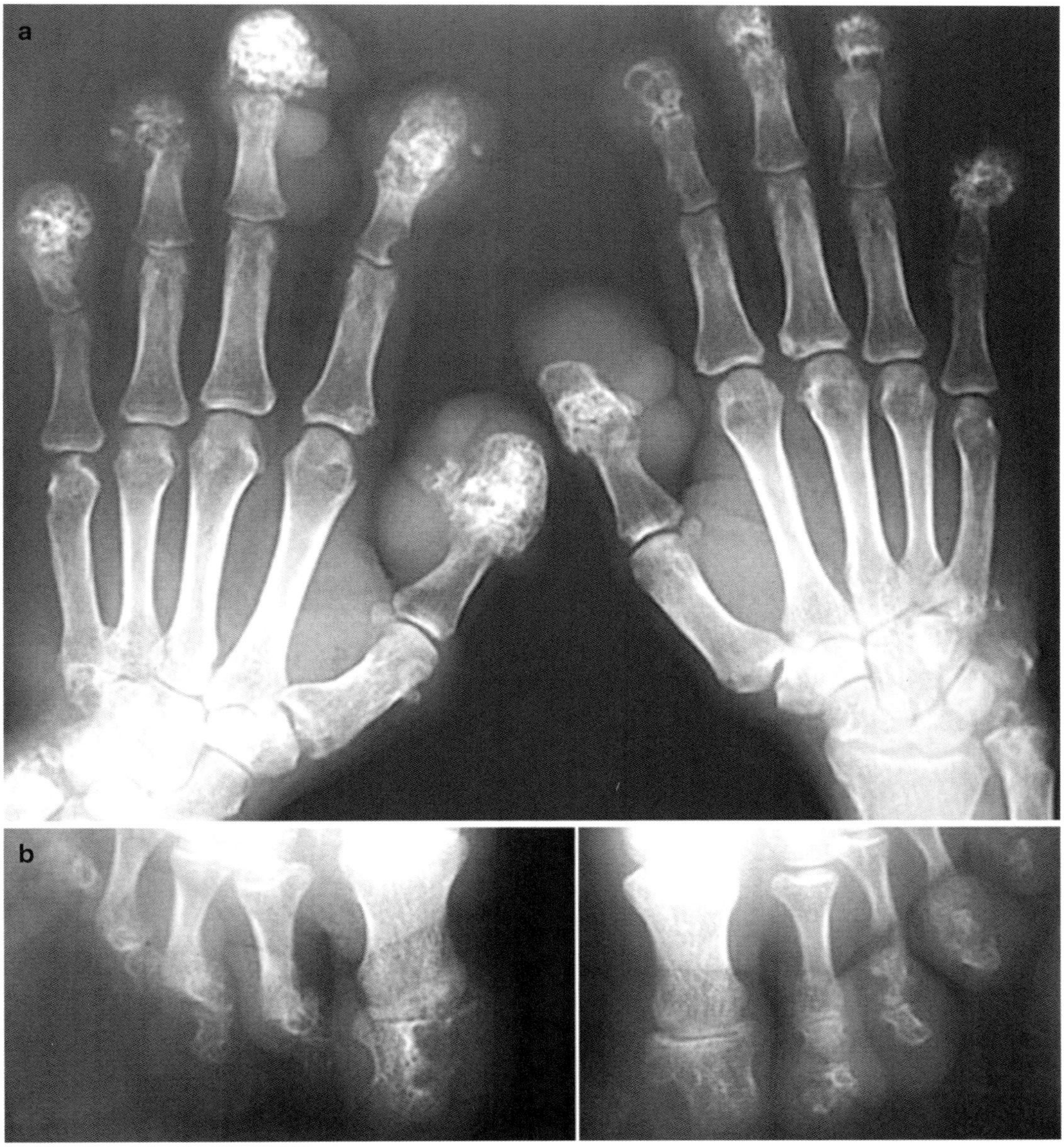

图 13.30　幼年性透明纤维瘤病，手(a)和前足(b)正位 X 线片显示软组织肿大、远节指(趾)骨周围钙化和多发性骨皮质侵袭。(Reprinted with permission from Slimani et al. [139])

13.4.4　颈部纤维瘤病

颈部纤维瘤病是胸锁乳突肌的一种特殊生长，在出生后第 1 周内出现，常合并先天性肌性斜颈。新生儿发病率为 0.4%，主要见于男性。尚不清楚成纤维细胞增殖是修复性的还是肿瘤性的。尽管>4%的病例有臀位或复杂分娩史，但病变的显微镜下表现与已证实的机化血肿病例不同，其内很少有含铁血黄素沉着。产程中长时间静脉淤滞或缺血导致的血管损害可能是致病因素之一。然而，这与宫内位置异常相关的其他肌肉骨骼发育异常存在明确相关，包括前足异常和先天性髋关节脱位[41]。

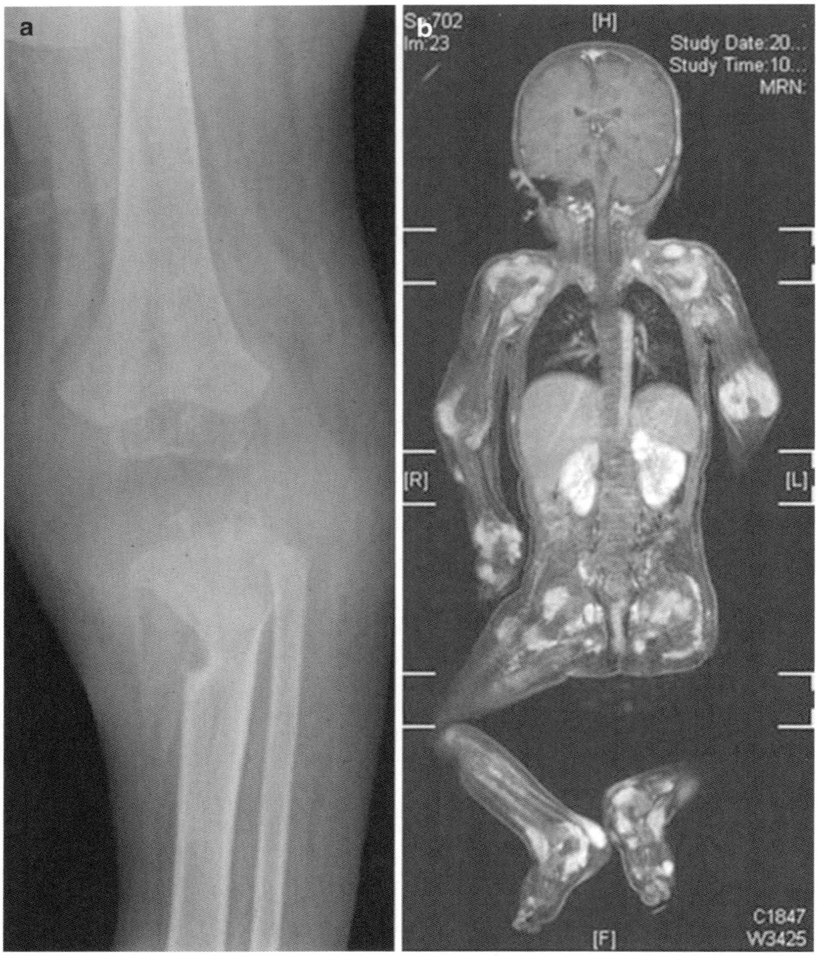

图 13.31 幼年性透明纤维瘤病。15个月男童，关节僵硬(疑似先天性多关节挛缩症)和牙龈增生。(a)膝关节正位 (AP)X 线片显示胫骨近端干骺端内侧有特征性凹陷病变和膝关节周围软组织肿胀。(b)冠状位脂肪抑制 T1 加权对比增强的全身 MR 图像显示全身多发均匀强化关节和关节周围软组织结节。(Reprinted with permission from Yoo et al.[170])

临床上病变在出生后 2~4 周出现，表现为位于胸锁乳突肌下部内直径 2~3cm 的质硬肿块。开始时生长迅速，但几周或几个月后，生长停止。以后开始消退，可在 1~2 年后消失。本病无侵袭性，亦无复发。在生长初期，40%的病例会发生斜颈，通常为轻度和一过性，可通过物理治疗[71]。

在显微镜下，胸锁乳突肌部分被不同细胞含量和不同增殖阶段的成纤维细胞所取代，无核异型和核分裂。残留的变性肌纤维与增殖的成纤维细胞紧密混合。陈旧病变可能表现为较低程度的细胞密度和较大量的基质胶原[32]。

在超声扫描中，肿块通常位于胸锁乳突肌的远端 2/3 处(通常位于腹侧)，相对于正常肌肉，可能是高回声(50%)、等回声或低回声。回声均质(50%)或不均质(50%)。90%的病例肿块周围有低回声边缘[1]。超声是随访颈部纤维瘤病的首选方法(图 13.32)[17]。CT 上，颈部纤维瘤病表现为胸锁乳突肌局灶性或弥漫性等密度增大，伴或不伴占位效应。由于辐射限制，CT 不是首选技术 (图 13.33a)。超声通常足以诊断，很少需要 MRI。在 MR 图像上颈部纤维瘤病可表现为 T2WI 信号较正常肌肉轻度增加或 T2WI 信号轻度降低与部分纤维组织的存在一致(图 13.33)[1]。不具有颈部纤维瘤病特征的影像学表现为肿块超出胸锁乳突肌边缘，周围筋膜平面清晰度

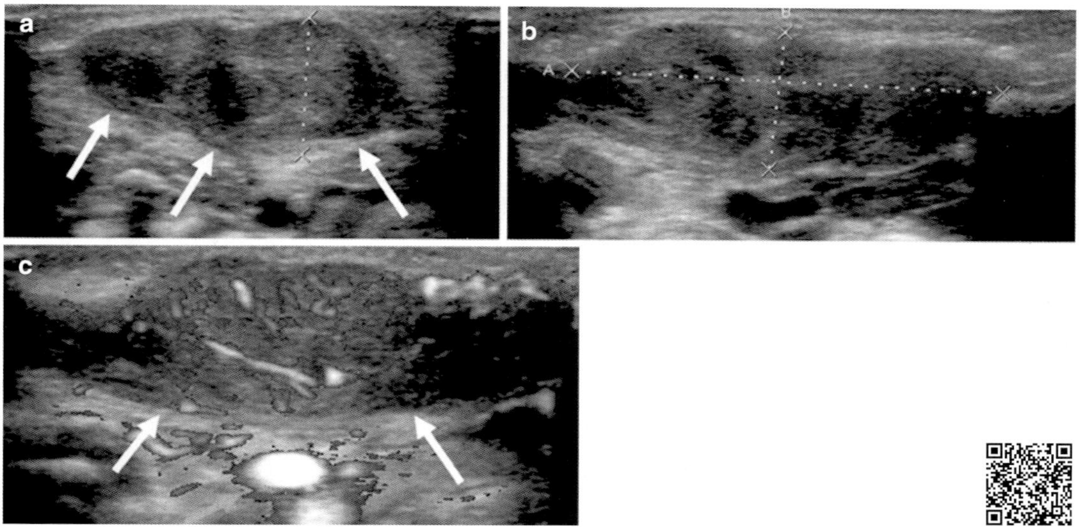

图 13.32　4 周女婴，胸锁乳突肌中段 1/3 的横切(a)和纵切(b)超声和能量多普勒超声(c)(箭头所示)。表现为低回声和高回声成分的肿块内没有正常的肌肉回声特性(图 a,b)。能量多普勒超声显示肿块内血流增加。红色箭头指向颈动脉（图 c)。[Reprinted with permission from Peters B, Vanhoenacker F, Van Soom M, Bosmans JML (2014) Ortho-rheumato 12:6, p 23 - 25. ISSN 1379-8928]

差，和(或)肿块伴有肿大淋巴结、骨受累、颅内或椎管内扩展、血管包绕和气道压迫。根据本病的主要临床和影像学特征，即可做出诊断，从而避免不必要的诊断和治疗操作[17]。

13.5　中间性成纤维和肌成纤维细胞性肿瘤

13.5.1　隆突性皮肤纤维肉瘤

隆突性皮肤纤维肉瘤是一种罕见的皮肤肿瘤，通常发生在年轻人和中年人中，但也见于儿童和老年人。它通常表现为外生的、结节状或多结节状的缓慢生长的皮肤肿块。早期病变呈斑块状，带有微红色变色，可能类似于局限性硬皮病或血管瘤。快速生长提示有纤维肉瘤样改变。较大的病变可能从真皮向皮下脂肪、筋膜、肌肉或骨骼侵犯。

在组织病理学上，由于肿瘤细胞沿皮下脂肪的纤维间隔生长，与脂肪小叶交错，可见蜂窝状外观。由含有小血管和梭形肿瘤细胞的胶原间质组成。色素变异型含有含黑色素颗粒的树状突细胞，被称为 Bednar 肿瘤。另一种变异型含有黏液样基质。

CT 显示肿块无钙化，与肌肉等密度，不均匀强化[171]。MRI 用于确定较大病灶的范围，显示皮下组织中边界清楚的肿块。MRI 表现无特异性，T1WI 呈低信号，T2WI 呈高信号，均匀或片状强化(图 13.34 和图 13.35)[147]。肿瘤内可能存在不均匀性出血灶、黏液样变或坏死。血管造影可见非特异性早期强化的血管病变。

如果可能，使用 Mohs 显微外科手术，局部广泛切除是首选治疗方法[146]。局部复发率为 10%~25%，但如果切缘呈阳性，复发率甚至更高。很少发生转移，通常见于肺。弥散加权 MRI 可能有助于在术后瘢痕组织的背景下确定复发性病变的范围[55,151]。

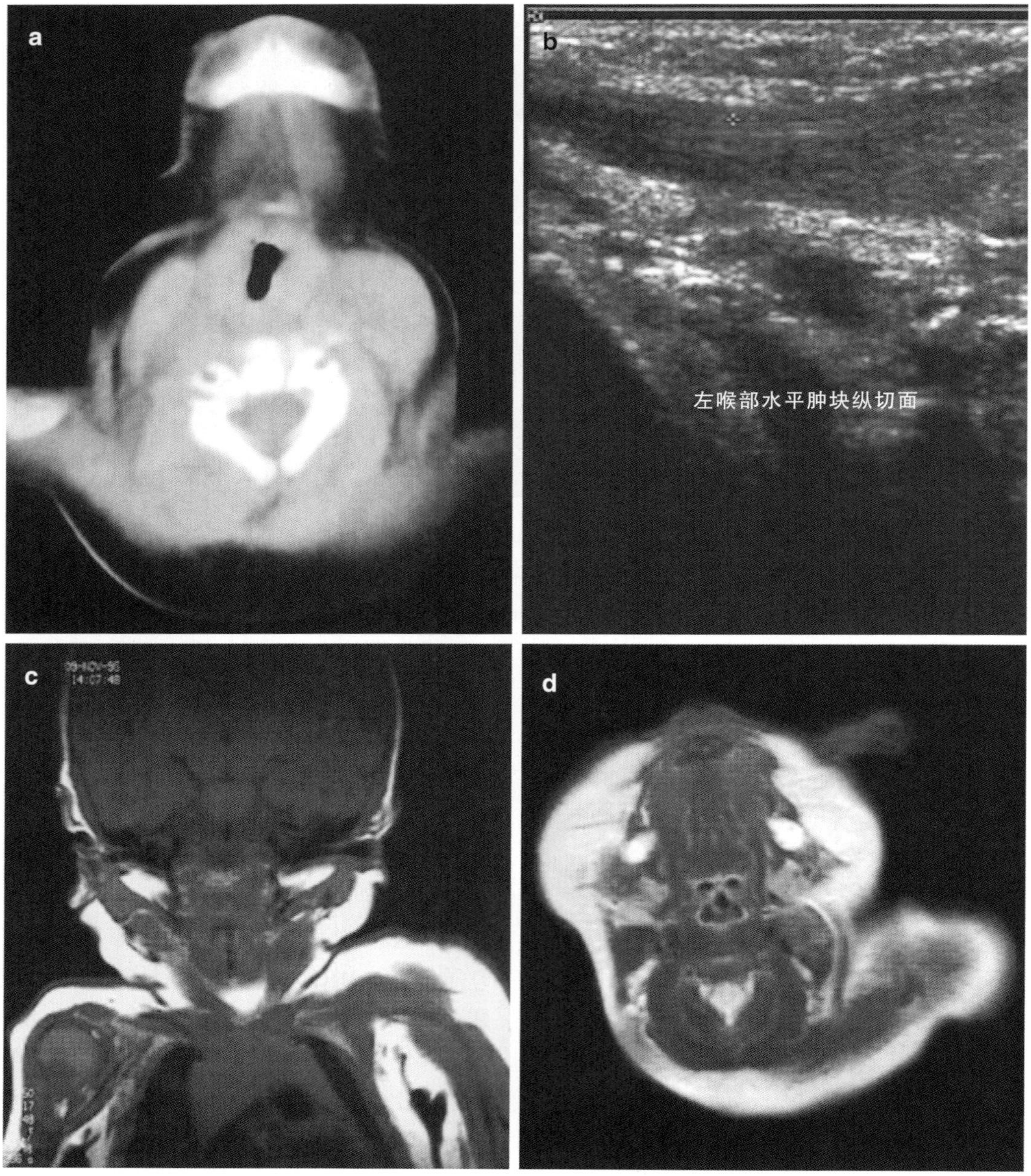

图 13.33　1 日龄男婴(a)和 7 周女婴(b–d)的颈部纤维瘤病临床表现为斜颈。(a)CT。(b)左胸锁乳突肌超声。(c)冠状位自旋回波 T1WI。(d)轴位快速自旋回波 T2WI。CT 显示左胸锁乳突肌整体增大,密度无明显变化(a)。超声显示肌肉远端梭形肿块,呈高回声并缺乏肌肉纤维组织(图 b)。在 T1WI 上,左侧胸锁乳突肌呈梭形增大(图 c),而在 T2WI 上,病变不均匀,以高信号为主(图 d)。具有颈部纤维瘤病的特征性发病年龄、位置和形态。

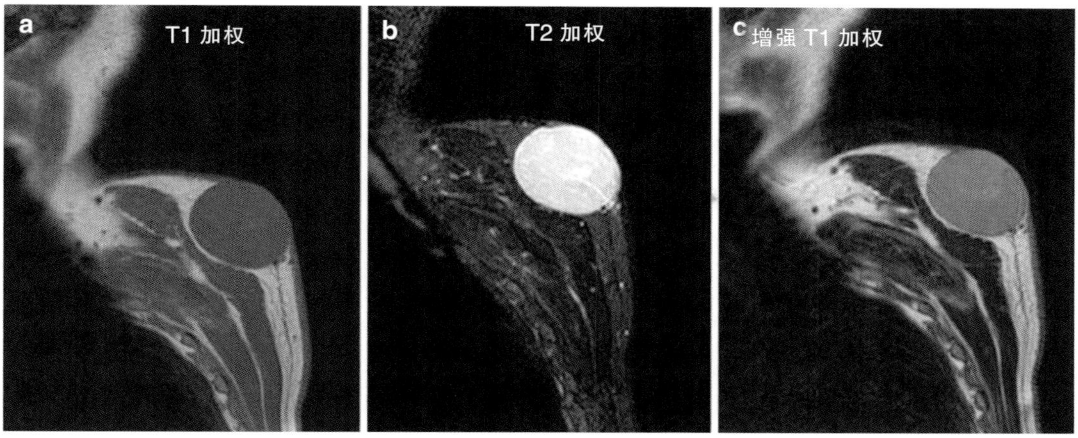

图 13.34 上背部的副矢状位 T1WI(a)、T2WI(b)和增强后 T1WI。椭圆形肿瘤病变,轮廓清晰,局限于皮下组织;没有侵入深层软组织的迹象。肿瘤被广泛切除。24 个月后的随访(未显示)显示没有复发。(Reprinted with permission from Goto et al. [55])

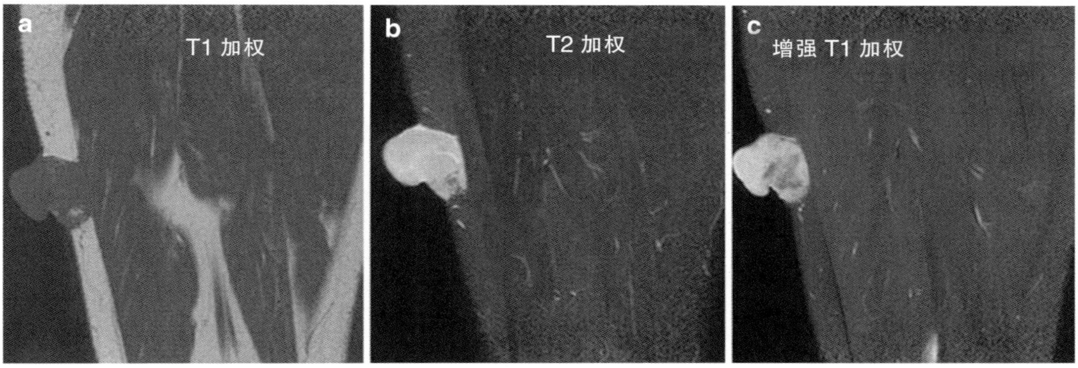

图 13.35 大腿矢状位 T1WI(a)、T2WI(b)和增强脂肪抑制 T1WI。皮下多发性结节,突出于皮肤表面。经广泛切除后,12 个月内未见复发。(Reprinted with permission from Goto et al. [55])

13.5.2 胸膜外孤立性纤维瘤

孤立性纤维瘤是起源于结缔组织中原始成纤维细胞样细胞的间叶源性肿瘤,常有突出的、血管外皮细胞瘤样分支血管形态。"血管外皮细胞瘤"一词已被弃用。它仅用于描述由不同实体共有的形态模式。目前,孤立性纤维瘤、血管外皮细胞瘤、脂肪瘤样血管外皮细胞瘤和巨细胞血管纤维瘤均归入"胸膜外孤立性纤维瘤"类别。融合基因 NAB2-STAT6 已被确定为孤立性纤维瘤的驱动突变。该肿瘤可能与继发于胰岛素样生长因子导致的低血糖(Doege-Potter 综合征)、骨关节病、关节痛和杵状指相关[52]。

这种病变并不常见,见于中年人,无性别差异。孤立性纤维瘤可见于任何部位,其中 40%位于皮下组织。大多数孤立性纤维瘤见于胸膜、面部和脑膜。据估计,胸膜外孤立性纤维瘤约占所有病例的 40%。多为巨大、轮廓清楚、生长缓慢、无痛性肿块。在组织病理学上，它由细胞减少和细胞增多区域厚的胶原纤维带和分支状血管内皮细胞瘤样血管彼此分隔。恶性孤立性纤维瘤（10%~15%）具有侵袭性，组织病理学特征为细胞密度增加、核异型性明显、坏死、核分裂象明显和浸润性生长。

X线检查和CT有时可能显示少量钙化[114]。彩色多普勒超声可显示肿瘤血管化增加。在MR图像上，四肢孤立性纤维瘤具有非特异性特征，即T1WI上不均匀、低至中信号，T2WI上不均匀、中至高信号[4,161]（图13.36和图13.37）。可见均匀或非均匀（较大病灶）的对比增强，并可观察到扩大的供血或引流血管。血管丰富区域的动态对比增强研究呈速升速降曲线（可能类似恶性模式）。数字减影血管造影常显示明显的血管分布伴肿瘤染色和早期静脉充盈[114]。

13.5.3　炎性肌成纤维细胞瘤

它是一种独特的病变，主要是儿童和年轻人的内脏和软组织肿瘤，由梭形肌成纤维细胞组成，并伴有浆细胞、淋巴细胞和嗜酸性粒细胞的炎性浸润。同义词包括浆细胞肉芽肿、炎性假瘤和炎性纤维肉瘤。全身任何部位均可受累，发病部位决定了炎性肌成纤维细胞瘤的症状[41,120]。肺、肠系膜/网膜和眼眶是最常见的部位[68]。

肿块病变的发现通常与发热、体重减轻和疼痛相关；这些临床症状在肿瘤切除后消失。影像学检查可发现分叶状实性肿块，大小不一，单发或多发，边界清楚或分界不清，常不均匀，T1、T2上含低信号区（图13.38）。一些病

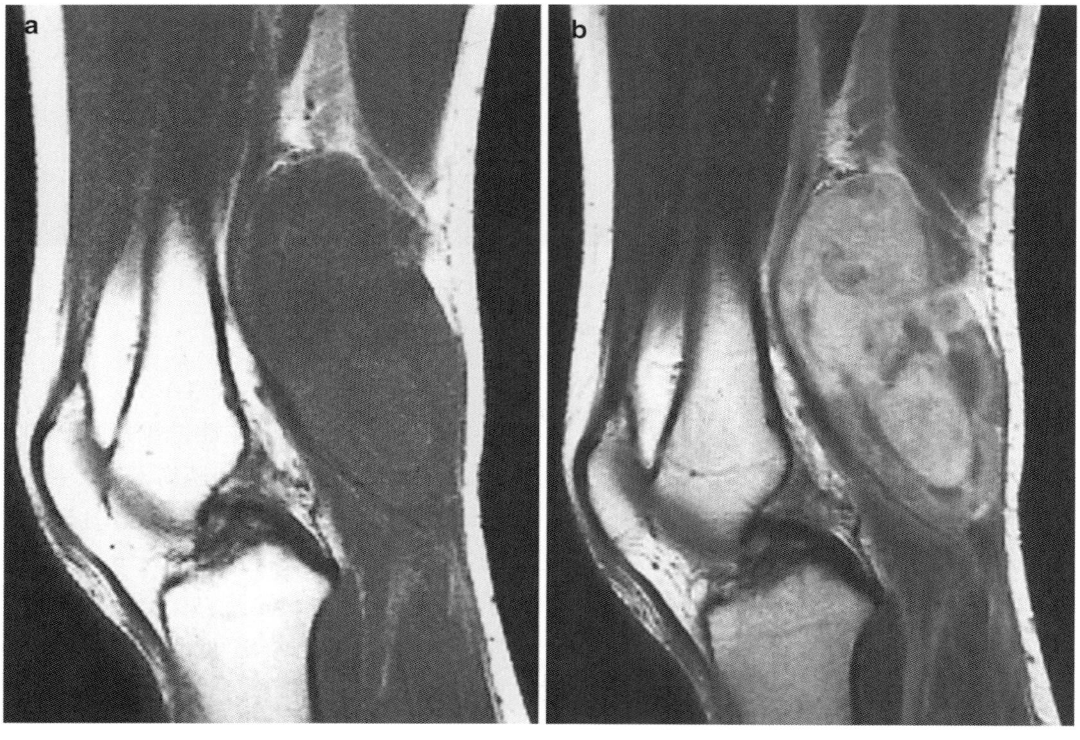

图13.36　右侧腘窝孤立性纤维瘤。（a）矢状位T1WI。（b）钆对比剂注射后矢状位T1WI。在大血管的表面可以见一个椭圆形、基本均匀的病变。没有侵犯皮下组织（图a）。对比剂给药后，可见肿块明显强化（图b）。

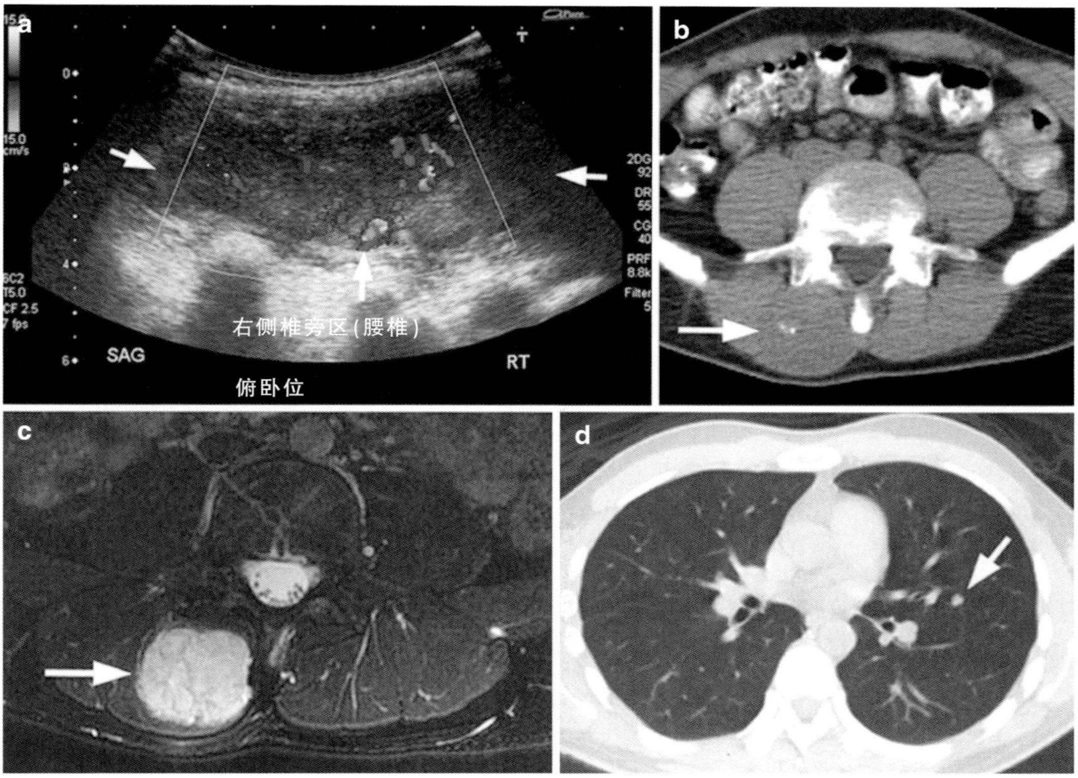

图 13.37　孤立性纤维瘤。31 岁男性，右侧椎旁肌肉内细胞性肿瘤，出现肺转移。(a)超声图像显示为内部血管丰富的不均质低回声肿块(箭头所示)。(b)轴位 CT 平扫肿块与肌肉相比呈等、稍低密度，内部有小钙化灶。(c)轴位 T2WI 呈高信号为主的肿块(箭头所示)，具有低信号强度的非均匀区域。(d)胸部肺窗轴位 CT 显示在临床就诊时有一个肺小结节(箭头所示)，随后的随访显示其尺寸增大，活检证实为转移，还有另外两个小肺结节(未显示)。最终的组织学证实为转移性细胞孤立性纤维瘤，无任何恶性转化的组织学迹象。(Reprinted with permission from Musyoki et al. [114])

变可显示钙化，病变可以是单个或多个[90]。

13.5.4　低级别肌成纤维细胞瘤

肌成纤维细胞被定义为经修饰的成纤维细胞，其内含有如平滑肌细胞内的收缩成分，且能像成纤维细胞那样合成基质成分，如胶原蛋白。肌成纤维细胞存在于如结节性筋膜炎或肉芽组织等反应性病变中。由肌成纤维细胞构成的低级别恶性肉瘤的概念最近才被明确定义。低级别肌成纤维细胞肉瘤为惰性病变，主要发生于头颈部(颅底、口腔)，也可发生于四肢或躯干，累及皮下组织、黏膜下层、深部软组织或骨内区域[39]。这些肿瘤常无包膜，可浸润邻近的纤维、脂肪或肌肉组织。很难区分炎性肌成纤维细胞瘤和低级别肌成纤维细胞肉瘤；需要进行形态学和免疫组织学分析。由于临床原因，鉴别这些肿瘤很重要：肌成纤维细胞肉瘤具有局部复发的可能性(根据其分级最高达 75%)，但很少发生转移[108]。

关于影像学的研究较少。CT 可表现为中等密度的肿块，静脉注射对比剂后强化。MRI

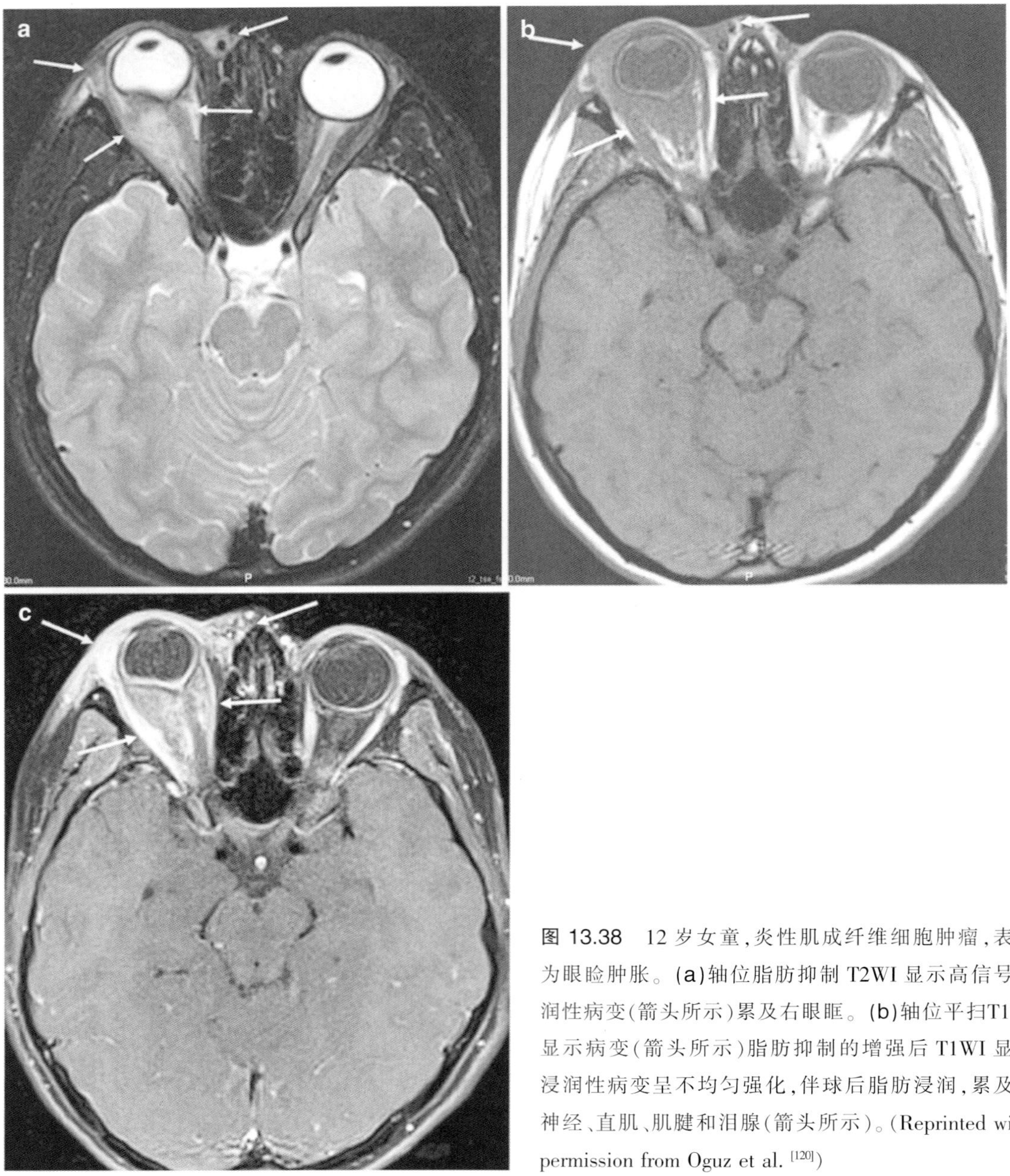

图 13.38 12岁女童,炎性肌成纤维细胞肿瘤,表现为眼睑肿胀。(a)轴位脂肪抑制T2WI显示高信号浸润性病变(箭头所示)累及右眼眶。(b)轴位平扫T1WI显示病变(箭头所示)脂肪抑制的增强后T1WI显示浸润性病变呈不均匀强化,伴球后脂肪浸润,累及视神经、直肌、肌腱和泪腺(箭头所示)。(Reprinted with permission from Oguz et al. [120])

可表现为界限清晰或模糊的病变,T1信号强度与肌肉相当,T2信号强度介于中到高信号,静脉注射钆对比剂后强化(图13.39)[110]。

13.5.5 黏液炎性成纤维细胞肉瘤

黏液炎性成纤维细胞肉瘤以前也称为肢端黏液炎性成纤维细胞瘤,是一种罕见的肿瘤,发生于中年人(男女发病率相同),最常见于手或足(肢端部位)。病变以皮下组织为中心,沿脂肪、筋膜或腱鞘的纤维结缔组织生长为单发或多发结节。较少出现骨受累。患者通常会出现生长缓慢的无痛性肿块,但有的可表现出疼痛或压痛。

病理学检查发现四种成分:增生性成纤

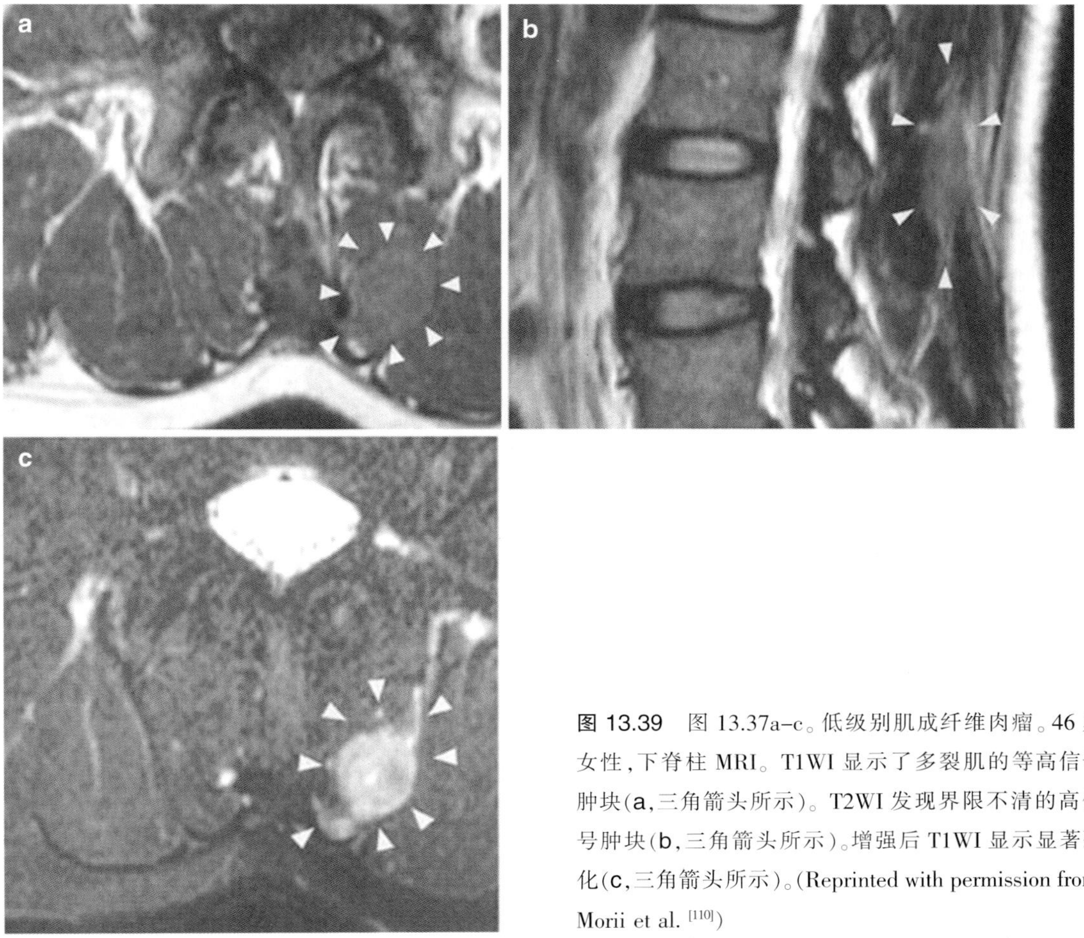

图 13.39　图 13.37a–c。低级别肌成纤维肉瘤。46 岁女性，下脊柱 MRI。T1WI 显示了多裂肌的等高信号肿块(a，三角箭头所示)。T2WI 发现界限不清的高信号肿块(b，三角箭头所示)。增强后 T1WI 显示显著强化(c，三角箭头所示)。(Reprinted with permission from Morii et al. [110])

维细胞(梭形细胞)、黏液样基质、相关炎性成分和 Reed–Sternberg 样非典型巨细胞。根据 WHO 2013 分类，该肿瘤可表现为 t(1,0)易位[6]。

影像学上这些病变以皮下为主，常累及邻近腱鞘。影像学特征多变，取决于相对成分(黏液样、炎性或纤维化)、浸润程度(边界清晰或边界不清)和形状(单个或多个结节)。一般而言，病变在 T1 上的信号低于肌肉，在 T2 上混杂信号或高信号[143]。T2 上以低信号为主的病变尚未见报道，这有助于区分这些肢端病变与腱鞘巨细胞瘤。强化常不均匀，强化区域对应于纤维黏液样基质或黏液样低级别肿瘤结节，而非强化区域可能提示细胞区或高级别肿瘤(图 13.40)[48]。位于肢端的病变可能误诊为其他疾病，如血管球瘤、表皮样包涵囊肿或腱鞘巨细胞瘤。

局部广泛切除联合放疗是首选治疗，因为经常局部复发(超过 50%的病例)；转移性疾病极为罕见[144]。预后相对较好，预期寿命较长。

13.5.6　婴儿纤维肉瘤

婴儿、先天性或青少年纤维肉瘤是一种罕见的中胚层起源的儿童恶性肿瘤(占所有儿童肿瘤的 3%)。部分作者认为[32]，婴儿纤维肉瘤是一种独立的病变，而其他作者认为[135,154]，

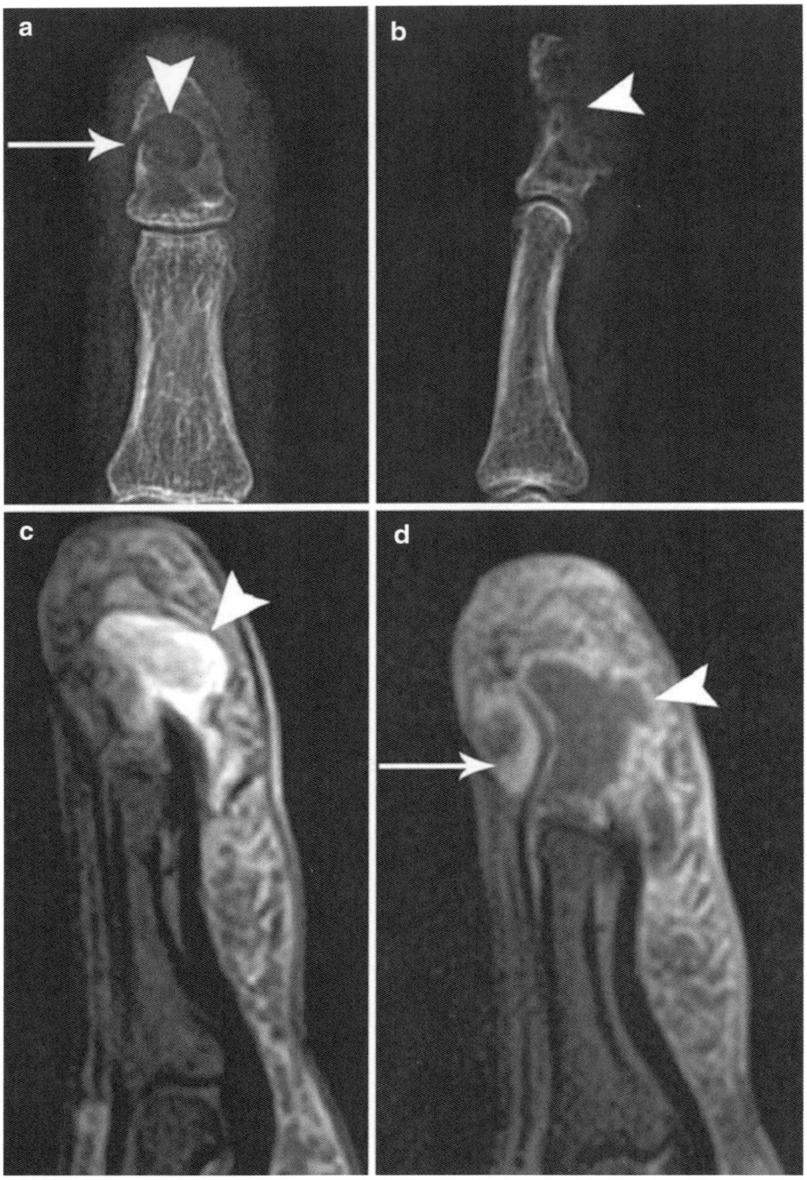

图 13.40 60岁男性，中指黏液炎性成纤维细胞肉瘤。正位X线片(a)显示指骨远端透光性病变（箭头所示），伴有相关的病理性骨折（箭头所示）。侧位X线片(b)显示，病变导致指骨掌侧皮质破坏（箭头所示）。矢状位脂肪抑制T2WI显示远端指骨掌侧的高T2信号肿块（箭头所示）。在脂肪抑制增强T1WI(d)上，掌侧的大部分肿块（箭头所示）具有薄层边缘强化（箭头所示），背侧结节状成分呈更弥漫的强化（长箭头所示）。(Reprinted with permission from Gaetke Udager et al. [48])

无法与上述侵袭性婴儿型纤维瘤病相鉴别。通常在出生时或出生后第一年出现。因产前常规超声检查的普及，产前诊断率得以提高。无性别差异。四肢的浅表和深部软组织，尤其是远端，是最常见的部位，占所有病例的61%[41]。其倾向于迅速增大，8%的病例可能发生远处转移[59]。婴儿病变常异常巨大，与儿童体型不成比例[41]。邻近骨可表现出一定程度的畸形，伴有皮质增厚和正常管状结构破坏。大肿瘤可能引起骨侵袭、弯曲、重塑或破坏。瘤内骨化或钙化罕见。

在组织学上，婴儿纤维肉瘤是一种恶性程度中等未分化成纤维梭形细胞肿瘤，细胞密集，常呈“人”字形，核分裂多，边缘浸润。胶原形成不明显。常见囊变区、黏液样变区、富血管区及肿瘤坏死区[59]。先天性婴儿纤维肉瘤具有特征性的染色体易位–t(12;15)–,有助于将其与其他软组织肿瘤区分开来。

肿瘤 US 呈等回声,CT 平扫呈稍低密度。CT 有助于显示肿瘤范围和骨侵犯,而 MRI 能较好地显示软组织浸润。尽管 MRI 表现多变且无特异性,但在对出生时或新生儿期肢体中出现的大肿块进行鉴别诊断时,应考虑到婴儿纤维肉瘤。此时 MR 成像显示为边界清晰的肿块,T1WI 上呈等信号,T2WI 上呈高信号,有时不均匀,有分隔,有明显强化和瘤内出血(图 13.41)。

目前的治疗几乎完全依赖化疗。与成人纤维肉瘤相比,婴儿纤维肉瘤(通常为先天性或 10 岁以下儿童)表现出更惰性的临床病程,5 年生存率为 84%~93%[3,9]。MRI 有随访作用,常在肿瘤消退时显示为肥大的脂肪组织,并能早期发现肿瘤局部复发。

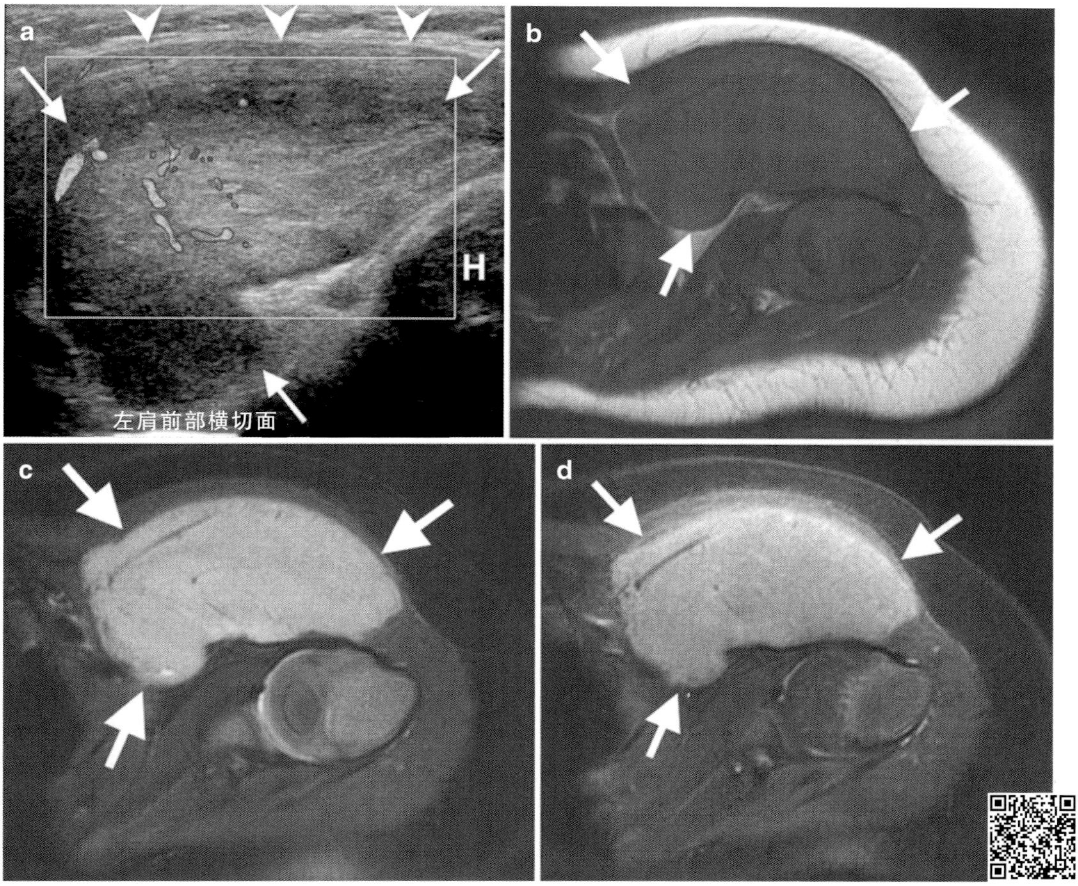

图 13.41　婴儿纤维肉瘤(箭头所示)位于 6 个月女童左肩前方。(a)肿瘤位于胸大肌(箭头所示)深部,肱骨头(H)前方,在超声检查中呈高回声,显示有血管分布。在轴位 T1WI 上呈等或稍高信号(b),在轴位脂肪抑制 T2WI 上为高信号(c),增强后脂肪抑制 T1WI 上呈相对均匀强化(d)。(Reprinted with permission from Ainsworth et al. [3])

13.6 恶性成纤维肌成纤维细胞性肿瘤

13.6.1 成人纤维肉瘤

成人纤维肉瘤是一种由成纤维细胞组成的恶性肿瘤，具有不同量的胶原纤维生成和“人”字形结构，能够复发和转移[32]。组织学、免疫组织化学和超微结构检查是诊断纤维肉瘤和鉴别纤维肉瘤与结节性筋膜炎、黏液纤维肉瘤、肌腱膜纤维瘤病和其他肉瘤的重要手段。认识到这些病变是特异性肿瘤和实体瘤是导致纤维肉瘤发病率下降和早期研究也是其发病率下降的原因[7]。

临床上，纤维肉瘤表现为生长缓慢、孤立、可触及的肿块，直径为3~8cm。在引起症状之前，它可能会达到很大的尺寸。病变最常见于30~55岁，女性的发生率略高。大腿和膝部是最好发部位，其次是躯干、下肢远端和前臂。头颈部的发生率<5%[50]。深部纤维肉瘤起源于肌内和肌间纤维组织、筋膜鞘、腱膜和肌腱。它们可能引起骨膜反应和皮质增厚，很少出现病灶内钙化或骨化。浅表或皮下纤维肉瘤发生于因创伤、瘢痕、热（烧伤）或辐射而受损的组织中。

大体上，小的纤维肉瘤边界清楚，而大的病变往往边界模糊，呈弥漫浸润性生长，常呈分叶状。显微镜下，纤维肉瘤呈均匀一致或束状的生长模式，由梭形细胞构成，被平行排列交织的胶原纤维分隔。有丝分裂活动是诊断依据之一。纤维肉瘤的分级（高分化与低分化）是基于细胞含量、细胞成熟度、肿瘤细胞产生的胶原量及有无坏死和（或）瘤内出血来划分。

低级别纤维肉瘤（高分化）的特征是：形态一致的梭形细胞，细胞量中等，呈“人”字形排列，核轻度多形，核分裂象少，常含有胶原基质。高级别病变（低分化）富含细胞，细胞核明显多形性和核分裂象多。尽管韧带样纤维瘤有特定的发病部位，纤维肉瘤体积巨大，但即使MRI也难以区分韧带样纤维瘤（约占纤维组织肿瘤的70%以上）和纤维肉瘤（<5%）（图13.42和图13.43）。纤维肉瘤的多源性表现是罕见的，很难与转移性纤维肉瘤相鉴别（图13.44）。首选的治疗方法是局部广泛切除。纤维肉瘤单纯切除后常出现局部复发。

关于纤维肉瘤的影像学文献很少，且仅限于病例报道。在我们的软组织肿瘤系列中，有9例原发性纤维肉瘤和2例复发性纤维肉瘤。患者的年龄范围为16~77岁，平均年龄为47岁。与文献中报道的结果相反，10例患者中的9例为男性。9例病灶位于下肢，从腹股沟至足底。1例患者出现骨和软组织受累。直径为2~27cm（平均直径为12cm）。

所有患者均行MRI检查。病变在T1WI和T2WI上信号均匀或不均匀。大多数病灶在T1WI上表现为与肌肉相等的信号强度，在T2WI上表现为中高信号背景上的低信号区。9例患者均行T1WI钆对比增强。90%的病灶呈明显、周边强化，3例呈轮辐状外观。肿瘤中心部分无强化并非瘤内坏死所致。仅1例无强化的病变中心T2WI呈高信号。骨受累罕见，在孤立性纤维肉瘤组中仅见1例。多中心纤维肉瘤患者有多个溶骨性病变，骨盆带处有2个软组织结节（图13.44）。

13.6.2 黏液纤维肉瘤

黏液纤维肉瘤，以前称为黏液型恶性纤维组织细胞瘤，是一种恶性纤维性病变，好发于成人和老年人（平均年龄为66岁）。以男性为主。大多数患者表现为缓慢增大的

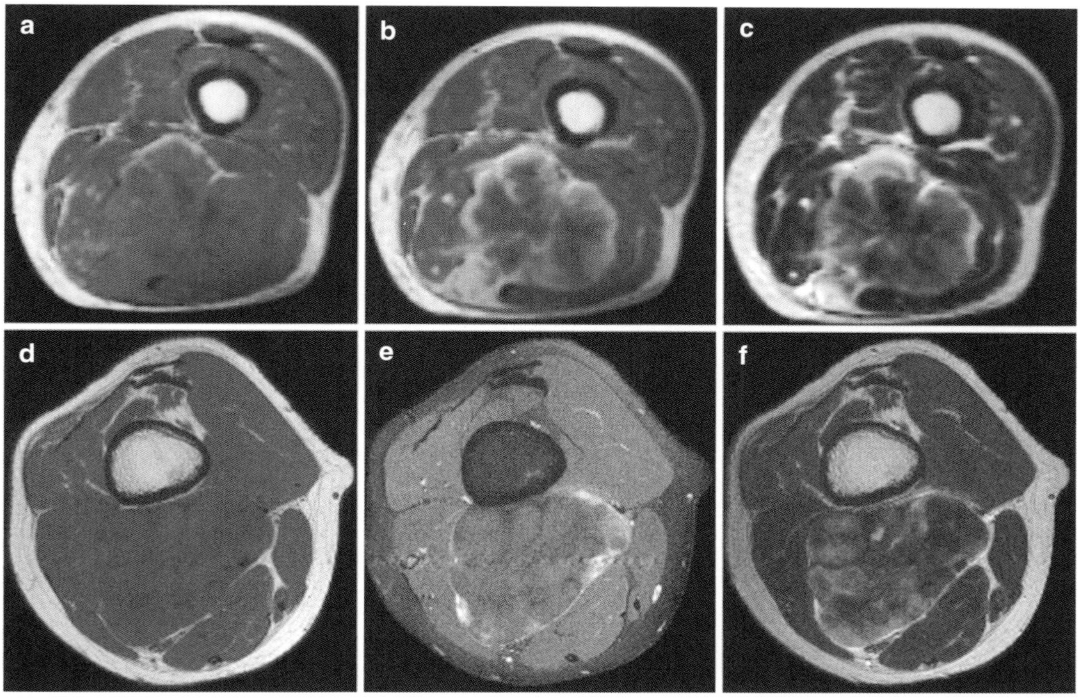

图 13.42 两例纤维肉瘤。(a)轴位自旋回波 T1WI。(b)钆对比剂注射后的轴位自旋回波 T1WI。(c)轴位自旋回波 T2WI。(d)轴位自旋回波 T1WI。(e)钆对比剂注射后的轴位自旋回波 T1WI,(f)快速自旋回波 T2WI。在这两例中,在 T1WI 上病变不均质且与肌肉等信号(图 a,d);在 T2WI 上为不均质和整体低信号(图 b,e),并在增强后轮辐状强化(图 c,f)。体积大和信号强度符合纤维肉瘤的诊断特征。界限清晰和低信号斑点状区域无法与腹外韧带样纤维瘤鉴别。

无痛性肿块。大多数病变(80%)发生在四肢,躯干、腹膜后、骨盆、头部和颈部较少见。70%的肿块位于皮下组织,其他位于肌间或肌内平面;其边缘常具有很强的浸润性。如果黏液样成分占 30%或 30%以上,实体区占 20%或 20%以下且仅为局灶性,肿瘤坏死占 10%或 10%以下,则将黏液纤维肉瘤病变定义为低级别[61]。低级别黏液纤维肉瘤更常见于浅表部位[118]。

组织病理上呈结节状生长。黏液样基质含有细长曲线样薄壁毛细血管和梭形、圆形或星形细胞,胞质略呈嗜酸性。低级别病变细胞密度低、显著黏液样;而在高级别病变中,核分裂象常见、明显的细胞多形性和肿瘤内坏死。

Mentzel 等人发现 54%的病例局部复发(随访 5~300 个月)和 17%发生转移。原发病灶的深度和组织学分级均不影响局部复发的发生率。转移仅发生于中高级别的肿瘤,因此,识别低级别黏液纤维肉瘤非常重要,因为错误的初步诊断和治疗可能导致局部复发,并进展为具有转移能力的高级别[47,104]。

超声扫描可见边界清楚的低回声团块。在 T1WI 上,病变均匀,具有中等信号[129]。周围筋膜 T2 信号增高是黏液纤维肉瘤的特征性表现[74]。T2WI 反映了低、中级别黏液纤维肉瘤的黏液样含量,黏液样含量与细

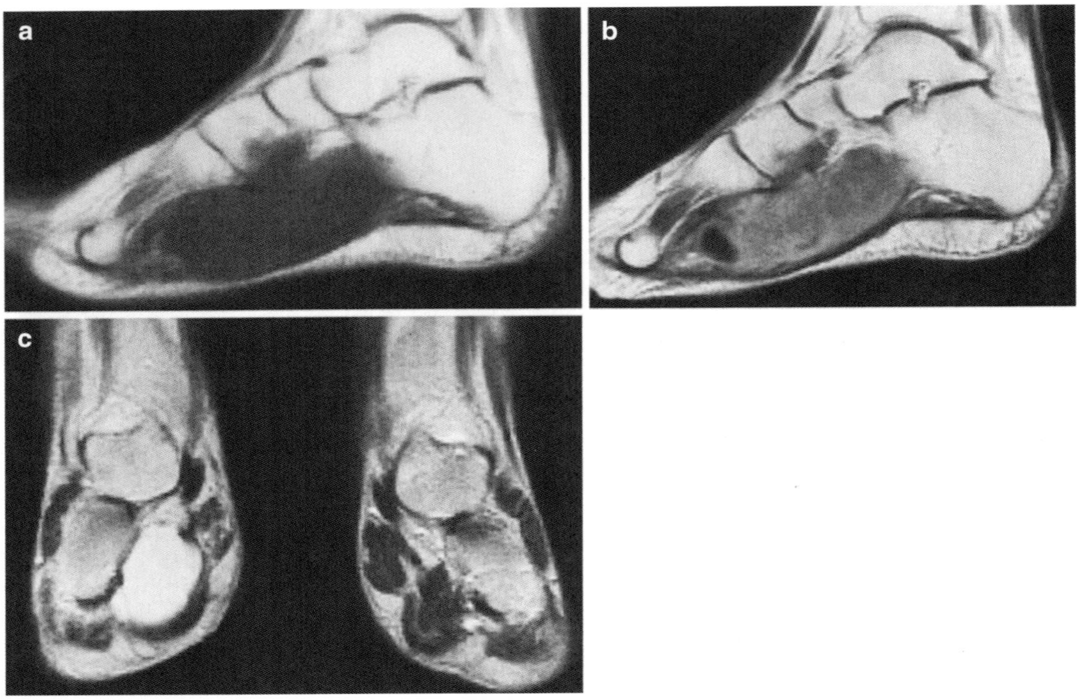

图 13.43 34岁男性,足部纤维肉瘤。(a)矢状位自旋回波 T1WI。(b)钆对比剂注射后的矢状位自旋回波 T1WI。(c)冠状位自旋回波 T2WI。足底跖腱膜深部巨大梭形肿块,累及内侧楔骨。T1WI 上整体呈低信号(图 a)。病灶呈中度强化,远端部分有无强化结节(图 b)。在 T2WI 上,病灶呈均匀高信号(图 c)。年龄、部位和 MRI 特征提示恶性肿瘤,但无法进一步进行组织学分型。

胞密度和肿瘤的分级成反比。使用脂肪抑制的钆增强 T1WI 是显示筋膜尾征的关键,即肿瘤沿周围远离肿瘤中心的肌肉间室筋膜平面浸润性延伸(图 13.45 至图 13.47)。尾征可能与较高的局部复发相关[75,169]。

在组织病理学和影像学上,高级别黏液纤维肉瘤不易与其他成人多形性肉瘤鉴别[76]。

低级别黏液纤维肉瘤不应与低级别纤维黏液样肉瘤相混淆,后者是另一种具有成纤维细胞分化的黏液样间叶细胞肉瘤,与低级别黏液纤维肉瘤相反,虽为惰性,但有侵袭性临床过程[101,102]。

13.6.3 低级别纤维黏液样肉瘤

低级别纤维黏液样肉瘤(以前称为 Evans 瘤)具有相对低级别的组织学特征,但具有反常的侵袭性行为,其特点是局部复发和转移率高[42]。它是一种生长缓慢的罕见肿瘤,好发于中青年人(中位年龄为 45岁)(图 13.48)。多数病变发生于下肢或胸壁的深部软组织,腹股沟、臀部、腋窝和腹膜后腔较少[34]。大多数病例发生在筋膜下区域。诊断时病变往往较大。

在组织病理学上,病变特征为相互掺杂纤维和黏液样区域、漩涡状生长模式和温和

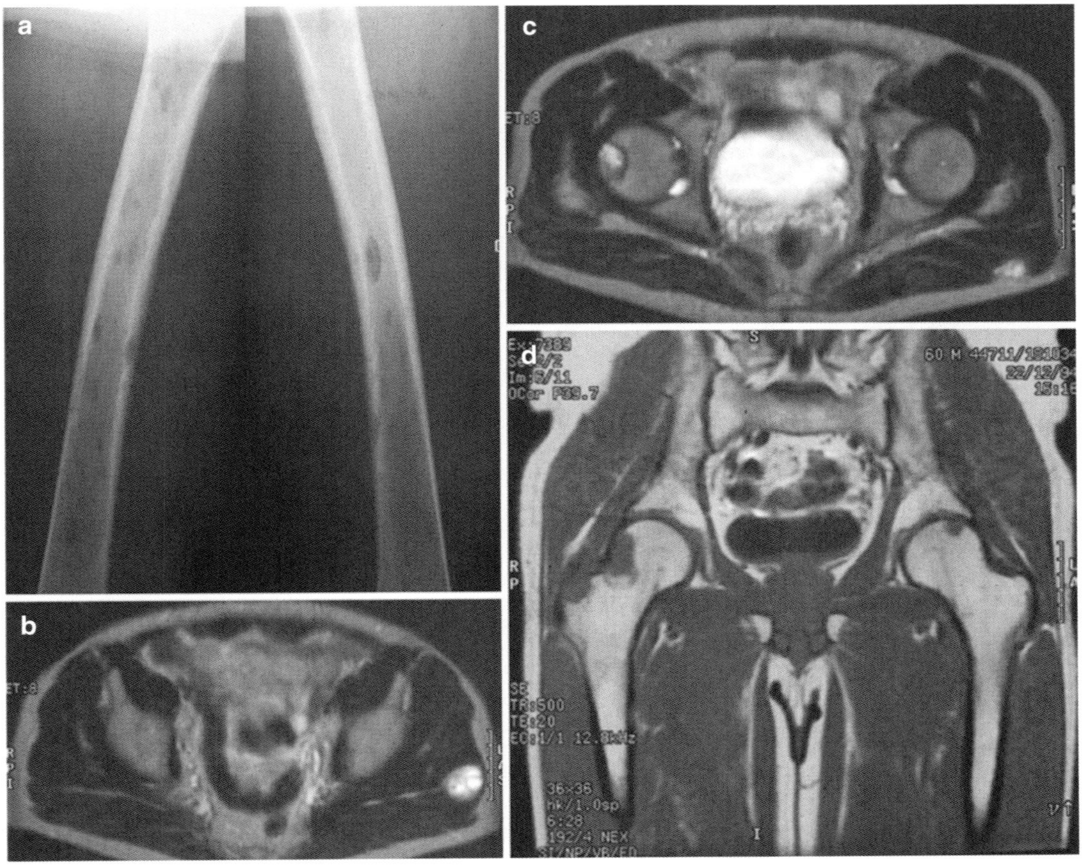

图 13.44　50 岁男性，多形性纤维肉瘤。(a)两股骨干的 X 线片。(b)髋臼水平的轴位自旋回波 T2WI。(c)股骨头水平的轴位自旋回波 T2WI。冠状位自旋回波 T1WI。在传统的 X 线片上，双侧股骨皮质内多发椭圆形溶骨性病变(图 a)。在 T2WI 上，左臀大肌内圆形分叶状高信号结节，并被中等信号线所分隔(图 b)。在股骨头水平的 T2WI 上，右股骨头内不均匀病变，部分呈高信号。左侧臀大肌内有小的高信号结节(图 c)。冠状面上，双侧股骨头和右大转子区多发中等信号病灶(图 d)。骨和软组织同时发病在纤维肉瘤中少见。即使在组织学上，与转移性纤维肉瘤的鉴别仍然很困难。

的梭形成纤维细胞。细胞密度低，核分裂象少见。2013 年 WHO 分类认为 MUC4 是低级别纤维黏液样肉瘤的高度敏感性和特异性免疫组织化学标志物，导致 FUS/CREB3L2 融合基因产生的易位 t(7;16)也是特异性标志物。

在超声上，低级别纤维黏液样肉瘤可表现为不均匀的卵圆形肿块，具有靶样表现。在 CT 上，该肉瘤常低于肌肉密度，伴有局灶性等密度。在 MRI 上，低级别纤维黏液样肉瘤可表现为脑回样外观的肿块(图 13.49 和图 13.50)，T2WI 上可见多个低或等信号小褶皱，静脉增强后强化(可能与高细胞化纤维组织有关)。脑回样褶皱之间的液体样高信号区域缺乏对比增强，可能代表黏液样物质。脑回样形态对该肿瘤有较高的特异性[62]。

与低级别黏液纤维肉瘤相反，低级别纤

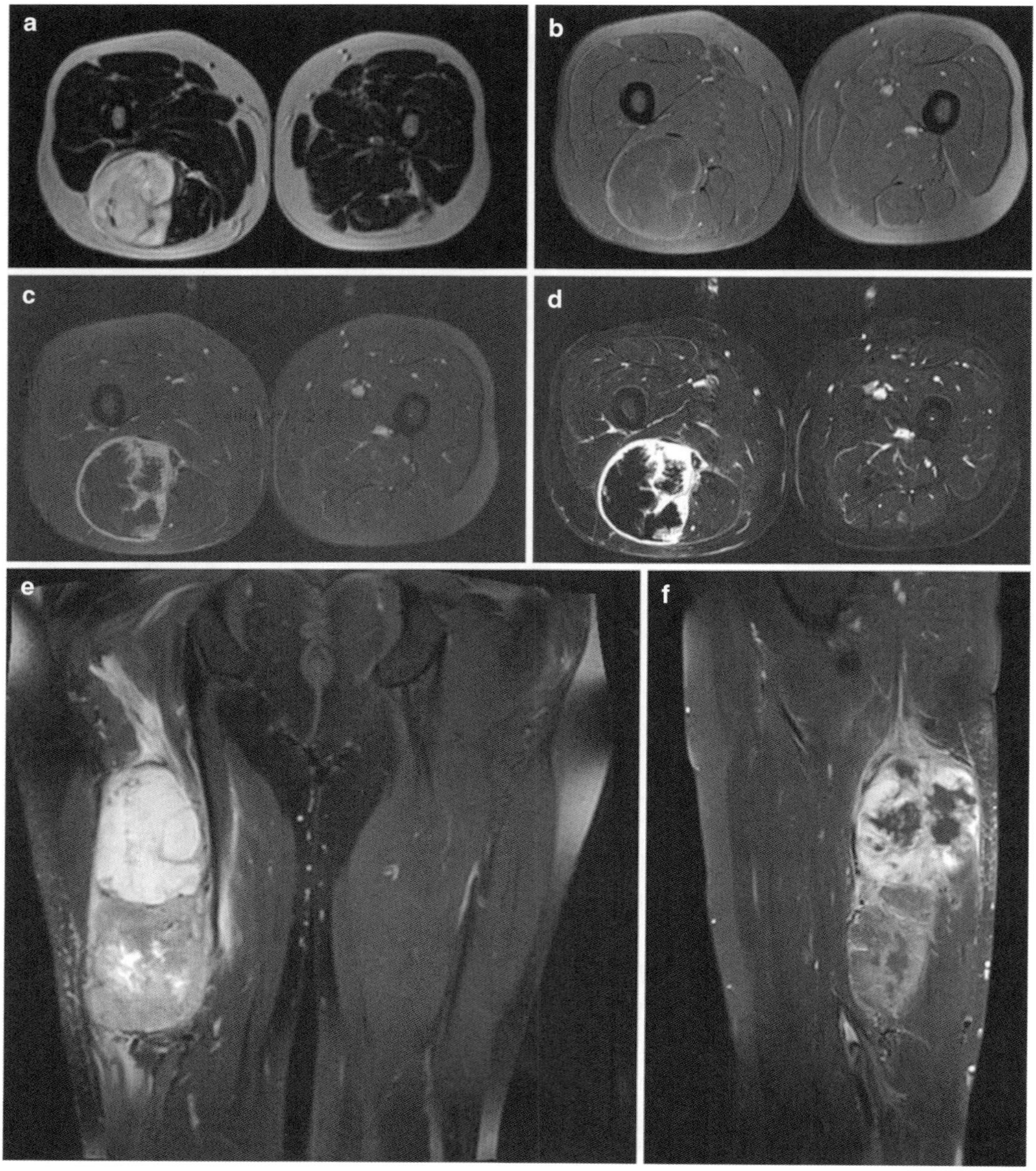

图 13.45　49岁男性，黏液纤维肉瘤。(a)轴位快速自旋回波T2WI。(b)轴位脂肪抑制T1WI。(c)注射钆对比剂后的轴位脂肪抑制T1WI。(d)增强前后T1WI的轴位减影。(e)冠状位脂肪抑制T2WI。(f)注射钆对比剂后矢状位脂肪抑制T1WI。腘绳肌间室内的大椭圆形病变，显示T2信号极高(图a)、T1信号低于肌肉(图b)、中央大面积无强化区（图c,d)，表明存在较大的黏液样成分。病变界限不清，局部向周围筋膜延伸（图e,f)。(Courtesy of F. M. Vanhoenacker, Belgium)

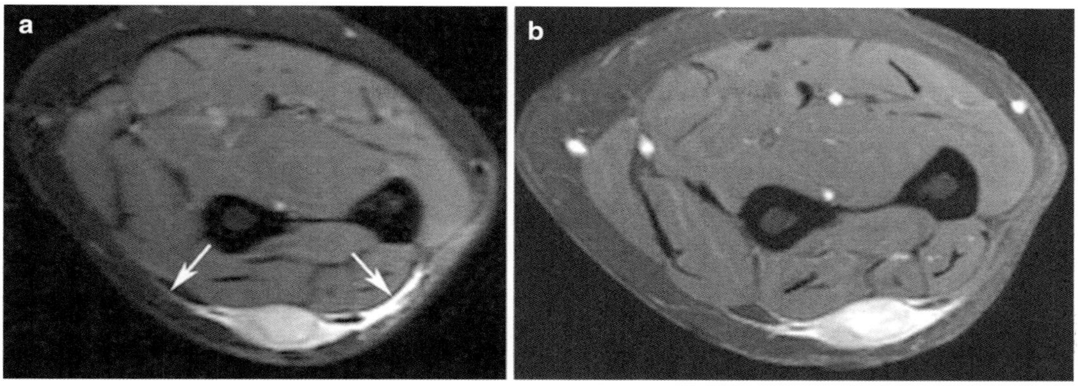

图 13.46　48 岁女性，黏液纤维肉瘤。(a)轴位 STIR 图像显示前臂背侧皮下组织中的中高信号肿块。病变两侧可见沿浅层筋膜平面向外延伸的高信号曲线(箭头所示)。(b)在同一部位的轴位钆增强脂肪抑制 T1WI 上，显示与病变强化一致的明显的尾状强化，这与肿瘤线样延伸相一致，而非水肿。(Reprinted with permission from Lefkowitz et al., *Skeletal Radiol* 2013, 42:809–818)

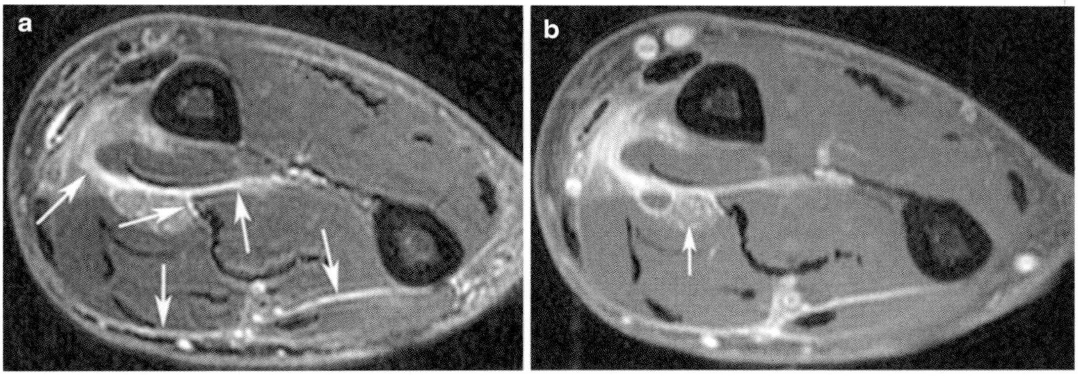

图 13.47　67 岁男性，患有高级别黏液纤维肉瘤，右前臂黏液纤维肉瘤。(a)脂肪抑制的轴位 T2WI 显示，高信号沿着各个肌肉之间的深层肌肉筋膜呈曲线状延伸(箭头所示)。孤立性肿块(未示出；平均记录尺寸为 2.9cm)与筋膜尾相连。(b)脂肪抑制的轴位 T1WI 显示，筋膜尾明显强化。肿瘤包裹正中神经(箭头所示)。这是深部黏液纤维瘤的特征性表现，可以沿着多个筋膜平面扩散。由于熟悉黏液纤维肉瘤的浸润性，放射科初诊医生即提示肿瘤已沿前臂多个筋膜平面扩散。基于部分放射科医生的建议，外科医生随后进行了截肢手术，虽然没有发现明显“肿块”，但组织病理学检查证实，在前臂的筋膜平面上存在广泛的黏液纤维肉瘤，并包裹神经血管结构。截肢手术切缘阴性，患者在 18 个月内无复发。(Reprinted with permission from Lefkowitz et al., *Skeletal Radiol* 2013, 42:809–818)

维黏液样肉瘤具有侵袭性的临床病程，其特征为局部复发率高，并可能转移至肺，偶尔转移至骨。手术广泛切除是首选的治疗方法。肿瘤生长缓慢和确诊与复发之间的潜伏期长，突显了长期临床随访和影像监测的重要性。

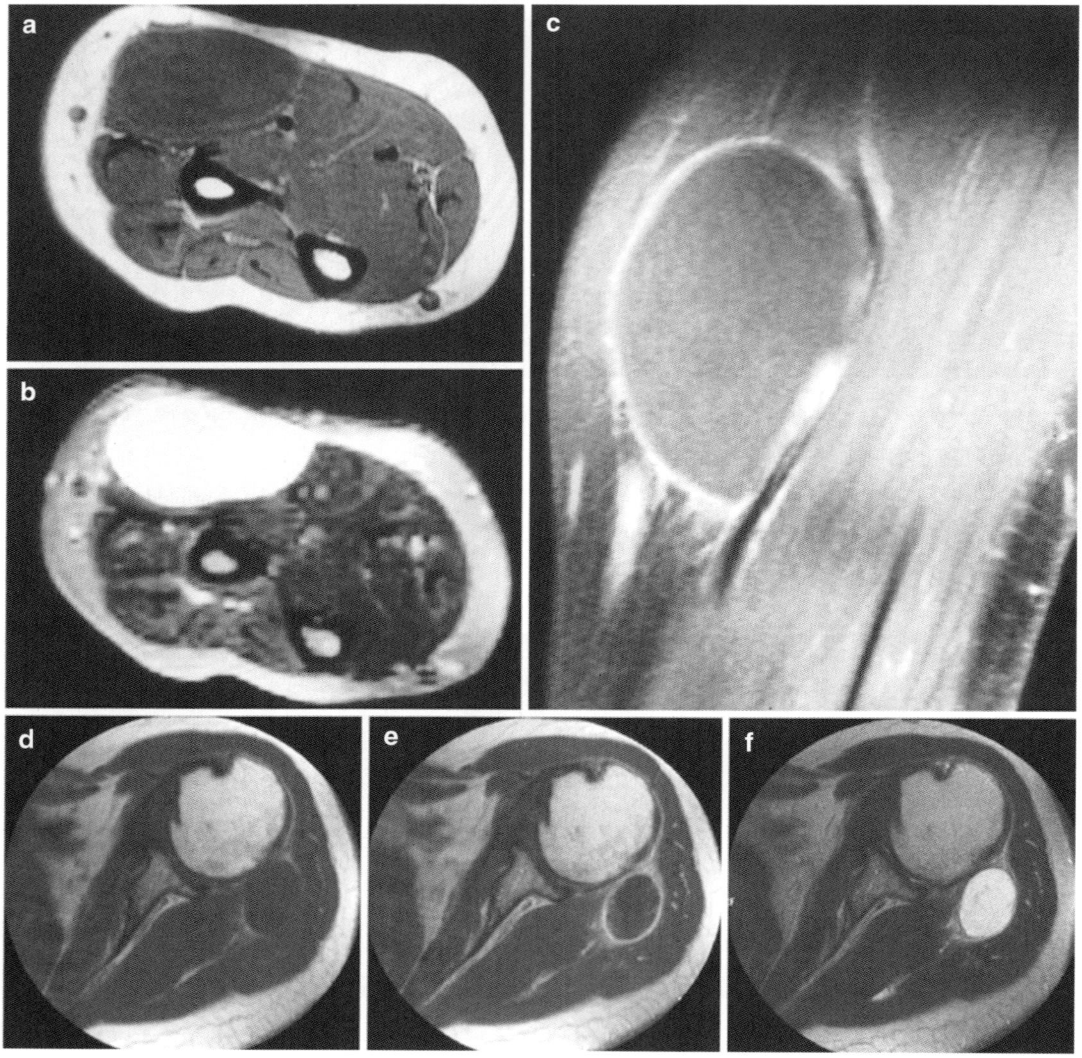

图 13.48 两例纤维黏液样肉瘤。(a)轴位自旋回波 T1WI。(b)轴位自旋回波 T2WI。(c)钆对比剂注射后脂肪抑制矢状位自旋回波 T1WI。(d)轴位自旋回波 T1WI。(e)钆对比剂注射后轴位自旋回波 T1WI。(f)轴位自旋回波 T2WI。两者都有相似的 MRI 特征。两个病灶在 T1WI 上信号极低(图 a,d),在 T2WI 上信号极高(图 b,c),注射对比剂后仅显示轻微的包膜样强化(图 c,f)。MRI 表现反映两例肿瘤含有大量黏液样组织。

13.6.4 硬化性上皮样纤维肉瘤

硬化性上皮样纤维肉瘤是一种四肢或肢带的深部肿瘤,好发于中老年人,无性别差异。这种恶性成纤维细胞肿瘤的特征是上皮样瘤细胞呈巢状或条索状分布于致密透明样硬化基质中。可能存在钙化[100]。其中一部分似乎与低级别纤维黏液样肉瘤有关。

患者出现肿块的时间长短不一,1/3 有近期增大和疼痛病史。

影像学上可见边界清楚的分叶状或多结节状肿块,累及深部肌肉组织,常伴有骨

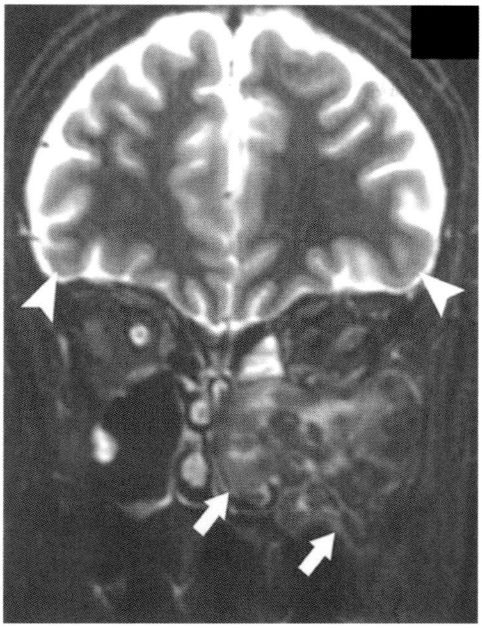

图 13.49　48 岁男性，左上颌窦低级别纤维黏液样肉瘤。上颌窦冠状位 STIR 图像显示由多个低信号褶皱（三角箭头所示）构成的脑回样图案肿瘤，类似脑回（箭头所示）。(Reprinted with permission from Hwang et al.[62])

膜附着或骨侵袭。关于 MRI 的报道很少。T1、T2 上可见极低信号的大核心区（可能代表硬化、透明样变的间质），肿瘤周边有中等信号包绕[14,122]（图 13.51 和图 13.52）。

要点

1.成纤维细胞/肌成纤维细胞瘤是比较常见的软组织肿瘤，局部切除后往往复发率高。筋膜尾征提示放射科医生应向外科医生具体描述肿瘤沿筋膜平面向远处浸润性延伸。

2.组织病理学和影像学特征与病变的年龄有关。许多良性和局部侵袭性纤维性肿瘤的增生期可类似肉瘤（假肉瘤样外观）。几周后的随访（无论是否在首次检查时进行活检）可能会通过显示病变缩小/纤维化，从而揭示其良性性质。

3.良性肿瘤多具有特征性的部位（颈纤维瘤病、腱鞘纤维瘤、弹力纤维瘤、掌跖纤维瘤病、项型纤维瘤、腹部韧带样纤维瘤、缺血性/褥疮性筋膜炎等）。

4.骨化性肌炎的诊断主要依靠 X 线片或 CT 表现，在发展过程中有分区现象。

5.韧带样纤维瘤病在 T2 上含有（曲线）低信号的成分代表致密的胶原带；采用梯度回波序列，韧带样瘤可与 T2 上由于出血（如色素沉着绒毛结节性滑膜炎）而有低信号区的肿瘤相鉴别。

6.含脂肪的纤维性软组织病变（T1 高信号）包括弹力纤维瘤、脂肪纤维瘤病、婴儿纤维错构瘤和一些（脂肪瘤样）孤立性纤维瘤。

7.增生性肌炎在超声上可表现为“干裂泥浆”或“棋盘”状，在 MRI 上也可显示病变内保留的肌纤维。

8.当强化的筋膜尾延伸到远离肿瘤中心的肌腹周围时，可怀疑黏液纤维肉瘤。

9.低度纤维黏液样肉瘤在 MRI 上常表现为 T2 低信号的脑回形态（并强化），中间有 T2 高信号的“脑沟”。

10.黏液炎性成纤维细胞肉瘤常发生于邻近腱鞘的肢端部位，尽管其整个肿瘤在 T2 上未显示低信号，仍常被误诊为腱鞘巨细胞瘤。

致谢：本章目前的修订版非常感谢亚瑟·德·谢佩尔教授（1937 年 11 月 30 日至 2013 年 10 月 4 日）。

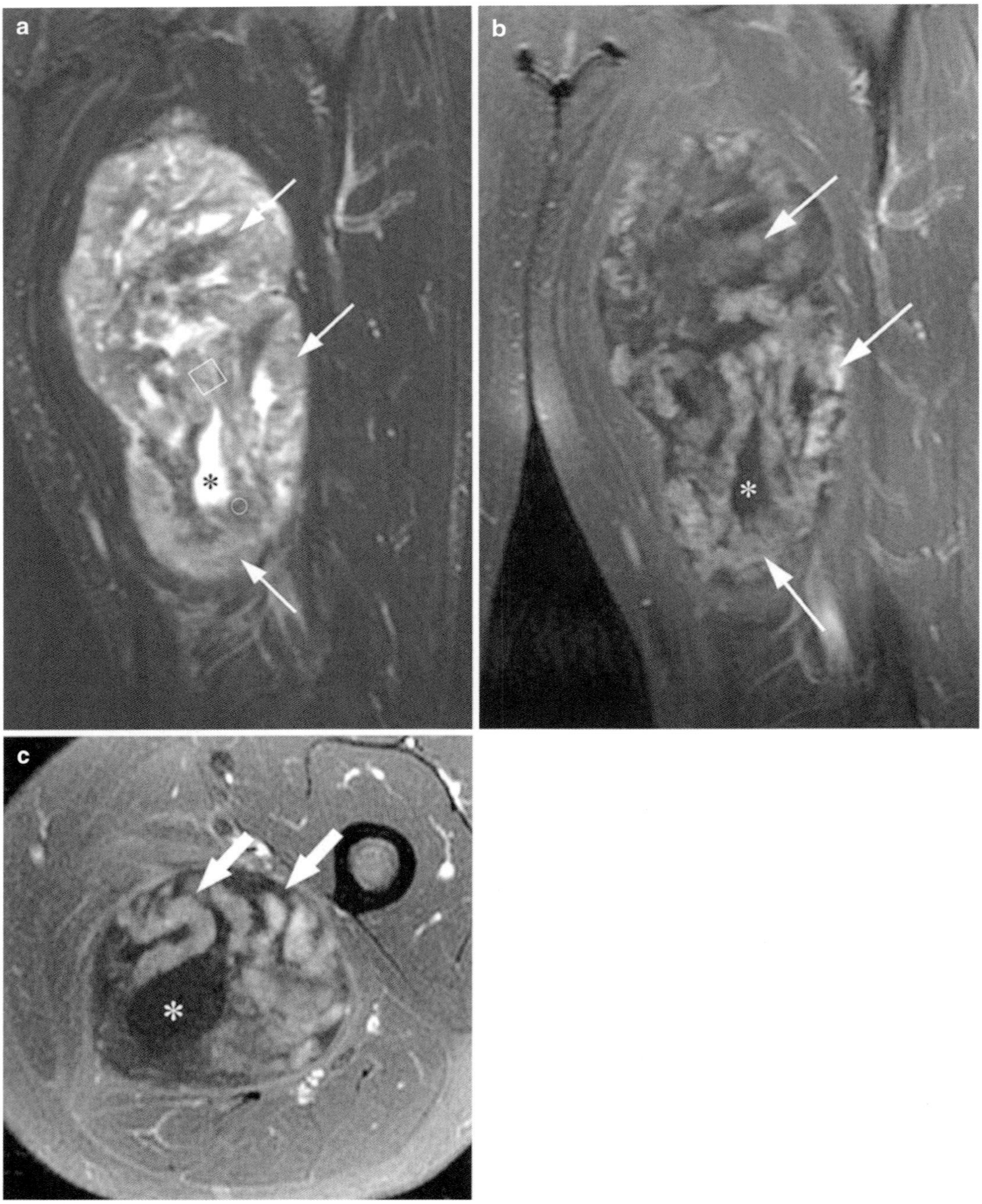

图 13.50 59 岁男性,大腿低级别纤维黏液样肉瘤。(a)冠状位脂肪抑制 T2WI 显示 T2 信号不均匀的脑回样图案(箭头所示),脑回样图案由低信号、等信号和高信号组成,可能反映了肿瘤致密纤维化(圆形所示)和纤维黏液样(方形所示)基质的交替区域。类似液体的高信号区域(星号所示)可能代表肿瘤中的以黏液样为主区域。(b)冠状位和(c)轴位脂肪饱和增强后 T1WI 显示脑回状强化(箭头所示)。黏液样成分(星号所示)缺乏对比增强。(Reprinted with permission from Hwang et al. [62])

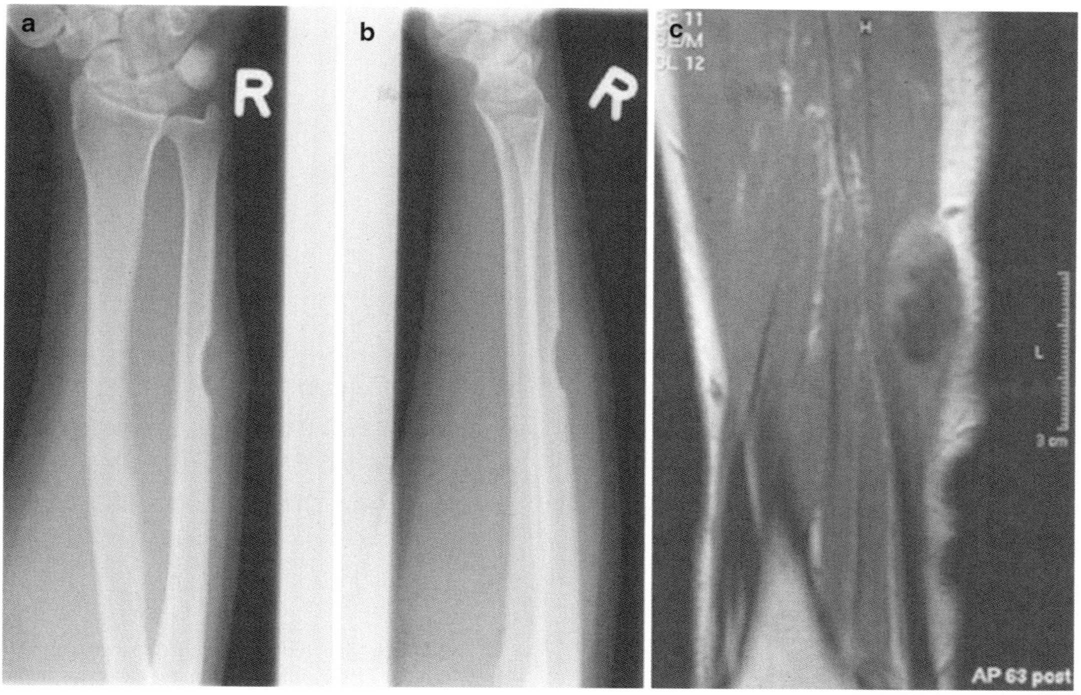

图 13.51 32 岁女性，前臂硬化性上皮样纤维肉瘤。(a)前后位和(b)侧位 X 线片显示右尺骨穿凿样溶骨性病变，伴周围硬化边。(c)右前臂 MRI 显示大小约为 5cm×1.5cm，含大的低信号核心区的肌内肿瘤。

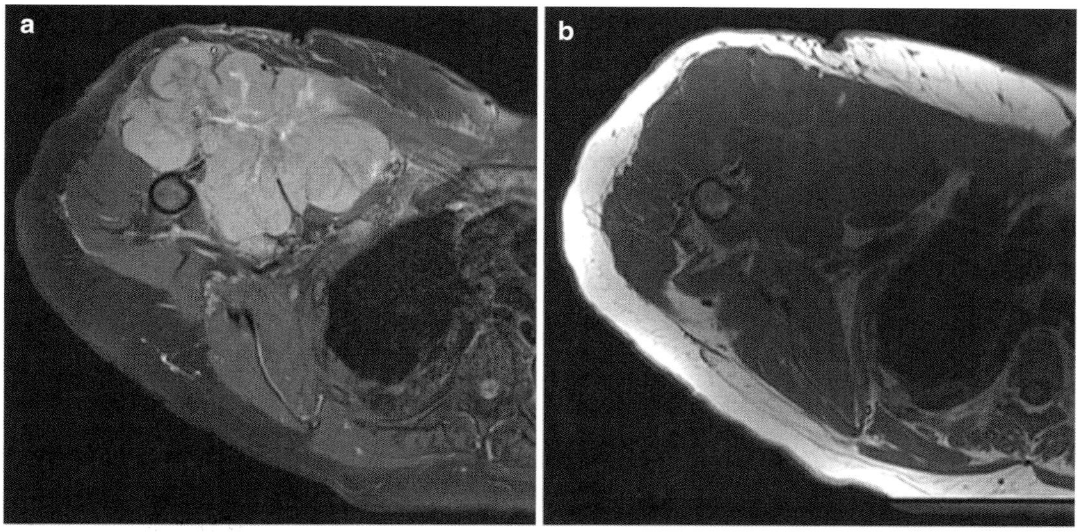

图 13.52 右肩前部软组织中的硬化性上皮样纤维肉瘤。(a)轴位脂肪抑制 T2WI。(b)轴位 T1WI。(待续)

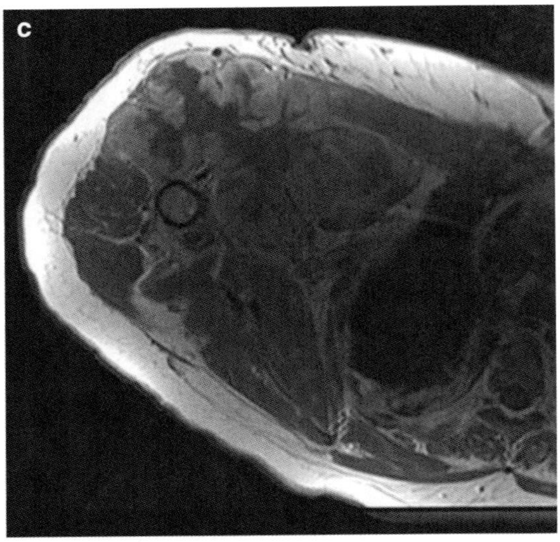

图 13.52(续)　(c)轴位增强后 T1WI。位于胸大肌、肱二头肌和肱桡肌的肌腹内的巨大多分叶状肿块，毗邻肱骨干。病变较均匀，T2WI 上呈中等信号，T1WI 上呈低信号。病变周围可见厚且不规则的强化带。

参考文献

1. Ablin DS, Jain K, Howell L, West DC (1998) Ultrasound and MR imaging of fibromatosis colli (sternomastoid tumor of infancy). Pediatr Radiol 28:230–233
2. Ackman JB, Whitman GJ, Chew FS (1994) Aggressive fibromatosis. AJR Am J Roentgenol 163:544
3. Ainsworth KE, Chavhan GB, Gupta AA, Hopyan S, Taylor G (2014) Congenital infantile fibrosarcoma: review of imaging features. Pediatr Radiol 44:1124–1129
4. Akisue T, Matsumoto K, Kizaki T, Fujita I, Yamamoto T, Yoshiya S, Kurosaka M (2003) Solitary fibrous tumor in the extremity: case report and review of the literature. Clin Orthop Relat Res 411:236–244
5. Allen RA, Woolner LB, Ghormley RK (1955) Soft-tissue tumors of the sole; with special reference to plantar fibromatosis. J Bone Joint Surg Am 37-A: 14–26
6. Baheti AD, Tirumani SH, Rosenthal MH, Howard SA, Shinagare AB, Ramaiya NH, Jagannathan JP (2015) Myxoid soft-tissue neoplasms: comprehensive update of the taxonomy and MRI features. AJR Am J Roentgenol 204:374–385
7. Bahrami A, Folpe AL (2010) Adult-type fibrosarcoma: a reevaluation of 163 putative cases diagnosed at a single institution over a 48-year period. Am J Surg Pathol 34:1504–1513
8. Bulam H, Sezgin B, Findikcioglu K, Cesur N (2015) A 1-year-old boy with paraspinal elastofibroma: the youngest diagnosed elastofibroma. Ann Thorac Surg 100:302–304
9. Canale S, Vanel D, Couanet D, Patte C, Caramella C, Dromain C (2009) Infantile fibrosarcoma: magnetic resonance imaging findings in six cases. Eur J Radiol 72:30–37
10. Casillas J, Sais GJ, Greve JL, Iparraguirre MC, Morillo G (1991) Imaging of intra- and extraabdominal desmoid tumors. Radiographics 11:959–968
11. Ceulemans LJ, Jacomen G, Vanhoenacker FM (2013) Decubital ischemic fasciitis. JBR-BTR 96:52
12. Chandrasekar CR, Grimer RJ, Carter SR, Tillman RM, Abudu A, Davies AM, Sumathi VP (2008) Elastofibroma dorsi: an uncommon benign pseudotumour. Sarcoma 2008:756565
13. Cho YH, Ahn KS, Kang CH, Kim CH (2015) Calcifying aponeurotic fibroma of the dorsum of the foot: radiographic and magnetic resonance imaging findings in a four-year-old boy. Iran J Radiol 12:e23911
14. Christensen DR, Ramsamooj R, Gilbert TJ (1997) Sclerosing epithelioid fibrosarcoma: short T2 on MR imaging. Skeletal Radiol 26:619–621
15. Cintora E, del Cura JL, Ruiz JC, Grau M, Ereño C (1993) Case report 807: Infantile desmoid-type fibromatosis. Skeletal Radiol 22:533–535
16. Coyle J, White LM, Dickson B, Ferguson P, Wunder J, Naraghi A (2013) MRI characteristics of nodular fasciitis of the musculoskeletal system. Skeletal Radiol 42:975–982
17. Crawford SC, Harnsberger HR, Johnson L, Aoki JR, Giley J (1988) Fibromatosis colli of infancy: CT and sonographic findings. AJR Am J Roentgenol 151:1183–1184
18. Dalén BP, Geijer M, Kvist H, Bergh PM, Gunterberg BU (2006) Clinical and imaging observations of desmoid tumors left without treatment. Acta Orthop 77:932–937
19. De Keersmaeker A, Vanhoenacker F (2016) Imaging Features of Knuckle Pads. J Belgian Society of Radiol 100(1):67. doi: http://doi.org/10.5334/jbr-btr.1096
20. De Maeseneer M, Van Isacker T, Lenchik L, Van Caillie MA, Shahabpour M (2014) Fibroma of the

tendon sheath of the long head of the biceps tendon. Skeletal Radiol 43:399–402
21. De Schepper AM, Degryse HR (1990) Imaging findings in a patient with pentazocine-induced myopathy. AJR Am J Roentgenol 154:343–344
22. Deepti AN, Madhuri V, Walter NM, Cherian RA (2008) Lipofibromatosis: report of a rare paediatric soft tissue tumour. Skeletal Radiol 37:555–558
23. Demir MK, Beser M, Akinci O (2007) Case 118: proliferative myositis. Radiology 244:613–616
24. Devaney D, Livesley P, Shaw D (1995) Elastofibroma dorsi: MRI diagnosis in a young girl. Pediatr Radiol 25:282–283
25. Di Vito A, Scali E, Ferraro G, Mignogna C, Presta I, Camastra C, Donato G, Barni T (2015) Elastofibroma dorsi: a histochemical and immunohistochemical study. Eur J Histochem 59:2459
26. Dinauer PA, Brixey CJ, Moncur JT, Fanburg-Smith JC, Murphey MD (2007) Pathologic and MR imaging features of benign fibrous soft-tissue tumors in adults. Radiographics 27:173–187
27. Dong PR, Seeger LL, Eckardt JJ, Mirra JM (1994) Case report 847. Juxtacortical aggressive fibromatosis (desmoplastic fibroma) of the forearm. Skeletal Radiol 23:560–563
28. Duda S, Bittner R, Laniado M, Lobeck H, Langer M (1989) Bildgebende Diagnostik der agressiven Fibromatosen und MRT-pathologischen Korrelation. Fortschr Röntgenstr 151:57–62
29. Eastley N, Aujla R, Silk R, Richards CJ, McCulloch TA, Esler CP, Ashford RU (2014) Extra-abdominal desmoid fibromatosis--a sarcoma unit review of practice, long term recurrence rates and survival. Eur J Surg Oncol 40:1125–1130
30. Eich GF, Hoeffel JC, Tschäppeler H, Gassner I, Willi UV (1998) Fibrous tumours in children: imaging features of a heterogeneous group of disorders. Pediatr Radiol 28:500–509
31. Einstein DM, Tagliabue JR, Desai RK (1991) Abdominal desmoids: CT findings in 25 patients. AJR Am J Roentgenol 157:275–279
32. Enzinger F, Weiss S (1995) Soft tissue tumors, 3rd edn. Mosby, St Louis
33. Enzinger FM, Dulcey F (1967) Proliferative myositis. Report of thirty-three cases. Cancer 20:2213–2223
34. Evans HL (1993) Low-grade fibromyxoid sarcoma. A report of 12 cases. Am J Surg Pathol 17:595–600
35. Fang N, Wang YL, Zeng L, Wu ZJ, Cui XJ, Wang Q, Gao S, Ding W (2016) Characteristics of elastofibroma dorsi on PET/CT imaging with (18) F-FDG. Clin Imaging 40:110–113
36. Feld R, Burk DL, McCue P, Mitchell DG, Lackman R, Rifkin MD (1990) MRI of aggressive fibromatosis: frequent appearance of high signal intensity on T2-weighted images. Magn Reson Imaging 8:583–588
37. Fetsch JF, Miettinen M (1998) Calcifying aponeurotic fibroma: a clinicopathologic study of 22 cases arising in uncommon sites. Hum Pathol 29:1504–1510
38. Fetsch JF, Miettinen M, Laskin WB, Michal M, Enzinger FM (2000) A clinicopathologic study of 45 pediatric soft tissue tumors with an admixture of adipose tissue and fibroblastic elements, and a proposal for classification as lipofibromatosis. Am J Surg Pathol 24:1491–1500
39. Fisher C (2004) Myofibrosarcoma. Virchows Arch 445:215–223
40. Fletcher DM, Julia AB, Hogendoorn PCW, Mertens F (2013) World Health Organisation classification of tumors of soft tissue and bone. IARC, Lyon, pp 45–107
41. Fletcher DM, Krishnan Unni K, Mertens F (2002) World Health Organization classification of tumours. Pathology and genetics of tumours of soft tissue and bone. IARC, Lyon, pp 47–106
42. Folpe AL, Lane KL, Paull G, Weiss SW (2000) Low-grade fibromyxoid sarcoma and hyalinizing spindle cell tumor with giant rosettes: a clinicopathologic study of 73 cases supporting their identity and assessing the impact of high-grade areas. Am J Surg Pathol 24:1353–1360
43. Fornage B (1995) Musculoskeletal ultrasound. Churchill Livingstone, New York
44. Fox MG, Kransdorf MJ, Bancroft LW, Peterson JJ, Flemming DJ (2003) MR imaging of fibroma of the tendon sheath. AJR Am J Roentgenol 180:1449–1453
45. Francis IR, Dorovini-Zis K, Glazer GM, Lloyd RV, Amendola MA, Martel W (1986) The fibromatoses: CT-pathologic correlation. AJR Am J Roentgenol 147:1063–1066
46. Frei S, de Lange EE, Fechner RE (1991) Case report 690. Nodular fasciitis of the elbow. Skeletal Radiol 20:468–471
47. Fukunaga M, Fukunaga N (1997) Low-grade myxofibrosarcoma: progression in recurrence. Pathol Int 47:161–165
48. Gaetke-Udager K, Yablon CM, Lucas DR, Morag Y (2016) Myxoinflammatory fibroblastic sarcoma: spectrum of disease and imaging presentation. Skeletal Radiol 45:347–356
49. Gallego M, Millan J, Gil-Martin R, Cespedes M, Pulpeiro R, Salamanca J (1987) Juvenile hyalin fibromatosis: radiographic and pathologic findings of a new case. J Med Imaging 1:251–257
50. Gartlan MG, Haller JR, Hoffman HT, Dolan KD (1993) Fibrosarcoma of the posterior neck. Ann Otol Rhinol Laryngol 102:820–822
51. Gielen JL, De Schepper AM, Vanhoenacker F, Parizel PM, Wang XL, Sciot R, Weyler J (2004) Accuracy of MRI in characterization of soft tissue tumors and tumor-like lesions. A prospective study in 548 patients. Eur Radiol 14:2320–2330
52. Ginat DT, Bokhari A, Bhatt S, Dogra V (2011) Imaging features of solitary fibrous tumors. AJR Am J Roentgenol 196:487–495
53. Glover M, Chebib I, Simeone FJ (2014) Intra-articular fibroma of tendon sheath arising in the acromioclavicular joint. Skeletal Radiol 43:681–686
54. Gómez García EB, Knoers NV (2009) Gardner's syndrome (familial adenomatous polyposis): a cilia-related disorder. Lancet Oncol 10:727–735
55. Goto H, Iwama Y, Kunisada M, Fujii M, Nisigori

M, Sugimura K (2013) Imaging features of dermatofibrosarcoma protuberans with pathologic correlation and assessments for recurrence potential, ECR, Educational exhibit, Kobe city, Poster C2231
56. Ha DH, Choi S, Kim SJ, Lih W (2015) Intra-articular fibroma of tendon sheath in a knee joint associated with iliotibial band friction syndrome. Korean J Radiol 16:169–174
57. Hartman TE, Berquist TH, Fetsch JF (1992) MR imaging of extraabdominal desmoids: differentiation from other neoplasms. AJR Am J Roentgenol 158:581–585
58. Hawnaur JM, Jenkins JP, Isherwood I (1990) Magnetic resonance imaging of musculoaponeurotic fibromatosis. Skeletal Radiol 19:509–514
59. Hayward PG, Orgill DP, Mulliken JB, Perez-Atayde AR (1995) Congenital fibrosarcoma masquerading as lymphatic malformation: report of two cases. J Pediatr Surg 30:84–88
60. Hochhegger B, Marchiori E, Soares Souza L (2011) MR diffusion in elastofibroma dorsi. Arch Bronconeumol 47:535–536; author reply p 536
61. Huang HY, Lal P, Qin J, Brennan MF, Antonescu CR (2004) Low-grade myxofibrosarcoma: a clinicopathologic analysis of 49 cases treated at a single institution with simultaneous assessment of the efficacy of 3-tier and 4-tier grading systems. Hum Pathol 35:612–621
62. Hwang S, Kelliher E, Hameed M (2012) Imaging features of low-grade fibromyxoid sarcoma (Evans tumor). Skeletal Radiol 41:1263–1272
63. Ichikawa T, Koyama A, Fujimoto H, Honma M, Saiga T, Matsubara N, Ozeki Y, Uchiyama G, Ohtomo K (1994) Abdominal wall desmoid mimicking intra-abdominal mass: MR features. Magn Reson Imaging 12:541–544
64. Ilaslan H, Joyce M, Bauer T, Sundaram M (2006) Decubital ischemic fasciitis: clinical, pathologic, and MRI features of pseudosarcoma. AJR Am J Roentgenol 187:1338–1341
65. Ishii N, Matsui K, Ichiyama S, Takahashi Y, Nakajima H (1989) A case of infantile digital fibromatosis showing spontaneous regression. Br J Dermatol 121:129–133
66. Jabra AA, Taylor GA (1993) MRI evaluation of superficial soft tissue lesions in children. Pediatr Radiol 23:425–428
67. Jarraya M, Parva P, Stone M, Klein MJ, Guermazi A (2014) Atypical proliferative myositis: original MR description with pathologic correlation: case report. Skeletal Radiol 43:1155–1159
68. Desimpel J, Vanhoenacker FM, Pilate I, Dijck HV (2016) Inflammatory myofibroblastic tumour, {Online}. URL: http://www.eurorad.org/case.php?id=14038 doi: 10.1594/EURORAD/CASE.14038
69. Kamali F, Wang WL, Guadagnolo BA, Fox PS, Lewis VO, Lazar AJ, Conley AP, Ravi V, Toliyat M, Ladha HS, Hobbs BP, Amini B (2016) MRI may be used as a prognostic indicator in patients with extra-abdominal desmoid tumours. Br J Radiol 89:20150308
70. Kamata Y, Anazawa U, Morioka H, Morii T, Miura K, Mukai M, Yabe H, Toyama Y (2011) Natural evolution of desmoplastic fibroblastoma on magnetic resonance imaging: a case report. J Med Case Rep 5:139
71. Kaplan SL, Coulter C, Fetters L (2013) Physical therapy management of congenital muscular torticollis: an evidence-based clinical practice guideline: from the Section on Pediatrics of the American Physical Therapy Association. Pediatr Phys Ther 25:348–394
72. Karakurt O, Kaplan T, Gunal N, Gulbahar G, Kocer B, Han S, Dural K, Sakinci U (2014) Elastofibroma dorsi management and outcomes: review of 16 cases. Interact Cardiovasc Thorac Surg 18:197–201
73. Kasper B, Baumgarten C, Bonvalot S, Haas R, Haller F, Hohenberger P, Moreau G, van der Graaf WT, Gronchi A, Desmoid Working Group (2015) Management of sporadic desmoid-type fibromatosis: a European consensus approach based on patients' and professionals' expertise – a sarcoma patients EuroNet and European Organisation for Research and Treatment of Cancer/Soft Tissue and Bone Sarcoma Group initiative. Eur J Cancer 51:127–136
74. Kaya M, Wada T, Nagoya S, Sasaki M, Matsumura T, Yamaguchi T, Hasegawa T, Yamashita T (2008) MRI and histological evaluation of the infiltrative growth pattern of myxofibrosarcoma. Skeletal Radiol 37:1085–1090
75. Kikuta K, Kubota D, Yoshida A, Morioka H, Toyama Y, Chuuman H, Kawai A (2015) An analysis of factors related to the tail-like pattern of myxofibrosarcoma seen on MRI. Skeletal Radiol 44:55–62
76. Kilpatrick SE, Ward WG (1999) Myxofibrosarcoma of soft tissues: cytomorphologic analysis of a series. Diagn Cytopathol 20:6–9
77. Kim E, Kim C, Romero J, Chung W, Isiklar A (1995) Different biologic features of desmoid tumors demonstrated with MR imaging, RNSA, scientific exhibition, Poster 278 SK, Chicago, 25 Nov–1 Dec
78. Koenigsberg RA, Faro S, Chen X, Marlowe F (1996) Nodular fasciitis as a vascular neck mass. AJNR Am J Neuroradiol 17:567–569
79. Kotha GK, Bj V, Maryada VR, Jawalkar H (2014) Multifocal nodular fasciitis of the hand and shoulder: case report. J Hand Surg [Am] 39:2468–2471
80. Koujok K, Ruiz RE, Hernandez RJ (2005) Myofibromatosis: imaging characteristics. Pediatr Radiol 35:374–380
81. Kransdorf M, Murphey M (1997) Imaging of soft tissue tumors. Saunders, Philadelphia, pp 143–186
82. Kransdorf MJ, Meis JM, Montgomery E (1992) Elastofibroma: MR and CT appearance with radiologic-pathologic correlation. AJR Am J Roentgenol 159:575–579
83. Kwak MJ, Kim SK, Lee S, Jun S, Lee A (2015) Radiological features of a fibro-osseous pseudotumor in the digit: a case report. J Korean Soc Radiol 73:131–135
84. Lacout A, Jarraya M, Marcy PY, Thariat J, Carlier RY (2012) Myositis ossificans imaging: keys to successful diagnosis. Indian J Radiol Imaging 22:35–39
85. Lang P, Suh KJ, Grampp S, Steinbach L, Steiner E, Peterfy C, Tirman P, Schwickert H, Rosenau W, Genant HK (1995) CT and MRI in elastofibroma. A rare, benign soft tissue tumor. Radiologe

35:611–615
86. Lee GK, Suh KJ, Lee SM, Lee SJ (2010) Nuchal-type fibroma of the buttock: magnetic resonance imaging findings. Jpn J Radiol 28:538–541
87. Lee KJ, Jin W, Kim GY, Rhee SJ, Park SY, Park JS, Ryu KN (2015) Sonographic features of superficial-type nodular fasciitis in the musculoskeletal system. J Ultrasound Med 34:1465–1471
88. Lee S, Choi YH, Cheon JE, Kim MJ, Lee MJ, Koh MJ (2014) Ultrasonographic features of fibrous hamartoma of infancy. Skeletal Radiol 43:649–653
89. Lee TH, Wapner KL, Hecht PJ (1993) Current concepts review: plantar fibromatosis. J Bone Joint Surg Am 75:1080–1084
90. Li H, Wang dL, Liu XW, Geng ZJ, Xie CM (2014) MRI characterization of inflammatory myofibroblastic tumors in the maxillofacial region. Diagn Interv Radiol 20:310–315
91. Liessi G, Tregnaghi A, Barbazza R, Scapinello A, Muzzio PC (1991) Elastofibroma: CT and MR findings. J Belge Radiol 74:37–39
92. Ceulemans L, Jacomen G, Vanhoenacker FM (2013) Decubital ischemic fasciitis. J Belgian Society of Radiol 96(1):52. doi: http://doi.org/10.5334/jbr-btr.205
93. Liu D, Perera W, Schlicht S, Choong P, Slavin J, Pianta M (2015) Musculoskeletal desmoid tumours: Pre- and post-treatment radiological appearances. J Med Imaging Radiat Oncol 59:480–485
94. Lopez-Ben R, Dehghanpisheh K, Chatham WW, Lee DH, Oakes J, Alarcón GS (2006) Ultrasound appearance of knuckle pads. Skeletal Radiol 35:823–827
95. Lourie JA, Lwin KY, Woods CG (1992) Case report 734. Fibroma of tendon sheath eroding 3rd metatarsal bone. Skeletal Radiol 21:273–275
96. Lu L, Lao IW, Liu X, Yu L, Wang J (2015) Nodular fasciitis: a retrospective study of 272 cases from China with clinicopathologic and radiologic correlation. Ann Diagn Pathol 19:180–185
97. Malghem J, Baudrez V, Lecouvet F, Lebon C, Maldague B, Vande Berg B (2004) Imaging study findings in elastofibroma dorsi. Joint Bone Spine 71:536–541
98. Marin ML, Perzin KH, Markowitz AM (1989) Elastofibroma dorsi: benign chest wall tumor. J Thorac Cardiovasc Surg 98:234–238
99. Massengill AD, Sundaram M, el-Kathol MH, Khoury GY, Buckwalter JH, Wade TP (1993) Elastofibroma dorsi: a radiological diagnosis. Skeletal Radiol 22:121–123
100. Meiss-Kindblom J, Enzinger F (1996) Color atlas of soft tissue tumors. Mosby-Wolfe, St Louis
101. Mentzel T, Calonje E, Wadden C, Camplejohn RS, Beham A, Smith MA, Fletcher CD (1996) Myxofibrosarcoma. Clinicopathologic analysis of 75 cases with emphasis on the low-grade variant. Am J Surg Pathol 20:391–405
102. Mentzel T, Katenkamp D, Fletcher CD (1996) Low malignancy myxofibrosarcoma versus low malignancy fibromyxoid sarcoma. Distinct entities with similar names but different clinical course. Pathologe 17:116–121
103. Merriman DJ, Deavers MT, Czerniak BA, Lin PP (2010) Massive desmoplastic fibroblastoma with scapular invasion. Orthopedics 33(8)
104. Meyer CA, Kransdorf MJ, Jelinek JS, Moser RP (1991) MR and CT appearance of nodular fasciitis. J Comput Assist Tomogr 15:276–279
105. Michal M, Fetsch JF, Hes O, Miettinen M (1999) Nuchal-type fibroma: a clinicopathologic study of 52 cases. Cancer 85:156–163
106. Milos RI, Moritz T, Bernathova M, Amann G, Panotopoulos J, Noebauer-Huhmann IM, Bodner G (2015) Superficial desmoid tumors: MRI and ultrasound imaging characteristics. Eur J Radiol 84:2194–2201
107. Minarro JC, Urbano-Luque MT, López-Jordan A, Roman-Torres M, Carpintero-Benítez P (2015) The comparison of measurement accuracy among three different imaging modalities in evaluating elastofibroma dorsi. An analysis of 52 cases. Int Orthop 39:1145–1149
108. Montgomery E, Goldblum JR, Fisher C (2001) Myofibrosarcoma: a clinicopathologic study. Am J Surg Pathol 25:219–228
109. Moosavi CA, Al-Nahar LA, Murphey MD, Fanburg-Smith JC (2008) Fibroosseous pseudotumor of the digit: a clinicopathologic study of 43 new cases. Ann Diagn Pathol 12:21–28
110. Morii T, Mochizuki K, Sano H, Fujino T, Harasawa A, Satomi K (2008) Occult myofibroblastic sarcoma detected on FDG-PET performed for cancer screening. Ann Nucl Med 22:811–815
111. Morii T, Yoshiyama A, Morioka H, Anazawa U, Mochizuki K, Yabe H (2008) Clinical significance of magnetic resonance imaging in the preoperative differential diagnosis of calcifying aponeurotic fibroma. J Orthop Sci 13:180–186
112. Morrison WB, Schweitzer ME, Wapner KL, Lackman RD (1994) Plantar fibromatosis: a benign aggressive neoplasm with a characteristic appearance on MR images. Radiology 193:841–845
113. Murphey MD, Ruble CM, Tyszko SM, Zbojniewicz AM, Potter BK, Miettinen M (2009) From the archives of the AFIP: musculoskeletal fibromatoses: radiologic-pathologic correlation. Radiographics 29:2143–2173
114. Musyoki FN, Nahal A, Powell TI (2012) Solitary fibrous tumor: an update on the spectrum of extrapleural manifestations. Skeletal Radiol 41:5–13
115. Nishio J, Inamitsu H, Iwasaki H, Hayashi H, Naito M (2014) Calcifying aponeurotic fibroma of the finger in an elderly patient: CT and MRI findings with pathologic correlation. Exp Ther Med 8:841–843
116. Nofal A, Sanad M, Assaf M, Nofal E, Nassar A, Almokadem S, Attwa E, Elmosalamy K (2009) Juvenile hyaline fibromatosis and infantile systemic hyalinosis: a unifying term and a proposed grading system. J Am Acad Dermatol 61:695–700
117. O'Keefe F, Kim EE, Wallace S (1990) Magnetic

resonance imaging in aggressive fibromatosis. Clin Radiol 42:170–173
118. Oda Y, Takahira T, Kawaguchi K, Yamamoto H, Tamiya S, Matsuda S, Tanaka K, Iwamoto Y, Tsuneyoshi M (2004) Low-grade fibromyxoid sarcoma versus low-grade myxofibrosarcoma in the extremities and trunk. A comparison of clinicopathological and immunohistochemical features. Histopathology 45:29–38
119. Ogose A, Hotta T, Emura I, Higuchi T, Kusano N, Saito H (2000) Collagenous fibroma of the arm: a report of two cases. Skeletal Radiol 29:417–420
120. Oguz B, Ozcan HN, Omay B, Ozgen B, Haliloglu M (2015) Imaging of childhood inflammatory myofibroblastic tumor. Pediatr Radiol 45:1672–1681
121. Oliveira AM, Chou MM (2014) USP6-induced neoplasms: the biologic spectrum of aneurysmal bone cyst and nodular fasciitis. Hum Pathol 45:1–11
122. Ossendorf C, Studer GM, Bode B, Fuchs B (2008) Sclerosing epithelioid fibrosarcoma: case presentation and a systematic review. Clin Orthop Relat Res 466:1485–1491
123. Otero S, Moskovic EC, Strauss DC, Benson C, Miah AB, Thway K, Messiou C (2015) Desmoid-type fibromatosis. Clin Radiol 70:1038–1045
124. Posner MC, Shiu MH, Newsome JL, Hajdu SI, Gaynor JJ, Brennan MF (1989) The desmoid tumor. Not a benign disease. Arch Surg 124:191–196
125. Pretorius ES, Hruban RH, Fishman EK (1995) Recurrent fibromatosis in a patient with breast carcinoma. Computed tomography findings with magnetic resonance imaging and pathologic correlation. Invest Radiol 30:381–383
126. Pulitzer DR, Martin PC, Reed RJ (1989) Fibroma of tendon sheath. A clinicopathologic study of 32 cases. Am J Surg Pathol 13:472–479
127. Quinn SF, Erickson SJ, Dee PM, Walling A, Hackbarth DA, Knudson GJ, Moseley HS (1991) MR imaging in fibromatosis: results in 26 patients with pathologic correlation. AJR Am J Roentgenol 156:539–542
128. Reed M, Gooding GA, Kerley SM, Himebaugh-Reed MS, Griswold VJ (1991) Sonography of plantar fibromatosis. J Clin Ultrasound 19:578–582
129. Reuther G, Mutschler W (1988) An unusual location of a myxofibrosarcoma. ROFO 149:544–545
130. Robbin MR, Murphey MD, Temple HT, Kransdorf MJ, Choi JJ (2001) Imaging of musculoskeletal fibromatosis. Radiographics 21:585–600
131. Samadi DS, McLaughlin RB, Loevner LA, LiVolsi VA, Goldberg AN (2000) Nuchal fibroma: a clinicopathological review. Ann Otol Rhinol Laryngol 109:52–55
132. Samarakoon L, Fernanado T, Liyanage E, Wirithamulla H, Perera KS (2014) Unusual case of recurrent thigh lump in a girl: a case report. J Med Case Rep 8:245
133. Sarteschi M, Ciatti S, Sabò C, Massei P, Paoli R (1997) Proliferative myositis: rare pseudotumorous lesion. J Ultrasound Med 16:771–773
134. Sayeed SM, Tyrell R, Glickman LT (2014) Management of recurrent ischemic fasciitis, a rare soft tissue pseudosarcoma. Arch Plast Surg 41:89–90
135. Shankwiler RA, Athey PA, Lamki N (1989) Aggressive infantile fibromatosis. Pulmonary metastases documented by plain film and computed tomography. Clin Imaging 13:127–129
136. Shields CJ, Winter DC, Kirwan WO, Redmond HP (2001) Desmoid tumours. Eur J Surg Oncol 27:701–706
137. Shimizu S, Hashimoto H, Enjoji M (1984) Nodular fasciitis: an analysis of 250 patients. Pathology 16:161–166
138. Sifumba S, Thomson SR, Madaree A (1993) Desmoids don't die. S Afr Med J 83:536–537
139. Slimani S, Haddouche A, Haid S, Ladjouze-Rezig A (2011) Juvenile hyaline fibromatosis: focus on radiographic features in adulthood. Rheumatol Int 31:273–276
140. Spingardi O, Zoccolan A, Venturino E (2011) Infantile digital fibromatosis: our experience and long-term results. Chir Main 30:62–65
141. Stensby JD, Conces MR, Nacey NC (2014) Benign fibrous hamartoma of infancy: a case of MR imaging paralleling histologic findings. Skeletal Radiol 43:1639–1643
142. Sundaram M, Duffrin H, McGuire MH, Vas W (1988) Synchronous multicentric desmoid tumors (aggressive fibromatosis) of the extremities. Skeletal Radiol 17:16–19
143. Tateishi U, Hasegawa T, Onaya H, Satake M, Arai Y, Moriyama N (2005) Myxoinflammatory fibroblastic sarcoma: MR appearance and pathologic correlation. AJR Am J Roentgenol 184:1749–1753
144. Tejwani A, Kobayashi W, Chen YL, Rosenberg AE, Yoon S, Raskin KA, Rosenthal DI, Nielsen GP, Hornicek FJ, Delaney TF (2010) Management of acral myxoinflammatory fibroblastic sarcoma. Cancer 116:5733–5739
145. Teo HE, Peh WC, Chan MY, Walford N (2005) Infantile lipofibromatosis of the upper limb. Skeletal Radiol 34:799–802
146. Thornton SL, Reid J, Papay FA, Vidimos AT (2005) Childhood dermatofibrosarcoma protuberans: role of preoperative imaging. J Am Acad Dermatol 53:76–83
147. Torreggiani WC, Al-Ismail K, Munk PL, Nicolaou S, O'Connell JX, Knowling MA (2002) Dermatofibrosarcoma protuberans: MR imaging features. AJR Am J Roentgenol 178:989–993
148. Tourne Y, Saragaglia D, Butel J (1991) Les fibromes desmoïdes des parties molles à localisation extraabdominale. Ann Radiol 34:267–272
149. Van Hul E, Vanhoenacker F, Van Dyck P, De Schepper A, Parizel PM (2011) Pseudotumoural soft tissue lesions of the foot and ankle: a pictorial review. Insights Imaging 2:439–452
150. Van Raak SM, Meuffels DE, Van Leenders GJ, Oei EH (2014) Hyaline fibromatosis of Hoffa's fat pad in a patient with a mild type of hyaline fibromatosis syndrome. Skeletal Radiol 43:531–534
151. Van Steenkiste E, Van Laethem A, Biesemans G, Pans S (2016) Role of diffusion-weighted magnetic resonance imaging in the evaluation of scalp dermatofibrosarcoma protuberans. Int J Dermatol 55:226–231

152. Vandevenne JE, De Schepper AM, De Beuckeleer L, Van Marck E, Aparisi F, Bloem JL, Erkorkmaz Z, Brijs S (1997) New concepts in understanding evolution of desmoid tumors: MR imaging of 30 lesions. Eur Radiol 7:1013–1019
153. Vanhoenacker FM, Eyselbergs M, Van Hul E, Van Dyck P, De Schepper AM (2011) Pseudotumoural soft tissue lesions of the hand and wrist: a pictorial review. Insights Imaging 2:319–333
154. Vinnicombe SJ, Hall CM (1994) Infantile fibrosarcoma: radiological and clinical features. Skeletal Radiol 23:337–341
155. Vogel D, Righi A, Kreshak J, Dei Tos AP, Merlino B, Brunocilla E, Vanel D (2014) Lipofibromatosis: magnetic resonance imaging features and pathological correlation in three cases. Skeletal Radiol 43:633–639
156. Wagstaff MJ, Raurell A, Perks AG (2004) Multicentric extra-abdominal desmoid tumours. Br J Plast Surg 57:362–365
157. Walker EA, Petscavage JM, Brian PL, Logie CI, Montini KM, Murphey MD (2012) Imaging features of superficial and deep fibromatoses in the adult population. Sarcoma 2012:215810
158. Walton JR, Green BA, Donaldson MM, Mazuru DG (2010) Imaging characteristics of lipofibromatosis presenting as a shoulder mass in a 16-month-old girl. Pediatr Radiol 40(Suppl 1):S43–S46
159. Wang XL, De Schepper AM, Vanhoenacker F, De Raeve H, Gielen J, Aparisi F, Rausin L, Somville J (2002) Nodular fasciitis: correlation of MRI findings and histopathology. Skeletal Radiol 31:155–161
160. Wetzel LH, Levine E (1990) Soft-tissue tumors of the foot: value of MR imaging for specific diagnosis. AJR Am J Roentgenol 155:1025–1030
161. Wignall OJ, Moskovic EC, Thway K, Thomas JM (2010) Solitary fibrous tumors of the soft tissues: review of the imaging and clinical features with histopathologic correlation. AJR Am J Roentgenol 195:W55–W62
162. Wuisman P, Roessner A, Blasius S, Edel G, Vestring T, Winkelmann W (1994) Solitary congenital or infantile (desmoid-type) fibromatosis of the proximal end of the tibia. Skeletal Radiol 23:380–384
163. Xu H, Koo HJ, Lim S, Lee JW, Lee HN, Kim DK, Song JS, Kim MY (2015) Desmoid-Type Fibromatosis of the Thorax: CT, MRI, and FDG PET Characteristics in a Large Series From a Tertiary Referral Center. Medicine (Baltimore) 94:e1547
164. Yacoe ME, Bergman AG, Ladd AL, Hellman BH (1993) Dupuytren's contracture: MR imaging findings and correlation between MR signal intensity and cellularity of lesions. AJR Am J Roentgenol 160:813–817
165. Yamamoto A, Abe S, Imamura T, Takada K, Enomoto Y, Harasawa A, Matsushita T, Furui S (2013) Three cases of collagenous fibroma with rim enhancement on postcontrast T1-weighted images with fat suppression. Skeletal Radiol 42:141–146
166. Yamamoto M, Urakawa H, Nishida Y, Hirata H (2015) Secondary aneurysmal bone cyst in the distal humerus after resection of intra-articular nodular fasciitis of the elbow. BMC Res Notes 8:311
167. Yao L, Toranji S, Doberneck SA, Eckardt JJ (1994) Case report 818: Pericapsular desmoid tumor of the knee. Skeletal Radiol 23:217–219
168. Yiğit H, Turgut AT, Koşar P, Astarci HM, Koşar U (2009) Proliferative myositis presenting with a checkerboard-like pattern on CT. Diagn Interv Radiol 15:139–142
169. Yoo HJ, Hong SH, Kang Y, Choi JY, Moon KC, Kim HS, Han I, Yi M, Kang HS (2014) MR imaging of myxofibrosarcoma and undifferentiated sarcoma with emphasis on tail sign; diagnostic and prognostic value. Eur Radiol 24:1749–1757
170. Yoo SY, Kim JH, Kang HS, Hwang YS, Kim KJ, Kim IO, Cheon JE, Shin SM, Kim CJ, Lee JH, Lee MH, Chae JH (2010) Clinical and imaging findings of systemic hyalinosis: two cases presenting with congenital arthrogryposis. Skeletal Radiol 39: 589–593
171. Zhang L, Liu QY, Cao Y, Zhong JS, Zhang WD (2015) Dermatofibrosarcoma protuberans: computed tomography and magnetic resonance imaging findings. Medicine (Baltimore) 94:e1001

第 14 章

所谓的纤维组织细胞肿瘤

A. Shah，R. Botchu，A.M. Davies，S.L. James

14.1 良性纤维组织细胞瘤

14.1.1 腱鞘巨细胞瘤

腱鞘巨细胞瘤（TSGCT）于 1852 年由 Chassaignac 首次描述为累及手指屈肌腱的滑膜增生[18]。随后将其重新定义为起源于关节滑膜、滑囊和腱鞘组成的解剖单位的良性增生性和炎性病变[52]。Jaffe 等人[52]将 TSGCT 的病理描述为色素沉着绒毛结节性滑膜炎(PVNS)、滑囊炎和腱鞘炎。主要临床差异由解剖位置决定。TSGCT 可细分为局限型和弥漫型，分别用前缀“L”和“D”表示。局限型包括腱鞘巨细胞瘤(GCTTS)和局限性结节性滑膜炎(LNS)。弥漫型包括传统 PVNS 和弥漫性巨细胞瘤(D–GCT)，即 PVNS 的关节外病变[21]。关节内病变易向关节腔内膨胀性生长，沿阻力较小的通路向关节表面蔓延。相比之下，肌腱鞘病变往往呈结节状并向外生长。弥漫性滑膜巨细胞瘤可发生于滑囊，称为色素沉着绒毛结节性滑膜炎(图 14.1a~c)。

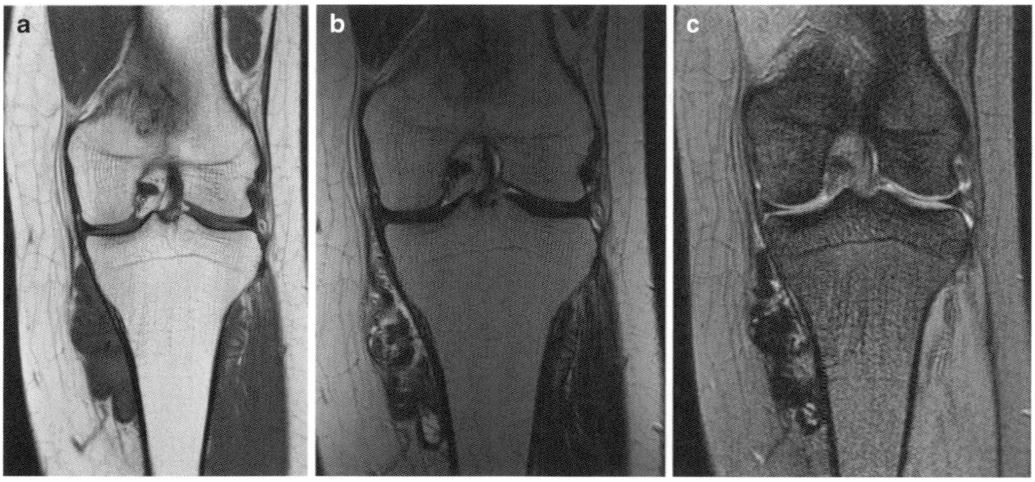

图 14.1 鹅足囊内色素沉着绒毛结节性滑囊炎。(a)冠状位 T1WI。(b)冠状位 T2WI。(c)左膝冠状位梯度回波 MR 图像。在 T1WI 上显示相对于骨骼肌的等至稍高信号的多分叶孤立性软组织肿块(图 a)。在 T2WI 上主要为低信号，滑囊内有积液(图 b)。低信号是因其含有含铁血黄素，在梯度回波序列上更明显(图 c)。

TSGCT 的病因学仍存在争议，目前有多种理论，包括肿瘤过程[95]、炎症或反应过程、创伤后遗症和局部脂质代谢异常[52,85,91,119,125]。普遍认为该疾病为局部侵袭性肿瘤或反应性滑膜炎[10]。染色体异常[105]、自体增殖、局部复发率高[113]和极为罕见的转移病例倾向于肿瘤起源[3,6,90,113,117]。有人认为局限型应视为良性，弥漫型为侵袭性，按恶性病变处理。因此，D-TSGCT 的治疗方案包括化疗、放疗和广泛切除，甚至在某些罕见情况下截肢[6,92]。WHO 新分类将 GCTTS 与 LNS 和 D-GCT 与 PVNS 分别归为一类，并将其分别描述为局限型或弥漫型 TSGCT。由于临床和影像学表现各不相同，我们对这些病变进行分别描述。

14.1.1.1 局限性腱鞘巨细胞瘤

局限性 TSGCT 包括关节外结节性腱鞘炎（GCTTS）和关节内滑膜巨细胞瘤（LNS）：

• 流行病学：

GCTTS：

GCTTS 常见于 30~50 岁，<10 岁或>60岁者少见。女性发病率较低，男女比例为 2:1[116]。GCTTS 可发生于任何滑膜鞘。GCTTS 起源于关节或滑囊的滑膜内层的较少见[7]。GCTTS 好发于手部腱鞘滑膜，特别是手指掌侧面。GCTTS 是仅次于腱鞘囊肿的手部第二常见软组织肿块。病变通常发生在指间关节附近，更常见于右手第 1~3 手指[71,79]。较少见于踝关节、足部、膝关节、肘关节和髋关节。

LNS：

• 这是一种罕见疾病，尽管其与 PVNS 具有相同的组织学特征，但发生率较低。然而，因它们的临床表现和治疗方案不同，所以区分这两种疾病很重要[71]。LNS 代表局部滑膜增生，在 40~60 岁更常见，无性别差异[128]。其与弥漫性病变的区别在于局限于关节内的单一间室，几乎仅见于膝关节[82]。膝关节内最常见的部位是髌下脂肪垫[71]（图 14.2），且较少发生于髌上隐窝（图 14.3）、髁间窝及邻近交叉韧带（后 > 前）[48,129]。其他报道部位包括腕部（图 14.4）和踝关节（图 14.5）。

• 临床表现和大体表现：

GCTTS：

常表现为生长缓慢的无痛性肿块。早期为突入腱鞘的结节性滑膜病变。有限解剖空间内的外生性生长和相邻肌腱的压力效应导致其多结节外观[71]。病变通常是边界清楚、坚硬和橡胶样肿块，周围有纤维包膜。大体上，切面常呈灰红或灰黄色，伴黄色或棕色区域。病变与深部结构紧密相连，较少累及皮肤。GCTTS 较少侵袭或浸润毗邻骨[115]。手部病变通常较小（< 4cm），其他部位可较大。治疗方法是手术切除，但根据其范围，完全切除可能很困难，报道的复发率为 4%~45%[54,64]。统计学上显著的复发因素包括存在邻近的退行性关节疾病、位于手指远端指间关节或拇指指间关节及影像学上存在骨受压侵袭[98]。

LNS：

当存在于膝关节时，该疾病表现为疼痛、肿胀，通常伴有锁定症状[39,130]。生长缓慢，无浸润性。无出血性积液（图 14.2）与 PVNS 不同。LNS 通常与滑膜粘连，或可能有蒂延伸至滑膜。已报道扭转[47,48]或游离[60]病例。LNS 是一种黄色或黄棕色边界清晰的肿块，无弥漫性叶状突起，也没有 PVNS 中所见的含铁血黄素沉积[48]。通过手术切除可实现治愈性治疗[48]，与 PVNS 相比，无须进行滑膜切除术和放疗，因为复发罕见[92,129]。

• 病理学：

GCTTS：

GCTTS 的显微镜下表现取决于单核细胞、多核巨细胞、泡沫状/富含脂质的巨噬细胞、噬铁细胞和致密透明基质的比例。还可见细胞核数量不等的破骨细胞样巨细胞[69]。

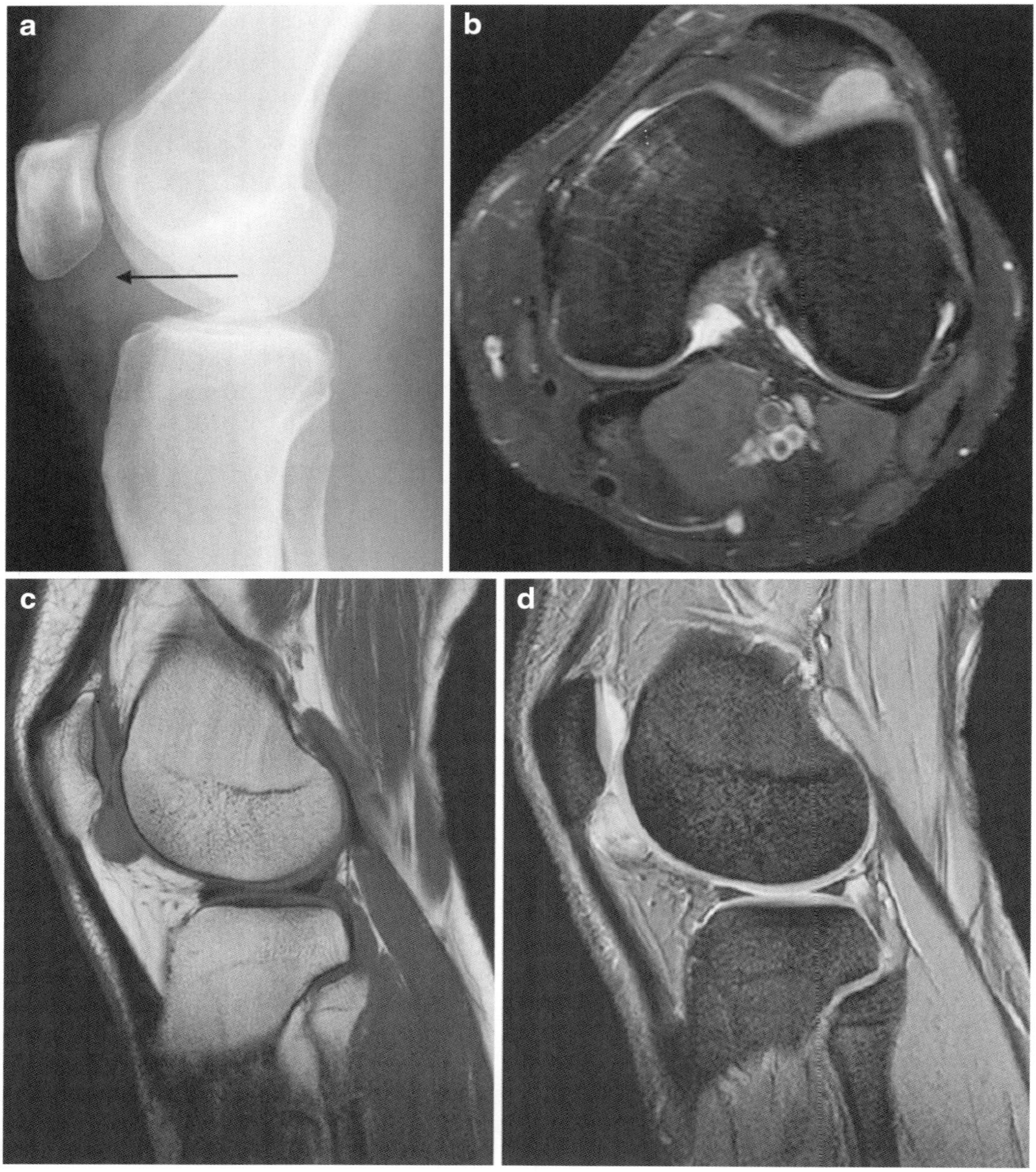

图 14.2 Hoffa 脂肪垫内膝关节局限性 PVNS,这是局限性结节性滑膜炎(LNS)最常见的位置。(a)膝关节 X 线片。(b)轴位 PDFS MR 图像。(c)矢状位 T1WI。(d)矢状位梯度回波 MR 图像。X 线片显示 Hoffa 脂肪垫内致密软组织结节(箭头所示)(图 a)。LNS 在液体敏感序列上具有相对较高的信号,因其所含含铁血黄素含量不同,内部有不同程度的低信号区(图 b)。在 T1WI 上相对于骨骼肌呈中至稍高信号(图 c)。含铁血黄素在梯度回波序列上更明显(图 d)。关节积液不典型,与弥漫型 PVNS 不同。

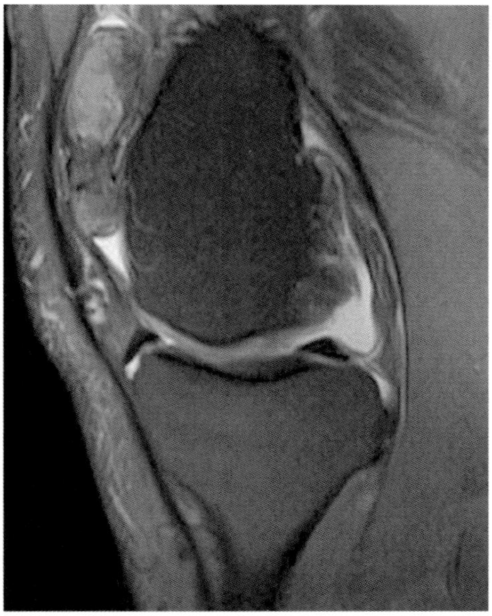

图 14.3　髌上脂肪垫局限性结节性滑膜炎。矢状位 PDFS MR 图像显示主要为高信号肿块伴病灶内局部低信号灶，代表含铁血黄素沉积。

含铁血黄素沉积几乎总是存在[21]。可有不同的有丝分裂活性。虽然偶尔发现核分裂象，但若仅为局灶性改变并不意味着恶性病变。GCTTS 的组织学诊断并不困难；然而，它可能与其他软组织肿瘤有相似之处，如腱鞘纤维瘤、滑膜肉瘤和横纹肌肉瘤[116]。

LNS：

LNS 与 GCTTS/PVNS 在组织病理学上有相似之处[28]。与 PVNS 相比，其显著特征包括没有绒毛叶和出血，含铁血黄素沉积较少[48]。

• 遗传学：

在 30%~60%的 TSGCT 中最常见结构变化是 t(1;2)易位，即 1 号染色体上编码集落刺激因子 1 的 CSF1 基因与 2 号染色体上的胶原蛋白 6A3(COL6A3)基因融合[21,125]。这导致 CSF1 高表达，吸引巨噬细胞，从而形

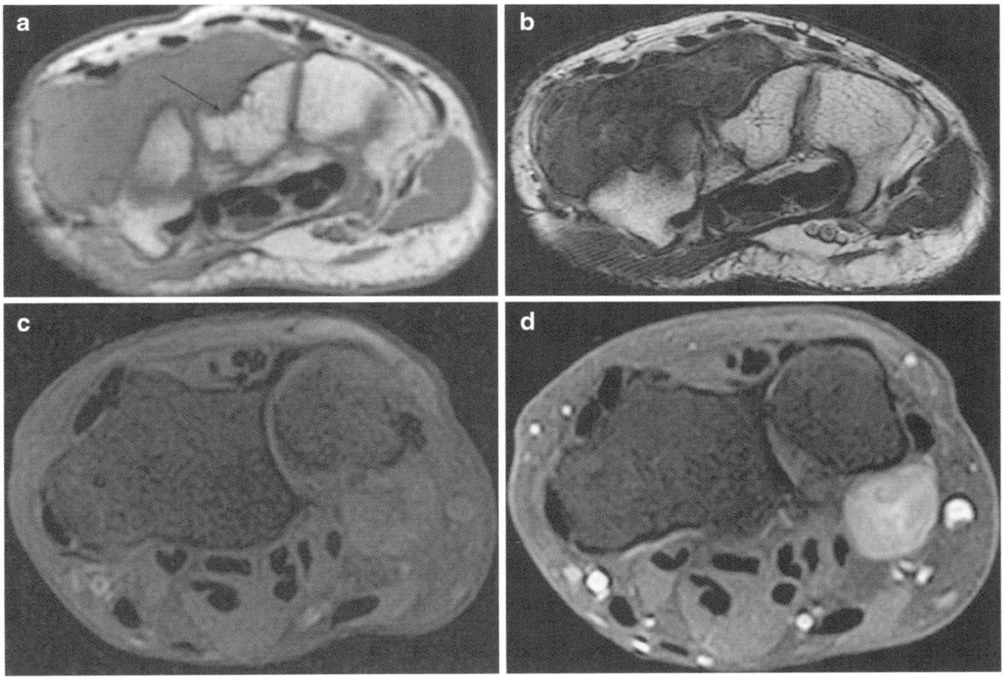

图 14.4　2 例患者的腕部局限性结节性滑膜炎。(a)轴位 T1WI。(b)轴位 T2WI。(c)轴位 PS T1WI。(d)增强轴位 FS T1WI。T1WI 与骨骼肌呈等信号的，边界清晰的软组织肿块，头状骨背侧面受累(箭头所示)(图 a)。软组织肿块在 T2WI 上为低信号，显示头状骨和大多角骨压力侵袭(图 b)。有反映其血管分布的均匀强化(图 c,d)。

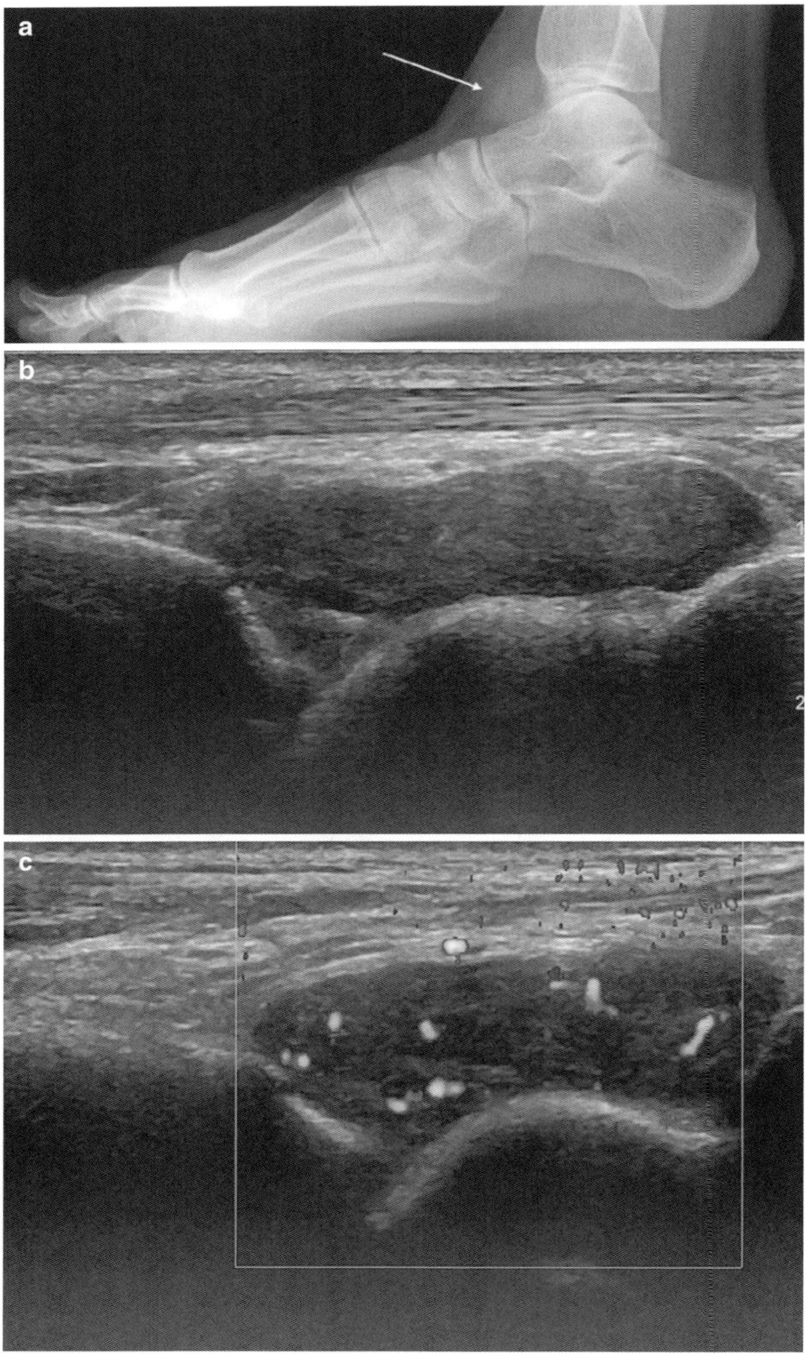

图 14.5 踝关节局限性结节性滑膜炎(LNS)。(a)X 线片。(b)纵向超声。(c)纵向能量多普勒超声。(d)矢状位 T1WI。(e)矢状位 STIR MR 图像。胫距关节前隐窝可见致密边界清楚的软组织肿块(箭头所示)(图 a)。超声显示 LNS 为不均匀的实性关节内肿块,与上方肌腱分离(图 b),血管分布增加(图 c)。在 T1WI 上,肿块相对骨骼肌呈等信号,低信号病灶代表含铁血黄素沉着(图 d)。在液体敏感序列上,由于存在脂肪、水肿或炎症,肿块外周为低信号,病灶内区域为高信号(图 e)。(待续)

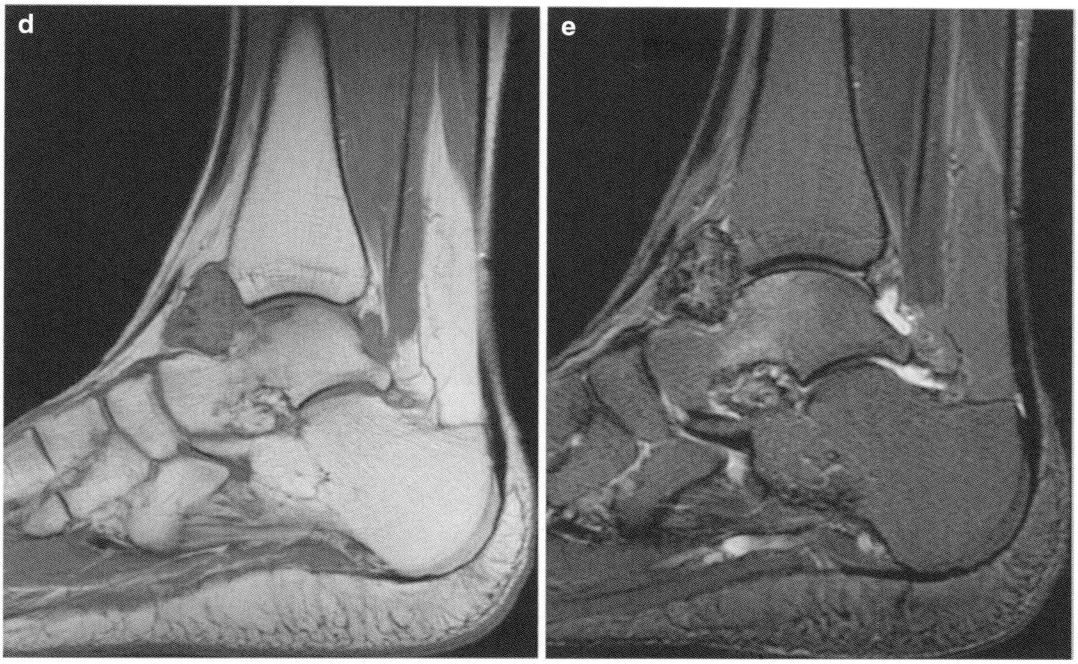

图 14.5 （续）

成肿瘤样病变[69,101]。此外，研究还显示 CSF1 与一种不同于 COL6A3 的未知基因发生了融合[20,78]。其他作者发现了 5 号和 7 号染色体三体性及 1 号、3 号和 15 号染色体的克隆性重排[105]。CSF1 受体是一种酪氨酸激酶受体，因此，其是生物治疗的潜在靶点。用于治疗肾癌、慢性粒细胞白血病和胃肠道间质瘤的伊马替尼[106]，已被证明可使晚期 D-GCT 患者的肿瘤消退[15]。

• 影像学表现：

GCTTS：

X 线片通常正常，但可表现为边界清晰的致密软组织肿块，认为是含铁血黄素含量高所致(图 14.6a)。约 20%的病例出现骨侵袭。很少见到骨膜反应、病灶内钙化或囊性变[5,61]。

US 提供了关于肿瘤与其下方肌腱关系的精确信息。因肿瘤起源于腱鞘，而非肌腱，所以在屈曲/伸展过程中，肿瘤不会发生移动[77]。病变呈实性，典型分叶状、低回声(图 14.6b)；然而，也有高回声和不均匀的超声表现[77,120,122]。GCTTS 通常是富血供(图 14.7a)，大约 33%的病例可见后方声影[77]。在约 16%的病例中可发现骨侵袭[122]。手部 GCTTS 主要与腱鞘囊肿相鉴别，其囊性结构很容易区分[14]。但破裂的腱鞘囊肿可呈实性，酷似 GCTTS[77]。

CT 可识别与肌腱相关的致密软组织肿块，并可用于检测潜在的骨侵袭或囊肿。由于其富血供性质，通常存在对比增强[70]。

GCTTS 在 MRI 上，常表现为边界清晰的肿块，毗邻或包裹肌腱(图 14.6c)。包膜常因纤维化或含铁血黄素沉积而成低信号(图 14.7d)[55]。腱鞘积液并不常见。GCTTS 的信号特征反映了其组织学组成，即存在富含含铁血黄素的组织。含铁血黄素的顺磁性作用缩短了 T1 和 T2 弛豫时间，导致 T1WI 和 T2WI 上的信号强度较低(图 14.7d)[22]。在梯度回波(敏感性)序列上观察到“晕染效应”[10]。胶原组织增生也是导致特征性低信号的原因之一[22,55,61]。由于存在泡沫状巨噬细胞，可能

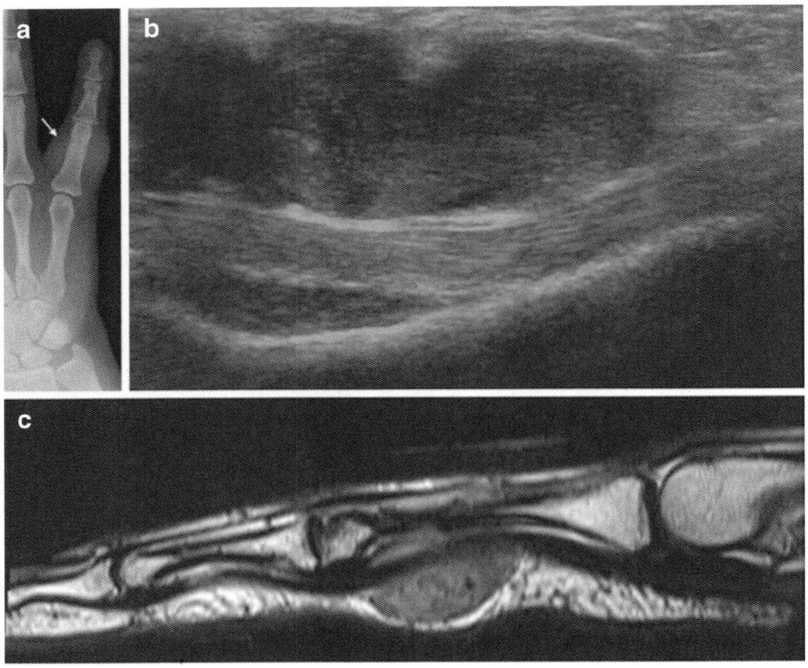

图 14.6 手指腱鞘巨细胞瘤(GCTTS)。(a)小指 X 线片显示紧邻 PIPJ 近端的致密软组织肿块(箭头所示)。(b)小指 GCTTS 的纵向超声显示与屈肌腱相关的多分叶不均匀实性肿块。(c)矢状位 T2WI 显示 GCTTS 的典型表现,表现为毗邻或包绕肌腱的边界清晰的类圆形肿块。

出现病灶内脂肪信号。因 GCTTS 是富血管病变,增强后可见强化(图 14.7c)[22]。MRI 可用于检测骨侵袭,但敏感性不如 CT。有病例在弥散加权成像中显示弥散受限[83]。

尽管通常不用作初始分期研究,但核素骨扫描已被用于原发性和复发性 GCTTS 的定位[62]。一般认为,关节附近的高血管化和高细胞密度是 ^{99m}Tc-MDP [62]、^{99m}Tc-DMSA[11,62]、^{67}Ga、^{201}Tl[73]和 ^{18}F-氟脱氧葡萄糖正电子发射断层扫描-计算断层扫描(^{18}F-FDG PET-CT)[26]的放射性核素摄取增加的原因。此外,^{18}F-FDG PET-CT 已被证明可检测疾病复发[110]。鉴于其易发生于四肢,在手足 ^{201}Tl 摄取高的病变的鉴别诊断中应考虑 GCTTS[73]。

LNS:

通常 X 线片未显示影像学异常。在脂肪垫内,LNS 可被脂肪衬托表现为致密的软组织结节(图 14.2a 和图 14.5a)。观察到的密度增加与铁含量有关。病变常无钙化,如存在提示可能为其他诊断[70]。

US 显示局灶性不均匀回声软组织肿块伴多普勒信号增加(图 14.5d-e)。与 PVNS 相反,未观察到明显的关节积液。

CT 表现与 X 线片相似, 显示关节内圆形致密软组织肿块。

MRI 可用于术前规划。LNS 可表现为边界清楚的小卵圆形病变(图 14.2)或大的多分叶状孤立性关节内软组织肿块。在 T1WI 上,LNS 的信号相对于骨骼肌中等或稍高。在液体敏感序列,呈较高信号,因其含铁血黄素含量不同,内部可见不同强度的低信号圆形区域。这在梯度回波序列上更为明显(图 14.2a-d)。内部可能存在限性或列席样高信号区域,这被认为是组织坏死[48]。关节积液不

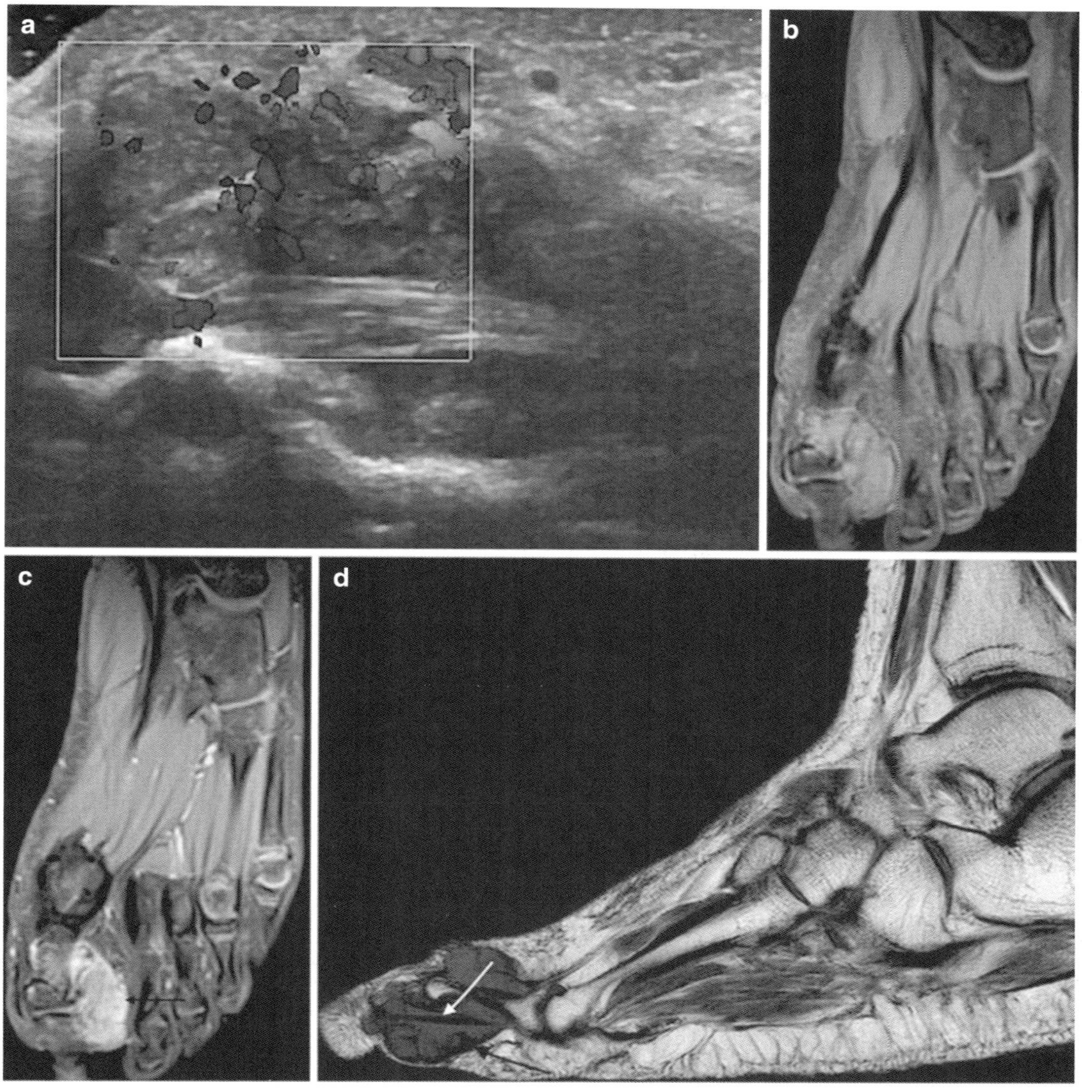

图 14.7　趾腱鞘巨细胞瘤(GCTTS)。(a)第一趾 GCTTS 的纵向能量多普勒超声。GCTTS 是富血供病变。(b) FS T1WI 和(c)轴位增强 FS T1WI。GCTTS 有均匀的强化,反映了其血管分布(箭头所示)。(d)矢状位 T1WI 显示相对于骨骼肌呈包绕屈肌腱的等信号肿块(白色箭头所示)。肿块有包膜,通常为继发于纤维化或含铁血黄素沉积的低信号(黑色箭头所示)。

典型，增强后有中至明显不均匀强化(图 14.4c–d)。这可能是胶原基质中毛细血管增生所致[22]。如果 LNS 发生在有限空间内,如腕部,可见到骨侵袭(图 14.4a–b)。

很少进行核素骨扫描;然而,作为GCTTS,经常发现活性增加[74]。

• 鉴别诊断:

GCTTS:

GCTTS 在 MRI 上与腱鞘纤维瘤(FTS)非常相似。GCTTS 的发病率与 FTS 之比为 2.7:1[35]。此外,FTS 在下肢极为罕见;因此,下肢病变更可能是 GCTTS,而不是 FTS[35]。如果局限于腱鞘，痛风可类似 GCTTS。一般而言，影响四肢的软组织肿瘤和肿瘤样病变，如腱鞘囊肿、神经鞘肿瘤、异物肉芽肿和滑膜肉瘤，在 T2WI 上呈高信号，这与 GCTTS 的中低信号相反。然而，腹外硬纤维瘤[23]和肉瘤，如恶性纤维组织细胞瘤（现在称为未分化多形性肉瘤），由于胶原蛋白含量高，在 T2WI 上可呈中等信号。相关临床背景有助于识别血友病性关节病、矿化病变和异物中的含铁血黄素沉积，在 T1WI 和 T2WI 上这些病变均可表现为低信号肿块。

LNS：

在统计学上，PVNS 比 LNS 更常见[39]，分布更弥漫，并且由于含铁血黄素沉积更多，显示出更大的“晕染效应”。髌下脂肪垫肿块的鉴别诊断有很多。Hoffa 撞击综合征是一种以髌下脂肪垫上外侧区出现不明确的炎症、水肿和纤维化为特征的疾病。髌下脂肪垫关节内软骨瘤的信号模式与软骨基质或骨髓一致，缺乏含铁血黄素沉积。其他病变，如痛风石，通常不具有与 LNS 相同的影像特征，可能与侵袭相关。

14.1.1.2　弥漫性腱鞘巨细胞瘤

D-TSGCT 包括 D-GCT 及其关节内病变 PVNS。D-GCT/PVNS 被定义为良性、局部侵袭性、增殖性肿瘤。

• 流行病学：

D-GCT：

一种罕见的关节外纤维组织细胞肿瘤表现为关节周围软组织肿块，但可发生在肌肉内或皮下[33]。成人发病年龄略低于 GCTTS，通常<40 岁，女性略占优势[82]。D-GCT 的位置分布和症状与 PVNS 相似。

PVNS：

一种罕见的关节内纤维组织细胞肿瘤，发病率为 2/100 万。年龄和性别分布与 D-GCT 相同。PVNS 发生于大关节，通常为单关节。大约 80%发生在膝关节，其次是髋关节、踝关节、肩关节和肘关节[71]。也有涉及颞下颌关节[49]和脊柱[118,121]的罕见病例的报道。恶性变异、恶性转化和转移鲜有报道[3,6,19]。

• 临床表现和大体表现：

D-GCT 和 PVNS 具有相似的临床组织病理学特征。症状包括隐匿发作的疼痛和关节肿胀，导致受累关节的活动范围受限。随着 PVNS 的进展，病变会压迫关节，而 LNS倾向于向外生长，形成蒂。邻近骨的侵袭和软骨下囊肿常见。异常滑膜容易出血，常出现大量关节积液。积液通常是复发性、出血性的，与轻微不适程度不成比例。D-GCT 是一种坚硬的多结节肿块，呈杂色，有白色、淡黄色和棕色区域的变化。D-GCT 含有大量毛细血管叶和结节区。PVNS 是一种坚硬的红棕色或棕褐色肿块，具有明显的绒毛结节性生长模式[81]。尽管是一种良性疾病，但仍建议采用滑膜全切除术进行治疗，但也有恶变和转移的报道[6]。外照射放疗可作为不可切除病例的主要治疗或作为不完全切除肿瘤的辅助治疗。关节内注射钇 90(90Y)标记胶体（放射性滑膜切除术）已被用作滑膜切除术后的局部辅助治疗[118]。由于 D-GCT/PVNS 具有局部侵袭性，据报道复发率较高。33%~50%的病例可复发，常多次复发[89,112]。

• 病理学：

在显微镜下，D-GCT/PVNS 显示组织学与 GCTTS 相似。存在滑膜样单核细胞伴泡沫细胞、多核巨细胞、炎性细胞和噬铁细胞。然而，与 GCTTS 相比，巨细胞较少。成骨巨细胞常见于 GCTTS，但在 D-GCT 中不存在或罕见。大的单核细胞可能在细胞质边缘有含铁血黄素环。在大约 10%的 D-GCT 病例中观察到无巨细胞的裂隙样间隙和充满血液的间隙。PVNS 的不同之处在于无包膜，具有明显的绒毛结节结构，滑膜内衬间隙细长。大组织细胞样细胞偶尔占优势可使 D-GCT 的诊断具有挑战性，可被误认为肉瘤。可见有丝分裂率高达>20 次有丝分裂/10 个高倍视野(HPF)。

- 遗传学：

见 14.1.1.1“遗传学”。

- 影像学检查结果：

X 线片常不能确诊。晚期可有软组织肿胀、关节间隙消失和关节周围骨侵袭。关节周围侵袭通常出现在关节两侧，在关节囊较紧的关节中更明显，如髋关节(90%的病例)和肩关节(70%的病例)。侵袭常呈环形，产生经典的“苹果核”，但这可见于其他以滑膜为基础的病变(如滑膜骨软骨瘤病)。侵袭在大关节中较少见，如膝关节(25%的病例)[10,71]。这些侵袭性改变具有界限清晰的硬化边缘，有可能是由于压力增高所致(图 14.8)。有趣的是，最近的研究表明蛋白水解酶的释放导致侵袭[87]。直至疾病晚期才出现关节间隙和软骨改变。这和缺乏新骨形成有助于区分 PVNS 和骨关节炎。侵袭通常为多发性；然而，孤立性病变可能类似于原发性溶骨性骨肿瘤[57]。关节周围骨质疏松有助于区分 D-GCT 和炎性滑膜病变。PVNS 可见到致密的关节旁肿块伴关节积液(图 14.9 和图 14.10a)。钙化在 PVNS 中罕见，其存在提示其他诊断，如滑膜骨软骨瘤病。

US 上 D-GCT 为实性关节周围低回声肿块，边缘清楚。无后方回声增强，内部有回声和多普勒信号增高。PVNS 可见关节内增生性滑膜炎的特征。通常情况下，有大量的关节积液，滑膜增厚，血管异质性肿块(图 14.10b)。偶尔可发现骨侵袭。

在 CT 上，D-GCT 为非特异性关节周围肿块，PVNS 表现为高密度关节内肿块。关节

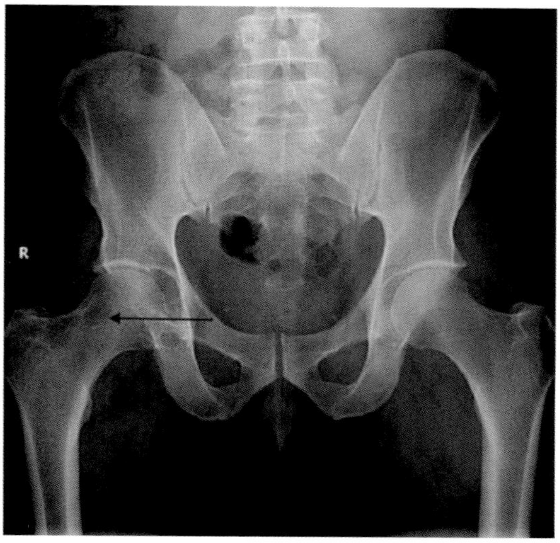

图 14.8　右髋 PVNS。右侧髋关节 X 线片，显示边界清楚的骨侵袭伴硬化边缘(箭头所示)。在关节两侧出现侵袭是 PVNS 的典型表现。

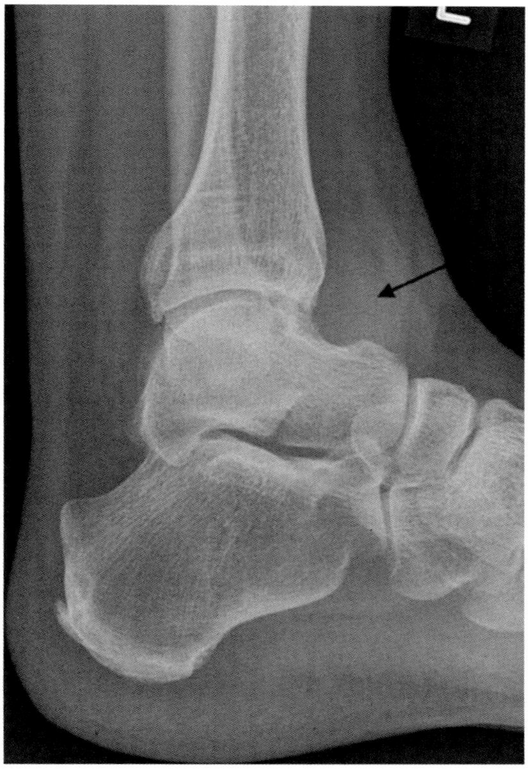

图 14.9　踝关节 X 线片显示 PVNS 导致关节附近软组织密度增加(箭头所示)。

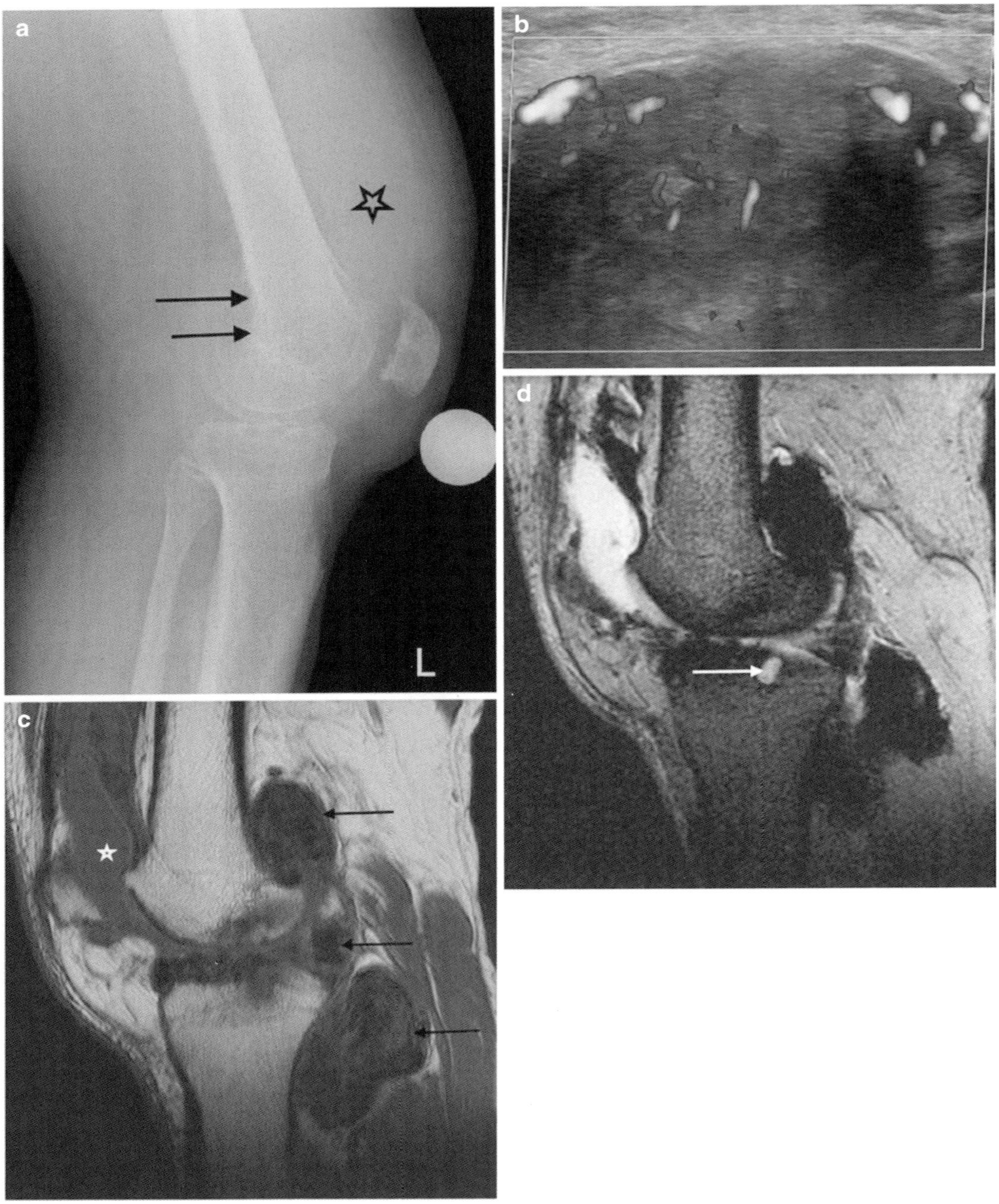

图 14.10 膝关节色素沉着绒毛结节性滑膜炎(PVNS)。(a)X 线片。(b)横向多普勒超声。(c)矢状位 T1WI。(d)矢状位梯度回波 MR 图像。X 线片(图 a)显示髌上囊内密度增加,股骨后髁侵袭性改变的迹象(箭头所示)。血管分布增加通常见于 PVNS(图 b)。在(图 c)中,可见较多的关节积液(星号所示),有多个低 T1 信号肿块,主要在后关节窝(箭头所示)。低信号继发于含铁血黄素沉积,其在梯度回波图像上显示磁敏感伪影(图d)。(图 d)中记录胫骨平台侵袭和囊肿形成(白色箭头所示)。

内的高密度组织也可由血友病、其他原因引起的慢性出血或钙化所致。与 GCTTS 一样，D-GCT/PVNS 是富血供的，增强后显示强化。CT 在评估囊肿形成和骨侵袭方面特别有用[10]。可显示相关的骨内软组织肿块，其以细长的蒂延伸至滑膜[56]。

D-GCT/PVNS 的 MRI 反映了其组织病理学组成。虽然没有特异性，但由于含铁血黄素的存在，它在 T1WI 和 T2WI 上具有低信号的特征（图 14.10c）[82]，由于“晕染效应”，在梯度回波序列上更明显（图 14.10d）。由于存在富含脂质的巨噬细胞，可能出现 T1 高信号灶，并且液体敏感序列的信号可能因血液、纤维组织和水肿而异。静脉注射钆后可见滑膜炎成分明显强化（图 14.11）。关节囊缺损可导致关节旁韧带扩散。MRI 是术前评估确定肿瘤大小、范围及与邻近关节关系的最佳方式（图 14.12）。D-GCT 表现为具有以上 MRI 特征的关节周围肿块（图 14.13）。

核医学研究与 GCTTS 的研究相同[26,110]。

• 鉴别诊断：

常见的鉴别包括引起出血性滑膜炎的其他病变，如血友病、滑膜血管瘤、类风湿结节/血管翳、痛风和淀粉样变性。这些病变的积液量、关节病的位置和模式各不相同，有助于与 D-GCT/PVNS 相鉴别。

14.1.1.3　恶性腱鞘巨细胞瘤

恶性 TSGCT 极为罕见，英文文献报道不足 50 例[100]。该肿瘤的定义是良性 TSGCT 中同时存在明显恶性细胞或既往接受过治疗的 TSGCT 的恶性复发[21]。

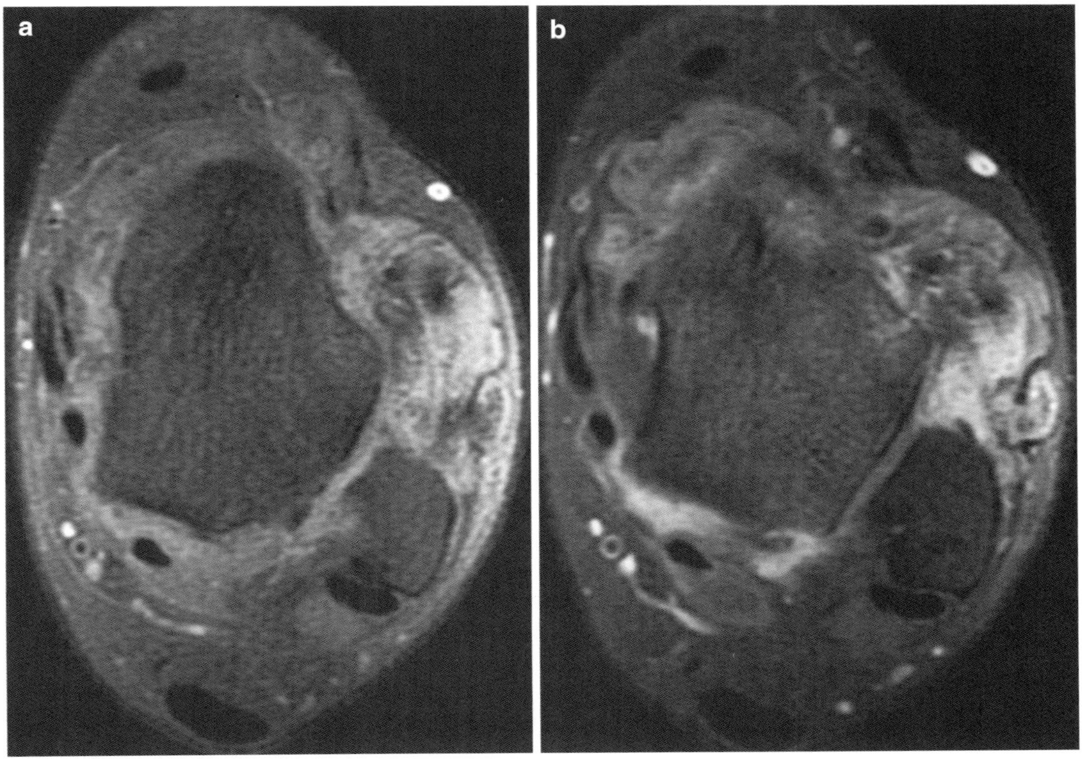

图 14.11　踝关节色素沉着绒毛结节性滑膜炎（PVNS）。(a)轴位 FS T1WI。(b)轴位增强 FS T1WI。可见增强后 PVNS 明显增强。

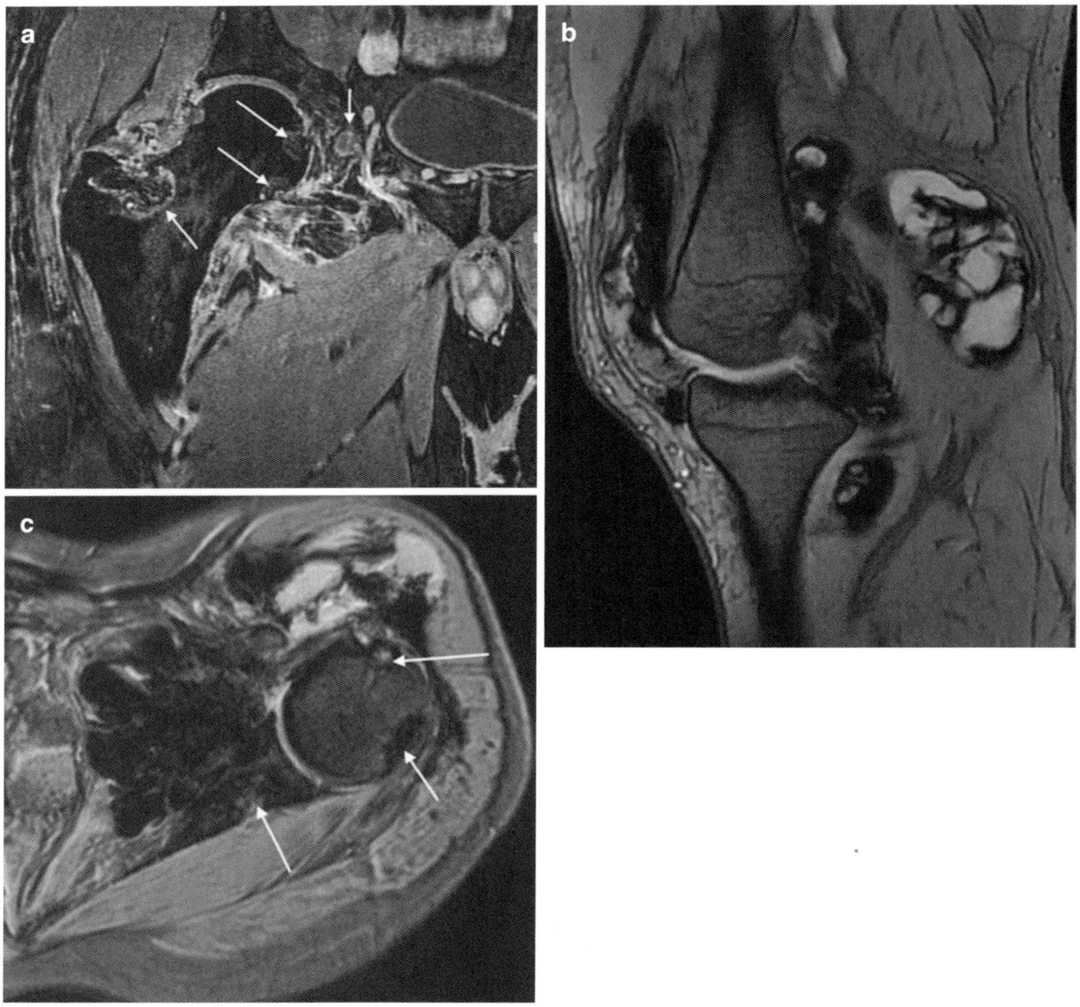

图 14.12 3例色素沉着绒毛结节性滑膜炎“晕染效应”。(a)髋关节冠状位梯度回波MR图像。(b)膝关节矢状位梯度回波MR图像。(c)肩关节轴位梯度回波MR图像。含铁血黄素的存在导致局部敏感改变,从而导致MR信号丢失,在梯度回波序列上最为明显。通常可见继发于骨内延伸的侵袭(箭头所示),尤其是关节囊紧密的关节,如髋关节(图a)和肩关节(图c)。

• 临床表现和大体表现:

良性TSGCT与恶性TSGCT的临床放射学特征存在重叠,因此,很难将两者鉴别开。大多数恶性TSGCT是放射性肉瘤,常发生于未控制的PVNS放疗后数年。恶性TSGCT是一种侵袭性肉瘤,具有很高的转移风险(图14.14c)和死亡率[6,69],最好发于下肢。

• 病理学:

可见TSGCT的镜下特征。诊断恶性TSGCT的标准由武装部队病理学研究所(AFIP)制定,需要8项特征中的5项,包括浸润性生长模式、弥漫性多形性、核仁明显、核分裂象大于10/10 HPF、高细胞质核比、坏死、肿瘤细胞黏附力差和缺乏巨细胞[100]。

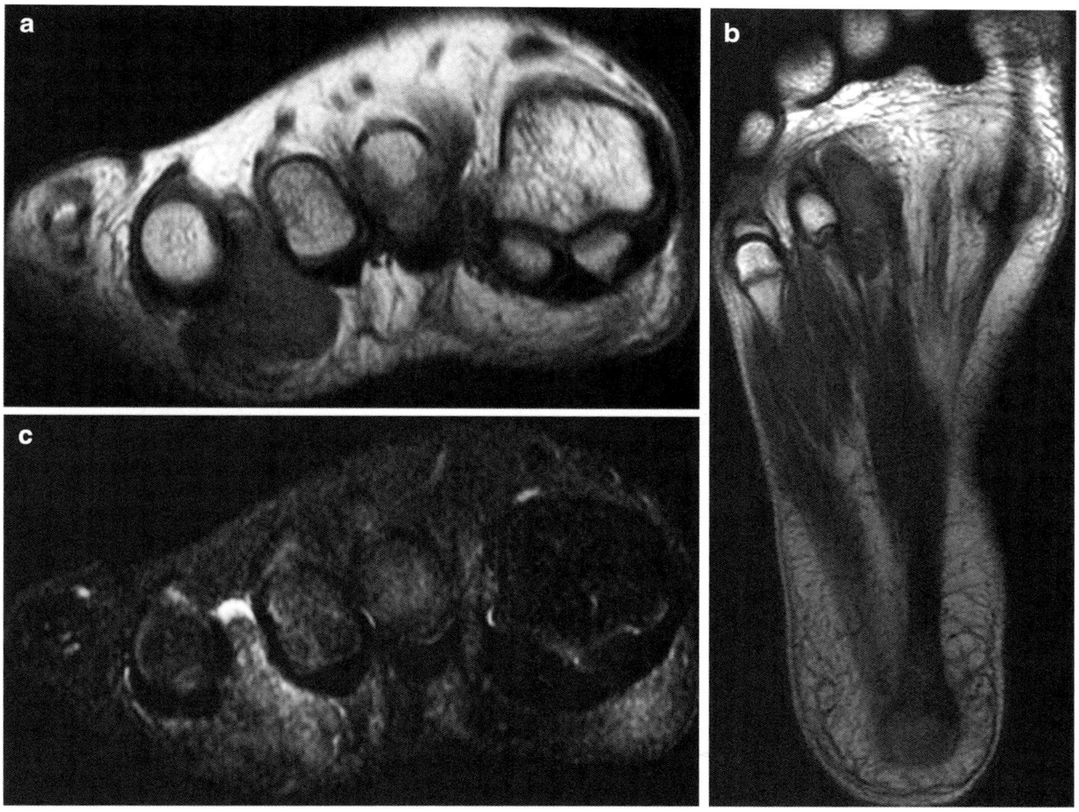

图 14.13　足部弥漫性巨细胞瘤。(a)短轴和(b)长轴 T1WI。(c)短轴 STIR MR 图像。存在皮下、关节外、分叶状肿块，在 T1WI 上相对于骨骼肌具有中等信号，具有与含铁血黄素沉积一致的少数低信号病灶(图 a,b)。由于"晕染效应"(未显示)，在梯度回波序列上更明显。该肿块在液体敏感序列上具有较高的信号，与水肿和炎症一致(图 c)。单从影像上看，该病变也可能代表 GCTTS；但是，其与屈肌腱的相关性不如 GCTTS 预期的那么紧密。

• 遗传学：

见 14.1.1.1"遗传学"一节。

• 影像学表现：

请参见 14.1.1.2"影像学表现"一节。良性 TSGCT 和恶性 TSGCT 的鉴别主要依赖组织学诊断(图 14.14)。

14.1.2　深部良性纤维组织细胞瘤

良性纤维组织细胞肿瘤的病因不明，位于皮肤或较深的软组织。同义词包括纤维黄色瘤、真皮纤维组织细胞瘤、硬化性血管瘤、结节性表皮下纤维化和皮肤组织细胞瘤。皮肤病变被称为"良性纤维组织细胞瘤(BFH)"或"皮肤纤维瘤"，皮下和深部组织的病变被认为是"深部良性纤维组织细胞瘤"。根据其主要的组织学特征，可分为多种亚型。在某些亚型中出现了罕见的转移病例[17,29]。

• 临床表现和大体表现：

皮肤 BFH 是一种常见的皮肤间叶源性肿瘤[93,114]；相反，深部 BFH 非常罕见，不足纤维组织细胞肿瘤的 1%[16,32]。BFH 最常发生于中青年。以男性为主(男女比例 1.9:1)。皮肤

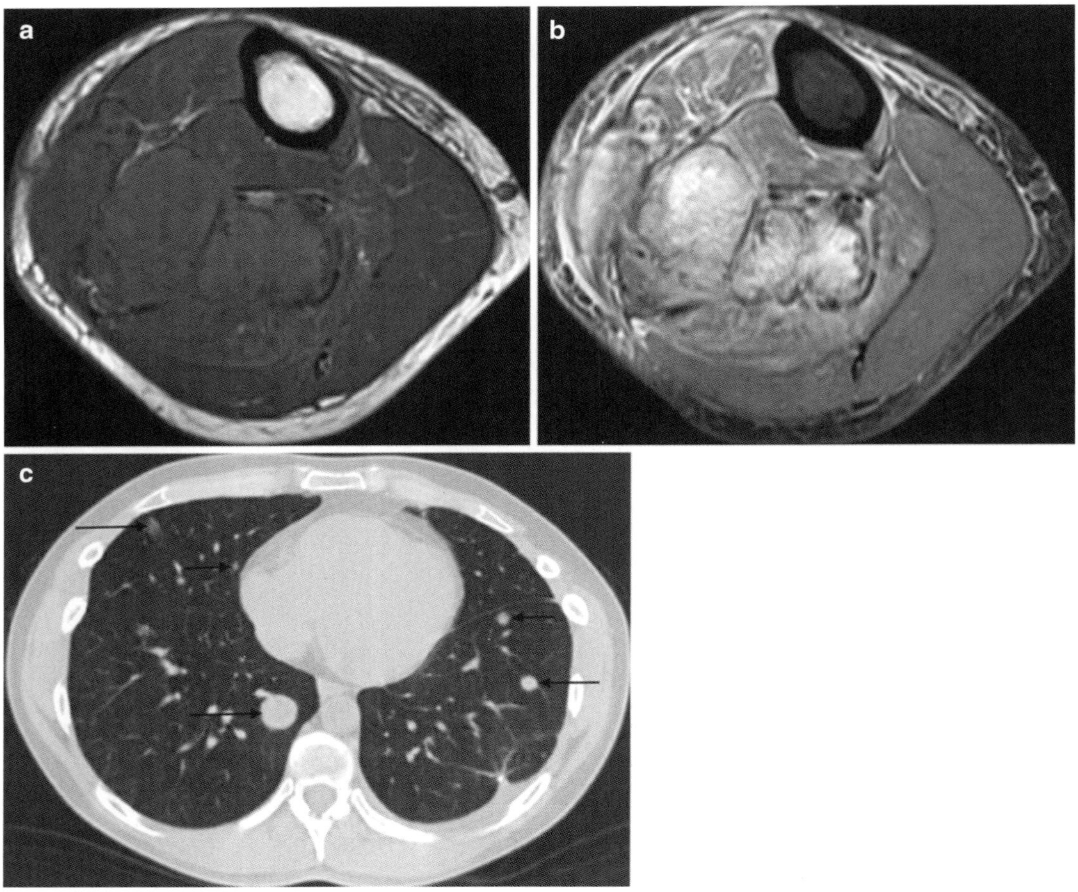

图 14.14　小腿恶性腱鞘巨细胞瘤(TSGCT)。轴位 T1WI(a)和 STIR(b)MR 图像。(c)胸部轴位 CT。在小腿深室内 T1WI 上相对于骨骼肌呈中等至稍高信号的肿块(图 a)。肿块在液体敏感序列(图 b)上为高信号,周围有皮下水肿。病灶内可见低信号灶(图 a,b)。这种侵袭性软组织肿块单纯在影像学上无特异性。活检证实为恶性 TSGCT。转移常见于恶性 TSGCT,如本例多发性肺转移(箭头所示)(图 c)。

BFH 最常见于四肢(上肢>下肢),深部 BFH 最常见于皮下深层组织。约 10%发生在内脏软组织,包括椎旁肌、腹膜后或纵隔[37]。内脏可发生罕见的深部 BFH[13]。30%的病例可见多发性病变[123]。皮肤肿瘤通常是小的、隆起的丘疹或结节,表现为无痛性、生长缓慢的肿块,临床印象为囊肿。被覆皮肤通常为淡红色或黑色,侧向压迫时可出现中央凹陷[31]。深部病变在临床上可能不明显,但通常是边界清楚的黄色或白色肿块。皮肤 BFH 通常<1cm,而深部 BFH 的大小为 2~12cm[72]。手术完全切除可治愈。皮肤病变很少复发,而深部肿瘤的局部复发风险较高(22%~60%)。非典型、动脉瘤性和细胞性纤维组织细胞瘤易复发,有转移病例报道[41]。转移的风险因素包括体积大、细胞密度高、动脉瘤样改变、明显的细胞多形性、高有丝分裂活性、肿瘤坏死和反复局部复发[41]。这些亚型可能被误认为高级别恶性肿瘤,因其会产生疼痛感,并快速生长。瘤内出血,尤其是在动脉瘤型中,可能是导致其生长和影像学表现的原因之一[75,109]。

• 病理学：

一般而言，BFH 由位于真皮中的温和梭形细胞和泡沫状组织细胞席纹状或短交织状排列组成，可延伸至皮下组织[59]。BFH 由不同数量的多核巨细胞、破骨巨细胞和泡沫细胞，以及在黏液样、透明样或胶原性基质中分布的血管混合组成。可见有丝分裂<5 个/10HPF。常见的亚型包括成纤维细胞型、组织细胞型、动脉瘤型和血管瘤样型[44]。动脉瘤型具有独特的特征，表现为大的充满血液的假囊腔，周围有血管通道。这些通道被含有含铁血黄素的组织细胞、泡沫细胞和成纤维细胞包围。血管瘤样亚型以毛细血管胶原基质为主。

非典型纤维组织细胞瘤（AFH）是 BFH 的变异，组织学特征为真皮梭形细胞和非典型组织细胞增殖，又称假肉瘤性纤维组织细胞瘤或伴有怪异细胞的真皮纤维瘤。在经典 BFH 组成的背景下，核多形性和异型性占优势[58]。异型性的存在对区分 AFH 和恶性肿瘤如隆突性皮肤纤维肉瘤（DFSP）或未分化多形性肉瘤（UPS）提出了挑战。UPS 由恶性多形性肉瘤细胞、奇异形巨细胞和易见的有丝分裂象组成[8]，见第 21 章。虽然 AFH 被认为是良性的，但有罕见淋巴结（图 14.16c）和肺部复发和转移的报道[41,58]。

• 遗传学：

已经报道了 BFH 及其亚型的一系列基因组异常[17]，但并不一致。Frau 等人曾报道 BFH 中存在 t(16;17)(p13.3;q21.3) 的克隆易位[36]。t(12;19)(p12;q13) 染色体易位在 BFH 动脉瘤型中已有报道[9]。然而，这些发现并未得到广泛认可。

• 影像学表现：

BFH 的影像学特征不明显，确诊需要通过组织病理学检查。BFH 放射学报道的缺乏可能反映了其分布，大多数肿瘤位于浅表，因此，通常不进行影像学检查。

US 可用于评估浅表病变，显示边界清晰的低回声结节伴周围血管分布[126]。由于其纤维性质和高细胞性，BFH 在 US 上可表现为“囊性”，即无回声/低回声、均匀且边缘清晰[66]。然而，Machiels 等人[72]报道 BFH 在 US 上表现为高回声，US 表现很可能因亚型和细胞组成而异。

在 CT 上，BFH 相对骨骼肌呈等、低密度肿块，内部可见囊性或坏死区。

在 MRI 上，肿瘤无特异性。在 T1WI 上，病灶与肌肉呈等低信号。在 T2WI 上，肿块不均匀，呈中高信号（图 14.15）[72]。钆增强后均匀强化[127]。动脉瘤型 BFH 可被视为皮下软组织肿块，伴有不同时期的病灶内出血，导致液–液平面和内部充满血液的大“裂缝”（图 14.16）。

不同寻常的是，对于良性病变，有报道称 BFH 在 ^{18}F–FDG PET–CT 上显示摄取[25]；然而，这并不是一个一致的发现[24]。

• 鉴别诊断：

最为关键的诊断难题是区分 BFH 和侵袭性纤维组织细胞肿瘤，包括 DFSP 和恶性纤维组织细胞瘤（称为 UPS）。BFH 的皮下延伸模式与 DFSP 观察到的延伸模式不同[59]。需要考虑的其他鉴别诊断包括孤立性纤维性肿瘤（SFT）和结节性筋膜炎。

14.2 中间性（罕见转移）

14.2.1 丛状纤维组织细胞瘤

丛状纤维组织细胞肿瘤（PFHT）由 Enzinger 和 Zhang 于 1988 年首次描述[30]。其是由成纤维细胞和组织细胞样细胞组成的真皮–皮下肿瘤，肺转移报道罕见[80,108]。

• 临床表现和大体表现：

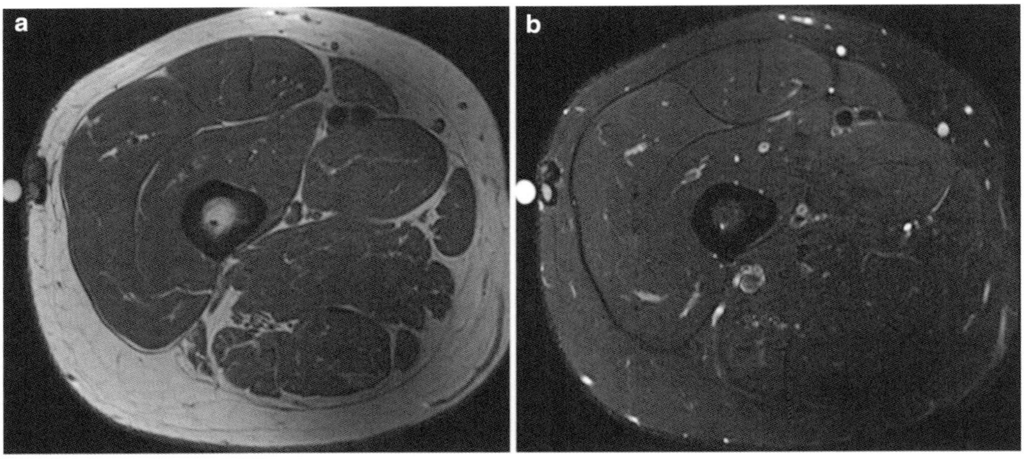

图 14.15　大腿良性纤维组织细胞瘤(BFH)。轴位 T1WI(a)和 T2FS(b)MR 图像。在皮肤表面下可见非特异性皮肤结节。病灶内 T1 高信号提示出血。活检证实 BFH。

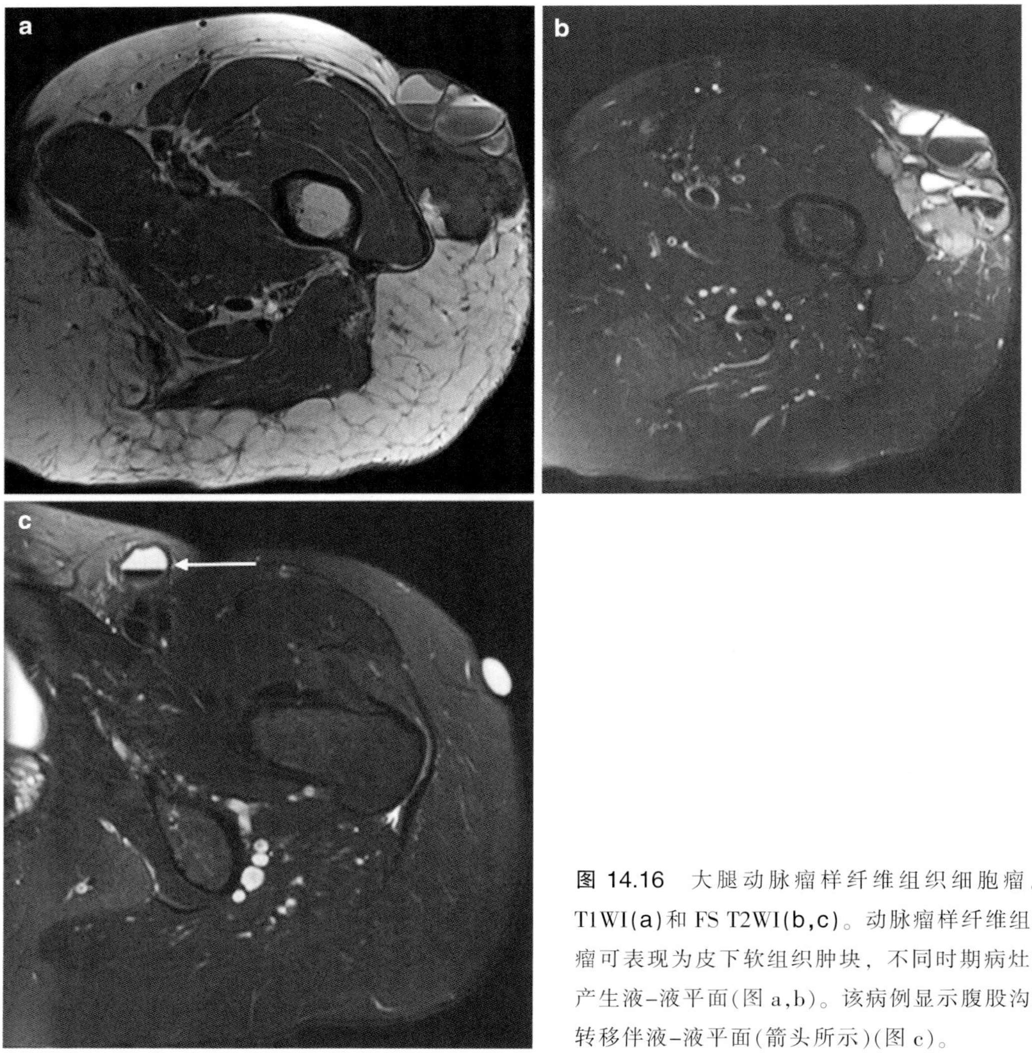

图 14.16　大腿动脉瘤样纤维组织细胞瘤。轴位 T1WI(a)和 FS T2WI(b,c)。动脉瘤样纤维组织细胞瘤可表现为皮下软组织肿块，不同时期病灶内出血产生液-液平面(图 a,b)。该病例显示腹股沟淋巴结转移伴液-液平面(箭头所示)(图 c)。

PFHT 是一种罕见的生长缓慢的肿瘤，主要见于儿童和青少年，但报道的年龄范围较广，从出生至 77 岁[30,80]。以前，认为 PFHT 以女性为主[30,99]；然而，最近的证据表明性别分布相等[46,99]。好发于上肢[30]，其次为下肢、躯干及头颈部。复发率高达 40%，6%转移至区域淋巴结[30,46,123]。PFHT 可能与既往放疗相关[4,43]。临床上表现为小的、边界不清的、无痛性真皮肿块或斑块。被覆的皮肤可出现中央凹陷[30]。肉眼观察，PFHT 是一种坚硬、多结节、边界不清的真皮肿块，可累及骨骼肌。呈灰白色外观，纤维状或部分黏液样，通常 <3cm[30,99]。建议广泛手术切除；然而，PFHT 的临床病理学与临床行为、预后和转移的相关性研究并不理想[30,46,51,99]。已有肺转移和死亡的报道，因此，建议进行包括胸部影像学在内的分期。由于许多病例的切缘受累，Mohs 显微外科手术已被采用以确保阴性切缘[94]。

• 病理学：

PFHT 的特征为丛状肿块伴累及真皮和浅表皮下组织的广泛含铁血黄素沉积。存在三种不同的细胞类型，包括单核上皮样组织细胞、梭形成纤维细胞和破骨样多核巨细胞[4]。因此，描述了三种组织学类型：①成纤维细胞型；②结节性组织细胞型；③混合型[33]。细胞异型和核分裂象及淋巴血管侵犯鲜有报道[30,80]。

• 遗传学：

已有 3 例 PFHT 伴染色体克隆异常的报道；但尚未发现相同的突变[65,97,111]。

• 影像学表现：

文献中关于 PFHT 的影像学表现很少。在 MRI 上，PFHT 是一种边界不清的皮下肿块，在 T1WI 和 T2WI 上均为低信号，反映其胶原含量高的特点，钆增强后无强化或轻微强化[43,84]。

• 鉴别诊断：

PFHT 的鉴别诊断包括 BFH、丛状神经鞘膜瘤、良性和恶性软组织巨细胞瘤（GCT-ST）和婴儿肌纤维瘤病[30,46,51,131]。影像学表现无特异性，因此，确诊需依靠组织学。GCT-ST 主要发生于成人，表现为实性而非丛状生长模式。BFH 通常以席纹状形态为标志。孤立性和多发性婴儿肌纤维瘤病边界清楚，常出现血管外皮细胞瘤样区[63]。

14.2.2 软组织巨细胞瘤

GCT-ST 极为罕见，在组织学上类似于骨巨细胞瘤（GCT）[8]。尚无同时发生骨 GCT 和 GCT-ST 的报道。1972 年，Salm 和 Sissons[107] 首次报道了该疾病，并注意到两者之间的相似性。它也被称为软组织破骨细胞瘤，是一种行为不可预测[40]、低度恶性潜能的肿瘤。有罕见的转移报道[40]。GCT 的确切组织病理学起源尚不清楚，但有人提出来源于未分化的间充质细胞[96]或巨细胞是招募到病变中的循环单核细胞融合的结果[76]。

• 临床表现和大体表现：

GCT-ST 是一种无痛性多结节肿块，可呈蕈伞状[27]。好发于 40~50 岁，但有 5~89 岁患者的报道。未发现性别优势[68]。70%的肿瘤发生在四肢（下肢>上肢），20%发生在躯干，7%发生在头颈部[34,86,88,103]。一些病例报道了局限于纵隔的 GCT-ST[53]。据报道，手术瘢痕内发生了新生 GCT-CT[38]。

GCT-ST 是一种边界清楚、以实性为主的结节性肿块，表面呈红棕色或灰色。通常存在外周矿化，可在 X 线片上检测到[86]。肿瘤大小为 0.7~10cm，平均 3cm[34,86,88]。尽管大多数病变位于浅表，但观察到 30%的病例延伸至浅筋膜[34,86,104]。有少数 GCT-ST 引起副肿瘤性骨软化的病例报道。患者表现为骨痛和肌无力。生化指标显示血钙正常、低磷血症、磷酸盐尿和血清碱性磷酸酶升高[45]。

治疗方法是手术切除；然而，报道的局

部复发率为12%,罕见转移,甚至死亡[34,86,88]。浅表GCT-ST的预后比深部GCT-ST更有利。最近,Righi等人[102]报道皮肤复发风险为28%,深部软组织为45%。复发风险与切除边缘不充分有关[50]。辅助放疗也被使用[12,124]。目前,尚无临床病理学因素可预测临床病程或转移风险[34,86,88]。

• 病理学:

GCT-ST最显著的特征是其多结节结构,见于85%的病例[88]。结节被富含含铁血黄素巨噬细胞的纤维间隔隔开[86]。GCT-ST具有丰富的血管化基质,含有梭形和多边形单核间质细胞及多核破骨细胞样巨细胞的混合物。每10个HPF存在约1~30个有丝分裂象[34,86,88]。罕见坏死,与骨性病变不同,通常不存在异型性、核多形性和奇异巨细胞[34,42,68,86,88]。大约50%的病例存在外周骨形成,表现为周围编织骨或散在的骨性结构。1/3的病例表现出与动脉瘤样骨囊肿(ABC)相似的特征,形成充血湖,30%的肿瘤出现血管侵犯[34,42,88]。有趣的是,几乎没有GCTTS的特征(致密的透明基质、噬铁细胞和黄色瘤细胞)(见14.1.1.1)。

• 遗传学:

单个病例的细胞遗传学分析表明,涉及多个染色体的多个端粒关联与骨GCT相似[42]。

• 影像学表现:

GCT-ST的影像学研究不完善,最初仅限于少数血管造影研究[2]。

通常情况下,浅表肿瘤的X线片正常或显示软组织密度增加。在1例邻近腓骨的深部GCT-ST病例中观察到骨皮质不规则[67],但这不是常见表现[27]。

在CT上可以发现组织学上观察到的外周矿化[67]。

US显示非特异性不均匀/低回声实性肿块,无或轻微多普勒信号增加[12,67]。

MRI特征无特异性,但在T1WI上显示软组织肿块与肌肉相比呈低-中等信号,T2WI呈不均匀高信号。由于含铁血黄素的存在,在所有成像序列上,在整个病变周围可见低信号晕环和低信号灶[67]。Lee等人在GCT-ST病例中发现,弥散加权成像显示弥散受限[67]。增强后有弥漫性强化,和CT一样。在具有ABC样特征的肿瘤中,T1WI和T2WI上可见不同信号的液-液平面,代表不同时期的出血[76]。据报道,GCT-ST的囊性变具有与囊性病变相符的影像学特征[1]。常具有厚壁,内部有碎屑。

^{18}F-FDG PET-CT显示GCT-ST的摄取增加[67,102]。

迄今为止,已描述了4例副肿瘤性软骨病[45]。Harish等人报道了GCT-ST的如上所述MRI表现,此外,还存在伴Looser区的骨软化影像学表现。使用^{111}In-奥曲肽闪烁扫描定位GCT-ST,显示肿瘤摄取。

• 鉴别诊断:

主要鉴别诊断包括良性病变,如腱鞘巨细胞瘤(GCTTS)、修复性巨细胞肉芽肿、伴破骨细胞样巨细胞的细胞型BFH和PFHT。GCT-ST可被误诊为骨外骨肉瘤变异型,由于常见存在类骨质形成[34,88,107]。GCT-ST的鉴别诊断还包括伴破骨细胞样巨细胞的平滑肌肉瘤。

要点

1. 腱鞘巨细胞瘤分为局限性和弥漫型，好发于关节内或关节外，在两种脉冲序列上均为低信号，由于其含有含铁血黄素，在梯度回波序列上有明显的“晕染效应”，并有明显的强化。

2.其他良性纤维组织细胞肿瘤的影像学特征无特异性，常需组织学证实其性质。

参考文献

1. An SB, Choi JA, Chung JH et al (2008) Giant cell tumor of soft tissue: a case with atypical US and MRI findings. Korean J Radiol 9:462–465
2. Angervall L, Hagmar B, Kindblom LG et al (1981) Malignant giant cell tumor of soft tissues: a clinicopathologic, cytologic, ultrastructural, angiographic, and microangiographic study. Cancer 47:736–747
3. Asano N, Yoshida A, Kobayashi E et al (2014) Multiple metastases from histologically benign intraarticular diffuse-type tenosynovial giant cell tumor: a case report. Hum Pathol 45:2355–2358
4. August C, Holzhausen HJ, Zornig C et al (1994) Plexiform fibrohistiocytic tumor. Histology, immunohistology and ultrastructure. Pathologe 15:49–53
5. Bancroft LW, Pettis C, Wasyliw C (2013) Imaging of benign soft tissue tumors. Semin Musculoskelet Radiol 17:156–167
6. Bertoni F, Unni KK, Beabout JW et al (1997) Malignant giant cell tumor of the tendon sheaths and joints (malignant pigmented villonodular synovitis). Am J Surg Pathol 21:153–163
7. Beytemur O, Albay C, Tetikkurt US et al (2014) Localized giant cell tenosynovial tumor seen in the knee joint. Case Rep Orthop 2014:840243
8. Billings SD, Folpe AL (2004) Cutaneous and subcutaneous fibrohistiocytic tumors of intermediate malignancy: an update. Am J Dermatopathol 26:141–155
9. Botrus G, Sciot R, Debiec-Rychter M (2006) Cutaneous aneurysmal fibrous histiocytoma with a t(12;19)(p12;q13) as the sole cytogenetic anomaly. Cancer Genet Cytogenet 164:155–158
10. Bravo SM, Winalski CS, Weissman BN (1996) Pigmented villonodular synovitis. Radiol Clin N Am 34:311–326, x–xi
11. Bui-Mansfield LT, Youngberg RA, Coughlin W et al (1996) MRI of giant cell tumor of the tendon sheath in the cervical spine. J Comput Assist Tomogr 20:113–115
12. Calli AO, Tunakan M, Katilmis H et al (2014) Soft tissue giant cell tumor of low malignant potential of the neck: a case report and review of the literature. Turk Patoloji Dergisi 30:73–77
13. Calonje E, Mentzel T, Fletcher CD (1994) Cellular benign fibrous histiocytoma. Clinicopathologic analysis of 74 cases of a distinctive variant of cutaneous fibrous histiocytoma with frequent recurrence. Am J Surg Pathol 18:668–676
14. Cardinal E, Buckwalter KA, Braunstein EM et al (1994) Occult dorsal carpal ganglion: comparison of US and MR imaging. Radiology 193:259–262
15. Cassier PA, Gelderblom H, Stacchiotti S et al (2012) Efficacy of imatinib mesylate for the treatment of locally advanced and/or metastatic tenosynovial giant cell tumor/pigmented villonodular synovitis. Cancer 118:1649–1655
16. Chang SE, Choi JH, Sung KJ et al (2001) Subcutaneous dermatofibroma showing a depressed surface. Int J Dermatol 40:77–78
17. Charli-Joseph Y, Saggini A, Doyle LA et al (2014) DNA copy number changes in tumors within the spectrum of cellular, atypical, and metastasizing fibrous histiocytoma. J Am Acad Dermatol 71:256–263
18. Chassaignac M (1852) Cancer de la gaine des tendons. Gas Hosp Civ Milit 47:185–190
19. Choong PF, Willen H, Nilbert M et al (1995) Pigmented villonodular synovitis. Monoclonality and metastasis - a case for neoplastic origin? Acta Orthop Scand 66:64–68
20. Cupp JS, Miller MA, Montgomery KD et al (2007) Translocation and expression of CSF1 in pigmented villonodular synovitis, tenosynovial giant cell tumor, rheumatoid arthritis and other reactive synovitides. Am J Surg Pathol 31:970–976
21. David RL (2012) Tenosynovial giant cell tumor: case report and review. Arch Pathol Lab Med 136:901–906
22. De Beuckeleer L, De Schepper A, De Belder F et al (1997) Magnetic resonance imaging of localized giant cell tumour of the tendon sheath (MRI of localized GCTTS). Eur Radiol 7:198–201
23. De Schepper AM, Degryse HR, Ramon FA et al (1992) Magnetic resonance imaging of extraabdominal desmoid tumors. J Belge Radiol 75:91–98
24. Deb P, Singh V, Dutta V et al (2014) Primary intracranial benign fibrous histiocytoma: report of an unusual case. J Cancer Res Ther 10:200–202
25. Demir MK, Ozdemir H, Genchallac H et al (2009) Dermatofibroma mimicking malignancy on integrated F-18 fluorodeoxyglucose PET-CT. Diagn Interv Radiol (Ankara, Turkey) 15:61–63
26. Dercle L, Chisin R, Ammari S et al (2015) Nonsurgical giant cell tumour of the tendon sheath or of the diffuse type: are MRI or 18F-FDG PET/CT able to provide an accurate prediction of long-term outcome? Eur J Nucl Med Mol Imaging 42:397–408
27. Dodd LG, Major N, Brigman B (2004) Malignant giant cell tumor of soft parts. Skeletal Radiol 33:295–299
28. Dorwart RH, Genant HK, Johnston WH et al (1984) Pigmented villonodular synovitis of synovial joints: clinical, pathologic, and radiologic features. AJR Am J Roentgenol 143:877–885
29. Doyle LA, Fletcher CD (2013) Metastasizing

"benign" cutaneous fibrous histiocytoma: a clinicopathologic analysis of 16 cases. Am J Surg Pathol 37:484–495
30. Enzinger FM, Zhang RY (1988) Plexiform fibrohistiocytic tumor presenting in children and young adults. An analysis of 65 cases. Am J Surg Pathol 12:818–826
31. Fitzpatrick TB, Gilchrest BA (1977) Dimple sign to differentiate benign from malignant pigmented cutaneous lesions. N Engl J Med 296:1518
32. Fletcher CD (1990) Benign fibrous histiocytoma of subcutaneous and deep soft tissue: a clinicopathologic analysis of 21 cases. Am J Surg Pathol 14:801–809
33. Fletcher CDM, Bridge JA, Hogendoorn PC et al (2013) WHO classification of tumours of soft tissue and bone, 4th edn. IARC Press, Lyon
34. Folpe AL, Morris RJ, Weiss SW (1999) Soft tissue giant cell tumor of low malignant potential: a proposal for the reclassification of malignant giant cell tumor of soft parts. Modern Pathol Off J United States Can Acad Pathol Inc 12:894–902
35. Fox MG, Kransdorf MJ, Bancroft LW et al (2003) MR imaging of fibroma of the tendon sheath. AJR Am J Roentgenol 180:1449–1453
36. Frau DV, Erdas E, Caria P et al (2010) Deep fibrous histiocytoma with a clonal karyotypic alteration: molecular cytogenetic characterization of a t(16;17)(p13.3;q21.3). Cancer Genet Cytogenet 202:17–21
37. Gleason BC, Fletcher CD (2008) Deep "benign" fibrous histiocytoma: clinicopathologic analysis of 69 cases of a rare tumor indicating occasional metastatic potential. Am J Surg Pathol 32:354–362
38. Grabellus F, Sheu SY, Schmidt B et al (2009) Giant cell tumors of soft tissue arising in surgical scars. Pathologe 30:401–406
39. Granowitz SP, D'antonio J, Mankin HL (1976) The pathogenesis and long-term end results of pigmented villonodular synovitis. Clin Orthop Relat Res. 114:335–351
40. Guccion JG, Enzinger FM (1972) Malignant giant cell tumor of soft parts. An analysis of 32 cases. Cancer 29:1518–1529
41. Guillou L, Gebhard S, Salmeron M et al (2000) Metastasizing fibrous histiocytoma of the skin: a clinicopathologic and immunohistochemical analysis of three cases. Modern Pathol Off J United States Can Acad Pathol Inc 13:654–660
42. Guo H, Garcia RA, Perle MA et al (2005) Giant cell tumor of soft tissue with pulmonary metastases: pathologic and cytogenetic study. Pediatr Dev Pathol Off J Soc Pediatr Pathol Paediatr Pathol Soc 8:718–724
43. Habermann CR, Nicolas V, Steiner P (1995) Magnetic resonance tomography diagnosis of plexiform fibrohistiocytic tumor. Aktuelle Radiol 5:243–245
44. Han TY, Chang HS, Lee JH et al (2011) A clinical and histopathological study of 122 cases of dermatofibroma (benign fibrous histiocytoma). Ann Dermatol 23:185–192
45. Harish S, Jurriaans E, Jan E et al (2008) Giant cell tumour of soft tissue causing oncogenic osteomalacia: report demonstrating the use of octreotide scintigraphy in tumour localization. Clin Radiol 63:101–107
46. Hollowood K, Holley MP, Fletcher CD (1991) Plexiform fibrohistiocytic tumour: clinicopathological, immunohistochemical and ultrastructural analysis in favour of a myofibroblastic lesion. Histopathology 19:503–513
47. Howie CR, Smith GD, Christie J et al (1985) Torsion of localised pigmented villonodular synovitis of the knee. J Bone Joint Surg 67:564–566
48. Huang GS, Lee CH, Chan WP et al (2003) Localized nodular synovitis of the knee: MR imaging appearance and clinical correlates in 21 patients. AJR Am J Roentgenol 181:539–543
49. Huang YC, Chen JW, Chen YL et al (2014) Giant cell tumour of a temporomandibular joint presenting as a parotid mass: case report and analysis of the 19 cases in the literature. J Craniomaxillofac Surg Off Publ Eur Assoc Craniomaxillofac Surg 42:1778–1782
50. Icihikawa K, Tanino R (2004) Soft tissue giant cell tumor of low malignant potential. Tokai J Exp Clin Med 29:91–95
51. Jafarian F, Mccuaig C, Kokta V et al (2006) Plexiform fibrohistiocytic tumor in three children. Pediatr Dermatol 23:7–12
52. Jaffe HL, Lichtenstein L, Suro CJ (1941) Pigmented villonodular synovitis, bursitis and tenosynovitis. Arch Pathol 31:731–765
53. Jain D, Arava S, Mishra B et al (2015) Soft tissue giant cell tumor of low malignant potential of mediastinum: a rare case report. Int J Surg Pathol 23:71–74
54. Jalgaonkar A, Dhinsa B, Cottam H et al (2011) Giant cell tumours of tendon sheath of hand: causes and strategies to prevent recurrence. Hand Surg Int J Devoted Hand Up Limb Surg Relat Res J Asia Pac Fed Soc Surg Hand 16:149–154
55. Jelinek JS, Kransdorf MJ, Shmookler BM et al (1994) Giant cell tumor of the tendon sheath: MR findings in nine cases. AJR Am J Roentgenol 162:919–922
56. Jelinek JS, Kransdorf MJ, Utz JA et al (1989) Imaging of pigmented villonodular synovitis with emphasis on MR imaging. AJR Am J Roentgenol 152:337–342
57. Jergesen HE, Mankin HJ, Schiller AL (1978) Diffuse pigmented villonodular synovitis of the knee mimicking primary bone neoplasms. A report of two cases. J Bone Joint Surg Am 60:825–829
58. Kaddu S, Mcmenamin ME, Fletcher CD (2002) Atypical fibrous histiocytoma of the skin: clinicopathologic analysis of 59 cases with evidence of infrequent metastasis. Am J Surg Pathol 26:35–46
59. Kamino H, Jacobson M (1990) Dermatofibroma extending into the subcutaneous tissue. Differential diagnosis from dermatofibrosarcoma protuberans. Am J Surg Pathol 14:1156–1164
60. Kanagawa H, Niki Y, Matsumoto H et al (2007)

Localized pigmented villonodular synovitis presenting as a loose body following minor trauma in the knee: a case report. Knee 14:395–397
61. Karasick D, Karasick S (1992) Giant cell tumor of tendon sheath: spectrum of radiologic findings. Skeletal Radiol 21:219–224
62. Kobayashi H, Sakahara H, Hosono M et al (1993) Scintigraphic evaluation of tenosynovial giant-cell tumor using technetium-99m(V)-dimercaptosuccinic acid. J Nucl Med Off Publ Soc Nucl Med 34:1745–1747
63. Koujok K, Ruiz RE, Hernandez RJ (2005) Myofibromatosis: imaging characteristics. Pediatr Radiol 35:374–380
64. Lautenbach M, Kim S, Millrose M et al (2013) Nodular giant cell tumour of the tendon sheath of the hand: analysis of eighty-four cases—diagnostic decisions and outcome. Int Orthop 37:2211–2215
65. Leclerc-Mercier S, Pedeutour F, Fabas T et al (2011) Plexiform fibrohistiocytic tumor with molecular and cytogenetic analysis. Pediatr Dermatol 28: 26–29
66. Lee MH, Kim NR, Ryu JA (2010) Cyst-like solid tumors of the musculoskeletal system: an analysis of ultrasound findings. Skeletal Radiol 39:981–986
67. Lee MY, Jee WH, Jung CK et al (2015) Giant cell tumor of soft tissue: a case report with emphasis on MR imaging. Skeletal Radiol 44:1039–1043
68. Lentini M, Zuccala V, Fazzari C (2010) Polypoid giant cell tumor of the skin. Am J Dermatopathol 32:95–98
69. Li CF, Wang JW, Huang WW et al (2008) Malignant diffuse-type tenosynovial giant cell tumors: a series of 7 cases comparing with 24 benign lesions with review of the literature. Am J Surg Pathol 32:587–599
70. Lin J, Jacobson JA, Jamadar DA et al (1999) Pigmented villonodular synovitis and related lesions: the spectrum of imaging findings. AJR Am J Roentgenol 172:191–197
71. Llauger J, Palmer J, Roson N et al (1999) Pigmented villonodular synovitis and giant cell tumors of the tendon sheath: radiologic and pathologic features. AJR Am J Roentgenol 172:1087–1091
72. Machiels F, De Maeseneer M, Chaskis C et al (1998) Deep benign fibrous histiocytoma of the knee: CT and MR features with pathologic correlation. Eur Radiol 8:989–991
73. Mackie GC (2003) Pigmented villonodular synovitis and giant cell tumor of the tendon sheath: scintigraphic findings in 10 cases. Clin Nucl Med 28:881–885
74. Mahmood S, De Llano SR (2007) Localized nodular synovitis mimicking metastatic melanoma in a patient with metastatic melanoma on whole-body F-18 FDG PET/CT with MRI and pathological correlation. Clin Nucl Med 32:532–534
75. Mckenna DB, Kavanagh GM, Mclaren KM et al (1999) Aneurysmal fibrous histiocytoma: an unusual variant of cutaneous fibrous histiocytoma. J Eur Acad Dermatol Venereol JEADV 12:238–240
76. Meana Moris AR, Garcia Gonzalez P, Fuente Martin E et al (2010) Primary giant cell tumor of soft tissue: fluid-fluid levels at MRI (2010:3b). Eur Radiol 20:1539–1543
77. Middleton WD, Patel V, Teefey SA et al (2004) Giant cell tumors of the tendon sheath: analysis of sonographic findings. AJR Am J Roentgenol 183:337–339
78. Moller E, Mandahl N, Mertens F et al (2008) Molecular identification of COL6A3-CSF1 fusion transcripts in tenosynovial giant cell tumors. Genes Chromosomes Cancer 47:21–25
79. Monaghan H, Salter DM, Al-Nafussi A (2001) Giant cell tumour of tendon sheath (localised nodular tenosynovitis): clinicopathological features of 71 cases. J Clin Pathol 54:404–407
80. Moosavi C, Jha P, Fanburg-Smith JC (2007) An update on plexiform fibrohistiocytic tumor and addition of 66 new cases from the Armed Forces Institute of Pathology, in honor of Franz M. Enzinger, MD. Ann Diagn Pathol 11:313–319
81. Murphey MD, Nomikos GC, Flemming DJ et al (2001) From the archives of AFIP. Imaging of giant cell tumor and giant cell reparative granuloma of bone: radiologic-pathologic correlation. Radiographics Rev Publ Radiol Soc North Am Inc 21:1283–1309
82. Murphey MD, Rhee JH, Lewis RB et al (2008) Pigmented villonodular synovitis: radiologic-pathologic correlation. Radiographics Rev Publ Radiol Soc North Am Inc 28:1493–1518
83. Nagata S, Nishimura H, Uchida M et al (2008) Diffusion-weighted imaging of soft tissue tumors: usefulness of the apparent diffusion coefficient for differential diagnosis. Radiat Med 26:287–295
84. Ng E, Tandon AA, Ho BCS et al (2015) Characterising benign fibrous soft-tissue tumours in adults: why is it so difficult and what do we need to know? Clin Radiol 70:684–697
85. O'connell JX (2000) Pathology of the synovium. Am J Clin Pathol 114:773–784
86. O'connell JX, Wehrli BM, Nielsen GP et al (2000) Giant cell tumors of soft tissue: a clinicopathologic study of 18 benign and malignant tumors. Am J Surg Pathol 24:386–395
87. Ofluoglu O (2006) Pigmented villonodular synovitis. Orthop Clin North Am 37:23–33
88. Oliveira AM, Chou MM (2012) The TRE17/USP6 oncogene: a riddle wrapped in a mystery inside an enigma. Front Biosci (Schol Ed) 4:321–334
89. Palmerini E, Staals EL, Maki RG et al (2015) Tenosynovial giant cell tumour/pigmented villonodular synovitis: outcome of 294 patients before the era of kinase inhibitors. Eur J Cancer (Oxford England 1990) 51:210–217
90. Panagopoulos I, Brandal P, Gorunova L et al (2014) Novel CSF1-S100A10 fusion gene and CSF1 transcript identified by RNA sequencing in tenosynovial giant cell tumors. Int J Oncol 44: 1425–1432
91. Pathade SC, Kurpad R, Tauheed M (2014) Multiple Giant Cell Tumours of Tendon Sheath:

A Rare Occurrence. J Clin Diagn Res JCDR 8: 170–171
92. Perka C, Labs K, Zippel H et al (2000) Localized pigmented villonodular synovitis of the knee joint: neoplasm or reactive granuloma? A review of 18 cases. Rheumatology (Oxford) 39:172–178
93. Rahbari H, Mehregan AH (1985) Adnexal displacement and regression in association with histiocytoma (dermatofibroma). J Cutan Pathol 12: 94–102
94. Rahimi AD, Shelton R, Dumas A et al (2001) Mohs micrographic surgery of a plexiform fibrohistiocytic tumor. Dermatol Surg 27:768–771
95. Rao AS, Vigorita VJ (1984) Pigmented villonodular synovitis (giant-cell tumor of the tendon sheath and synovial membrane). A review of eighty-one cases. J Bone Joint Surg Am 66:76–94
96. Raskin KA, Schwab JH, Mankin HJ et al (2013) Giant cell tumor of bone. J Am Acad Orthop Surg 21:118–126
97. Redlich GC, Montgomery KD, Allgood GA et al (1999) Plexiform fibrohistiocytic tumor with a clonal cytogenetic anomaly. Cancer Genet Cytogenet 108:141–143
98. Reilly KE, Stern PJ, Dale JA (1999) Recurrent giant cell tumors of the tendon sheath. J Hand Surg 24:1298–1302
99. Remstein ED, Arndt CA, Nascimento AG (1999) Plexiform fibrohistiocytic tumor: clinicopathologic analysis of 22 cases. Am J Surg Pathol 23:662–670
100. Richman DM, Bresler SC, Rosenthal MH et al (2015) Malignant tenosynovial giant cell tumor of the leg: a radiologic-pathologic correlation and review of the literature. J Clin imaging Sci 5:13
101. Righi A, Gambarotti M, Sbaraglia M et al (2015) Metastasizing tenosynovial giant cell tumour, diffuse type/pigmented villonodular synovitis. Clin Sarcoma Res 5:15
102. Righi S, Boffano P, Patetta R et al (2014) Soft tissue giant cell tumor of low malignant potential with 3 localizations: report of a case. Oral Surg Oral Med Oral Pathol Oral Radiol Endod 118:e135–e138
103. Rochanawutanon M, Praneetvatakul P, Laothamatas J et al (2011) Extraskeletal giant cell tumor of the larynx: case report and review of the literature. Ear Nose Throat J 90:226–230
104. Rodriguez-Peralto JL, Lopez-Barea F, Fernandez-Delgado J (2001) Primary giant cell tumor of soft tissues similar to bone giant cell tumor: a case report and literature review. Pathol Int 51:60–63
105. Rowlands CG, Roland B, Hwang WS et al (1994) Diffuse-variant tenosynovial giant cell tumor: a rare and aggressive lesion. Hum Pathol 25:423–425
106. Rubin BP (2007) Tenosynovial giant cell tumor and pigmented villonodular synovitis: a proposal for unification of these clinically distinct but histologically and genetically identical lesions. Skeletal Radiol 36:267–268
107. Salm R, Sissons HA (1972) Giant-cell tumours of soft tissues. J Pathol 107:27–39
108. Salomao DR, Nascimento AG (1997) Plexiform fibrohistiocytic tumor with systemic metastases: a case report. Am J Surg Pathol 21:469–476
109. Sheehan KM, Leader MB, Sexton S et al (2004) Recurrent aneurysmal fibrous histiocytoma. J Clin Pathol 57:312–313
110. Simon SL, Inneh IA, Lee MS et al (2011) Tenosynovial giant cell tumor of the thigh: positron emission tomography findings. Am J Orthop (Belle Mead NJ) 40:E115–E117
111. Smith S, Fletcher CD, Smith MA et al (1990) Cytogenetic analysis of a plexiform fibrohistiocytic tumor. Cancer Genet Cytogenet 48:31–34
112. Somerhausen NS, Fletcher CD (2000) Diffuse-type giant cell tumor: clinicopathologic and immunohistochemical analysis of 50 cases with extraarticular disease. Am J Surg Pathol 24:479–492
113. Somerhausen NS, Van Der Rijn M (2013) Tenosynovial giant cell tumour, diffuse type. In: Fletcher CDM, Bridge JA, Hogendoorn PCW, Mertens F (eds) World Health Organization classification of tumours. Pathology and genetics of tumours of soft tissue and bone. IARC Press, p 102–103
114. Szablewski V, Laurent-Roussel S, Rethers L et al (2014) Atypical fibrous histiocytoma of the skin with CD30 and p80/ALK1 positivity and ALK gene rearrangement. IARC Press Lyon, France. J Cutan Pathol 41:715–719
115. Uriburu IJ, Levy VD (1998) Intraosseous growth of giant cell tumors of the tendon sheath (localized nodular tenosynovitis) of the digits: report of 15 cases. J Hand Surg 23:732–736
116. Ushijima M, Hashimoto H, Tsuneyoshi M et al (1986) Giant cell tumor of the tendon sheath (nodular tenosynovitis). A study of 207 cases to compare the large joint group with the common digit group. Cancer 57:875–884
117. Ushijima M, Hashimoto H, Tsuneyoshi M et al (1985) Malignant giant cell tumor of tendon sheath. Report of a case. Acta Pathol Jpn 35:699–709
118. Van Der Heijden L, Gibbons CL, Dijkstra PD et al (2012) The management of diffuse-type giant cell tumour (pigmented villonodular synovitis) and giant cell tumour of tendon sheath (nodular tenosynovitis). J Bone Joint Surg 94:882–888
119. Vogrincic GS, O'connell JX, Gilks CB (1997) Giant cell tumor of tendon sheath is a polyclonal cellular proliferation. Hum Pathol 28:815–819
120. Wan JM, Magarelli N, Peh WC et al (2010) Imaging of giant cell tumour of the tendon sheath. Radiol Med 115:141–151
121. Wang K, Zhu B, Yang S et al (2014) Primary diffuse-type tenosynovial giant cell tumor of the spine: a report of 3 cases and systemic review of the literature. Turk Neurosurg 24:804–813
122. Wang Y, Tang J, Luo Y (2007) The value of sonography in diagnosing giant cell tumors of the tendon sheath. J Ultrasound Med Off J Am Inst Ultrasound Med 26:1333–1340
123. Weiss SW, Goldblum JR (2008) Benign fibrohistiocytic tumors. In: Enzinger and Weiss's soft tissue tumors 5e. Elsevier, Philadelphia, pp 331–342
124. Werner JA, Harms D, Beigel A (1997) Giant cell tumor of the larynx: case report and review of the

literature. Head Neck 19:153–157
125. West RB, Rubin BP, Miller MA et al (2006) A landscape effect in tenosynovial giant-cell tumor from activation of CSF1 expression by a translocation in a minority of tumor cells. Proc Natl Acad Sci U S A 103:690–695
126. Wortsman X, Wortsman J (2010) Clinical usefulness of variable-frequency ultrasound in localized lesions of the skin. J Am Acad Dermatol 62:247–256
127. Yamasaki F, Takayasu T, Nosaka R et al (2016) Benign fibrous histiocytoma arising at the temporal bone of an infant-case report and review of the literature. Child's Nerv Syst. 32(1):189–93. doi: 10.1007/s00381-015-2822-3
128. Yamashita H, Endo K, Enokida M et al (2013) Multifocal localized pigmented villonodular synovitis arising separately from intra- and extra-articular knee joint: case report and literature review. Eur J Orthop Surg Traumatol Orthop Traumatol 23(Suppl 2):S273–S277
129. Yoo JH, Yang BK, Park JM (2007) Localized nodular synovitis of the knee presenting as anterior knee pain: a case report. Knee 14:398–401
130. Yotsumoto T, Iwasa J, Uchio Y (2008) Localized pigmented villonodular synovitis in the knee associated with locking symptoms. Knee 15: 68–70
131. Zelger B, Weinlich G, Steiner H et al (1997) Dermal and subcutaneous variants of plexiform fibrohistiocytic tumor. Am J Surg Pathol 21: 235–241

第 15 章

平滑肌肿瘤、骨骼肌肿瘤和周细胞肿瘤

Miraude E.A.P.M. Adriaensen, Robert M. Kwee, Filip M. Vanhoenacker

15.1 引言

本章旨在讨论肌源性分化肿瘤和周细胞肿瘤的相关临床病理和影像学特征。其中具有肌源分化的肿瘤进一步细分为平滑肌肿瘤和骨骼肌肿瘤。与其他组织类型的软组织肿瘤不同，具有组织学肌源分化的肿瘤往往是恶性，而非良性。良性肌肉肿瘤（平滑肌瘤和横纹肌瘤）相对少见，占所有良性软组织肿瘤的不到 2%[25]。肌肉分化的恶性肿瘤（平滑肌肉瘤和横纹肌肉瘤）更常见，分别占所有软组织肉瘤的 2%~12%和 8%~9%[26]。

然而，许多恶性软组织肿瘤在影像学上被认为发生在肌肉中，但在组织学上没有显示出肌肉分化。在 MRI 中，这些病变通常与具有肌源分化的软组织肿瘤无法区分。因此，必须通过组织学分析确认，特别是在怀疑有恶性肿瘤的情况下。不管病变的组织学成分如何，可能提示恶性肿瘤的重要 MR 影像学特征包括：体积大（任何>3cm 的病变）、边界不清、所有脉冲序列不均匀、病变内出血、病变内坏死、静态对比增强中的广泛和边缘强化模式（带有乳头状突起）、动态对比增强中快速强化且斜率陡峭、室外延伸及邻近骨骼和神经血管束的侵袭[9]（第 9 章）。MRI 是四肢肿瘤局部分期的首选成像方式，而 CT 和 MRI 都可以用于腹部肿瘤的分期。

15.2 WHO 肌肉肿瘤的分类

由于影像学表现缺乏特异性，因此，无法根据肿瘤的放射学表现对其进行分类。因此，我们将根据 WHO 软组织肿瘤分类[12]（第四版）中的组织学基础对肌肉肿瘤进行分类。

平滑肌肿瘤

良性

- 深部软组织平滑肌瘤。

恶性

- 平滑肌肉瘤（不包括皮肤）。

骨骼肌肿瘤

良性

- 心脏外横纹肌瘤：成人型、胎儿型和生殖道型。

恶性

- 胚胎性横纹肌肉瘤。
- 腺泡状横纹肌肉瘤。
- 多形性横纹肌肉瘤。
- 梭形细胞/硬化性横纹肌肉瘤。

15.2.1 平滑肌肿瘤

15.2.1.1 深部软组织平滑肌瘤

定义和临床表现

平滑肌瘤主要发生在女性生殖系统中。子宫平滑肌肿瘤的进一步讨论超出了本章的范围。与浅表平滑肌瘤相比，深部软组织平滑肌瘤相对罕见。浅表平滑肌瘤进一步可细分为皮肤平滑肌瘤和生殖道平滑肌瘤。皮肤平滑肌瘤起源于皮肤的立毛肌。它们表现为簇状丘疹，或较少见的单个疼痛性结节。尺寸从几毫米到 2cm 不等。源于阴囊、乳头、乳晕和外阴深层真皮的病变被命名为生殖道平滑肌瘤[27]。

深部软组织平滑肌瘤进一步细分为两个不同的亚型：四肢深部平滑肌瘤（体细胞平滑肌瘤）和腹膜后或腹部平滑肌瘤[27]。病灶通常较大（>5cm），血管丰富[8,27]。

长期随访显示，深部平滑肌瘤可具有侵袭性行为，因此推测该病变可能是潜在的恶性肿瘤[48]。因此，对病变的组织学确认是做出可靠诊断的必要条件[3]。

影像学

浅表平滑肌瘤是基于皮肤病学的病变，很少进行影像学检查[8]。在放射摄影或 CT 中，深部软组织平滑肌瘤偶尔会显示形态各异的病变内钙化（沙粒状、斑块状或大桑葚状）[8,27]。

MRI 表现无特异性。由于体积大，T2 信号不均匀，血管丰富，导致明显强化，病变可能与恶性 STT 相似[8,27]（图 15.1）。

15.2.1.2 平滑肌肉瘤（皮肤除外）

定义和临床表现

平滑肌肉瘤是一种恶性肿瘤，表现为纯平滑肌分化[12]（第四版）。子宫外平滑肌肉瘤通常发生于成人[8]。

其有四种主要亚型，包括皮肤、皮下、深部软组织和血管平滑肌肉瘤。皮肤平滑肌肉瘤的预后远好于皮下型。

深部软组织平滑肌肉瘤主要发生在腹膜后（通常发生在肾周），只有 12%~41%发生在四肢（特别是大腿）[7,32,38]。值得注意的是，骨平滑肌肉瘤是一种独特而罕见的疾病，WHO 软组织肿瘤和骨分类中未提及该疾病[12]（第四版）。相比于血管平滑肌肉瘤，腹膜后深部软组织平滑肌肉瘤被发现的更晚，这可能因为在引起临床症状之前，其有更大的生长空间[7]。

血管平滑肌肉瘤发生在大血管中，最常见于下腔静脉或下肢静脉。临床表现取决于静脉的受累部位和病变的范围。在下腔静脉，上段受累可能表现为布加综合征，中段受累表现为肾病综合征，肾下受累表现为下肢水肿[34]。病变可能导致血管阻塞和血栓形成[4,23]。

影像学

皮肤和皮下平滑肌肉瘤通常表现为轮廓清晰、相对较小、均匀强化的肿瘤，常伴有筋膜水肿[16]（图 15.2）。深部软组织和血管平滑肌肉瘤具有相似的影像特征[7,16]，主要表现为信号强度不一的、大的、不均质肿块，中央坏死，并有明显的周围和间隔强化[44]（图 15.3 至图 15.6）。少数平滑肌肉瘤可发现病变内钙化[5]。继发性骨受累见于高达 10%的病例中[41,44]（图 15.6）。血管平滑肌肉瘤表现出三种主要的生长模式：管腔外（62%）、管腔内（5%）及管腔内外混合生长（33%）[19]。下腔静

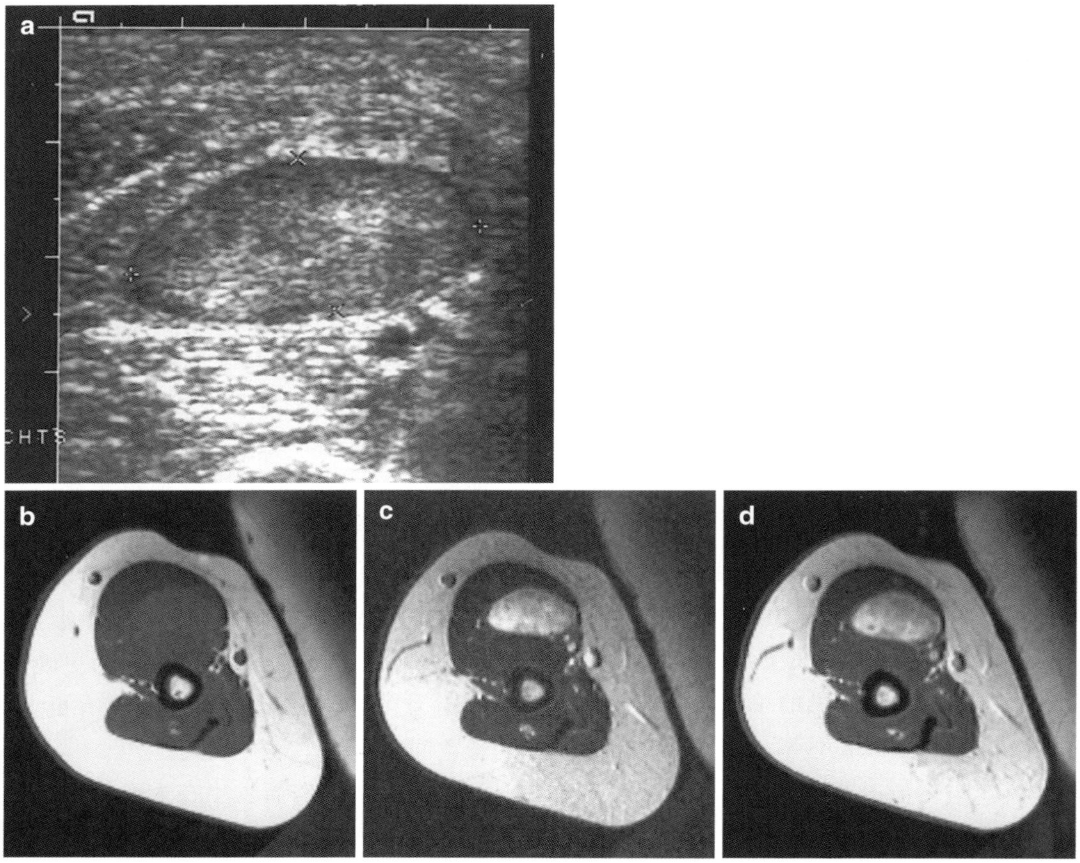

图15.1　56岁女性，右臂屈肌室平滑肌瘤。(a)超声波，轴位平面。超声显示肱二头肌内边界清晰的椭圆形稍低回声肿块。(b)轴位T1WI。T1WI上边界清晰的信号高于肌肉的肿块。(c)轴位T2WI。肿块在T2WI上信号不均匀伴点状更高信号。(d)静脉注射钆喷酸葡胺对比剂后轴位T1WI。呈不均匀强化。

脉平滑肌肉瘤根据受累平面可分为三部分：第Ⅰ部分，肾下段；第Ⅱ部分，肾间和肾上，直到但不包括主要肝上静脉；第Ⅲ部分，肝上，可能有心脏内延伸[22]。在US中[8]，血管内平滑肌肉瘤可能与深静脉血栓形成混淆。MRI和CT都有助于下腔静脉内血管平滑肌肉瘤与单纯血栓的鉴别，并可对其进行分期[34]。

15.2.2　骨骼肌肿瘤

15.2.2.1　心脏外横纹肌瘤

定义和临床表现

横纹肌瘤是一种罕见的良性肿瘤，由横纹肌细胞组成[8]。其有两大类，心脏横纹肌瘤和心脏外横纹肌瘤。心脏横纹肌瘤与结节性硬化症有关。心脏外横纹肌瘤进一步细分为成人亚型、胎儿亚型和生殖道型。

成人横纹肌瘤是一种良性软组织肿瘤，具有成熟的骨骼肌分化[12](第四版)。成人型是一种缓慢增长的无痛肿块，最常见于颈部，很少见于躯体骨骼肌[27]。

胎儿横纹肌瘤是一种良性横纹肌母细胞瘤，具有肌管样分化[12](第四版)。胎儿型较少见，好发于耳后区[12](第四版)。其发病的中位年龄是4岁[8,27]。

生殖道横纹肌瘤是女性和男性生殖道

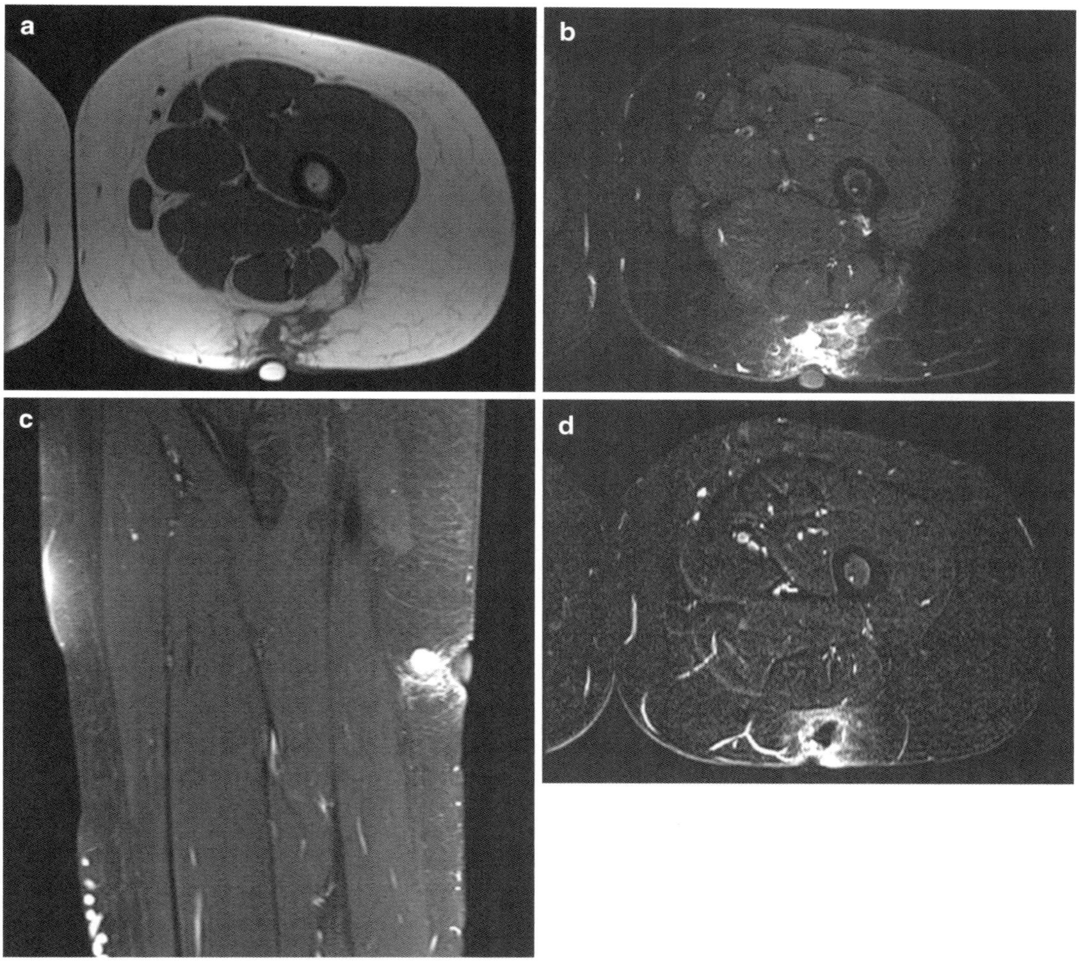

图 15.2　39 岁女性，大腿皮下平滑肌肉瘤。(a)轴位 T1WI。(b)轴位 FS T2WI。(c)矢状位 FS T2WI。大腿背侧界限模糊的皮下肿块，T1WI 呈中等信号，FS T2WI 呈高信号。(d)注射钆对比剂后轴位 T1WI。呈不均匀强化，边缘为主。

中发生的良性横纹肌母细胞肿瘤[12](第四版)。生殖道型在中年女性中最常见的表现为阴道息肉[8]。

影像学

心脏横纹肌瘤通常在超声心动图上表现为心肌内孤立或多发的高回声肿块。关于心脏横纹肌瘤的 US 和 MRI 特征的报道很少。Maglio 等人报道了一例颈部非特异性椭圆形低回声肿块的病例[28]。MRI 在 T1WI 和 T2WI 上，肿块与骨骼肌相比呈等或高信号，边界清晰(图 15.7)。中心坏死和出血少见。静脉注射钆对比剂后[8,27](图 15.7)，有明显的均匀或不均匀强化。

15.2.2.2　横纹肌肉瘤

定义和临床表现

横纹肌肉瘤是儿童最常见的软组织肿瘤，占所有儿童癌症的 5%~8%[18,35]。该病在成人中罕见。

组织学上主要有四种亚型：胚胎型、腺

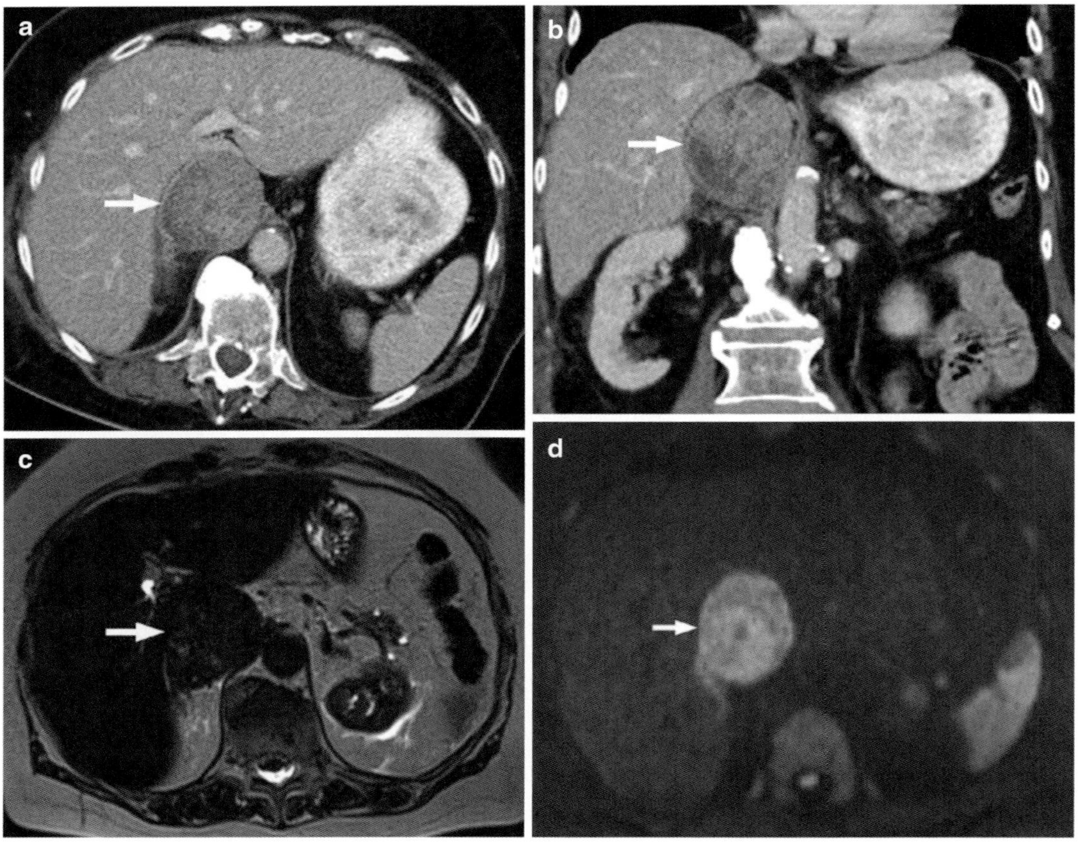

图 15.3 84 岁女性，下腔静脉平滑肌肉瘤。(a)轴位增强 CT 图像。(b)冠状位重组增强 CT 图像。肿块边界清晰、不均匀强化，位于肾静脉和肝静脉汇合处之间(即中段)的下腔静脉内。(c)轴位 T2WI。异质性病灶的信号略高于肝实质。(d)轴向弥散加权成像。病灶大部分存在弥散受限扩散，仅有一小灶无弥散受限。[Used with permission from Peters et al. Leiomyosarcoma of the inferior vena cava. Eurorad: radiological case database (2015), URL: http://www.eurorad.org/case.php? id=12591, DOI: 10.1594/EURORAD/CASE.12591]

泡型、多形型和梭形细胞/硬化型；每种亚型的预后不同。胚胎型最常见于儿童，而腺泡型最常见于青年人和青少年[36]。

胚胎型横纹肌肉瘤是一种原始恶性软组织肿瘤，具有胚胎骨骼肌细胞的表型和生物学特征[12](第四版)。胚胎型横纹肌肉瘤最常见于头颈部(47%)和泌尿生殖系统(28%)，很少累及四肢(6%)。Beckwith-Wiedemann 综合征的发病率有所增加[33]。

腺泡型横纹肌肉瘤是一种富于细胞的恶性肿瘤，含有具有圆形细胞核的单一形态原始细胞群，其特征是肌生成受阻[12](第四版)。腺泡型横纹肌肉瘤比胚胎型横纹肌肉瘤更具侵袭性，预后更差。预后也受年龄、分期和部位的影响。位于四肢的肿瘤预后较差[12](第四版)。

多形型横纹肌肉瘤是一种高级别肉瘤，由奇异的多边形、圆形和梭形细胞组成，具有骨骼肌分化，但无胚胎型或腺泡型成分[12](第四版)。多形型横纹肌肉瘤几乎只发生在成人身上，通常发生在四肢的深部软组织，尤其是大腿[1]。预后较差。

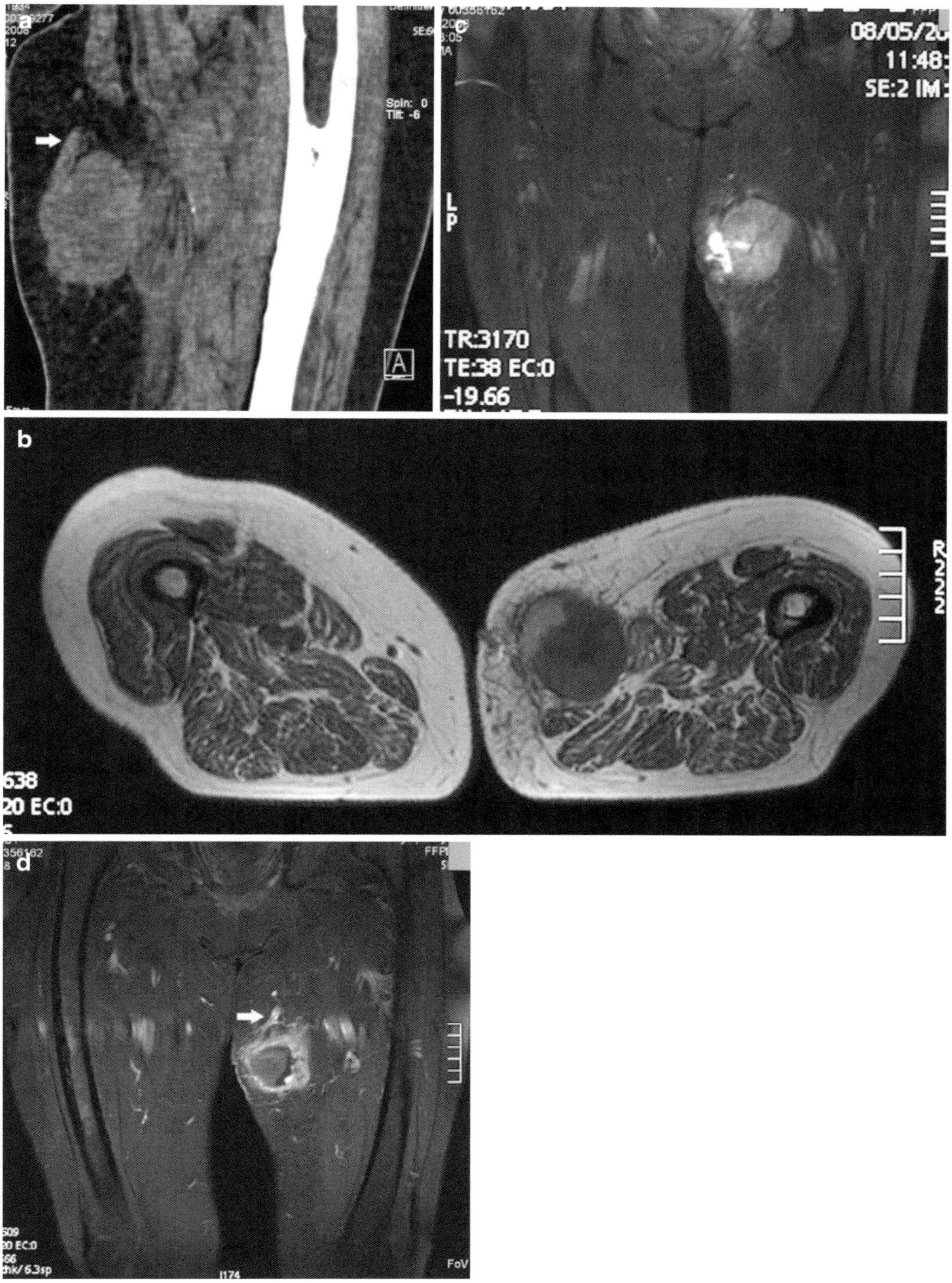

图 15.4 左侧大腿高级别平滑肌肉瘤。(a)冠状位重构 CT 图像。紧邻内收肌的巨大皮下软组织肿块。与相邻皮下静脉(箭头所示)关系密切。(b)轴位 T1WI。(c)冠状位 FS T1WI。该肿块在两种脉冲序列上均呈不均匀信号。(d)静脉注射钆对比剂后冠状 FS T1WI。肿块出现明显的不均匀强化。与相邻皮下静脉关系密切(箭头所示)。

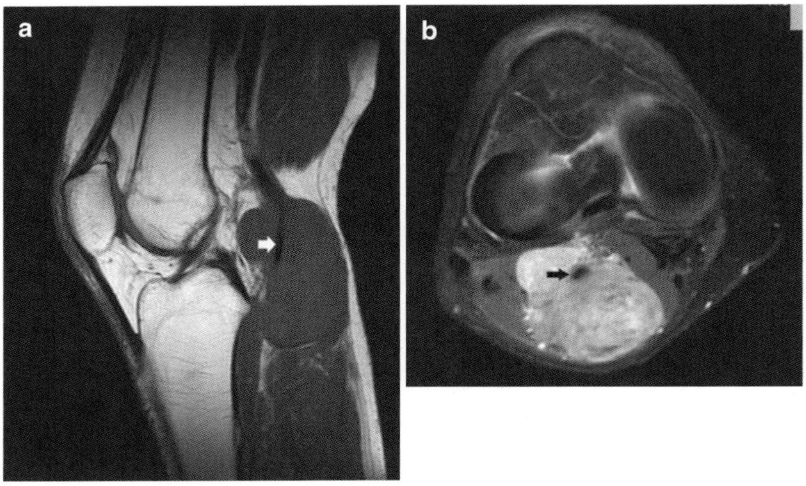

图 15.5 右膝平滑肌肉瘤。(a)矢状位 T1WI。(b)轴位 FS T2WI。巨大的肿块包裹着腘血管(箭头所示)。

梭形细胞/硬化型横纹肌肉瘤是一种罕见的亚型,具有梭形细胞形态[12](第四版)。儿童和成人均可发生,男性患者较多。梭形细胞形态的肿瘤主要见于儿童的睾丸旁区域,以及成人的头颈部深部软组织。硬化型形态的病变在两个年龄组中的四肢最为常见。在儿童中,梭形细胞形态的肿瘤通常在早期诊断,疾病负担有限,5 年生存率为 95%[12](第四版)。在成人中,梭形细胞/硬化型横纹肌肉瘤的预后明显较差,其复发率和转移率高达 40%~50%[12](第四版)。

影像学

X 线片和 CT 可发现局部骨侵犯,约占病例中的 25%。可出现骨转移,常为溶骨性转移,混合性骨转移较为罕见[8,27]。

横纹肌肉瘤的 US 表现无特异性[49]。

MRI 特征也是非特异性的;T1WI 上与肌肉呈等信号,T2WI 上呈不均匀高信号,常伴有坏死灶。通常呈明显强化,尤其是在血管分布显著的腺泡型中[1](图 15.8 至图 15.13)。

15.3 WHO 关于细胞周围(血管周围)肿瘤的分类

因影像学技术缺乏特异性,因此,不可能根据肿瘤的放射学表现对其进行分类。出于这个原因,我们将根据 WHO 软组织肿瘤分类[12](第四版)及组织学对细胞周围(血管周围)肿瘤进行分类。

血管球瘤(及其变体)

良性
- 血管球瘤。
- 血管球瘤病。

恶性
- 恶性血管球瘤。

肌周细胞瘤,包括肌纤维瘤

良性
- 肌周细胞瘤。
- 肌纤维瘤。
- 肌纤维瘤病。

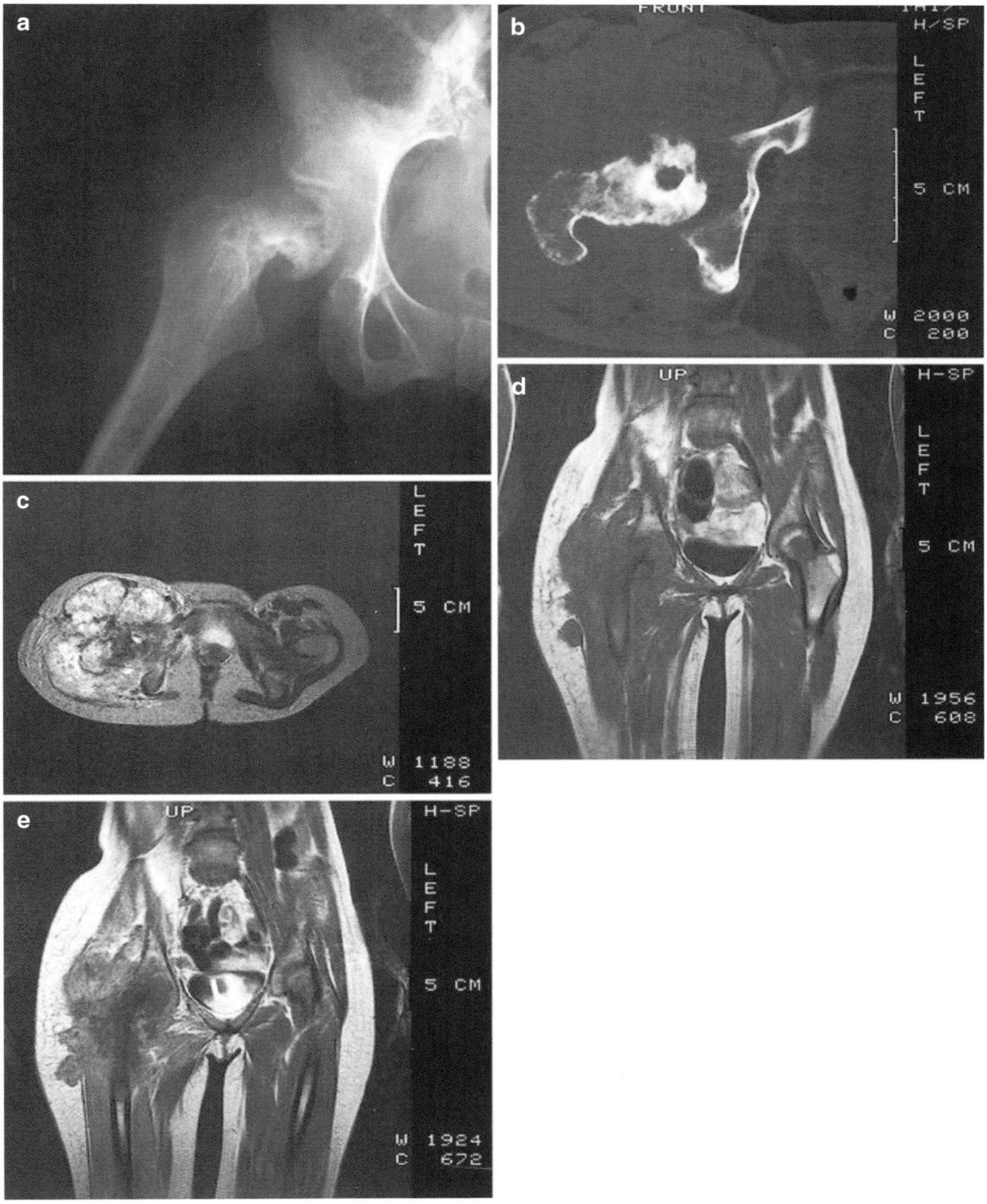

图 15.6　26 岁女性右大腿平滑肌肉瘤并继发骨受累。(a)X 线片。X 线片显示边界模糊的软组织肿块，伴有广泛的斑片状的骨侵袭，股骨颈病理性骨折。(b)轴位 CT。CT 证实骨侵袭和斑片状骨质硬化区。(c)轴位 T2WI。(d)冠状位 T1WI。软组织肿块环绕髋部并向中线延伸。浸润性肿块在 T2WI 上呈不均匀的高信号，在 T1WI 呈中等信号。(e)静脉钆剂增强后的冠状位 FS T1WI。病灶呈明显不均匀强化。

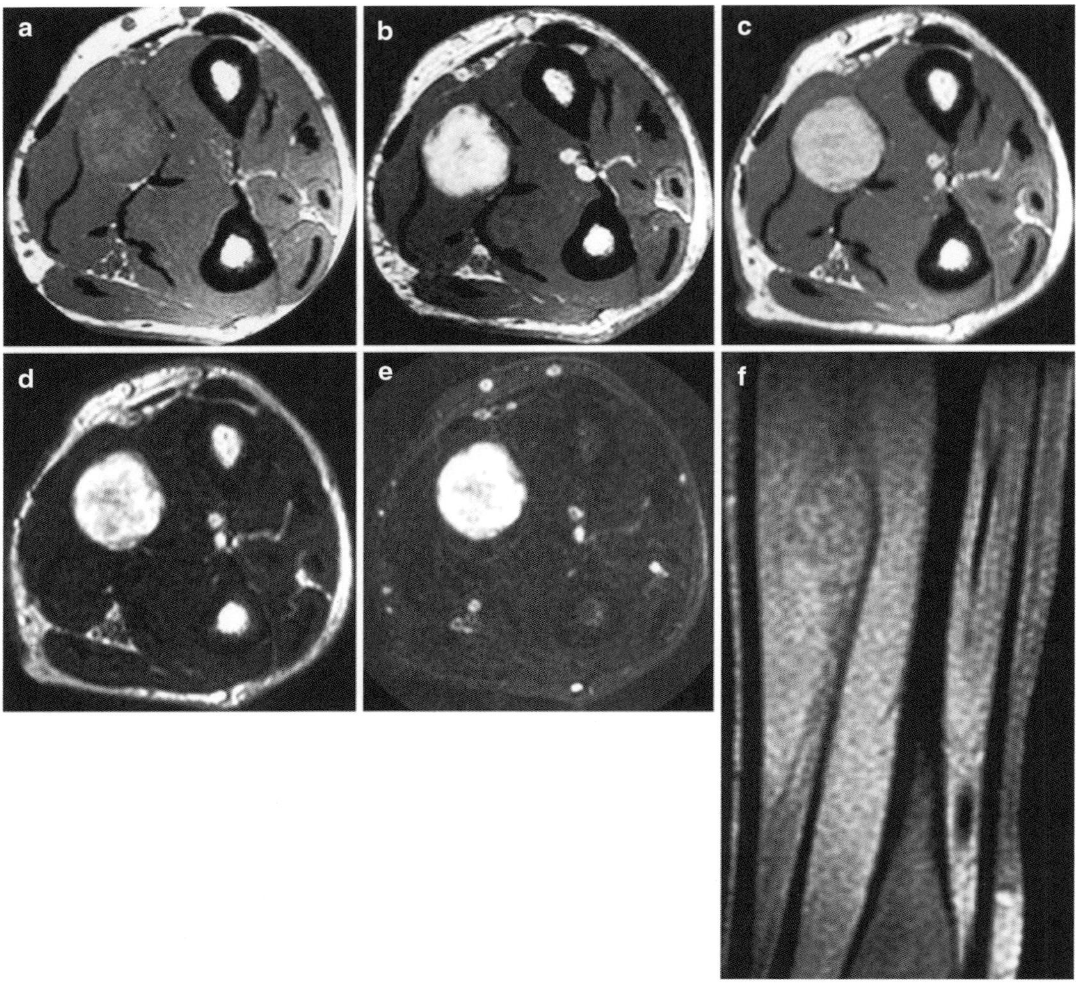

图 15.7　76 岁男性，前臂成人型横纹肌瘤。(a)轴位 T1WI。在指浅屈肌和指深屈肌之间可见圆形肿块。病变不均匀，信号高于邻近正常肌肉。(b)静脉钆剂增强后，轴位 FS T1WI。病灶有明显的不均匀强化。(c)轴位 PD。(d)轴位 T2WI。(e)轴位 FS T2WI。(f)矢状位 T1WI。病变在 PD 和 T2WI 上呈高信号。FS T2WI 上病灶仍保持高信号。在 FS T2WI 和 FS T1WI 上，可以排除脂肪成分。

- 血管平滑肌瘤。

15.3.1　血管球瘤

15.3.1.1　定义和临床表现

血管球瘤是由类似正常血管球体的变异平滑肌细胞组成的间叶性肿瘤[12](第四版)。血管球体是一种动静脉吻合，在体温调节中有重要作用[40]。血管球瘤最常见的部位是甲床下区，但也有报道称血管球瘤可遍及全身[15,29]。血管球瘤通常较小(<1cm)，呈红、蓝色结节，有长期疼痛史，特别是暴露在寒冷或轻微的触觉刺激下[12](第四版)。虽然触痛明显，但多数病变无法触及[15]。

15.3.1.2　影像学

在 US 中，血管球瘤位于甲床时，可呈扁平状，此时，可表现为低回声甲下间隙的不明

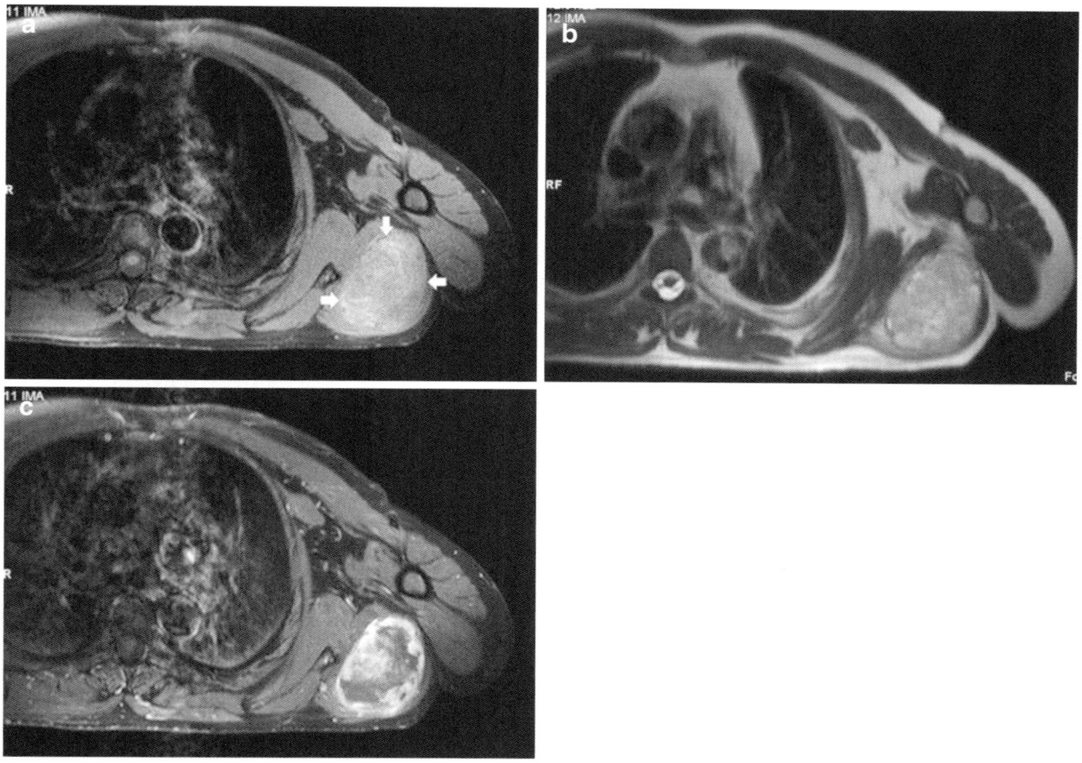

图 15.8 左三角肌多形性横纹肌肉瘤(a)轴位 FS T1WI。(b)轴位 FS T2-HASTE。两个脉冲序列上均可见大的不均匀肿块。(c)静脉注射钆对比剂后的轴位 FS T1WI,显著不均匀强化。

显增厚[15]。正常甲下间隙仅 1~2mm 厚[15]。如果位于甲床一侧或掌侧软组织中,则呈椭圆形或同心圆形[13]。血管球瘤显示出明显的多普勒血管信号,类似于正常甲床的血管信号[15](图 15.14)。MRI 上,血管球瘤在 T2WI 上呈均匀高信号[40],在 T1WI 上呈中低信号[2](图 15.14)。静脉注射钆对比剂后的典型表现为显著强化[29,46](图 15.14)。血管球瘤的鉴别诊断包括血管瘤、血管畸形、黏液囊肿和表皮包涵体囊肿。

15.3.2 血管球瘤病

15.3.2.1 定义和临床表现

血管球瘤病是一种极其罕见的血管球瘤变体,其总体结构与弥漫性血管瘤病相似,但含有包绕血管壁的球细胞巢[12](第四版)。血管球瘤病表现为同一患者的多发性血管球瘤;据报道,它们好发于手和足,并对温度或压力敏感[37]。与孤立性血管球瘤不同,多发性血管球瘤并不总是位于甲下区域,这给诊断带来困难:它们可能在临床上被误诊为神经瘤或疼痛性纤维瘤病[37]。

15.3.2.2 影像学

MRI 上,血管球瘤病表现为多发性结节,每个结节显示出与孤立性血管球瘤相同的信号特征:T1WI 上相对于肌肉呈中低信号,T2WI 上呈高信号,静脉钆剂增强后显著强化[37](图 15.15)。这种表现让人联想到神经纤维瘤病或多发性血管瘤[37]。

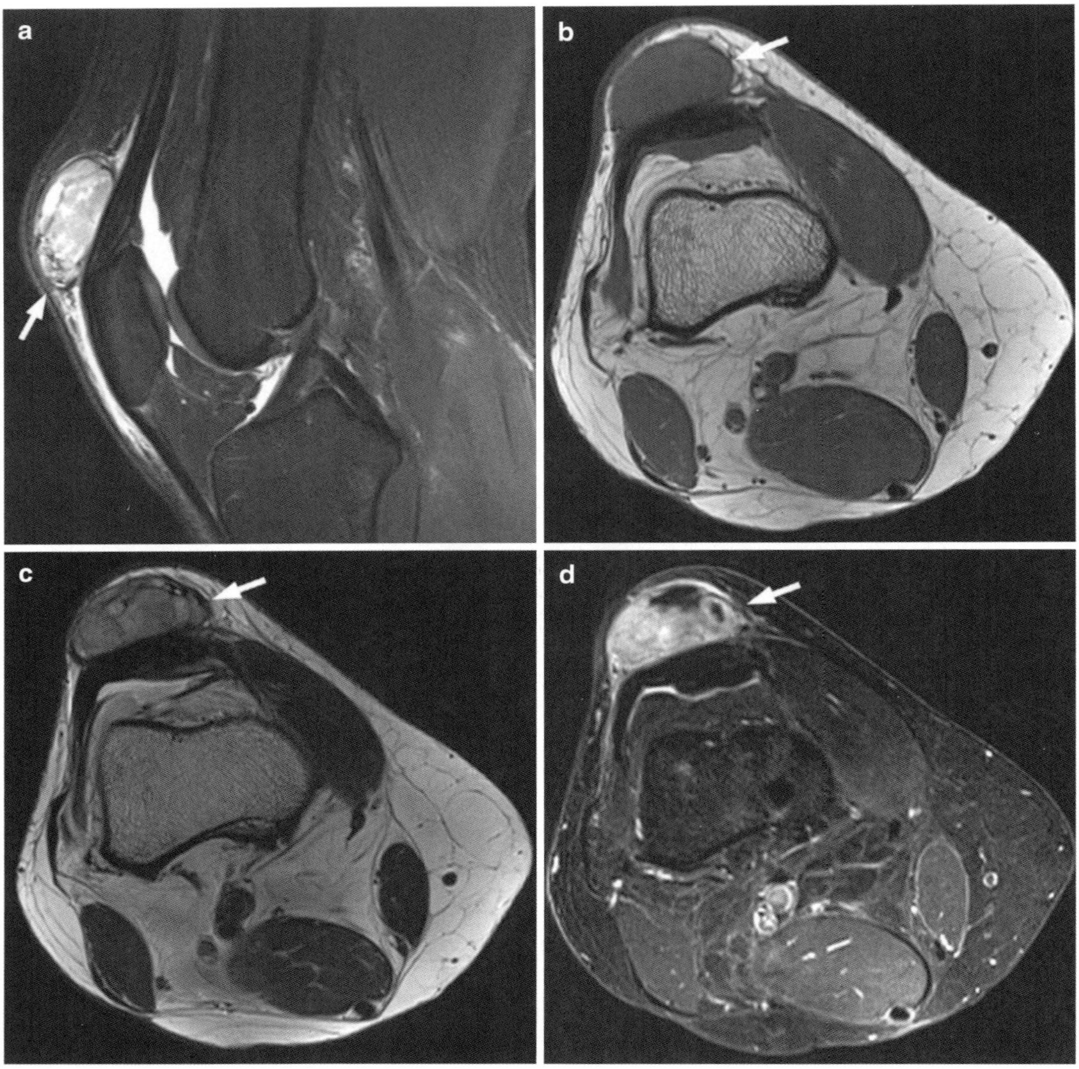

图 15.9 膝关节多形性横纹肌肉瘤。(a)矢状位 FS T2WI。(b)轴位 T1WI。(c)轴位 T2WI。所有脉冲序列上均可见位于髌骨腹侧软组织内椭圆形、不均匀肿块。(d)静脉钆剂增强后轴位 FS T1WI。显著不均匀性强化。

15.3.3 恶性血管球瘤

15.3.3.1 定义和临床表现

恶性血管球瘤显示出明显的核异型性和不同程度核分裂活性或非典型的核分裂象[12](第四版)。恶性血管球瘤有两种组织类型。在第一种类型中,恶性成分类似于平滑肌肉瘤或纤维肉瘤。在第二种类型中,恶性成分由成巢或成片的高度恶性的圆形细胞组成[12](第四版)。组织学上,恶性血管球瘤非常罕见,临床上恶性血管球瘤更为罕见[12](第四版)。在英文医学文献中报道的恶性血管球瘤不足 50 例[12](第四版)[21]。恶性血管球瘤常位于筋膜深处或内脏中,直径常超过 2cm[29]。

15.3.3.2 影像学

因其罕见,很少有关于恶性血管球瘤的

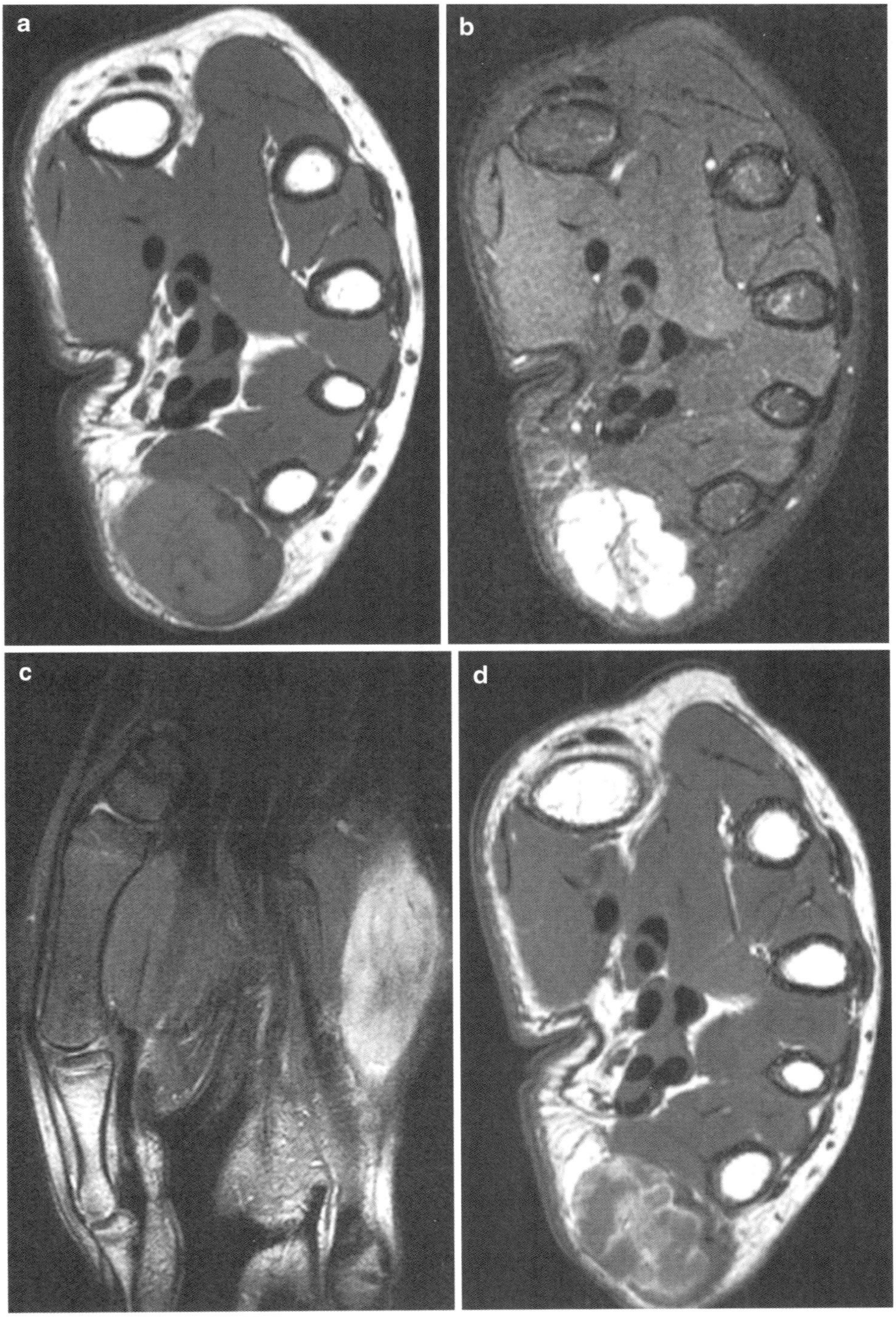

图 15.10 11 岁女童，左侧小鱼际腺泡型横纹肌肉瘤，表现为无痛性肿胀 6 个月。(a)轴位 T1WI。小鱼际肌(小指展肌)内的较大肿块，与相邻的正常肌肉相比，呈不均匀稍高信号。(b)轴位 FS T2WI。病变边界不清，T2WI 上主要呈高信号。不均匀，中央有低信号瘢痕样成分。(c)冠状位 FS T2WI。病变呈梭形。(d)静脉钆剂增强后的轴位 T1WI。病变间隔和中央强化。

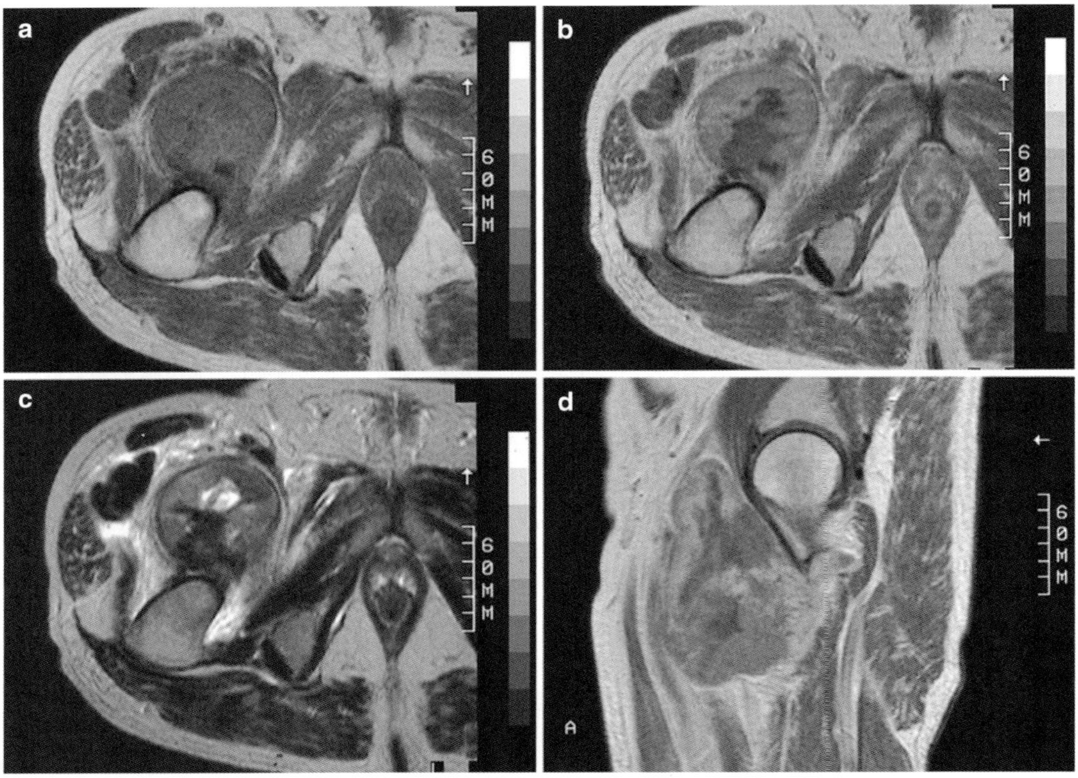

图 15.11 63 岁男性，右大腿多形性横纹肌肉瘤。(a)轴位 T1WI。(b)静脉钆剂增强后的轴位 T1WI。(c)轴位 T2WI。(d)静脉钆剂增强后矢状位 T1WI。T1WI 上呈界限清晰的圆形不均匀中等信号肿块(图 a)。T2WI 上肿块信号更不均匀，在低信号区前方见中心性液体聚集(图 c)。周边为主的不均匀性强化(图 b,d)。病变在所有序列上信号不均匀、病变的位置和体积都提示其为恶性肿瘤。

影像学特征的报道。在一项 2 例恶性血管球瘤的个案报道中称，病变在 MRI 上界限清晰且均匀性强化[21,31]，但这一表现是非特异性的。

15.3.4 肌周细胞瘤

15.3.4.1 定义和临床表现

肌周细胞瘤是一种良性血管周肌样肿瘤[12]。肌周细胞瘤表现为一种缓慢生长的、位于表面的无痛性结节，病程可达数年[12]。大多数病例为单发结节，但也有累及一个或多个解剖区域的多发性结节的病例[12]。

15.3.4.2 影像学

很难对肌周细胞瘤做出准确的术前诊断[20,43]。在 US 上，肌周细胞瘤表现为具有血管多普勒信号的均匀低回声肿块。在 MRI 上，肌周细胞瘤在 T1WI 上呈中低信号，在液体敏感序列上呈高信号[20,43]。

15.3.5 肌纤维瘤和肌纤维瘤病

15.3.5.1 定义和临床表现

婴儿肌纤维瘤病是一种发生在新生儿和婴儿中的罕见间叶性疾病，其特征是皮

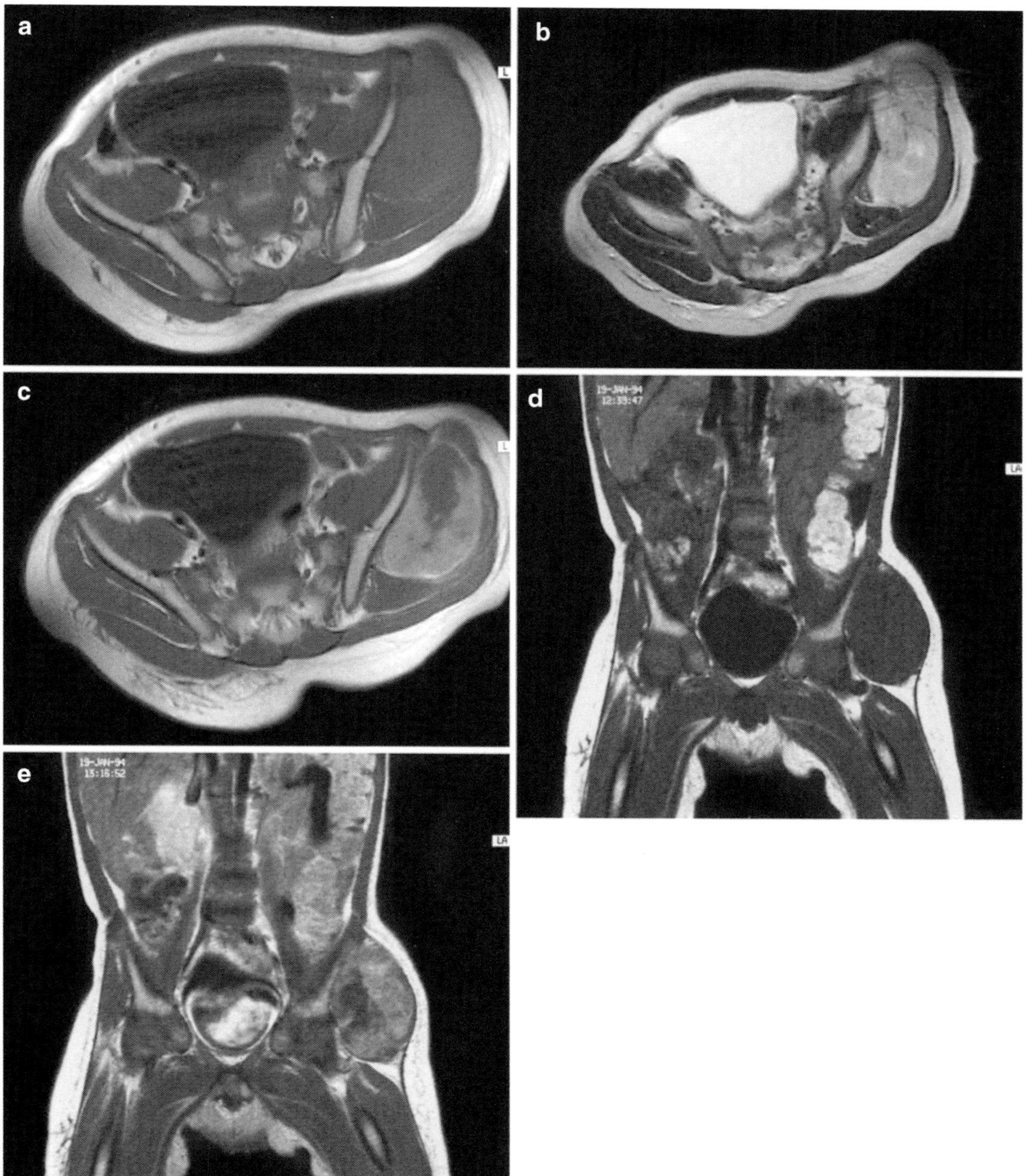

图 15.12　22 月龄男童，左臀部胚胎性横纹肌肉瘤。(a)轴位 T1WI。(b)轴位 T2WI。(c)静脉钆剂增强后的轴位 T1WI。臀部肌肉中的巨大肿瘤，在 T1WI 上与正常肌肉相比，呈等低信号，T2WI 上呈高信号，伴内部条带状低信号。肿瘤大部分明显强化，但有大片区域完全无强化。未见坏死。2 个月后的随访 MR 检查中可看到类似的信号模式(d,e)。(图 d)2 个月后的冠状位 T1WI。(图 e)2 个月后静脉钆剂增强后的冠状位 T1WI。

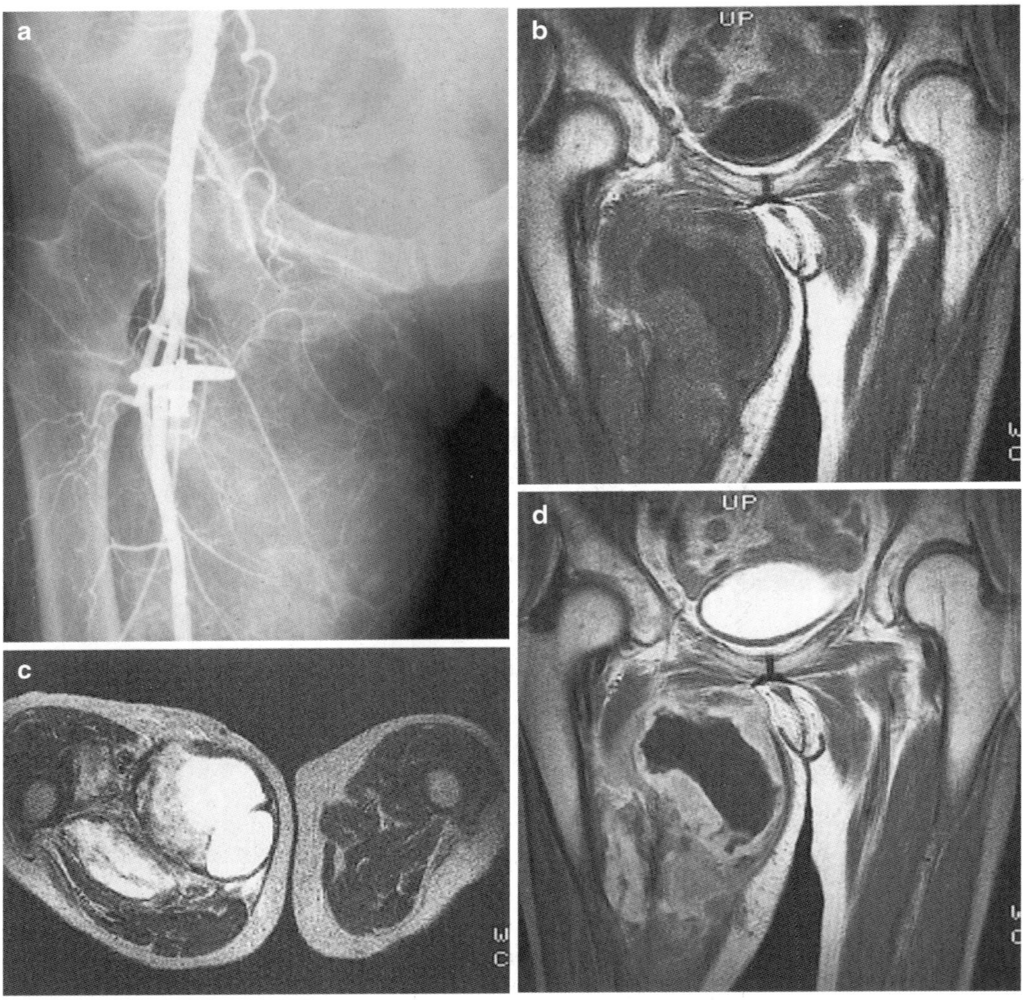

图 15.13 78 岁女性，右大腿内收肌区横纹肌肉瘤。(a)逆行股动脉穿刺造影。动脉造影显示存在新生血管和肿瘤染色。(b)冠状位 T1WI。(c)轴位 T2WI。(d)静脉钆剂增强后冠状位 T1WI。MRI 显示巨大不均匀的肌内肿块，中央多发 T1WI 低信号、T2WI 高信号区，与病变内坏死相对应。病变坏死区周围可见明显边缘性强化。

肤、肌肉骨骼系统和内脏器官中的单发或多发结节状肌成细胞和成纤维细胞组织病灶[10]。根据肌成纤维细胞病变的解剖分布，可以将婴儿肌纤维瘤病分为两种类型，每种类型都有不同的临床病程。孤立型局限于软组织和骨，预后良好，因为溶骨性病变可能会自发消退，甚至完全消失。本型多见于男童。大多数孤立型肌纤维瘤发生在头颈部皮肤/皮下组织。多中心型表现为广泛的内脏受累，主要是肺、心肌和胃肠道。这种多中心型在早期可能是致命的[30]。其主要见于女童[47]。然而，孤立型和多中心型肌纤维瘤在成人中也有报道[14]。

婴儿肌纤维瘤病最常表现为质硬，有包膜，常伴有钙化物的皮下结节。其在出生时很容易被发现。肿瘤直径从不足 1cm 到几厘米不等。其内包含出血、囊变、坏死、钙化和脂肪病灶[11]。

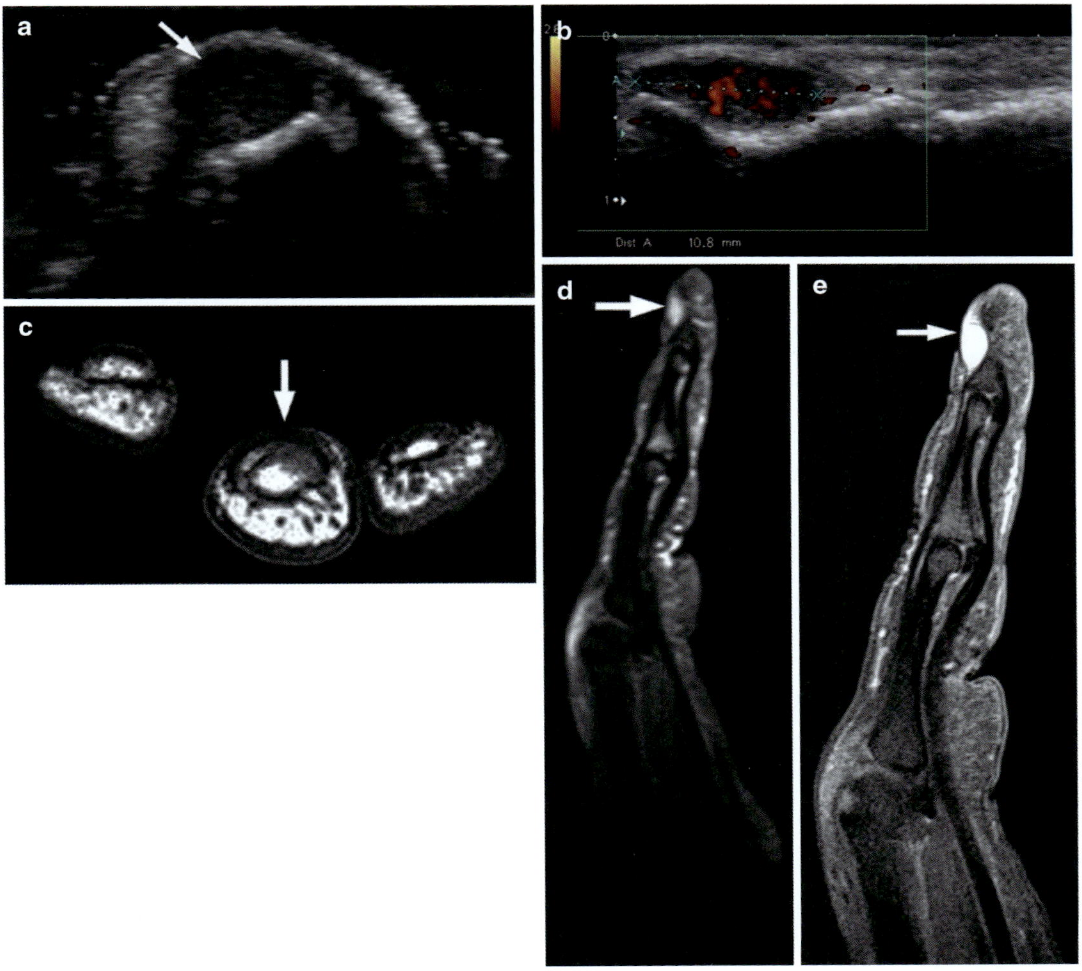

图 15.14　48 岁女性，上肢第 3 指血管球瘤。(a)横切超声波图像。(b)纵切多普勒超声图像。位于甲下的低回声肿块，伴多普勒血管信号和远节指骨背侧皮质的压力性侵袭。(c)轴位 T1WI。(d)矢状位 FS T2WI。位于甲下的肿块，T1WI 呈均匀中低信号，T2WI 呈高信号。(e) 静脉钆剂增强后矢状位 FS T1WI。显著强化。(Used with permission from Van Looveren et al. [50])

15.3.5.2　影像学

常规 X 线片和 CT 显示肌肉或皮下组织中含有钙化的低密度软组织肿瘤(图 15.16)。在 T1WI 上，病变与肌肉呈等低信号[11,24]，在 T2WI 上，病变信号强度不一。静脉注射钆对比剂后，病变明显强化。MRI 上的靶征表现也有报道，包括 T1WI 上中心轻度高信号或 T2WI 上中心高或低信号[11,24]。骨骼受累见于颅骨、脊柱、胸部、肩带、骨盆和四肢。在管状骨内，病变主要位于干骺端区域，呈中央性或偏心性分布。病变呈溶骨性，边缘清晰，有时呈膨胀性。尽管发现与钙化软组织结节相关的广泛溶骨性病变具有特征性放射学表现，但多中心型肌纤维瘤的鉴别诊断应包括骨纤维结构发育不良、神经纤维瘤病和淋巴管瘤病。孤立型肌纤维瘤的鉴别诊断应该包括创伤性骨化性肌炎、幼年腱膜性纤

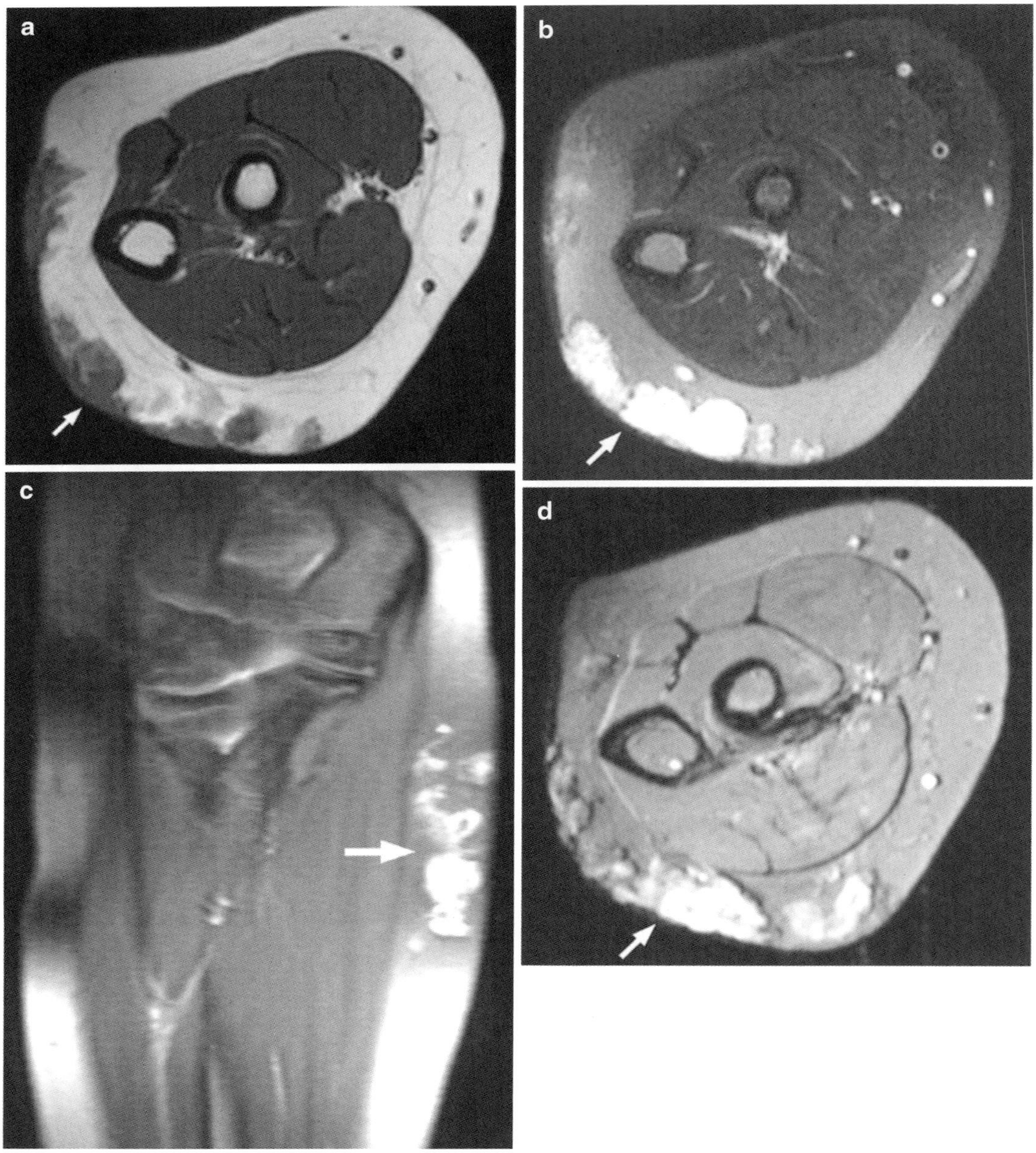

图 15.15 前臂血管球瘤病。(a)轴位 T1WI。(b)轴位 FS T2WI。(c)冠状位 FS T2WI。皮下软组织内多发结节,T1WI 上相对肌肉呈中低信号,T2WI 上呈高信号。(d)静脉注射钆对比剂后的轴位 T1WI,显著强化。

维瘤和软组织软骨瘤[42]。

15.3.6 血管平滑肌瘤

15.3.6.1 定义和临床表现

血管平滑肌瘤是一种由围绕血管排列的成熟平滑肌细胞组成的边界清楚的良性真皮或皮下肿瘤[12](第四版)。有 3 种组织病理学亚型:实体型、海绵状型和静脉型[12](第四版)。血管平滑肌瘤和肌周细胞瘤之间存在形态学上的连续性[12](第四版)。

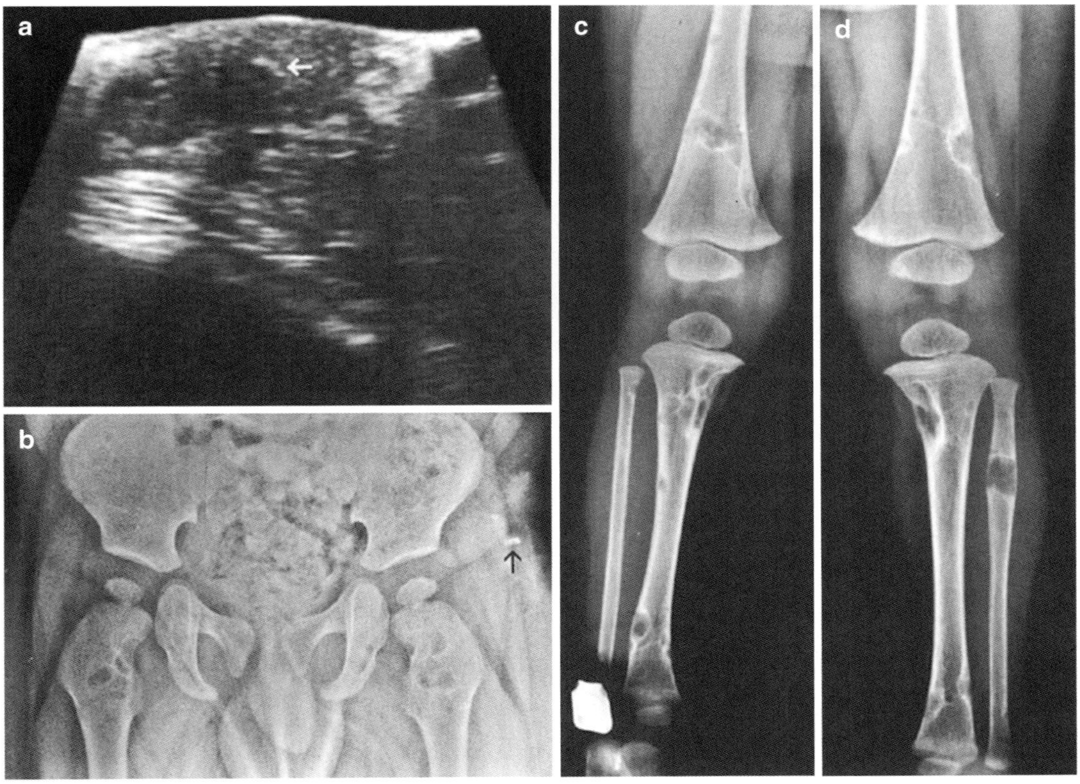

图 15.16　10 月龄男孩，婴儿肌纤维瘤病。(a)超声。实性回声椭圆形肿块，中央有小的高回声灶，提示钙化(箭头所示)。(b)前后位骨盆平片。股骨近端和坐骨内见对称性多发性溶骨性病变。病变轮廓清晰，边缘硬化。左侧髋臼外侧可见软组织钙化(箭头所示)。(c,d)双腿前后位平片。双侧股骨、胫骨和腓骨干骺端多发性圆形、卵圆形溶骨性病变。均位于皮质内，边缘硬化。左腓骨近端病变轻度膨胀。在该病例中，患者的年龄、骨骼和软组织病变共存，提示婴儿肌纤维瘤病。随访显示病变自发消退甚至消失。(Used with permission from Wassenaar [47])

血管平滑肌瘤最常见于成年人，2/3 发生在 30~60 岁。肿瘤通常很小(<2cm)，且常生长缓慢。它可位于真皮、皮下脂肪或四肢浅筋膜[45](图 15.17)。

超半数病例伴有疼痛[39]。通常，在 50%~70%的病例中，以压痛和疼痛为特征性表现，常是阵发性的，轻微触摸或温度变化即可诱发[17]。

15.3.6.2　影像学

血管平滑肌瘤的常规 X 线片大多无法确诊。在极少数情况下，它们可显示为相邻骨皮质的扇形改变或病变内营养不良钙化[45]。

在 US 上，肿瘤呈均匀低回声，边界清晰，不与浅筋膜接触。通常，肿瘤呈椭圆形，长轴平行于肢体轴。多普勒超声显示富血供[45](图 15.17b)。

三种组织病理学亚型(实体型、海绵状型和静脉型)具有相似的 MRI 表现。

在 T1WI 上，病变与骨骼肌呈均匀或不均匀的等密度。在 T2WI 上，病变主要为高信号伴少量低信号灶。平滑肌细胞和开放的血

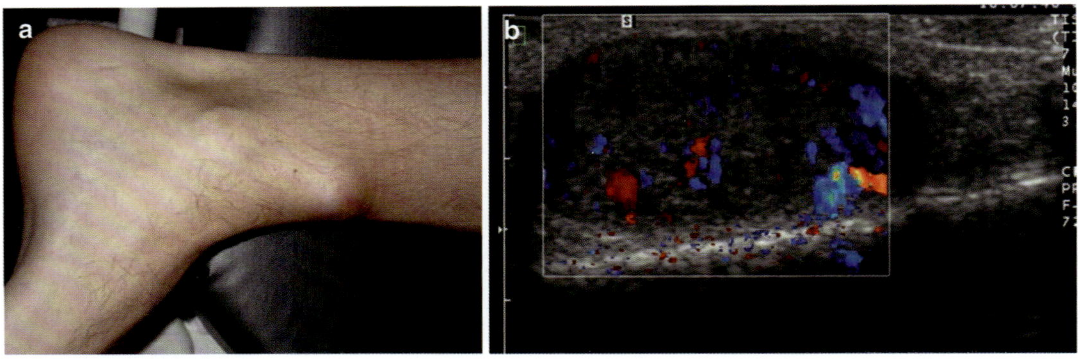

图 15.17 血管平滑肌瘤。(a)34 岁男性,左小腿缓慢增长的软组织肿块。(b)纵向超声显示皮下组织内有边界清晰的低回声病变。能量多普勒显示病变富血管。

管被认为对应于高信号区,而低信号灶与肿块内的纤维组织或血管内血栓相关[17]。静脉注射钆对比剂后,病变呈明显强化。T2WI 上的高信号区呈显著强化,而 T2WI 上的低信号灶强化较弱[39](图 15.18)。

结论

本章讨论了肌源性分化肿瘤和周细胞肿瘤的相关临床病理和影像学特征。与其他组织类型的软组织肿瘤不同,具有组织学肌源分化的恶性肿瘤比良性肿瘤更常见。具有肌源分化的肿瘤和周细胞肿瘤的 MRI 通常是非特异性的。因此,需要进行组织学确认,尤其是在怀疑为恶性肿瘤的情况下。MRI 是四肢肿瘤局部分期的首选成像方式,而 CT 和 MRI 都可以用于腹部肿瘤分期。

要点

1.具有肌源性分化和周细胞肿瘤的软组织肿瘤(STT)很少见。

2.与其他组织类型的 STT 不同,具有组织学肌源性分化的肿瘤更常见的是恶性,而非良性。

3.横纹肌肉瘤是最常见的儿童恶性 STT,胚胎型最常见。

4.肌肉肿瘤的 MRI 表现是非特异性的,但它是对发生在四肢的肿瘤进行局部分期的首选影像学方法。

5. X 线片或 CT 虽然诊断价值不高,但可显示病变内钙化。

6.任何疑似恶性肿瘤的病例都必须进行组织学确认。

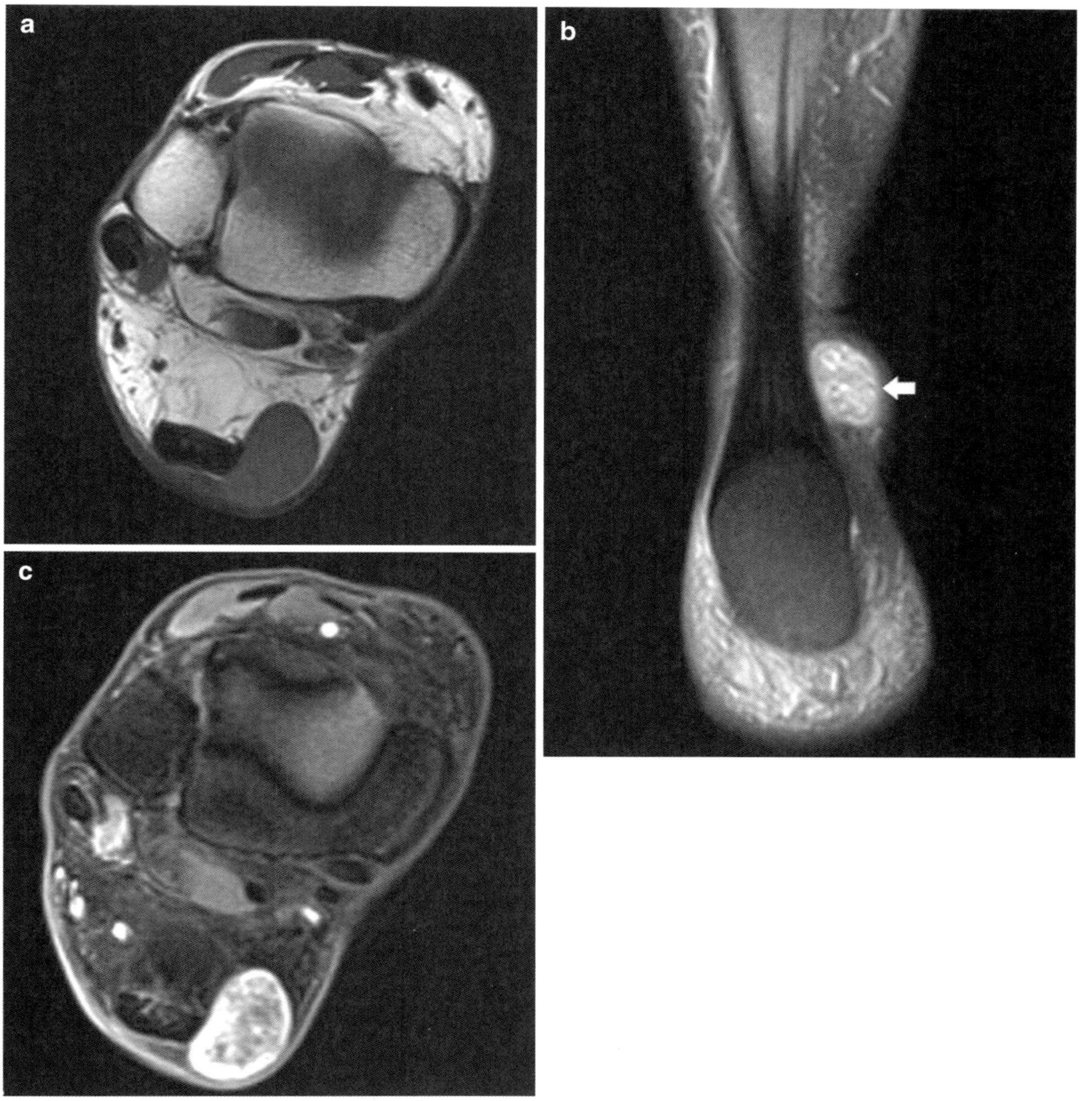

图 15.18 血管平滑肌瘤。(a)轴位 T1WI。毗邻跟腱内侧，轮廓清晰的皮下病变。与肌肉相比，病变呈等信号。(b)冠状位 FS T2WI。注意病变的异质性，有高信号和低信号区(白色箭头所示)。(c)静脉钆剂增强后，轴位 FS T1WI。有明显但稍不均匀的强化。

参考文献

1. Allen SD, Moskovic EC, Fisher C, Thomas JM (2007) Adult rhabdomyosarcoma: cross- sectional imaging findings including histopathologic correlation. AJR Am J Roentgenol 189(2):371–377
2. Baek HJ, Lee SJ, Cho KH et al (2010) Subungual tumors: clinicopathologic correlation with US and MR imaging findings. Radiographics 30(6):1621–1636. doi:10.1148/rg.306105514
3. Billings SD, Folpe AL, Weiss SW (2001) Do leiomyoma of deep soft tissue exist? An analysis of highly differential smooth muscle tumors of deep supporting two distinct subtypes. Am J Surg Pathol 25(9):1134–1142
4. Blansfield JA, Chung H, Sullivan TR Jr, Pezzi CM (2003) Leiomyosarcoma of the major peripheral arteries: case report and review of the literature. Ann Vasc Surg 17(5):565–570
5. Bush CH, Reith JD, Spanier SS (2003) Mineralization in musculoskeletal leiomyosarcoma: radiologic-

pathologic correlation. AJR Am J Roentgenol 180(1): 109–113
6. Chateil JF, Brun M, Lebail B, Perel Y, Castell JF, Diard F (1995) Infantile myofibromatosis. Skeletal Radiol 24(8):629–632
7. Cooley CL, Jagannathan JP, Kurra V, Tirumani SH, Saboo SS, Ramaiya NH, Shinagare AB (2014) Imaging features and metastatic pattern of non-IVC retroperitoneal leiomyosarcomas: are they different from IVC leiomyosarcomas? J Comput Assist Tomogr 38:687–692. doi:10.1097/RCT.0000000000000097
8. Davies CE, Davies AM, Kindblom LG, James SL (2010) Soft tissue tumors with muscle differentiation. Semin Musculoskelet Radiol 14(2):245–256. doi:10.1055/s-0030-1253165
9. De Schepper AM, Bloem JL (2007) Soft tissue tumors: grading, staging, and tissue-specific diagnosis. Top Magn Reson Imaging 18(6):431–444. doi:10.1097/rmr.0b013e3181652220
10. De Schepper AM, Vandevenne JE (2006) Tumors of connective tissue. In: De Schepper AM, Vanhoenacker F, Parizel PM, Gielen J (eds) Imaging of soft tissue tumors, 3rd edn. Springer, Berlin Heidelberg New York, pp 188–189
11. Eich GF, Hoeffel JC, Tschäppeler H, Gassner I, Willi UV (1998) Fibrous tumours in children: imaging features of a heterogeneous group of disorders. Pediatr Radiol 28(7):500–509
12. Fletcher CDM, Bridge JA, Hogendoorn P, Mertens F (2013) World Health Organization classification of tumours of soft tissue and bone, 4th edn. IARC Press, Geneva
13. Fornage BD, Rifkin MD (1988) Ultrasound examination of the hand and foot. Radiol Clin North Am 26:114–129
14. Granter SR, Badizadegan K, Fletcher CD (1998) Myofibromatosis in adults, glomangiopericytoma, and myopericytoma: a spectrum of tumors showing perivascular myoid differentiation. Am J Surg Pathol 22(5):513–525
15. Gielen J, Ceulemans R, van Holsbeek M (2006) Ultrasound of soft tissue tumors. In: De Schepper AM, Vanhoenacker F, Parizel PM, Gielen J (eds) Imaging of soft tissue tumors, 3rd edn. Springer, Berlin Heidelberg New York, p 12
16. Gordon RW, Tirumani SH, Kurra V, Shinagare AB, Jagannathan JP, Hornick JL, Ramaiya NH (2014) MRI, MDCT features, and clinical outcome of extremity leiomyosarcomas: experience in 47 patients. Skeletal Radiol 43:615–622. doi:10.1007/s00256-014-1823-8
17. Gupte C, Butt SH, Tirabosco R, Saifuddin A (2008) Angioleiomyoma: magnetic resonance imaging features in ten cases. Skeletal Radiol 37(11):1003–1009. doi:10.1007/s00256-008-0518-4
18. Gurney JG, Davis S, Severson RK, Fang JY, Ross JA, Robison LL (1996) Trends in cancer incidence among children in the U.S. Cancer 78(3):532–541
19. Hartman DS, Hayes WS, Choyke PL, Tibbetts GP (1992) From the archives of the AFIP. Leiomyosarcoma of the retroperitoneum and inferior vena cava: radiologic-pathologic correlation. Radiographics 12:1203–1220
20. Kara A, Keskinbora M, Kayaalp ME, Seker A, Erdil M, Bülbül M (2014) An atypical presentation of myopericytoma in palmar arch and review of the literature. Case Rep Orthop 2014:759329. doi:10.1155/2014/759329
21. Khoury T, Balos L, McGrath B, Wong MK, Cheney RT, Tan D (2005) Malignant glomus tumor: a case report and review of literature, focusing on its clinicopathologic features and immunohistochemical profile. Am J Dermatopathol 27(5):428–431
22. Kieffer E, Alaoui M, Piette JC, Cacoub P, Chiche L (2006) Leiomyosarcoma of the inferior vena cava: experience in 22 cases. Ann Surg 244:289–295
23. Killoran TP, Wells WA, Barth RJ, Goodwin DW (2003) Leiomyosarcoma of the popliteal vein. Skeletal Radiol 32(3):174–178
24. Koujok K, Ruiz RE, Hernandez RJ (2005) Myofibromatosis: imaging characteristics. Pediatr Radiol 35(4):374–380
25. Kransdorf MJ (1995) Benign soft-tissue tumors in a large referral population: distribution of specific diagnoses by age, sex, and location. AJR Am J Roentgenol 164(2):395–402
26. Kransdorf MJ (1995) Malignant soft-tissue tumors in a large referral population: distribution of specific diagnoses by age, sex, and location. AJR Am J Roentgenol 164(2):129–134
27. Kransdorf MJ, Murphey MD (2007) Imaging of soft tissue tumors, 2nd edn. Lippencott Williams & Wilkins, Philadelphia, pp 298–327
28. Maglio R, Francesco S, Paolo M, Stefano V, Francesco D, Giovanni R (2012) Voluminous extracardiac adult rhabdomyoma of the neck: a case presentation. Case Rep Surg 2012:984789. doi:10.1155/2012/984789
29. Manaster BJ et al (2010) Diagnostic imaging: Musculoskeletal non-traumatic disease. Amirsys Inc., Manitoba
30. Mashiah J, Hadj-Rabia S, Dompmartin A et al (2014) Infantile myofibromatosis: a series of 28 cases. J Am Acad Dermatol 71(2):264–270. doi:10.1016/j.jaad.2014.03.035
31. Matsumoto K, Kakizaki H, Yagihashi N, Yagihashi S (2001) Malignant glomus tumor in the branchial muscle of a 16-year-old girl. Pathol Int 51:729–734
32. McLeod AJ, Zornoza J, Shirkhoda A (1984) Leiomyosarcoma: computed tomographic findings. Radiology 152(1):133–136
33. Meyer WH, Spunt SL (2004) Soft tissue sarcomas of childhood. Cancer Treat Rev 30(3):269–280
34. Monteagudo Cortecero J, Guirau Rubio MD, Payá Romá A (2015) Leiomyosarcoma of the inferior vena cava: AIRP best cases in radiologic-pathologic correlation. Radiographics 35:616–620. doi:10.1148/rg.352130105
35. Navarro OM (2011) Soft tissue masses in children. Radiol Clin North Am 49:1235–1259. doi:10.1016/j.rcl.2011.07.008
36. Newton WA Jr, Soule EH, Hamoudi AB et al (1988) Histopathology of childhood sarcomas, Intergroup Rhabdomyosarcoma Studies I and II: clinicopathologic correlations. J Clin Oncol 6(1):67–75
37. Park EA, Hong SH, Choi JY, Lee MW, Kang HS (2005) Glomangiomatosis: magnetic resonance imaging find-

ings in three cases. Skeletal Radiol 34(2):108–111
38. Paal E, Miettinen M (2001) Retroperitoneal leiomyoma of deep soft tissue: a clinicopathologic and immunohistochemical study of 56 cases with a comparison to retroperitoneal leiomyosarcomas. Am J Surg Pathol 25(11):1355–1363
39. Ramesh P, Annapureddy SR, Khan F, Sutaria PD (2004) Angioleiomyoma: a clinical, pathological and radiological review. Int J Clin Pract 58:587–591
40. Ramon F (2006) Tumors and tumor-like lesions of blood vessels. In: De Schepper AM, Vanhoenacker F, Parizel PM, Gielen J (eds) Imaging of soft tissue tumors, 3rd edn. Springer, Berlin Heidelberg New York, p 266
41. Seynaeve PC, De Visschere PJL, Mortelmans LL, De Schepper AM (2006) Tumors of muscular origin. In: De Schepper AM, Vanhoenacker F, Parizel PM, Gielen J (eds) Imaging of soft tissue tumors, 3rd edn. Springer, Berlin Heidelberg New York, pp 293–310
42. Tung GA, Davis LM (1993) The role of magnetic resonance imaging in the evaluation of the soft tissue mass. Crit Rev Diagn Imaging 34(5):239–308
43. Uchida Y, Kuriyama M, Yoshida Y, Yano A, Orihashi K (2012) Diagnosis and surgical management of the arterial myopericytoma. J Plast Reconstr Aesthet Surg 65(7):e200–e201. doi:10.1016/j.bjps.2012.01.015
44. van Vliet M, Kliffen M, Krestin GP, van Dijke CF (2009) Soft tissue sarcomas at a glance: clinical, histological, and MR imaging features of malignant extremity soft tissue tumors. Eur Radiol 19(6):1499–1511. doi:10.1007/s00330-008-1292-3
45. Vanhoenacker FM, Camerlinck M, Somville J (2009) Imaging findings of a subcutaneous angioleiomyoma. JBR-BTR 92(2):80–82
46. Walker EA, Fenton ME, Salesky JS, Murphey MD (2011) Magnetic resonance imaging of benign soft tissue neoplasms in adults. Radiol Clin North Am 49(6):1197–1217. doi:10.1016/j.rcl.2011.07.007, vi
47. Wassenaar (1994) Infantile myofibromatosis. Rad Doc 94–10
48. Weiss SW (2002) Smooth muscle tumors of soft tissue. Adv Anat Pathol 9(6):351–359
49. Zamorani MP, Valle M (2007) Muscles and tendon. In: Bianchi S, Martinoli C (eds) Ultrasound of the musculoskeletal system. Springer, Berlin Heidelberg New York, pp 45–96
50. Looveren K et al (2012) Subunguale glomustumor: een zeldzame benigne tumor in het nagelbed. Ortho Rheumato 10:3:56–58, ISSN 1379–8928

第 16 章

脉管肿瘤

Mariem Ben Haj Amor,Caroline Degrugillier-Chopinet,Alexandre Bridoux,
François Pontana,Luc Ceugnart,Anne Cotten

16.1 引言

脉管性软组织病变是一种广泛而多样的病变。大多数病变在临床病史和体格检查中被发现。当需要影像学检查时,应有针对性地解决特定问题,如由多学科团队制定治疗方案[1]。

传统上认为,US 联合彩色多普勒 US 是对假定为脉管源性病变初步评估和定性的首选影像学方法[2]。MRI 结合动态磁共振血管造影是对血管异常进行分类的最有价值的方式[3]。其在评价病变范围和与邻近结构关系方面的作用至关重要,尤其是对于制定治疗计划。本章的目的是对肌肉骨骼系统的血管和淋巴管疾病谱进行综述。

16.2 分类

文献中对脉管性病变使用不同的术语导致了较大的混淆[4]。例如,术语血管瘤已应用于许多不同起源和临床表现的脉管性病变。由于治疗策略取决于血管异常的类型,因此,正确的诊断和分类至关重要。

目前已经有多种分类系统,但主要有两种分类:

• 由 WHO 软组织肿瘤分类委员会定义的分类系统[5]。

• 由国际血管异常研究学会(ISSVA)定义的分类系统[6]。

这两种分类在良性病变的术语上有所不同,但对于中间性和恶性肿瘤是一致的。

16.2.1 WHO 的分类

WHO 的分类基于软组织肿瘤的病理学特征(表 16.1 和第 11 章)[5]。血管瘤一词被定义为"正常或异常血管数量增加的良性非反应性病变"[7]。其细分基于血管通道的主要类型。良性血管瘤和血管畸形之间没有区别。

16.2.2 ISSVA 分类

1982 年,Mulliken 和 Gloucki[8]提出了一种有用的血管异常分类方法,该分类随后于 1996 年被 ISSVA 采用,并于 2014 年进行了更新[6]。该分类是基于细胞更新、组织学特征、自然病程和血管异常的阳性体征[8]。病变分为肿瘤(血管内皮细胞的肿瘤性生长)和血管畸形(内皮更新正常的血管结构异常)[6,8,9](表 16.2)。

近年来,该分类系统被强烈建议使用,

表 16.1 WHO 2013 年血管瘤的组织学分类[5]

良性脉管肿瘤
皮下/深部软组织血管瘤
毛细血管型
海绵状型
动静脉型
静脉型
肌内型
滑膜型
上皮样血管瘤
血管瘤病
淋巴管瘤
中间性脉管肿瘤(局部侵袭性)
卡波西型血管内皮瘤
中间性脉管瘤(罕见转移)
网状血管内皮瘤
乳头状淋巴管内血管内皮瘤
复合型血管内皮瘤
卡波西肉瘤
恶性血管瘤
上皮样血管内皮瘤
血管肉瘤

因其在确定血管病变患者的适当治疗方面有效且有用,尤其是因为血管病变是儿科患者中最常见的软组织病变[10]。因此,我们将在本章使用该分类;表 16.3[4,11-13]比较了两种分类系统之间的等效性。

其他实体, 如肾小球肿瘤和滑膜血管瘤,我们将单独对其进行讨论。

16.3 血管瘤

16.3.1 良性血管瘤

我们将只描述最常见的病变,以及与临床或特定疾病相关的病变。

表 16.2 ISSVA 对血管瘤和畸形的分类

肿瘤
良性
婴幼儿血管瘤
先天性血管瘤(RICU,NICH,PICH)[a]
其他:丛状血管瘤、梭形细胞血管瘤、上皮样血管瘤、化脓性肉芽肿
局部侵袭性或交界性
卡波西型血管内皮瘤,网状血管内皮瘤
乳头状淋巴管内血管内皮瘤(PILA),Dabska 瘤
复合型血管内皮瘤,卡波西肉瘤,其他
恶性
血管肉瘤
上皮样血管内皮瘤
畸形
单纯型(即静脉、淋巴管、毛细血管和动脉)
混合型:定义为在同一病变中发现两种或以上血管畸形
与其他综合征相关:Klippel-Trenaunay 综合征、Parkes Weber 综合征等

Modified from ISSVA [6].

[a] 快速消退型(RICH)、不消退型(NIC)、部分消退型(PICH)。

表 16.3 两大分类系统脉管病变术语的等效性

WHO 分类	ISSVA
海绵状血管瘤	静脉畸形
静脉血管瘤	静脉畸形
肌内血管瘤	静脉畸形(主要)
淋巴管瘤	淋巴管畸形(局限性)
淋巴管瘤病	淋巴管畸形(弥漫性)
动静脉血管瘤	动静脉畸形
毛细血管瘤	婴幼儿血管瘤

Modified from Refs. [4,11-13]

16.3.1.1 婴儿血管瘤(IH)

婴幼儿血管瘤是婴幼儿期最常见的脉管肿瘤[10]。其女性中的发病率是男性的 3~5 倍[14],

可在出生时即存在，但常在3月龄时确诊[10]。多数情况下，临床上通过观察到皮下蓝红色肿块而做出诊断，该肿块表面上看起来像草莓（图16.1）。

这些肿瘤经历两个生物学阶段。

- 增殖期，其特征为在出生后前几个月内内皮细胞快速生长，在约9~10月龄时其大小稳定。反映该期特征性的高流量成分，肿瘤表现为搏动性和温热肿块[15]。
- 消退期，发生在接下来的几年中，在此期间血管瘤的体积会自发缩小，并被残留的纤维脂肪团所取代[16]。这个过程通常在7~10岁时完成[17]。

病理检查中，无论处于哪个阶段，IHs均表达一种独特的免疫表型[葡萄糖转运蛋白-1（GLUT1）]，从而与其他血管病变相鉴别[18]。

婴幼儿血管瘤最常见于面部和颈部（60%的病例），其次为躯干（25%）和四肢（15%）[19]。约30%的病例为多灶性[1]。

在增殖期，病变表现为边界清晰的肿块，回声不一。使用US可观察到血管。多普勒显示为血管（动脉和静脉）密度高，低血流阻抗的特征性富血管病变（图16.2）[2, 20]。尽管在此阶段病变具有高血流性质，但与动静脉畸形不同的是，存在明显的软组织病变，常包含单一输入动脉，无直接动静脉分流[2]。在消退期，IH呈高回声，血管密度低。

IH的MR成像特征提示其生物学阶段。

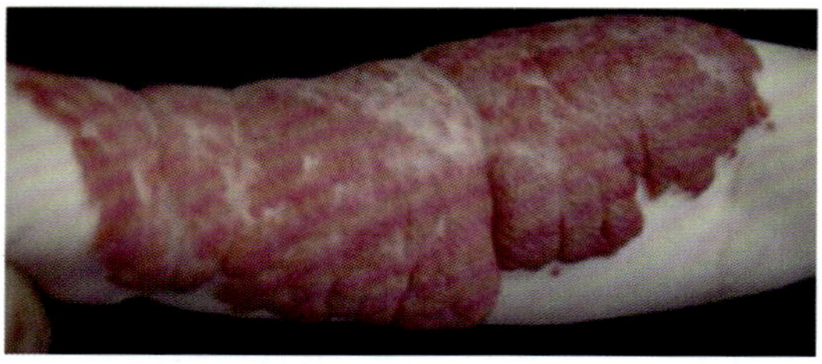

图16.1 15月龄男孩，增殖期婴幼儿血管瘤。临床照片显示手臂上一个弥漫性、分叶状的肿块，表面受累，形成草莓样外观。

增殖期表现为边界清晰的分叶状病变，T1WI呈低或等信号，T2WI呈高信号；IH病变在钆剂增强后表现为早期均匀强化（图16.2）[21]。病灶内和病灶周围可显示流空的快血流血管[2]。在消退期，肿瘤内脂肪量的提高增加了T1WI上病灶的信号强度，这与对比增强较弱有关（图16.3）。

频谱分析中存在高阻抗指数或T2WI中存在明显的病灶周围水肿，提示可能为其他肿瘤性病变，如肉瘤、神经母细胞瘤、肌纤维瘤病、丛状血管瘤、转移性神经母细胞瘤或其他肿瘤[2]。

皮肤的多发性血管瘤通常与内脏血管瘤有关。节段性血管瘤可能与PHACE综合征有关（见第16.6.1节）[22]。节段性血管瘤大多呈毛细血管扩张或网状，在多普勒US上不呈高血流模式。

在大多数情况下中，由于自然消退，无须治疗。然而，10%~20%的病例需要治疗，包括眼周部位伴视力损害、高输出性心力衰竭、溃疡、气道压迫、伴快速生长和变形的面部血管瘤及症状性肌内血管瘤。通常首先尝试药物治疗，普萘洛尔常作为一线治疗用药，在大多数情况下效果极佳[23]。其他治疗包括皮质类固醇、长春新碱、干扰素和激光治疗。当医学替代治疗无效时，需要进行手术治疗，主要是在涉及功能丧失、危及生命和毁容性病变的情况下[16]。

要点

1.婴幼儿血管瘤。

2.婴幼儿期最常见的血管瘤。

3.以两个生物学阶段（增生/消退）为特征。

4.两阶段的GLUT1标志物均为阳性。

5.存在高流量软组织肿块。

6.如果存在病灶周围水肿，必须排除其他肿瘤性病变。

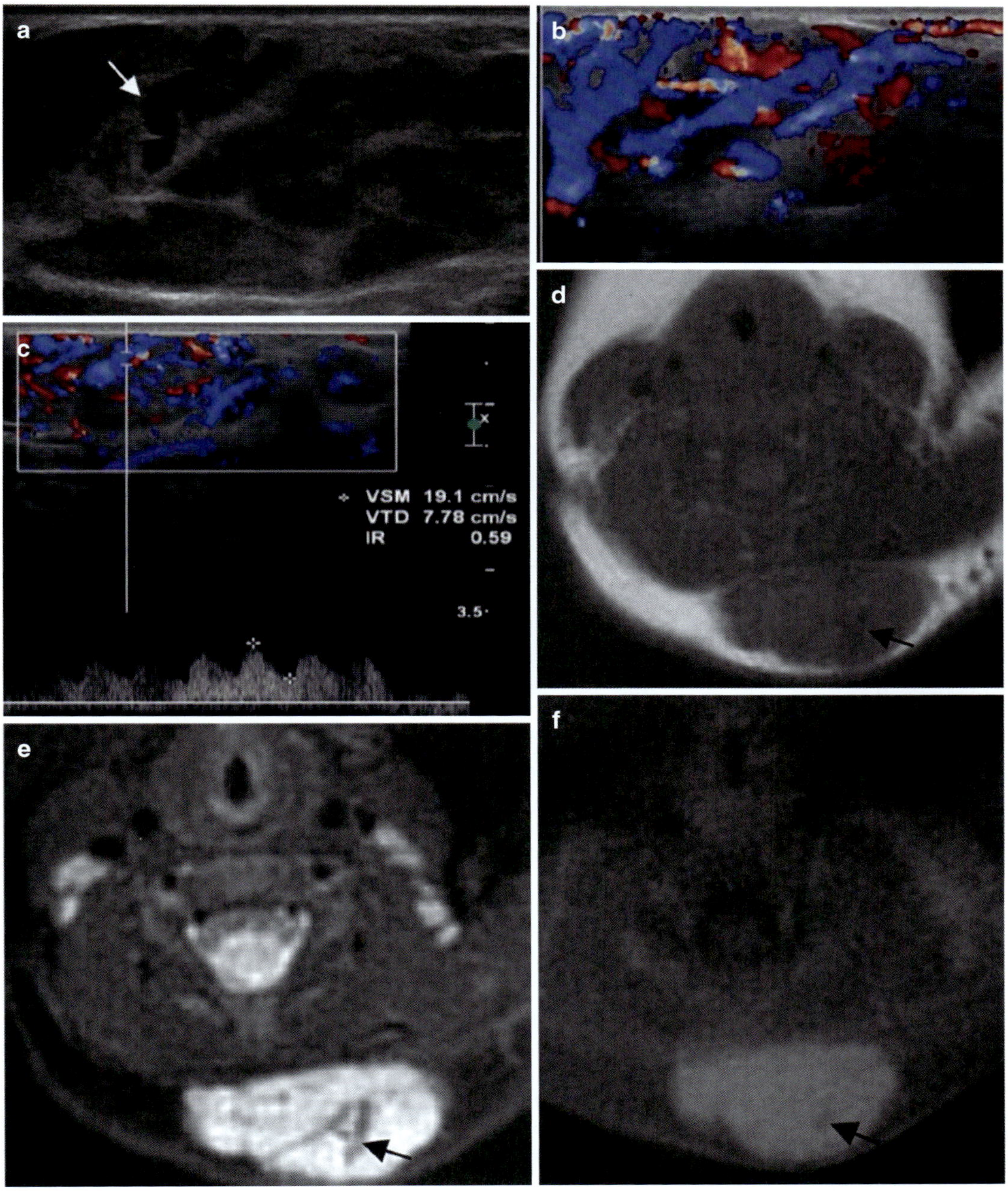

图 16.2 婴幼儿血管瘤。9 月龄男孩，后颈部皮下肿块。(a)轴位超声。(b)轴位彩色多普勒超声。(c)在肿瘤中心获得的频谱分析。(d)轴位 T1WI。(e)轴位 FS T2WI。(f)钆剂增强后轴位 FS T1WI。(图 a~c)超声显示颈部皮下软组织中有一边界清晰的实性肿块(图 a)。病变主要为高回声，伴有与血管对应的散在低回声灶(白色箭头所示)。(图 b,c)彩色多普勒显示富血供病变，伴低血流阻抗动脉。(图 d~f)MRI 显示局限于皮下软组织的界限清晰、分叶状的软组织肿块。在平扫 T1WI 上肿块相对于肌肉呈等信号(图 d)，在 T2WI 上呈高信号(图 e)，并且呈均匀强化(图 f)。三幅图像均显示由于快血流血管导致的病变内小的信号丢失灶(黑色箭头所示)。无下方肌肉侵犯，也无瘤周水肿。

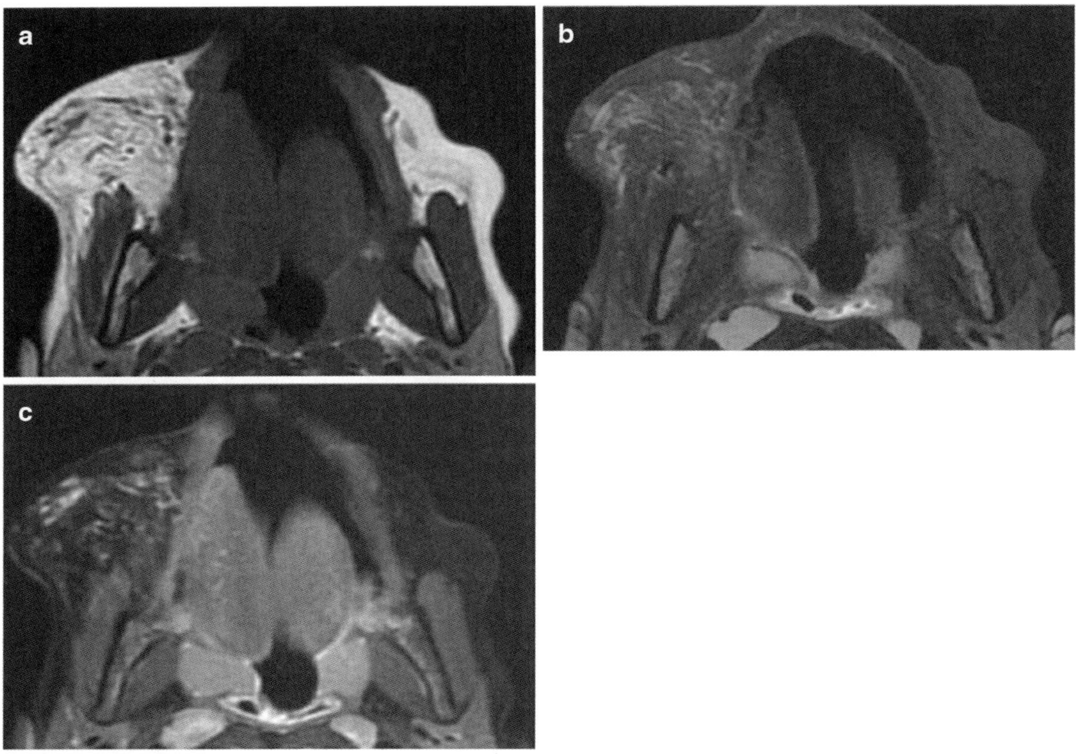

图 16.3 7岁女孩，面颊部消退期婴幼儿血管瘤。(a)轴位 T1WI。(b)轴位 FS T2WI。(c)钆剂增强后轴位 FS T1WI。MRI 图像显示，T1WI 上呈皮下高信号肿块(图 a)，T2WI 上呈稍高信号(图 b)伴轻微强化(图 c)。未见血流信号缺失。

16.3.1.2 先天性血管瘤(CH)

CH 罕见，在出生时已发育完全；因此，它们有可能在子宫内就被发现。目前已经确定了三个亚型[6,24,25]：

• 快速消退型先天性血管瘤(RICH)，在出生后 2 年内完全消退。

• 不消退型天性血管瘤(NICH)，其与儿童成比例生长，不消退(图 16.4)。

• 部分消退型先天性血管瘤(PICH)，具有独特的行为，由 RICH 演变为 NICH 样病变。RICH 在临床上可能难以与婴幼儿血管瘤相鉴别，但 GLUT1 标志物为阴性。

先天性血管瘤在超声上有相同的影像学表现。除了存在血管内血栓、血管动脉瘤和动静脉分流外，超声影像特征与婴幼儿血管瘤相似[26]。

NICH 通常通过外科手术切除来治疗[27]。

16.3.1.3 上皮样血管瘤

这种良性血管肿瘤见于成人患者，性别偏好不一[5,28]。通常位置表浅，主要在面部和手指形成红色结节。此外，包括骨在内的深部位置也可发生[5]。上皮样血管瘤需与 Kimura 病(一种影响年轻亚洲男性的慢性炎性病变)鉴别，其与上皮样血管瘤在临床和病理学上相似[29]。影像学检查无特异性[28]。

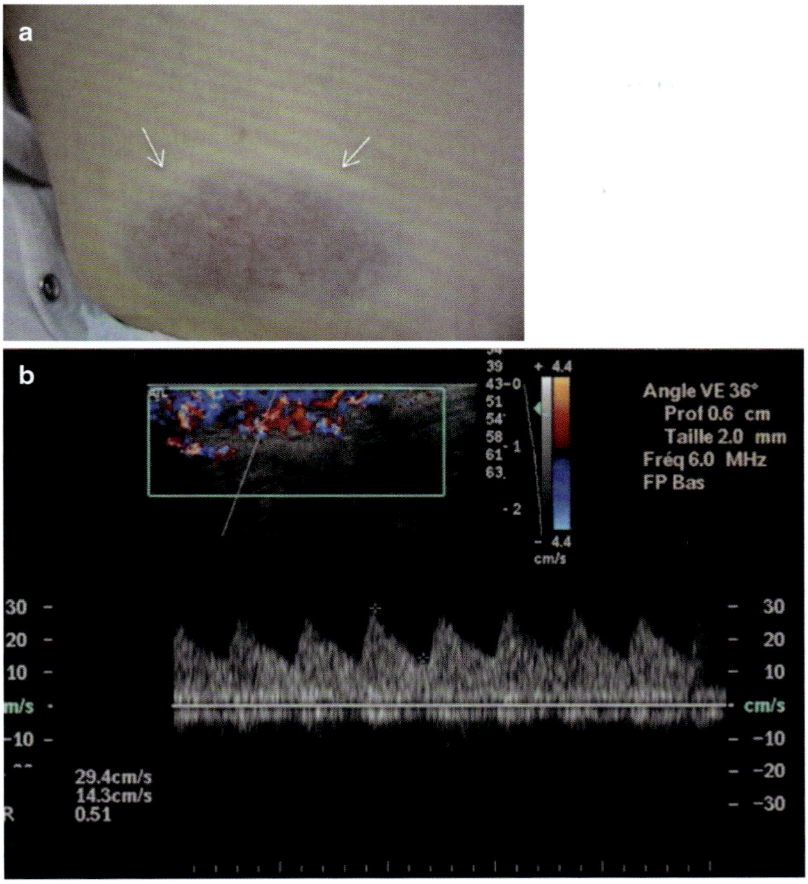

图 16.4　3 岁男孩先天性血管瘤。(a)临床照片。(b)在肿瘤中心获得的轴位彩色多普勒频谱图像。(图 a)不消退型先天性血管瘤(NICH)被覆皮肤呈蓝紫色,周围伴清晰的晕(箭头所示)。病变自出生就一直存在,并随着患者的成长而成比例地增大。(图 b)彩色多普勒图像显示病变内低血流阻抗动脉血管明显增加。影像学特征与婴幼儿血管瘤难以鉴别。

16.3.2　中间性和恶性血管瘤

16.3.2.1　卡波西型血管内皮瘤(KHE)

KHE 是一种罕见的局部侵袭性中间性恶性脉管肿瘤[5,6]。其病理学特征为常出现淋巴异常[10]。即使肿瘤未转移,腹内深部型也因很少能通过手术治愈,而预后不良[30]。

MRI 有助于鉴别 KHE 和婴幼儿血管瘤。KHE 表现为一种界限不清、伴有含铁血黄素沉积和供血和引流血管较小的病变。此外,KHE 可累及多个组织平面,并可发现邻近骨骼的破坏[10,15]。

KHE 常与 Kasabach-Merritt 综合征相关[10],该综合征以血小板减少、微血管溶血性贫血和局部消耗性凝血为特征。在后一种情况下,建议进行药物治疗(普萘洛尔、皮质类固醇、长春新碱)[31,32]。

16.3.2.2　卡波西肉瘤

卡波西肉瘤(KS),又称 KS 相关疱疹病毒(KSHV),是一种与人类疱疹病毒-8

(HHV-8)相关的局部侵袭性脉管肿瘤。该肿瘤可能是淋巴来源,其特征为新生血管生成和梭形细胞增生,伴炎症和水肿[33]。通常是一种起源于淋巴网状系统的多中心疾病,可累及皮肤、淋巴结、肺、胃肠道、肝、脾和肌肉骨骼系统。目前有4种类型的KS:典型KS(惰性型,60岁以上患者)、地方性KS(中年人和儿童,非洲KS)、医源性免疫抑制患者的KS(与实体器官移植或免疫抑制治疗相关)及AIDS相关KS[28,33]。病变的形态及其侵袭性取决于KS的类型。例如,艾滋病KS常具有侵袭性和多灶性(面部、生殖器、肺、下肢)。影像学表现取决于发病部位,淋巴结常呈典型的富血供(图16.5)[28,33]。

16.3.2.3 上皮样血管内皮瘤(EH)

这种罕见的恶性脉管肿瘤显示出10%~15%的局部复发率和20%~30%的高转移率。约一半的病例为多灶性[34,35]。本病可发生于任何脉管组织,已有位于皮肤、肌肉、脉管系统、骨、脑和胃的报道。位于肝脏和肺部的肿瘤可与转移性疾病相混淆[35-37]。邻近血管可形成血栓,从而导致相应的症状。可观察到钙化[36,38]。该病常与Kasabach-Merritt综合征有关。

16.3.2.4 血管肉瘤

血管肉瘤是一种高级别恶性肿瘤,死亡率高[39]。它可累及皮肤(33%)、深部软组织(24%)、内脏器官或骨骼[38]。约10%的病例发生慢性淋巴水肿(Stewart-Treves综合征),这是血管肉瘤广为人知的危险因素之一[38]。Stewart-Treves综合征常发生在乳腺癌乳房切除术后的上肢。此外,还可见于因子宫癌行子宫切除术后、创伤或感染后的下肢[40]。血管肉瘤很少由辐射诱导,尤其是在脉管病变中[41]。临床上,可以看到两种类型的血管肉瘤:

- 皮肤型(紫红色,可为结节状)。
- 深部型(下肢疼痛性软组织肿块)[5,39]。

转移最常累及肺和淋巴结,其次是肝脏、骨骼和软组织[39]。影像学表现取决于病灶位于浅表还是深部。病变累及皮肤及皮下组织时,可见皮肤增厚或局灶性软组织结节。影像学特征无特异性,包括中等回声、T2WI像上信号强度不一、对比增强不一(图16.6)[28]。当病变与慢性淋巴水肿相关时,可以发现肢体肿大、皮肤弥漫性增厚和皮下结缔组织水肿(图16.7)。

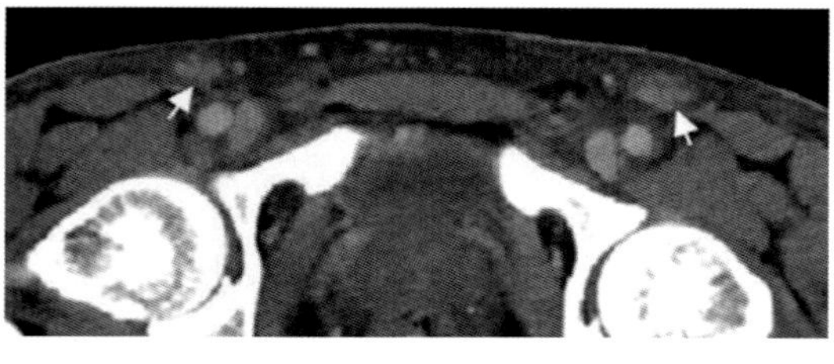

图16.5 35岁男性,卡波西肉瘤(地方性)。增强CT显示双侧腹股沟肿大淋巴结强化(箭头所示)。

16.4 血管畸形

血管畸形是指内皮细胞更新正常的异常血管生成。根据血流动力学将其进行亚分类[42]:

- 低流量畸形(静脉、淋巴、毛细血管、毛细血管-静脉和毛细血管-淋巴-静脉)。
- 高流量畸形[动静脉畸形(AVM):动脉和静脉通过病灶进行吻合;动静脉瘘(AVF):主要动脉和主要静脉直接吻合]。

这种分类对于规划治疗很重要。随着硬化疗法和栓塞疗法的使用越来越多,介入放射科医师在这些病变的治疗中发挥着重要作用。

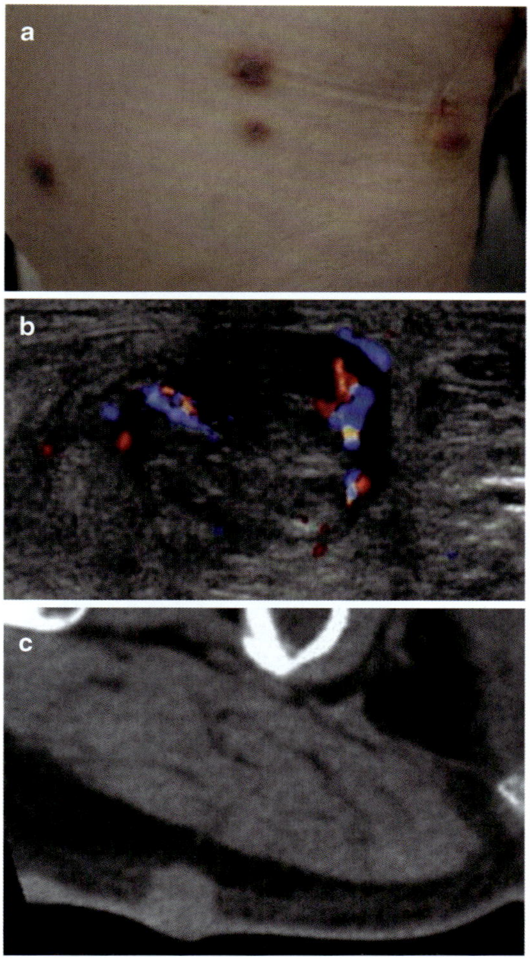

图 16.6　70 岁男性，血管肉瘤。(a)临床表现为多发皮肤病变。(b)彩色多普勒超声显示浅表组织结节状肿块，稍低回声，软组织肿块内血流以边缘为主。(c)CT 显示为非特异性皮下结节。

16.4.1　静脉畸形(VM)

VM 是最常见的外周脉管畸形[43,44]。本病可以是单纯型、混合型(如毛细血管-静脉畸形和毛细血管-淋巴管-静脉畸形)或综合征(与 Klippel-Trenaunay 综合征、蓝色橡皮泡样痣综合征或 Maffucci 综合征相关)。其在出生时即存在，但常在儿童晚期或成年早期(尤其是青春期和妊娠期)才出现症状。它们的大小和形状各不相同，可以是局限性和界限清晰的，也可以是弥漫性和浸润性的。可累及浅表和(或)深部组织。位于浅表时，患者常表现为蓝色皮肤异常和柔软的、可压缩且非搏动性软组织肿块[45]。常在 Valsalva 动作期间扩张，并通过抬高肢体和局部压迫时缩小[17,45]。也可位于深部，累及多种解剖结构，包括肌肉、滑膜、骨骼和肝脏[4,45,46]。可引起疼痛、活动受限和骨骼畸形。常位于四肢(40%)、头颈部(40%)和躯干(20%)[17,45]。D-二聚体水平升高是 VM 的特异性生物标志物[47]。

病理学上，VM 表现为与正常静脉系统相连的大小不等的静脉通道。可含有血栓，其营养不良性矿化而产生静脉石[43]。尽管病理学家现在应用新的 ISSVA 命名法[46,48]，但历史术语保留在当前 WHO 分类中(表 16.1)[5]。因此，海绵状、静脉性或肌内血管瘤等实体瘤常对应于静脉畸形，且在采用 WHO 分类的病理报告中仍然经常被使用[5,38,46]。

静脉石和营养不良性钙化在 X 线片和 CT 上很容易被发现，并高度提示 VM(图 16.8)[2]。在广泛畸形的情况下，邻近关节或骨骼可能会受累，如皮质侵袭、骨膜反应、局部骨质疏松和骨质增生[49,50]。

超声显示病变表现多变，从实性为主到多囊性病变不一[1]。VM 界限清晰或呈浸润性。常为低回声、不均匀病变，由管状血管或可压缩空腔区组成，反映存在血管。静脉石常呈高回声病灶。加压后，可发现血液向腔内运动(图 16.9)。多普勒超声常显示无血流或低血流。在缺乏自发血管信号的情况下，动态操作如 Valsalva 动作或用探头手动加压随后减压，可引起血管信号出现，但可能形成血栓。

MRI 是一种确定病变范围及其与邻近结构关系的很好的影像学方法。VM 界限清晰或模糊，但常不产生任何明显的软组织肿

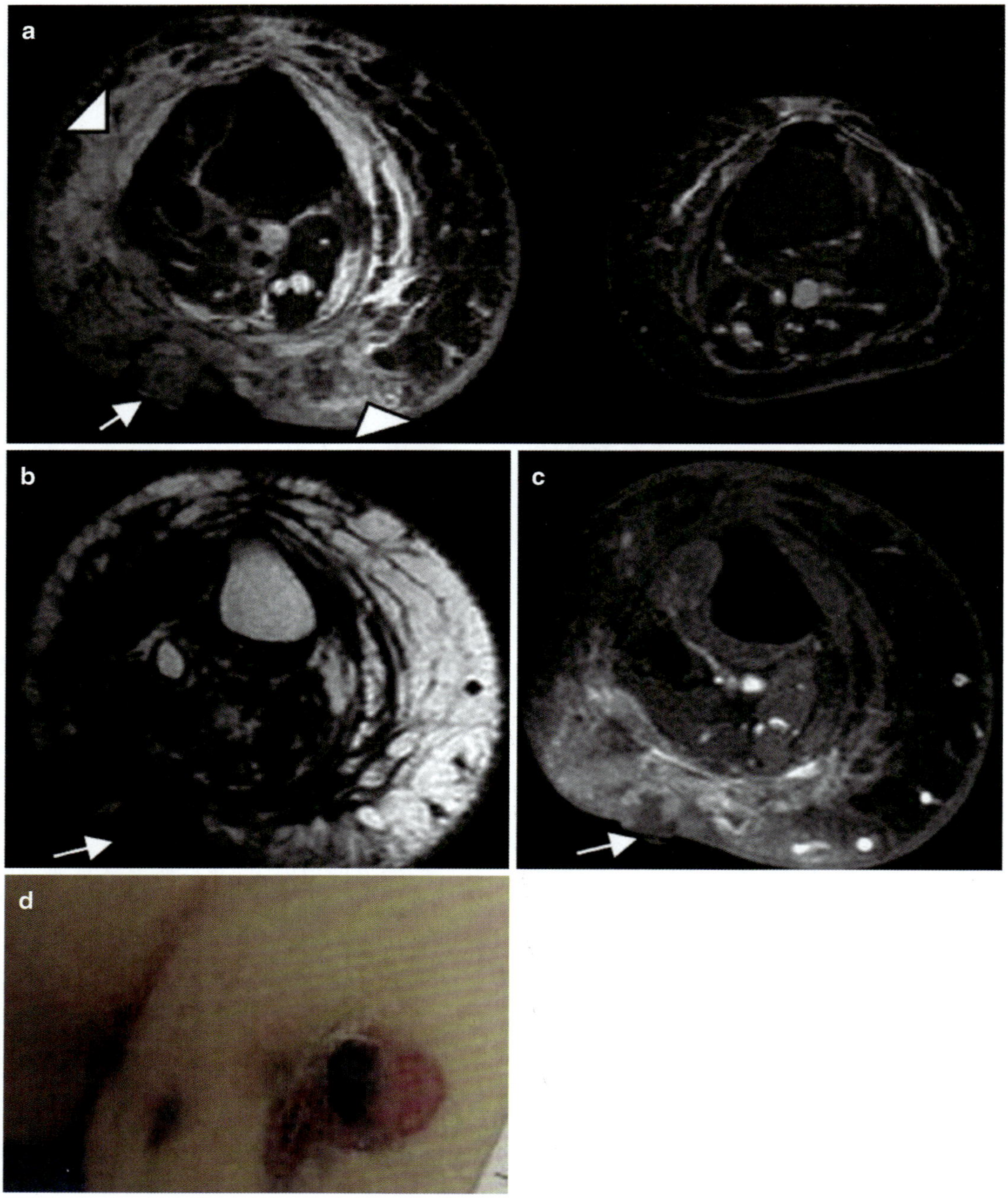

图 16.7　Stewart-Treves 综合征：66 岁女性，20 年前因宫颈癌接受治疗。(a)轴位 FS T2WI。(b)轴位 T1WI。(c)钆剂增强后轴位 T1WI。(d)临床照片。(图 a)轴位 FS T2WI 显示右侧肢体肿大伴皮下水肿(三角箭头所示)，(图 a~c)T1WI 呈低信号结节状肿块，T2WI 呈不均匀等低信号，不均匀强化(箭头所示)提示血管肉瘤。(图 d)临床照片显示紫色皮肤病变。

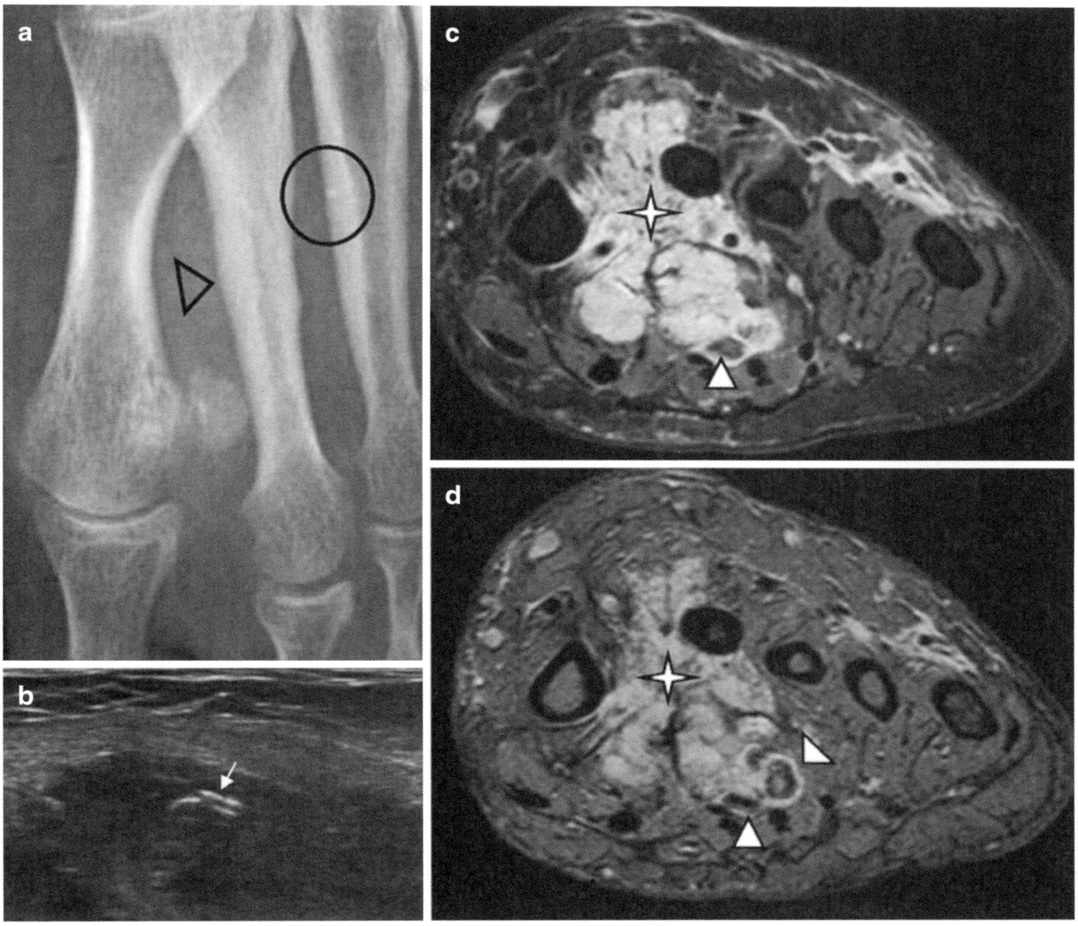

图 16.8　左足底静脉畸形。(a)X 线片。(b)轴位超声。(c)轴位自旋回波 FS T2WI。(d)轴位梯度回波 T2WI。(图 a)X 线片显示骨膜反应,可能与慢性血管淤血(黑色箭头所示)和静脉石(圆圈所示)有关。这一表现是肌肉内静脉畸形的特征。(图 b)US 显示低回声软组织病变,伴有高回声病灶,后方声影对应于静脉石(箭头所示)。(图 c,d)自旋回波和梯度回波 T2WI 显示 VM 为多发稍高信号的匐行性通道(星形所示),带有圆形低信号的静脉石(白色三角箭头所示),延伸至足底肌肉内。

块综合征,这提示诊断。血管可呈管状和匐行性空腔,T1WI 呈等低信号,T2WI 呈显著高信号,被高信号脂肪所分隔(图 16.10)。脂肪抑制的 T2WI 在评价 VM 的范围方面特别有价值。静脉石在所有脉冲序列上均表现为小的低信号灶。有时可见出血或高蛋白含量所致的液-液平面(图 16.11)[1],但这与淋巴管畸形相比不太常见。动态钆剂增强后,应进行对比增强 3D 采集,以评价畸形的灌注及其静脉系统引流的情况。VM 的特征是缺乏动脉和早期静脉强化,无增粗的供血血管或动静脉分流。常表现为缓慢而渐进性强化。在延迟静脉期图像上可观察到迂曲血管的特征性结节状强化(图 16.12)[3,51]。从开始到最大强化的时间为 50~100 秒[52]。当病变由小血管组成(图 16.13)或没有脂肪组织的情况下[53],可能会出现非特异性表现。肌内 VM 常显示沿受累肌肉的长轴方向的肌肉纤维

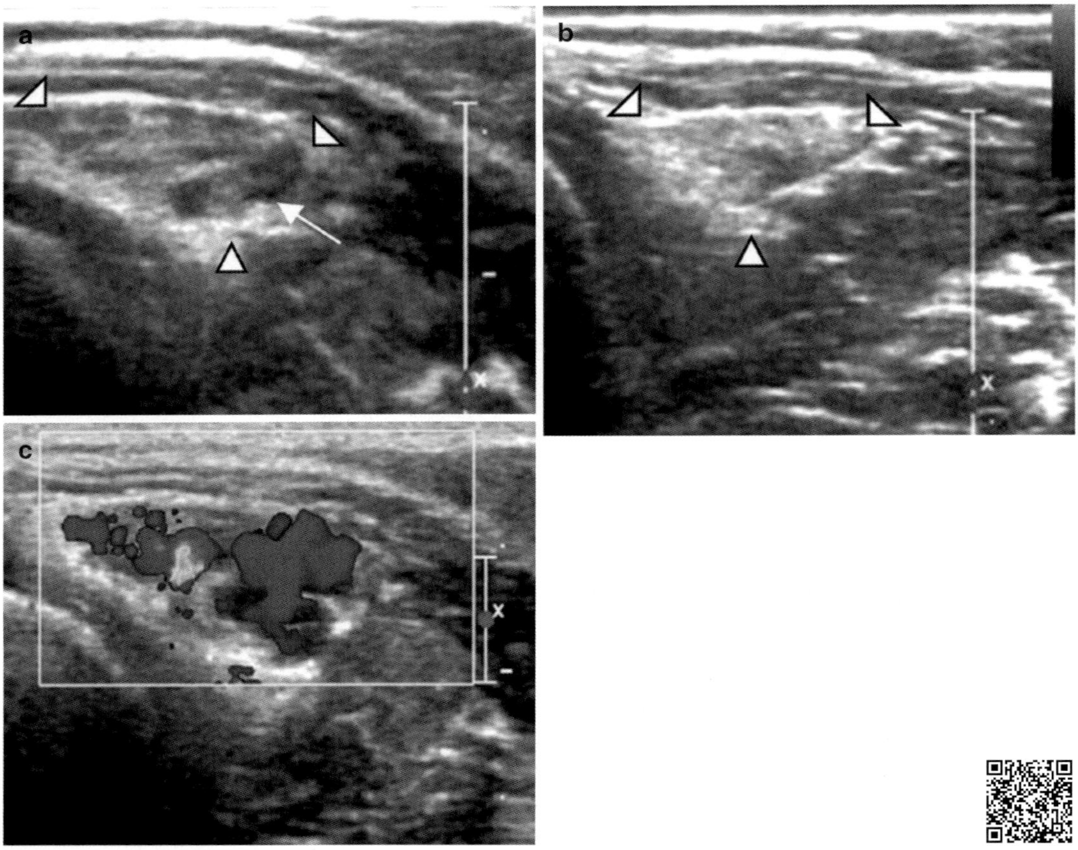

图 16.9　5 岁女孩，肌内静脉畸形。(a)超声图像。(b)局部加压后超声图像。(c)彩色多普勒图像。(图 a)超声图像显示具有内部液体成分(箭头所示)的异质性病变(三角箭头所示)。(图 b)病变可被压缩(三角箭头所示)。(图 c)减压后，彩色多普勒超声上显示空腔(血管)充盈。

间的匐行性静脉通道[1]。关节内受累可导致慢性关节腔积血和关节破坏[54,55](图 16.14)。与局限性 VM 相比，局部血管内凝血在弥漫性 VM 中更为常见，并可导致疼痛和血栓形成[56]。

对于大多数 VM 采取保守治疗，包括使用肢体加压绷带和止痛药物。在出现严重疼痛、关节受累及功能或美容问题的情况下，VM 的一线治疗是硬化疗法(无水乙醇、十四烷基硫酸钠、聚多卡醇和博莱霉素)，随后可以进行切除、激光治疗和光动力治疗[57,58]。

要点

1.静脉畸形。

2.位于浅表或深部(肌肉、滑膜、骨、肝)，可呈局限性或弥散性。

3. Valsalva 动作中扩张/肢体抬高和局部加压下可缩小。

4.静脉石+++。

5. T2WI 上，管状和匐行空腔呈极高信号。

6.慢血流静脉通道对比增强后呈弥漫性和延迟性强化。

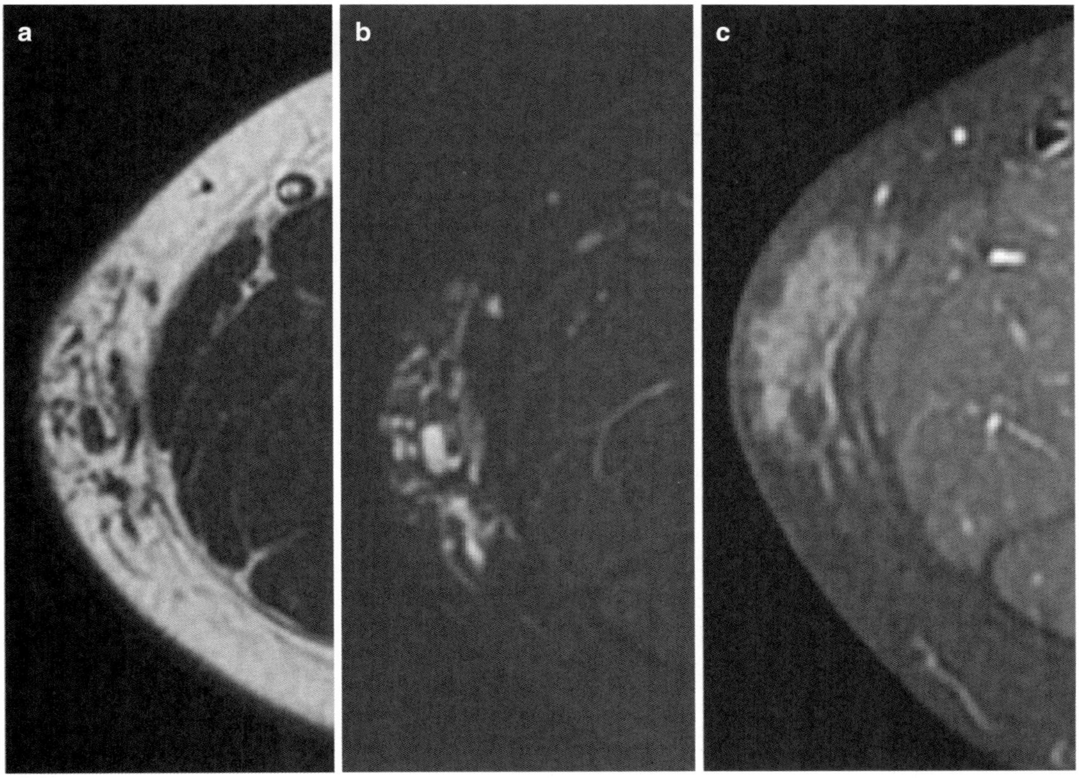

图 16.10　10 岁男孩，皮下静脉畸形。(a)轴位 T1WI。(b)轴位 FS T2WI。(c)钆剂增强后轴位 FS T1WI。(图 a)MR 图像显示局限于皮下软组织的多个匐行性区域，T1WI 上呈等信号，被高信号脂肪成分区所分隔。(图 b)T2WI 上病灶呈高信号，(图 c)呈弥散性强化。

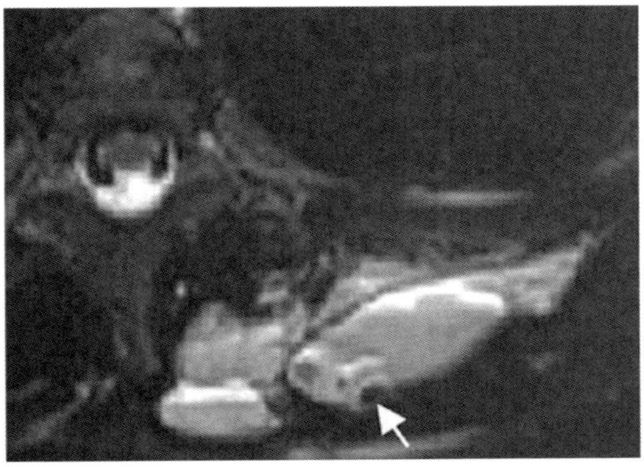

图 16.11　5 岁男孩因近期外伤导致伴液-液平面的静脉畸形。轴位 FS T2WI 显示了大量的肌内空腔和液-液平面。有低信号斑点状静脉石。

16.4.2　淋巴管畸形(LM)

LM 是仅次于静脉畸形的第二常见的脉管畸形[59]。根据囊腔的大小，这些低流量血管畸形分为三种类型[1,2,45,60,61]：

- 大囊型（以前称为囊状水瘤），直径 >2cm。
- 微囊型（以前称为淋巴管瘤），直径为 1~2cm。
- 混合型伴毛细血管和(或)静脉畸形。

在病理学上，它们由匐行扩张的淋巴管道组成，除腹膜后病变外，这些管道与正常

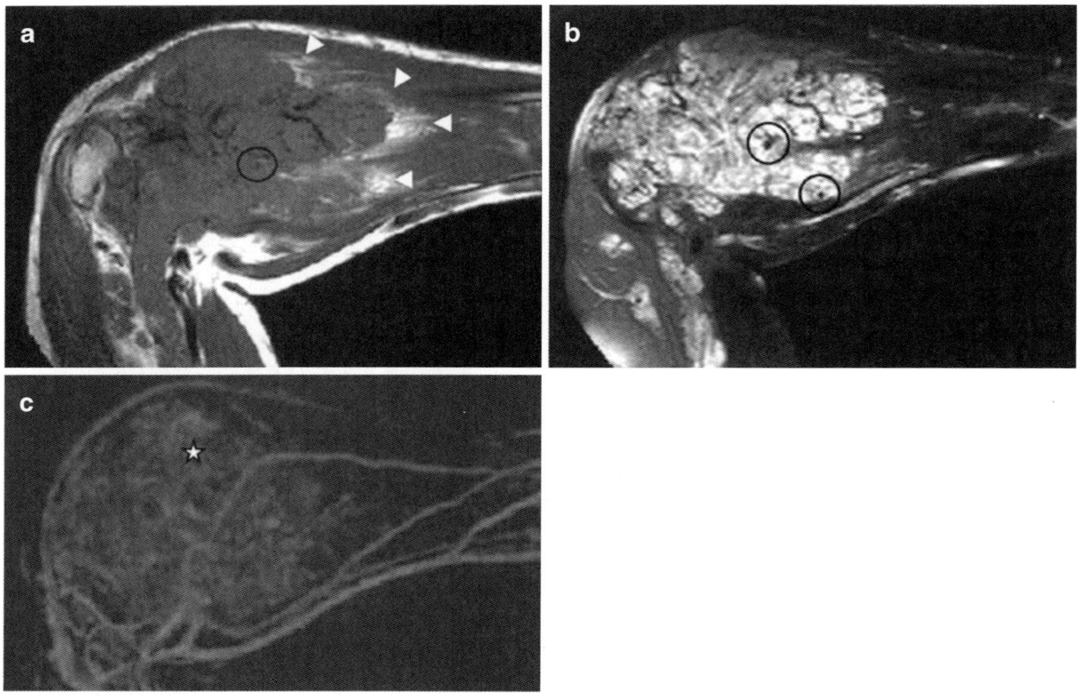

图 16.12 上肢肌内静脉畸形。(a)矢状位 T1WI。(b)矢状位 FS T2WI。(c)静脉晚期,3D 增强 MRA 最大密度投影(MIP)。(图 a)T1WI 显示肌内巨大病变,累及前臂肌肉和肘关节,周围有脂肪成分(三角箭头所示)。(图 b)T2WI 上,病变由多个弯曲的高信号血管组成,代表低流量血管畸形。在扩张的静脉内至少有两个低信号灶的静脉石(圆圈所示)。(图 c)钆剂增强的 3D MRA 的静脉晚期图像显示海绵状间隙的特征性充盈,伴弥漫性和结节状强化(星形所示)。

淋巴系统不相通[45]。大囊型和微囊型病变在病理学上难以区分[61]。淋巴管标志物检测阳性即可诊断该病,如血管内皮生长因子受体 3(VEGFR-3)、LYVE-1、D2-40 和 podoplanin[61-63]。LM 可能与其他血管畸形相关。

半数患者在出生时就存在 LM(大囊型产前可诊断),90%的病例在 2 岁前确诊[61,64]。主要累及头颈部(55%~95%)和腋窝区(20%),好发于身体左侧[64]。可累及多个结构(肺、肠、肝、脾等),包括骨骼[38]。大囊型 LM 常较大,临床表现为具有波动感的柔软肿块。LM 在正常皮肤下,较为局限、移动性好[57,64]。透光检查可以确认病变呈液性。大多数病例无症状,但可能会出现并发症,如局部压迫、出血(创伤)导致的突然增大或头颈部相邻部位的感染[65]。

微囊型 LM 往往浸润邻近结构。其有时与特定的皮肤损害相关(局限性淋巴管瘤)[1,2,61]。更罕见的部位包括纵隔、腹膜后、网膜、肠系膜和骨骼[66]。

超声显示多房囊性肿块,囊腔的大小决定了 LM 的类型。囊腔多为无回声或低回声,但在出血、感染或乳糜液的情况下可观察到液平面。不同厚度的隔膜对应于淋巴结构簇。LM 不显示任何相关的血管、软组织成分或病灶周围炎性改变。有时可见钙化。

在 MRI 上,LM 常表现为分叶状囊性肿块,T1WI 呈等低信号,T2WI 和 STIR 序列上信号增高(图 16.15)。在合并出血或感染的情况下可观察到液-液平面[3]。增强后,大囊

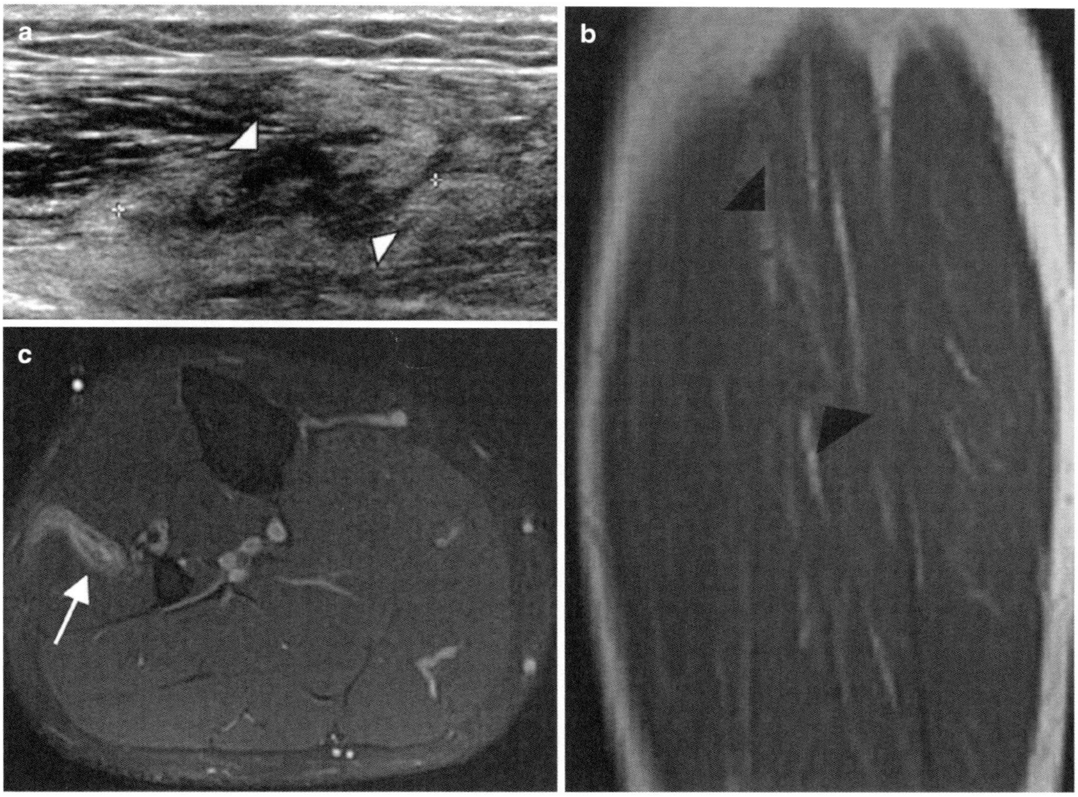

图 16.13 32 岁男性，大腿肌内静脉畸形，运动时疼痛加剧。(a)超声。(b)矢状位 T1WI。(c)钆剂增强后轴位 FS T1WI。(图 a)超声显示非特异性肌内软组织病变(白色三角箭头所示)。(图 b)MR 图像显示病变周围脂肪成分(黑色三角箭头所示)。(图 c)钆剂增强后匐行性强化(箭头所示)。

型 LM 表现为边缘和间隔强化[15,44]，而微囊型 LM 未显示任何强化(图 16.16)[15]。然而，合并淋巴管-静脉畸形可表现为弥漫性强化，这与混合型畸形中的静脉成分强化有关[3]。MRI 是评估病变确切范围的最佳影像学方式，病变可能是局限性或弥漫性的，浸润性很强[1]。可能存在相邻骨受累(图 16.16)。针吸活检发现淋巴管可确诊 LM。

一线治疗是经皮硬化剂治疗，常在放射学监视下使用无水酒精。对于弥漫型 LM 的需要多次治疗。由于该治疗常对大囊型 LM 有效，因此很少建议手术治疗[57]。微囊型 LM 治疗较困难，复发更频繁。应尽可能地保守治疗[2]。

要点

1.淋巴管畸形。

2.大囊型、微囊型或混合型。

3.最常见于头颈部，其次是腋窝。

4.可合并其他血管畸形(毛细血管-静脉畸形)。

5.大囊型 LM：钆剂增强后囊性病变/环形-间隔强化。

6.微囊型 LM：皮肤损害/钆剂增强后无明显强化。

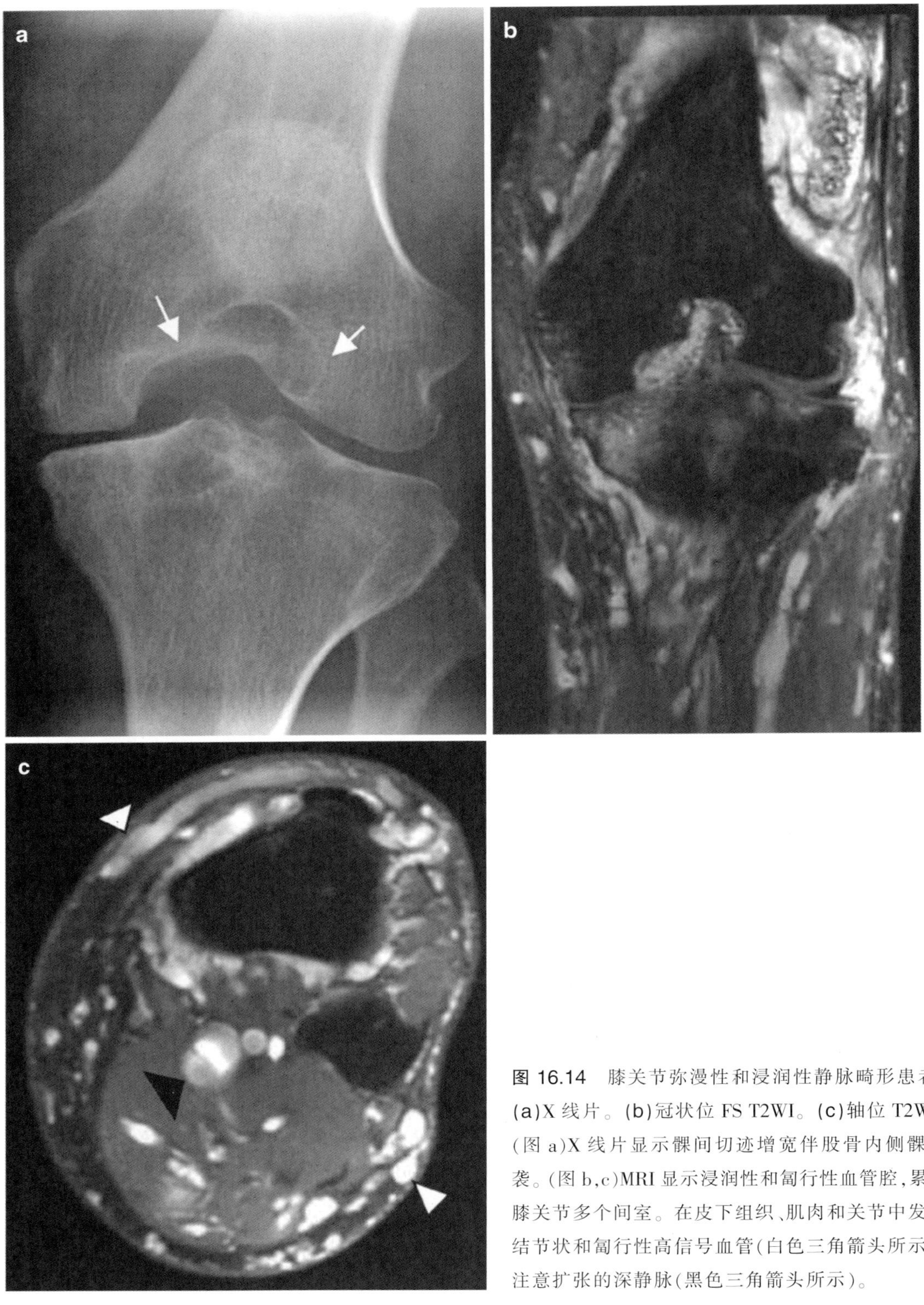

图 16.14　膝关节弥漫性和浸润性静脉畸形患者。(a)X 线片。(b)冠状位 FS T2WI。(c)轴位 T2WI。(图 a)X 线片显示髁间切迹增宽伴股骨内侧髁侵袭。(图 b,c)MRI 显示浸润性和匐行性血管腔,累及膝关节多个间室。在皮下组织、肌肉和关节中发现结节状和匐行性高信号血管(白色三角箭头所示)。注意扩张的深静脉(黑色三角箭头所示)。

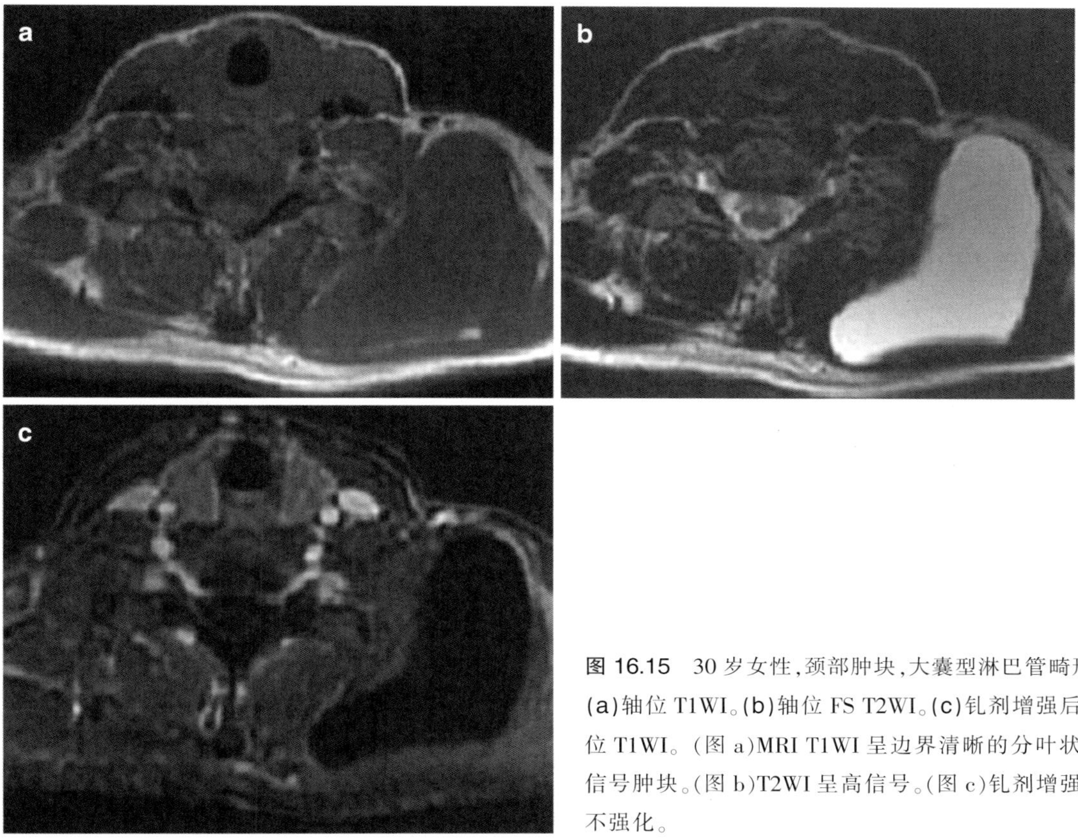

图 16.15　30 岁女性,颈部肿块,大囊型淋巴管畸形。(a)轴位 T1WI。(b)轴位 FS T2WI。(c)钆剂增强后轴位 T1WI。(图 a)MRI T1WI 呈边界清晰的分叶状等信号肿块。(图 b)T2WI 呈高信号。(图 c)钆剂增强后不强化。

16.4.3　毛细血管畸形(CM)

这些皮内血管病变由成熟的扩张性毛细血管通道组成,血流动力学无活性。CM 的临床诊断依据是皮肤出现斑块[9]。0.3%的儿童在出生时存在 CM[15],常会消退。常累及面部,但也可发生在任何部位。可伴有畸形综合征,如 Sturge-Weber 综合征、Klippel-Trenaunay 综合征、Parkes Weber 综合征等。US 或 MRI 可观察到非特异性的皮肤增厚[1]。

16.4.4　动静脉畸形(AVM)

AVM 是一种与动脉和静脉之间异常交通有关的高流量血管畸形,并伴有胚胎性毛细血管床的持续存在[8]。常是偶发性的,但可见于遗传性综合征中[26,67]。常累及头颈部(包括大脑)、四肢和内脏器官[5]。其在出生时就存在于早期静止期,常在儿童后期或成年后才变得明显。与其他血管畸形一样,常随儿童的生长而增大,并受到激素的影响(青春期、妊娠期)。其大小也可能受到创伤(如活检或不完全手术)的影响[17,45]。它们具有血流动力学活性,可形成红色的、搏动性、温热肿块,伴浅表引流静脉扩张[68]。如果压迫病变,分流的存在可能会导致肢体肥大和反射性心动过缓。可存在相邻骨或关节损伤(明显的骨膜反应或破坏)[2,26]。

在 US 上,AVM 被视为由多个并列的迂曲血管形成的边界模糊区,被高回声脂肪分隔。血管包括具有舒张期血流的动脉和具有搏动性血流的动脉化引流静脉(在血管瘤中未发现)[17]。依据彩色多普勒分流的不同血管

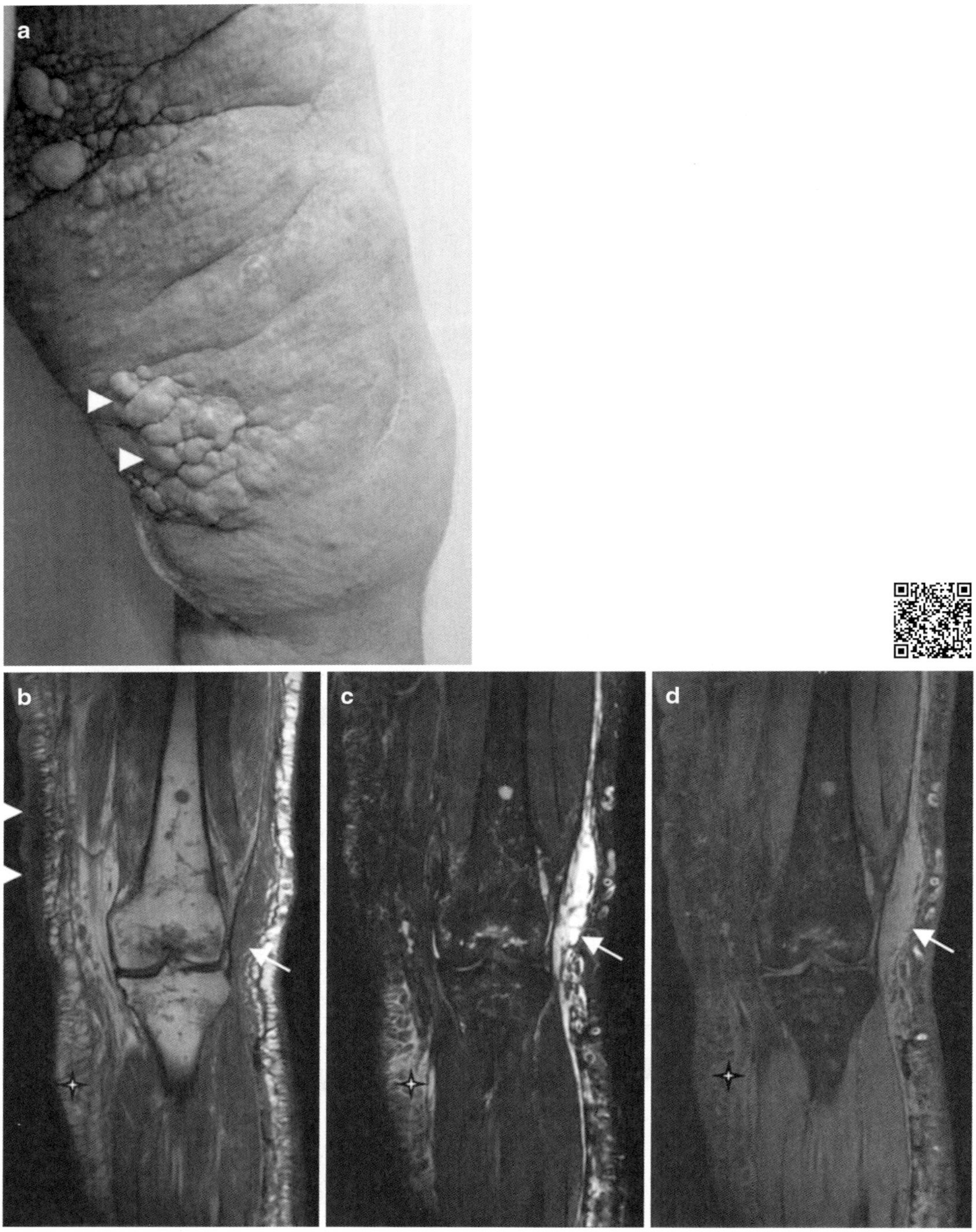

图 16.16 微囊型淋巴管畸形。(a)临床照片。(b)冠状位 T1WI。(c)冠状位 FS T2WI。(d)钆剂增强后冠状位 FS T1WI。(图 a)临床照片显示大腿广泛的皮肤病变(白色三角箭头所示)。(图 b~d)MRI T1WI 显示皮肤肥厚(白色三角箭头所示)(图 b)和皮下组织弥漫性受累(星形所示)伴有分叶和分隔的肿块(箭头所示)。这些特征没有明显强化(图 d),这是微囊型淋巴管畸形的特征性表现。注意相关的骨受累。

区和混叠现象,可识别瘤巢[20]。

MRI显示由粗大的供血动脉和引流静脉组成的迂曲结构,无明确的相关肿块。在SE序列T1WI和T2WI上观察到这些血管内的流空信号(图16.17),但在梯度回波序列上观察到高信号,提示高流量病变[1,45]。钆剂增强可显示供血动脉、引流静脉和瘤巢[1]。早期静脉充盈常见于AVM(图16.18)。使用时间分辨MR血管造影的动态造影,当开始和最大强化间隔时间为5~10秒时,可证实为快速血流[3,52]。也可见病变向骨内延伸[68]。只有当MR特征不明确或考虑栓塞时,才进行动脉造影。该技术的优点是可以对供血动脉进行选择性插管,并显示病灶和早期引流静脉。

治疗AVM的目标是根除引起分流的瘤巢。治疗包括两个阶段:术前通过生物胶栓塞和完全手术切除[57]。已有多种手术方法,包括动脉微导管术、直接经皮穿刺术和逆行静脉微导管术[45]。

要点

1.动静脉畸形。

2.具有边界模糊的多血管区(舒张期血流的动脉/搏动性血流的动脉化引流静脉)。

3.早期静脉充盈。

16.5 特殊脉管病变

16.5.1 血管球瘤(GT)

根据WHO分类的最新修订版(2013),血管球瘤被视为周细胞(血管周细胞)肿瘤(见第11章和第15章)。

血管球瘤及其罕见变异型,如球血管瘤(20%的病例)、球血管肌瘤(不到10%的病例)和特殊的恶性血管球瘤[69],均来源于神经肌动脉血管球体。这些毫米级器官通过调节皮肤血流参与体温调节。它们主要位于于真皮、手指和脚趾末端,尤其是指(趾)甲下[38,70]。GT最常见的部位是指尖, 尤其是甲下区域,可导致邻近指骨的侵袭[71]。在髓质中较少见。主要见于成人, 表现为小的红蓝色浅表结节(1mm~3cm),伴有由压力和寒冷触发的极强烈的局灶性疼痛[70]。当累及指(趾)时,90%的病例可通过该临床表现得以诊断[72]。与其他部位相比,甲下病变好发于女性[70,73]。其他罕见部位包括肌肉、肌腱、神经、骨骼和内脏[74-76],涉及的症状不明确[70]。

在X线片中,约1/3的病例中受累手指伴末节指骨骨质侵袭[72]。尽管GT常仅1.5~2mm,但MRI或超声仍可显示[77,78]。超声显示为常含内部结构紊乱小囊的边界清楚的低回声结节,多普勒显示明显充血(图16.19)[79]。在MRI上,应使用专用线圈和具有极佳空间分辨率的非常薄的层面。GT在T1WI上呈等低信号,在T2WI上呈明显高信号(图16.20)[28,75]。MRA显示动脉期明显强化伴肿瘤晕染[71,78,80]。这是显示病变的唯一序列。钆剂增强后,小病灶均匀强化,而较大的GT在T2WI和对比增强后更不均匀[79]。病变的组织学亚型(血管型、实体型、黏液型)也影响其在T1WI上的表现(从低到高信号)[71]。在半数病例中,术后复发呈典型的GT表现[78]。主要鉴别诊断包括黏液囊肿、静脉畸形、恶性黑色素瘤、软组织软骨瘤、巨细胞瘤和表皮样囊肿[71,75,78,80]。

外科手术必须完全切除,才能有效治疗疼痛,并防止复发(4%~20%在甲下位置)[77]。

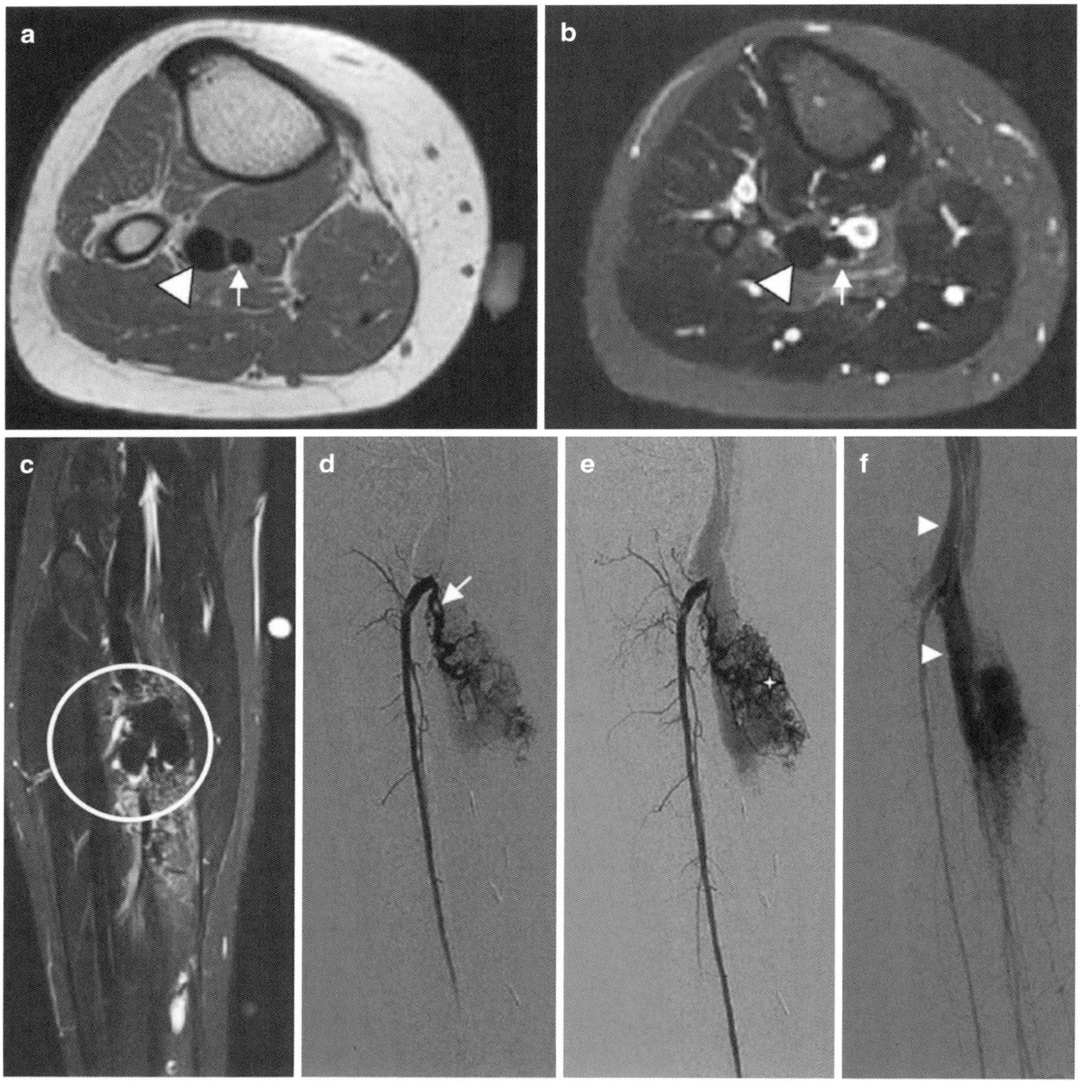

图 16.17 15岁女性，小腿复杂性动静脉畸形。(a)轴位T1WI。(b)轴位FS T2WI。(c)冠状位FS T2WI。(d~f)从动脉早期到静脉期采集的常规血管造影图像。(图a,b)T1WI和T2WI显示高流量血管中的信号流空，包括供血动脉(箭头所示)和动脉化引流静脉(三角箭头所示)。(图c)冠状位T2WI显示病灶(圆圈所示)。(图d~f)动脉造影显示动脉早期有稍增粗的迂曲动脉(箭头所示)，动脉期晚期显示病灶(星形所示)，然后有扩张增粗的引流静脉(三角箭头所示)。

要点

1.血管球瘤。

2.神经肌动脉血管球体的良性肿瘤。

3.指尖，主要位于甲下区。

4.高度提示性临床表现：红蓝色小结节，由压力和寒冷触发的强烈局灶性疼痛。

5.甲床血管丰富小病灶，邻近骨质可能受侵袭。

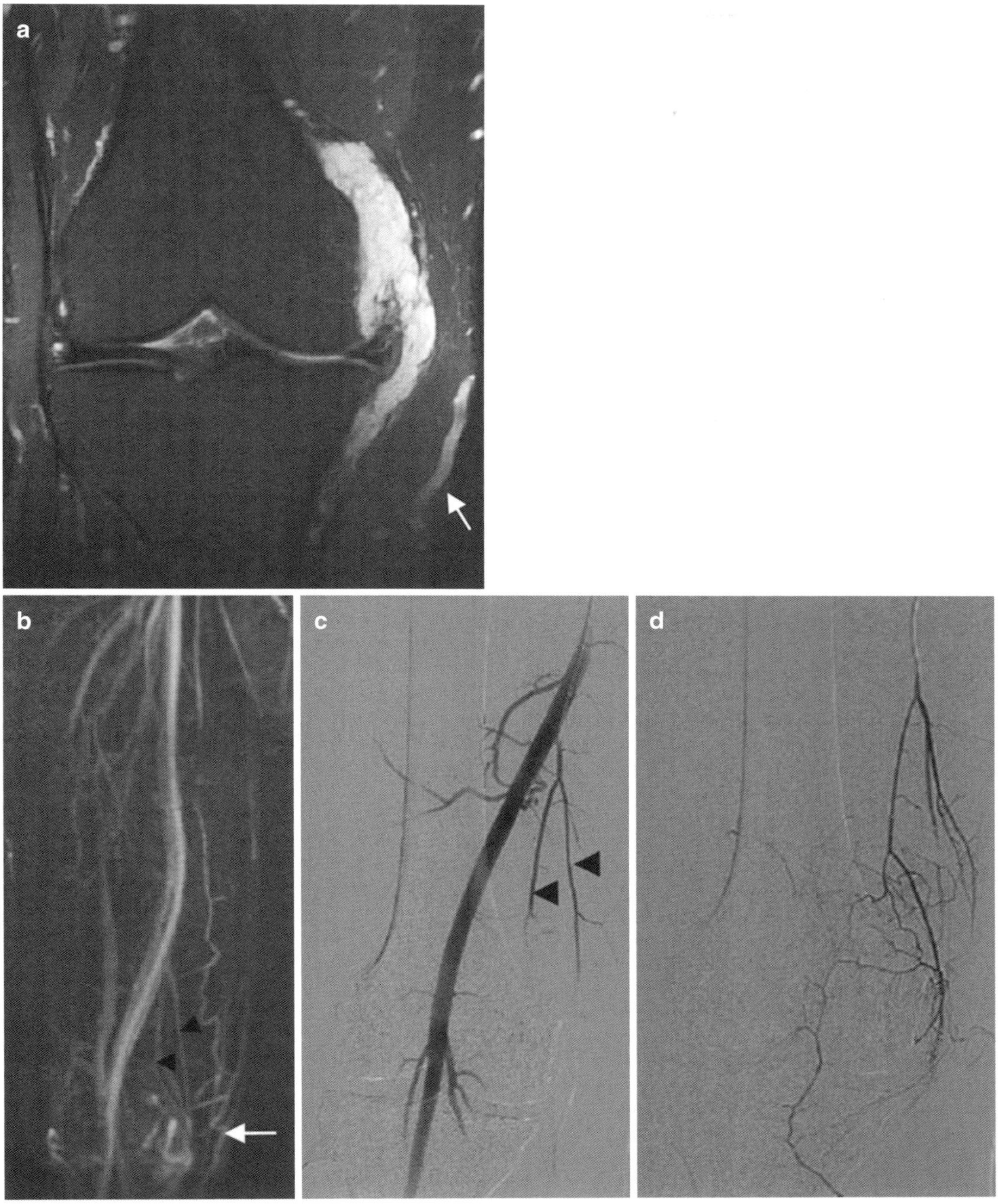

图 16.18　30 岁男性，膝关节动静脉畸形。(a)冠状位 FS T2WI。(b)3D 对比增强 MRA 最大密度投影(MIP)。(c,d)治疗前动脉早期采集的常规血管造影图像。(图 a)病变由位于内侧副韧带内的迂曲增粗的供血动脉和扩张的静脉组成。(图 b)3D 对比增强 MRA 的 MIP 上可见两条供血动脉(黑色三角箭头所示)，早期静脉充盈(箭头所示)。(图 c,d)常规血管造影图像证实了这些发现，并显示了来自股浅动脉的两条供血动脉(三角箭头所示)。

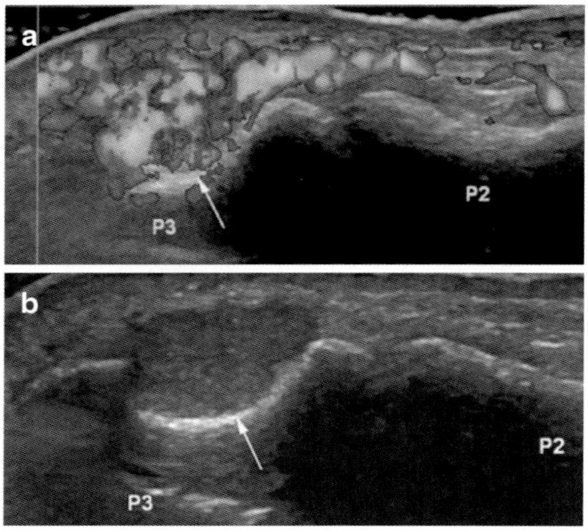

图 16.19　甲床血管球瘤。(a)超声。(b)能量多普勒图像。(图 a)超声图像显示等回声团块侵袭下方的末节趾骨(P3)(箭头所示)。能量多普勒图像显示病变明显富血管(图 b)。

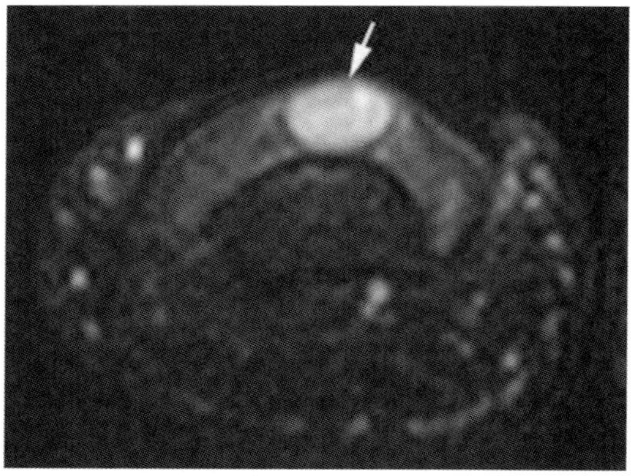

图 16.20　甲床血管球瘤。轴位 FS T2WI 显示甲床有 2mm 的明显高信号病变。

16.5.2　滑膜血管瘤(SH)

SH 是一种好发儿童和年轻人的罕见滑膜血管病变,75%的患者在 16 岁前出现症状[81]。SH 主要发生在膝关节(60%),尤其是髌上囊。其他部位包括肘关节(30%)、踝关节、髋关节、颞下颌关节和腱鞘[81,82]。SH 可能与反复发作的疼痛、肿胀和关节积液(关节积血)有关。随着时间的推移,可发生关节活动受限和肌肉萎缩。病变有时可出现关节阻滞。诊断延误很常见,因关节内反复出血,可发展为类似血友病性关节病。如果进行关节造影,滑膜可显示轮廓不规则,类似于滑膜软骨瘤病、色素沉着绒毛结节性滑膜炎或类风湿性关节炎[82]。MRI 是识别该病变并评估其关节内外范围的最佳影像学方法(图 16.21)。MRI 特征通常具有特异性:由于血管淤滞,匐行性病变在 T1WI 上呈低或等信号,T2WI 上呈高信号,伴有纤维脂肪间隔,有时伴有血管结构(有或无血栓)。在钆剂增强后,SH 病变有时不均匀强化。常与关节积液和软骨的侵袭性改变相关[83,84]。

为预防关节病的进展,必须尽早手术切除。

16.6　与脉管病变相关的综合征

几种众所周知的家族性或散发性综合征包括脉管肿瘤或畸形(表 16.4)[67,85,86]。大多数发生于儿童时期,需要长期的治疗计划(基于血流速度)[67]。这些患者必须由多学科团队进行随访。

16.6.1　PHACE 综合征

PHACE 是该综合征最常见的临床和影像学表现的首字母缩写:后颅窝畸形、面部和颈部节段型婴幼儿血管瘤(通常＞5cm)、动脉异常、心脏缺陷或主动脉狭窄、眼部或内分泌异常及胸骨裂[67,87]。

16.6.2　PELVIS 和 SACRAL 综合征

位于腰骶部和会阴区域的婴幼儿血管瘤有潜在发育异常的风险,尤其是脊柱闭合

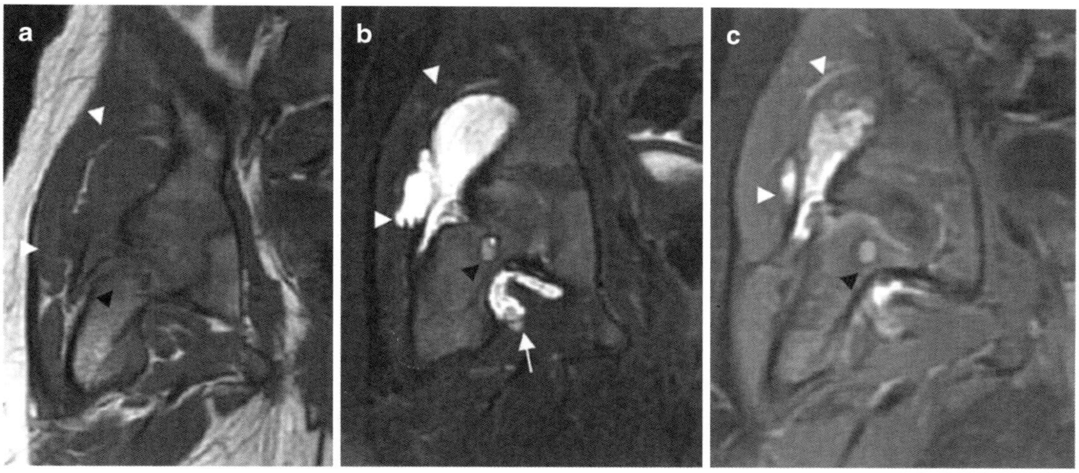

图 16.21　髋关节滑膜血管瘤。(a)冠状位 T1WI。(b)冠状位 FS T2WI。(c)钆剂增强后冠状位 FS T1WI。血管瘤表现为 T1WI 低信号,T2WI 高信号,注射钆剂后强化(白色三角箭头所示)。发现股骨头下与含铁血黄素沉积相关的低信号区(箭头所示)和股骨颈前部的侵袭性改变(黑色三角箭头所示)。

不全、肛门直肠和泌尿道缺陷。这些相关病变在文献中被不同的几个首字母缩略词命名:

• PELVIS,用于会阴血管瘤、外生殖器畸形、脂肪脊髓脊膜膨出、膀胱肾异常、肛门闭锁和皮赘。

• SACRAL,用于脊柱闭合不全、肛门生殖器异常、皮肤畸形、肾和泌尿系统异常及位于腰骶部的血管瘤。

因此,建议对该特定部位的此类病变进行 MRI 评估[88,89]。

16.6.3　Kasabach-Merritt 综合征

Kasabach-Merritt 综合征的特征是合并血管病变(卡波西型血管内皮瘤、簇状血管瘤)、血小板减少症和凝血功能障碍,导致出血、感染和多器官衰竭[67]。死亡率接近 30%[38],需要积极治疗(类固醇、长春新碱和干扰素)。

16.6.4　Klippel-Trenaunay 综合征

Klippel-Trenaunay 综合征是一种非遗传性复杂疾病,常仅累及单侧下肢,但可以蔓延至骨盆和躯干。由三种典型的临床表现来定义:①毛细血管畸形(常发生在患肢);②肢体骨和软组织肥大(常累及单侧肢体);③非典型的静脉曲张或静脉畸形,其特征是始于踝部并延伸到骨盆区域的异常外侧静脉(图

表 16.4　与脉管肿瘤和畸形相关的主要综合征

肿瘤		
PHACE 综合征/PELVIS 和 SACRAL 综合征:婴幼儿血管瘤		
Kasabach-Merritt 综合征:卡波西型血管内皮瘤、簇状血管瘤		
畸形		
综合征	血流动力学	主要位置
Klippel-Trenaunay	低流量	四肢
Maffucci	低流量	四肢
ParkesWeber	高流量	四肢
Sturge-Weber	低流量	头
Proteus	低流量	弥漫性
Rendu-Osler-Weber	高流量	弥漫性

16.22)[67,90]。

深静脉和浅静脉发育异常解释了持续存在的胚胎静脉，包括伴永存坐骨静脉的外侧静脉和扩张的浅表系统。肥大程度不一，可累及下肢或远端足趾[91]，也可有并趾、多趾和先天性髋关节脱位[92]。

在影像学上，血管增生呈缓慢和晚期强化，表明低流量畸形。股静脉的深静脉畸形常见。由于软组织过度生长，患肢通常比健侧肢体更大且更长[86]。

16.6.5 Maffucci 综合征

Maffucci 综合征是一种罕见的非遗传性综合征，其特征是多发性内生软骨瘤和多发性低流量血管畸形(主要为静脉性，很少为淋巴管性)[93]。临床上，25%的患者在1岁前发病，80%的患者在青春期发病[67]。

内生软骨瘤常累及手(图16.23)和足部的指(趾)骨，半数患者的病变为单侧，并导致显著畸形发育[93]。低流量血管畸形的分布与内生性软骨瘤不同，常累及其他解剖区域的皮下软组织。静脉石非常具有提示性作用[94]。

恶变率较高，15%~20%的患者发生内生性软骨瘤(软骨肉瘤)[95]，3%~5%的患者发生血管畸形(血管肉瘤)[96]。其他恶性肿瘤的发病率也较高，如神经胶质瘤、卵巢和胰腺肿瘤等。因此，必须进行长期随访[93]。

16.6.6 Parkes-Weber 综合征

Parkes Weber 综合征兼有皮肤毛细血管畸形伴肢体偏侧肥大、先天性静脉曲张和动静脉畸形(与 Klippel-Trenaunay 综合征的主要区别)。在患肢中可以发现许多小的关节周围动静脉瘘或分流[97]。部分高流量血管畸形患者可发生心力衰竭。

16.6.7 Rendu-Osler-Weber 综合征

遗传性出血性毛细血管扩张症(Rendu-Osler-Weber 综合征)是一种遗传性、常染色体显性遗传性疾病。其特征是特定部位的毛细血管扩张和动静脉畸形，导致鼻出血和消化道出血[98]。病变常累及黏膜、皮肤、肺、泌尿生殖系统和胃肠道系统。影像学上，Rendu-Osler-Weber 综合征表现为肺、肝、中枢神经系统或其他部位的动静脉畸形或瘘[99]。

要点

1. 特定脉管肿瘤的不同术语可能会引起混淆。修订后的 WHO 分类(2013)与良性病变的 ISSVA 分类不同，但对于中间性和恶性病变，总体一致。

2. 婴幼儿血管瘤是婴幼儿期最常见的脉管肿瘤。

3. 静脉畸形是最常见的外周脉管畸形，其次是淋巴管畸形。

4. 许多家族性或散发性综合征可与脉管肿瘤和畸形有关。

5. X线片上软组织肿块中存在静脉石强烈提示静脉畸形。

6. 超声联合彩色多普勒超声是初步评估和定性假定脉管源性病变的首选影像学方法。

7. MRI 在确定病变范围和制定治疗计划方面具有重要作用。传统血管造影在很大程度上已被动态磁共振(MR)血管造影所取代，用于血管异常的分类。只有当 MR 特征不明确或考虑栓塞时，才进行动脉造影。

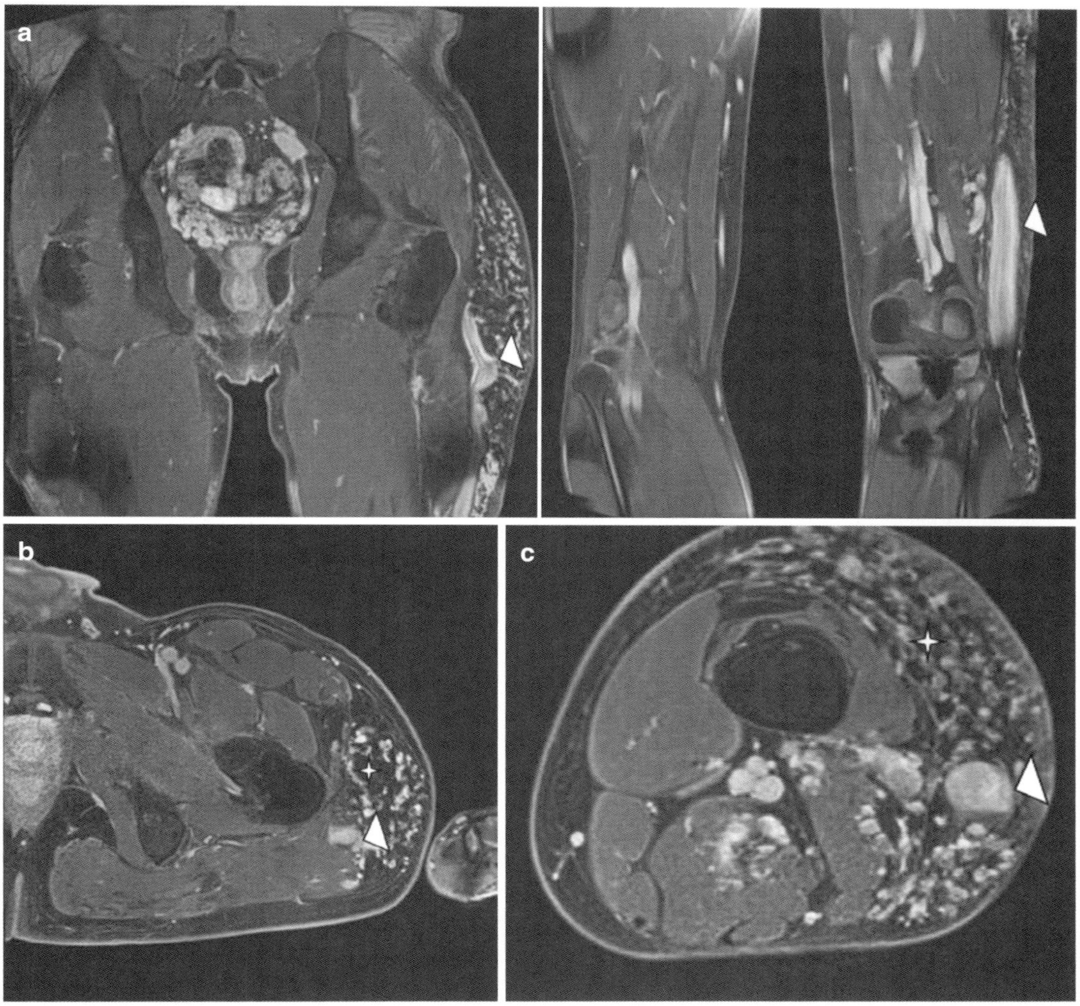

图 16.22 30 岁男性，Klippel–Trenaunay 综合征。(a)冠状位 FS T2WI。(b,c)骨盆和大腿轴位 FS T2WI。(图 a~c)左下肢偏侧肥大伴广泛的皮下(星形所示)和肌内静脉畸形。注意特征性的异常隐静脉(图 c 中的三角箭头所示)。

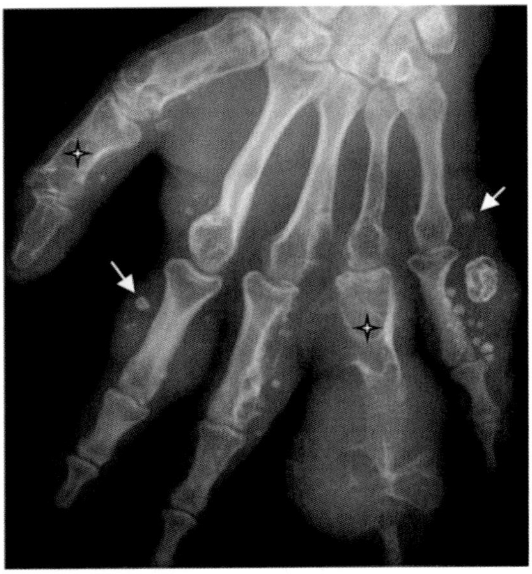

图 16.23 Maffucci 综合征。手部 X 线片。手指骨和掌骨内多发性、膨胀性、边界清晰和溶骨性(星形所示)为主的病变,对应于多发性内生性软骨瘤。软组织内出现静脉石(箭头所示)高度提示 Maffucci 综合征。

参考文献

1. Restrepo R (2013) Multimodality imaging of vascular anomalies. Pediatr Radiol 43(Suppl 1):S141–S154. doi:10.1007/s00247-012-2584-y
2. Dubois J, Alison M (2010) Vascular anomalies: what a radiologist needs to know. Pediatr Radiol 40:895–905. doi:10.1007/s00247-010-1621-y
3. Flors L, Leiva-Salinas C, Maged IM, Norton PT, Matsumoto AH, Angle JF, Hugo Bonatti M, Park AW, Ahmad EA, Bozlar U, Housseini AM, Huerta TE, Hagspiel KD (2011) MR imaging of soft-tissue vascular malformations: diagnosis, classification, and therapy follow-up. Radiogr Rev Publ Radiol Soc N Am Inc 31:1321–1340. doi:10.1148/rg.315105213, -1341
4. Cohen MM (2007) Hemangiomas: their uses and abuses. Am J Med Genet A 143A:235–240. doi:10.1002/ajmg.a.31571
5. Fletcher C, Bridge J, World Health Organization (2013) Classification of tumours of soft tissue and bone. IRAC, Lyon
6. ISSVA Classification of Vascular Anomalies ©2014 International Society for the Study of Vascular Anomalies Available at "issva.org/classification"
7. Enzinger F, Weiss S (1995) Benign tumors and tumor-like lesions of blood vessels. In: Enzinger FM, Weiss SW (eds) Soft tissue tumors, 3rd edn. Mosby, St. Louis, pp 579–626
8. Mulliken JB, Glowacki J (1982) Hemangiomas and vascular malformations in infants and children: a classification based on endothelial characteristics. Plast Reconstr Surg 69:412–422
9. Enjolras O, Wassef M, Chapot R (2007) Color atlas of vascular tumors and vascular malformations. Cambridge University Press, Cambridge
10. Navarro OM, Laffan EE, Ngan B-Y (2009) Pediatric soft-tissue tumors and pseudo-tumors: MR imaging features with pathologic correlation: part 1. Imaging approach, pseudotumors, vascular lesions, and adipocytic tumors. Radiogr Rev Publ Radiol Soc N Am Inc 29:887–906. doi:10.1148/rg.293085168
11. Cohen MM (2006) Vascular update: morphogenesis, tumors, malformations, and molecular dimensions. Am J Med Genet A 140:2013–2038. doi:10.1002/ajmg.a.31333
12. Mulliken J (1993) Cutaneous vascular anomalies. Semin Vasc Surg 6(4):204–218
13. Mulliken J (2006) Mulliken and Young's vascular anomalies: hemangiomas and malformations, 1st edn. Oxford University Press, Oxford
14. Berenguer B, Mulliken JB, Enjolras O, Boon LM, Wassef M, Josset P, Burrows PE, Perez-Atayde AR, Kozakewich HPW (2003) Rapidly involuting congenital hemangioma: clinical and histopathologic features. Pediatr Dev Pathol Off J Soc Pediatr Pathol Paediatr Pathol Soc 6:495–510
15. Moukaddam H, Pollak J, Haims AH (2009) MRI characteristics and classification of peripheral vascular malformations and tumors. Skeletal Radiol 38:535–547. doi:10.1007/s00256-008-0609-2
16. Kwon E-KM, Seefeldt M, Drolet BA (2013) Infantile hemangiomas: an update. Am J Clin Dermatol 14:111–123. doi:10.1007/s40257-013-0008-x
17. Dubois J, Rypens F (2009) Vascular anomalies. Ultrasound Clin 4:471–495
18. North PE, Waner M, Mizeracki A, Mrak RE, Nicholas R, Kincannon J, Suen JY, Mihm MC (2001) A unique microvascular phenotype shared by juvenile hemangiomas and human placenta. Arch Dermatol 137:559–570
19. Finn MC, Glowacki J, Mulliken JB (1983) Congenital vascular lesions: clinical application of a new classification. J Pediatr Surg 18:894–900
20. Degrugillier-Chopinet C, Bisdorff-Bresson A, Laurian C, Breviere G-M, Staumont D, Fayoux P, Lenica D, Gautier C (2011) Role of duplex Doppler for superficial "angiomas". J Mal Vasc 36:348–354. doi:10.1016/j.jmv.2011.08.003
21. Konez O, Burrows PE (2002) Magnetic resonance of vascular anomalies. Magn Reson Imaging Clin N Am 10(363–388):vii
22. Metry DW, Dowd CF, Barkovich AJ, Frieden IJ (2001) The many faces of PHACE syndrome. J Pediatr 139:117–123. doi:10.1067/mpd.2001.114880
23. Léauté-Labrèze C, Taïeb A (2008) Efficacy of beta-blockers in infantile capillary haemangiomas: the physiopathological significance and therapeutic consequences. Ann Dermatol Venereol 135:860–862. doi:10.1016/j.annder.2008.10.006
24. Gorincour G, Kokta V, Rypens F, Garel L, Powell J, Dubois J (2005) Imaging characteristics of two subtypes of congenital hemangiomas: rapidly involuting congenital hemangiomas and non-involuting con-

genital hemangiomas. Pediatr Radiol 35:1178–1185. doi:10.1007/s00247-005-1557-9
25. Nasseri E, Piram M, McCuaig CC, Kokta V, Dubois J, Powell J (2014) Partially involuting congenital hemangiomas: a report of 8 cases and review of the literature. J Am Acad Dermatol 70:75–79. doi:10.1016/j.jaad.2013.09.018
26. Lowe LH, Marchant TC, Rivard DC, Scherbel AJ (2012) Vascular malformations: classification and terminology the radiologist needs to know. Semin Roentgenol 47:106–117. doi:10.1053/j.ro.2011.11.002
27. Enjolras O, Soupre V, Picard A (2004) Anomalies vasculaires superficielles (« angiomes »). EMC Pédiatrie 2004:98-745-A-10
28. Kransdorf M, Murphey M (2006) Imaging of soft tissue tumors, 2nd edn. WB Saunders Company, Philadelphia
29. Park S-W, Kim H-J, Sung KJ, Lee JH, Park IS (2012) Kimura disease: CT and MR imaging findings. AJNR Am J Neuroradiol 33:784–788. doi:10.3174/ajnr.A2854
30. Lalaji TA, Haller JO, Burgess RJ (2001) A case of head and neck kaposiform hemangioendothelioma simulating a malignancy on imaging. Pediatr Radiol 31:876–878. doi:10.1007/s002470100009
31. Hermans DJJ, van Beynum IM, van der Vijver RJ, Kool LJS, de Blaauw I, van der Vleuten CJM (2011) Kaposiform hemangioendothelioma with Kasabach-Merritt syndrome: a new indication for propranolol treatment. J Pediatr Hematol Oncol 33:e171–e173. doi:10.1097/MPH.0b013e3182152e4e
32. Fahrtash F, McCahon E, Arbuckle S (2010) Successful treatment of kaposiform hemangioendothelioma and tufted angioma with vincristine. J Pediatr Hematol Oncol 32:506–510. doi:10.1097/MPH.0b013e3181e001a9
33. Restrepo CS, Ocazionez D (2011) Kaposi's sarcoma: imaging overview. Semin Ultrasound CT MR 32:456–469. doi:10.1053/j.sult.2011.03.007
34. Weiss SW, Enzinger FM (1982) Epithelioid hemangioendothelioma: a vascular tumor often mistaken for a carcinoma. Cancer 50:970–981
35. Bruegel M, Waldt S, Weirich G, Woertler K, Rummeny EJ (2006) Multifocal epithelioid hemangioendothelioma of the phalanges of the hand. Skeletal Radiol 35:787–792. doi:10.1007/s00256-005-0943-6
36. Nuthakki S, Fessell D, Lal N, Shirkhoda A, Irwin T, Irwin R (2007) Epithelioid hemangioendothelioma mimicking a nerve sheath tumor clinically and on MR imaging. Skeletal Radiol 36(Suppl 1):S58–S62. doi:10.1007/s00256-006-0197-y
37. El Demellawy D, Nasr A, Alowami S (2009) Epithelioid hemangioendothelioma of the temporal artery presenting as temporal arteritis: case report and literature review. Rare Tumors 1:e20. doi:10.4081/rt.2009.e20
38. Weiss S, Goldblum J, Enzinger F (2008) Enzinger and Weiss's soft tissue tumors. Mosby Elsevier, Philadelphia
39. Meis-Kindblom JM, Kindblom LG (1998) Angiosarcoma of soft tissue: a study of 80 cases. Am J Surg Pathol 22:683–697
40. Nakazono T, Kudo S, Matsuo Y, Matsubayashi R, Ehara S, Narisawa H, Yonemitsu N (2000) Angiosarcoma associated with chronic lymphedema (Stewart-Treves syndrome) of the leg: MR imaging. Skeletal Radiol 29:413–416
41. Rossi S, Fletcher CDM (2002) Angiosarcoma arising in hemangioma/vascular malformation: report of four cases and review of the literature. Am J Surg Pathol 26:1319–1329
42. Jackson IT, Carreño R, Potparic Z, Hussain K (1993) Hemangiomas, vascular malformations, and lymphovenous malformations: classification and methods of treatment. Plast Reconstr Surg 91:1216–1230
43. Dubois J, Soulez G, Oliva VL, Berthiaume MJ, Lapierre C, Therasse E (2001) Soft-tissue venous malformations in adult patients: imaging and therapeutic issues. Radiogr Rev Publ Radiol Soc N Am Inc 21:1519–1531. doi:10.1148/radiographics.21.6.g01nv031519
44. Fayad LM, Fayad L, Hazirolan T, Bluemke D, Mitchell S (2006) Vascular malformations in the extremities: emphasis on MR imaging features that guide treatment options. Skeletal Radiol 35:127–137. doi:10.1007/s00256-005-0057-1
45. Cahill AM, Nijs ELF (2011) Pediatric vascular malformations: pathophysiology, diagnosis, and the role of interventional radiology. Cardiovasc Intervent Radiol 34:691–704. doi:10.1007/s00270-011-0123-0
46. Bruder E, Alaggio R, Kozakewich HPW, Jundt G, Dehner LP, Coffin CM (2012) Vascular and perivascular lesions of skin and soft tissues in children and adolescents. Pediatr Dev Pathol Off J Soc Pediatr Pathol Paediatr Pathol Soc 15:26–61. doi:10.2350/11-11-1119-PB.1
47. Dompmartin A, Ballieux F, Thibon P, Lequerrec A, Hermans C, Clapuyt P, Barrellier M-T, Hammer F, Labbé D, Vikkula M, Boon LM (2009) Elevated D-dimer level in the differential diagnosis of venous malformations. Arch Dermatol 145:1239–1244. doi:10.1001/archdermatol.2009.296
48. Wassef M (2011) Vascular tumors and pseudotumors: introduction. Ann Pathol 31:410–412. doi:10.1016/j.annpat.2011.05.013
49. Goto T, Kojima T, Iijima T, Yokokura S, Kawano H, Yamamoto A, Matsuda K (2001) Soft-tissue haemangioma and periosteal new bone formation on the neighbouring bone. Arch Orthop Trauma Surg 121:549–553
50. Sung MS, Kang HS, Lee HG (1998) Regional bone changes in deep soft tissue hemangiomas: radiographic and MR features. Skeletal Radiol 27:205–210
51. Herborn CU, Goyen M, Lauenstein TC, Debatin JF, Ruehm SG, Kröger K (2003) Comprehensive time-resolved MRI of peripheral vascular malformations. AJR Am J Roentgenol 181:729–735. doi:10.2214/ajr.181.3.1810729
52. Ohgiya Y, Hashimoto T, Gokan T, Watanabe S, Kuroda M, Hirose M, Matsui S, Nobusawa H, Kitanosono T, Munechika H (2005) Dynamic MRI for distinguishing high-flow from low-flow peripheral vascular malformations. AJR Am J Roentgenol 185:1131–1137. doi:10.2214/AJR.04.1508
53. Buetow PC, Kransdorf MJ, Moser RP, Jelinek JS, Berrey BH (1990) Radiologic appearance of intramus-

cular hemangioma with emphasis on MR imaging. AJR Am J Roentgenol 154:563–567. doi:10.2214/ajr.154.3.2154914
54. Redondo P, Aguado L, Martínez-Cuesta A (2011) Diagnosis and management of extensive vascular malformations of the lower limb: Part I. Clinical diagnosis. J Am Acad Dermatol 65:893–906. doi:10.1016/j.jaad.2010.12.047
55. Enjolras O, Ciabrini D, Mazoyer E, Laurian C, Herbreteau D (1997) Extensive pure venous malformations in the upper or lower limb: a review of 27 cases. J Am Acad Dermatol 36:219–225
56. Dompmartin A, Vikkula M, Boon LM (2010) Venous malformation: update on aetiopathogenesis, diagnosis and management. Phlebol Venous Forum R Soc Med 25:224–235. doi:10.1258/phleb.2009.009041
57. Brevière G, Degrugillier-Chopinet C, Bisdorff-Bresson A (2011) Anomalies vasculaires superficielle. EMC Cardiologie 6:1–21
58. Sidhu MK, Perkins JA, Shaw DWW, Bittles MA, Andrews RT (2005) Ultrasound-guided endovenous diode laser in the treatment of congenital venous malformations: preliminary experience. J Vasc Interv Radiol 16:879–884. doi:10.1097/01.RVI.0000163005.50283.62
59. Marler JJ, Mulliken JB (2005) Current management of hemangiomas and vascular malformations. Clin Plast Surg 32(99–116):ix. doi:10.1016/j.cps.2004.10.001
60. Cahill AM, Nijs E, Ballah D, Rabinowitz D, Thompson L, Rintoul N, Hedrick H, Jacobs I, Low D (2011) Percutaneous sclerotherapy in neonatal and infant head and neck lymphatic malformations: a single center experience. J Pediatr Surg 46:2083–2095. doi:10.1016/j.jpedsurg.2011.07.004
61. Chen EY, Hostikka SL, Oliaei S, Duke W, Schwartz SM, Perkins JA (2009) Similar histologic features and immunohistochemical staining in microcystic and macrocystic lymphatic malformations. Lymphat Res Biol 7:75–80. doi:10.1089/lrb.2009.0003
62. Blei F (2008) Congenital lymphatic malformations. Ann N Y Acad Sci 1131:185–194. doi:10.1196/annals.1413.016
63. Jeltsch M, Tammela T, Alitalo K, Wilting J (2003) Genesis and pathogenesis of lymphatic vessels. Cell Tissue Res 314:69–84. doi:10.1007/s00441-003-0777-2
64. Hogeling M, Adams S, Law J, Wargon O (2011) Lymphatic malformations: clinical course and management in 64 cases. Australas J Dermatol 52:186–190. doi:10.1111/j.1440-0960.2011.00777.x
65. Koeller KK, Alamo L, Adair CF, Smirniotopoulos JG (1999) Congenital cystic masses of the neck: radiologic-pathologic correlation. Radiogr Rev Publ Radiol Soc N Am Inc 19:121–146. doi:10.1148/radiographics.19.1.g99ja06121, -153
66. Zadvinskis DP, Benson MT, Kerr HH, Mancuso AA, Cacciarelli AA, Madrazo BL, Mafee MF, Dalen K (1992) Congenital malformations of the cervicothoracic lymphatic system: embryology and pathogenesis. Radiogr Rev Publ Radiol Soc N Am Inc 12:1175–1189. doi:10.1148/radiographics.12.6.1439020
67. Nozaki T, Nosaka S, Miyazaki O, Makidono A, Yamamoto A, Niwa T, Tsutsumi Y, Aida N, Masaki H, Saida Y (2013) Syndromes associated with vascular tumors and malformations: a pictorial review. Radiogr Rev Publ Radiol Soc N Am Inc 33:175–195. doi:10.1148/rg.331125052
68. Ernemann U, Kramer U, Miller S, Bisdas S, Rebmann H, Breuninger H, Zwick C, Hoffmann J (2010) Current concepts in the classification, diagnosis and treatment of vascular anomalies. Eur J Radiol 75:2–11. doi:10.1016/j.ejrad.2010.04.009
69. Kayal JD, Hampton RW, Sheehan DJ, Washington CV (2001) Malignant glomus tumor: a case report and review of the literature. Dermatol Surg Off Publ Am Soc Dermatol Surg Al 27:837–840
70. Schiefer TK, Parker WL, Anakwenze OA, Amadio PC, Inwards CY, Spinner RJ (2006) Extradigital glomus tumors: a 20-year experience. Mayo Clin Proc 81:1337–1344. doi:10.4065/81.10.1337
71. Drapé JL, Idy-Peretti I, Goettmann S, Wolfram-Gabel R, Dion E, Grossin M, Benacerraf R, Guérin-Surville H, Bittoun J (1995) Subungual glomus tumors: evaluation with MR imaging. Radiology 195:507–515. doi:10.1148/radiology.195.2.7724775
72. Van Geertruyden J, Lorea P, Goldschmidt D, de Fontaine S, Schuind F, Kinnen L, Ledoux P, Moermans JP (1996) Glomus tumours of the hand. A retrospective study of 51 cases. J Hand Surg Br Edinb Scotl 21:257–260
73. Lee D-W, Yang J-H, Chang S, Won C-H, Lee M-W, Choi J-H, Moon K-C (2011) Clinical and pathological characteristics of extradigital and digital glomus tumours: a retrospective comparative study. J Eur Acad Dermatol Venereol 25:1392–1397. doi:10.1111/j.1468-3083.2011.03979.x
74. Lee S, Le H, Munk P, Malfair D, Lee CH, Clarkson P (2010) Glomus tumour in the forearm: a case report and review of MRI findings. JBR-BTR 93:292–295
75. Baek HJ, Lee SJ, Cho KH, Choo HJ, Lee SM, Lee YH, Suh KJ, Moon TY, Cha JG, Yi JH, Kim MH, Jung S-J, Choi JH (2010) Subungual tumors: clinicopathologic correlation with US and MR imaging findings. Radiogr Rev Publ Radiol Soc N Am Inc 30:1621–1636. doi:10.1148/rg.306105514
76. González-Llanos F, López-Barea F, Isla A, Fernández-Prieto A, Zubillaga A, Alvarez F (2000) Periosteal glomus tumor of the femur: a case report. Clin Orthop 380:199–203
77. Netscher DT, Aburto J, Koepplinger M (2012) Subungual glomus tumor. J Hand Surg 37:821–823. doi:10.1016/j.jhsa.2011.10.026; quiz 824
78. Theumann NH, Goettmann S, Le Viet D, Resnick D, Chung CB, Bittoun J, Chevrot A, Drapé J-L (2002) Recurrent glomus tumors of fingertips: MR imaging evaluation. Radiology 223:143–151. doi:10.1148/radiol.2231010977
79. Glazebrook KN, Laundre BJ, Schiefer TK, Inwards CY (2011) Imaging features of glomus tumors. Skeletal Radiol 40:855–862. doi:10.1007/s00256-010-1067-1
80. Van Ruysssevelt CEA, Vranckx P (2004) Subungual glomus tumor: emphasis on MR angiography. AJR Am J Roentgenol 182:263–264. doi:10.2214/ajr.182.1.1820263

81. Devaney K, Vinh TN, Sweet DE (1993) Synovial hemangioma: a report of 20 cases with differential diagnostic considerations. Hum Pathol 24:737–745
82. Greenspan A, Azouz EM, Matthews J, Décarie JC (1995) Synovial hemangioma: imaging features in eight histologically proven cases, review of the literature, and differential diagnosis. Skeletal Radiol 24:583–590
83. Llauger J, Monill JM, Palmer J, Clotet M (1995) Synovial hemangioma of the knee: MRI findings in two cases. Skeletal Radiol 24:579–581
84. Narváez JA, Narváez J, Aguilera C, De Lama E, Portabella F (2001) MR imaging of synovial tumors and tumor-like lesions. Eur Radiol 11:2549–2560. doi:10.1007/s003300000759
85. Garzon MC, Huang JT, Enjolras O, Frieden IJ (2007) Vascular malformations. Part II: associated syndromes. J Am Acad Dermatol 56:541–564. doi:10.1016/j.jaad.2006.05.066
86. Elsayes KM, Menias CO, Dillman JR, Platt JF, Willatt JM, Heiken JP (2008) Vascular malformation and hemangiomatosis syndromes: spectrum of imaging manifestations. AJR Am J Roentgenol 190:1291–1299. doi:10.2214/AJR.07.2779
87. Oza VS, Wang E, Berenstein A, Waner M, Lefton D, Wells J, Blei F (2008) PHACES association: a neuroradiologic review of 17 patients. AJNR Am J Neuroradiol 29:807–813. doi:10.3174/ajnr.A0937
88. Drolet BA, Chamlin SL, Garzon MC, Adams D, Baselga E, Haggstrom AN, Holland KE, Horii KA, Juern A, Lucky AW, Mancini AJ, McCuaig C, Metry DW, Morel KD, Newell BD, Nopper AJ, Powell J, Frieden IJ (2010) Prospective study of spinal anomalies in children with infantile hemangiomas of the lumbosacral skin. J Pediatr 157:789–794. doi:10.1016/j.jpeds.2010.07.054
89. Stockman A, Boralevi F, Taïeb A, Léauté-Labrèze C (2007) SACRAL syndrome: spinal dysraphism, anogenital, cutaneous, renal and urologic anomalies, associated with an angioma of lumbosacral localization. Dermatol Basel Switz 214:40–45. doi:10.1159/000096911
90. Jacob AG, Driscoll DJ, Shaughnessy WJ, Stanson AW, Clay RP, Gloviczki P (1998) Klippel-Trénaunay syndrome: spectrum and management. Mayo Clin Proc 73:28–36. doi:10.1016/S0025-6196(11)63615-X
91. McGrory BJ, Amadio PC, Dobyns JH, Stickler GB, Unni KK (1991) Anomalies of the fingers and toes associated with Klippel-Trenaunay syndrome. J Bone Joint Surg Am 73:1537–1546
92. Kanterman RY, Witt PD, Hsieh PS, Picus D (1996) Klippel-Trenaunay syndrome: imaging findings and percutaneous intervention. AJR Am J Roentgenol 167:989–995. doi:10.2214/ajr.167.4.8819399
93. Zwenneke Flach H, Ginai AZ, Wolter Oosterhuis J (2001) Best cases from the AFIP. Maffucci syndrome: radiologic and pathologic findings. Armed Forces Institutes of Pathology. Radiogr Rev Publ Radiol Soc N Am Inc 21:1311–1316. doi:10.1148/radiographics.21.5.g01se301311
94. Unger EC, Kessler HB, Kowalyshyn MJ, Lackman RD, Morea GT (1988) MR imaging of Maffucci syndrome. AJR Am J Roentgenol 150:351–353. doi:10.2214/ajr.150.2.351
95. Schwartz HS, Zimmerman NB, Simon MA, Wroble RR, Millar EA, Bonfiglio M (1987) The malignant potential of enchondromatosis. J Bone Joint Surg Am 69:269–274
96. Bach AD, Walgenbach KJ, Horch RE (2000) Hemangiosarcoma of the left hand in a patient with the rare combination of Maffucci's and Stewart Treves syndrome. Vasa 29:71–73. doi:10.1024/0301-1526.29.1.71
97. Ziyeh S, Spreer J, Rössler J, Strecker R, Hochmuth A, Schumacher M, Klisch J (2004) Parkes Weber or Klippel-Trenaunay syndrome? Non-invasive diagnosis with MR projection angiography. Eur Radiol 14:2025–2029. doi:10.1007/s00330-004-2274-8
98. McDonald J, Bayrak-Toydemir P, Pyeritz RE (2011) Hereditary hemorrhagic telangiectasia: an overview of diagnosis, management, and pathogenesis. Genet Med Off J Am Coll Med Genet 13:607–616. doi:10.1097/GIM.0b013e3182136d32
99. Jaskolka J, Wu L, Chan RP, Faughnan ME (2004) Imaging of hereditary hemorrhagic telangiectasia. AJR Am J Roentgenol 183:307–314. doi:10.2214/ajr.183.2.1830307

第 17 章

神经鞘膜肿瘤

Nicolas De Vos, Filip M. Vanhoenacker, Koenraad L. Verstraete, Paul M. Parizel

17.1 引言

周围神经是一种绳状器官，具有用于引导、保护和滋养其中的神经元纤维的独特的同心圆组织。周围神经的主要结构是轴突，它是神经元细胞体的长条状延伸，专门用于传输神经冲动。每根轴突都被施万细胞包围，施万细胞层层包裹形成保护性髓鞘。一层疏松的结缔组织（神经内膜）包裹着每根轴突及其施万细胞，形成一根神经纤维。多根神经纤维被包裹在坚固的结缔组织（神经束膜）中，形成神经束。所有的神经束均被神经外膜包裹，形成周围神经[25]（图 17.1）。

神经鞘膜肿瘤是由表现出神经鞘分化的细胞组成的肿瘤[74]。它们占所有软组织肿瘤的 10%~12%[47]。2013 年出版的第四版《WHO 软组织和骨骼肿瘤分类》中包含了专门讨论神经鞘膜肿瘤的章节[32]。其中一些肿瘤以前被归类为“神经系统肿瘤”和“皮肤肿瘤”[31,43]。因此，最新的 WHO 分类包括了几种新的良性和恶性神经鞘膜肿瘤类型（表 17.1）。Morton’s 纤维瘤（神经瘤）和创伤性神经瘤将分别被讨论，因为这些肿瘤不属于神经鞘膜肿瘤组（第 24 章）。

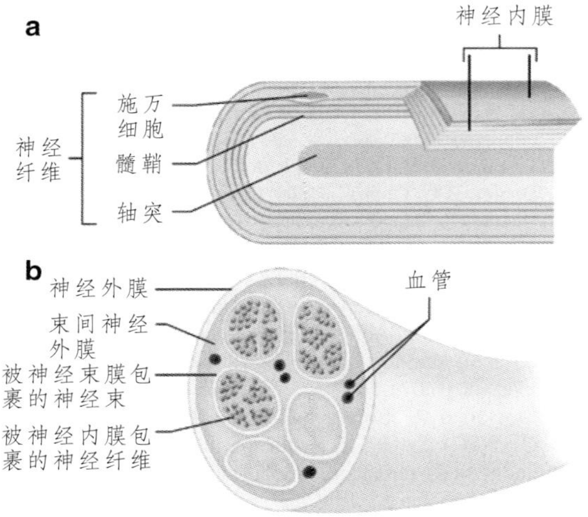

图 17.1 神经鞘结构：(a) 被神经内膜包裹的神经纤维成分。(b)由 5 根神经束排列组成的神经干（资料来源：Penkert 等人[104]）

17.2 良性神经鞘膜肿瘤

17.2.1 神经鞘瘤

17.2.1.1 流行病学

神经鞘瘤约占所有良性软组织肿瘤的 5%[47]。它们可以发生在任何年龄，但是在儿童中并不常见。虽然大多数文献数据表明，

表 17.1 2013 年 WHO 神经鞘膜肿瘤分类

良性
神经鞘瘤(包括变异型)
神经纤维瘤(包括变异型)
神经束膜瘤
颗粒细胞瘤
混杂性神经鞘肿瘤
良性蝾螈瘤
真皮神经鞘黏液瘤
孤立局限性神经瘤
异位脑膜瘤
鼻神经胶质异位
恶性
恶性周围神经鞘膜瘤
上皮样恶性周围神经鞘膜瘤
恶性蝾螈瘤
恶性颗粒细胞瘤

神经鞘瘤好发于 20~50 岁,但其他研究发现存在两个发病高峰年龄,分别为 20~30 岁和 60~70 岁[62]。无性别差异。与神经皮肤综合征相关的神经鞘瘤往往发生在年轻人中[24]。

17.2.1.2 局部解剖学

神经鞘瘤最常累及头部、颈部和四肢的主要神经干。四肢的屈侧更容易受累,尤其是肘、腕和膝附近[24,62,76]。因此,神经鞘瘤最常见的解剖部位包括脊神经根、颈丛及迷走神经、腓神经和尺神经。深部神经鞘瘤主要见于后纵隔和腹膜后[24,62]。出现在躯干的神经鞘瘤相对较少,这与神经纤维瘤病 1 型(NF1)中神经纤维瘤的分布形成对比。其他受累部位包括头皮和手;足很少受累。在舌、腭和喉部发生神经鞘瘤的情况较少见。

17.2.1.3 组织学

神经鞘瘤的一般组织学特征

神经鞘瘤是一种起源于神经组织的良性肿瘤,生长缓慢,仅由嵌在胶原基质中的施万细胞组成[38,62]。一般来说,肿瘤质硬、边界清晰,并被神经外膜包裹。与包含轴突的神经纤维瘤不同的是,神经鞘瘤偏心生长,将正常的神经成分推移到一侧[22]。这意味着手术切除常可以保留载瘤神经,因为神经鞘瘤可以从下方的神经纤维中分离出来[48]。

大体上,肿瘤切面相对均匀,呈黄褐色或灰白色,有不规则的黄色区和囊变区,特别是在瘤体较大者中。少数情况下,神经鞘瘤可(部分)出血[38]。小的神经鞘瘤呈球形,而较大者可呈卵圆形、腊肠状或不规则分叶状[76]。

显微镜下,神经鞘瘤分为两种组织类型:瘤细胞稀疏区(Antoni A)和瘤细胞致密区(Antoni B)[62]。Antoni A 组织由排列紧密的细胞组成,这些细胞常平行排列成栅栏状,并被透明带分隔,这种特征性形态被称为 Verocay 小体[98]。通常,但并非总是,部分或全部神经鞘瘤具有细胞较少的 Antoni B,其内的肿瘤细胞被细小的蜂巢状嗜酸性基质所分隔[99]。

神经鞘瘤中的血管常很丰富[38],容易形成自发性血栓,导致邻近区域坏死,有时可伴出血。神经鞘瘤丰富的血供在影像学上常表现为肿瘤明显强化[76]。

神经鞘瘤的组织学特征可解释其在 CT 或 MRI 检查中偶尔出现的不均匀表现,可以概括如下[76]:

1.Antoni B 与 Antoni A 交错分布。

2.血管内血栓形成和随后坏死导致的囊性变。

3.黄瘤区,即存在载脂(泡沫样)细胞聚集区。

神经鞘瘤的特殊组织学类型

良性神经鞘瘤在组织学上存在几种变异类型。

富于细胞性神经鞘瘤以富于细胞生长为主，但没有Verocay小体，几乎完全由Antoni A组成[62]。如无包膜，肿瘤界限清晰。好发于中年女性，更多见于深部结构，如腹膜后和后纵隔[24]。富于细胞型神经鞘瘤可引起骨侵袭，亦可局部复发。尽管细胞密度增加，但无恶变倾向[34,97]。

陈旧性神经鞘瘤是一种长期存在的神经鞘瘤，表现为退行性改变，包括钙化、透明样变、Antoni A的相对消失和囊性空洞[76]。鉴于肿瘤的异质性及肿瘤细胞核可能出现增大和浓染的事实，与恶性软组织肿瘤很难鉴别[41]。

色素性神经鞘瘤(砂粒体型)，其特征是具有强烈的色素细胞分化的施万细胞。施万细胞和色素细胞具有源自神经嵴的共同前体干细胞，因此产生这种分化[44]。色素性神经鞘瘤好发于脊神经根，常见于中线附近。有研究表明，其具有恶性行为，术后局部复发[24]。超过50%的色素性神经鞘瘤患者伴有Carney综合征，包括黏液瘤、斑点状色素沉积和内分泌过度活跃导致的库欣综合征[74,75]。

丛状(多结节)神经鞘瘤占所有神经鞘瘤的5%。大体上肿瘤呈明显或不明显的多结节状或丛状生长模式[24]。文献报道的所有此类病例中仅4%发生在NF1患者中；因此，不能认为其与NF1有关[33,62,101]。丛状神经鞘瘤发生于真皮或皮下组织，好发于年轻人，没有性别优势[33,49]。尽管富于细胞性丛状神经鞘瘤可以表现为局灶性核多形性和细胞增多，但常是良性病变[76,101]。

微囊性(网状)神经鞘瘤是一种新的神经鞘瘤亚型，最近有10例患者被报道。微囊性神经鞘瘤优先位于胃肠道黏膜下或皮下组织[56]。

17.2.1.4 临床表现

小神经鞘瘤通常无症状。当肿瘤达到足以压迫起源神经或邻近结构的大小时，会出现疼痛、感觉异常、肌肉萎缩或其他症状。体格检查时，肿瘤可以左右移动，但不能沿着神经的长轴移动[38]。

17.2.1.5 影像学特征

X线片

X线片一般无法显示神经鞘瘤，除非肿瘤非常大[7]。有时，肿瘤密度略高于肌肉(图17.2)。骨的压力性侵袭可表现为椎间孔扩大或肋骨切迹，尤其是在富于细胞性神经鞘瘤中(图17.3和图17.4)[76]。胸片上的后纵隔肿块应提示神经源性肿瘤的可能性，因为其占后纵隔肿块性病变的30%。

US

在超声上，神经鞘瘤常表现为实性、卵圆形、低回声肿块，伴后方回声增强。肿瘤边缘常呈高回声。神经鞘瘤沿着神经的长轴生长，近端和远端呈尾状形态(图17.5)。肿瘤常偏于起源神经的一侧，不浸润邻近组织[7,36,73,83,92]。陈旧性神经鞘瘤表现出明显的退行性改变，如内部出血、纤维化、钙化和囊性坏死改变(图17.6)[69]。在体积较大的肿瘤中，可以发现明显的神经束移位和内部血管的增多，因此，有时很难排除恶性肿瘤。

CT

在CT上，神经鞘瘤表现为界限清晰的均质性病变。相对于肌肉呈等或低密度。但在较大的肿瘤中，常可见伴低密度区的不均质肿瘤表现，这反映了其组织学的多样性[19,49]。

在增强CT中，大多数神经鞘瘤相对肌

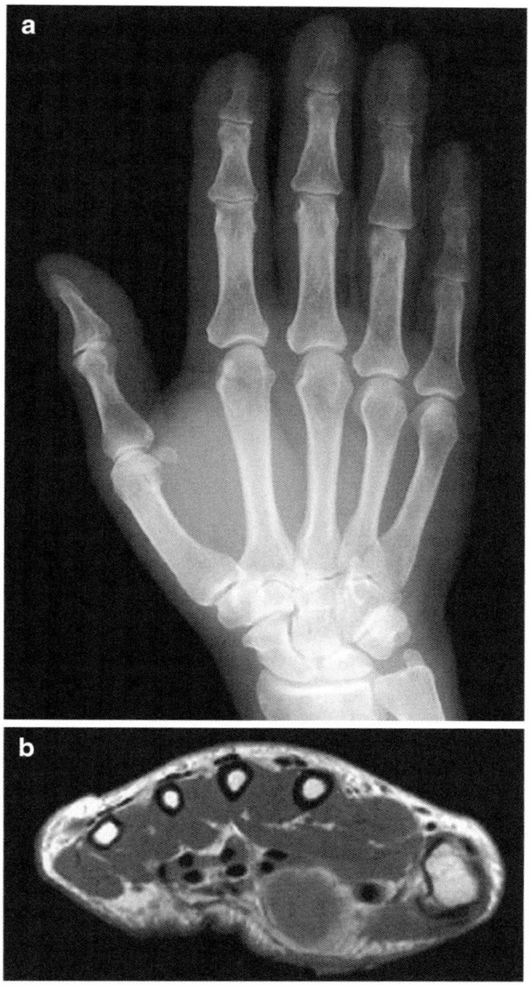

图 17.2　73 岁男性，右手神经鞘瘤。(a)右手 X 线片，显示第Ⅰ和第Ⅱ掌骨间的软组织肿块。(b)钆剂增强后的轴位 T1WI 显示边界清晰的、周边有轻微强化的软组织肿瘤。

肉呈等或高密度(图 17.7)。大的神经鞘瘤常含有不强化的囊变或坏死区域[19,49]。

MRI

大多数周围神经鞘膜肿瘤(PNST)具有一些相同的 MRI 特征(表 17.2)。然而，这些都不是诊断的 PNST 特异性征象[82]。

在 T1WI 上，包括神经鞘瘤在内的大多数 PNST 的信号稍高于肌肉，这使得其有时难以被发现。在质子密度加权上，相对肌肉呈高信号。在 T2WI 上，肿瘤信号明显增高，与邻近脂肪和肌肉形成鲜明对比(图 17.8)[1,3,15,42,57,71,84,100]。

大多数神经鞘膜肿瘤位于主要神经附近。由于沿着受累神经的走向生长，因此，神经鞘膜肿瘤常呈梭形。沿神经鞘膜肿瘤的长轴方向，可见受累神经进入和(或)离开肿瘤，类似于从肿瘤上伸出的尾巴，因此，该影像学特征被命名为“尾征”。这一征象被证明是最重要的影像学特征，提示神经源性肿瘤的诊断。在累及大的、深部神经的病变中，“尾征”常容易被发现，但是在浅表或小的病变中，“尾征”常难以或无法评估(图 17.9 至图 17.12)[1,47,57,65,71,84]。

由于神经血管束常被脂肪环绕，因此，起源于神经血管束周围肌间隙的良性肿瘤常在其缓慢增大和重塑周围脂肪平面时，在其边缘保留一圈脂肪。这种脂肪边缘将肿瘤与周围肌肉组织分隔，并在肿瘤锥形变窄处更加明显。这种结构被称为脂肪分离征，提示肿瘤起源于神经血管束周围的肌肉间隙，其中 PNST 最常见[54]。在 T1WI 上，脂肪分离征表现为高信号的脂肪边缘。最常见于良性 PNST 和大神经病变(图 17.11 和图 17.12)。在恶性 PNST 中，脂肪边缘常不完整，反映了其浸润性生长模式[1,54,55,57,65,67,71,103]。

在 T2WI 上，靶征由中央的中低信号和外周的高信号环组成。病理上，对应于中央纤维胶原组织和周围更多的黏液组织。很少在 T1WI 上看到靶征的反向模式，即中央高信号，周围低信号。与更深部的病变相比，皮肤 PNST 不太能显示出靶征。最初靶征被认为是神经纤维瘤的特征性表现，然而在神经鞘瘤中也观察到了靶征，但在恶性 PNST 中罕见(图 17.8)[42,47,55,57,65,71,92]。

在 T2WI 上，束状征表现为多发小的低信号环状结构，对应于神经源性肿瘤中的神经

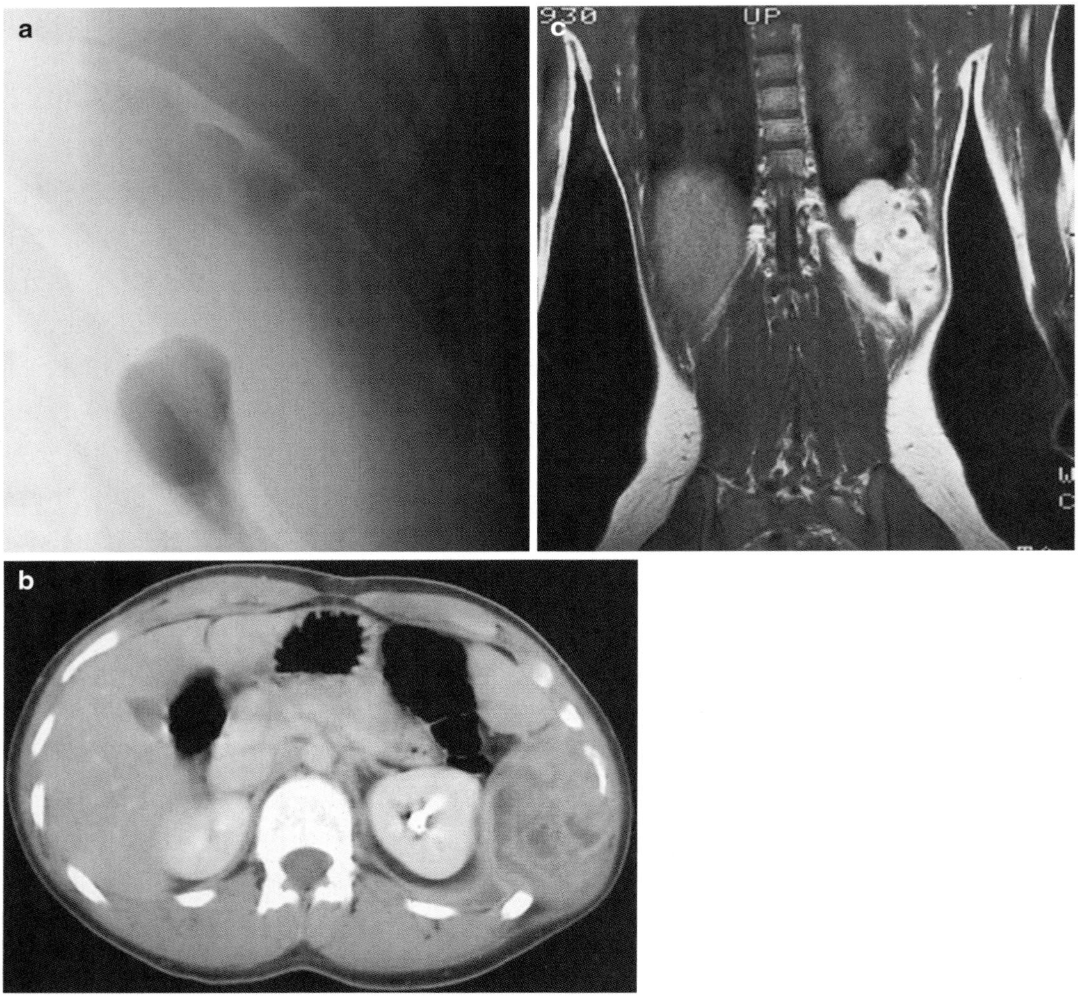

图 17.3　16 岁男孩，胸壁神经鞘瘤。(a)肋骨的平片显示左第 10 肋下缘不规则的“扇贝”样切迹，相应肋间隙增宽。(b)碘对比剂增强 CT 显示一个大的、不均匀强化的肿瘤，伴无强化坏死或囊变区。(c)钆剂增强后的冠状位 T1WI 显示第 10 肋骨下的肿瘤明显强化。

束。如果肿瘤被脂肪包绕，束状征最容易识别。束状征在神经鞘瘤中比在神经纤维瘤中略多见，而在恶性 PNST 中未见(图 17.11)[3,42,54,55,57]。

神经鞘膜肿瘤可能引起肌肉去神经支配改变，包括脂肪含量增加或肌肉体积缩小。这些变化可能非常微细，可能需要与正常对侧进行对比。在 T1WI 上，肌肉去神经支配改变最为明显。T2WI 上也可以看到所供应肌肉的其他异常，包括水肿表现[1,84]。

以下内容和表 17.4 重点介绍了最有助于鉴别神经纤维瘤和神经鞘瘤的 MRI 特征(表 17.4)。

束状征多见于神经鞘瘤，而靶征则更多见于神经纤维瘤。神经鞘瘤常偏向于受累神经一侧，而在神经纤维瘤中，肿瘤与神经束紧密混杂[36,57,65,92]。然而，在许多情况下，难以区分，因为这两种病变常位于神经外膜内的深部，并且相对于载瘤神经具有相似的影像

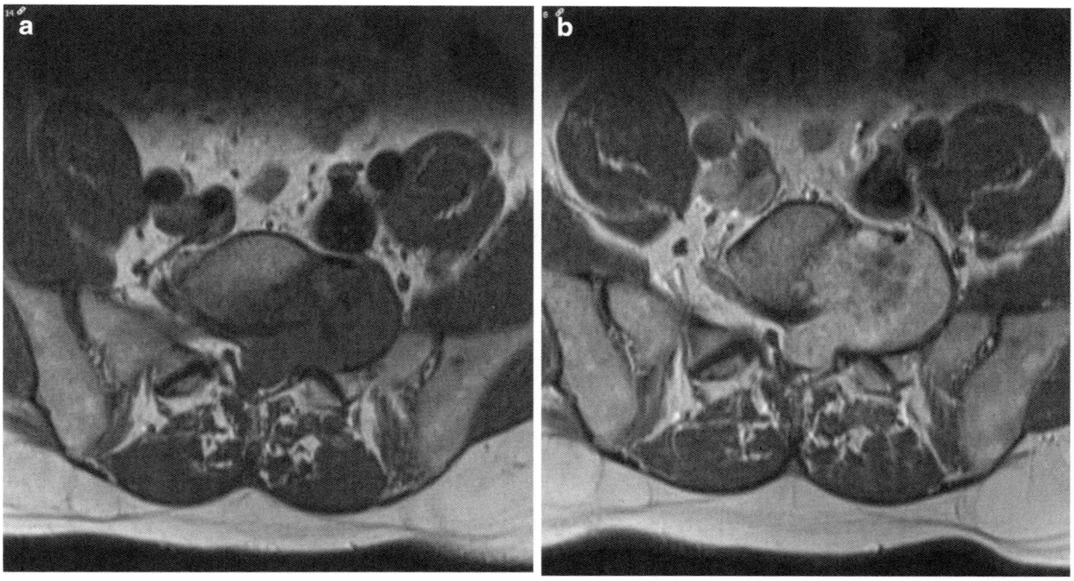

图 17.4　53 岁男性，左侧 L5–S1 椎间孔神经鞘瘤。(a)轴位 T1WI，病变呈“哑铃”状，其导致 L5 椎体和左侧小关节侵袭，左侧椎间孔扩大。(b)钆剂增强后轴位 T1WI，神经鞘瘤呈弥漫性强化。

学特征[42]。该特征对于较大的周围神经病变的鉴别似乎更可靠。然而，就所有实践来说，如果清楚地显示神经偏心性进入肿块，则强烈提示神经鞘瘤[92]。

神经鞘瘤比神经纤维瘤和恶性 PNST 更常被神经外膜包裹。在 MRI 的 T1WI 和 T2WI 上，包膜表现为围绕肿瘤的低信号边缘[65,71]。然而，在大的神经鞘瘤中，这一发现可能难以发现，因为大的肿瘤可能会使包膜变得非常薄[103]。

据报道，在钆剂增强后，神经鞘瘤更常见弥漫性强化，而神经纤维瘤更常见中心性强化(图 17.4)[42]。然而，因不同的报道存在不一致和矛盾的结果，必须谨慎评估该参数[14,24,42,55,67]。事实上，最近的一项研究表明在血管化模式方面两者没有显著性差异(图 17.8 和图 17.9)[92]。

陈旧性神经鞘瘤表现出退行性改变，包括内部出血、纤维化、钙化和囊性坏死改变，导致 MRI 上表现出异质性(图 17.6 和图 17.9)。这在神经纤维瘤中很少见，其常呈均匀信号[1]。

特殊的组织学类型的神经鞘瘤可表现出独特的 MRI 影像学特征。囊性神经鞘瘤在 T1WI 上呈低信号，在质子密度加权和 T2WI 上呈高信号。实性、富细胞肿瘤在 T1WI 上呈中等信号。色素性神经鞘瘤在 T1WI 上呈高信号，反映了因黑色素的存在而导致的T1 缩短[44,54,57,71]。

17.2.2　神经纤维瘤

17.2.2.1　流行病学

神经纤维瘤约占良性软组织肿瘤的 5%[47]。没有任何明显的种族或人种发病倾向，此类病变在全世界范围内都已有所报道[38]。

经典的神经纤维瘤有三种：局限性、弥漫性和丛状。局限性神经纤维瘤是最常见的类型，约占这些病变的 90%。绝大多数局限

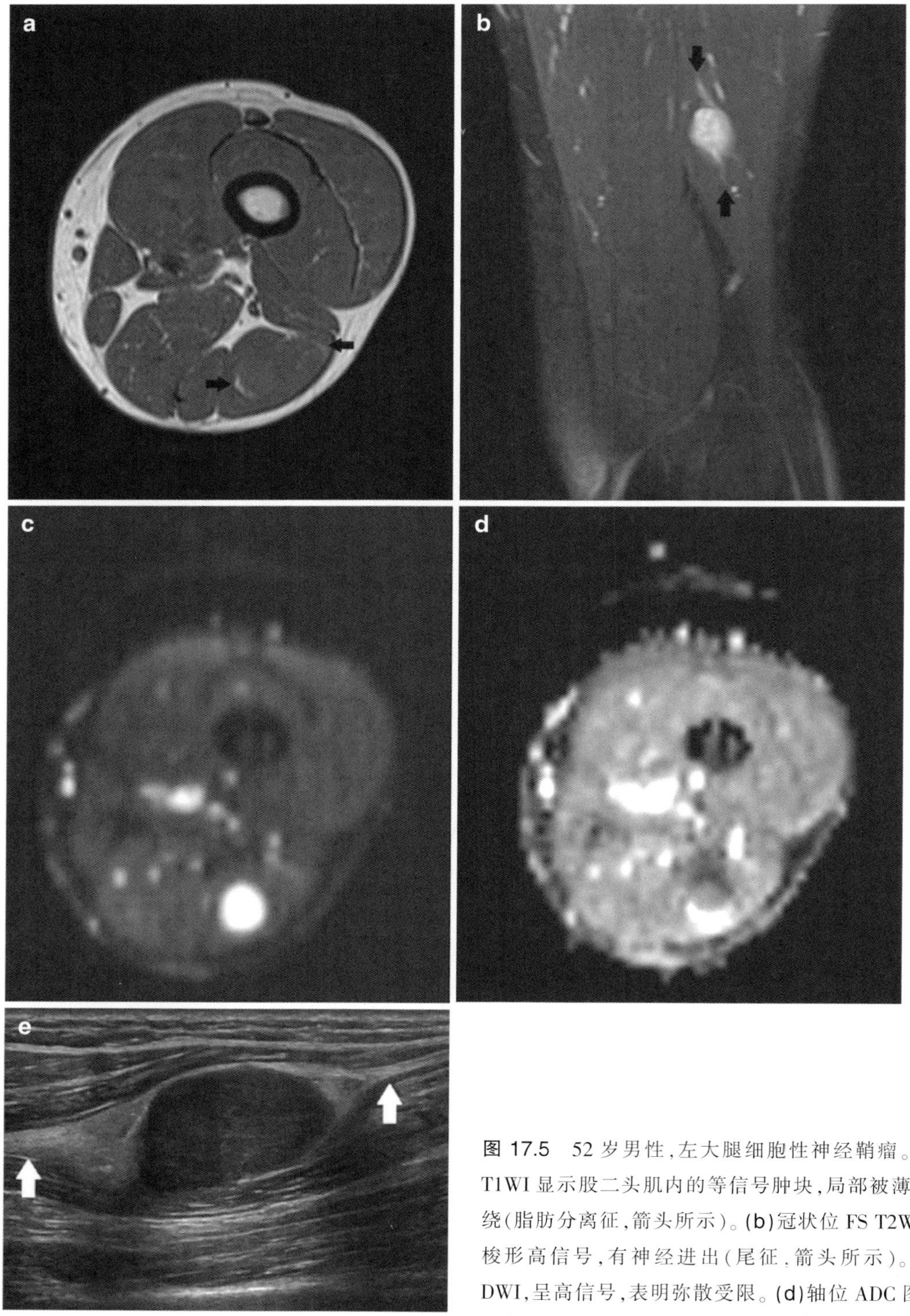

图 17.5　52 岁男性，左大腿细胞性神经鞘瘤。(a)轴位 T1WI 显示股二头肌内的等信号肿块，局部被薄脂肪边环绕（脂肪分离征，箭头所示）。(b)冠状位 FS T2WI，病灶呈梭形高信号，有神经进出（尾征，箭头所示）。(c)轴位 DWI，呈高信号，表明弥散受限。(d)轴位 ADC 图，病变呈低信号，证实弥散受限。虽然弥散受限可能提示恶性周围神经鞘肿瘤（MPNST），但也可见于良性细胞性神经鞘瘤。(e)纵向超声显示一个界限清楚的低回声肿块，伴有尾征（白箭头表示进入和离开的神经）和将肿瘤与周围肌肉分开的高回声脂肪边。

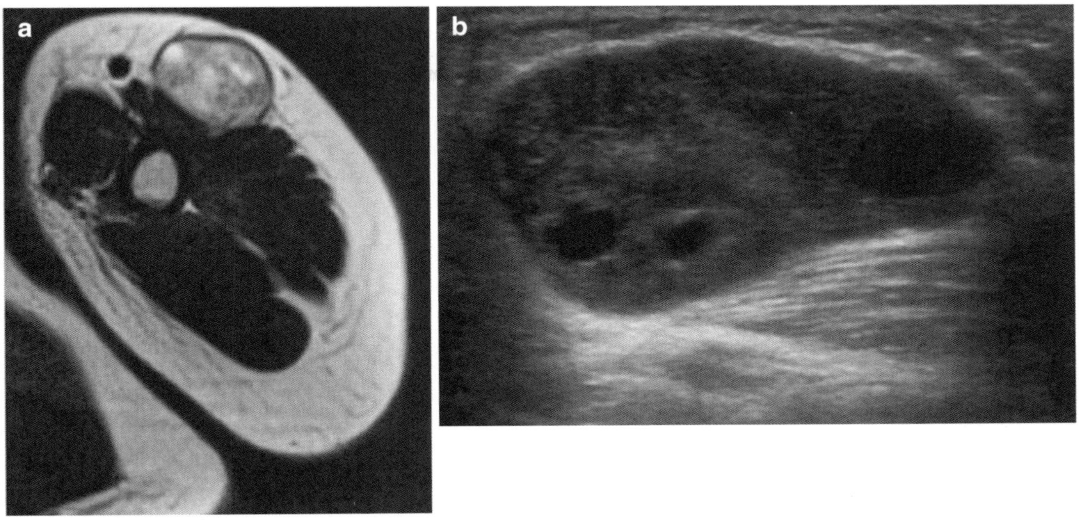

图 17.6　24 岁男性，左上臂陈旧性神经鞘瘤。(a)轴位 T2WI 显示具有中等信号和界限清晰的高信号区的异质性肿块。(b)超声显示低回声肿块，瘤内有结节状囊性成分。

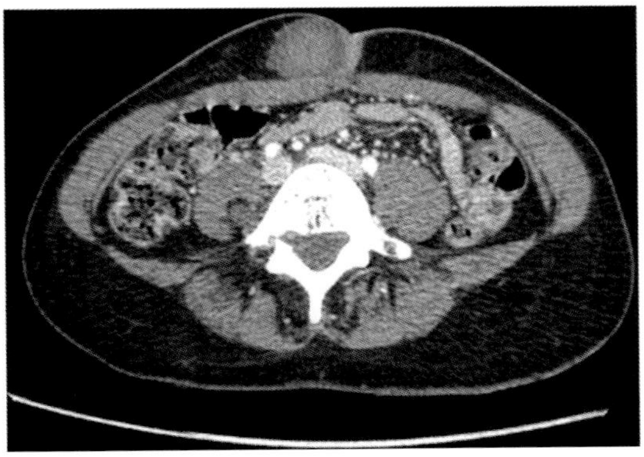

图 17.7　31 岁 NF2 女性的腹壁神经鞘瘤。轴位对比增强 CT 图像显示边界清晰的病变，轻微不均匀强化，密度与肌肉类似。

表 17.2　提示神经源性肿瘤的影像学表现

位于神经区域
梭形
尾征：进入和/或离开神经
脂肪分离征(T1WI)
靶征(T2WI)
束状征(T2WI)
肌肉萎缩/脂肪替代/水肿

性神经纤维瘤是孤立的，与 NF1 无关[24]。好发年龄为 20~30 岁。与神经鞘瘤一样，男女发病率相同[62]。弥漫性神经纤维瘤是一种罕见但独特的类型，多发生于儿童和年轻人。大多数弥漫性神经纤维瘤是与 NF1 无关的孤立性病变。丛状神经纤维瘤是 NF1 的特征性病理表现，好发于幼儿期。丛状神经纤维瘤有恶变倾向，被认为是 NF1 患者恶性 PNST 的前驱性病变[3]。

17.2.2.2　局部解剖学

大多数局限性、孤立性的神经纤维瘤是皮肤或皮下组织的浅表病变(图 17.7)[62]。NF1 中的神经纤维瘤在躯干上相对常见，这与周围神经鞘瘤的分布形成对比，后者在四肢上更为常见[76]。

弥漫性神经纤维瘤表现为皮肤表面斑块状隆起，整个皮下组织增厚。

丛状神经纤维瘤可发生于以下任何部位：颅、脊神经根和神经节；颈部、躯干和四肢的主要神经干，包括交感神经系统及其神

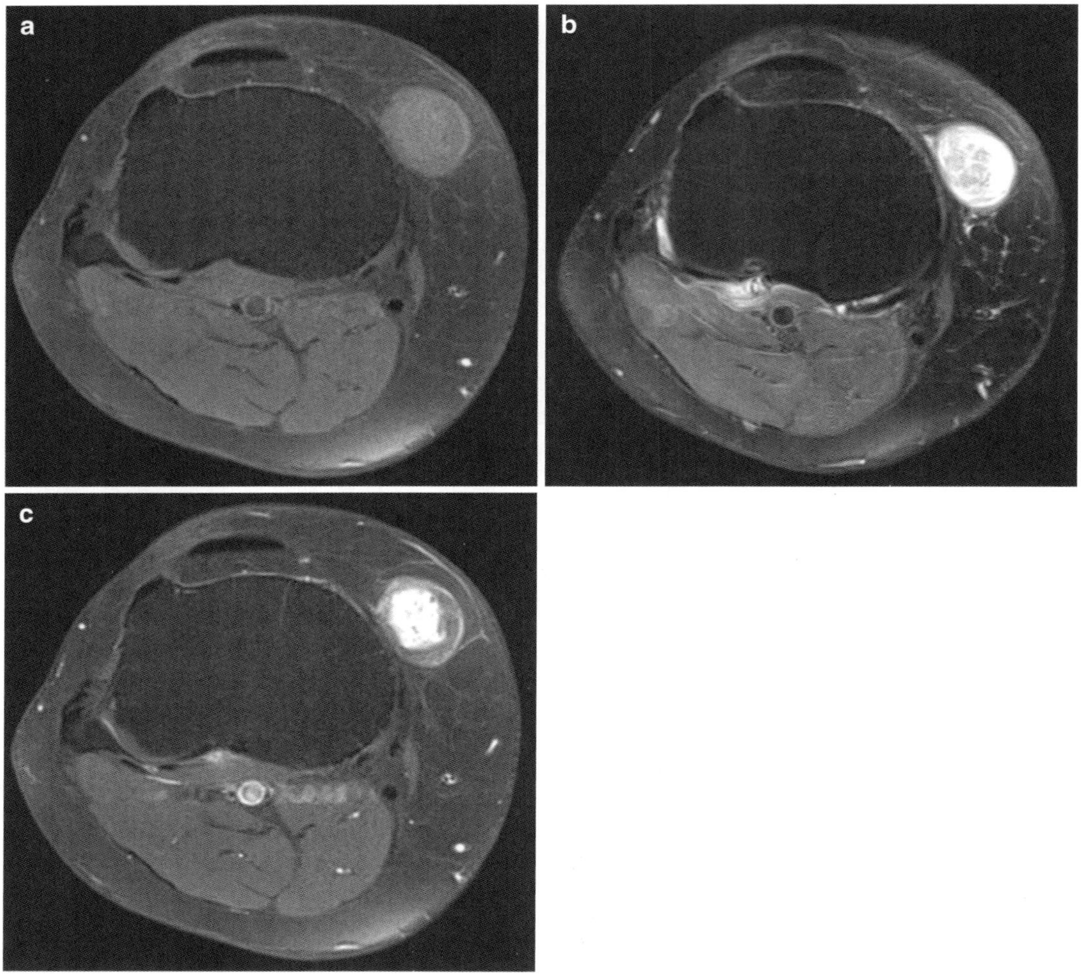

图 17.8 58 岁男性，右膝前内侧神经鞘瘤。(a)轴位 FS T1WI 显示病灶信号略高于皮下脂肪。(b)轴位 FS T2WI，可见中心低信号及外周高信号的靶样外观(靶征)。(c)增强后轴位 FS T1WI 表现为中心性强化。虽然靶征和中心性强化在神经纤维瘤中更常见，但是两者之间有很多重叠，神经鞘瘤可具有相同的信号特征和对比增强模式。

经节；以及主要神经干的皮下分支和内脏交感神经丛[76]。在膈下，丛状神经纤维瘤常位于腹膜后间隙和脊椎旁区。腹膜后好发部位是(双侧)腰大肌旁和骶前区。不太常见的是，位于腹腔近中线区和肠系膜上动脉起始部附近的腹膜后神经纤维瘤[6]。丛状神经纤维瘤累及胃肠道肠肌丛和胃肠道肠系膜较罕见。该部位的神经纤维瘤会引起疼痛、肠道出血和梗阻。病变局部神经增粗，可见大小不一的结节，尤其是 Auerbach 神经丛。最常见的部位是空肠，其次是胃[35]。

17.2.2.3 组织学

典型的局限性神经纤维瘤(表 17.3)是一种生长缓慢的良性肿瘤，有或无包膜[14,38,62]。神经纤维瘤与载瘤神经密切相关，呈纵向梭形生长，神经进出病变。由于神经纤维瘤不能与神经纤维分离，因此，外科手术切除需

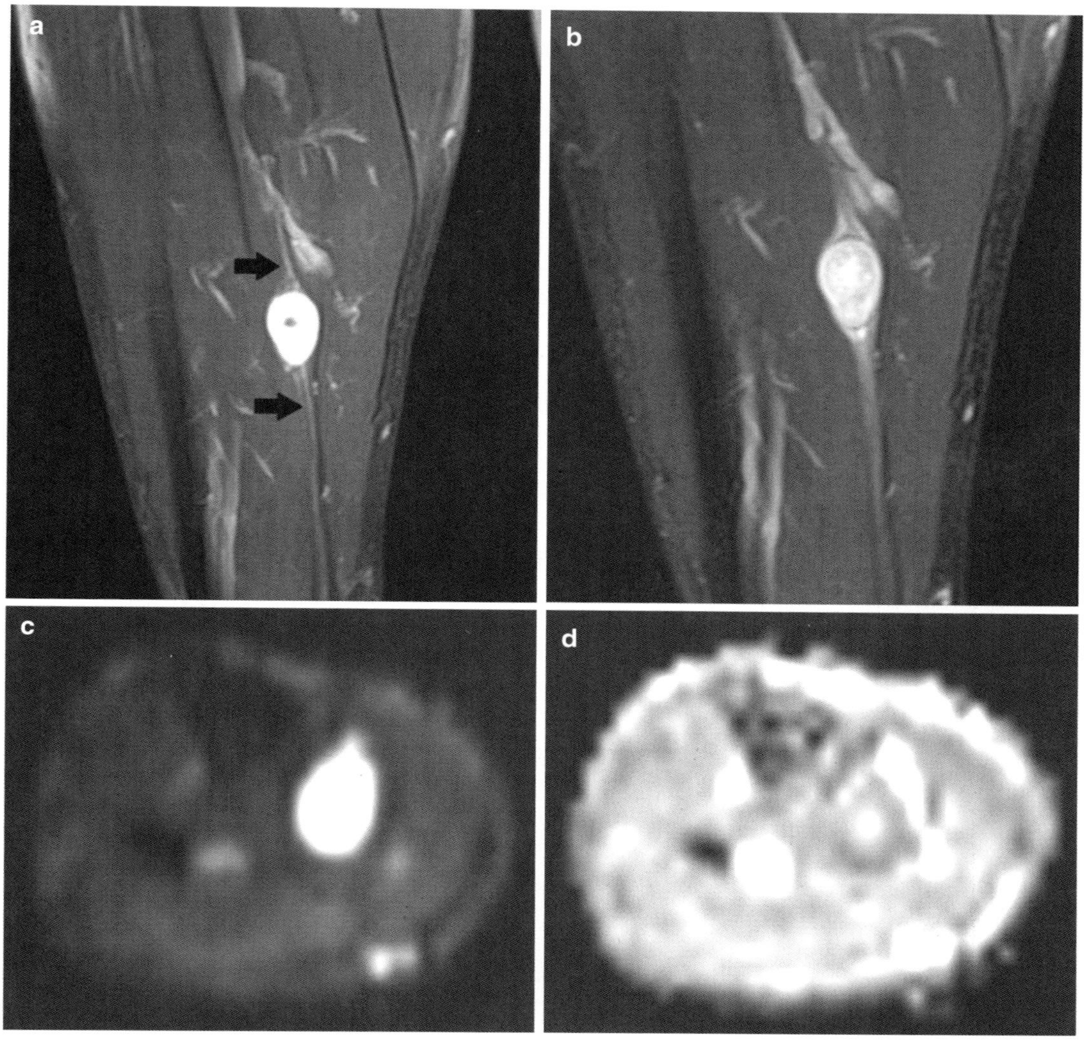

图 17.9　60 岁男性，右小腿陈旧性神经鞘瘤。(a)冠状位 FS T2WI 显示沿胫神经分布的梭形病变。可见进出的神经(尾征，箭头所示)。这些特征提示神经起源。(b)冠状位 FS T1WI，病变呈弥漫性强化。只有一小的中央区无强化，符合中央囊肿形成或坏死。(c)轴位 DWI，神经鞘瘤弥散受限。(d)轴位 ADC 图，病灶呈周边低信号，中央高信号，与长期存在的(陈旧性)神经鞘瘤中常见的中央囊肿形成表现一致。

要牺牲载瘤神经[22]。

与神经鞘瘤相反，大多数神经纤维瘤在大体上是实体瘤：囊性变、乏细胞区和黄色瘤样物质少见[76]。神经轴突可迂曲穿过肿瘤。与神经鞘瘤一样，神经纤维瘤也有黑色素生成能力，虽然罕见，但已有明确文献报道[38]。

丛状神经纤维瘤与大神经干的弥漫性增粗和扭曲有关。在神经干内部(偶尔也在神经干外部)可见无序生长的神经组织[62]。沿着神经束或干的路径可见多个肿块，受累神经呈不规则的圆柱形增粗[86]。梭形或球形神经纤维瘤沿受累神经走行，形成念珠样效应，有时也会形成类似特征的肿块[76]。

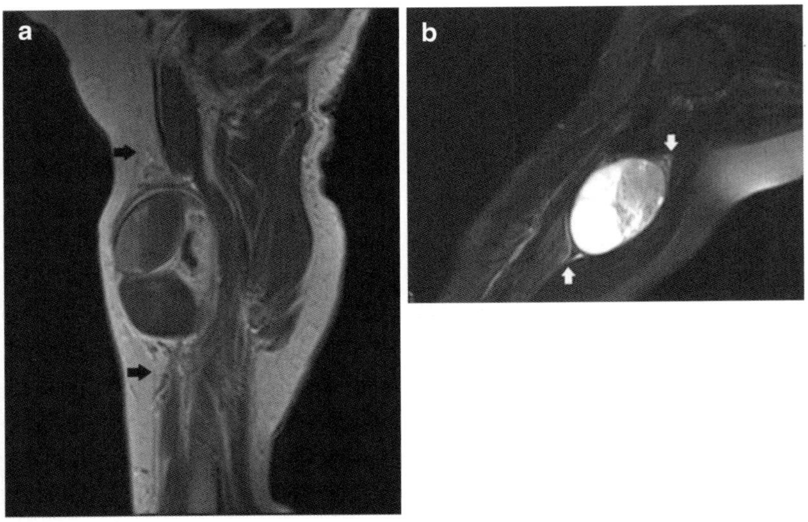

图 17.10　76 岁女性，右上臂陈旧性神经鞘瘤。(a)矢状位 T1WI 显示异质性梭形病变。可见进出的神经(尾征，箭头所示)。病变通过一层脂肪(脂肪分离征)与肱三头肌分离。(b)冠状位 FS T2WI 显示内部囊肿形成。同样，可见梭形形态和尾征(箭头所示)。

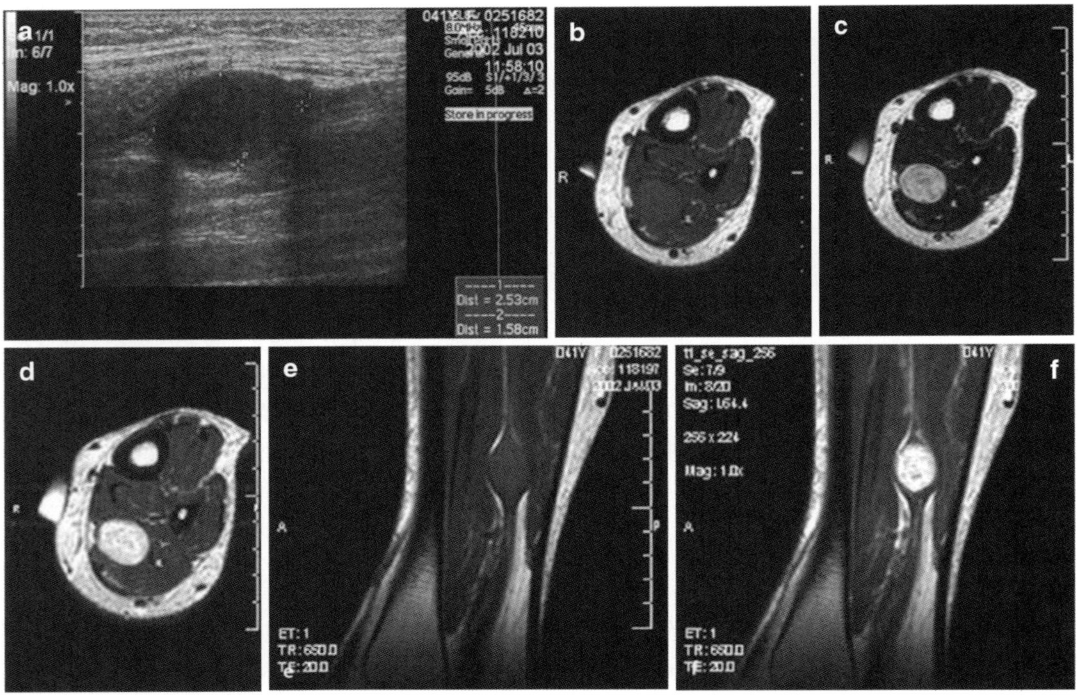

图 17.11　41 岁女性，左小腿屈肌表面的神经鞘瘤。(a)超声显示界限清晰的均匀低回声肿瘤，呈梭形，有进出神经(尾征)。(b)轴位 T1WI 显示边界清晰、均匀的肿块，与邻近的肌肉呈等信号。(c)轴位 T2WI，肿瘤呈高信号。可见单独的神经束(束状征)。(d)钆剂增强后，轴位 T1WI 呈均匀强化。(e)冠状位 T1WI 显示梭形肿块，可见尾征和脂肪分离征。(f)钆剂增强后，冠状位 T1WI 呈均匀强化。

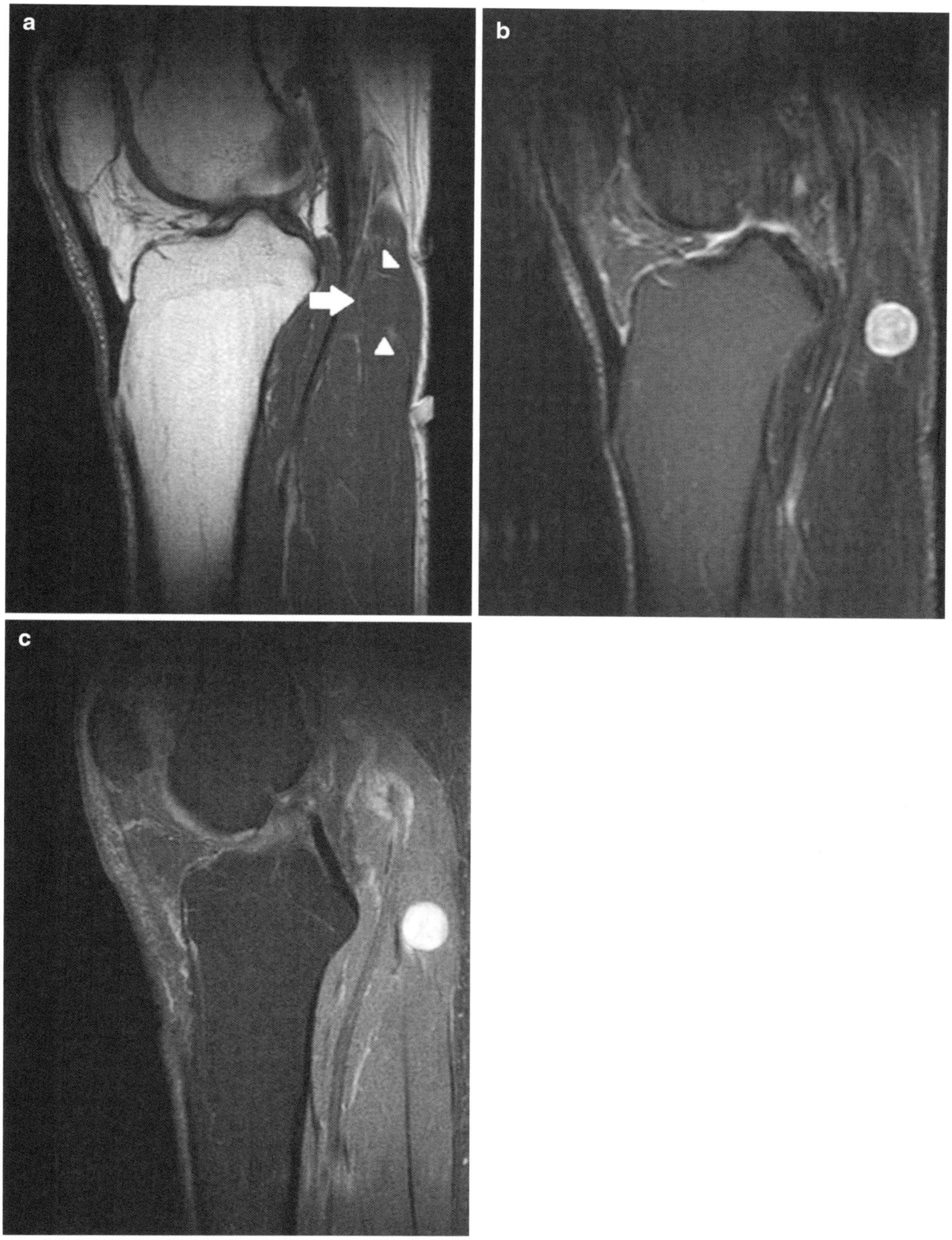

图 17.12　68 岁男性，左膝神经纤维瘤。(a)矢状位 T1WI，病变与周围的腓肠肌呈等信号。注意病变部分被一小圈脂肪包围，这被称为脂肪分离征(箭头所示)。也可见尾征(三角箭头所示)。(b)矢状位 FS T2WI，病灶显示靶征，周边高信号，中央等信号。(c)钆剂增强后，矢状位 FS T1WI 显示弥漫性中心强化，伴多个不规则的明显强化区。

表 17.3 神经鞘瘤和神经纤维瘤的病理学比较

	神经鞘瘤	神经纤维瘤
细胞类型	施万细胞	施万细胞和成纤维细胞
包膜	常有	常无
沿神经束延伸	局限性	浸润性生长
肿瘤形状	圆形或梭形	梭形
肿瘤局部解剖	偏心性	中心性
	推移神经束	包绕神经束
瘤内囊变	常见	罕见
瘤内坏死	常见	罕见
瘤内出血	常见	罕见
恶性变	非常罕见	更常见
血供	增厚的动脉，突出的静脉	无增粗动脉和静脉

多数神经纤维瘤周围区含有高含水量的黏液组织，而中央区含有更致密的胶原组织[86]。理解这一概念很重要，因为据推测，这是神经纤维瘤在US和MRI上呈所谓的“靶征”的组织学相关因素。

17.2.2.4 临床表现

孤立性神经纤维瘤表现为皮肤或皮下组织中相对无触痛的肿块。质地略韧，有弹性，可移动。尽管神经纤维瘤可有或多或少的色素沉着，皮肤中的孤立性神经纤维瘤常无与皮肤色素沉着相关的局部色泽改变。如果肿瘤沿着周围神经生长，其临床症状常与占位效应相关，这与神经鞘瘤相似[38]。与NF相关的神经纤维瘤的临床表现将在后文中讨论（见第17.4节）。

17.2.2.5 影像学特征

X线片

神经纤维瘤在X线片上的表现类似于神经鞘瘤。

US

与神经鞘瘤不同，局限性神经纤维瘤是均质的同心性病变，不会使相应的神经束成分移位，而是干扰它们。在横切图像上，有时可见由低回声边缘包裹高回声中心，而形成的靶征。这与神经纤维瘤的超微结构有关，神经纤维瘤的中央纤维胶原被周围黏液所包裹（图17.13）。大的病变往往突出于神经表面，无清晰的包膜[36,65,73]。

CT

在CT中，由于施万细胞、神经成分和脂肪细胞的存在，神经纤维瘤大多表现为低密度病变[57]。偶尔可见高密度区，这被认为是由成纤维细胞产生的胶原组织致密带所致[49]。在增强CT中，神经纤维瘤常呈轻微强化或无强化（图17.7）。

MRI

大多数神经纤维瘤与其他PNST有一些共同的影像学特征（表20.1）[1,3,42,57,71,84,100]。

MRI有助于鉴别神经纤维瘤和神经鞘瘤。然而，没有任何单一的MR影像学特征或影像学特征组合能够明确区分神经鞘瘤和神经纤维瘤（图17.12和图17.13）（表17.4）[1]。

特殊组织学类型的神经纤维瘤具有独特的MR影像学特征。

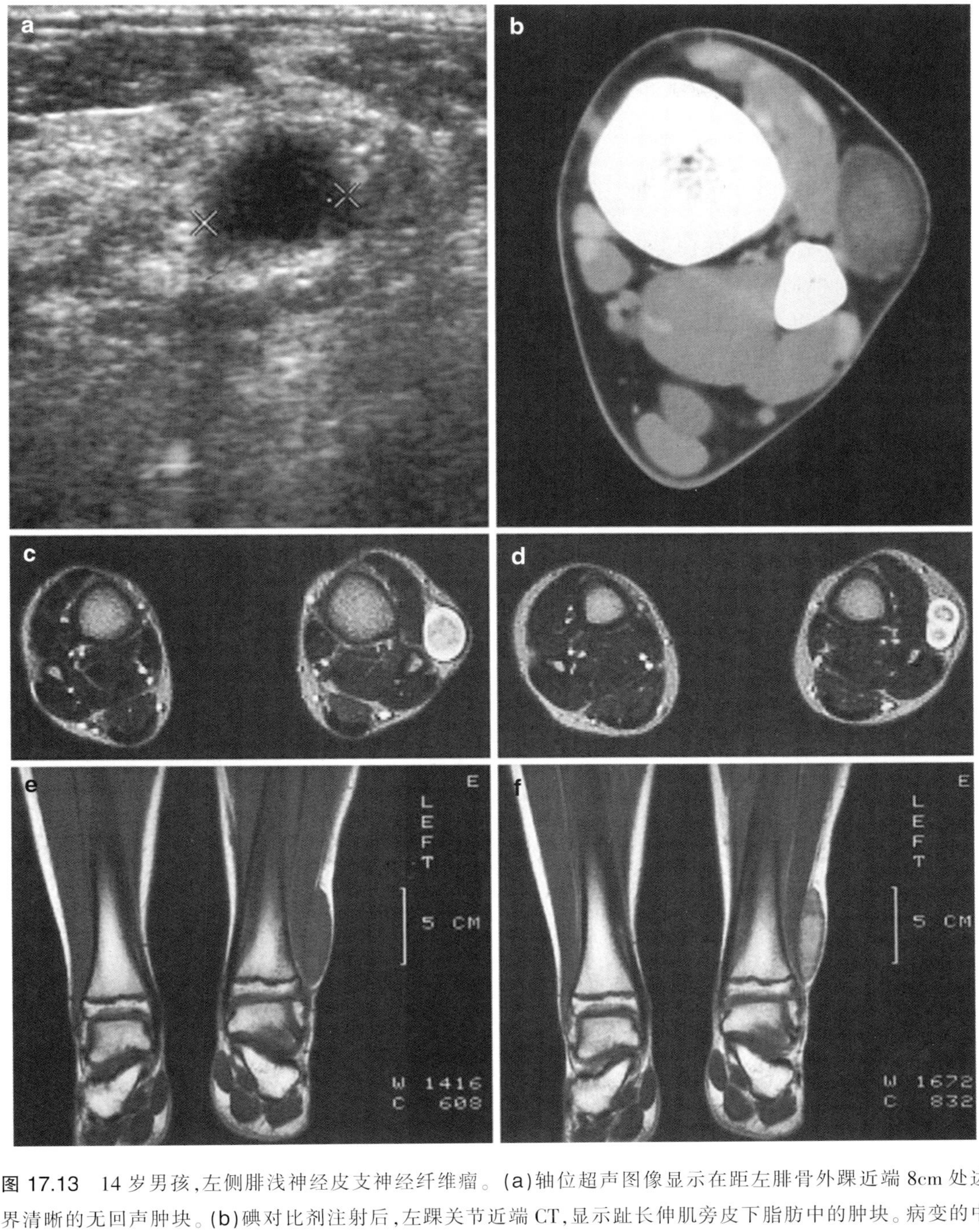

图 17.13 14 岁男孩,左侧腓浅神经皮支神经纤维瘤。(a)轴位超声图像显示在距左腓骨外踝近端 8cm 处边界清晰的无回声肿块。(b)碘对比剂注射后,左踝关节近端 CT,显示趾长伸肌旁皮下脂肪中的肿块。病变的中央部分的密度略高于周边(靶样外观)。(c)距踝关节近端 7cm 的 T2WI,证实了靶样外观,具有等高信号的中心区被极高信号的边缘所包围。(d)距踝关节近端 3cm 的轴位 T2WI,病变下部可见分叉。(e)冠状位 T1WI 显示肿瘤相对于肌肉呈等信号。(f)钆剂增强后,冠状位 T1WI,肿瘤呈中心性强化。

弥漫性神经纤维瘤表现出与孤立性神经纤维瘤相似的信号和增强特征，但是其常界限模糊，并沿结缔组织间隔和脂肪组织之间弥漫扩散。弥漫性神经纤维瘤常累及皮下组织，直至筋膜水平[15]。

丛状神经纤维瘤表现为多结节病变，累及多根神经分支，形成迂曲“虫袋”样结构（图17.14）[1]。根据其位置，丛状神经纤维瘤可位于深部，也可位于浅表，或者两者兼而有之[57]。浅表神经纤维瘤可在MRI上类似静脉畸形，可能需要MRA或多普勒超声评估来进一步鉴别[3,84]。

17.2.3 其他良性神经鞘膜肿瘤

17.2.3.1 神经束膜瘤

神经束膜瘤是一种罕见的生长缓慢的良性病变，其发病率可能被低估[66,72]。好发于儿童和年轻人[9,61]。神经束膜瘤与神经纤维瘤病无关[60]。

传统上将神经束膜瘤分为神经内和神经外神经束膜瘤。神经内神经束膜瘤最常见的部位是坐骨神经或其分支（21%~47%），其次是尺神经、桡神经（12%~17%）和正中神经（6%~11%）[9,61]。神经外神经束膜瘤最常见的表现是软组织和皮肤中的无痛性结节。在本章中，我们将重点讨论神经内神经束膜瘤。

神经束膜瘤完全由神经束膜细胞组成，其超微结构和免疫组化特征与正常的神经束膜细胞相似。神经束膜细胞排列成同心圆状围绕中央轴突和施万细胞，在横断组织切片上形成“洋葱头”样结构[9,60]。

表17.4 PNST的影像学特征

	神经鞘瘤	神经纤维瘤	恶性周围神经鞘膜瘤
CT特征			
平扫	低密度	低密度	低密度
对比增强	弥漫性强化（除坏死或囊性区域）	中心强化	明显周边强化
MRI特征			
T1WI	低信号	低信号	不均匀，整体低信号
T2WI	高信号	高信号	不均匀，整体高信号
	靶征（不常见）	靶征（常见）	靶征（罕见）
	束状征（不常见）	束状征（常见）	束状征（罕见）
钆增强T1WI	弥漫性强化（除坏死或囊性区域）	中心强化	明显非均匀强化
动态增强模式	常延迟	常延迟	常早期动脉
弥散成像	最小ADC值高（$>1.1\times10^{-3}mm/s^2$） 神经束示踪图：神经束接近正常或部分受损	最小ADC值高（$>1.1\times10^{3}mm/s^2$） 神经束示踪图：神经束接近正常或部分受损	最小ADC值低（$>1.1\times10^{3}mm/s^2$） 神经束示踪图：神经束部分或完全中断
磁共振波谱分析	三甲胺分数通常<50%	三甲胺分数通常<50%	三甲胺分数通常>50%
^{18}F-FDG PET/CT特征			
SUV_{max}	低（2~3）	低（2~3）	增高（3~4）

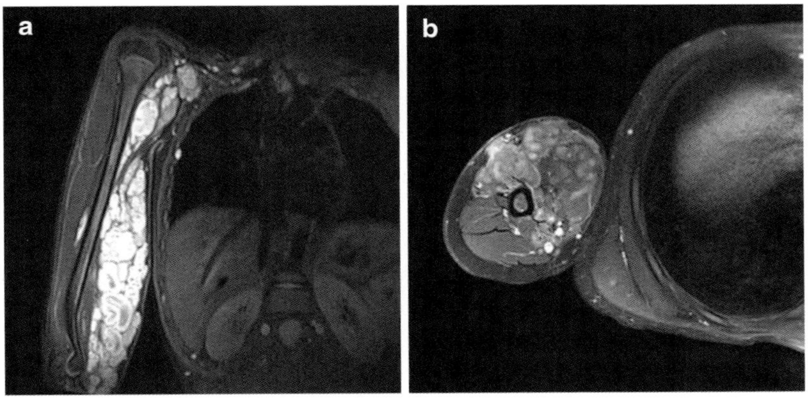

图 17.14　1 型神经纤维瘤病(NF1),3 岁女孩,右上臂丛状神经纤维瘤。(a)冠状位 FS T2WI 显示一个类似"虫袋"的多结节病变,可见多个靶征(中心低信号,周围高信号)。(b)钆剂增强后,轴位 FS T1WI,中央强化的多结节肿块。

在早期的报道中,大多数作者将神经束膜瘤描述为可能与创伤有关的反应性或炎性过程,因此,该实体瘤的历史名称具有误导性,包括间质性肥大性神经炎、局限性肥大性神经病和肥大性神经纤维化[72]。

临床上,神经束膜瘤表现为缓慢进展性或静止性的单神经病变,包括四肢无力、肌电图上的去神经支配征象及随之而来的肌肉萎缩[9,61,72]。

在横切面超声成像中,受神经束膜瘤影响的神经明显增粗,包含大的、增厚的低回声束[69]。

在 MR 成像上,受累的神经在 T1WI 上呈等低信号,在 T2WI 上呈不均匀性高信号,并有明显强化。神经近端的直径逐渐增大,远端逐渐变细[3,84,93]。在轴位和纵向 MR 神经成像(MRN)图上,神经束的结构一般保持不变,各个神经束呈均匀增粗,形成蜂窝状外观[51]。常见的相关表现包括去神经支配水肿、萎缩和依赖肌群的脂肪变性[100]。受累的神经显示表观扩散系数(ADC)增加,各向异性分数(FA)值降低[63]。虽然影像学特征可类似于其他神经源性良性肿瘤,但结合缓慢进展的单神经病变、患者年轻和缺乏已知的肿瘤综合征,可提示诊断(图 17.15)。

17.2.3.2　颗粒细胞肿瘤

颗粒细胞肿瘤(GCT),又称 Abrikossoff 瘤,是一种罕见的具有神经外胚层分化的良性肿瘤。胞质由含大量嗜酸性颗粒的大细胞组成[32]。

良性 GCT 最常见于 30~60 岁的成人。男性比女性更多见,比例为(2~3):1,在非裔美国人中也更普遍[50]。

良性 GCT 几乎可以发生于任何部位。常位于头部和颈部,包括舌。乳房、胸壁和四肢近端也可受累。良性 GCT 常累及皮肤或皮下组织,但也可累及胃肠道和呼吸道等内脏器官。深部肌肉内很少累及,常与中小神经密切相关[50,53]。

虽然大多数良性 GCT 是孤立的,但高达 10%的 GCT 是多灶性的,可能与 Noonan 综合征有关。多灶性良性 GCT 可以是区域性的,也可累及多个部位器官[81]。

良性 GCT 的 MRI 特征是非特异性的,与其他良性 PNST 相似[8,89,93](表 17.2)。

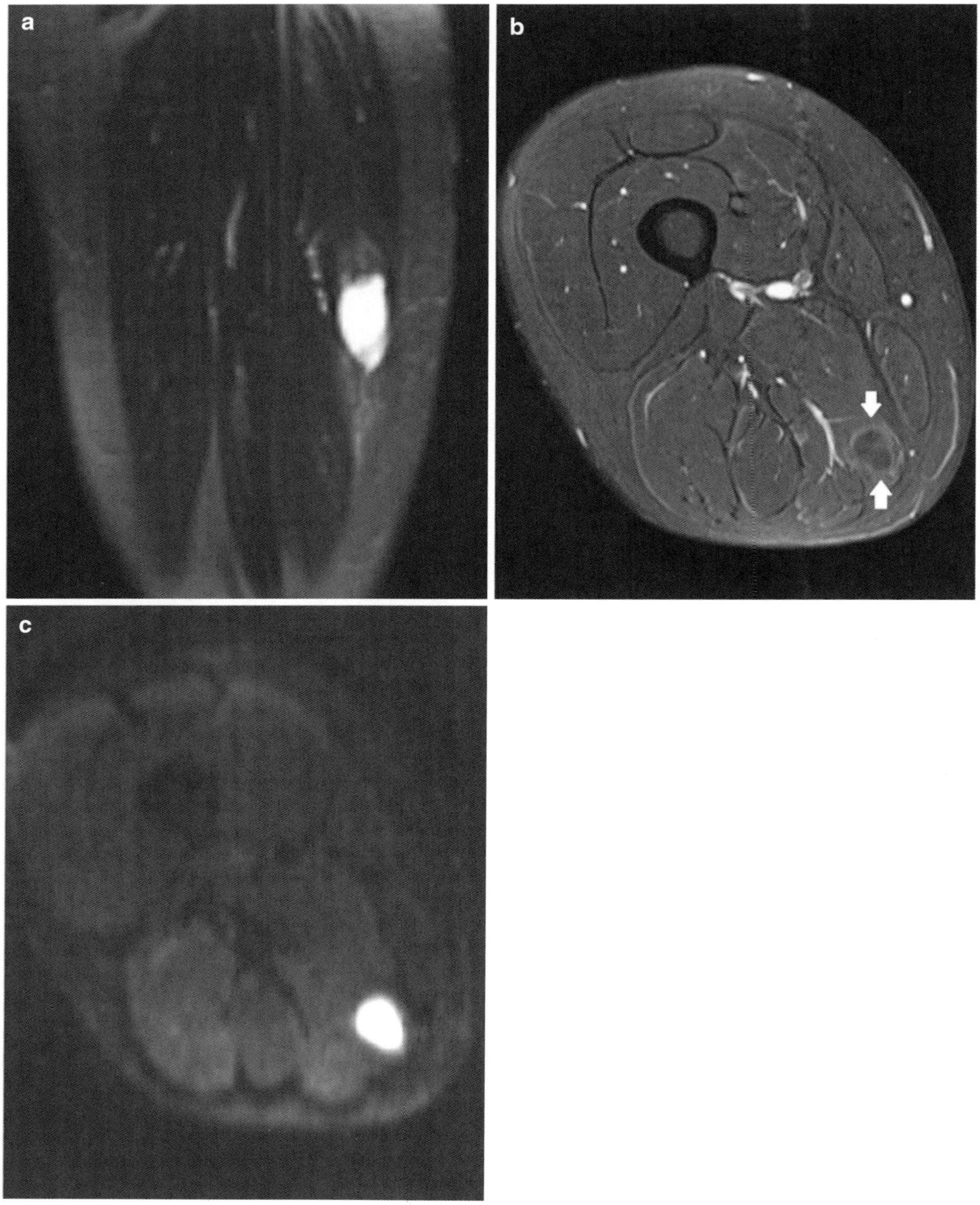

图 17.15　54 岁女性，右腿黏液样神经束膜瘤。(a)冠状位 FS T2WI 呈梭形的高信号肿块。(b)钆剂增强后，轴位 FS T1WI 呈轻微的周边强化(箭头所示)。提示为黏液样性质。(c)DWI 显示弥散受限。

恶性 GCT 在 T1WI 和 T2WI 上与肌肉相比，呈等低信号[88,89]。提示恶性 GTC 的其他特征包括侵犯邻近结构，尺寸>4cm，并与主要神经干相关[8]。

17.2.3.3 混杂性神经鞘肿瘤

混杂性神经鞘肿瘤是一种罕见的良性PNST,具有一种以上的常规神经鞘膜肿瘤类型(神经纤维瘤、神经鞘瘤、神经束膜瘤)的综合特征[74]。

最常见的是混杂性神经鞘瘤/神经束膜瘤,迄今已报道了约 50 例。混杂性神经鞘瘤/神经束膜瘤与神经纤维瘤病无关, 很少复发[39]。

一种罕见的混杂性神经鞘肿瘤是混杂性神经纤维瘤/神经鞘瘤,目前仅约 10 例被报道[30]。由于这些肿瘤可能发生在 1 型和 2 型神经纤维瘤病中,尤其是神经鞘瘤病,因此,将这些肿瘤识别为独立的 PNST 实体可能对这些神经皮肤综合征的诊断标准有重要意义[37]。

17.2.3.4 良性蝾螈瘤

良性蝾螈瘤(也称为神经肌肉错构瘤、神经肌肉迷芽瘤或神经横纹肌瘤)好发于婴儿或儿童期。最常见于大的周围神经干周围,如坐骨神经或臂丛神经。很少表现为起源于三叉神经或面神经的颅内病变[13,90]。组织学上,良性蝾螈瘤的特征是由分化的骨骼肌、神经纤维和致密纤维带混合组成[32]。

MRI 上,良性蝾螈瘤在 T1WI 上呈低信号,在 T2WI 上呈高信号。钆剂增强后,呈轻微、相对均匀的强化。偶尔,可以识别出囊性成分[13]。

17.2.3.5 真皮神经鞘黏液瘤

真皮神经鞘黏液瘤(DNSM)是一种良性PNST, 常发生于皮肤或皮下组织中,常具有多结节生长模式。最常见于四肢,尤其是手指。DNSM 由小叶状排列的梭形施万细胞嵌入黏液基质中组成。尽管 DNSM 常被称为神经鞘瘤的黏液样变异型,但有令人信服的证据表明,两者在临床和生物学上有所不同[32]。

17.2.3.6 孤立性局限性神经瘤

孤立性局限性神经瘤(SCN)是由施万细胞、轴突和神经束膜成纤维细胞组成的良性 PNST[32]。它们最常发生于 30~70 岁。头颈部皮肤和口腔黏膜是主要的受累部位,不到 10%的肿瘤发生在躯干、四肢和阴茎龟头[46]。

17.2.3.7 异位脑膜瘤

异位脑膜瘤是完全发生在颅内和椎管内解剖区域之外的脑膜上皮肿瘤,这些区域常含有脑膜上皮细胞[32]。

异位脑膜瘤可以发生在任何年龄,发病高峰出现在 10~20 岁和 40~70 岁。女性略占优势[52]。

超过 90%的异位脑膜瘤发生于头颈部,尤其是颅骨、鼻窦、口咽、中耳、头皮、腮腺和颈部。根据定义,必须仔细排除颅内或椎管内成分[32]。

17.2.3.8 鼻神经胶质异位症

鼻神经胶质异位症(NGH)是一种成团的成熟异位神经胶质组织, 分离自颅腔,最常出现在鼻腔内及其周围[32]。

大多数患者为新生儿,超过 90%的病例在 2 岁前确诊[87]。成人病例也有罕见报道[70]。

鼻外 NGH 表现为光滑的无弹性皮下肿块,常位于鼻背。鼻内 NGH 表现为鼻塞或鼻畸形[70]。NGH 也可能发生在其他部位,如鼻窦、鼻咽、咽、舌、腭、扁桃体和眼眶。有时被称为面部神经胶质瘤[4]。

NGH 是一种无包膜的病变。它由被血管化纤维结缔组织带分隔的大小不一的胶质组织岛组成。胶质组织可与胶原蛋白相融合，有时会掩盖诊断。偶见星形胶质细胞增大或多核。神经元很少或不缺乏。无核分裂象[70]。

17.3 恶性周围神经鞘膜瘤

17.3.1 流行病学

恶性周围神经鞘膜瘤(MPNST)约占所有恶性软组织肿瘤的8%[65]。MPNST的平均发病年龄为42岁，80%发生于17~70岁[47]。在单发的MPNST病例中，性别比例大致相等，而在NF1组中，男性MPNST的发病率是女性的4倍。尽管高达50%的MPNST与NF1相关，但只有10%的NF1患者进展为MPNST[38,62]。

MPNST也可为放射治疗的延迟并发症。一项研究显示，11%的MPNST是放疗后肉瘤，平均潜伏期为5~40年[21]。

17.3.2 局部解剖学

MPNST好发于四肢近端和躯干。常累及颈部和四肢近端的大神经(包括坐骨神经、臂丛和骶丛)及腹膜后、纵隔和内脏(图17.16)[62]。

17.3.3 组织学

MPNST是一种起源于神经鞘膜组织、呈局部浸润生长并可发生转移的恶性肿瘤。可发生于固有神经或继发于先前存在的神经纤维瘤。据估计，NF1中5%~13%的神经纤维瘤最终会发生恶变。相反，神经鞘瘤的恶变极为罕见[38]。

MPNST在显微镜下表现为界限清楚的多结节肿块，具有类似于纤维肉瘤的条束状结构。界限清晰的细胞密集区和疏松区呈交替性分布，形成大理石样外观。肿瘤内常见坏死区。异源性分化很常见，形成包括骨、软骨、骨骼肌(成横纹肌细胞)和上皮(腺上皮或鳞状上皮)等异源成分。伴有成横纹肌细胞分

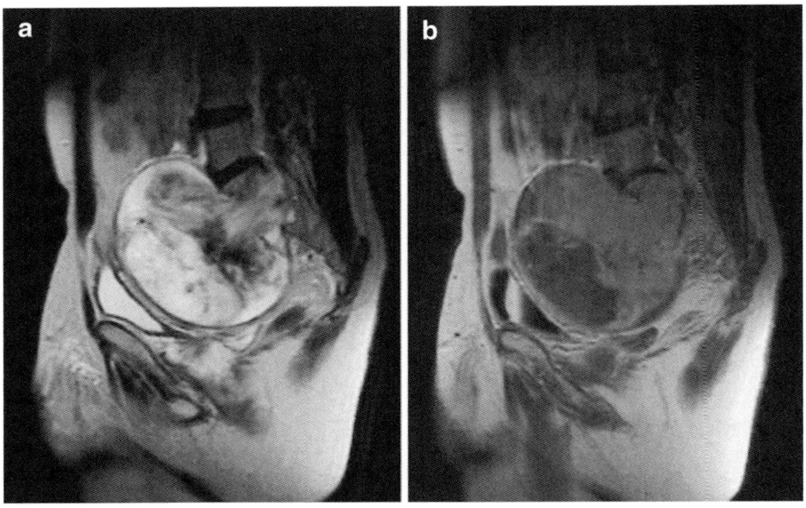

图17.16 57岁男性，骶前MPNST。(a)矢状位T2WI显示一个蘑菇状肿瘤，其蒂从右侧S1–S2椎间孔延伸到骶前间隙。肿瘤结构和信号非常不均匀。(b)钆剂增强后，矢状位T1WI呈轻度不均匀强化。膀胱受压变扁，并向前移位，其内可见“层样征”。

化的 MPNST 也被称为恶性蝾螈瘤[21,24,65,102]。这些肿瘤常与 NF1 相关[97]。

17.3.4 临床表现

与其他肉瘤一样,MPNST 表现为渐进性生长的肿块,常在确诊前几个月被发现。但缺少早期临床症状。

神经纤维瘤发生肉瘤样变时无特异性临床表现。虽然疼痛可能预示着恶性肿瘤,但它也是良性神经纤维瘤的一个非常常见的特征。因此,疼痛的存在不能作为恶性肿瘤的指征。源自主要神经的 MPNST 也可引起感觉或运动神经缺失的其他症状,如感觉异常和乏力[21]。

在 NF1 背景下,先前存在的神经纤维瘤突然增大,应高度怀疑恶变,应立即进行影像学检查。当影像学表现提示为侵袭性病变时,应进行活检以排除恶变[62]。一般原则是,在没有事先进行影像学检查的情况下,不得进行活检。MPNST 发生于 NF1 患者时,死亡率较高,5 年生存率较低,仅为 15%~30%,而单发型患者的 5 年生存率可达 75%[24]。

MPNST 具有侵袭性,手术切除后可局部复发。肿瘤转移导致了大部分与疾病相关的死亡,转移常在初次诊断后 2 年内发生,最常见于肺部,其次是其他部位,如肝脏、皮下组织和骨骼等[62]。

17.3.5 影像学特征

17.3.5.1 X 线片

X 线片显示骨侵袭和破坏并不一定意味着相邻肿瘤为恶性,良性神经鞘膜肿瘤也可有类似的表现[76]。由于 NF1 可发展为 MPNST,当 NF1 患者出现骨质改变时,需要立即做进一步检查。

17.3.5.2 US

在超声上,小的 MPNST 常表现为与周围神经相连的不均匀、低回声梭形肿块。虽然部分病变具有由不规则增厚的神经外鞘片段形成的高回声假包膜,但其余病变的边缘模糊。沿受累神经生长类似于良性 PNST。随着体积增大,异质性变得更加明显,可发现异位组织区,如低回声软骨、高回声骨形成或(假)腺体组织。多普勒超声常呈肉瘤型无序富血管模式。这种新生动脉血管具有高流速的多普勒表现,在肿瘤不同区域表现出不同流速和频谱波形。阻抗指数可能相当低,提示有动静脉分流。MPNST 的典型特征是螺旋状的新生血管。这些新生血管常从肿瘤的近端或远端进入 MPNST[36,57,73]。

17.3.5.3 MRI

传统解剖性MRI

在常规解剖性 MRI 中,大多数恶性 PNST 与良性 PNST 具有一些相同的影像学特征(表 17.2)。在 T1WI 上,尽管在某些情况下可见对应于出血的高信号区并强烈提示为恶性肿瘤,但其常与肌肉呈等信号。在 T2WI 上,恶性 PNST 呈不均匀高信号。然而,在鉴别良性和恶性神经鞘瘤时,必须谨慎看待异质性,因为良性的陈旧性神经鞘瘤常可伴内部囊性改变和钙化,从而导致异质性[1]。MPNST常缺乏靶征和束状征[16,84]。由于其更具浸润性的生长模式,它们往往形状不规则和边缘模糊。

高度提示 MPNST 的其他特征包括:尺寸大(>5cm)、边缘强化、瘤内囊变、无包膜及脂肪层或邻近结构受侵(图 17.17 至图 17.19)。

不均匀且边缘为主的强化更提示恶性

PNST，而中央性强化是良性 PNST 更特异性的表现[96]。

与良性 PNST 相比，恶性 PNST 极少被神经外膜包裹[65,71]。在巨大神经鞘瘤中，巨大的肿瘤可能会使包膜变得非常薄，因此，包膜很难识别。此外，快速增长的恶性肿瘤可能对邻近的结构施加压力，形成由压缩的纤维和结缔组织、正常组织、血管组织和炎性组织构成的假包膜[94,103]。

在大多数良性 PNST 中见到的脂肪分离征，在大多数恶性 PNST 中常不完整，这反映了其浸润性生长模式。

需要再次强调的是，任何单一的影像特征或组合特征能够可靠地区分恶性和良性 PNST[1]。良性丛状神经纤维瘤可突然增大，表现为不规则、分叶状、浸润性肿块。任何体积较大的肿瘤都可能会发生坏死和出血。在影像上表现为均质且局限性肿块的肿瘤，在组织学上可能是恶性 PNST。评估 NF1 患者神经源性肿块的良、恶性尤其困难；这些患者中有相当一部分将在经过 10 年，甚至长达 20 年的潜伏期后可发展为恶性 PNST[23]。

功能性MRI

最近，在常规 MRI 中增加功能性 MRI 序列，包括弥散加权成像（DWI）和动态对比增强（DCE）MRI，被认为是一种有助于评估 PNST 的方法[25,68]。

表观扩散系数（ADC）映射图允许对DWI进行半定量分析。恶性 PNST 的 ADC 值往往低于良性 PNST，这是由于细胞密度增加导致的弥散受限[16,20]。由于良性和恶性 PNST 中存在细胞异质性，最小 ADC 值似乎比平均 ADC 值更能预测恶性肿瘤。然而，细胞密度高的良性 PNST，包括细胞性神经鞘瘤，也可产生较低的最小 ADC 值（图 17.9）[20,84]。

大多数研究弥散的作者实际上专注于弥散张量成像（DTI）和纤维示踪图，这是一种基于神经纤维束的各向异性在体内重建神经纤维束走行路径的 MRI 技术[68]。良性 PNST 往往表现为部分神经纤维束中断或接近正常形态，而恶性 PNST 可导致部分或全部神经纤维束中断。然而，在退变性神经鞘

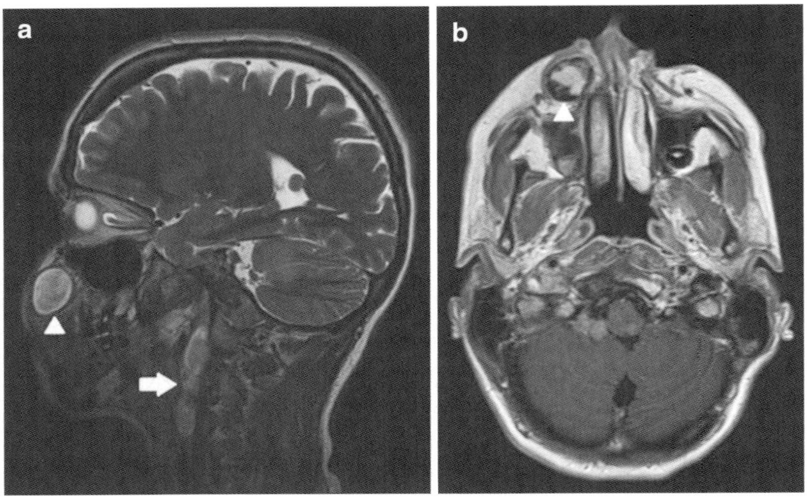

图 17.17　31 岁 NF2 女性患者，面部 MPNST。(a)矢状位 T2WI 显示界限清晰的肿块，见靶征（周围高信号，中心等信号）（三角箭头所示）。还应注意椎孔中的多分叶肿块（箭头所示）。(b)钆剂增强后的轴位 T1WI 呈不均匀性强化（三角箭头所示）。

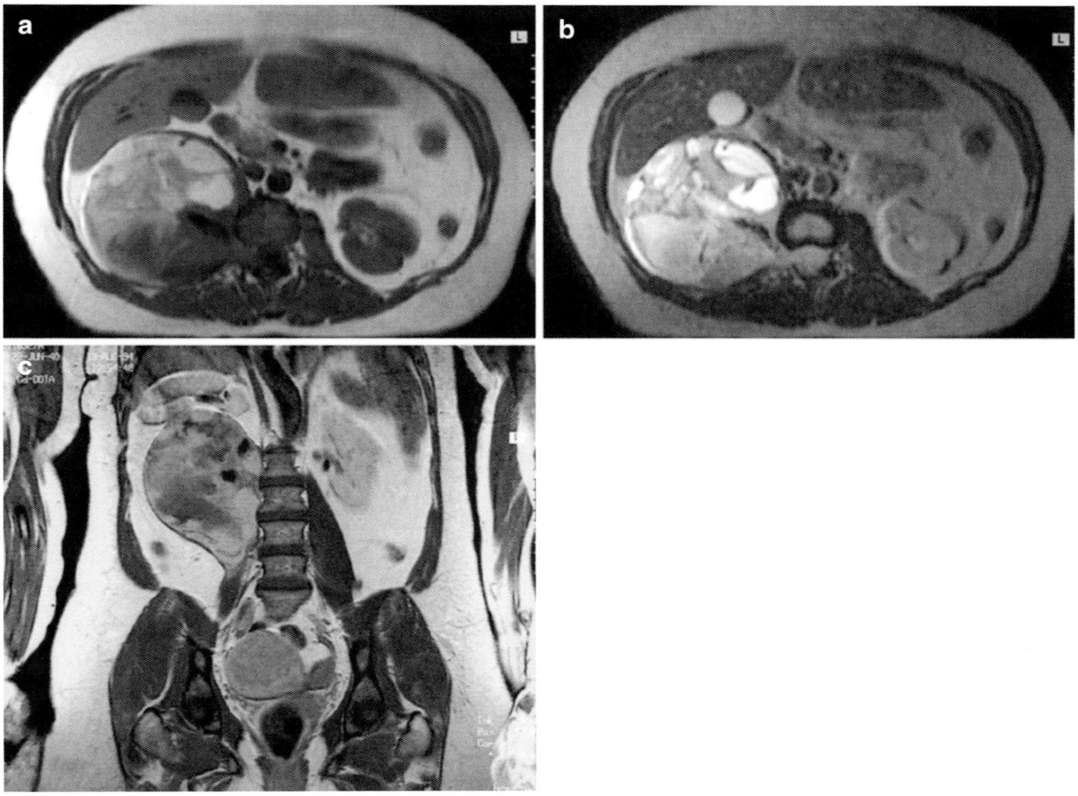

图 17.18　54 岁女性，腰大肌旁 MPNST。(a)轴位 T1WI 显示肿瘤来自右侧 L1–L2 椎间孔。(b)轴位 T2WI 显示肿瘤明显不均匀，具有不同信号强度的成分。(c)钆剂增强后，冠状位 T1WI 呈不均匀性强化。

瘤和丛状神经纤维瘤中也可见全部神经纤维束中断[17]。术前 MR 神经纤维束成像使外科医生能够告知患者手术切除的预计范围和神经功能的可能损害，并更好地规划手术入路，以安全有效地进行手术切除[12,80,83]。

各向异性分数(FA)可以对 DTI 进行半定量分析，并与轴突和髓鞘完整性相关。在外周神经中，FA 值为 0.3~0.7，两侧变化很小。多项研究表明，受 PNST 累及的神经 FA 值明显低于未受累的对侧神经[17]。

在 DCE MRI 中，恶性 PNST 比良性PNST 更常表现出动脉早期强化(50%比 11%)[20]。

代谢性MRI

质子磁共振波谱(MRS)可对 PNST 进行代谢性 MR 成像。通过 MRS 检测三甲胺(TMA)和含胆碱化合物的信号已被确定为恶性疾病的一个有价值的指标[27]。尽管 MRS 已被广泛用于表征脑肿瘤，但用于评估肌肉骨骼病变，特别是 PNST 方面的研究很少[28,85]。Fayad 及其同事最近使用 3T MRS 来表征 PNST。他们发现，有无 TMA 信号的定性解读似乎对于恶性疾病的诊断具有高灵敏性(100%)，但特异性差(50%)。然而，使用 50%的定量 TMA 分数阈值可将特异性提高到 72.2%[29]。

17.3.5.4　核医学

据报道，^{18}F–FDG PET/CT 是鉴别良性神经纤维瘤和恶性 PNST 的一种良好但不完善的影像学方法。定性 PET 评估，包括

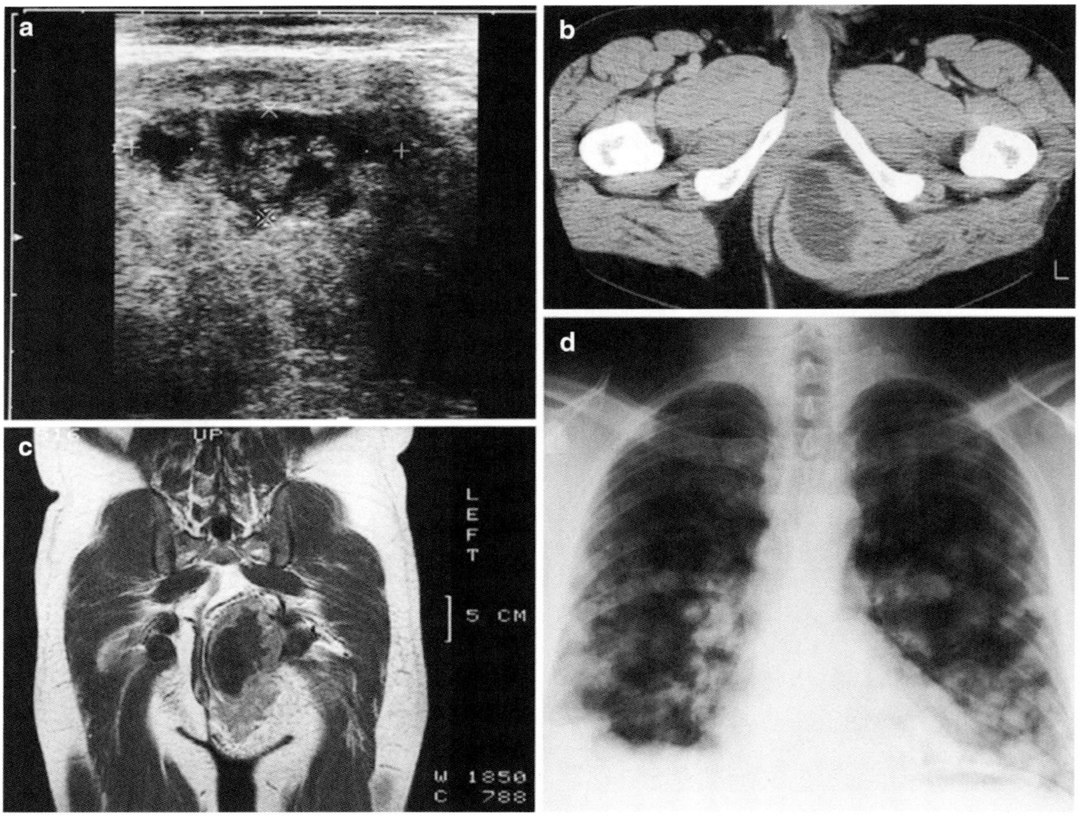

图 17.19 45 岁男性,左侧坐骨直肠窝 MPNST。(a)左侧臀部 US 显示位于臀大肌深部的不均质肿瘤。瘤内低回声区可能为坏死部分。(b)碘对比剂增强后骨盆 CT,进一步证实了 US 发现。(c)钆剂增强后,冠状位 T1WI 呈周边性强化,而中心坏死部分无强化。(d)10 个月后的胸部 X 线片显示肺内多发转移。

对病变内代谢活动的视觉评估,已经被证明有良好的敏感性(89%~100%)和特异性(72%~95%)。然而,一套关于精确视觉判读的明确标准从未得到验证[18]。在定量 PET 评估中,通过最大标准摄取值(SUV_{max})来测量组织的代谢活性。多年来,已经提出了多个 SUV_{max} 临界值(1.5~6.1)以最好地检测和鉴别 NF1 患者的良、恶性病变[10,11,18,77,79,91,95]。定量摄取阈值范围较宽可能是由采集方案、设备性能和分析方法的差异导致。因此,定量必须在特定中心的 ROC 分析背景下进行解释[18]。

目前已尝试对 PET 采集和成像后分析进行一些修改,以改善检测性能,特别是通过增加延迟 PET 成像(给药后 4 小时)和将病变 SUV_{max} 与正常肝活性标准化[18,79,95]。

17.4 神经纤维瘤病

PNST 代表了一组遗传性疾病的基本临床表现,被称为神经纤维瘤病[75]。目前,被广泛认可的 3 种神经纤维瘤病的类型是:1 型神经纤维瘤病(NF1)、2 型神经纤维瘤病(NF2)和神经鞘瘤病[45](表 17.5)。

表 17.5 1 型神经纤维瘤病、2 型神经纤维瘤病和神经鞘瘤病的比较

	1 型神经纤维瘤病(NF1)	2 型神经纤维瘤病(NF2)	神经鞘瘤病
发病率	1:3000	1:(25 000~40 000)	1:(40 000~1 500 000)
遗传特征	常染色体显性遗传;50%新突变	常染色体显性遗传;50%新突变	主要为新突变;常染色体显性遗传罕见
染色体	17	22	22
标志性影像表现	神经纤维瘤	前庭神经鞘瘤	周围型神经鞘瘤

17.4.1 1 型神经纤维瘤病

NF1 以前被称为 von Recklinghausen 病,是最常见的神经纤维瘤病,发病率为 1/3000。NF1 的发病年龄早于 NF2 或神经鞘瘤病,到 8 岁时,97%的患者符合 NF1 的诊断标准[58]。

NF1 为常染色体显性遗传,50%的病例表现为新的或散发的突变。NF1 基因位于 17q11.2,编码肿瘤抑制神经纤维瘤蛋白[58]。

NF1 的诊断主要基于临床诊断。如果满足以下 2 项或以上标准,即可诊断为 NF1[64]。

- 具有 6 个或以上的牛奶咖啡斑:青春期前期的最大直径>5mm,青春期后期的最大直径>15mm。
- 两个或多个任何类型的神经纤维瘤或一个丛状神经纤维瘤。
- 腋窝或腹股沟区域的雀斑。
- 视神经胶质瘤。
- 两个或多个虹膜错构瘤(Lisch 结节)。
- 特征性骨病变,如蝶骨发育不良、伴或不伴假关节形成的长骨皮质变薄。
- 一级亲属(父母、兄弟姐妹,子女)患有符合上述诊断标准的 NF1。

NF1 的标志性影像学表现是神经纤维瘤。三种类型的神经纤维瘤(局限性、弥漫性和丛状)都可与 NF1 有关(图 17.14 和图 17.20)。只有少数局限性或弥漫性神经纤维瘤的患者会受到 NF1 的影响[62]。在 NF1 的情况下,局限性神经纤维瘤往往更大、更多,且更常位于深部[65]。相反,丛状神经纤维瘤是 NF1 的标志性病变,尽管作为孤立性病变时,其并不能确诊为 NF1。1/3 的 NF1 患者表现为丛状神经纤维瘤[62]。

虽然被认为是良性肿瘤,但神经纤维瘤,尤其是丛状神经纤维瘤,可具有局部侵袭性,并可发生恶变。大约 10%的 NF1 患者会发展成恶性 PNST,因此,需要密切监测[45,58]。由于没有任何辐射暴露,全身 MRI 可用于丛状神经纤维瘤患者的连续随访。它还可以在 T2WI 上评估局部肿瘤范围和全身肿瘤负荷。^{18}F-FDG PET/CT 对 MPNST 的检测敏感性高,但特异性较低,应在 PNST 可能发生恶变的情况下使用[2,78]。

与非 NF1 患者的 MPNST 相比,NF1 患者的 MPNST 发病年龄更早,且坏死/囊变发生率更高[16]。在 NF1 背景下,MPNST 患者的生存率明显较低,NF1 显然是一个独立的预后不良因素[62]。

17.4.2 2 型神经纤维瘤病

NF2 的发病率为 1/40 000~1/25 000。与 NF1 不同的是,NF2 常在儿童后期出现,直到平均年龄为 17~24 岁时才得以确诊[59]。

NF2 为常染色体显性遗传,50%的病例

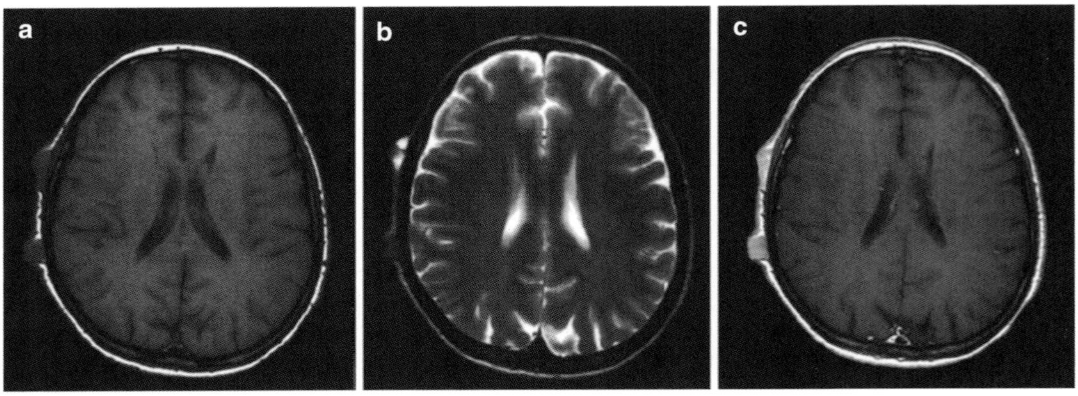

图 17.20 41岁NF1女性患者,皮下神经纤维瘤。(a)轴位T1WI,右侧额部和顶部可见两个皮下结节。病变边界清晰,与皮下脂肪组织相比呈明显低信号。(b)轴位TSE T2WI,前部结节呈双分叶状高信号;后部结节呈等低信号,可能反映纤维和细胞组织。(c)增强后轴位T1WI,两个病灶均强化,提示血供丰富。应注意位于病变下方的颞肌轻微强化。

表现为新的或散发突变。NF2基因位于22q12,编码作为肿瘤抑制蛋白的merlin蛋白[59]。

当存在以下任何一种临床特征时,可以诊断为NF2[26]:

- 双侧前庭神经鞘瘤。
- 具有NF2的一级亲属,并且:
  - 单侧前庭神经鞘瘤。
  - 下述情况中的任意两种:脑膜瘤、神经鞘瘤、胶质瘤、神经纤维瘤和后囊下晶状体混浊。
- 单侧前庭神经鞘瘤,并且:
  - 下述情况中的任意两种:脑膜瘤、神经鞘瘤、胶质瘤、神经纤维瘤和后囊下晶状体混浊。
- 多发性脑膜瘤,并且:
  - 单侧前庭神经鞘瘤。
  - 下述情况中的任意两种:脑膜瘤、神经鞘瘤、胶质瘤、神经纤维瘤和白内障。

NF2的标志性影像学表现是存在双侧前庭神经鞘瘤,这一表现可排除神经鞘瘤病。还可见脑膜瘤、室管膜瘤、神经纤维瘤、脊髓和周围神经鞘瘤的不同程度受累(图17.21)[45]。

与NF1不同的是,NF2中的恶变非常罕见。尽管如此,NF2患者有发生室管膜瘤的倾向,且有颅内脑膜瘤的NF2患者与没有颅内脑膜瘤的NF2患者相比,死亡相对风险增加了2.5倍,强调密切监测的重要性[59]。

17.4.3 神经鞘瘤病

神经鞘瘤病是一种罕见的疾病,发病率未知,发病率为1/1 700 000~1/400 000[59]。发病高峰为30~60岁。发病无种族或性别偏好[45]。

神经鞘瘤病的遗传学很复杂,至今仍不完全清楚。虽然神经鞘瘤病很大程度上是散发性的,但已经发现一些常染色体显性遗传的病例[45]。多项研究表明,SMARCB1基因参与了神经鞘瘤病的胚系突变。SMARCB1是位于22号染色体上的肿瘤抑制基因[40]。

神经鞘瘤病的标志性影像学表现是存在多发性神经鞘瘤,但没有同时累及第Ⅷ对

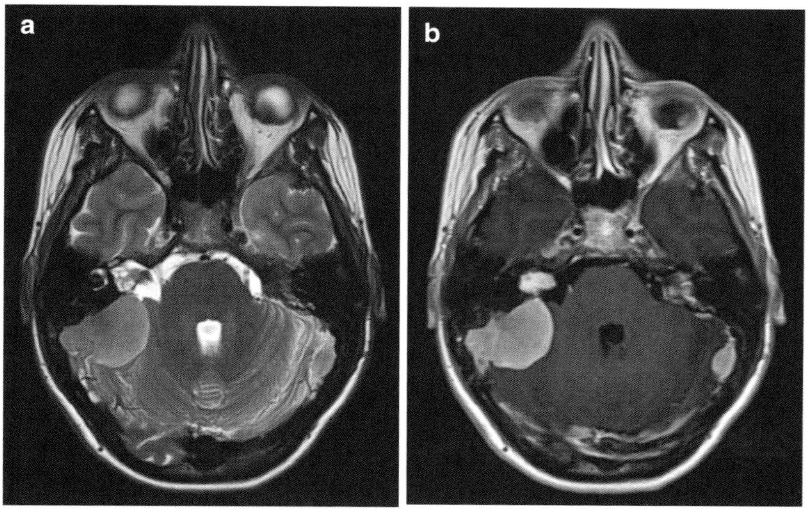

图 17.21 31 岁 NF2 女性患者，双侧前庭神经鞘瘤（左侧部分切除）和后颅窝脑膜瘤。(a)轴位 T2WI，与脑组织相比前庭神经鞘瘤和脑膜瘤呈中等信号。(b)注射钆对比剂后，轴位 T1WI，肿瘤明显强化。

脑神经[59]。

诊断需要在临床证据上排除 NF2，并对前庭神经进行高质量成像[45]。

要诊断为确诊或疑似神经鞘瘤病，患者必须符合现有 NF2 的任何一套诊断标准[5]：

- 确诊神经鞘瘤病

  – 年龄>30 岁，有 2 个或以上非真皮内神经鞘瘤，至少一个经组织学证实。

  – 一个经病理证实的神经鞘瘤加上一名符合上述标准的一级亲属。

- 疑似神经鞘瘤病

  – 年龄<30 岁，有 2 个或以上非皮肤内神经鞘瘤，至少一个经组织学证实。

  – 年龄>45 岁，有 2 个或以上非真皮内神经鞘瘤，至少一个经组织学证实。

  – 一个神经鞘瘤的影像学证据和一名符合确诊神经鞘瘤病标准的一级亲属。

- 部分性神经鞘瘤病

确诊为或疑似神经鞘瘤病，但病变局限于一侧肢体，或≤5 个椎体。

要点

1. WHO 对神经鞘膜肿瘤的最新分类包括几种新的良性和恶性神鞘膜肿瘤类型。

2.提示神经鞘膜肿瘤的影像学特征包括位置靠近神经、梭形、尾征、脂肪分离征、靶征、束状征和退行性肌肉改变。

3.在影像学研究中，神经鞘瘤和神经纤维瘤之间的鉴别诊断并不可靠。MRI 提示神经鞘瘤的特征包括 T2WI 上的束状征和弥漫性强化。提示神经纤维瘤的影像学特征包括 T2WI 上的靶征和中央性强化。

4.有助于确定恶性周围神经鞘膜肿瘤的诊断标准包括伴占位效应的大肿块(>5cm)，瘤周水肿，脂肪平面或邻近结构受侵，瘤内囊变，静态增强 MRI 的边缘性强化，动态增强 MRI 的动脉早期强化，DWI/DTI 上最小 ADC 值$<1.1\times10^{-3}mm/s^2$，MRS 上三甲胺含量>50%，^{18}F-FDG PET 上 $SUV_{max}>3$。

5.神经鞘膜肿瘤是被称为神经纤维瘤病的一组遗传性疾病的基本临床表现。三种最广为人知的神经纤维瘤病类型是1型神经纤维瘤病(NF1)、2型神经纤维瘤病(NF2)和神经鞘瘤病。丛状神经纤维瘤是NF1的标志性病变,其恶变的终生风险为10%,需要进行密切监测。由于没有任何辐射暴露,全身MRI可用于NF1患者的连续随访。^{18}F-FDG PET/CT对MPNST的检测具有较高的敏感性,但特异性较低,应在PNST可能恶变的情况下使用。

参考文献

1. Abreu E, Aubert S, Wavreille G et al (2013) Peripheral tumor and tumor-like neurogenic lesions. Eur J Radiol 82:38–50
2. Ahlawat S, Blakeley J, Montgomery E et al (2013) Schwannoma in neurofibromatosis type 1: a pitfall for detecting malignancy by metabolic imaging. Skelet Radiol 42:1317–1322
3. Ahlawat S, Chhabra A, Blakely J (2014) Magnetic resonance neurography of peripheral nerve tumors and tumorlike conditions. Neuroimaging Clin N Am 24:171–192
4. Bajaj MS, Kashyap S, Wagh VB et al (2005) Glial heterotopia of the orbit and extranasal region: an unusual entity. Clin Exp Ophthalmol 33:513–515
5. Baser ME, Friedman JM, Evans DGR (2006) Increasing the specificity of diagnostic criteria for schwannomatosis. Neurology 66:730–732
6. Bass JC, Korobkin M, Francis IR et al (1994) Retroperitoneal plexiform neurofibromas: CT findings. AJR Am J Roentgenol 163:617–620
7. Beaman FD, Kransdorf MJ, Menke DM (2004) Schwannoma: radiologic-pathologic correlation. Radiographics 24:1477–1481
8. Blacksin MF, White LM, Hameed M et al (2005) Granular cell tumor of the extremity: magnetic resonance imaging characteristics with pathologic correlation. Skelet Radiol 34:625–631
9. Boyanton BL, Jones JK, Shenaq SM et al (2007) Intraneural perineurioma – a systematic review with illustrative cases. Arch Pathol Lab Med 131:1382–1392
10. Bredella MA, Torriani M, Hornicek F et al (2007) Value of PET in the assessment of patients with neurofibromatosis type I. Am J Roentgenol 189:928–935
11. Brenner W, Friedrich RE, Gawad KA et al (2006) Prognostic relevance of FDG PET in patients with neurofibromatosis type-1 and malignant peripheral nerve sheath tumours. Eur J Nucl Med Mol Imaging 33:428–432
12. Cage TA, Yuh EL, Hou SW et al (2015) Visualization of nerve fibers and their relationship to peripheral nerve tumors by diffusion tensor imaging. Neurosurg Focus 39:E16
13. Castro DE, Raghuram K, Phillips CD (2005) Benign triton tumor of the trigeminal nerve. AJNR Am J Neuroradiol 26:967–969
14. Cerofolini E, Landi A, Desantis G et al (1991) MR of benign peripheral nerve sheath tumors. J Comput Assist Tomogr 15:593–597
15. Chee DWY, Peh WCG, Shek TWH (2011) Pictorial essay: imaging of peripheral nerve sheath tumours. Can Assoc Radiol J 62:176–182
16. Chhabra A, Soldatos T, Durand DJ et al (2011) The role of magnetic resonance imaging in the diagnostic evaluation of malignant peripheral nerve sheath tumors. Indian J Cancer 48:328–334
17. Chhabra A, Thakkar RS, Andreisek G et al (2013) Anatomic MR imaging and functional diffusion tensor imaging of peripheral nerve tumors and tumorlike conditions. AJNR Am J Neuroradiol 34:802–807
18. Chirindel A, Chaudhry M, Blakeley JO et al (2015) F-18-FDG PET/CT qualitative and quantitative evaluation in neurofibromatosis type 1 patients for detection of malignant transformation: comparison of early to delayed imaging with and without liver activity normalization. J Nucl Med 56:379–385
19. Cohen LM, Schwartz AM, Rockoff SD (1986) Benign schwannomas: pathologic basis for CT inhomogeneities. AJR Am J Roentgenol 147:141–143
20. Demehri S, Belzberg A, Blakeley J et al (2014) Conventional and functional MR imaging of peripheral nerve sheath tumors: initial experience. Am J Neuroradiol 35:1615–1620
21. Ducatman BS, Scheithauer BW, Piepgras DG et al (1986) Malignant peripheral nerve sheath tumors – a clinicopathological study of 120 cases. Cancer 57:2006–2021
22. Ellison D, Love S, Chimelli L et al (2004) Peripheral nerve sheath neoplasms. In: Neuropathology. Mosby, Edinburgh, pp 695–702
23. Elster AD (1992) Radiologic screening in the neurocutaneous syndromes: strategies and controversies. AJNR Am J Neuroradiol 13:1078–1082
24. Enzinger FM, Weiss SW (1995) Benign tumors of peripheral nerves. In: Enzinger FM, Weiss SW (eds) Soft tissue tumors. Mosby, St. Louis, pp 821–888
25. Eppenberger P, Andreisek G, Chhabra A (2014) Magnetic resonance neurography diffusion tensor imaging and future directions. Neuroimaging Clin N Am 24:245–256
26. Evans DG, Huson SM, Donnai D et al (1992) A genetic study of type 2 neurofibromatosis in the United Kingdom. I. Prevalence, mutation rate, fitness, and confirmation of maternal transmission effect on severity. J Med Genet 29:841–846
27. Fayad LM, Jacobs MA, Wang X et al (2012)

Musculoskeletal tumors: how to use anatomic, functional, and metabolic MR techniques. Radiology 265:340–356
28. Fayad LM, Salibi N, Wang X et al (2010) Quantification of muscle choline concentrations by proton MR spectroscopy at 3 T: technical feasibility. Am J Roentgenol 194:W73–W79
29. Fayad LM, Wang X, Blakeley JO et al (2014) Characterization of peripheral nerve sheath tumors with 3T proton MR spectroscopy. Am J Neuroradiol 35:1035–1041
30. Feany MB, Anthony DC, Fletcher CDM (1998) Nerve sheath tumours with hybrid features of neurofibroma and schwannoma: a conceptual challenge. Histopathology 32:405–410
31. Fletcher CDM (2014) The evolving classification of soft tissue tumours – an update based on the new 2013 WHO classification. Histopathology 64:2–11
32. Fletcher CDM (2013) WHO classification of tumours of soft tissue and bone. IARC Press, Lyon
33. Fletcher CDM, Davies SE (1986) Benign plexiform (multinodular) schwannoma – a rare tumor unassociated with neurofibromatosis. Histopathology 10:971–980
34. Fletcher CDM, Davies SE, Mckee PH (1987) Cellular schwannoma – a distinct pseudosarcomatous entity. Histopathology 11:21–35
35. Fukuya T, Lu CC, Mitros FA (1994) CT findings of plexiform neurofibromatosis involving the ileum and its mesentery. Clin Imaging 18:142–145
36. Gruber H, Glodny B, Bendix N et al (2007) High-resolution ultrasound of peripheral neurogenic tumors. Eur Radiol 17:2880–2888
37. Harder A, Wesemann M, Hagel C et al (2012) Hybrid neurofibroma/schwannoma is overrepresented among schwannomatosis and neurofibromatosis patients. Am J Surg Pathol 36:702–709
38. Harkin JC, Reed JR (1968) Tumors of the peripheral nervous system. Armed Forces Institute of Pathology, Washington, DC
39. Hornick JL, Bundock EA, Fletcher CDM (2009) Hybrid schwannoma/perineurioma clinicopathologic analysis of 42 distinctive benign nerve sheath tumors. Am J Surg Pathol 33:1554–1561
40. Hulsebos TJM, Plomp AS, Wolterman RA et al (2007) Germline mutation of INI1/SMARCB1 in familial schwannomatosis. Am J Hum Genet 80:805–810
41. Isobe K, Shimizu T, Akahane T et al (2004) Imaging of ancient schwannoma. Am J Roentgenol 183:331–336
42. Jee WH, Oh SN, Mccauley T et al (2004) Extraaxial neurofibromas versus neurilemmomas: discrimination with MRI. Am J Roentgenol 183:629–633
43. Jo VY, Fletcher CDM (2014) WHO classification of soft tissue tumours: an update based on the 2013 (4th) edition. Pathology 46:95–104
44. Khoo M, Pressney I, Hargunani R et al (2016) Melanotic schwannoma: an 11-year case series. Skeletal Radiol 45:29–34
45. Koontz NA, Wiens AL, Agarwal A et al (2013) Schwannomatosis: the overlooked neurofibromatosis? Am J Roentgenol 200:W646–W653
46. Koutlas IG, Scheithauer BW (2010) Palisaded encapsulated ("solitary circumscribed") neuroma of the oral cavity: a review of 55 cases. Head Neck Pathol 4:15–26
47. Kransdorf MJ (1995) Benign soft-tissue tumors in a large referral population – distribution of specific diagnoses by age, sex, and location. Am J Roentgenol 164:395–402
48. Kubiena H, Entner T, Schmidt M et al (2013) Peripheral neural sheath tumors (PNST)-What a radiologist should know. Eur J Radiol 82:51–55
49. Kumar AJ, Kuhajda FP, Martinez CR et al (1983) Computed tomography of extracranial nerve sheath tumors with pathological correlation. J Comput Assist Tomogr 7:857–865
50. Lack EE, Worsham GF, Callihan MD et al (1980) Granular-cell tumor – a clinicopathologic study of 110 patients. J Surg Oncol 13:301–316
51. Lacour-Petit MC, Lozeron P, Ducreux D (2003) MRI of peripheral nerve lesions of the lower limbs. Neuroradiology 45:166–170
52. Lang FF, Macdonald OK, Fuller GN et al (2000) Primary extradural meningiomas: a report on nine cases and review of the literature from the era of computerized tomography scanning. J Neurosurg 93:940–950
53. Lazar A (2013) Granular cell tumour. In: Fletcher C, Bridge J, Hogendoorn P, Mertens F (eds) World Health Organization classification of tumours of soft tissue and bone. IARC Press, Lyon, pp 178–179
54. Lee E (2015) Useful MRI features for distinguishing benign peripheral nerve sheath tumors and myxoid tumors in the musculoskeletal system. Invest Magn Res Imaging 19:153–161
55. Li C, Huang G, Wu H et al (2008) Differentiation of soft tissue benign and malignant peripheral nerve sheath tumors with magnetic resonance imaging. Clin Imaging 32:121–127
56. Liegl B, Bennett MW, Fletcher CDM (2008) Microcystic/reticular schwannoma: a distinct variant with predilection for visceral locations. Am J Surg Pathol 32:1080–1087
57. Lin J, Martel W (2001) Cross-sectional imaging of peripheral nerve sheath tumors: characteristic signs on CT, MR imaging, and sonography. Am J Roentgenol 176:75–82
58. Lu-Emerson C, Plotkin SR (2009) The neurofibromatoses. Part 1: NF1. Rev Neurol Dis 6:E47–E53
59. Lu-Emerson C, Plotkin SR (2009) The neurofibromatoses. Part 2: NF2 and schwannomatosis. Rev Neurol Dis 6:E81–E86
60. Macarenco RS, Ellinger F, Oliveira AM (2007) Perineurioma – a distinctive and underrecognized peripheral nerve sheath neoplasm. Arch Pathol Lab Med 131:625–636
61. Mauermann ML, Amrami KK, Kuntz NL et al (2009) Longitudinal study of intraneural perineurioma a benign, focal hypertrophic neuropathy of youth. Brain 132:2265–2276
62. Meis-Kindblom JM, Enzinger FM (1996) Color atlas of soft tissue tumors. Mosby-Wolfe, St. Louis
63. Merlini L, Viallon M, De Coulon G et al (2008)

MRI neurography and diffusion tensor imaging of a sciatic perineuroma in a child. Pediatr Radiol 38:1009–1012
64. Mulvihill JJ, Parry DM, Sherman JL et al (1990) NIH conference. Neurofibromatosis 1 (Recklinghausen disease) and neurofibromatosis 2 (bilateral acoustic neurofibromatosis). An update. Ann Intern Med 113:39–52
65. Murphey MD, Smith WS, Smith SE et al (1999) Imaging of musculoskeletal neurogenic tumors: radiologic-pathologic correlation. Radiographics 19:1253–1280
66. Nacey NC, Almira Suarez MI, Mandell JW et al (2014) Intraneural perineurioma of the sciatic nerve: an under-recognized nerve neoplasm with characteristic MRI findings. Skeletal Radiol 43:375–379
67. Ogose A, Hotta T, Morita T et al (2004) Diagnosis of peripheral nerve sheath tumors around the pelvis. Jpn J Clin Oncol 34:405–413
68. Ohana M, Moser T, Moussaoui A et al (2014) Current and future imaging of the peripheral nervous system. Diagn Interv Imaging 95:17–26
69. Pedro MT, Antoniadis G, Scheuerle A et al (2015) Intraoperative high-resolution ultrasound and contrast-enhanced ultrasound of peripheral nerve tumors and tumorlike lesions. Neurosurg Focus 39:E5
70. Penner CR, Thompson L (2003) Nasal glial heterotopia: a clinicopathologic and immunophenotypic analysis of 10 cases with a review of the literature. Ann Diagn Pathol 7:354–359
71. Pilavaki M, Chourmouzi D, Kiziridou A et al (2004) Imaging of peripheral nerve sheath tumors with pathologic correlation – pictorial review. Eur J Radiol 52:229–239
72. Restrepo CE, Amrami KK, Howe BM et al (2015) The almost-invisible perineurioma. Neurosurg Focus 39:E13
73. Reynolds DL, Jacobson JA, Inampudi P et al (2004) Sonographic characteristics of peripheral nerve sheath tumors. Am J Roentgenol 182:741–744
74. Rodriguez FJ, Folpe AL, Giannini C et al (2012) Pathology of peripheral nerve sheath tumors: diagnostic overview and update on selected diagnostic problems. Acta Neuropathol 123:295–319
75. Rodriguez FJ, Stratakis CA, Evans DG (2012) Genetic predisposition to peripheral nerve neoplasia: diagnostic criteria and pathogenesis of neurofibromatoses, Carney complex, and related syndromes. Acta Neuropathol 123:349–367
76. Russell DS, Rubinstein LJ (1989) Tumours of the cranial, spinal and peripheral nerve sheaths. In: Bigner DD, McLendon RE, Bruner JM (eds) Pathology of tumours of the nervous system. Edward Arnold, London, pp 533–589
77. Salamon J, Derlin T, Bannas P et al (2013) Evaluation of intratumoural heterogeneity on F-18-FDG PET/CT for characterization of peripheral nerve sheath tumours in neurofibromatosis type 1. Eur J Nucl Med Mol Imaging 40:685–692
78. Salamon J, Mautner VF, Adam G et al (2015) Multimodal imaging in neurofibromatosis type 1-associated nerve sheath tumors. Röfo 187(12): 1084–1092
79. Salamon J, Veldhoen S, Apostolova I et al (2014) F-18-FDG PET/CT for detection of malignant peripheral nerve sheath tumours in neurofibromatosis type 1: tumour-to-liver ratio is superior to an SUVmax cut-off. Eur Radiol 24:405–412
80. Schmidt M, Kasprian G, Amann G et al (2015) Diffusion tensor tractography for the surgical management of peripheral nerve sheath tumors. Neurosurg Focus 39:E17
81. Sidwell RU, Rouse P, Owen RA et al (2008) Granular cell tumor of the scrotum in a child with Noonan syndrome. Pediatr Dermatol 25:341–343
82. Simoens WA, Wuyts FL, De Beuckeleer LH et al (2001) MR features of peripheral nerve sheath tumors: can a calculated index compete with radiologist's experience? Eur Radiol 11:250–257
83. Simon NG, Cage T, Narvid J et al (2014) High-resolution ultrasonography and diffusion tensor tractography map normal nerve fascicles in relation to schwannoma tissue prior to resection report of 2 cases. J Neurosurg 120:1113–1117
84. Soldatos T, Fisher S, Karri S et al (2015) Advanced MR imaging of peripheral nerve sheath tumors including diffusion imaging. Semin Musculoskelet Radiol 19:179–190
85. Subhawong TK, Wang X, Durand DJ et al (2012) Proton MR spectroscopy in metabolic assessment of musculoskeletal lesions. Am J Roentgenol 198:162–172
86. Suh JS, Abenoza P, Galloway HR et al (1992) Peripheral (extracranial) nerve tumors – correlation of imaging and histologic-findings. Radiology 183:341–346
87. Swift AC, Singh SD (1985) The presentation and management of the nasal glioma. Int J Pediatr Otorhinolaryngol 10:253–261
88. Tan TJ, Alassiri AH, Ng TL et al (2015) Malignant granular cell tumor of the foot-multimodality imaging findings and literature review. Clin Imaging 39:543–546
89. Thacker MM, Humble SA, Mounasamy V et al (2007) Granular cell tumors of extremities – comparison of benign and malignant variants. Clin Orthop Relat Res 455:267–273
90. Thakrar R, Robson CD, Vargas SO et al (2014) Benign triton tumor: multidisciplinary approach to diagnosis and treatment. Pediatr Dev Pathol 17:400–405
91. Tsai LL, Drubach L, Fahey F et al (2012) 18F-Fluorodeoxyglucose positron emission tomography in children with neurofibromatosis type 1 and plexiform neurofibromas: correlation with malignant transformation. J Neuro-Oncol 108:469–475
92. Tsai WC, Chiou HJ, Chou YH et al (2008) Differentiation between schwannomas and neurofibromas in the extremities and superficial body the role of high-resolution and color Doppler ultrasonography. J Ultrasound Med 27:161–166
93. Wadhwa V, Thakkar RS, Maragakis N et al (2012) Sciatic nerve tumor and tumor-like lesions – uncom-

mon pathologies. Skeletal Radiol 41:763–774
94. Walker EA, Fenton ME, Salesky JS et al (2011) Magnetic resonance imaging of benign soft tissue neoplasms in adults. Radiol Clin N Am 49:1197–1217
95. Warbey VS, Ferner RE, Dunn JT et al (2009) F-18 FDG PET/CT in the diagnosis of malignant peripheral nerve sheath tumours in neurofibromatosis type-1. Eur J Nucl Med Mol Imaging 36:751–757
96. Wasa J, Nishida Y, Tsukushi S et al (2010) MRI features in the differentiation of malignant peripheral nerve sheath tumors and neurofibromas. Am J Roentgenol 194:1568–1574
97. White W, Shiu MH, Rosenblum MK et al (1990) Cellular schwannoma – a clinicopathological study of 57 patients and 58 tumors. Cancer 66:1266–1275
98. Wippold FJ, Lammle M, Anatelli F et al (2006) Neuropathology for the neuroradiologist: palisades and pseudopalisades. Am J Neuroradiol 27: 2037–2041
99. Wippold FJ, Lubner M, Perrin RJ et al (2007) Neuropathology for the neuroradiologist: Antoni A and Antoni B tissue patterns. Am J Neuroradiol 28:1633–1638
100. Woertler K (2010) Tumors and tumor-like lesions of peripheral nerves. Semin Musculoskelet Radiol 14:547–558
101. Woodruff JM, Marshall ML, Godwin TA et al (1983) Plexiform (multinodular) schwannoma – a tumor simulating the plexiform neurofibroma. Am J Surg Pathol 7:691–697
102. Yimaz MR, Bek S, Bekmezci T et al (2004) Malignant triton tumor of the lumbar spine. Spine (Phila Pa 1976) 29:E399–E401
103. Zhang ZH, Deng L, Ding L et al (2015) MR imaging differentiation of malignant soft tissue tumors from peripheral schwannomas with large size and heterogeneous signal intensity. Eur J Radiol 84:940–946
104. Penkert G, Böhm J, Schelle T (2015) Focal peripheral neuropathies: imaging, neurological, and neurosurgical approaches. Springer, Berlin/Heidelberg

第 18 章

分化尚不确定的肿瘤

Simon David Sprengel, Marc-André Weber, Hendrik R. Degryse, Filip M. Vanhoenacker

18.1 引言

正如人们所预料的那样，分化尚不确定的病变构成了一组非常异质的肿瘤和肿瘤样病变。过去，这些肿瘤也被称为“来源不明”。鉴于这些肿瘤并非来自正常细胞，因此，以前基于“组织遗传学”概念的分类已不具价值。目前的分类是以“分化”为基础，其取决于基因表达的模式。对于在本章中讨论的许多肿瘤，我们仍然不清楚其分化谱。相反，对于其他一些肿瘤，尽管我们可以确定分化谱，但在正常的间充质组织中不能识别其细胞对应物。不过，如下所述，考虑到其局部生长模式和临床表现，我们可以进一步区分良性和恶性病变。

18.2 分类

分化尚不确定的肿瘤及肿瘤样病变常使用已成为金标准的 WHO 分类法[54]进行分类。因此，除了一些小的修订，本章将使用此分类法的最新版本。

18.3 良性病变

18.3.1 肌内黏液瘤(含富细胞亚型)

18.3.1.1 定义

肌内黏液瘤是间叶组织来源的良性肿瘤，组织学特征为存在丰富的、无血管的黏液样基质，其中嵌入相对少量的星状或梭形细胞和网状纤维。大体表现相当典型：大多数肿瘤呈卵圆形或圆形，呈胶冻样。病变内血管结构明显缺乏。从大体上来看，根据胶原蛋白的相对含量，切面呈灰白色或白色。偶见病变含多个充满黏液的小囊腔[79,120]。病变直径为 5~10cm，但也有直径>20cm 的巨大病变。当多发性肌内黏液瘤和纤维结构不良发生于同一患者时被称为 Mazabraud 综合征。绝大多数 Mazabraud 综合征患者存在多发性骨纤维结构不良。骨纤维结构不良常与肌内黏液瘤发生在同一解剖区域[79,147,164]。已有文献报道 Mazabraud 综合征患者的骨纤维结构不良恶变为骨肉瘤[103]。另外，文献中还提到了软组织黏液瘤与 McCune-Albright 综合征(多骨性纤维结构发育不良、咖啡斑和内分泌病,后者包括但不限于性早熟,尤其是女性)之间的关系[63,88]。

确切的病因尚不清楚。创伤性因素的可能性较低,因为只有不到 25%的病例具有创伤史。虽然家族性发病率并不高,但偶尔与骨纤维结构不良相关提示两者的基础代谢异常或基因突变的可能[126]。因此,有作者认为软组织黏液瘤是"纤维发育不良的骨外表现"[147,161]。

18.3.1.2　发病率和临床表现

肌内黏液瘤好发于 40~70 岁[120],在青年人中很少见,几乎不发生于儿童。女性多于男性[106,120,141]。在大多数情况下,唯一的体征是孤立的无痛性肿块,质韧,触诊时常有波动感。在初诊时病灶直径多为 5~10cm,尽管病变体积很大,但疼痛发生率<25%。肿瘤的生长速度是可变的,有时可长时间保持不变。病灶大小与年龄无密切关系。最常累及的区域是大腿、肩、臀和上臂大肌群。虽然大多数黏液瘤为孤立性病变,但偶尔也多发[161]。当其发生在同一解剖区域时,几乎均伴有骨纤维结构不良。纤维结构不良所累及的骨骼常位于黏液瘤附近[88,164]。生长期出现的骨纤维结构发育不良与黏液瘤的发现可存在较长的时间间隔,有时长达 20~30 年。多发性肌内黏液瘤合并骨纤维结构发育不良(Mazabraud 综合征)好发于右侧肢体[161]。肌内黏液瘤术后复发罕见。

18.3.1.3　影像学

MRI以外的影像学表现

由于肌内黏液瘤不含钙化,传统 X 线片可显示为正常或非特征性的软组织肿块,诊断价值不大。在 CT 上,肌内黏液瘤表现为骨骼肌内边界清晰的肿块。病变的密度介于水和肌肉之间,其范围为 10~60Hu[42,79](图 18.1 至图 18.5)。已有其密度接近脂肪的报道,类似含脂肪的肿瘤,这可能会导致误诊[91]。由于病变内缺乏血管结构,黏液瘤在血管造影上表现为血运良好的肌肉包裹缺乏血供的软组织肿块。

MRI表现

在 MRI 上,肌内黏液瘤表现为边界清楚、信号均匀的肌内肿块。在 T1WI 上呈低信号(低于或等于肌肉组织),T2WI 上信号强度很高(比脂肪更亮),这与液体的信号特征非常相似[116]。在大多数黏液瘤病例中,脂肪边的存在已被证实与周围肌肉的局灶性萎缩相对应[148]。注射钆剂以后,可见不均匀性强化。强化程度与实性黏液样组织和纤维间隔的数量成正相关,两者在黏液瘤内含量各不相同[79]。增强图像上低信号区代表组织学检查的囊性区[128](图 18.1 至图 18.6)。

18.3.1.4　影像学策略

X 线片对于肌内黏液瘤的诊断价值不大,但多发性黏液瘤伴有骨纤维结构发育不良的患者例外。在这种情况下,X 线片主要用于观察骨病变的情况。值得注意的是,当纤维结构发育不良伴一个或多个软组织肿块时,应首先考虑 Mazabraud 综合征。CT 和 MRI 均可因显出黏液瘤内的具有误导性表现的脂性密度,因而有时可误诊为含脂肪性瘤(脂肪瘤或高分化脂肪肉瘤)。肉瘤,尤其是伴有黏液样变的肉瘤,在影像学和组织学上均可类似黏液瘤。虽然 MRI 是分期的首选影像学技术,但必须承认,肌内黏液瘤的 MRI 表现并不具有很高的特异性。

滑膜囊肿、滑囊和腱鞘囊肿,虽然看起来像黏液瘤,但常位于关节旁和肌间,而不

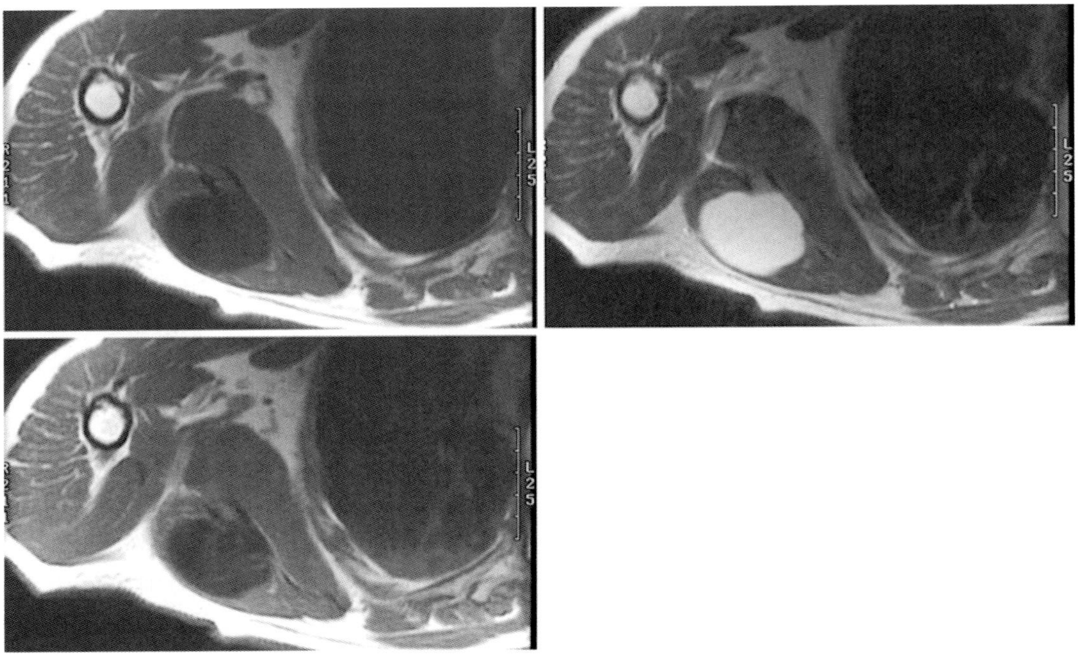

图 18.1 68岁男性,右肩胛区肌内黏液瘤。(a)轴位 SE T1WI。(b)轴位 SE T2WI。(c)钆对比剂增强后,轴位 SE T1WI。右冈下窝可见巨大的、圆形的肌内病灶。在两种自旋回波序列上,肿块边界清楚且均匀,T1WI 与肌肉组织相比呈低信号。在 T2WI 上与脂肪相比呈高信号(a,b)。注射对比剂后,在病灶内仅见少量强化条索。病灶的主要部分无强化。这种增强模式很好地说明了病灶内血管稀疏。

是肌内。此外,作为囊性肿块,它们在静脉注射对比剂后显示出薄的强化边。神经源性肿瘤(如神经纤维瘤、神经鞘膜肿瘤)也更多发生于肌间而非肌内,常在 T2WI 上可见所谓的"靶征"[117]。

18.3.2 肢端纤维黏液瘤

(浅表)肢端纤维黏液瘤(AFM)是一种非常罕见的良性肿瘤,发生于成人患者手指和脚趾的甲下和甲周区,直径常不超过 2cm。这种肿瘤生长缓慢且无痛,男性比女性更好发(2:1)。组织学上,AFM 由梭形成纤维样细胞和星状细胞组成,周围有黏液样和(或)胶原基质,CD34、CD99、肌内膜抗体(EMA)、波形蛋白和 CD10 免疫组化阳性。手术切除是首选治疗方法,术后复发罕见[9,52]。

在 T1WI 上,AFM 与肌肉呈等信号,而在 T2WI 上呈高信号。这种影像学表现将 AFM 与腱鞘巨细胞瘤鉴别开来,后者在T1WI 和 T2WI 上主要呈低信号。增强 MRI 上呈均匀强化。当病变位于与骨接触的深部组织中时,会引起骨质侵袭或扇贝样凹陷[16,156](图 18.7)。

18.3.3 关节旁黏液瘤

关节旁黏液瘤的特征是黏液样物质沉积在膝关节的关节旁组织内,很少发生在其他关节,偶见软骨下骨内黏液样变。"半月板旁囊肿"是指小的此类病变。陈旧性病变可发生黏液样基质钙化[5,159]。

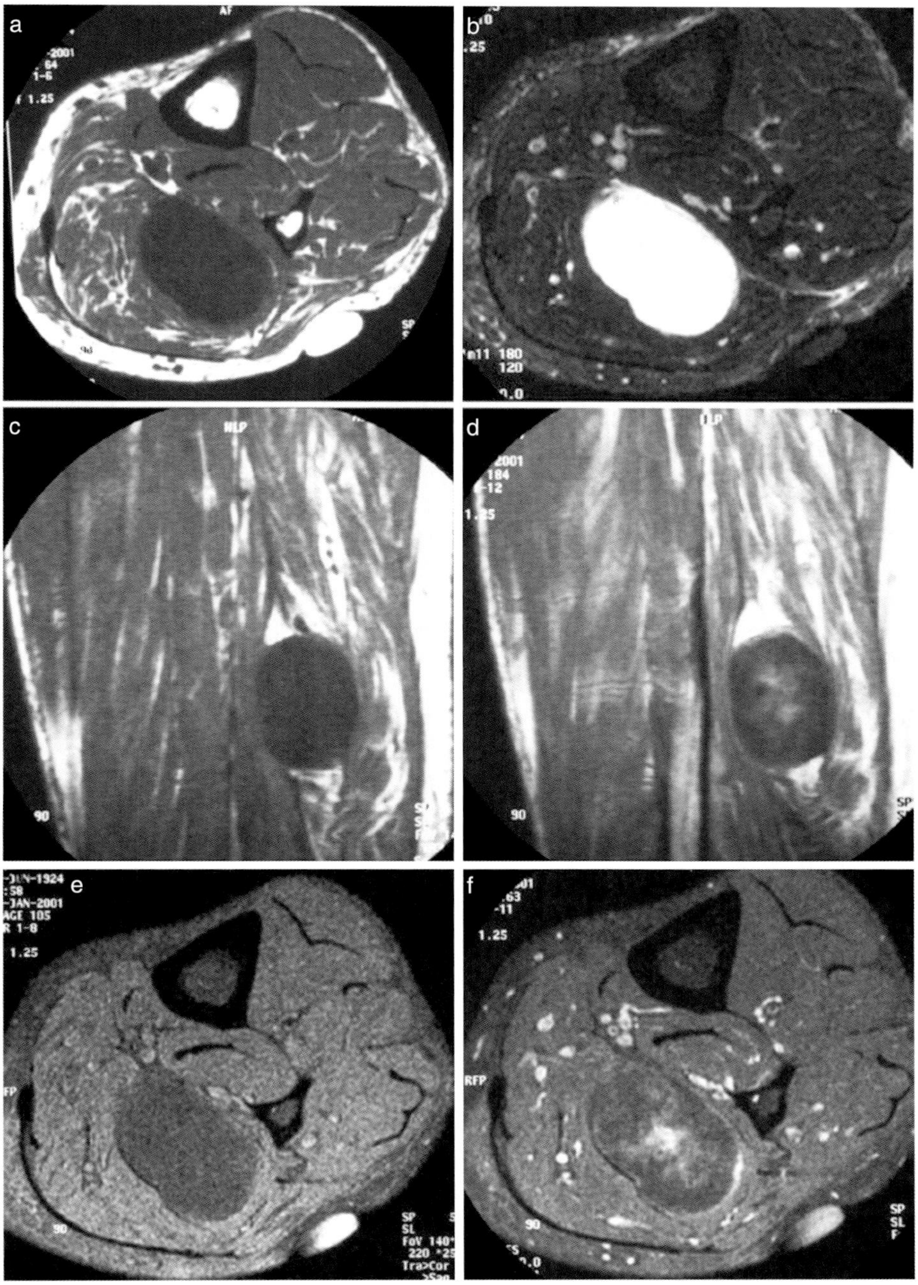

图 18.2　小腿肌内黏液瘤。(a)轴位 SE T1WI。(b)轴位 STIR T2WI。(c)矢状位 SE T1WI。(d)矢状位 SE 对比增强 T1WI。(e)轴位 FS SE T1WI。(f)注射钆对比剂后，轴位 FS SE T1WI。比目鱼肌内轮廓清晰的椭圆形肿块。在 T1WI 上，病灶相对肌肉组织呈低信号(图 a,c,e)。在 T2WI 上肿瘤呈相当于液体的均匀高信号(图 b)。注射对比剂后，病灶周边无强化，而中心区明显强化(图 d,f)。强化区代表含有大量实性黏液样组织区。

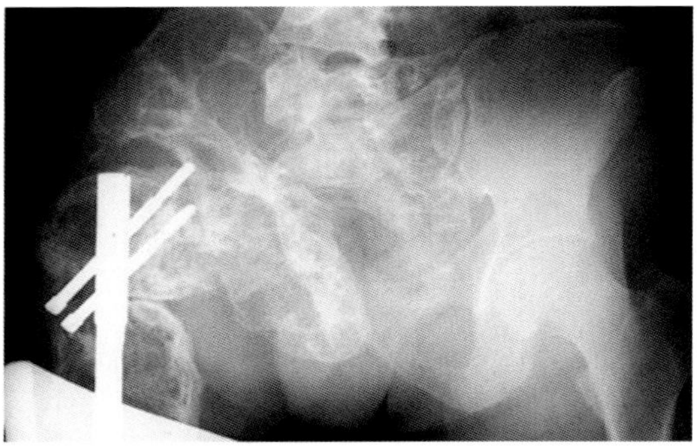

图 18.3 35 岁男性，多发性肌内黏液瘤伴腰椎、盆骨和股骨的多发性骨纤维结构发育不良（Mazabraud 综合征）。X 线片显示第 5 腰椎、右侧盆骨和右侧股骨呈磨玻璃样改变，内有被细小的间隔所分隔的多发性多房性囊肿样病变，受累骨骼明显变形，符合纤维结构发育不良。股骨内髓内固定，表明曾有病理性骨折。（Courtesy of Trigaux JP，Nisolle JF，Cliniques Universitaires UCL de Mont–Godinne，Belgium）

18.3.4 颌骨黏液瘤

尽管颌骨黏液瘤（牙源性黏液瘤）主要是一种骨肿瘤，但它可表现为下颌或上颌骨附近软组织黏液样肿胀或肿块。其特征是与其他黏液瘤相比，细胞密度更高，细胞多形性更明显。

大多数颌骨黏液瘤好发于年轻人。常见表现是肿瘤覆盖于下颌骨和（或）上颌骨的溶骨性缺损上，可推移或破坏牙齿，侵入上颌窦，或累及面部软组织。

颌骨黏液瘤在影像学上最常表现为颌骨内膨胀性、边界清楚的多房性透光区。CT 被推荐用于评估病变范围（图 18.8）。MRI 在显示软组织受累程度方面优于 CT，但在评价下方的骨病变方面劣于 CT[29,83,86,99]（图 18.8 和图 18.9）。肿瘤在 T2WI 上常呈高信号，周边区域强化，而中心无强化[86]。

18.3.5 深部（“侵袭性”）血管黏液瘤

18.3.5.1 定义

侵袭性血管黏液瘤是一种生长缓慢的罕见肿瘤，主要发生于女性盆腔软组织。肿瘤呈凝胶状，直径从数厘米到 20cm 以上不等[100,113]。

18.3.5.2 发病率和临床表现

大多数血管黏液瘤发生于 25~60 岁的

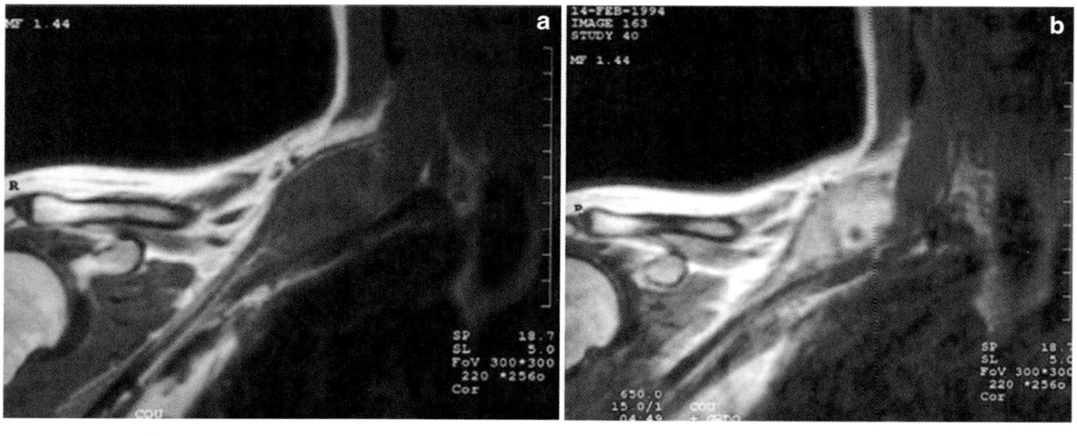

图 18.4 35 岁男性，多发性肌内黏液瘤伴腰椎、盆骨和股骨多发性骨纤维结构发育不良。(a)髋关节水平 CT。(b)右转子间水平 CT。CT 发现右坐骨和股骨骨髓脂肪被纤维组织替代。相应骨皮质膨胀、增厚，符合骨纤维结构发育不良。右侧臀肌（图 a）和内收肌（图 b）内还发现轮廓清晰、无强化、均匀低密度的软组织肿块，符合肌内黏液瘤。（Courtesy of Trigaux JP，Nisolle JF，Cliniques Universitaires UCL de Mont–Godinne，Belgium）

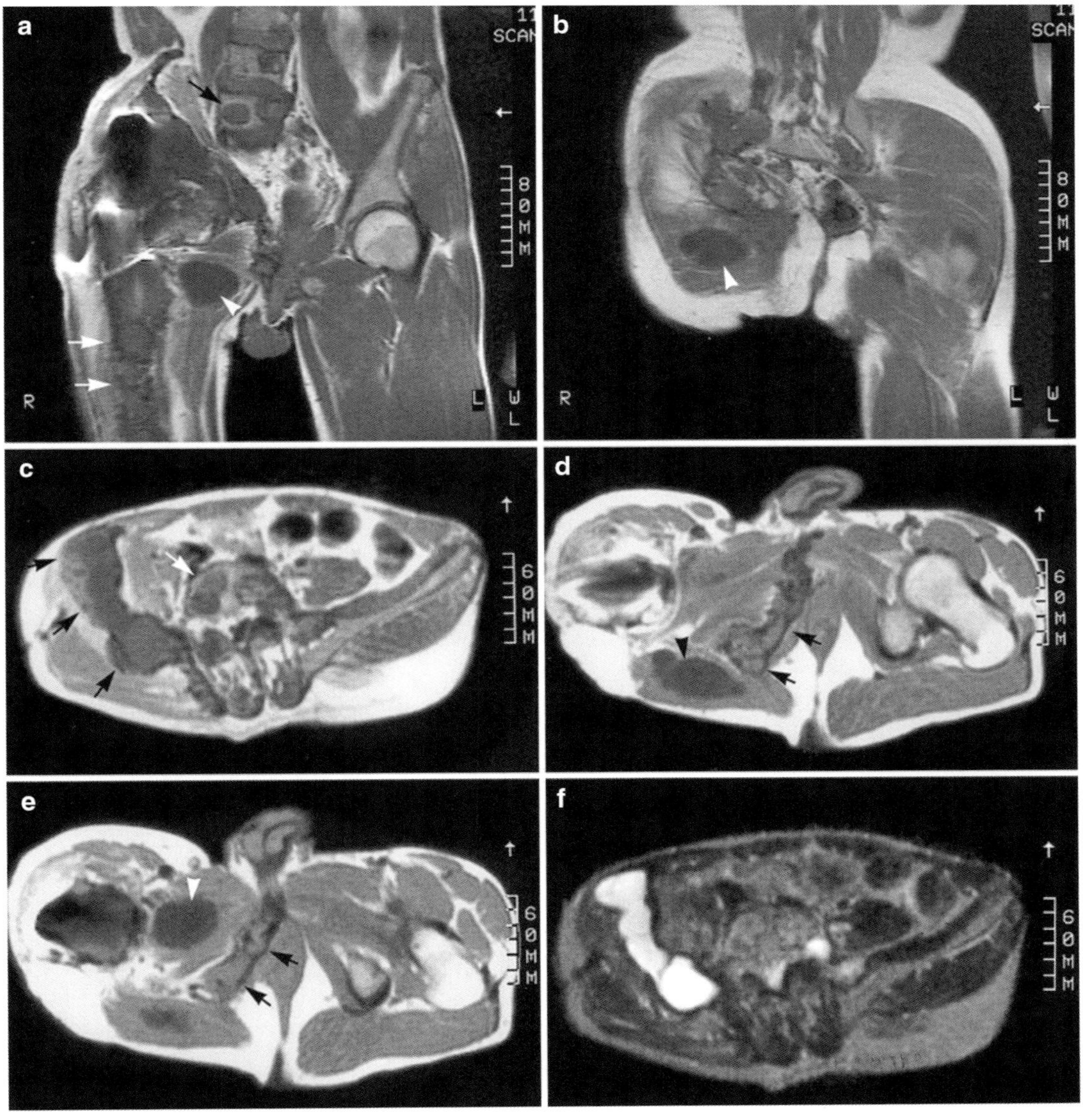

图 18.5　35 岁男性，多发性肌内黏液瘤伴腰椎、盆骨和股骨多发性骨纤维结构发育不良。(a,b)右股骨干(图 a)和臀肌(图 b)水平的冠状位 SE T1WI。(c–e)髂骨翼(图 c)、髋关节(图 d)和转子间(图 e)水平轴位 SE T1WI。(f–h)髂骨翼(图 c)、髋关节(图 d)和转子间(图 e)水平轴位 SE T2WI。肌内黏液瘤在右内收肌(图 a,e)和臀肌(图 b,d)内呈均匀、极低信号的软组织肿块(三角箭头所示)。右骨盆、右股骨和腰椎内的骨纤维结构发育不良累及区域呈分叶状低信号(箭头所示)。在 T2WI 上，黏液瘤呈明显高信号，表明其黏液样基质的 T2 弛豫时间较长的特点。臀肌黏液瘤被低信号间隔分隔呈分叶状。骨纤维结构发育不良在右髂翼的水平表现最为典型。由于囊性变，这些区域在 T2WI 上呈明显高信号。在右髋部的所有图像上都能观察到伪影。这是由髋关节金属假体引起的磁场不均匀所致。(Courtesy of Trigaux JP, Nisolle JF, Cliniques Universitaires UCL de Mont-Godinne, Belgium)(待续)

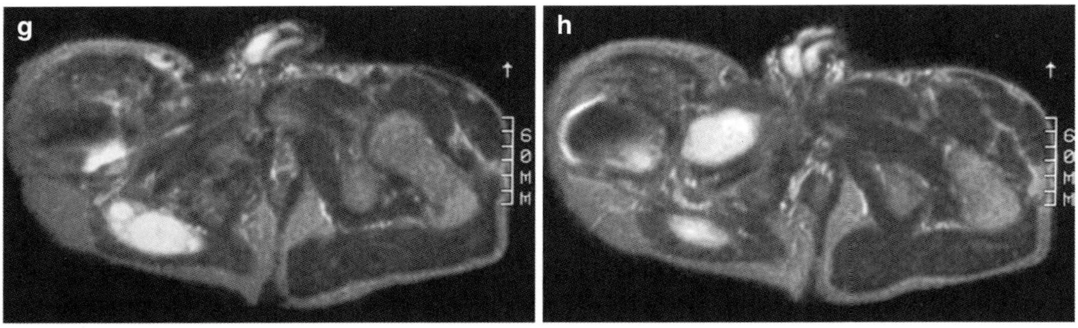

图 18.5(续)

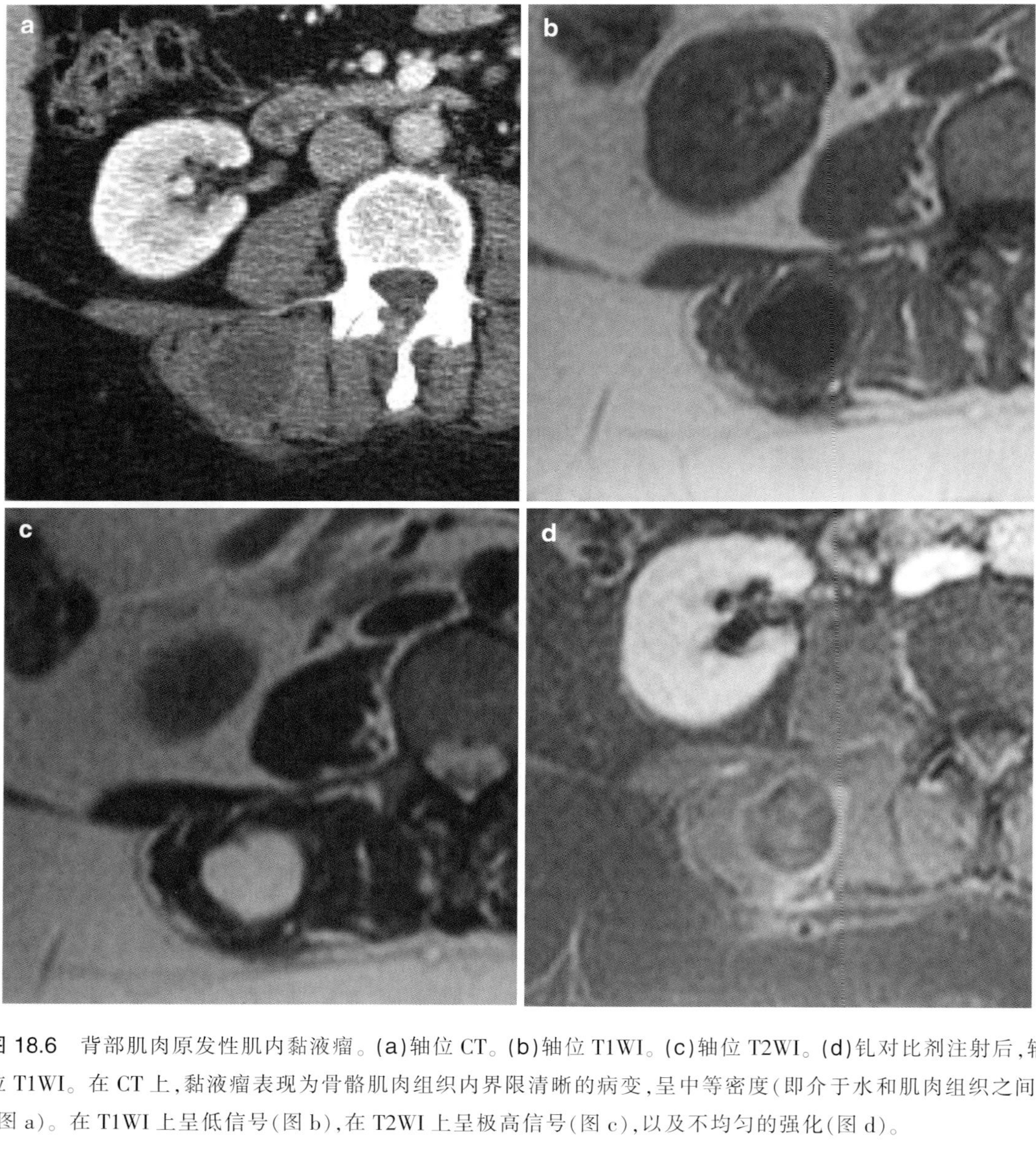

图 18.6 背部肌肉原发性肌内黏液瘤。(a)轴位 CT。(b)轴位 T1WI。(c)轴位 T2WI。(d)钆对比剂注射后,轴位 T1WI。在 CT 上,黏液瘤表现为骨骼肌肉组织内界限清晰的病变,呈中等密度(即介于水和肌肉组织之间)(图 a)。在 T1WI 上呈低信号(图 b),在 T2WI 上呈极高信号(图 c),以及不均匀的强化(图 d)。

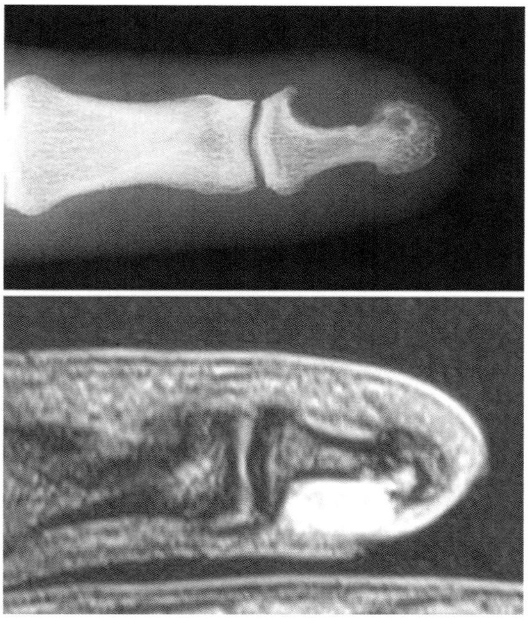

图 18.7　肢端纤维黏液瘤。(Used with permission from Varikatt et al. [156])

女性。该肿瘤多位于臀部、会阴和盆腔。虽然生长缓慢，但具有局限浸润性，常会累及阴道旁和直肠周围区域。未见远隔转移。手术切除后复发率高[100]。

18.3.5.3　影像学

侵袭性血管黏液瘤的 CT 表现不尽相同。它可表现为含实性成分的囊性为主的肿块或含低密度区的实性肿块[100,163]。在 T2WI 上，表现为伴低信号条索状纤维血管组织的高信号肿块。此外，弥散加权成像(DWI)的轻度受限和表观扩散系数(ADC)图的高平均值及分层强化似乎是典型的表现[113]。病变可导致盆腔器官移位，并向盆底肌肉周围生长，但不会破坏盆底肌肉(图 18.10)。值得注意的是，脂肪含量不高是鉴别侵袭性血管黏液瘤和黏液样脂肪肉瘤的关键特征。

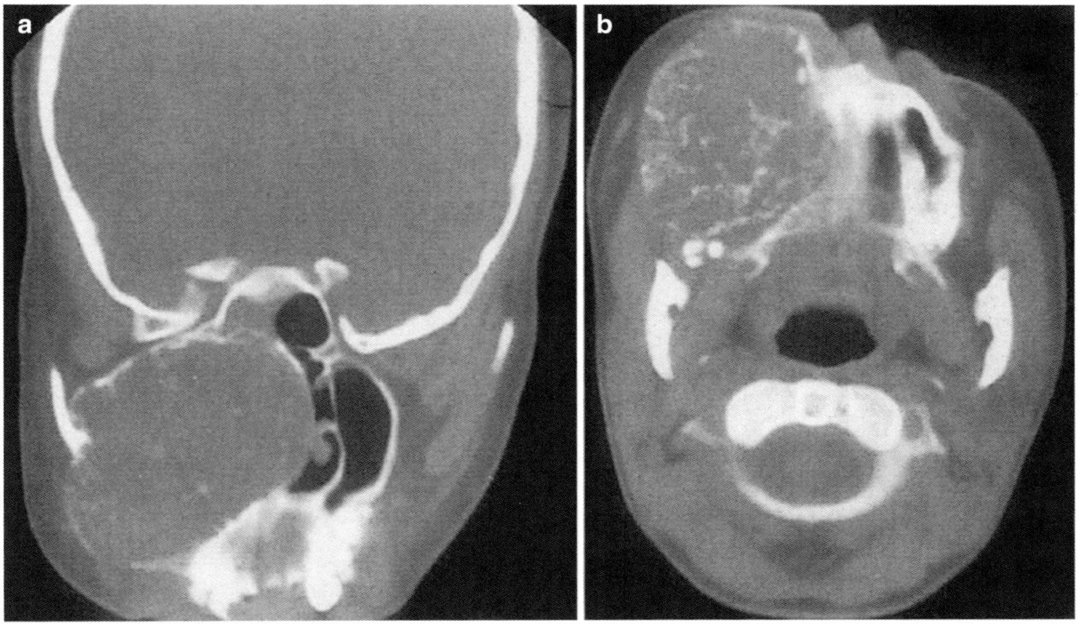

图 18.8　18 岁女性，颌骨黏液纤维瘤。(a)冠状位 CT。(b)轴位 CT。膨胀性黏液纤维瘤取代右上颌窦。周围骨性窦壁明显扩张、变薄和破坏。病灶内可见骨小梁。(Reproduced from [29], with permission)

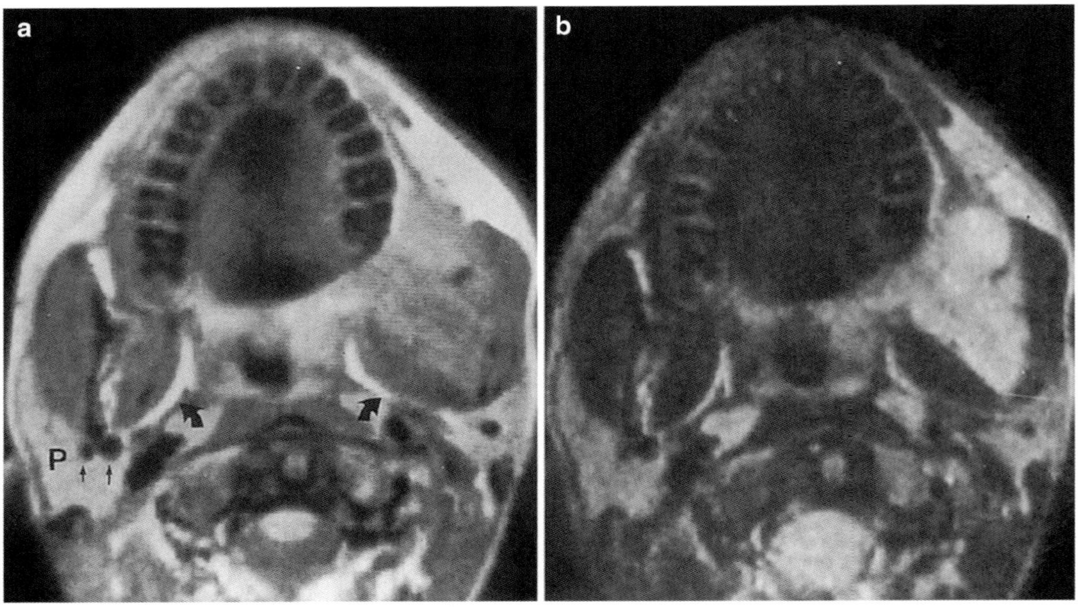

图 18.9 16 岁男孩，颌骨黏液纤维瘤。(a)轴位 SE PDWI。(b)轴位 SE T2WI。下颌骨左升支可见膨胀性病变。在 PDWI 上，黏液纤维瘤的信号高于翼状肌和咬肌，T2WI 显示肿瘤边界清晰，高于周围脂肪信号。肿瘤边缘锐利。应注意咽旁脂肪为高信号(弯箭所示)和腮腺(P)内显示的血管结构(直箭所示)。(Reproduced from [29], with permission)

18.3.6 多形性玻璃样变血管扩张性肿瘤

18.3.6.1 定义

多形性玻璃样变血管扩张性肿瘤(PHAT)是一种非常罕见的低度恶性肿瘤，好发于下肢皮下组织。大体上，病变呈分叶状，特征性扩张的薄壁血管被纤维蛋白和胶原蛋白所包围[59,142]。

18.3.6.2 发病率和临床表现

PHAT 好发于 40~50 岁，男性更好发。该肿瘤好发于躯干、上肢和下肢为主的浅表皮下脂肪组织中。手术切除后复发率高，尚未有转移的报道[100,110]。

18.3.6.3 影像学

在 CT 中，肿瘤呈不均匀低密度。在注射对比剂后，PHAT 常表现为不均匀性强化，扩张血管周围的低密度代表其玻璃样变的血管壁[92]。MRI 可表现为边界模糊和脂肪组织浸润；除此之外，MRI 表现相当不具特异性，因为 PHAT 可以有实性、囊性成分和不同的对比增强[146](图 18.11 至图 18.13)。

18.3.7 异位错构瘤样胸腺瘤

18.3.7.1 定义、发病率和临床表现

异位错构瘤样胸腺瘤(EHT)是一种极其罕见的良性肿瘤，常位于紧邻胸肋关节的下颈部。好发于 20~40 岁的男性。该肿瘤界限

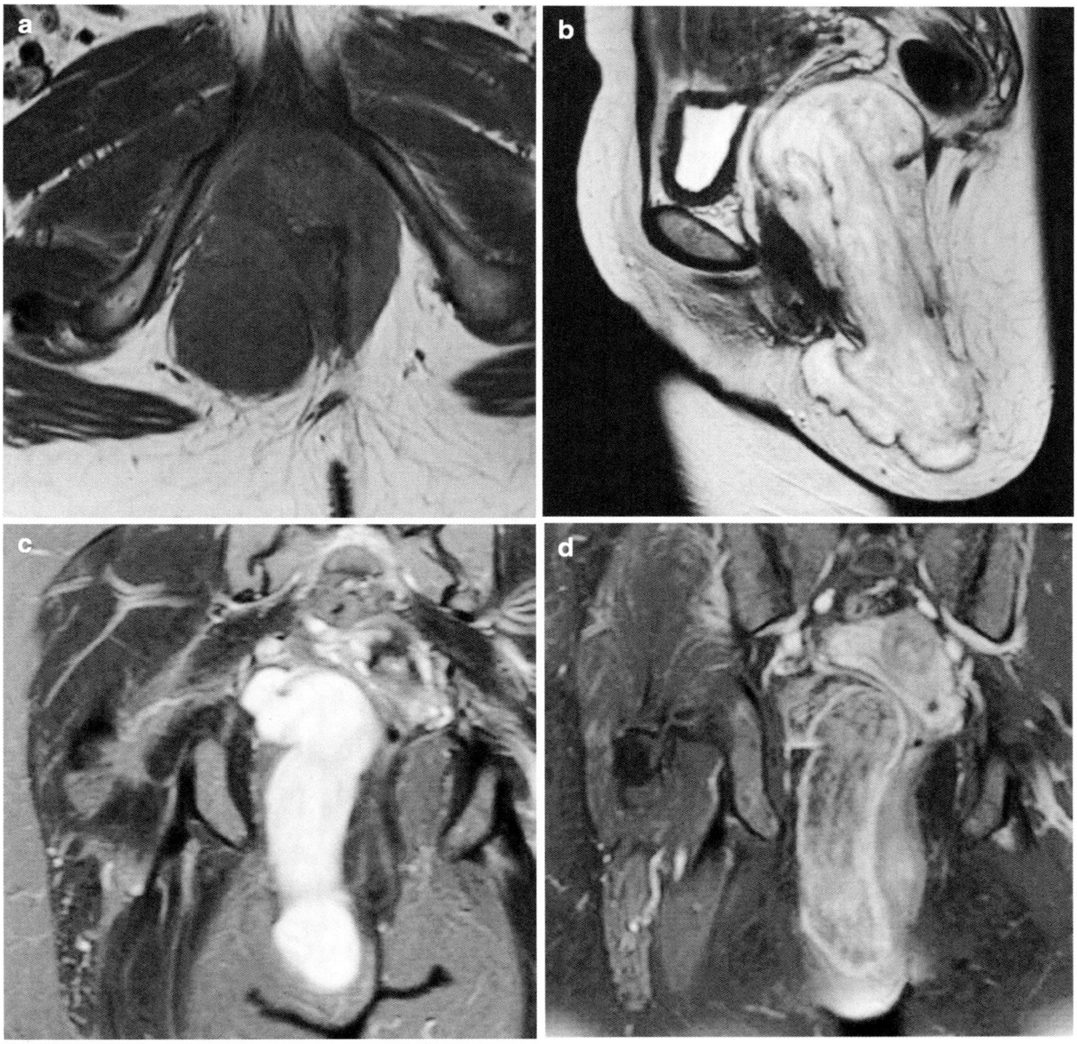

图 18.10 阴道旁侵袭性血管黏液瘤。(a)轴位 T1WI。(b)矢状位 T2WI。(c)冠状位 FS T2WI。(d)钆对比剂注射后冠状位 T1WI。阴道旁侵袭性血管黏液瘤,直径>20cm,并使子宫和膀胱移位,最初被误诊为前庭大腺炎。在 T1WI 上,间叶性肿瘤与肌肉组织相比呈低信号肿块(图 a),而在 T2WI 上(图 b,c)呈高信号,并伴有典型的低信号条索状纤维血管组织,在注射钆对比剂后强化(图 d)。

清楚,生长缓慢,无转移。从组织学上看,该肿瘤由梭形细胞、上皮细胞和脂肪细胞组成[135]。手术切除后极少复发。

组织起源仍不清楚。最初,人们认为 EHT 可能来源于胚胎胸腺从咽部到前纵隔的迁移路径上的异位胸腺组织。但由于 EHT 中从未发现正常胸腺组织,研究人员现在认为 EHT 可能起源于鳃囊,分别是第二鳃弓和第三、四鳃弓尾部的残存物[51]。

18.3.7.2 影像学

到目前为止,尚无有关影像学的具体研究。因此,当男性在胸肋关节旁的下颈部出现占位性病变时,应将 EHT 纳入鉴别诊断之列。

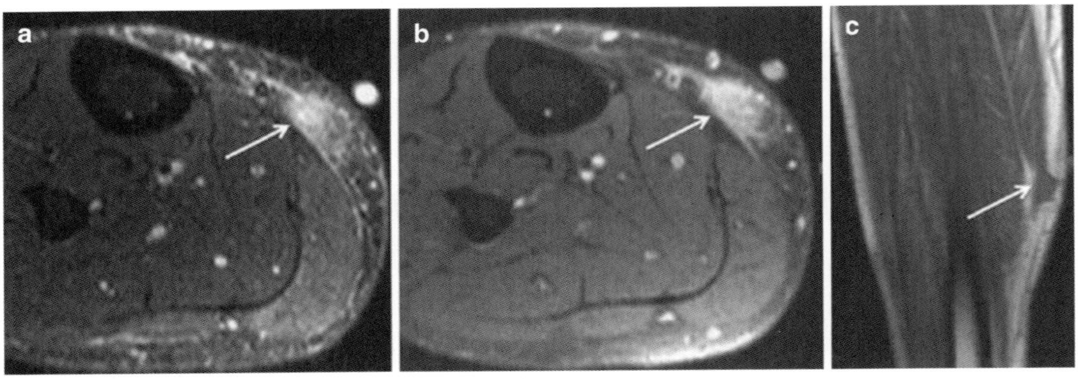

图 18.11 46 岁男性，小腿多形性玻璃样变血管扩张性肿瘤。(a)STIR 图像，覆盖于腓肠肌内侧头和比目鱼肌内侧上方的皮下高信号病变（箭头所示）。(b)同一平面的轴位对比增强图像，皮下肿块相对均匀强化（箭头所示），其紧邻下方腓肠肌筋膜，但仍局限于皮下软组织。应注意肿块边界模糊和沿筋膜延伸的线条状异常信号。(c)冠状位 T1WI，与肌肉相比呈均匀等 T1 信号（箭头所示），皮下脂肪的微小浸润。

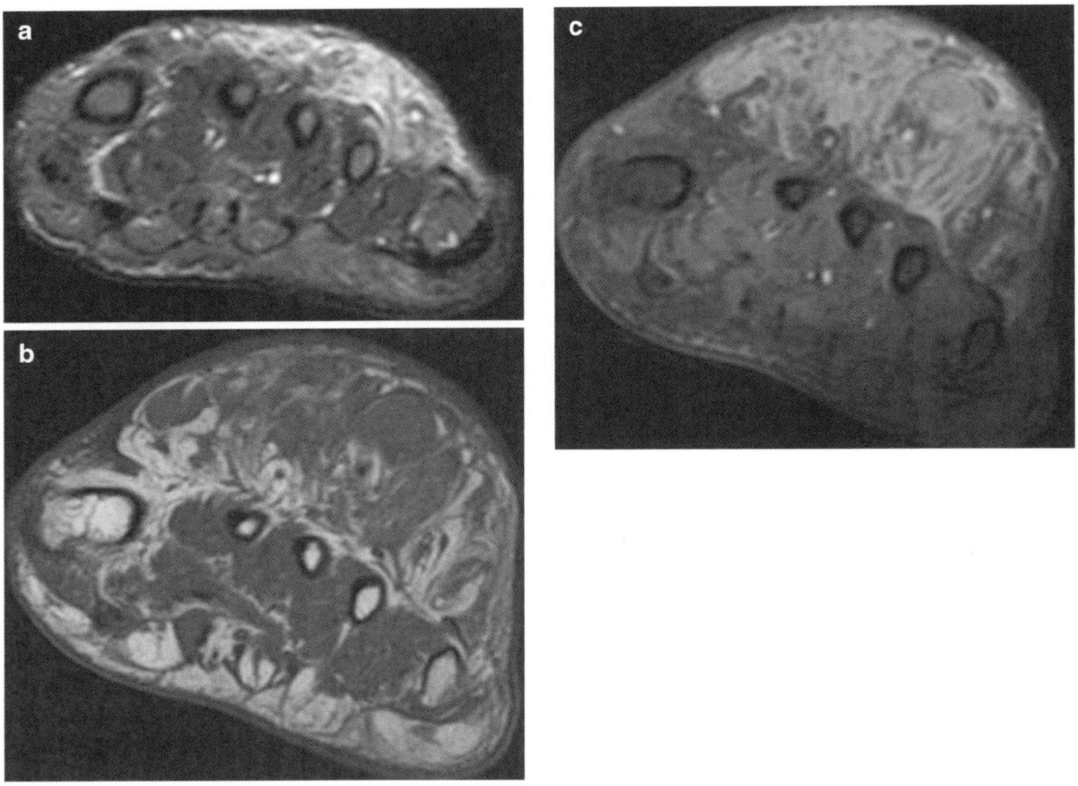

图 18.12 49 岁女性，足部 PHAT。(a)冠状位 FS PDWI，前足背跖骨体上方皮下组织中边界模糊的高信号。(b)3 年后的 MRI 冠状位 T1WI，软组织肿块边界模糊，明显间歇性生长。(c)冠状位对比增强图像，呈弥漫性强化。注意整个病变内散布脂肪信号且其边界模糊。

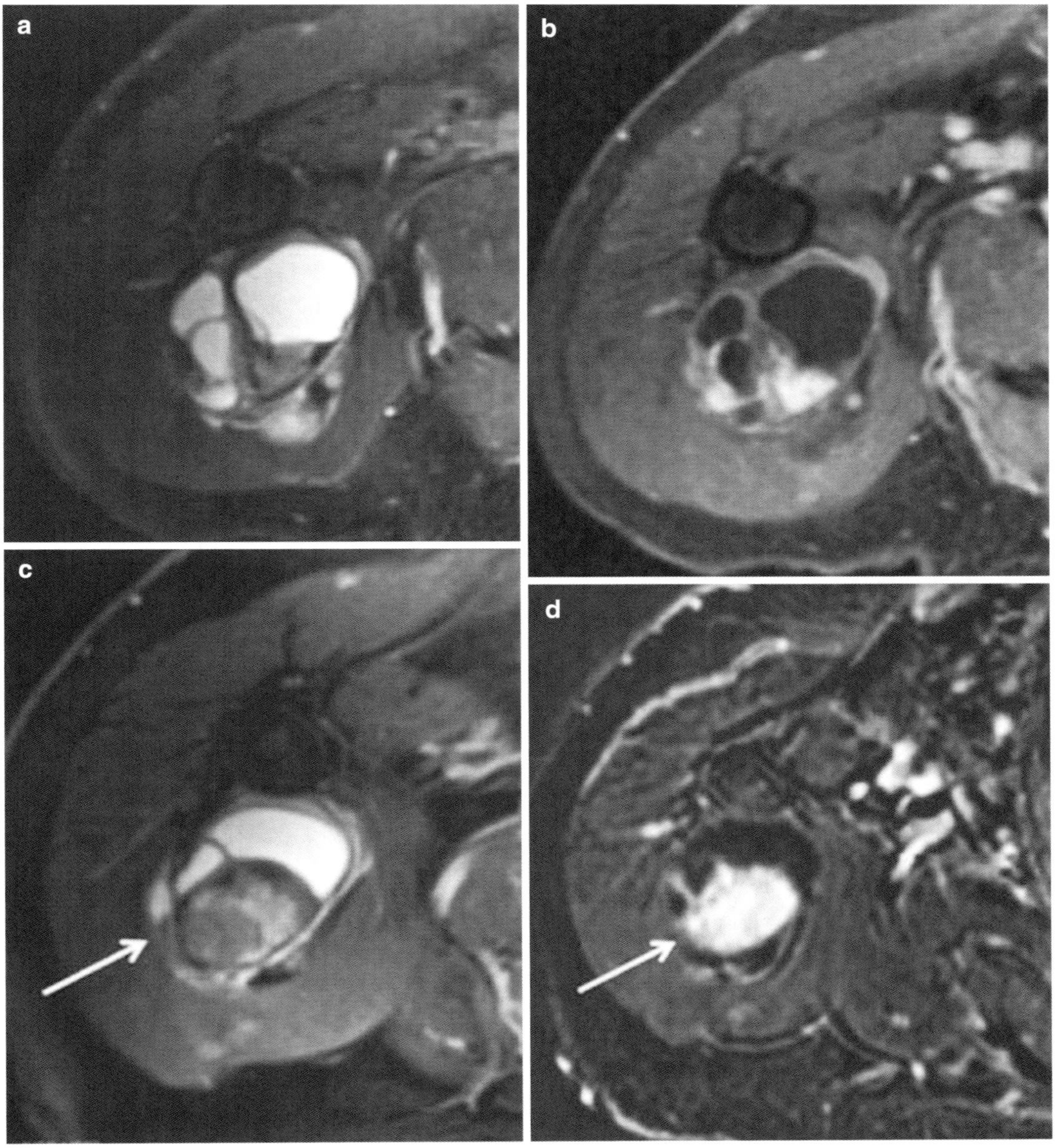

图 18.13　87 岁女性，上肢近端 PHAT。轴位 FS T2WI(a)和增强后 T1WI(b)，右肱三头肌内多房性囊性肿块，伴结节状和增厚的强化间隔。2.4 年后的随访检查，轴位 FS T2WI(c)和增强后 T1WI(d)肿块囊性部分内的实性成分增大(箭头所示)。术后组织学特征高度提示为 PHAT。(Used with permission from Subhawong et al. [146])

18.4 中间性肿瘤(局部侵袭性)

18.4.1 含铁血黄素沉着性纤维脂肪瘤样肿瘤

18.4.1.1 定义、发病率和临床表现

含铁血黄素沉着性纤维脂肪瘤样肿瘤(HFLT)是一种罕见的软组织肿瘤,由脂肪细胞、含铁血黄素和纤维组织组成。该肿瘤好发于中年女性的足部、踝部或手背区,手术切除后有30%~50%的患者复发[54]。HFLT可恶变为黏液炎性成纤维细胞肉瘤[143],两者具有相同特征的染色体易位t(1;10)(p22;q24)。

18.4.1.2 影像学

X线片和超声常无特异性。MRI常显示为一种边界不清的肿瘤,其脂肪区被网状间隔分隔。在T1WI上,HFLT与肌肉呈等或低信号,在T2WI上因HFLT存在黏液/纤维成分,而呈高信号。已有肿瘤的非脂肪性部分对比增强的报道(图18.14)。由于HFLT中含铁血黄素沉积,磁敏感加权成像序列(如T2*)可显示出血灶中的特征性晕染,这有助于区分HLFT和其他脂肪瘤性疾变[121]。

18.5 中间性肿瘤(罕见转移)

18.5.1 非典型性纤维黄色瘤

18.5.1.1 定义、发病率和临床表现

非典型性纤维黄色瘤(AFX)是一种罕见的中间性间叶性肿瘤。累及老年患者,发生于被照射的头颈部皮肤。AFX往往呈外生性生长,可出现溃疡和出血。在组织学上,AFX由成纤维梭形细胞、多核上皮样细胞和巨细胞组成。尽管有时组织学表现具有侵袭性,但如果及早诊断并完全切除,AFX具有良性的临床病程[89,105]。

18.5.1.2 影像学

目前关于AFX影像学表现的文献有限。超声和MRI可用于确定肿瘤的范围或可能的皮下组织浸润。在一项病例研究中,AFX在T1WI和T2WI上呈中等信号,在注射对比剂后弥漫性不均匀性强化[96],而恶性黑色素瘤和鳞状细胞癌作为可能的鉴别诊断,在

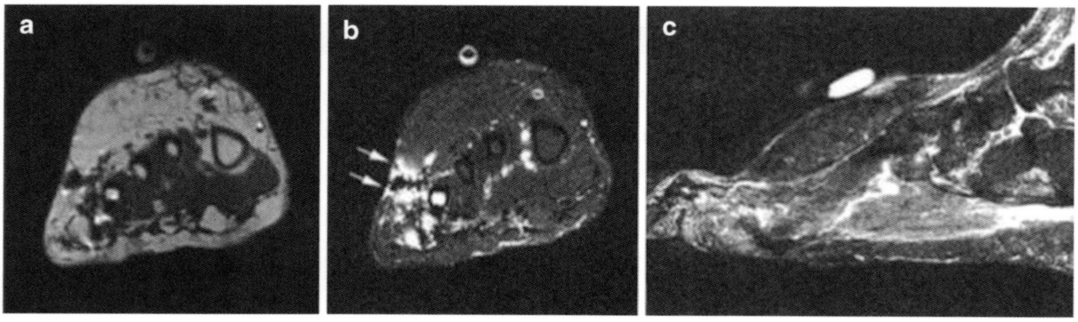

图18.14 56岁女性,跖骨浅表含铁血黄素沉着性纤维脂肪瘤样肿瘤。(a)冠状位T1WI,跖骨浅表的高信号肿块,主要为脂肪性。(b)冠状位脂肪抑制T2WI,脂肪性肿块。如箭头所示,肿瘤中还存在不相关的高、低信号区,这些区域代表患者之前足部手术后的改变。(c)矢状位脂肪抑制T2WI,跖骨浅表的脂肪性肿块。(Used with permission from Moretti et al. [165])

T2WI 上往往呈高信号。黑色素瘤内的黑色素也可导致 T1 信号升高。

18.5.2　血管瘤样纤维组织细胞瘤

18.5.2.1　定义

血管瘤样纤维组织细胞瘤(AFH)是一种罕见的低度恶性软组织肿瘤。通常,AFH 呈边界清楚的多分叶肿块,可见纤维样假包膜,具有典型的淋巴细胞浸润,由核分裂象活性低的成纤维细胞和组织细胞样细胞及充满血液的腔隙组成[82]。

18.5.2.2　发病率和临床表现

AFH 常发生于儿童和青少年,主要累及四肢和躯干的真皮和皮下组织。罕见转移。

18.5.2.3　影像学

CT 和 MRI 呈分叶状软组织肿块,有时有液-液平面和在 T1WI 和 T2WI 中作为病灶内出血征象的局灶性低信号[97](图 18.15)。

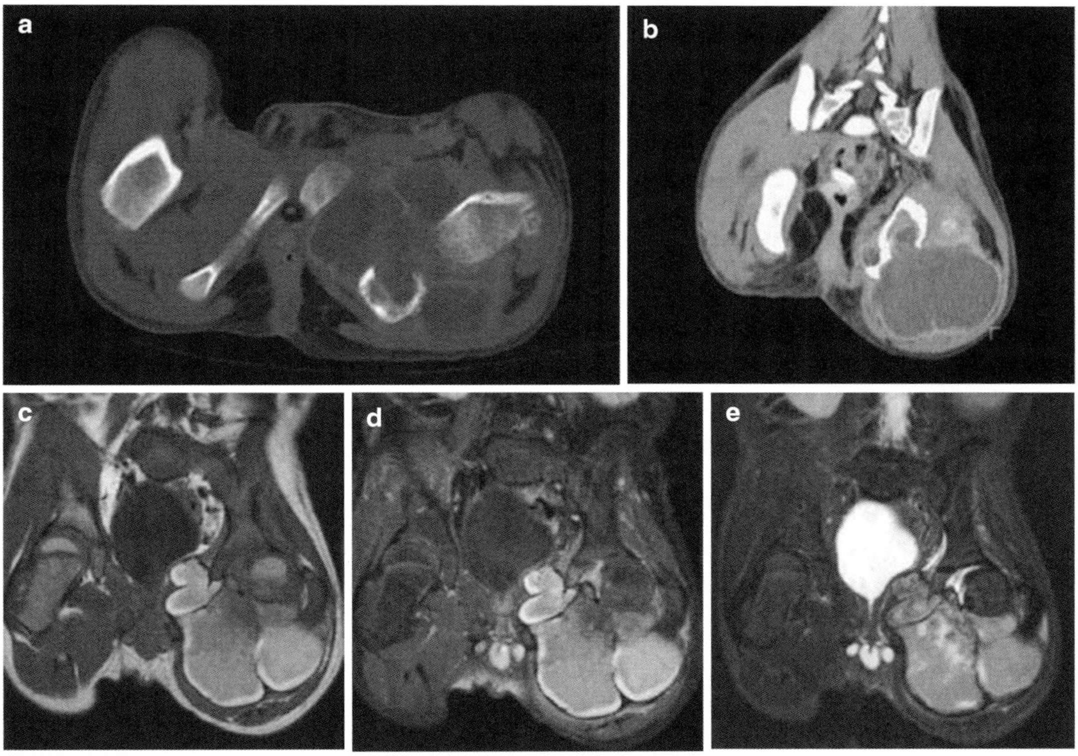

图 18.15　5 岁男孩,骨 AFH。轴位和冠状位重组 CT 显示左后坐骨膨胀性溶骨性病变,伴大的皮质断裂(a,b)。肿块以液体密度为主,有薄且强化的间隔和大量的骨外成分。冠状位 T1WI 上显示左坐骨内分叶状肿块,外周高信号(代表高铁血红蛋白)及大量的骨外成分(c)。在高信号壳外可见薄的低信号包膜或假包膜。钆增强冠状位 FS T1WI,与平扫周边大部分高信号相比,最多呈轻微强化。仍可见薄的低信号壳(d)。冠状位 STIR 图像显示信号不均匀和黑边(e)。(Used with permission from Petrey et al. [166])

18.5.3 骨化性纤维黏液样瘤

18.5.3.1 定义

骨化性纤维黏液样肿瘤(OFMT)是一种起源不明的罕见软组织肿瘤,常发生于四肢皮下组织,常遵循良性的临床病程。但已有呈细胞异型性、侵袭性行为和转移的病例报道[87]。通常,OFMT由小圆细胞和类骨质或板层骨组成[44,58,87,136]。

18.5.3.2 发病率和临床表现

OFMT表现为缓慢增长的分叶状、骨壳包裹的肿块,以男性为主,发病年龄为40~70岁。肿瘤直径很少超过10cm。

18.5.3.3 影像学

CT可显示OFMT特征性的板层骨形成及明显强化,后者代表经典型OFMT良好的血管形成。在MRI中,肿瘤T1WI上作为脂肪性骨髓间隙征象的局灶性高信号似乎具有特征性[67,125](图18.16)。

18.5.4 混合瘤

18.5.4.1 肌上皮瘤

定义

肌上皮瘤是一种良性肿瘤,具有广泛的组织病理学特征使得其诊断变得复杂[35]。肿瘤呈多结节状或分叶状,边界清楚或呈浸润性。可见梭形、卵圆形或上皮样肿瘤细胞,未见异型性。

发病率和临床表现

肌上皮瘤最常见于四肢皮下组织,表现为缓慢生长的无痛(皮下)肿块。目前尚无年龄和性别偏好。切除后罕见复发,尚未有转移的报道[74,80,112]。

影像学

文献检索未发现关于影像学表现的具体报道。因此,位于皮下是唯一的诊断线索(图18.17)。

18.5.4.2 副脊索瘤

定义

"副脊索瘤"一词用于描述一种罕见的、组织来源不明的肿瘤,但其组织学具有特征性空泡状的嗜酸性上皮细胞。肿瘤形成分叶状肿块,直径平均为3.5cm。常累及与肌腱、滑膜或骨骼相邻的四肢软组织[3,33,53]。

发病率和临床表现

副脊索瘤是一种罕见的肿瘤,好发于青少年和成人。病变主要发生在四肢或躯干周围,深埋于肌腱、滑膜和骨骼附近[53]。虽然切除后可复发,但副脊索瘤被认为是一种良性病变[55]。

影像学

在三项病例研究中,副脊索瘤被描述为包裹性肿块,在T1WI上呈等或低信号,在T2WI上呈高信号,并呈弥漫性强化[28,37,76](图18.18)。

18.5.5 磷酸盐尿性间叶性肿瘤

18.5.5.1 定义、发病率和临床表现

磷酸盐尿性间叶性肿瘤(PMT)是一种罕见的肿瘤,其通过产生一种磷酸盐物质,即所谓的成纤维细胞生长因子23(FGF-23),导致系统性磷酸盐耗竭,从而导致致癌性骨软化。肿瘤可发生在软组织和骨骼中,几乎一半的病例下肢受累。无性别偏好,发病年龄范围广。临床上以肌肉无力、骨痛、多发性骨折、肾磷酸盐消耗和血清FGF-23水平升高为特征。该肿瘤是一种生长缓慢、界限不

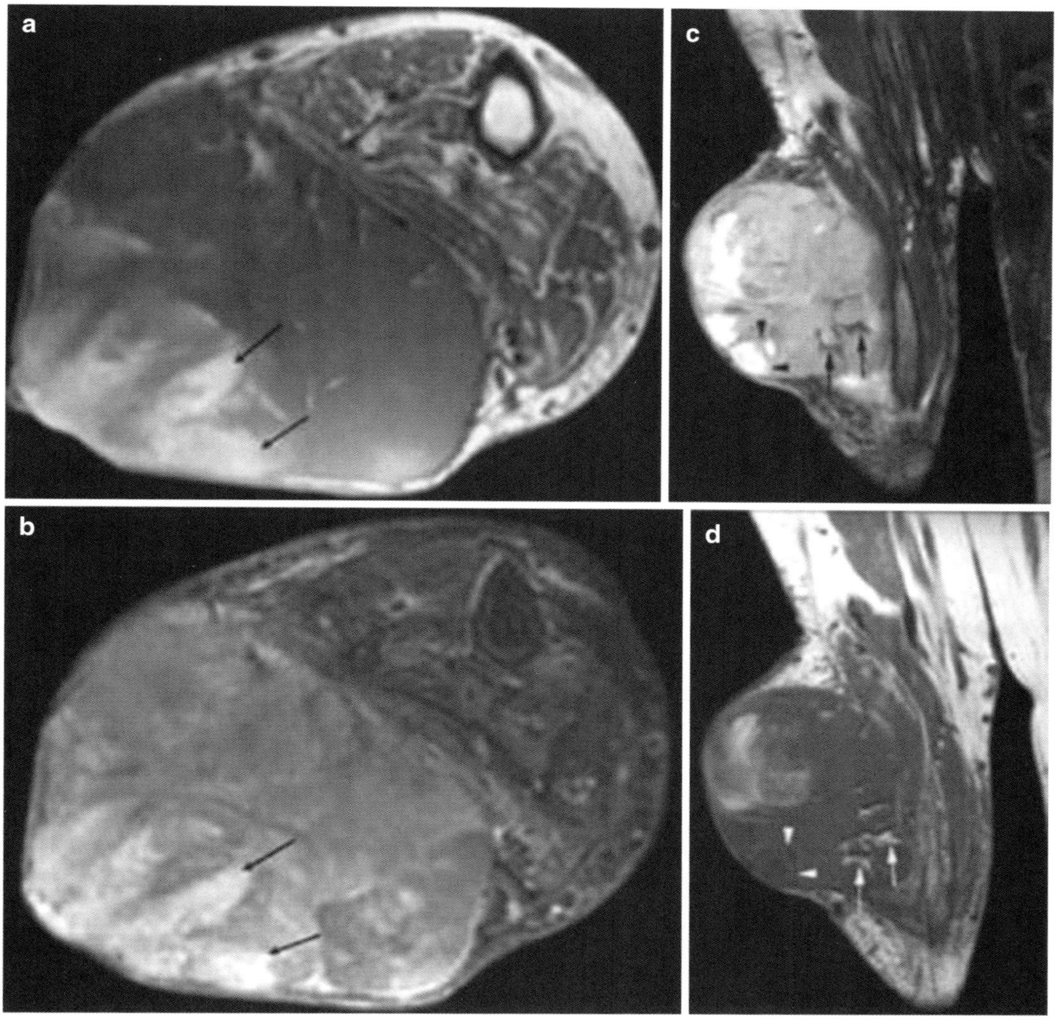

图 18.16　77 岁女性，小腿骨化性纤维黏液样肿瘤。右小腿的轴位 T1WI(a)和 FS T2WI(b)图像显示皮下肿块，邻近肌肉组织移位而不是浸润。肿块在 T1WI 上与肌肉相比以等信号为主，在 FS T2WI 图像上以中高信号为主。在两个序列上均可见肿块后外侧高信号灶(箭头所示)，与出血一致。冠状位 FS T2WI 上(c)呈低信号(黑色箭头所示)和 T1WI 上(d)呈高信号(白色箭头所示)，与脂肪性骨髓间隙一致。也有与坏死一致的病灶，T1WI 呈低信号区(白色三角箭头所示)，FSE FS T2WI 呈高信号区(黑色三角箭头所示)。(Used with permission from Harish et al. [67])

清的肿块。在组织学上可分为三种类型：成骨细胞瘤样、非骨化性纤维瘤样和最常见的混合结缔组织亚型(PMTMCT)。完全切除后，骨密度和 FGF-23 的血清水平恢复正常[48,84]。

18.5.5.2　影像学

由于 PMT 的直径通常不超过 5cm，可位于全身各处，因此诊断具有挑战性。X 线摄影和 CT 常仅能显示总骨量减少和发生于骨内溶骨性病变，可伴或不伴矿物沉积。全身 MRI 更有助于发现病变，T1WI 信号取决于血管形成，T2WI 呈高信号[48,118]。此外，^{111}In-奥曲肽和 ^{68}Ga-DOTANOC PET/CT 及 ^{68}Ga-DOTATATE PET/CT 全身核素显像在检测

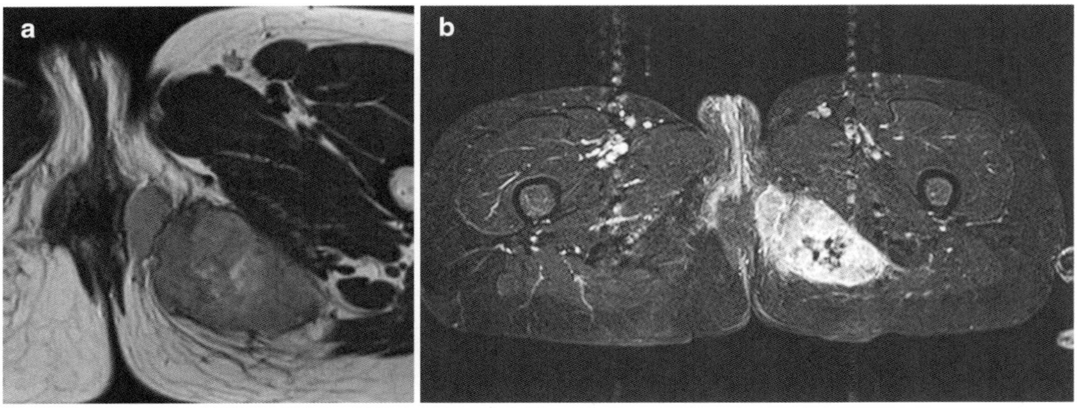

图 18.17 左会阴/臀部肌上皮瘤。(a)轴位 FS T1WI,钆对比剂注射后减影。(b)轴位 FS T1WI,钆对比剂注射后减影。50 岁患者,左会阴/臀部恶性肌上皮瘤。在 T1WI 上,肿瘤比肌肉信号稍高,注射对比剂后,周边显著强化,中心坏死区无强化。

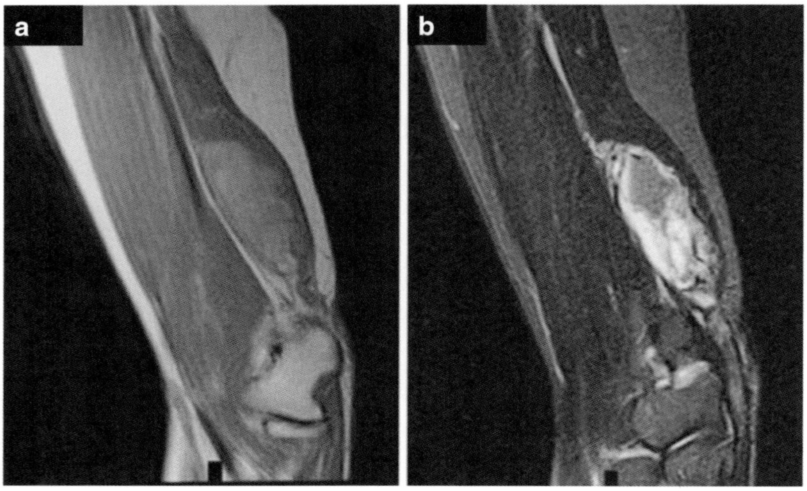

图 18.18 60 岁女性,肘部副脊索瘤。上臂远端软组织的矢状位 T1WI 上显示为不均匀等、稍高信号(a),在 T2WI 上呈不均匀高信号(b)。(Used with permission from Clabeaux et al. [28])

PMT 方面也非常出色[50](图 18.19)。

18.6 恶性病变

18.6.1 滑膜肉瘤

滑膜肉瘤的命名并不恰当,因为它不是起源于真正的滑膜细胞。因此,本章不详细讨论本疾病的分类学。

18.6.1.1 定义

滑膜肉瘤是一种临床和形态学定义明确的实体瘤。主要发生在关节旁,与腱鞘、滑囊和关节囊关系密切。但很少发生在关节腔内。在极少数情况下,也可发生于与滑膜结构无关的区域,如咽、喉、舌、颌面部、中耳、尾骨前区和椎旁区、纵隔、胸腹壁、心脏,甚至血管和周围神经内[23,132,140,144],这在放射学

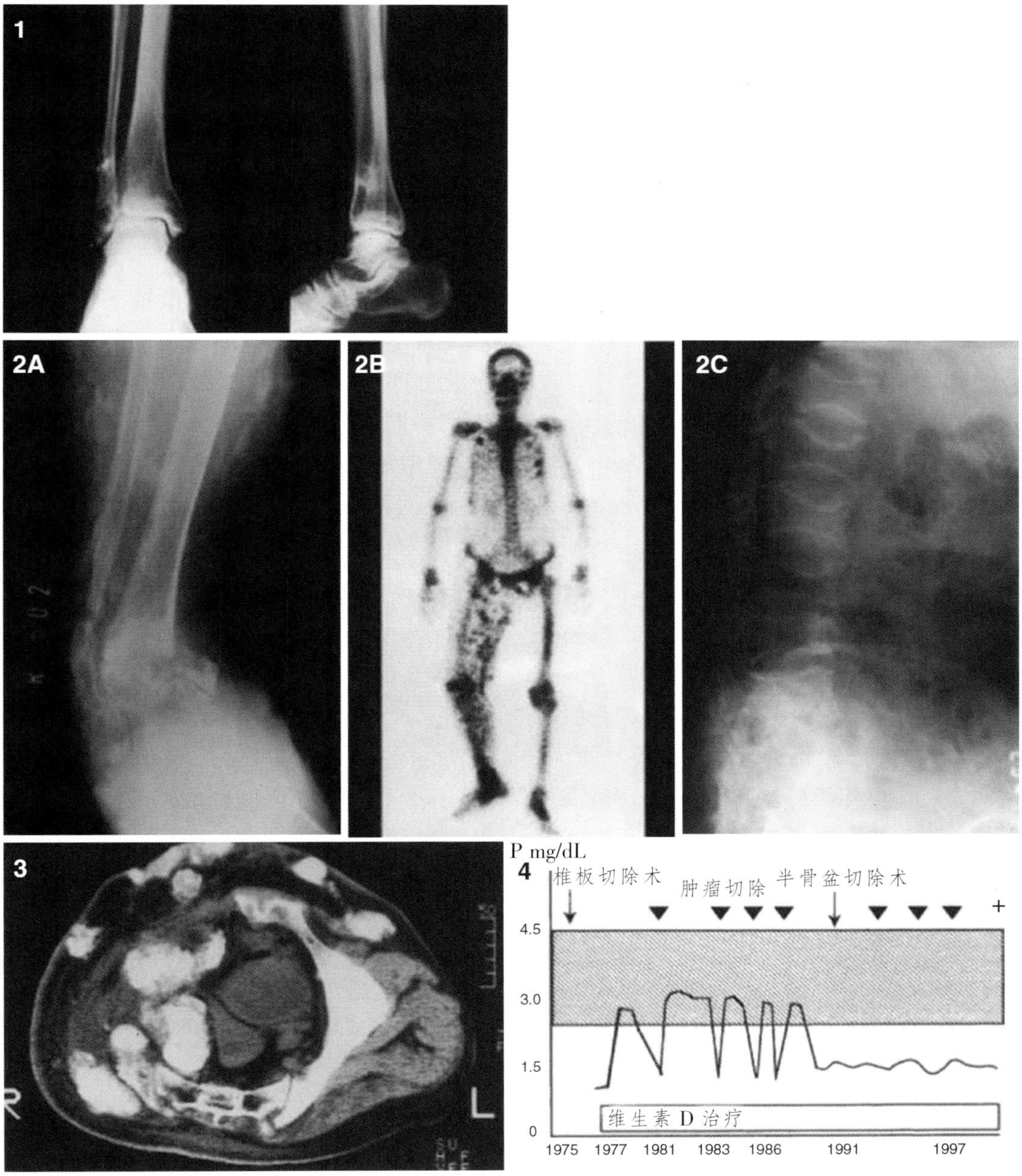

图 18.19　45 岁女性，磷酸盐尿性间叶性肿瘤。(1)X 线片显示右侧腓骨远端附近皮质旁矿化肿瘤。该肿瘤最初被诊断为外生骨疣，并被忽视。(2A)14 年后的 X 线片显示为右小腿多发性矿化软组织肿瘤伴胫腓骨病理性骨折。(2B)1991 年骨扫描显示右下肢多发性软组织肿块，右踝及肋骨骨折。(2C)X 线片显示因无法控制的骨软化造成的多发性脊柱压缩骨折。(3)CT 显示半骨盆切除术后盆腔内矿化肿瘤。(4)血清磷酸盐水平及临床病程。(Used with permission from Ogose et al. [167])

文献中被广泛报道。本章仅讨论与运动系统相关的滑膜肉瘤。

18.6.1.2 发病率和临床表现

流行病学

滑膜肉瘤约占所有间叶性恶性肿瘤的5%~10%[90]。好发于15~40岁的青少年和年轻人(表18.1)。男性比女性更好发,约为2:1。无种族倾向。

临床表现和大体表现

最典型的表现是可触及的深部软组织肿块。常伴有疼痛或压痛,可引起邻近关节的功能障碍。严重的功能紊乱和体重减轻少见。偶尔累及相邻神经,可引起疼痛、麻木或感觉异常。

目前尚不确定创伤是否会导致滑膜肉瘤的发生。尽管部分患者有明确的创伤史,但大多数患者无此病史。据报道,创伤发生与发现滑膜肉瘤之间的时间间隔差异很大,可从数周到40年不等。然而,也有患者在发现肿块后才受伤的报道,这表明,至少在某些情况下,两者之间的关系可能仅是一种巧合。

表 18.1 Enzinger 等人分析的 345 例滑膜肉瘤的年龄分布[45]

年龄范围	病例数	百分比(%)
0~10岁	12	3
10~20岁	94	27
20~30岁	85	25
30~40岁	57	17
40~50岁	52	15
50~60岁	25	7
60~70岁	11	3
70~80岁	6	2
80~90岁	3	1
总计	345	100

如前所述,滑膜肉瘤好发于四肢(80%~90%),多靠近大关节,尤其是膝关节(占30%)[45](表18.2)。肿瘤与肌腱、腱鞘和滑囊关系密切,常超过关节囊的范围。在所有病例中,<5%的滑膜肉瘤发生在关节腔。

18.6.1.3 病理学

病变的命名来源于显微镜下滑膜肉瘤和正常滑膜结构相似,尽管其可能起源于未分化的间叶组织[45,115]。与大多数其他类型的肉瘤不同,该肿瘤由两种形态不同的细胞构成(类似于癌的上皮细胞和纤维肉瘤样梭形细胞),形成特征性的双相型模式。两种细胞之间存在相互过渡的形态学表现,表明它们

表 18.2 滑膜肉瘤的发病部位,改编自 Enzinger 等人[45]

部位	病例数	百分比(%)
头颈部	31	9
颈部	12	3
咽	7	2
喉	7	2
其他	5	1
躯干	28	8
胸部	10	3
腹壁	9	2.5
其他	9	2.5
上肢	80	23
肩部	22	6
肘部/上臂	20	6
前臂/手腕	24	7
手	14	4
下肢	206	60
臀部/腹股沟	22	6
大腿/膝关节	102	30
小腿/踝关节	33	10
足	45	13
其他	4	1
总计	345	100

之间有密切的亲缘关系。根据两种细胞存在的相对数量及其分化程度,滑膜肉瘤可分为四种不同类型。

第一种类型是双相型滑膜肉瘤,其特征是同时存在形态不同但组织遗传学相关的上皮细胞和梭形细胞。约 30%的肿瘤存在钙化,伴或不伴骨化。血管化程度不一,可有零星分布的血管结构,亦可有大量的扩张血管腔。在分化较差的肿瘤中,可经常发生瘤内出血。

第二种类型为单相纤维型滑膜肉瘤,主要(甚至全部)由梭形细胞构成。这种类型比较常见。其临床表现与双相型相同。

第三种类型为单相上皮型滑膜肉瘤。这是一种主要(甚至全部)由上皮细胞构成的罕见肿瘤。由于其与其他更常见的上皮和间叶组织肿瘤非常相似,如转移癌和附件癌、恶性黑色素瘤、恶性上皮样神经鞘瘤和上皮样肉瘤,因此,很难对该类肿瘤做出肯定性诊断。

滑膜肉瘤的最后一种类型是组织学上公认的低分化型。其发病率估计为 20%。其行为更具侵袭性,且发生转移比例也更高。显微镜下,该肿瘤由小圆细胞、梭形细胞和外观介于上皮细胞和梭形细胞之间的中间型细胞组成。具有丰富的扩张血管腔。

多囊形成是滑膜肉瘤的常见表现。囊壁厚,由纤维间隔组成。在囊内常有多条由肿瘤细胞在致密的胶原纤维组织上增殖形成的内部隔膜,无内衬模式。肿瘤细胞可能会从腔内隔膜上脱落。此外,血管周细胞瘤样扩张血管在这些间隔内可能很明显。据报道,滑膜肉瘤与染色体重排相关,包括 t(X;18)(p11-2;q11-2)易位[31]。

18.6.1.4 影像学

大多数滑膜肉瘤在 X 线片上呈圆形、椭圆形分叶状肿块。常位于大关节附近,特别是膝关节。5%~30%的病例可出现骨膜反应,骨侵袭(与邻近肿瘤的压迫有关),甚至骨侵犯。最具特征的是多发的小钙化或骨化灶,见于 20%~30%的病例中。钙质样致密影可为非常细微的斑点状钙化或明显钙化,甚至骨质形成,常发生在病变的外周区。当存在外周致密影时,有助于滑膜肉瘤与脂肪肉瘤和黏液样软骨肉瘤的鉴别。钙化形态不规则有助于与血管瘤鉴别。在存在广泛骨化的情况下,类似于骨或软骨病变,如软组织软骨瘤、关节外滑膜软骨瘤病、骨化性肌炎、肿瘤样钙质沉着症或骨肉瘤(包括骨旁和骨外)。据报道,广泛钙化的病例预后更好,生存率更高[117,133]。

血管造影常显示肿瘤血供丰富,无论是原发肿瘤还是转移瘤。单相型和低分化型肿瘤尤其如此[102]。这些肿瘤表现为广泛的新生血管和不均匀的肿瘤染色。偶尔,表现为乏血供肿瘤。

超声表现为边界清楚的富血管实性肿瘤,具有明显的动静脉结构,因内出血,可有内部囊性成分[107]。20%~30%的病例可见内部钙化。超声有助于检测局部复发、引导细针活检和儿童检查[72]。术后早期(术后 6 个月内),超声难以对不均匀低回声病变进行鉴别,其可能为复发肿瘤、出血、水肿、肉芽组织、脓肿形成或混合存在。采用高频探头,出现散在结节状低回声肿块时,可考虑病灶为肿瘤复发。不伴有散在结节的弥漫性异常回声则被认为是非肿瘤组织。

CT 显示为密度略高于肌肉的软组织肿块,可浸润邻近结构[115](图 18.20)。当软组织肿块突入关节囊内或累及关节内韧带或肌腱时,可表明存在关节侵犯。尽管在 MRI 和 CT 均可显示骨受累,但 CT 对骨皮质侵袭显示更佳,也比 MRI 更容易显示瘤内钙化或骨化。由于其血管丰富,滑膜肉瘤在注射对

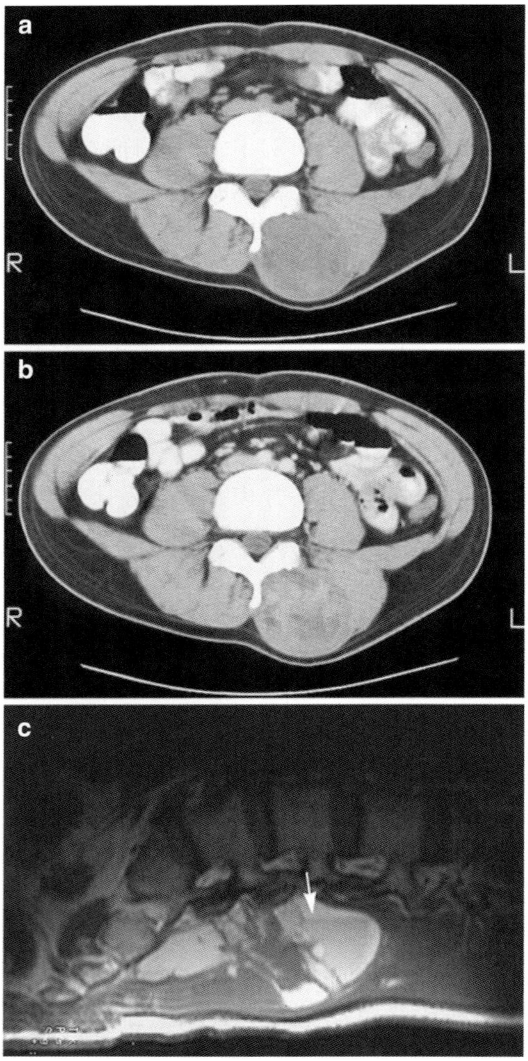

图 18.20 19 岁男性,背部滑膜肉瘤。(a)CT。(b)碘对比剂注射后 CT。(c)矢状位 SE T1WI。椎旁后部软组织肿块。无明确的瘤内钙化或骨化(图 a),注射碘对比剂后仅见轻微强化(图 b)。偶尔在 T1WI 上出现液-液平面(图 c),为罕见的非特异性征象(箭头所示)。

比剂后明显强化。

MRI 上,大多数滑膜肉瘤(>90%)在T1WI上相对于脂肪呈低信号,相对于肌肉几乎呈等信号[117]。在极少数情况下,因广泛的瘤内出血,肿瘤多呈高信号。T1WI 上的小斑片状高信号更常见(45%)[81,117,123],可能与小灶性出血相对应,因为这些区域在 T2WI 上也呈高信号。液-液平面并不常见(15%~25%),且无特异性,但可能是一个显著的发现。既往出血区的液-液平面或在所有脉冲序列上呈高信号可能与较差的预后相关[117](图 23.13 至图 23.17)。在 T2WI 上,呈明显不均匀信号,并可见多少不等的内部分隔[114](图 18.21 和图 18.24)。直径>5cm 的病变尤其如此,其中>85%的病例信号不均匀,而在较小病变中仅为 60%[81]。1/3 的滑膜肉瘤在 T2WI 上表现为三重信号模式[12,81,133]。包括类似液体的高信号、与脂肪信号相等或略高的中等信号和接近纤维组织的低信号。T2WI 上的三重信号模式和 T1WI 上小的高信号灶,提示滑膜肉瘤(图 18.22 和图 18.23)。超过一半的病变与邻近骨关系密切。单相和双相病理亚型的 MRI 表现无明显差异。

在注射对比剂后常呈不均匀强化。富血供区明显强化,而坏死区和囊变区仍呈低信号。通过动态对比增强 MR 检查可对富血供进行定量。动脉增强后 7 秒内肿瘤早期强化是可靠的征象,常见于滑膜肉瘤。其他之前描述的所谓恶性动态对比增强 MRI 特征,如早期平台期或洗脱期和外周强化,并不总见于滑膜肉瘤[155]。

部分滑膜肉瘤边缘清晰或边缘尚清晰。边缘清晰常被认为是良性肿瘤的征象[132,133]。这可能是滑膜肉瘤易被误诊为良性肿瘤的原因之一[17,133]。当肿瘤毗邻和推移神经血管束时,可怀疑存在神经血管受累。在一项研究中,5 例手术病例中有 2 例证实了这一点[114]。MRI 常不能显示在平片或 CT 上所见的小钙化。因此,软组织和骨肿瘤的 MRI 应结合相应的 CT 和 X 线片来判读。

MRI 对于紧邻关节、肌腱或滑囊,具有浸润性边缘和非均匀间隔的肿块的鉴别诊断价值非常有限。若无创伤史或感染征象,

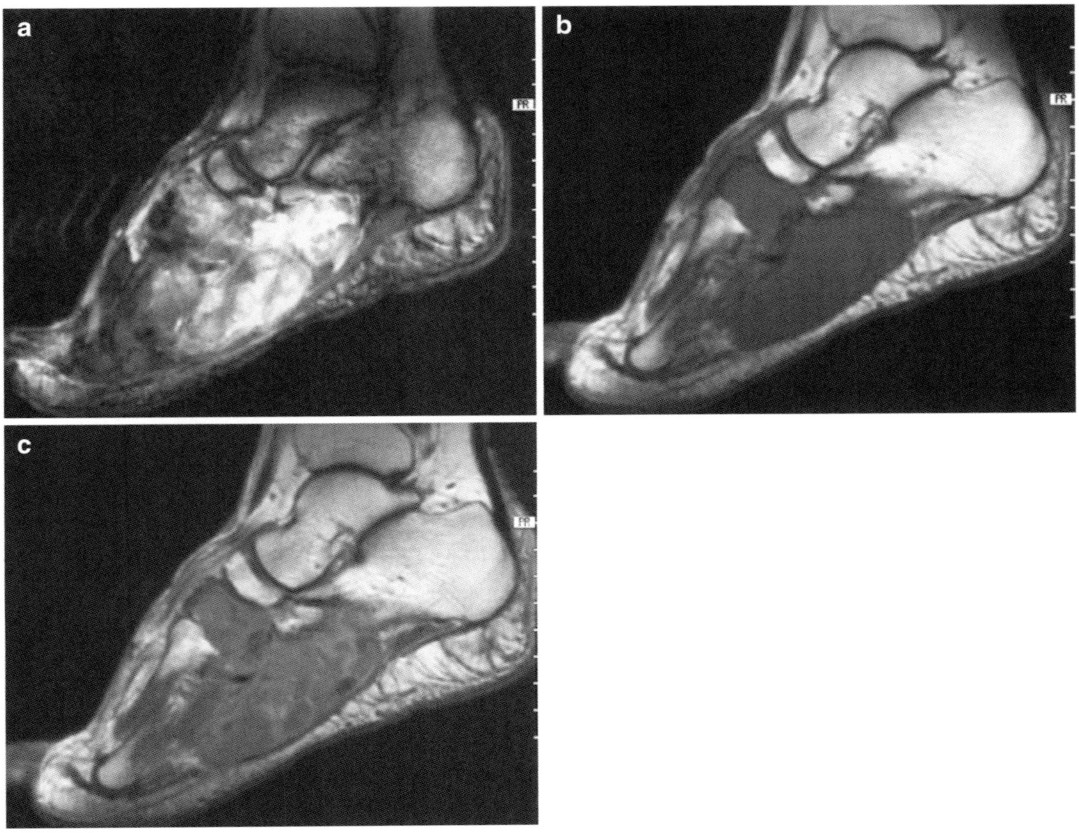

图 18.21　37 岁男性，足部滑膜肉瘤。(a)矢状位 GRE T2WI。(b)矢状位 SE T1WI。(c)注射钆对比剂后，矢状位 SE T1WI。在 T1WI 上（图 b）滑膜肉瘤常呈低信号，在 T2WI 上（图 a）呈高信号。较大的病变信号常不均匀，并可见内部分隔（图 a）。明显强化部分与肿瘤血供一致。（图 c）骨侵犯发生率较低(5%~30%)，但也很重要。（图 c）足底是青年人滑膜肉瘤的好发部位。

提示为恶性肿瘤的可能性较大。尤其是伴软组织钙化时，应优先考虑滑膜肉瘤的诊断。然而，在血管瘤和滑膜或腱鞘囊肿这两种良性软组织肿块中也可见分隔。但这些良性肿瘤边缘清晰，在 T2WI 上呈均匀高信号，信号强度远高于皮下脂肪。对比增强模式也有助于鉴别诊断（图 18.24 和图 18.25）。

18.6.1.5　治疗、预后和肿瘤复发的检测

滑膜肉瘤的治疗方法包括广泛的局部切除、截肢术及联合使用的放化疗。即使进行积极的治疗，也仍有近 80%的患者会出现转移或局部复发。最常见的远隔转移部位是肺（59%~94%）。其他转移部位包括淋巴结（4%~18%）和骨（8%~11%）。软组织转移罕见。20%~26%的患者出现局部复发，常在首次诊断后 2 年内出现。5 年生存率为 27%~55%。有利于滑膜肉瘤预后的影响因素包括肿瘤内广泛钙化，发病年龄较低，病变直径<5cm 及肿瘤位于四肢[117]。依据Tateishi 的报道，其他预测预后的 MRI 参数包括存在出血和囊肿或存在三重信号。联合近端肿瘤分布、肿瘤大和无钙化这些参数与肿瘤分级高、预后较差有关[151]。MRI 对肿瘤复发的早

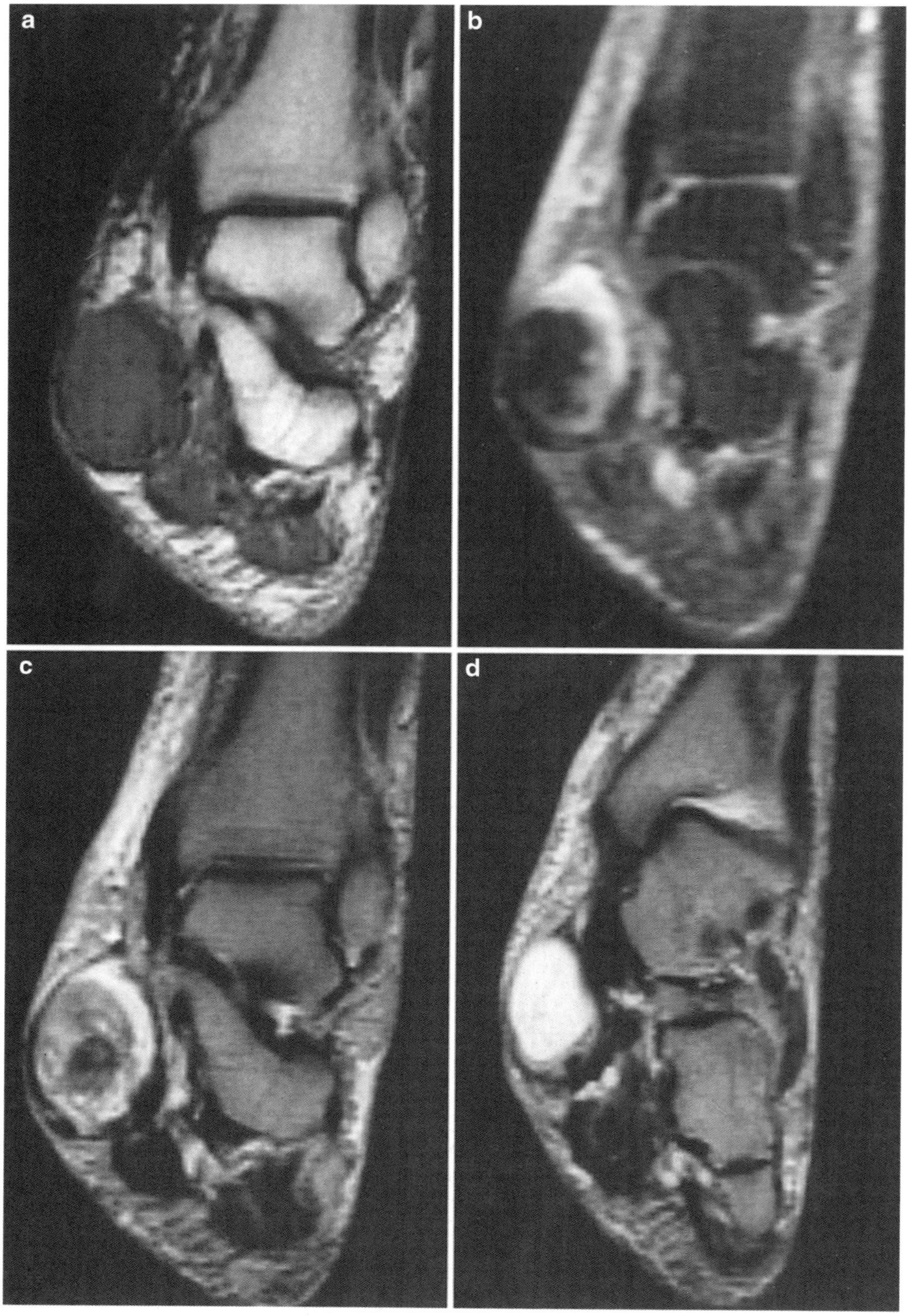

图 18.22 踝关节内侧滑膜肉瘤(a)冠状位 T1WI。(b)对比增强冠状位 FS T1WI。(c,d)冠状位 FS T2WI。踝关节内侧卵圆形肿块,呈不均匀低信号(图 a)。病灶外周明显强化(图 b)。病变呈三重信号模式:类似液体信号、中等信号和低信号(图 c,d)。

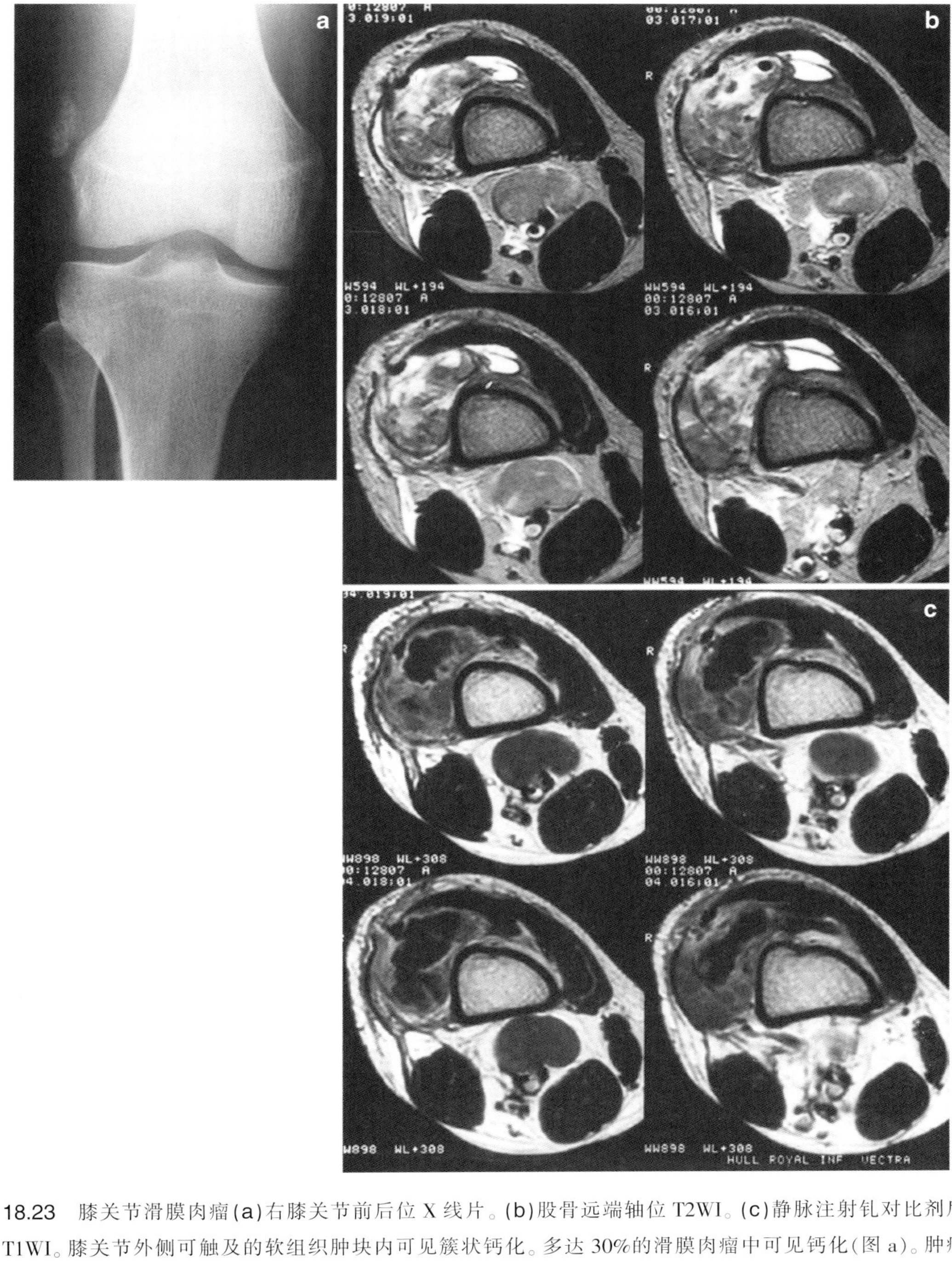

图 18.23　膝关节滑膜肉瘤(a)右膝关节前后位 X 线片。(b)股骨远端轴位 T2WI。(c)静脉注射钆对比剂后轴位 T1WI。膝关节外侧可触及的软组织肿块内可见簇状钙化。多达 30%的滑膜肉瘤中可见钙化(图 a)。肿瘤呈高、低和中等混杂信号("三重信号");肿瘤似起源于关节外,沿外侧髌支持带向下延伸至膝关节的上外侧(图 b)。肿块呈明显的外周强化,中心为不规则非强化区。腘窝神经血管束周围可见肿大淋巴结。(Case courtesy of Dr. A.M. Davies, Birmingham)

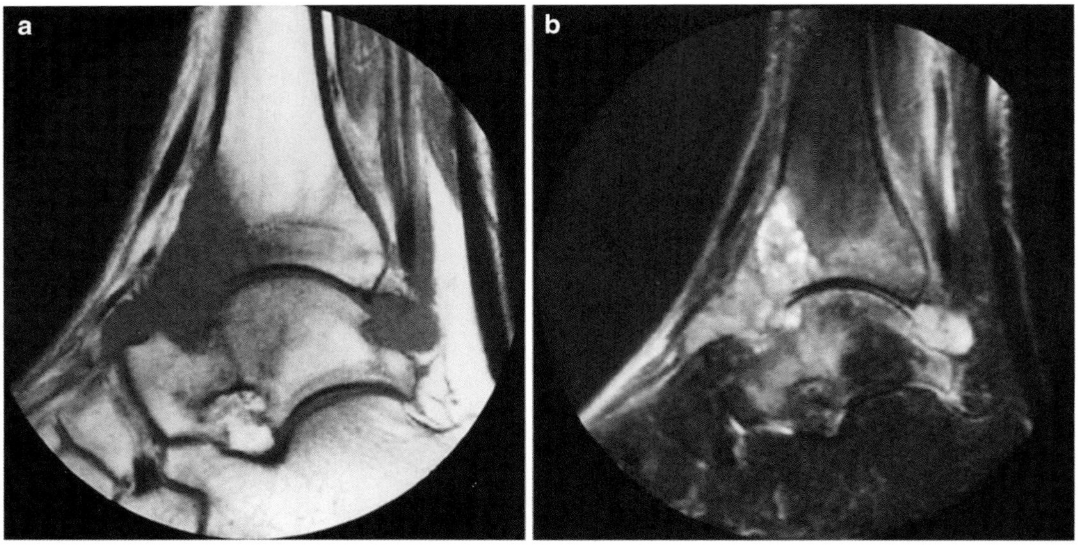

图 18.24 踝关节滑膜肉瘤进展期。(a)矢状位 T1WI。(b)矢状位 STIR。踝关节前后隐窝内可见低信号肿块。侵袭距骨颈,胫骨远端前方皮质被破坏。胫骨远端和距骨内可见骨髓水肿(图 a)。在 T2WI 上肿瘤呈高信号,内伴低信号间隔。T2WI(图 b)比 T1WI 能更好地显示邻近骨侵犯和骨髓水肿。(Case courtesy of Dr. A.M.Davies, Birmingham)

期检测价值将在第 26 章治疗后影像学中详细讨论(图 18.25)。

18.6.2 上皮样肉瘤

18.6.2.1 定义

"上皮样肉瘤"于 1970 年首先由 Enzinger 报道,并描述为一种特定的肿瘤,常见于四肢软组织,尤以手部最常见。该肿瘤表现为孤立或不规则的多结节肿块,位于真皮或深部,并附着于肌腱或筋膜。肿瘤大小不一,直径从数毫米到 15cm 不等。中心退变和坏死是其常见特征。位于真皮内的病变常会穿透皮肤形成溃疡。肿瘤可沿神经血管束扩散,可侵犯血管,从而发生转移。总的来说,位于肢体近端的肿瘤比位于肢体远端的肿瘤更具侵袭性[66]。据报道,高达 25%的患者有创伤史[25,129],该肿瘤的性质尚不清楚。

18.6.2.2 发病率和临床表现

上皮样肉瘤是最常见的手部软组织肉瘤。虽然它可以发生在任何年龄,但最常见于 10~35 岁的青少年和年轻人。儿童和老年人很少发病。男性多见,为女性的 2 倍。主要发病部位是上肢远端,约占 58%,尤其是手和前臂。其次是下肢远端和近端,分别占 15%和 12%。除头皮外,躯干、头部和颈部很少累及[66]。病变可位于皮下或深部组织,通常附着于肌腱、腱鞘或筋膜结构。上皮样肉瘤表现为孤立或多发的质硬固定结节。这些结节生长缓慢,且无痛。位于皮内的病变常见穿透皮肤的溃疡。不到一半的病例中可见转移,主要转移到区域淋巴结和肺。转移主要发生在确诊后一年之内,但也可出现在晚期和原发肿瘤切除术后数年。复发很常见,常为多发性,已有报道称在 77%的病例中出现

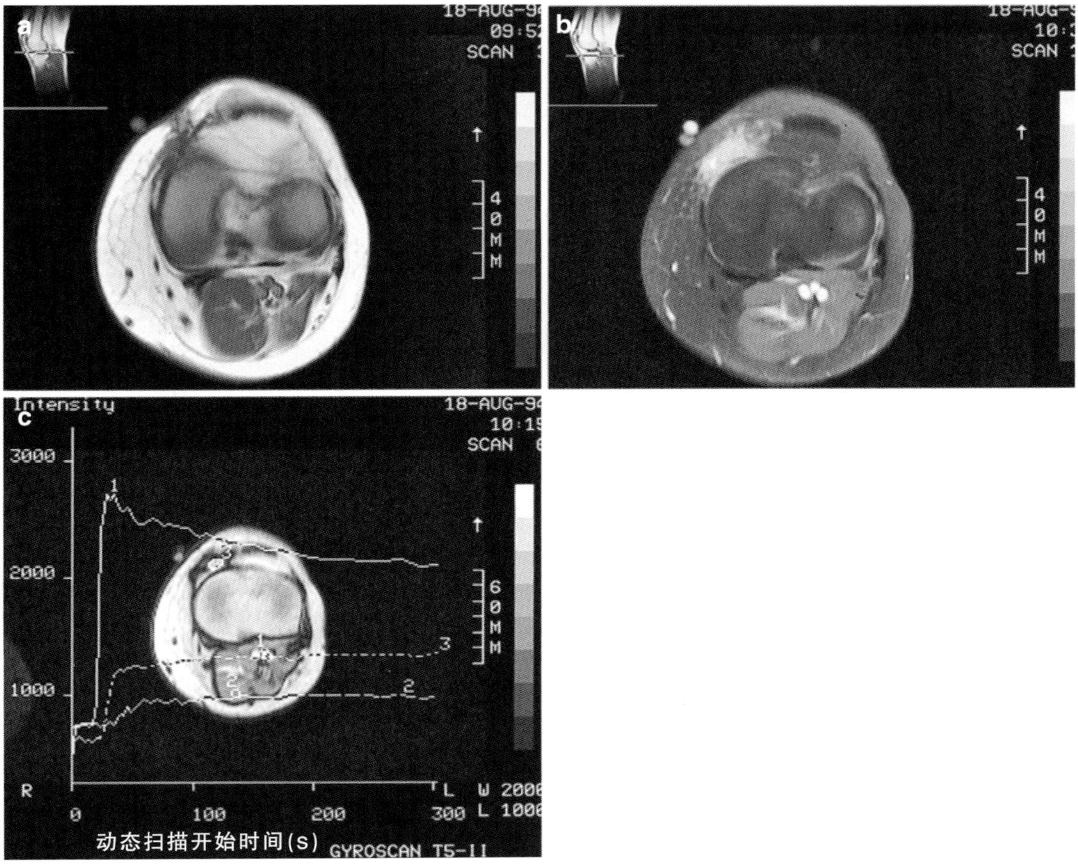

图 18.25　滑膜肉瘤复发。(a)轴位 SE T1WI。(b)注射钆对比剂后轴位 FS SE T1WI。(c)注射钆对比剂后，GRE T1WI 信号强度-时间曲线。滑膜肉瘤手术切除后经常复发。本例在 T1WI 上(图 a)疤痕组织深部可见小的低信号病变。注射钆对比剂后，在脂肪抑制像(图 b)上病变明显强化。团注对比剂动态图像(图 c)显示病变(3)对比剂的摄取比正常肌肉(2)更多、更快。再次手术证实为肿瘤复发。

复发[25]。

18.6.2.3　影像学

MRI以外的影像学表现

肿瘤在 X 线片、CT 和超声上均显示为软组织肿块。在 20%~30%的病例中，结节内可见骨化或斑点样钙化。在极少数情况下，肿瘤会导致骨皮质变薄或下方骨侵袭[25,66]。

MRI表现

上皮样肉瘤无特征性 MRI 表现[66]。因此，MRI 不能对该肿瘤进行特异性诊断。在 T1WI 上，肿瘤几乎与肌肉呈均匀等信号(图 18.26)。偶尔，病灶可不均匀，要么是因出血坏死灶导致的信号增高区，或要么是对应于肿瘤内广泛坏死的中心相对低信号区。相反，在 T2WI 上，肿瘤相对肌肉呈高信号，相对脂肪组织呈低、等或高信号。大多数病灶在 T2WI 上是均匀的。在近 70%的病例中可见累及周围肌肉的瘤周水肿。其常在 T2WI 或 STIR 像上表现为高信号区，形状多变，也可表现为羽毛状、放射状高信号，最多延伸至相邻肌肉内 2cm，或表现为广泛异常信号

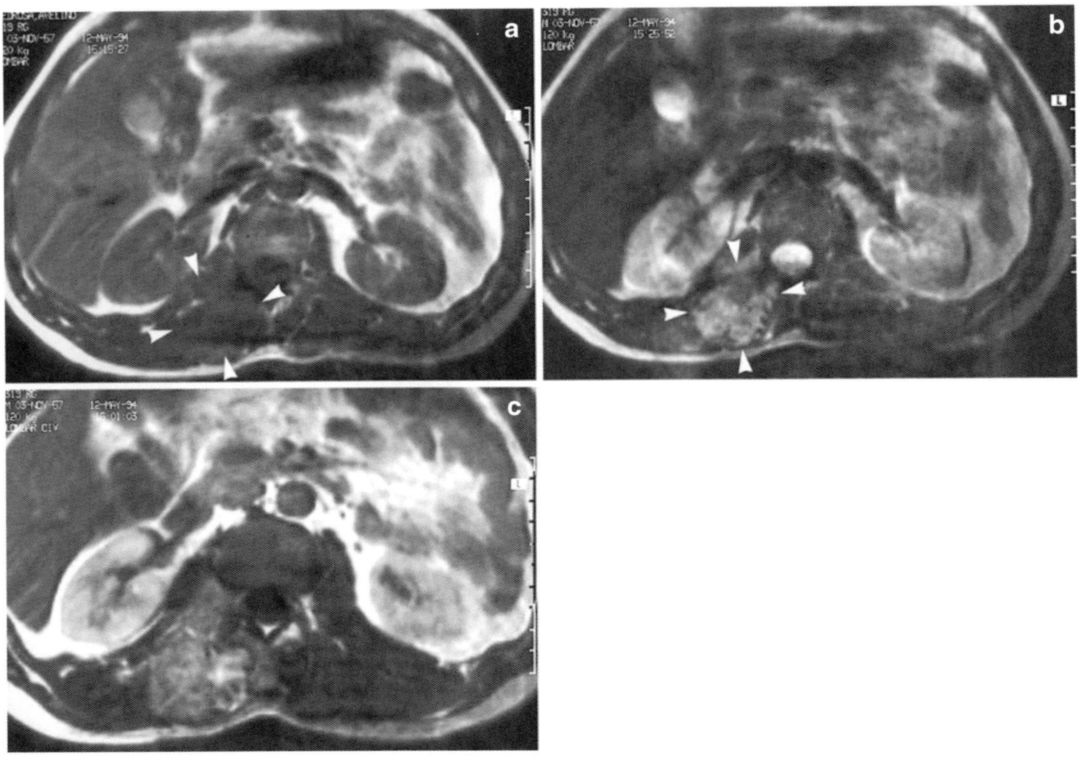

图 18.26 37岁男性，腰椎旁上皮样肉瘤。(a)轴位 SE T1WI。(b)轴位 SE T2WI。(c)注射钆对比剂后轴位 SE T1WI。T1WI 上，肿瘤位于脊柱右侧，与相邻肌肉几乎呈等信号，仅因中等占位效应导致肌间脂肪间隙（三角箭头所示）分布不均和扭曲，双侧不对称，而得以显示（图 a）。T2WI 上，病灶轮廓不规则，内部结节状成分呈高信号，但介于肌肉和皮下脂肪之间（三角箭头所示）（图 b）。在注射对比剂后，肿瘤呈不均匀明显强化。

区，至少一块肌肉完全受累[66]。其他常见表现包括肿瘤包绕邻近神经血管束和区域淋巴结肿大。后者在 T2WI 上常表现为与原发灶相同的高信号。除中心坏死区域外，注射钆剂后可见不均匀明显强化[66]。

成像策略

上皮样肉瘤位置深，诊断主要依靠临床表现、体格检查和活组织检查。尽管病变的表现不一，但如果在患者皮肤和皮下组织发现多发性软组织结节或持续存在的穿透性溃疡伴引流淋巴结肿大，尤其是肿块位于肢体远端时，应怀疑为上皮样肉瘤[66]。对于所有软组织肿瘤，MRI 在评估肿瘤范围方面似乎优于其他所有成像技术。

18.6.3 腺泡状软组织肉瘤

18.6.3.1 定义

腺泡状软组织肉瘤是最少见的软组织恶性肿瘤之一，不足全部软组织肉瘤的 1%[68]。该肿瘤由大的粒细胞聚集成假肺泡样结构，周围环绕血管，类似呼吸性肺泡。肿瘤富含血管，周围常被粗大迂曲的血管所包绕。这是手术切除过程中常发生大出血的原因[11]。在切面上，肿瘤呈黄白色或灰红色，常伴有大片状坏死或出血区[26]。尽管组织学表现类似良性肿瘤，核分裂象和细胞多形性罕见，但腺泡状软组织肉瘤却是恶性程度最高的软组织肉瘤之一。40%~70%的患者早期即可发生转移[24,34,70,98]。肿瘤最常转移到肺，其次是脑和骨骼。肿瘤术后复发率高，20%~30%的病例出现复发[98]。

18.6.3.2 发病率和临床表现

腺泡状软组织肉瘤可见于任何年龄，但主要发生于大龄儿童、青少年和年轻人，发病年龄为 11~35 岁。女性发病率更高[24,98]。至少 60%的肿瘤发生于下肢肌肉或筋膜，大腿前部最常受累。其他常发病的部位从多到少依次为头、颈、上肢和躯干[24,98]。在儿童和婴儿中，最常见的发病部位是头部和颈部，特别是眼眶和舌。腺泡状软组织肉瘤常表现为生长缓慢的无痛性肿块。由于肿瘤富含血管，偶尔可触及搏动感。就诊时，大多数肿瘤的直径>5cm。

大多数肿瘤多无症状。肺或脑转移常为该病的首发临床表现。初诊时，超过 1/3 的病例已发生转移[11,98]。

18.6.3.3 影像学

MRI以外的影像学表现

在常规 X 线片上，腺泡状软组织肉瘤表现为非特异性肿块，偶尔可以看见斑点状钙化[70,104]。肿瘤可侵袭邻近的骨质。胸片可发现肺转移。超声也显示肿瘤内部回声不均匀。多普勒超声可着重显示病变的血管化程度[34]。CT 能较好地显示肿瘤特征。在平扫中，与周围肌肉相比，肿瘤呈低密度或等密度。对比增强扫描肿瘤明显强化，并可见肿瘤内较多增粗的血管[24,34,70,130](图 18.27)。血管造影见肿块血供丰富，并可见动静脉分流和早期引流静脉[34,70](图 18.28)。

MRI表现

腺泡状软组织肉瘤在 T1WI 和 T2WI 上均呈明亮高信号(图 18.29)，可能与部分肿瘤血管中的慢血流有关[34,70,104]。在所有序列中，病变内可见多个无信号区，提示小的钙化或增粗血管内的血液快速流空[24,70,104]。在

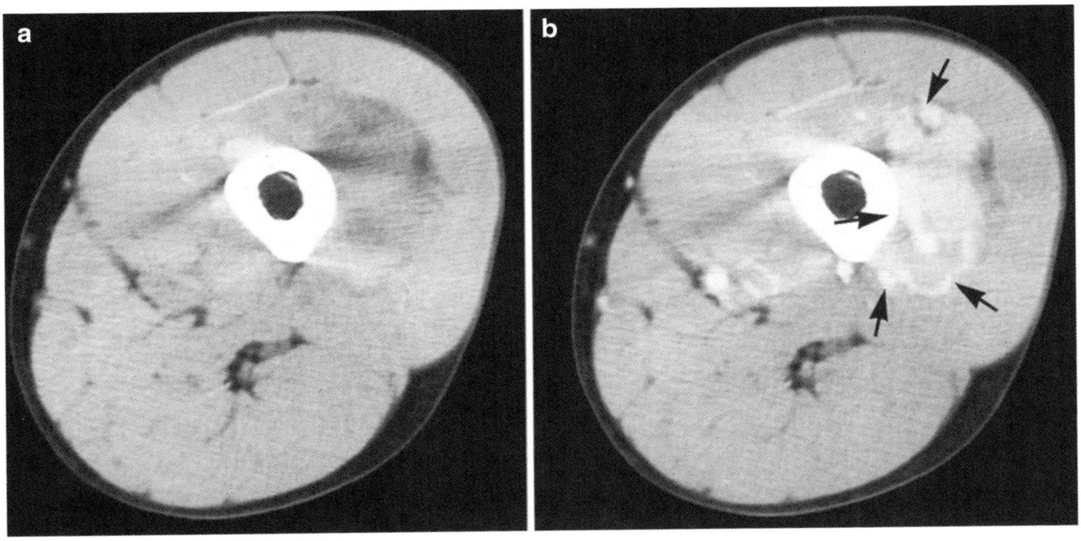

图 18.27 26 岁男性，左股部腺泡状软组织肉瘤。(a)CT。(b)注射碘对比剂后 CT。左股骨外侧软组织肿块，与邻近的股中间肌和外侧肌分界欠清。CT 显示，病变的密度稍低于肌肉。在注射对比剂后，病灶明显强化。肿瘤内可见粗的明显强化的结构，代表粗大血管(箭头所示)(图 b)。

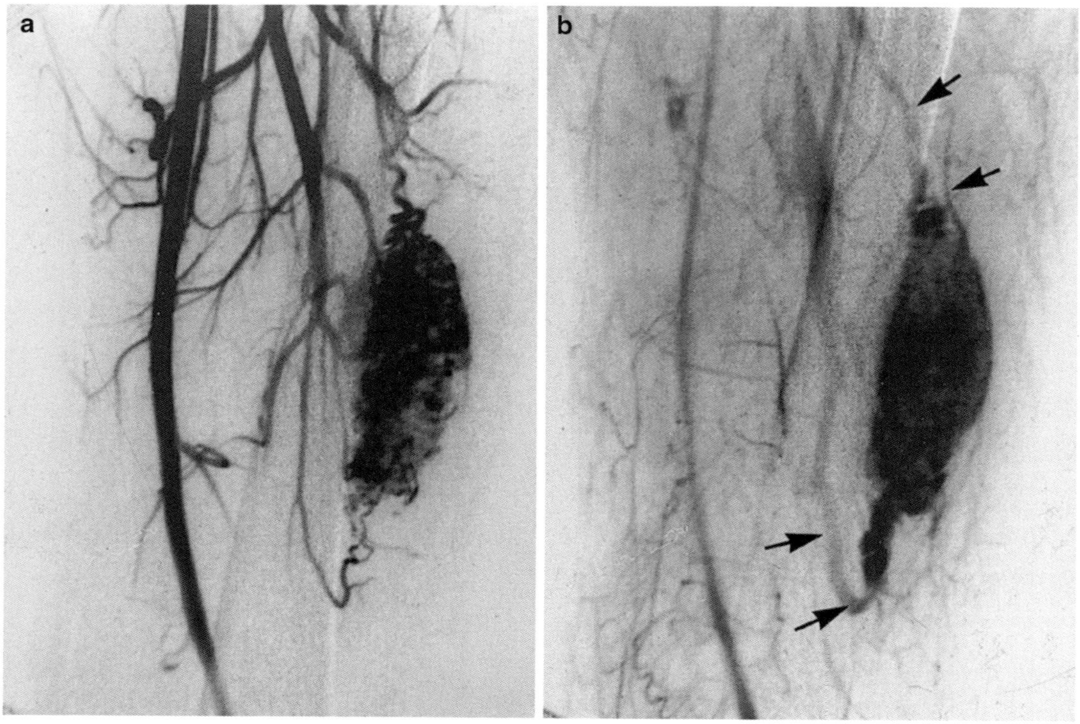

图 18.28 26岁男性，左股部腺泡状软组织肉瘤（与图18.27系同一患者）。(a)左股动脉造影（早期）。(b)左股动脉造影（实质晚期和静脉早期）。动脉造影早期显示股骨干外侧血供丰富的肿块。病灶周围可见增粗、迂曲的动脉（图a）。数分钟后，肿瘤染色时，在肿瘤的上、下极可见早期静脉引流（箭头所示）。

T1WI上，大多数病变信号均匀，而T2WI上则不均匀。此征象对确定病变的恶性特征非常重要，因为在72%的恶性病变中可见这一征象，而只在12.5%良性病变中可见此征象[71]。在注射钆对比剂后，可见明显不均匀强化[13,24]（图18.30）。

成像策略

因腺泡状软组织肉瘤缺乏特异性表现，X线片的诊断价值不大。常规胸片适用于检测肺转移瘤，但胸部CT更为敏感，推荐在初始分期和治疗后随访中使用。对比增强CT可通过显示周围肌肉浸润，更好地界定肿瘤轮廓。多普勒超声、CT、MRI和血管造影均可显示肿瘤的高血供特征。仅在T2WI上出现低信号分隔，以及从T1WI上的均匀信号到T2WI上的不均匀信号的变化，是提示恶性肿块的有效标准[71]。结合该肿瘤在T1WI和T2WI上均呈高信号，有助于肿瘤的定性[11,34,70,71,104,158]。

18.6.4 软组织透明细胞肉瘤

18.6.4.1 定义

透明细胞肉瘤（软组织恶性黑色素瘤）是一种极其罕见、生长缓慢的恶性肿瘤，其细胞可产生黑色素。与皮肤恶性黑色素瘤不同，透明细胞肉瘤的位置深在，大多发生在四肢软组织中，位于肌腱、腱膜和筋膜附近。肿瘤大小从1cm到10cm以上不等。由于病变大多边界清楚，且无瘤周水肿、骨质浸润、卫星灶或瘤内坏死，因此，常被误认为非侵袭性肿块。除了组织学表现外，目前诊断主

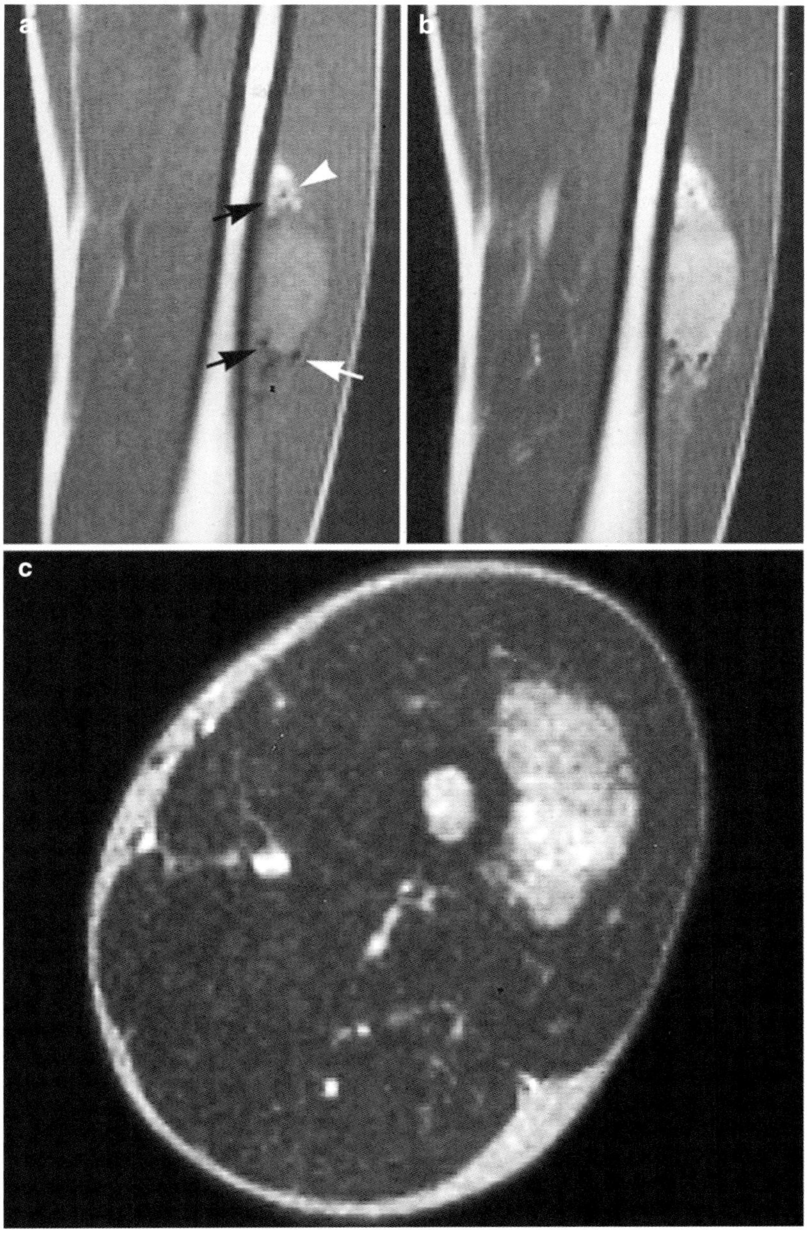

图 18.29　26 岁男性，左股部腺泡状软组织肉瘤(与图 18.27 系同一患者)。(a)冠状位 SE T1WI。(b)轴位 SE T2WI。(c)钆对比剂注射后冠状位 SE T1WI。左股骨外侧可见边界清楚、卵圆形肿块，信号基本均匀。T1WI 上，信号高于肌肉，但低于脂肪。病变的上方可见三角形脂肪样高信号区(三角箭头所示)。病变上下方均有点状或迂曲状无信号区，代表增粗血管内快速流空的血液(箭头所示)。T2WI 显示病灶信号混杂。高信号部分类似脂肪组织信号。注射对比剂后，病灶可见明显强化。病变边界锐利，未侵犯相邻骨组织。

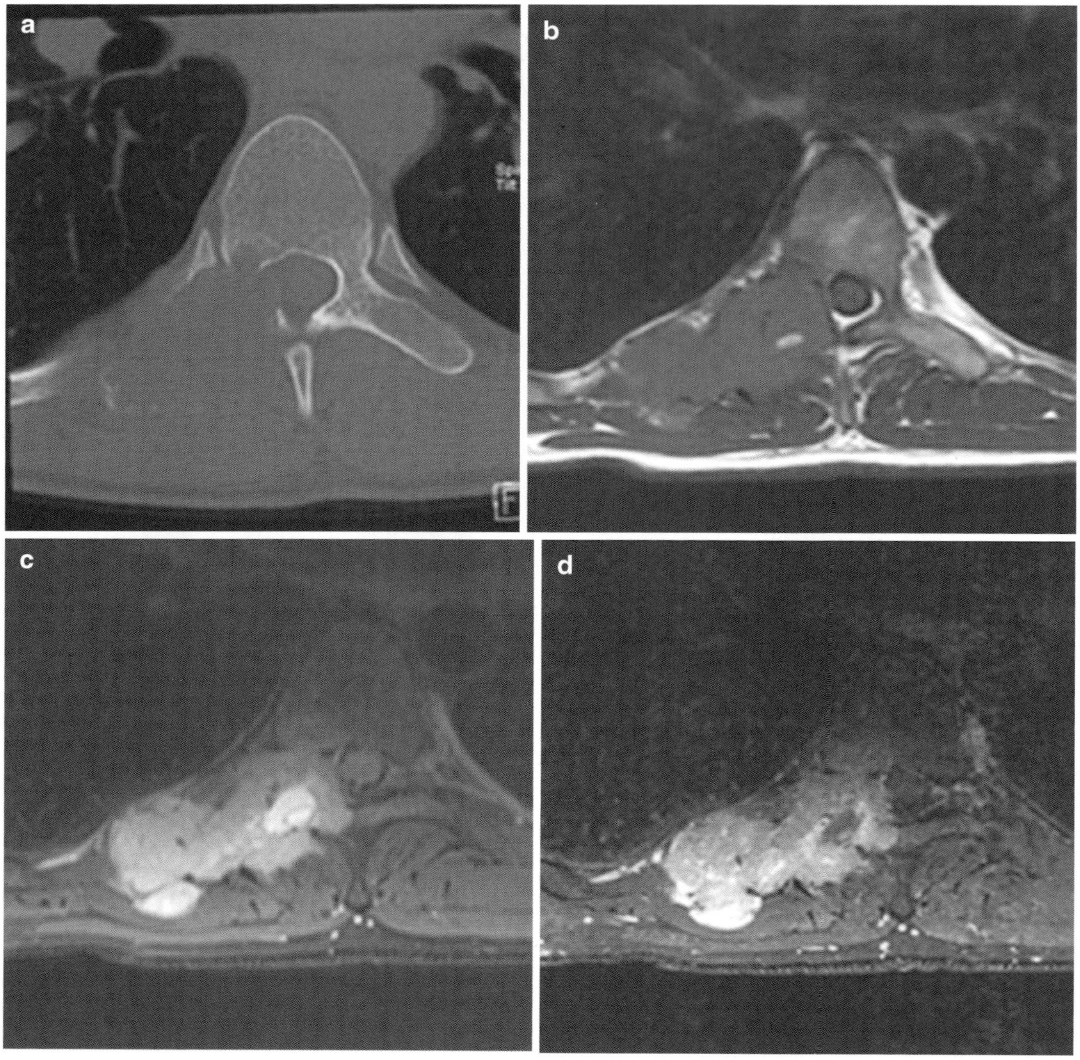

图 18.30　33 岁男性，胸椎腺泡状软组织肉瘤。(a)轴位 CT 图像。(b)轴位 T1WI。(c)轴位 FS T2WI。(d)注射钆对比剂后，轴位 T1WI。33 岁男性胸椎腺泡状软组织肉瘤，因右侧椎弓骨质溶解而导致脊柱不稳定。(图 a)T1WI 上，肿瘤大部分信号均匀，稍高于肌肉；T2WI 上，呈高信号，内含低信号分隔。(图 c)注射对比剂后，呈明显不均匀强化。

要依赖于免疫组织化学分析。黑色素细胞标志物 S-100 蛋白和黑色素瘤特异性 HMB-45 单克隆抗体对诊断透明细胞肉瘤非常敏感[65,138]。

18.6.4.2　发病率和临床表现

透明细胞肉瘤非常罕见，仅占肌肉骨系统所有恶性肿瘤的 0.8%~1%[43,46]。多见于 20~40 岁的青壮年，但也有儿童和老年人发病的报道。女性多见。四肢是最好发部位。下肢(足、踝、膝和大腿)多于上肢。头颈部及躯干很少发病。肿瘤表现为生长缓慢的肿块，近半数病例伴疼痛或压痛。肿瘤表面皮肤完整，但肿块巨大时可有皮肤溃疡形成。尽管肿瘤生长缓慢且临床病程较长，但因复发率高且易发生转移，故预后较差[46]。

18.6.4.3　影像学

MRI以外的影像学表现

X 线片对诊断没有实质性帮助，可只表现为非特异性的、无钙化的软组织肿块。邻近骨的侵犯并不常见，但如果出现，则为重要发现[36]。血管造影显示肉瘤血管化程度不一，有的病变富血供，有的病变乏血供[46]。

MRI表现

在 MRI 上，透明细胞肉瘤表现为边界清楚的椭圆形肿块（图 18.31）。大多数病变在 T1WI 和 T2WI 上信号均匀。骨破坏和瘤内坏死较为罕见，在一组 21 例的研究报道中，10% 出现骨质破坏，5%有瘤内坏死（图 18.32）[36]。在 T1WI 上，大多数透明细胞肉瘤比肌肉信号略高（图 18.31 至图 18.33）。系瘤内黑色素顺磁性效应所致的 T1 弛豫时间缩短造成的。由于软组织肿瘤 T1WI 上很少出现高信号，该表现颇具特征性，从而缩小了鉴别诊断范围[36]。透明细胞肉瘤内含具有顺磁效应的黑色素物质，可缩短 T2 值，由此推测肿瘤在 T2WI 上应呈低信号。但约 85%的透明细胞肉瘤在 T2WI 上信号高于肌肉组织（图 18.31

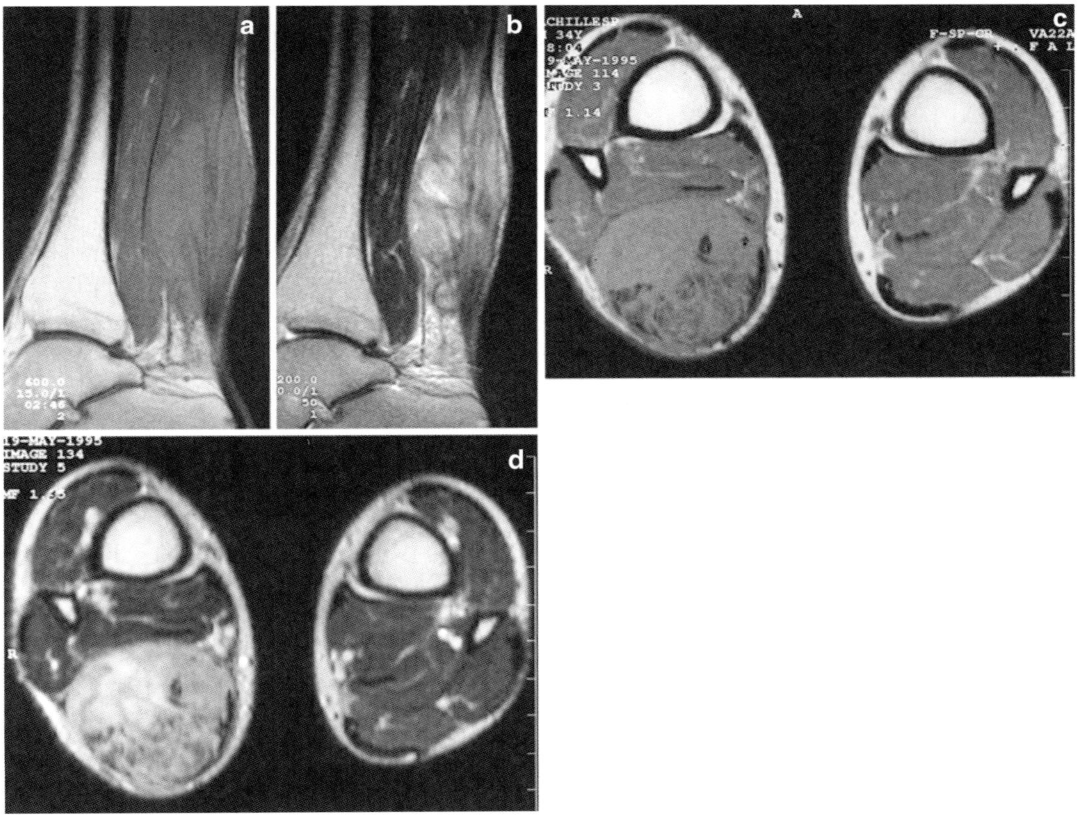

图 18.31　34 岁男性，左小腿透明细胞肉瘤。(a,b)矢状位和轴位 SE T1WI。(c,d)矢状位和轴位 TSE T2WI。沿跟腱生长的巨大梭形肿块。矢状位 T1WI 上，病灶信号均匀。轴位上，肿块后部可见多发曲线状低信号区。T1WI 上，肿块大部分信号均匀，稍高于肌肉。肿瘤与邻近肌肉间的脂肪界面部分消失（图 a,b）。T2WI 上，病变的高信号成分间可见纤细的低信号间隔（图 c,d）。T1WI 上曲线状无信号区，也存在于 T2WI 上。鉴于其位于后部，可能为受累跟腱残余的致密纤维组织（图 d）。

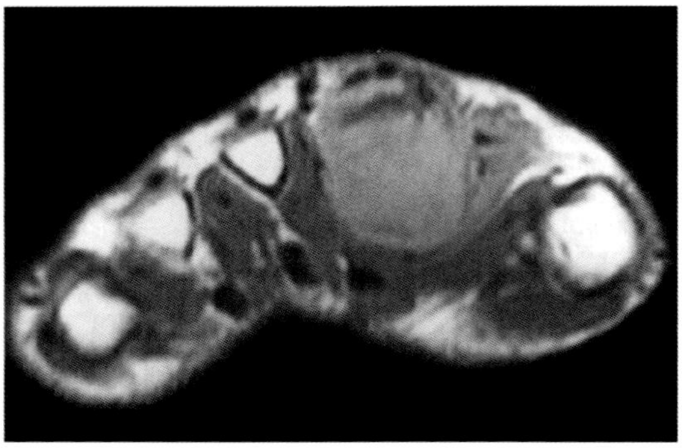

图 18.32　41 岁男性，左手透明细胞肉瘤。轴位 SE T1WI。左手第 2 指圆形均匀高信号肿块。相邻掌骨破坏，表明肿瘤具有侵袭性。(Reprinted from [36])

至图 18.33)。然而，由于 T2WI 上的信号强度也取决于细胞内外水分含量，一般认为透明细胞肉瘤的 T2WI 高信号可能与低核质比、丰富的细胞巢间疏松结缔组织，或在这些高信号病灶中发现的大量黏液样基质有关。在注射钆对比剂以后，大多数病例明显强化[36]。

成像策略

MRI 是显示肿瘤范围的首选成像技术，但也缺乏特异性。T1WI 上的高信号，常表明肿瘤内含有脂肪、高铁血红蛋白或黑色素成分，因此，可表明病变的性质。此外，应该强调的是，透明细胞肉瘤虽然有良性肿瘤的 MRI 表现，但实际上是一种高度恶性的软组织肉瘤。因此，当肿块边界清楚、信号均匀、显著强化，在 T1WI 上信号略高于肌肉组织时，鉴别诊断应考虑到透明细胞肉瘤。

18.6.5　骨外黏液样软骨肉瘤(“脊索”型)

18.6.5.1　定义、发病率和临床表现

骨外黏液样软骨肉瘤(EMC)是一种非常罕见的肿瘤，以丰富的黏液样基质和恶性成软骨细胞为特征。肿瘤边界清楚，常有假包膜、多结节、纤维间隔、瘤内出血和囊肿。EMC 好发于 50~60 岁男性，多发生于四肢近端和肢带深部软组织，有时表现为压痛和活动受限的肿块。肿瘤大小可达 25cm[44,111]。切除/化疗后需要长期随访，因为 1/4 的患者出现局部复发和肺转移，10 年生存率约为 70%[41,101,111]。

18.6.5.2　影像学

MRI 无特异性，但常显示为边界清楚的包囊状分叶肿块，与黏液组织的比例相对应，在 T2WI 上呈高信号，伴低信号分隔。在 T1WI 上，ECM 呈等、低信号，在瘤内出血时可出现 T1WI 高信号区。液–液平面并不典型。已有不均匀强化的报道[85,153,158](图 18.34)。

18.6.6　恶性间叶瘤

18.6.6.1　定义

“恶性间叶瘤”是指一组软组织恶性肿瘤，其特征是在同一肿瘤内存在两种或多种不同组织成分[119]。其可进一步细分为两类。第一类较少，同时含有横纹肌肉瘤和脂肪肉瘤成分。第二类占大多数，为特定类型肉瘤与多少不一的恶性软骨组织或恶性骨组织肿瘤病灶并存[19,46]。这些肿瘤的起源尚不清楚，许多作者认为肿瘤起源于已开始沿多个细胞系分化的原始间充质细胞，然而，需要讨论的是，显示上述分化谱系的肿瘤是否也符合其他实体瘤的标准。

18.6.6.2　发病率和临床表现

因肿瘤组织成分不同，临床表现各异。肿瘤大多发生于老年人，发病年龄在 55 岁以上[19]。儿童和青年罕见发病。好发于腹膜后和大腿。预后主要取决于肿瘤的间充质成分。

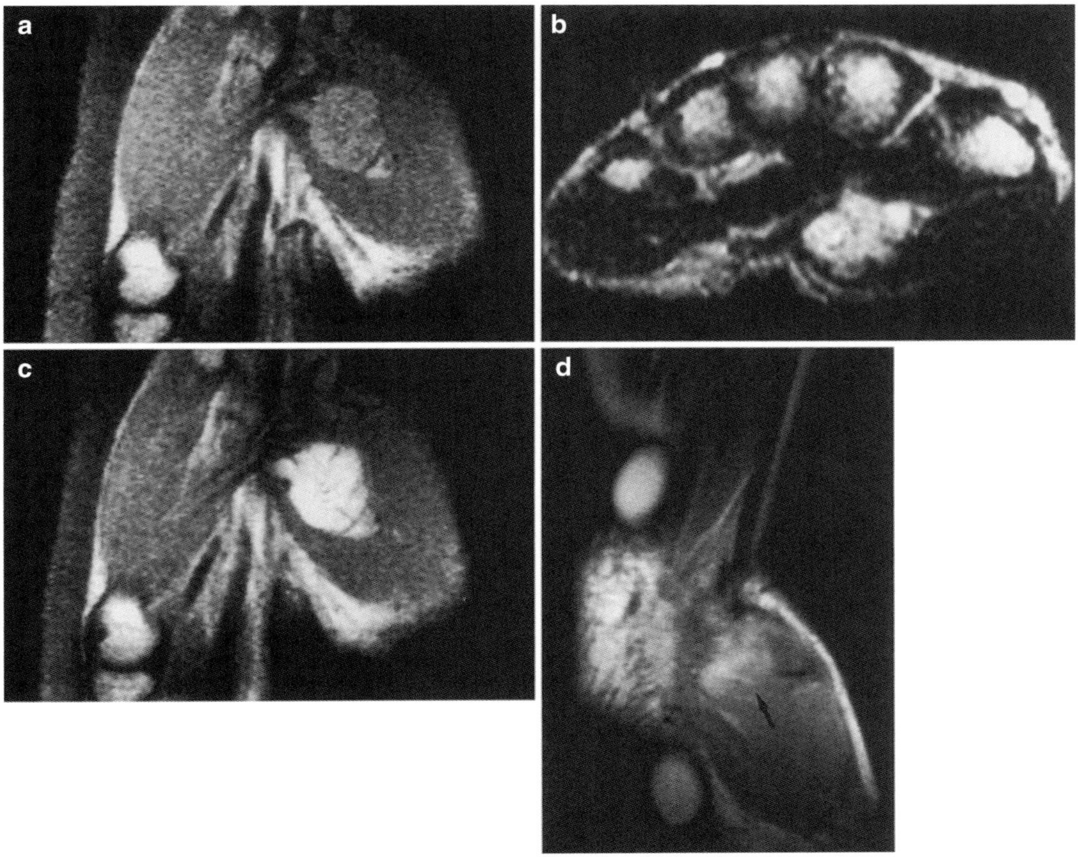

图 18.33　25 岁女性，右手透明细胞肉瘤。(a)冠状位 SE T1WI。(b)轴位 TSE T2WI。(c)注射钆对比剂后冠状位 SE T1WI。(d)首次手术后 6 周，注射钆对比剂后冠状位 SE T1WI。肿块位于大鱼际肌区，边界清晰。T1WI 上，肿块信号稍高于肌肉(图 a)。T2WI 上，肿块呈高信号，无瘤周水肿(图 b)。注射钆对比剂后，肿块明显均匀强化(图 c)。影像学上无侵袭性特征。手术活检，病理诊断为透明细胞肉瘤。切缘处于临界状态。首次手术后 6 周，钆对比剂注射后，T1WI 上显示模糊的强化区(图 d)。随后，进行广泛大鱼际肌切除。病理检查显示仍有小恶性细胞巢。之后，又行经尺桡骨的截肢术。首次术后 19 个月，尚未发现转移灶。(Reprinted with permission from [36])

18.6.6.3　影像学

影像学表现与肿瘤主要的组织成分有关，部分肿瘤显示钙化可导致误诊为骨化性肌炎等[108]。如图 18.35 所示，MRI 表现包括 T1WI 上大致均匀的肿块。在 T2WI 上，肿瘤由多个呈中心信号较低的高信号结节组成。肿瘤在 T2WI 上的极高信号区，在钆对比增强 T1WI 上呈明显强化。

18.6.7　促结缔组织增生性小圆细胞肿瘤

18.6.7.1　定义

促结缔组织增生性小圆细胞肿瘤(DSRCT)是一种罕见的肿瘤，由组织发生不确定的小圆肿瘤细胞组成，主要发生于腹腔。肿瘤的特点是其独特的染色体易位 t

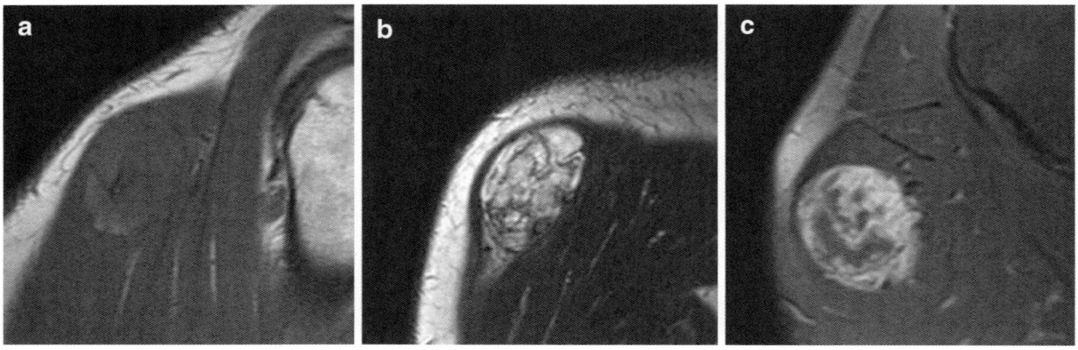

图 18.34 51 岁男性，三角肌背侧骨外黏液样软骨肉瘤。(a)冠状位 T1WI。(b)冠状位 T2WI。(c)注射钆对比剂后，冠状位 T1WI。T1WI 上，肿瘤呈有包膜的等密度肿块(图 a)，而 T2WI 则呈典型的高信号。注射对比剂后肿块呈分叶状强化，后者提示为软骨样组织。

(11;22)(p13;q12)，从而导致尤因肉瘤(ESW)基因与 Wilms 瘤基因的融合[15]。

18.6.7.2 发病率和临床表现

DSRCT 好发于青年或儿童，男性占优势。肿瘤常发生于腹腔[62]，而原发性腹腔外 DSRCT 罕见。根据原发部位的不同，可出现疼痛、急性腹胀、器官梗阻或腹水等症状。转移常见，尤其是在皮下和肌肉组织。预后较差，5 年生存率为 20%[8]。

18.6.7.3 影像学

如上所述，最常见的表现是多发性网膜或浆膜软组织肿块，其密度较低，仅有中等程度的均匀强化[152]。>10cm 的病灶可能出现中心坏死或出血的征象。CT 中常见钙化，尤其是放疗之后。骨转移瘤可表现为成骨性、混合成骨性和溶骨性[8]。在 T1WI 上，DSRCT 相对于骨骼肌呈不均匀的低或等信号。在 T2WI 上，典型的不均匀高信号。有时，可发现小囊肿或液-液平面及出血或坏死征象[152](图 18.36)。

18.6.8 PNET/骨外尤因肉瘤

18.6.8.1 PNET

引言

原始神经外胚层肿瘤(PNET)是发生于儿童和青少年的不同类型小圆(蓝色)细胞肿瘤之一。本组肿瘤尚包括传统的神经母细胞瘤、横纹肌肉瘤、淋巴瘤和尤因肉瘤。

出于实际原因，Dehner 将原始神经外胚层肿瘤分为中央型 (cPNET) 和外周型(pPNET)。因为肿瘤生物学特征及分型间的相互关系尚不清楚[38]。此分类方法是以神经外胚层向肿瘤的演化过程为依据的。神经外胚层一方面可发育成脑和脊髓，另一方面发育成全部自主神经系统、背根神经节、肾上腺髓质和部分神经内分泌系统，以及许多其他成分。必须强调的是，PNET 的这种分类方法与临床、病理和预后无任何联系。本章节只讨论 pPNET。pPNET 是一组在组织学上相似，具有侵袭性和低分化的罕见肿瘤，主要发生于儿童和青年人。肿瘤起源于中枢神经系统

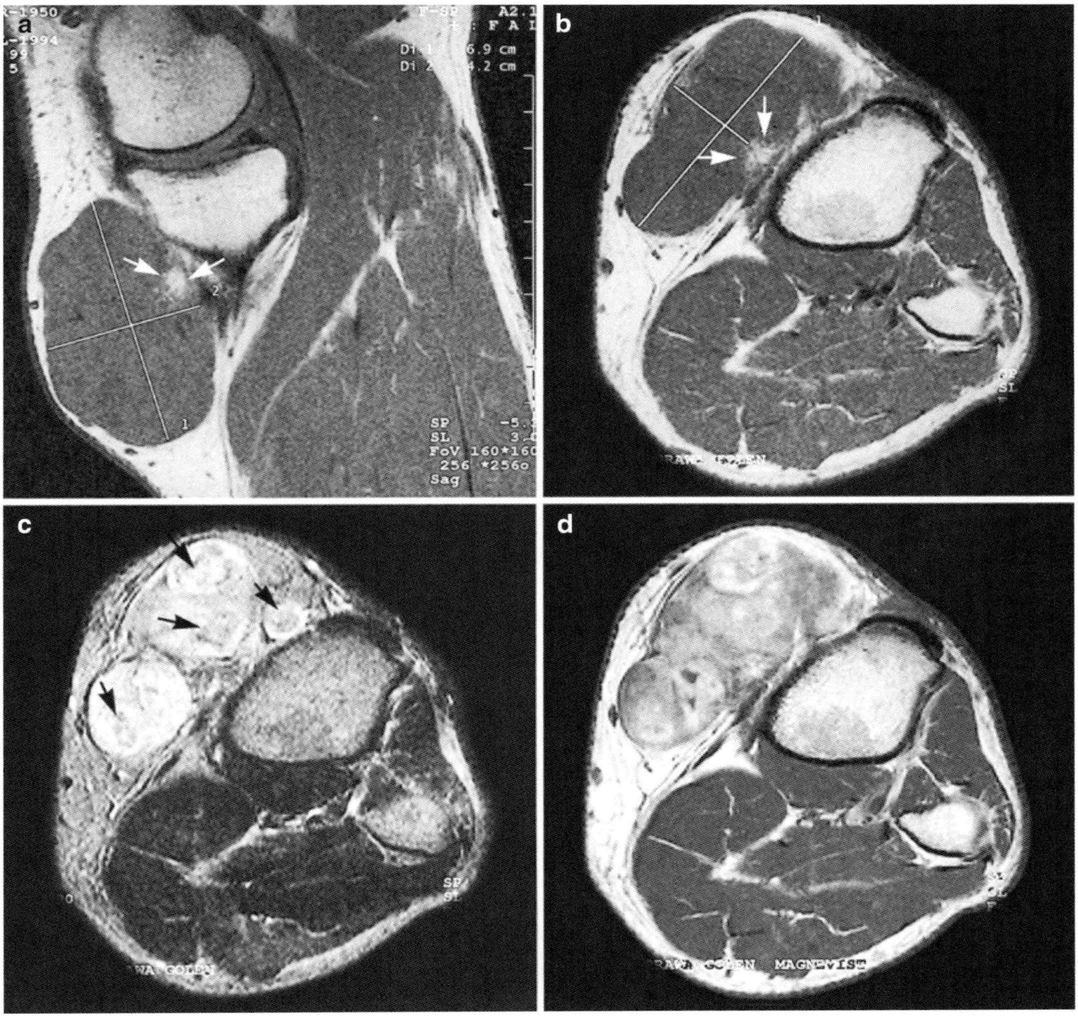

图 18.35　44 岁女性，左胫骨近端 1/3 处间叶细胞瘤。(a，b)矢状位和轴位 SE T1WI。(c)轴位 SE T2WI。(d)注射钆对比剂后轴位 SE T1WI。左胫骨前方皮下脂肪层内卵圆形软组织肿块，轮廓清晰。T1WI 上，肿瘤大部分呈均匀低信号。肿瘤后部可见高信号结节，提示肿瘤内存在脂肪成分(箭头所示)(图 a，b)。T2WI 上，呈多个圆形或卵圆形的高信号结节。结节内有不规则的低信号区(箭头所示)。结节间组织呈低信号(图 c)。肿瘤信号 T2WI 上比 T1WI 上更不均匀。增强扫描呈不均匀强化。增强后结节边缘强化最明显，对应于 T2WI 上极高信号区(图 c，d)。

或交感神经系统以外的软组织或骨骼，由未分化的小圆形深染肿瘤细胞组成。

pPNET 和尤因肉瘤是小圆(蓝色)细胞肿瘤中的一个特殊群体。与其他小圆(蓝色)细胞肿瘤不同，两者有共同特征，即独特的染色体易位 t(11;22)(q24;12)和细胞膜糖蛋白表达，即 MIC2 基因产物(见第 6 章：软组织肿瘤的病理学、遗传学和分子生物学)[7]。除软组织 pPNET 和骨尤因肉瘤外，还有骨 pPNET 和骨外尤因肉瘤。研究发现，骨外尤因肉瘤和某些非典型骨尤因肉瘤亦表现出神经外胚层肿瘤的特征。因尤因肉瘤和

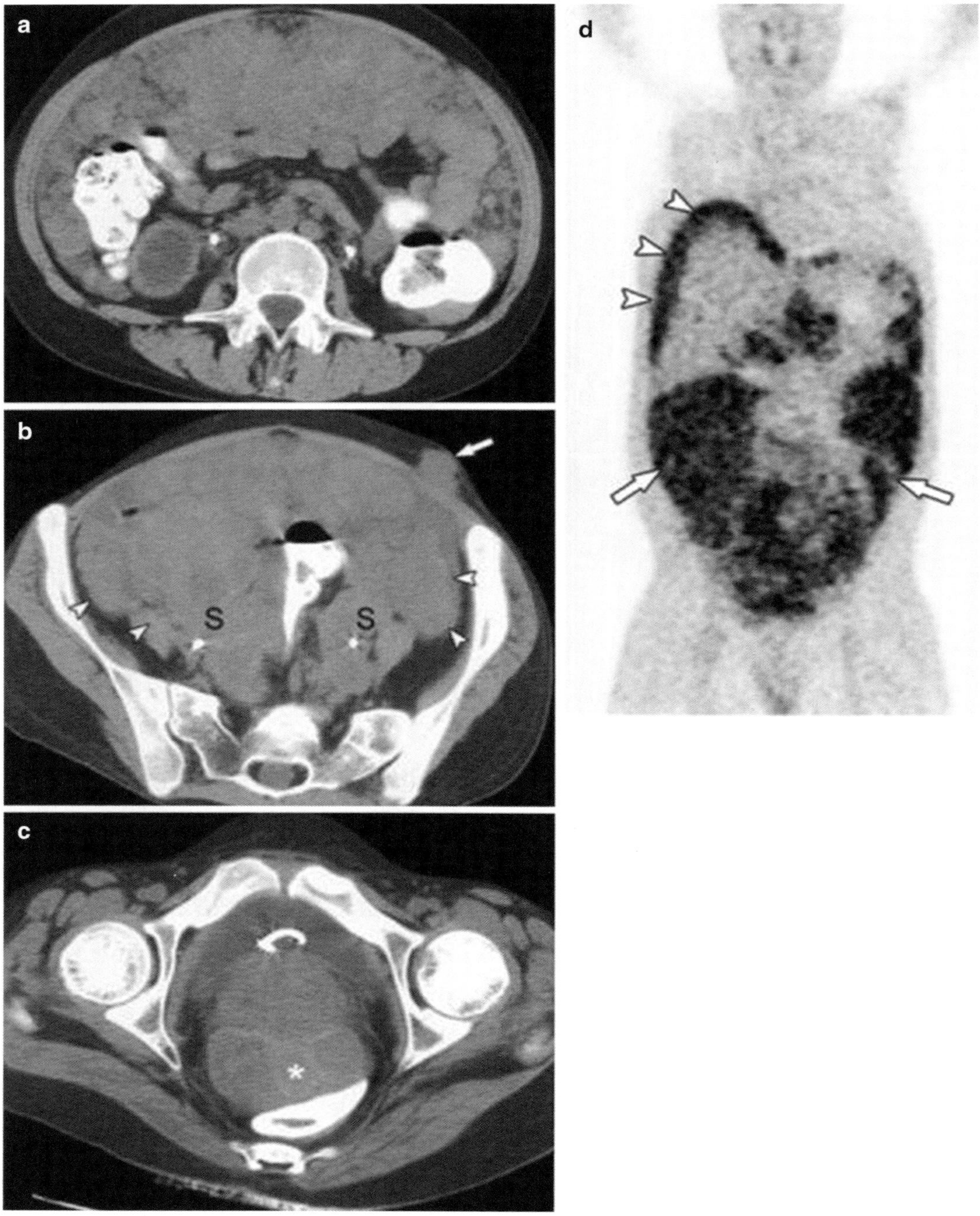

图 18.36　14 岁男孩，促结缔组织增生性小细胞肿瘤。(a)轴位 CT 显示大量软组织肿块弥漫分布于网膜和腹膜表面。(b,c)盆腔轴位图像显示分叶状低密度肿块(三角箭头所示)和大的膀胱后肿块(* 所示)致使直肠向后移位。左腹壁皮下有转移结节(箭头所示)。双侧肾输尿管支架(S 所示)置入以缓解梗阻性肾积水。(d)FDG PET 最大密度投影显示腹膜(三角箭头所示)和网膜(箭头所示)高代谢病灶(SUV_{max}8.0)。(Used with permission from: Arora et al. [8])

pPNET 具有这些非常典型的相同表型和基因型特征，现在普遍认为这两种肿瘤是相互关联的。它们被认为起源于不同的神经嵴谱系或停滞于不同发育阶段。pPNET 分化程度较高，被认为是尤因肉瘤的神经变异型[10,39,122]。根据 Schmidt 提出的尤因肉瘤和 pPNET 分类标准[137]，pPNET 的诊断必须至少表达两种不同神经标记物和(或)Homer Wright 玫瑰花结，否则，应诊断为尤因肉瘤。该分类已被证明是非常有用的[20]。由于在尤因肉瘤、pPNET、累及胸壁的 Askin 肿瘤和神经上皮瘤中发现了常见的非随机染色体重排，这些肿瘤现在被认为是尤因肉瘤肿瘤家族(ESFT)的成员。

发病率与临床表现

大多数 pPNET 患者诊断年龄在 14.6~20.8 岁。75%的患者发生于 30 岁之前[90,137]。出生时就出现 pPNET 并不常见，但也有报告[69]。pPNET 主要发生于高加索人和西班牙裔人，非洲裔或亚洲裔很少见[127]。男性多于女性[77,90,137]。本病约占所有肉瘤的 1%。根据定义，pPNET 并不发生于交感神经系统。因此，病变常发生于脊柱以外[15]。最常见于胸部、腹部、骨盆和下肢[77,137,150]。在眼眶、肾脏、胃[32]、腹膜后[73]、外阴、结肠、手[69]、子宫[127]、中耳、板障和上颌骨[6,77]中也有报道。pPNET 可引起神经功能障碍的症状和体征[69]。根据 Schmidt 的分类，pPNET 的预后比尤因肉瘤更差[137]。

pPNET 的特殊类型是 Askin 瘤。起初后者被认为是“儿童胸肺区的恶性小细胞肿瘤”[10]，现归类为胸壁 pPNET[145]。其主要见于青少年和青壮年[20]，但亦可发生于所有年龄段(图 18.37)。与一般的 pPNET 不同，Askin 瘤好发于女性[10,64]。通常，肿瘤生长巨大时才被发现[21]，并且超过一半的患者可有疼痛[134]。

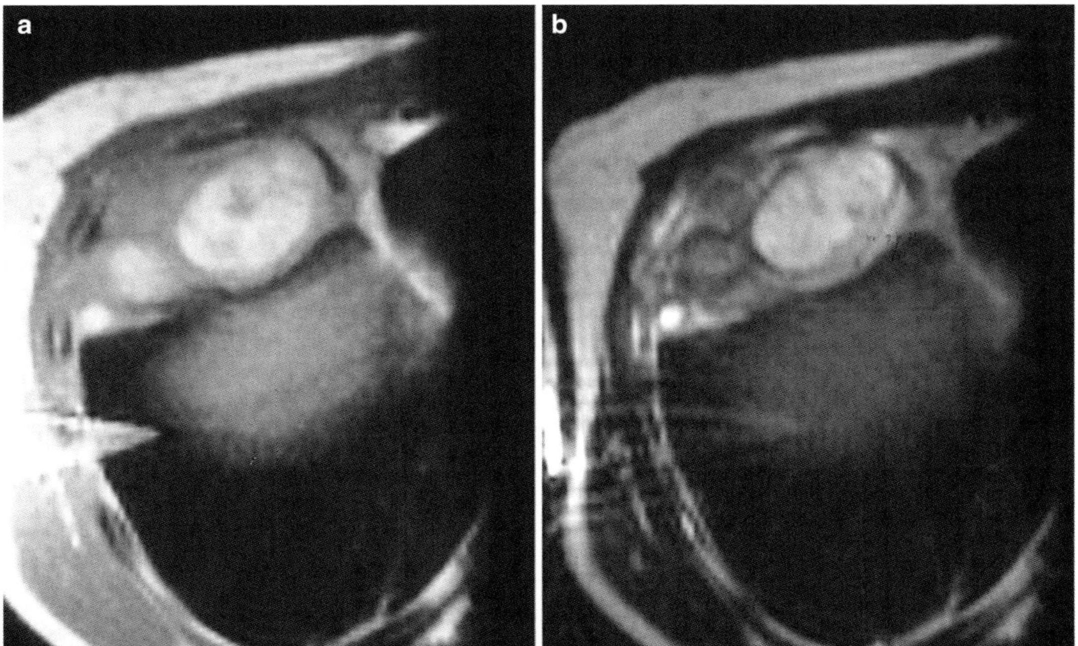

图 18.37 19 岁男性 Askin 瘤(pPNET)，前胸壁肿块性病变。(a)对比增强，轴位 SE T1WI。(b)轴位 SE T2WI。前胸壁多结节状强化肿块(图 a)。T2WI 上，结节具有不同的信号强度(图 b)。年龄、部位、形态学和信号特征等均提示胸壁 pPNET，也称为 Askin 瘤。

也可见胸腔积液[10,21,93,145]。

pPNET可引起以下症状:发热、厌食、体重减轻、咳嗽和呼吸困难。Askin瘤则常见肩痛,Horner综合征和颈部淋巴结肿大[10,21,77,93,145]。Askin瘤和一般的pPNET一样,具有很高的侵袭性。一项对30例患者的研究显示,2年生存率为38%,6年生存率为14%[30]。位于胸壁的肿瘤常有复发,表现为胸壁局限性肿块或弥漫性肺内转移。亦可发生纵隔淋巴结转移。第二常见的复发表现是远隔骨转移。肝脏、肾上腺、脑、腹膜后和交感神经链复发少见。以上部位有无复发须在随访CT检查后证实[10,21,93,145]。

鼻腔神经胶质瘤,又称嗅觉神经母细胞瘤,长期以来一直被认为是pPNET/尤因肉瘤的家族成员之一。虽然它是一种原始的神经肿瘤,但是最近的研究因未能检出MIC2基因产物,人们对鼻腔神经胶质瘤是否属于pPNET/尤因肉瘤提出了质疑[73]。

影像学表现

普通X线片

关于pPNET的X线片表现,我们知之甚少。在平片上,Askin瘤常表现为胸壁软组织密度肿块,常伴肋骨侵袭[10,21,93,145]。约10%的病例有脊柱旁或纵隔肿块。15%的病例中,病灶较小,可伴胸腔积液。钙化罕见[10,21,64,93,145]。

US

同平片一样,Askin瘤无特异性超声表现。可显示为混杂回声实性肿块,有时可伴囊性成分。有时亦可见胸腔积液[134]。

CT和MRI

在CT上,pPNET表现为边界不清的较大肿块。由于广泛囊变,肿块密度不均匀。尽管我们的病例中有一例pPNET出现广泛钙化(图18.38),但钙化不常见[77]。在注射碘对比剂后,肿瘤明显不均匀强化[77,134,160]。在T1WI上,pPNET等于或略高于肌肉信号;在T2WI上,肿块呈不均匀高信号[158,160,162]。常有出血或坏死(图18.39)。较大的肿瘤表现为不均匀肿块,而较小的肿瘤则趋于均匀[49,77,160]。

18.6.8.2　骨外尤因肉瘤

定义

骨外尤因肉瘤是一种罕见的软组织肿瘤,组织学上与骨尤因肉瘤难以区分,最大区别在于发病年龄和好发部位。骨外尤因肉瘤常位置深在,直径为5~10cm。在病理学上,肿瘤呈多分叶状,富含血管,常有大范围坏死区、囊变区或出血[47]。

发病率和临床表现

与骨形态不同,骨外尤因肉瘤发生在年龄较大的人群中,年龄中位数约为20岁(超过75%的患者年龄在10~30岁)。男性更好发,发病部位主要位于椎旁和肋间。下肢软组织及骨盆、髋部、腹膜后和上肢软组织也可受累[4]。临床上常表现为快速生长的肿块,大约1/3的患者感到疼痛。当肿瘤累及脊髓或外周神经时,则可有感觉或运动障碍。近65%的患者出现了转移和复发,转移最常见于肺或骨骼[47,122]。

影像学表现

MRI以外的影像学表现

X线片仅能显示大小不等的非特异性软组织肿块。在未治疗的肿瘤中未发现小的无定形钙化,但在化疗期间可出现[122]。在超声检查中,大多数肿瘤边界清晰。超声多呈低回声或部分无回声肿块,但也可呈混合回声模式[122]。CT显示肿瘤全部或局部呈低密度。增强后肿瘤中度强化,或强化不一,反映了肿瘤不同的血管化模式(图18.40,图18.43a,图22.3)[122]。

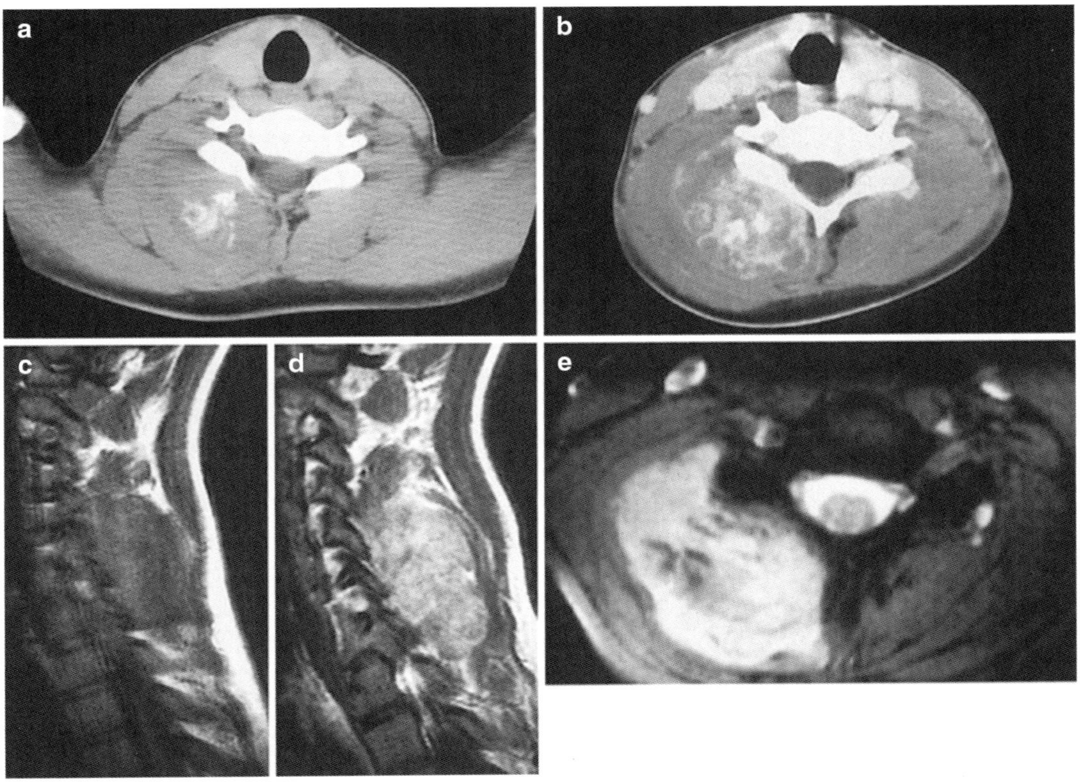

图 18.38　12 岁女孩，下颈部 pPNET。(a)CT。(b)注射碘对比剂后 CT。(c)矢状位 SE T1WI。(d)对比增强矢状位 SE T1WI。(e)轴位 GRE T2WI。右侧颈深部肌肉内见巨大肿块。肿瘤内含有不规则钙化(图 a)。注射对比剂后呈明显强化(图 b)。T1WI 上，病灶呈低信号，静脉注射钆对比剂后呈明显强化(图 c，d)。T2WI 上，病灶呈明显高信号，中央区域因内部钙化而显示为无信号区。病灶邻近椎体无骨侵犯(图 e)。

MRI

在 MRI 上，骨外尤因肉瘤表现为边界清楚的肿块，位于受累肌肉内（图 18.41 和图 18.42，图 22.4 和图 22.5）。在 T1WI 上呈中等信号强度。T2WI 信号不均匀的肿块，内有斑点状高信号区。在注射钆对比剂后呈不均匀强化[4]。

成像策略

骨外尤因肉瘤无特征性影像学表现。影像学检查主要用于确定肿瘤范围。尽管无特异性表现，但当在胸部脊椎旁区域或四肢发现非钙化软组织肿块时，尤其是好发年龄组中，应将骨外尤因肉瘤纳入鉴别诊断。

18.6.9　肾外横纹肌样肿瘤

18.6.9.1　定义

肾外横纹肌样肿瘤(ERRT)是发生在中枢神经系统的侵袭性恶性肿瘤，少见于软组织，其特征为具有大细胞核和偏心细胞质的典型肿瘤细胞，伴有明显的嗜酸性胞质内包涵体[124]。大体上，ERRT 为无包膜肿块，直径常<5cm，切面质软且呈灰白色，伴有凝固性和出血性坏死灶。从遗传学上讲，抑癌基因 SNF/INI1/SMARCB1 的失活/缺失与肾和肾外横纹肌样肿瘤的发病机制有关[157]。

18.6.9.2 发病率和临床表现

ERRT 几乎只发生于儿童或婴儿。迄今为止，很少有家族史[14]。软组织病变常发生于中轴区深部。有时，肝脏或纵隔也可受累[2]。典型临床结局为死亡，5 年生存率不足 20%[124]。

18.6.9.3 影像学

目前尚无关于 ERRT 影像学表现的研究，因此，活检对诊断至关重要。ERRT 具有局部侵袭性，在 CT 上呈低密度。MRI 上，T1WI 呈低信号，T2WI 呈不均匀高信号。通常，ERRT 在注射对比剂后强化[261]（图 18.44

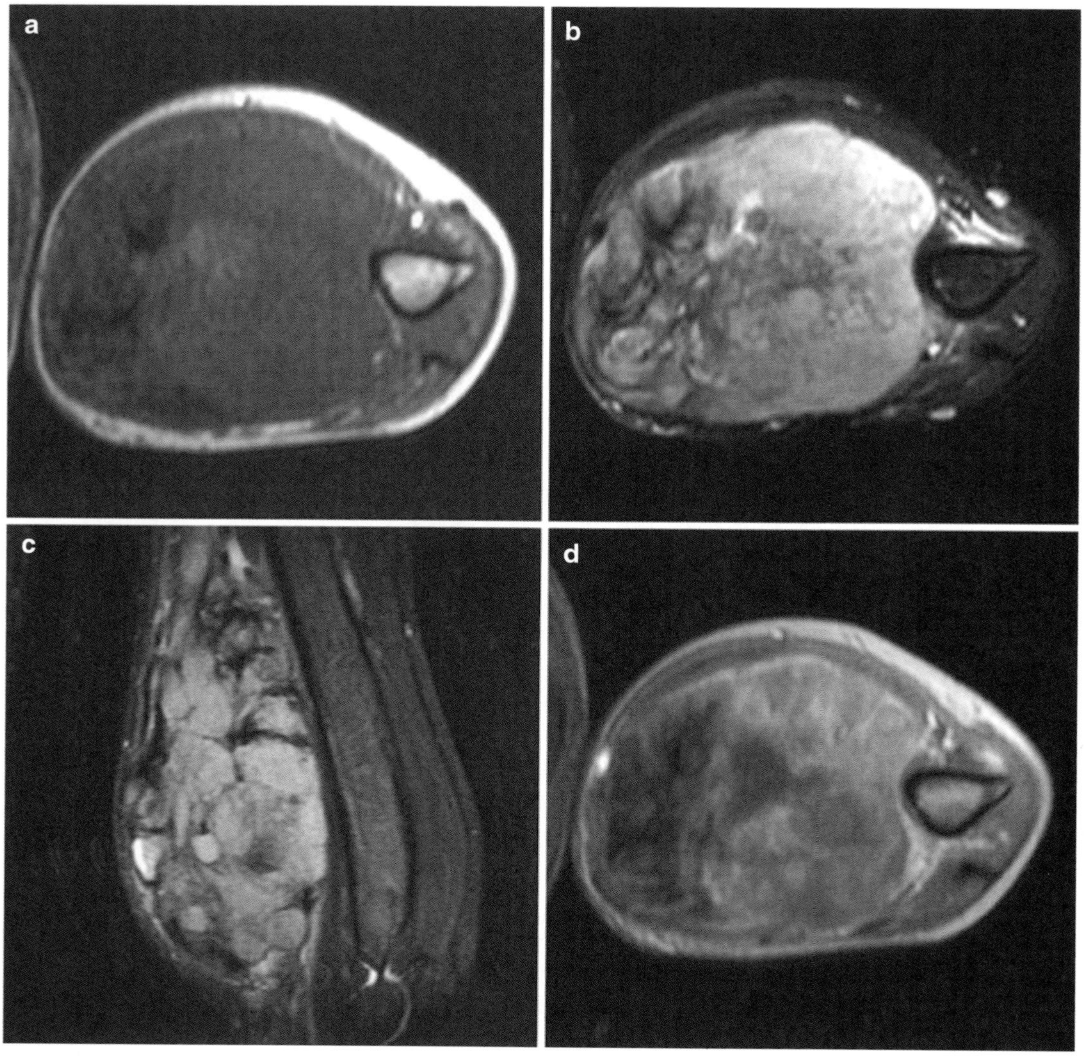

图 18.39 20 岁 I 型神经纤维瘤患者，上肢内侧 pPNET。(a)轴位 T1WI。(b)轴位 T2WI。(c)冠状位 FS T2WI。(d)注射钆对比剂后，轴位 T1WI。肿瘤的 MRI 表现为 T1WI 呈低信号和 T2WI 呈高信号，并伴有斑点状出血（图 a，b），STIR 上肿瘤呈分叶状，中心区坏死，无强化（图 d）。

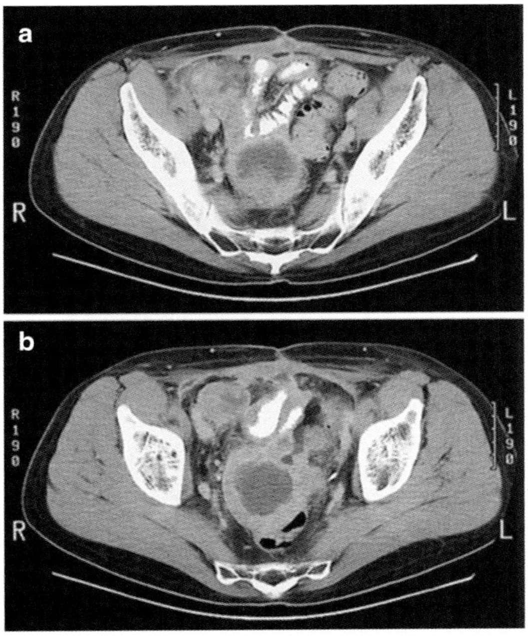

图 18.40　36 岁男性，骨盆骨外尤因肉瘤。(a)注射碘对比剂后 CT。(b)略低于(图 a)平面的图像。骨盆内沙漏状软组织肿瘤，肿瘤大部分位于直肠右前外侧，小部分位于右侧髂窝前部。肿瘤大部分为界限不清的无强化低密度区，提示为肿瘤中心坏死区(图 a)。肿瘤内的坏死区在下一层面(图 b)更清楚地显示。两个层面上均可见手术改变和放疗所致的肠壁增厚。

和图 18.45)。

18.6.10　血管周上皮样细胞分化肿瘤(PEComa)：透明细胞肌黑色素细胞肿瘤

18.6.10.1　定义

血管周上皮样细胞分化肿瘤(PEComa)包括最常见的肾外上皮样血管平滑肌脂肪瘤(AML)、淋巴管肌瘤病(LAM)、肺外透明细胞"糖"瘤(CCST)、镰状韧带和圆韧带透明细胞肌黑色素细胞瘤(CCMMT)和不常见的腹盆腔血管周上皮样细胞肉瘤。通常，PEComa是由上皮样细胞组成的间叶性肿瘤，这些上皮样细胞位于血管周围，有时表现为壁内浸润，免疫组化表达黑色素细胞和肌肉标记物(如 HMB–45、平滑肌肌动蛋白和 melan–A)[95]。

18.6.10.2　发病率和临床表现

PEComa 好发于女性，身体任何部位均可发病，但是骨骼少见[40]。CCMMT 可引起疼痛，但属于良性肿瘤，主要发生于幼儿[56]。位于子宫内的 PEComa 可有阴道出血，其他位置的 PEComa 往往不会产生症状。其可表现为良性病变，但也可为恶性病变，主要有上皮样肉瘤、AML[27,94]和 CCST[60]。

18.6.10.3　影像学

因软组织肾外 AML 极为罕见[78]，所以我们对其影像学特征知之甚少。腹膜后肾外 AML 在超声上呈高回声。CT 上与脂肪呈等密度，T1WI 上呈极高信号，有明显的血管增生和对比增强[149,154](图 18.46)。

LAM 常发生于肺内，会形成间质网状阴影。CT 呈双侧弥漫性薄壁囊肿，周围有正常肺实质[1]。此外，常见单侧或双侧胸腔积液。肺外病变边界清晰，包膜明显，往往呈囊性改变[109]。

仅有一例大腿软组织 CCMMT 的报道，呈与临床行为一致的良性表现。迄今为止尚未有其 MRI 特征的详细报道[57]。

总之，软组织 PEComa 的影像学无特异性，病灶往往表现为脂肪含量高，血管丰富和显著强化。

18.6.11　内膜肉瘤

18.6.11.1　定义

内膜肉瘤是一种罕见的间叶源性恶性肿瘤，主要发生于肺循环或体循环的大动

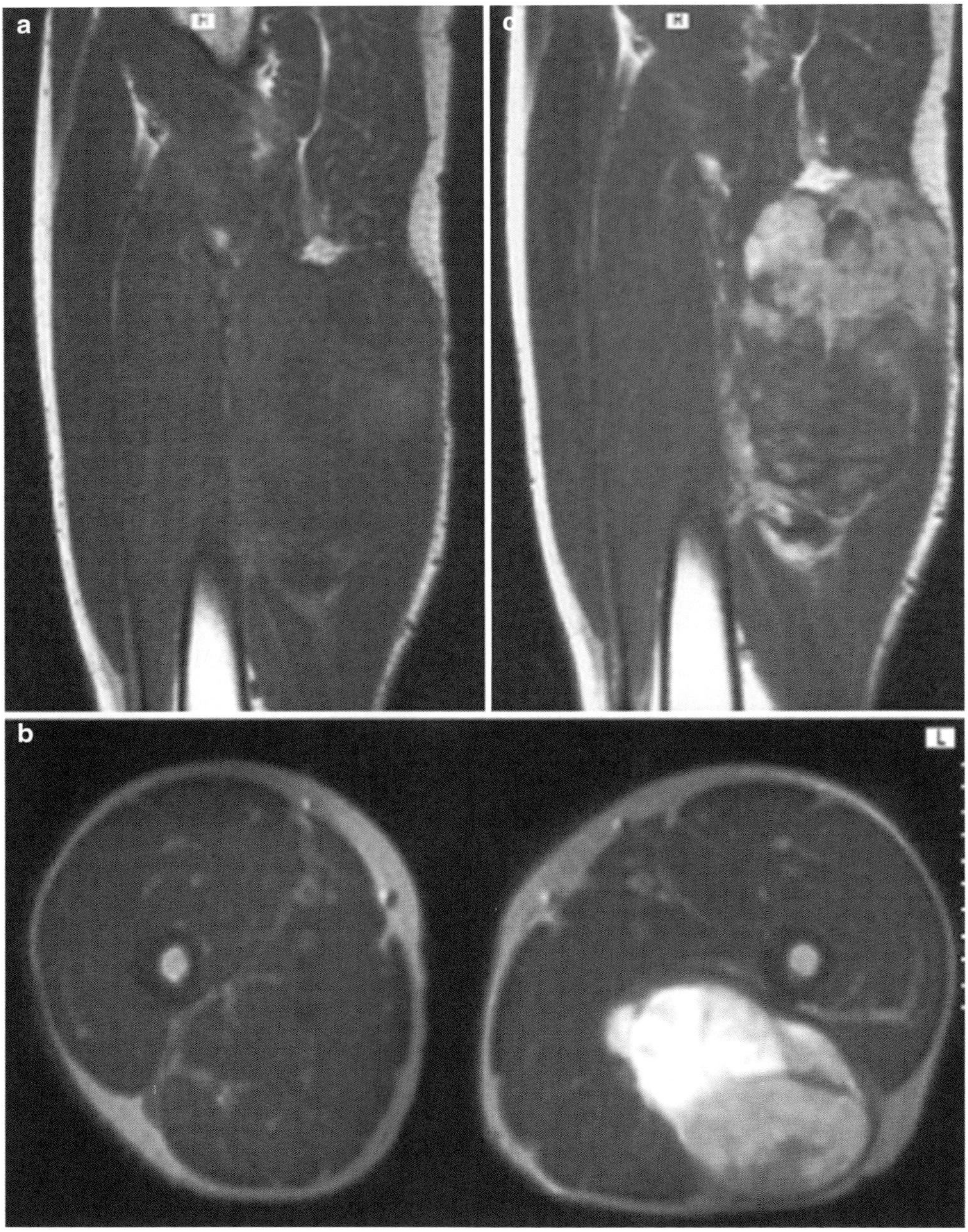

图 18.41 29 岁男性，左大腿患有骨外尤因肉瘤。(a)矢状位 SE T1WI。(b)轴位 SE T2WI。(c)钆对比剂注射后矢状位 SE T1WI。股骨后方巨大的多分叶肿块。T1WI 上，病灶信号不均匀，与周围肌肉信号基本相等。病灶后部边界不清的稍高信号区代表肿瘤内出血。T2WI 上，多分叶形态的病灶由多个表现不同的小叶组成。有些小叶信号极高，内有低信号间隔，而其他小叶呈中等信号，类似脂肪信号。病变与周围肌肉和皮下脂肪分界清晰(图 b)。肿瘤的不同成分强化程度明显不同。在肿瘤上部呈明显不均匀强化，下部为斑点状轻微强化(图c)。

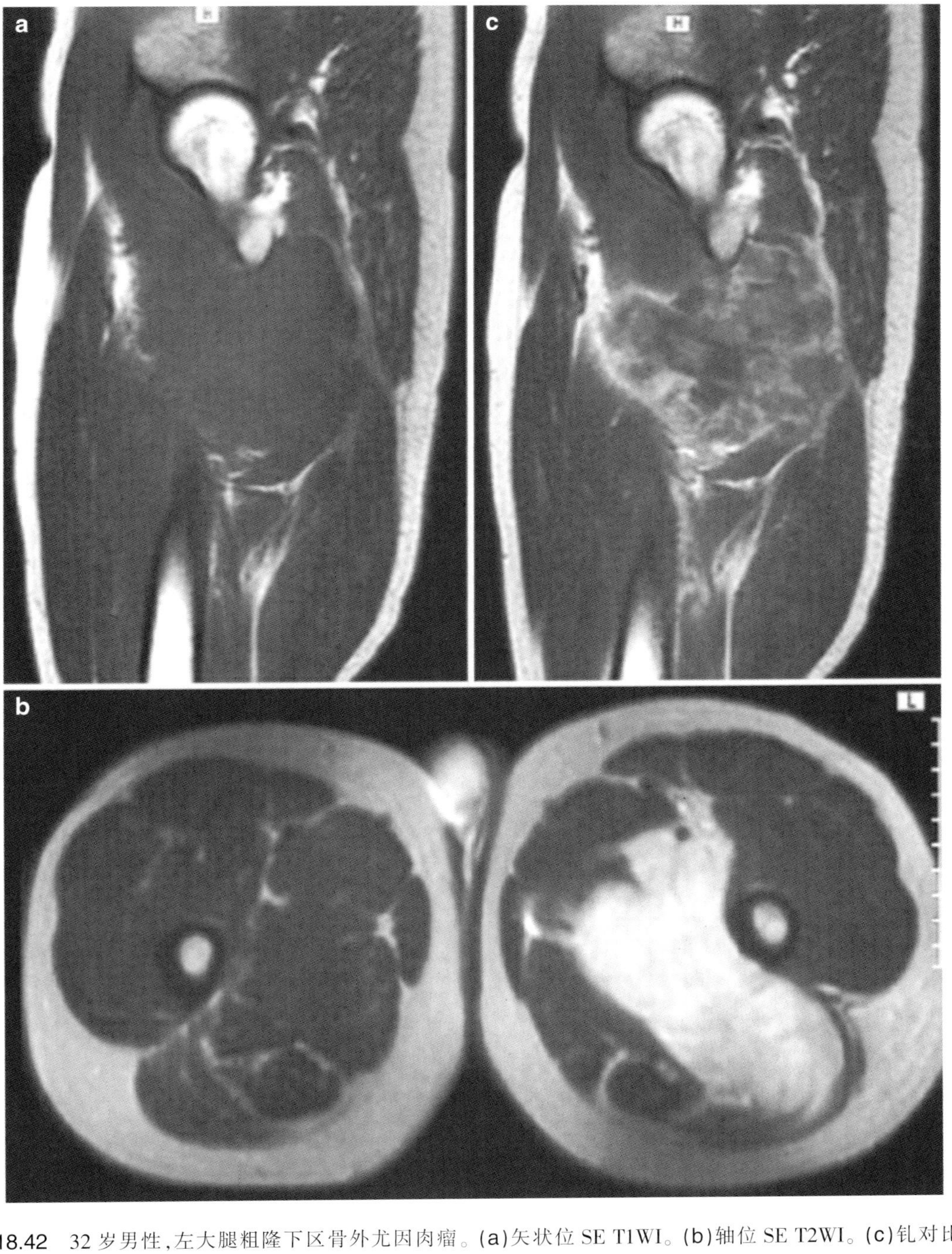

图 18.42　32 岁男性，左大腿粗隆下区骨外尤因肉瘤。(a)矢状位 SE T1WI。(b)轴位 SE T2WI。(c)钆对比剂注射后矢状位 SE T1WI。T1WI 上，左股骨近端 1/3 处内侧见均匀低信号多腹分叶肿块，稍高于肌肉信号（图 a）。T2WI 上，肿瘤信号不均匀，高于皮下脂肪（图 b）。注射对比剂后，肿瘤呈不均匀强化。中央未强化区可能为肿瘤坏死区（图 c）。尽管与骨骼关系密切，但无骨质侵袭和皮质破坏。

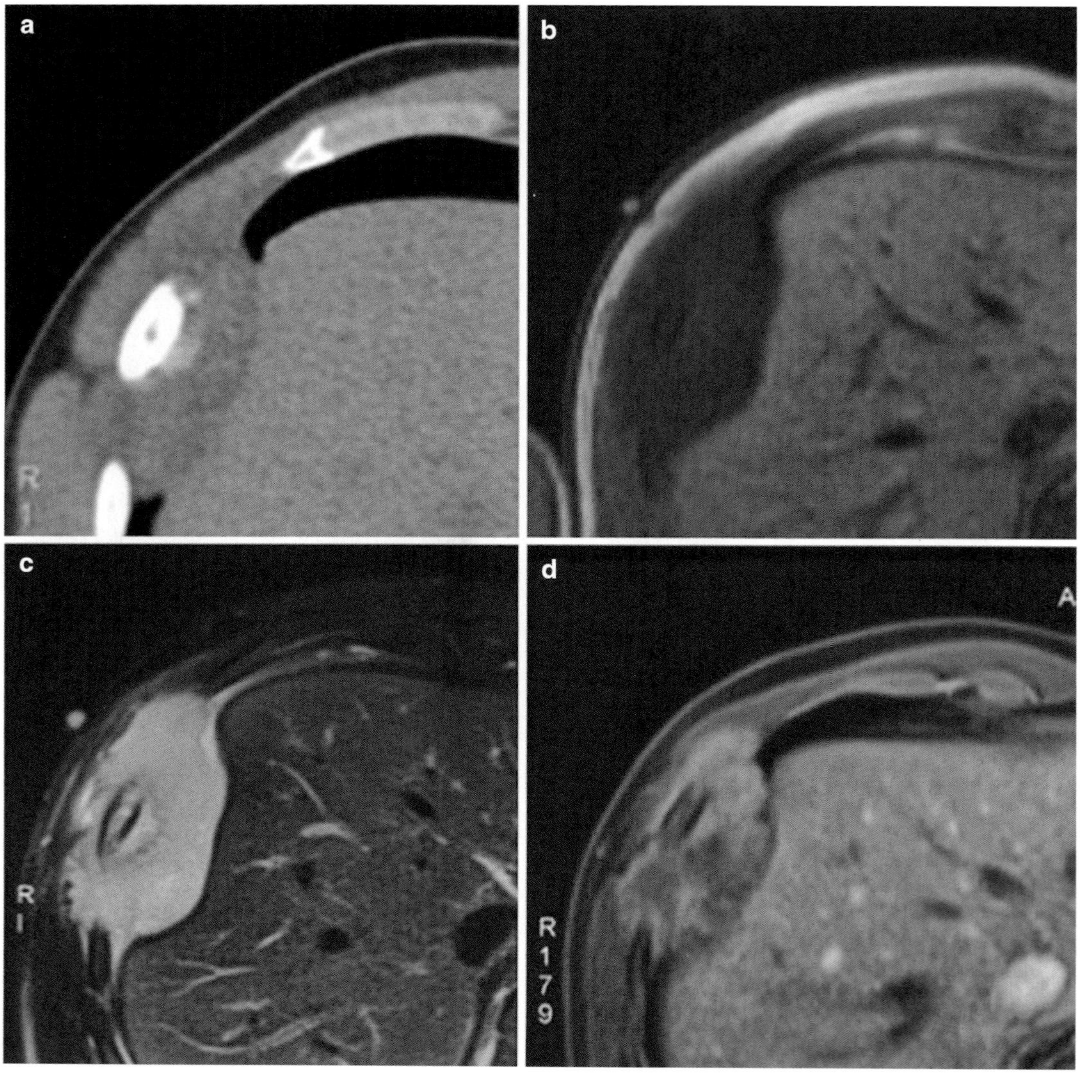

图 18.43　23 岁患者，骨外尤因肉瘤。(a)轴位 CT。(b)轴位 T1WI。(c)轴位 FS T2WI。(d)注射钆对比剂后的轴位 FS T1WI。患者在无创伤的前提下，右胸壁疼痛持续超过 1 个月。CT 发现右侧第 7 肋骨周围边界有锐利的软组织肿块，并伴有骨膜反应(图 a)。病灶在 T1WI 上与肌肉呈等信号(图 b)，T2WI 上呈均匀高信号，并伴有脂肪抑制(图 c)，肿瘤浸润胸壁和胸壁肌肉，同时压迫肝脏变形。静脉注射钆对比剂后，病变主要呈周边不均匀强化。

脉，可导致血管阻塞和栓塞性肿瘤播散。组织学上，由成纤维细胞和肌成纤维细胞分化的细胞、梭形细胞和黏液样区组成[75]。12q13-14 区的获得和扩增可能是其潜在的遗传学标记[18]。

18.6.11.2　发病率和临床表现

内膜肉瘤好发于成人，发病年龄在 40~50 岁。肺内膜肉瘤多见于女性，主要发生于肺动脉干，可导致肺栓塞性疾病[22]。

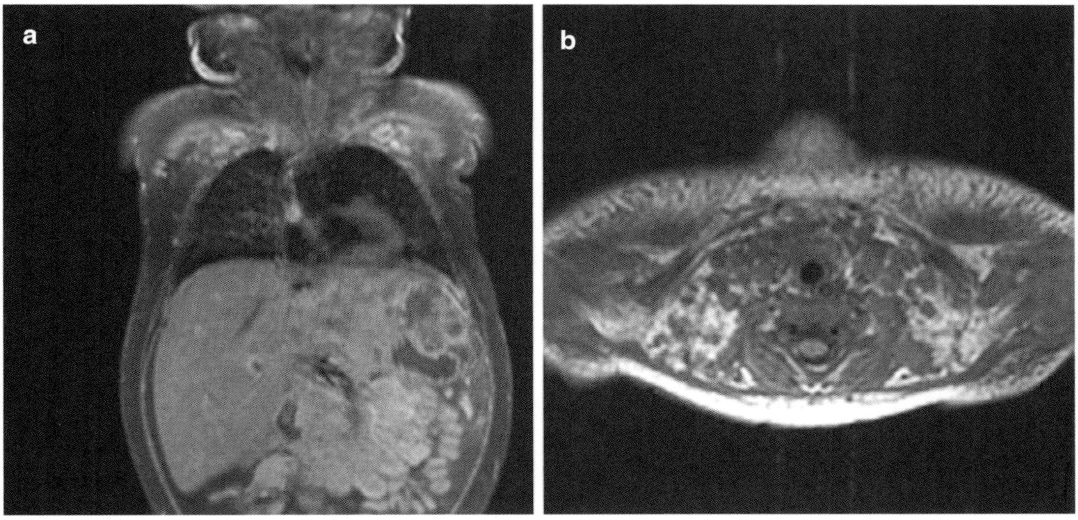

图 18.44　肾外横纹肌样肿瘤。(a)钆对比剂注射后冠状位 T1WI。(b)轴位 T2WI。1 岁的横纹肌样肿瘤肝转移患者，出现大网膜弥漫性浸润(图 a)，右肺癌性淋巴管炎和颈部大量 T2WI 等信号肿瘤结节(图 b)。

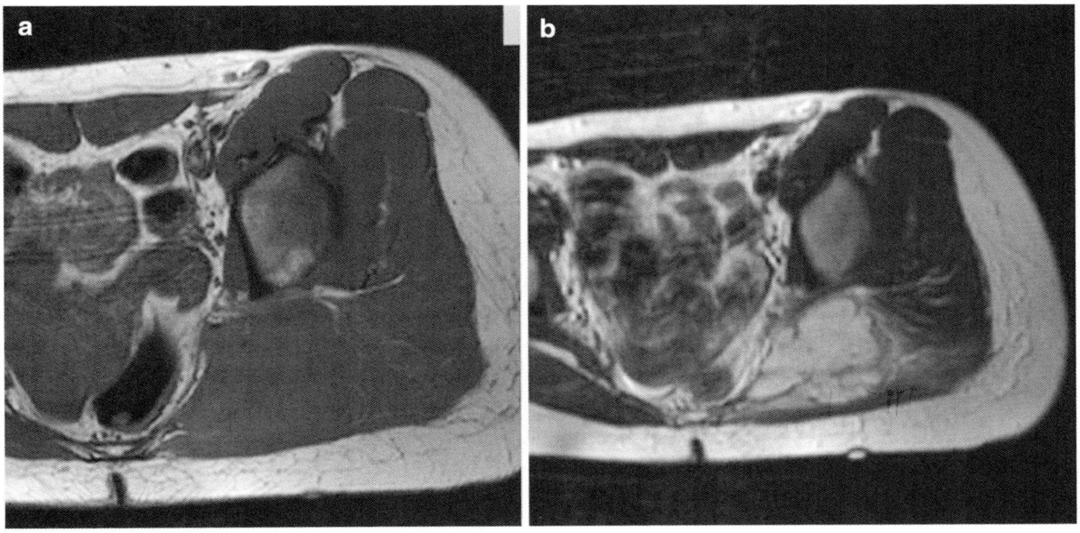

图 18.45　18 岁患者，左臀部肾外横纹肌样肿瘤。(a)轴位 T1WI。(b)轴位 T2WI。(c)矢状位 FS T2WI。(d)钆对比剂注射后轴位 FS T1WI。如文献所述，病灶在 T1WI(图 a)上呈等信号，而在 T2WI 上(图 b)呈高信号，并且中心不均匀强化(图 c)。(待续)

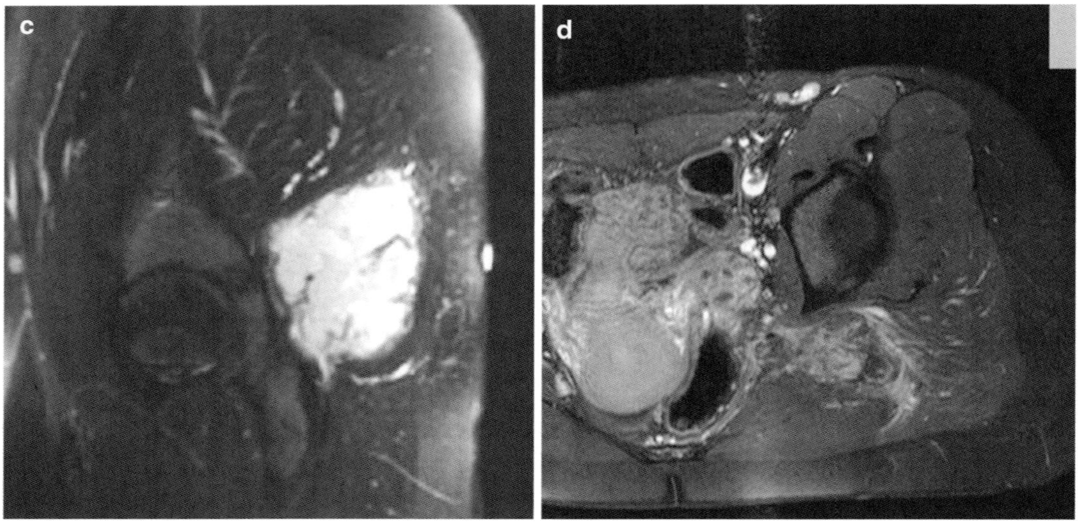

图 18.45(续)

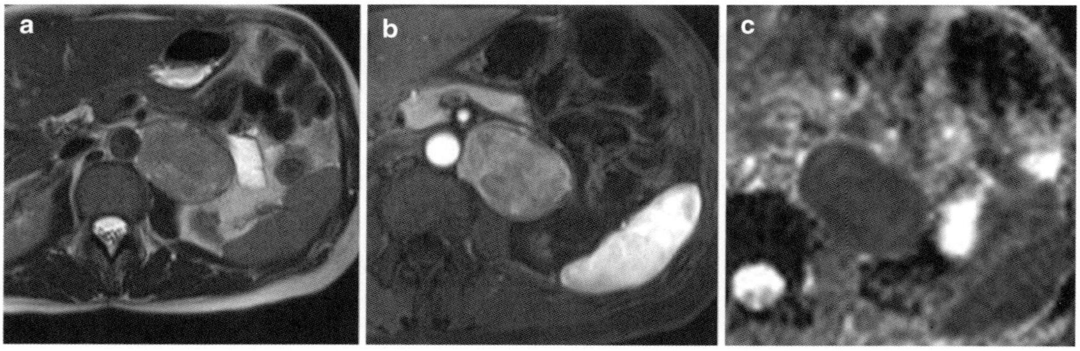

图 18.46 45 岁患者,腹膜后血管平滑肌脂肪瘤。(a)轴位 T2WI。(b)钆对比剂注射后的轴位 T1WI。(c)ADC 图。T2WI 上,病灶边界清晰,呈等、稍高信号(图 a),且明显强化(图 b)和明显的弥散受限(图 c)。

主动脉内膜肉瘤多见于腹主动脉和髂动脉分叉之间,可引起腹绞痛、下肢间歇性跛行、恶性高血压或动脉瘤。

内膜肉瘤的预后极差,平均生存期约 1 年,生存期长短取决于治疗效果和发病位置/有无转移[139]。

18.6.11.3 影像学

X 线片常无法诊断,但 CT 可显示内膜肉瘤的典型特征——息肉样腔内软组织肿块(图 18.47)。如无息肉样病变和其他恶性肿瘤征象时,可能无法区分无强化的充盈缺损与血栓或栓子。对比增强 MRI 可显示更具特征性的肿瘤血供,这在血栓形成中很少见[131]。

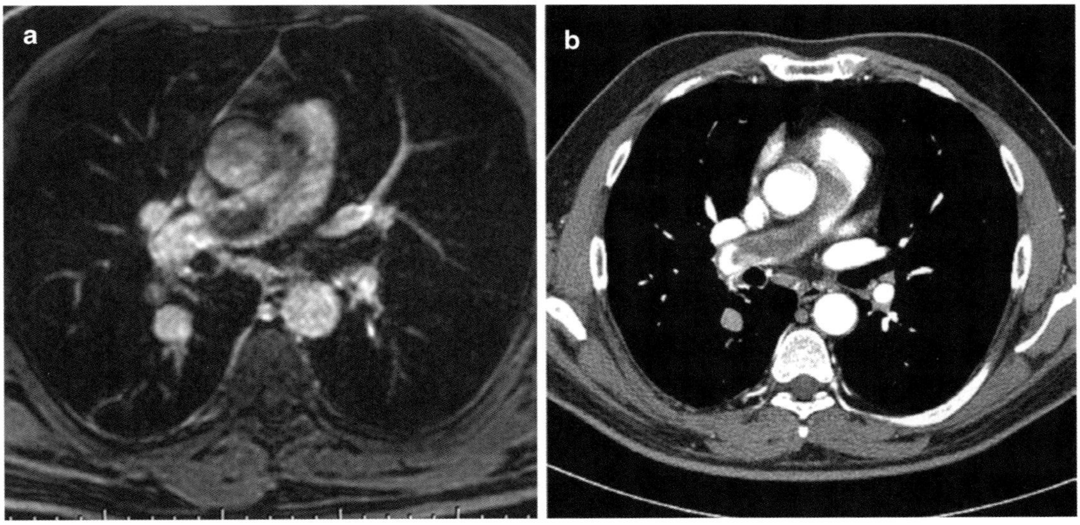

图 18.47　胸部内膜肉瘤。(a)钆对比剂注射后的轴位 T2WI。(b)对比剂注射后的轴位 CT。内膜肉瘤在 MRI 或 CT(图 a,b)上出现充盈缺损,尤其是当贴壁病变无强化或腔外生长时,可类似血栓性疾病。(Courtesy of Prof. Dr. med. Claus Peter Heubel, Heidelberg)

要点

1.当发现多发性肌内黏液瘤时,应寻找相关的纤维结构不良,以排除 Mazabraud 综合征。

2.淀粉样瘤在所有脉冲序列上均为低信号。

3.脂肪含量不高是区分侵袭性血管黏液瘤(一种发生于女性盆腔软组织的生长缓慢的肿瘤)与黏液样脂肪肉瘤的关键特征。

4.含铁血黄素沉着性纤维脂肪瘤样肿瘤由脂肪细胞、纤维组织和含铁血黄素色素组成,因此,可以在磁敏感加权成像上有明显的特征。

5.磷酸盐尿性间叶性肿瘤可导致系统性磷酸盐耗竭和骨软化症。全身 MRI 和核素显像是首选诊断工具,有时甚至可以发现非常小的病变。

6.滑膜肉瘤是一个不恰当的名称,因其不是起源于真正的滑膜细胞。

7. T2WI 上出现三重信号征、T1WI 上出现高信号区、CT 或平片上出现钙化,提示滑膜肉瘤。

8.当在年轻患者四肢发现边界清楚、T1WI 上相对高信号且明显强化的肿块时,鉴别诊断时应考虑到透明细胞肉瘤。

9.外周原始神经外胚层肿瘤和骨外尤因肉瘤均为蓝色小细胞肿瘤,具有相同的表型和遗传特征,是侵袭性强的低分化肿瘤,主要发生于儿童和青年人。

10. Askin 肿瘤是好发于胸肺区的 pPNET。

11.根据 pPNET 和尤因肉瘤的影像学特征,难以与其他恶性软组织肿瘤相鉴别;前者常含有囊性变、坏死和出血区。

12.通过检测肿瘤血供,增强 MRI 可以帮助鉴别血栓性疾病和内膜肉瘤。

参考文献

1. Abbott GF, Rosado-de-Christenson ML, Frazier AA, Franks TJ, Pugatch RD, Galvin JR (2005) From the archives of the AFIP: lymphangioleiomyomatosis: radiologic-pathologic correlation. Radiographics 25:803–828. doi:10.1148/rg.253055006
2. Abdullah A, Patel Y, Lewis TJ, Elsamaloty H, Strobel S (2009) Extrarenal malignant rhabdoid tumors: radiologic findings with histopathologic correlation. Cancer Imaging 10:97–101. doi:10.1102/1470-7330.2010.0010
3. Ali S, Leng B, Reinus WR, Khilko N, Khurana JS (2013) Parachordoma/myoepithelioma. Skeletal Radiol 42:431–457–8. doi:10.1007/s00256-012-1413-6
4. Allam K, Sze G (1994) MR of primary extraosseous Ewing sarcoma. AJNR Am J Neuroradiol 15:305–307
5. Allen PW (2000) Myxoma is not a single entity: a review of the concept of myxoma. Ann Diagn Pathol 4:99–123. doi:10.1053/adpa.2000.0099
6. Alobid I, Bernal-Sprekelsen M, Alos L, Benitez P, Traserra J, Mullol J (2003) Peripheral primitive neuroectodermal tumour of the left maxillary sinus. Acta Otolaryngol 123:776–778. doi:10.1080/00016480310001213
7. Ambros IM, Ambros PF, Strehl S, Kovar H, Gadner H (1991) MIC2 is a specific marker for Ewing's sarcoma and peripheral primitive neuroectodermal tumors. Evidence for a common histogenesis of Ewing's sarcoma and peripheral primitive neuroectodermal tumors from MIC2 expression and specific chromosome aberration. Cancer 67:1886–1893
8. Arora VC, Price AP, Fleming S, Sohn MJ, Magnan H, LaQuaglia MP, Abramson S (2013) Characteristic imaging features of desmoplastic small round cell tumour. Pediatr Radiol 43:93–102. doi:10.1007/s00247-012-2485-0
9. Ashby-Richardson H, Rogers GS, Stadecker MJ (2011) Superficial acral fibromyxoma: an overview. Arch Pathol Lab Med 135:1064–1066. doi:10.5858/2009-0684-RSR1
10. Askin FB, Rosai J, Sibley RK, Dehner LP, McAlister WH (1979) Malignant small cell tumor of the thoracopulmonary region in childhood: a distinctive clinicopathologic entity of uncertain histogenesis. Cancer 43:2438–2451
11. Asvall JE, Hoeg K, Kleppe K, Prydz PE (1969) Alveolar soft part sarcoma. Clin Radiol 20:426–432
12. Bakri A, Shinagare AB, Krajewski KM, Howard SA, Jagannathan JP, Hornick JL, Ramaiya NH (2012) Synovial sarcoma: imaging features of common and uncommon primary sites, metastatic patterns, and treatment response. Am J Roentgenol 199:208–215. doi:10.2214/AJR.11.8039
13. Benedikt RA, Jelinek JS, Kransdorf MJ, Moser RP, Berrey BH (1994) MR imaging of soft-tissue masses: role of gadopentetate dimeglumine. J Magn Reson Imaging 4:485–490
14. Biegel JA (2006) Molecular genetics of atypical teratoid/rhabdoid tumors. Neurosurg Focus 20:2–7
15. Biegel JA, Conard K, Brooks JJ (1993) Translocation (11;22)(p13;q12): primary change in intra-abdominal desmoplastic small round cell tumor. Genes Chromosom Cancer 7:119–121. doi:10.1002/gcc.2870070210
16. Bindra J, Doherty M, Hunter JC (2012) Superficial acral fibromyxoma. Radiology Case Reports 7:751. doi:10.2484/rcr.v7i3.751
17. Blacksin MF, Siegel JR, Benevenia J, Aisner SC (1997) Synovial sarcoma: frequency of nonaggressive MR characteristics. J Comput Assist Tomogr 21:785–789
18. Bode-Lesniewska B, Zhao J, Speel EJM, Biraima AM, Turina M, Komminoth P, Heitz PU (2001) Gains of 12q13-14 and overexpression of mdm2 are frequent findings in intimal sarcomas of the pulmonary artery. Virchows Arch 438:57–65. doi:10.1007/s004280000313
19. Brady MS, Perino G, Tallini G, Russo P, Woodruff JM (1996) Malignant mesenchymoma. Cancer 77:467–473. doi:10.1002/(SICI)1097-0142(19960201)77:3<467::AID-CNCR7>3.0.CO;2-H
20. Brinkhuis M, Wijnaendts LCD, van der Linden JC, Baak JPA, Meijer CJLM, van Unnik AJM, Voûte PA (1995) Peripheral primitive neuroectodermal tumour and extra-osseous Ewing's sarcoma; a histological, immunohistochemical and DNA flow cytometric study. Virchows Arch 425:611–616. doi:10.1007/BF00199351
21. Burge HJ, Novotny DB, Schiebler ML, Delany DJ, McCartney WH (1990) MRI of Askin's tumor. Case report at 1.5 T. Chest 97:1252–1254. doi:10.1378/chest.97.5.1252
22. Burke AP, Virmani R (1993) Sarcomas of the great vessels. A clinicopathologic study. Cancer 71:1761–1773. doi:10.1002/1097-0142(19930301)71:5<1761::AID-CNCR2820710510>3.0.CO;2-7
23. Carrillo R, El-Naggar AK, Rodriguez-Peralto JL, Batsakis JG (1992) Synovial sarcoma of the tongue: case report and review of the literature. J Oral Maxillofac Surg 50:904–906. doi:10.1016/0278-2391(92)90288-B
24. Castillo M, Lee YY, Yamasaki S (1992) Infratemporal alveolar soft part sarcoma: CT, MRI and angiographic findings. Neuroradiology 34:367–369
25. Chase DR, Enzinger FM (1985) Epithelioid sarcoma. Diagnosis, prognostic indicators, and treatment. Am J Surg Pathol 9:241–263
26. Christopherson WM, Foote FW, Stewart FW (1952) Alveolar soft-part sarcomas; structurally characteristic tumors of uncertain histogenesis. Cancer 5:100–111
27. Cibas ES, Goss GA, Kulke MH, Demetri GD, Fletcher CDM (2001) Malignant epithelioid angiomyolipoma ("Sarcoma Ex Angiomyolipoma") of the kidney: a case report and review of the literature. Am J Surg Pathol 25:121
28. Clabeaux J, Hojnowski L, Valente A, Damron TA (2008) Case report. Clin Orthop Relat Res 466:1251–1256. doi:10.1007/s11999-008-0125-7

29. Cohen MA, Mendelsohn DB (1990) CT and MR imaging of myxofibroma of the jaws. J Comput Assist Tomogr 14:281
30. Contesso G, Llombart-Bosch A, Terrier P, Peydro-Olaya A, Henry-Amar M, Oberlin O, Habrand JL, Dubousset J, Tursz T, Spielmann M (1992) Does malignant small round cell tumor of the thoracopulmonary region (Askin tumor) constitute a clinicopathologic entity? An analysis of 30 cases with immunohistochemical and electron-microscopic support treated at the Institute Gustave Roussy. Cancer 69:1012–1020
31. Crew AJ, Clark J, Fisher C, Gill S, Grimer R, Chand A, Shipley J, Gusterson BA, Cooper CS (1995) Fusion of SYT to two genes, SSX1 and SSX2, encoding proteins with homology to the Kruppel-associated box in human synovial sarcoma. EMBO J 14:2333–2340
32. Czekalla R, Fuchs M, Stölzle A, Nerlich A, Poremba C, Schaefer K-L, Weirich G, Höfler H, Schneller F, Peschel C, Siewert JR, Schepp W (2004) Peripheral primitive neuroectodermal tumor of the stomach in a 14-year-old boy: a case report. Eur J Gastroenterol Hepatol 16:1391–1400
33. Dabska M (1977) Parachordoma: a new clinicopathologic entity. Cancer 40:1586–1592
34. Daly BD, Cheung H, Gaines PA, Bradley MJ, Metreweli C (1992) Imaging of alveolar soft part sarcoma. Clin Radiol 46:253–256. doi:10.1016/S0009-9260(05)80165-5
35. Dardick I (1995) Myoepithelioma: definitions and diagnostic criteria. Ultrastruct Pathol 19:335–345. doi:10.3109/01913129509021906
36. De Beuckeleer LH, De Schepper AM, Vandevenne JE (2000) MR imaging of clear cell sarcoma (malignant melanoma of the soft parts): a multicenter correlative MRI-pathology study of 21 cases and literature review. Skeletal Radiol 29:187–195
37. De Comas AM, Deavers MT, Raymond AK, Madewell JE, Lewis VO (2011) Intraneural parachordoma of the arm with regional metastases. Skeletal Radiol 40:943–946. doi:10.1007/s00256-011-1151-1
38. Dehner LP (1986) Peripheral and central primitive neuroectodermal tumors. A nosologic concept seeking a consensus. Arch Pathol Lab Med 110: 997–1005
39. Dehner LP (1993) Primitive neuroectodermal tumor and Ewing's sarcoma. Am J Surg Pathol 17:1
40. Desy NM, Bernstein M, Nahal A, Aziz M, Kenan S (2012) Primary perivascular epithelioid cell neoplasm (PEComa) of bone: report of two cases and review of the literature. Skeletal Radiol 41:1469–1474
41. Drilon AD, Popat S, Bhuchar G, D'Adamo DR, Keohan ML, Fisher C, Antonescu CR, Singer S, Brennan MF, Judson I, Maki RG (2008) Extraskeletal myxoid chondrosarcoma: a retrospective review from 2 referral centers emphasizing long-term outcomes with surgery and chemotherapy. Cancer 113:3364–3371. doi:10.1002/cncr.23978
42. Ekelund L, Herrlin K, Rydholm A (1982) Computed tomography of intramuscular myxoma. Skeletal Radiol 9:14–16
43. Enzinger FM (1965) Clear-cell sarcoma of tendons and aponeuroses – an analysis of 21 cases. Cancer 18:1163–1174
44. Enzinger FM, Shiraki M (1972) Extraskeletal myxoid chondrosarcoma. An analysis of 34 cases. Hum Pathol 3:421–435
45. Enzinger FM, Weiss SW (1995) Synovial sarcoma. In: Enzinger FM, Weiss SW (eds) Soft tissue tumors, 3rd edn. Mosby, St. Louis, pp 735–786
46. Enzinger FM, Weiss SW (1995) Malignant soft tissue tumors of uncertain type. In: Enzinger FM, Weiss SW (eds) Soft tissue tumors, 3rd edn. Mosby, St Louis, pp 1067–1093
47. Enzinger FM, Weiss SW (1995) Primitive neuroectodermal tumors and related lesions. In: Enzinger FM, Weiss SW (eds) Soft tissue tumors, 3rd edn. Mosby, St Louis, pp 929–964
48. Farmakis SG, Siegel MJ (2015) Phosphaturic mesenchymal tumor of the tibia with oncogenic osteomalacia in a teenager. Pediatr Radiol 45:1423–1426. doi:10.1007/s00247-015-3301-4
49. Faubert C, Inniger R (1991) MRI and pathological findings in two cases of Askin tumors. Neuroradiology 33:277–281. doi:10.1007/BF00588237
50. Ferraz MP, Watanabe T, Sado HN, Ono CR, Buchpiguel CA, Correa PHS, Martin RM (2013) Concordance between whole body scintigraphy 111In-Octreotide and 99mTc-Sestamibi uptake in the detection of four tumor-induced osteomalacia cases. J Clin Endocrinol Metab jc. 2013–3563. doi:10.1210/jc.2013-3563
51. Fetsch JF, Laskin WB, Michal M, Remotti F, Heffner D, Ellis G, Furlong M, Miettinen M (2004) Ectopic hamartomatous thymoma: a clinicopathologic and immunohistochemical analysis of 21 cases with data supporting reclassification as a branchial anlage mixed tumor. Am J Surg Pathol 28:1360
52. Fetsch JF, Laskin WB, Miettinen M (2001) Superficial acral fibromyxoma: a clinicopathologic and immunohistochemical analysis of 37 cases of a distinctive soft tissue tumor with a predilection for the fingers and toes. Hum Pathol 32:704–714. doi:10.1053/hupa.2001.25903
53. Fisher C, Miettinen M (1997) Parachordoma: a clinicopathologic and immunohistochemical study of four cases of an unusual soft tissue neoplasm. Ann Diagn Pathol 1:3–10
54. Fletcher CDM, Unni KK, Mertens F (2012) WHO classification of tumours of soft tissue and bone. IARC Press, Lyon
55. Folpe AL, Agoff SN, Willis J (1999) Parachordoma is immunohistochemically and cytogenetically distinct from axial chordoma and extraskeletal myxoid chondrosarcoma. Am J Surg Pathol 23:1059
56. Folpe AL, Goodman ZD, Ishak KG, Paulino AF, Taboada EM, Meehan SA, Weiss SW (2000) Clear

cell myomelanocytic tumor of the falciform ligament/ligamentum teres: a novel member of the perivascular epithelioid clear cell family of tumors with a predilection for children and young adults. Am J Surg Pathol 24:1239–1246
57. Folpe AL, McKenney JK, Li Z, Smith SJ, Weiss SW (2002) Clear cell myomelanocytic tumor of the thigh: report of a unique case. Am J Surg Pathol 26:809–812
58. Folpe AL, Weiss SW (2003) Ossifying fibromyxoid tumor of soft parts: a clinicopathologic study of 70 cases With emphasis on atypical and malignant variants. Am J Surg Pathol 27:421
59. Fujiwara M, Yuba Y, Wada A, Ozawa T, Tanaka T (2014) Pleomorphic hyalinizing angiectatic tumor of soft parts: report of a case and review of the literature. J Dermatol 31:419–423. doi:10.1111/j.1346-8138.2004.tb00696.x
60. Gaffey MJ, Mills SE, Askin FB, Ross GW, Sale GE, Kulander BG, Visscher DW, Yousem SA, Colby TV (1990) Clear cell tumor of the lung. A clinicopathologic, immunohistochemical, and ultrastructural study of eight cases. Am J Surg Pathol 14:248–259
61. Garcés-Iñigo EF, Leung R, Sebire NJ, McHugh K (2009) Extrarenal rhabdoid tumours outside the central nervous system in infancy. Pediatr Radiol 39:817–822. doi:10.1007/s00247-009-1288-4
62. Gerald WL, Miller HK, Battifora H, Miettinen M, Silva EG, Rosai J (1991) Intra-abdominal desmoplastic small round-cell tumor: report of 19 cases of a distinctive type of high-grade polyphenotypic malignancy affecting young individuals. Am J Surg Pathol 15:499
63. Glass-Royal MC, Nelson MC, Albert F, Lack EE, Bogumill GP (1989) Case report 557. Skeletal Radiol 18:392–398. doi:10.1007/BF00361433
64. Gonzalez-Crussi F, Wolfson SL, Misugi K, Nakajima T (1984) Peripheral neuroectodermal tumors of the chest wall in childhood. Cancer 54:2519–2527
65. Granter SR, Weilbaecher KN, Quigley C, Fletcher CD, Fisher DE (2001) Clear cell sarcoma shows immunoreactivity for microphthalmia transcription factor: further evidence for melanocytic differentiation. Mod Pathol 14:6–9. doi:10.1038/modpathol.3880249
66. Hanna S, Kaste S, Jenkins J, Hewan-Lowe K (2002) Epithelioid sarcoma: clinical, MR imaging and pathologic findings. Skeletal Radiol 31:400–412
67. Harish S, Polson A, Morris P, Malata C, Griffiths M, Bearcroft PWP (2006) Giant atypical ossifying fibromyxoid tumour of the calf. Skeletal Radiol 35:248–253. doi:10.1007/s00256-005-0014-z
68. Hashimoto H (1995) Incidence of soft tissue sarcomas in adults. In: Schmidt D, Harms D (eds) Soft tissue tumors. Springer, Berlin, pp 1–16
69. El Hayek M, Trad O, Islam S (2004) Congenital peripheral primitive neuroectodermal tumor refractory to treatment. J Pediatr Hematol Oncol 26:770–772
70. Hermann G, Abdelwahab IF, Klein MJ, Kenan S, Lewis MM (1993) Case report 796. Alveolar soft part sarcoma. Skeletal Radiol 22:386–389
71. Hermann G, Abdelwahab IF, Miller TT, Klein MJ, Lewis MM (1992) Tumour and tumour-like conditions of the soft tissue: magnetic resonance imaging features differentiating benign from malignant masses. BJR 65:14–20. doi:10.1259/0007-1285-65-769-14
72. Hodler J, YU SJ, Steinert HC, Resnick D (1995) MR imaging versus alternative imaging techniques. Magn Reson Imaging Clin N Am 3:591–608
73. Horiguchi Y, Nakashima J, Ishii T, Hata J, Tazaki H (1994) Primitive neuroectodermal tumor of the retroperitoneal cavity. Urology 44:127–129
74. Hornick JL, Fletcher C (2003) Myoepithelial tumors of soft tissue – a clinicopathologic and immunohistochemical study of 101 cases with evaluation of prognostic parameters. Am J Surg Pathol 27:1183–1196
75. Hottenrott G, Mentzel T, Peters A, Schröder A, Katenkamp D (1999) Intravascular ("intimal") epithelioid angiosarcoma: clinicopathological and immunohistochemical analysis of three cases. Virchows Arch 435:473–478
76. Huang C-C, Cheng S-M (2012) Clinical and radiological presentations of pelvic parachordoma. Rare Tumors 4:13–15. doi:10.4081/rt.2012.e5
77. Ibarburen C, Haberman JJ, Zerhouni EA (1996) Peripheral primitive neuroectodermal tumors. CT and MRI evaluation. Eur J Radiol 21:225–232. doi:10.1016/0720-048X(95)00731-5
78. Ieremia E, Robson A (2014) Cutaneous PEComa: a rare entity to consider in an unusual site. Am J Dermatopathol 36:e198–e201. doi:10.1097/DAD.0000000000000041
79. Iwasko N, Steinbach L, Disler D, Pathria M, Hottya G (2002) Imaging findings in Mazabraud's syndrome: seven new cases. Skeletal Radiol 31:81–87
80. Jo VY (2015) Myoepithelial tumors: an update. Surg Pathol Clin 8:445–466. doi:10.1016/j.path.2015.05.005
81. Jones BC, Sundaram M, Kransdorf MJ (1993) Synovial sarcoma: MR imaging findings in 34 patients. AJR Am J Roentgenol 161:827–830. doi:10.2214/ajr.161.4.8396848
82. Justin Wong SB, Wee A, Puhaindran ME, Pang B, Lee VKM (2015) Angiomatoid fibrous histiocytoma with prominent myxoid stroma: a case report and review of the literature. Am J Dermatopathol 37:623–631. doi:10.1097/DAD.0000000000000263
83. Kaffe I, Naor H, Buchner A (1997) Clinical and radiological features of odontogenic myxoma of the jaws. Dentomaxillofacial Radiol 26:299–303. doi:10.1038/sj.dmfr.4600261
84. Kalil RK (2015) Phosphaturic mesenchymal tumor. In: Tumors and tumor-like lesions of bone. Springer London, London, pp 589–597
85. Kapoor N, Shinagare AB, Jagannathan JP, Shah SH, Krajewski KM, Hornick JL, Ramaiya NH (2014) Clinical and radiologic features of extraskeletal myx-

oid chondrosarcoma including initial presentation, local recurrence, and metastases. Radiol Oncol 48:235–242. doi:10.2478/raon-2014-0005
86. Kheir E, Stephen L, Nortje C, van Rensburg LJ, Titinchi F (2013) The imaging characteristics of odontogenic myxoma and a comparison of three different imaging modalities. Oral Surg Oral Med Oral Pathol Oral Radiol 116:492–502. doi:10.1016/j.oooo.2013.05.018
87. Kilpatrick SE, Ward WG, Mozes M, Miettinen M, Fukunaga M, Fletcher C (1995) Atypical and malignant variants of ossifying fibromyxoid tumor – clinicopathological analysis of 6 cases. Am J Surg Pathol 19:1039–1046
88. Kitagawa Y, Ishihara Y, Hayashi M, Kim Y, Fujii N, Ito H (2011) Mazabraud syndrome associated with McCune–Albright syndrome. J Orthop Sci 16:129–132. doi:10.1007/s00776-010-0004-4
89. Koch M, Freundl AJ, Agaimy A, Kiesewetter F, Künzel J, Cicha I, Alexiou C (2015) Atypical fibroxanthoma – histological diagnosis, immunohistochemical markers and concepts of therapy. Anticancer Res 35:5717–5735
90. Kransdorf MJ (1995) Malignant soft-tissue tumors in a large referral population – distribution of diagnoses by age, sex, and location. AJR Am J Roentgenol 164:129–134. doi:10.2214/ajr.164.1.7998525
91. Kransdorf MJ, Moser RPJ, Jelinek JS, Weiss SW, Buetow PC, Berrey BH (1989) Intramuscular Myxoma: MR features. J Comput Assist Tomogr 13:836
92. Kuang P (2013) CT findings of pleomorphic hyalinizing angiectatic tumor (PHAT) of soft parts of the neck. Jpn J Radiol 31:204–207. doi:10.1007/s11604-012-0157-5
93. Kurashima K, Muramoto S, Ohta Y, Fujimura M, Matsuda T (1994) Peripheral neuroectodermal tumor presenting pleural effusion. Intern Med 33:783–785
94. L'Hostis H, Deminiere C, Ferriere J-M, Coindre J-M (1999) Renal angiomyolipoma: a clinicopathologic, immunohistochemical, and follow-up study of 46 cases. Am J Surg Pathol 23:1011
95. Lao IW, Yu L, Wang J (2015) Malignant perivascular epithelioid cell tumor (PEComa) of the femur: a case report and literature review. Diagn Pathol 10:54. doi:10.1186/s13000-015-0292-2
96. Lee S, Joo KB, Park C-K, Kim T-S, Bae J (2013) A case of atypical fibroxanthoma of subungual type: ultrasound and magnetic resonance imaging findings. Clin Imaging 37:155–158. doi:10.1016/j.clinimag.2012.01.035
97. Li C-S, Chan WP, Chen W-T, Chang C-P, Shih L-S, Chen R-C, Tu H-Y (2004) MRI of angiomatoid fibrous histiocytoma. Skeletal Radiol 33:604–608. doi:10.1007/s00256-004-0769-7
98. Lieberman PH, Brennan MF, Kimmel M, Erlandson RA, Garin-Chesa P, Flehinger BY (1989) Alveolar soft-part sarcoma. A clinico-pathologic study of half a century. Cancer 63:1–13
99. Limdiwala P, Shah J (2015) Odontogenic myxoma of maxilla: a review discussion with two case reports. Contemp Clin Dent 6:131–136. doi:10.4103/0976-237X.149310
100. Llauger J, Perez C, Coscojuela P, Palmer J, Puig J (1990) Aggressive angiomyxoma of pelvic soft tissue: CT appearance. Urol Radiol 12:25–26
101. Lockyer MG, Rosen DG (2015) Extraskeletal myxoid chondrosarcoma presenting as a plantar fibroma: case report and review of the literature. Anticancer Res 35:6171–6174
102. Lois JF, Fischer HJ, Mirra JM, Gomes AS (1986) Angiography of histopathologic variants of synovial sarcoma. Acta Radiol Diagn (Stockh) 27:449–454
103. Lopez-Ben R, Siegal GP, Pitt MJ, Jaffe KA (1999) Osteosarcoma in a patient with McCune-Albright syndrome and Mazabraud's syndrome. Skeletal Radiol 28:522–526. doi:10.1007/s002560050556
104. Lorigan JG, O'Keeffe FN, Evans HL, Wallace S (1989) The radiologic manifestations of alveolar soft-part sarcoma. AJR Am J Roentgenol 153:335–339. doi:10.2214/ajr.153.2.335
105. López L, Vélez R (2016) Atypical fibroxanthoma. Arch Pathol Lab Med 140:376–379. doi:10.5858/arpa.2014-0495-RS
106. Luna A, Martinez S, Bossen E (2005) Magnetic resonance imaging of intramuscular myxoma with histological comparison and a review of the literature. Skeletal Radiol 34:19–28
107. Marzano L, Failoni S, Gallazzi M, Garbagna P (2004) The role of diagnostic imaging in synovial sarcoma. Our experience. Radiol Med 107:533–540
108. Massengill A, Seeger L, Yao L, Mirra J, Eckardt J (1995) Malignant mesenchymoma of the thigh. Skeletal Radiol 24:301–304. doi:10.1007/BF00198421
109. Matsui K, Tatsuguchi A, Valencia J, Yu ZX, Bechtle J, Beasley MB, Avila N, Travis WD, Moss J, Ferrans VJ (2000) Extrapulmonary lymphangioleiomyomatosis (LAM): clinicopathologic features in 22 cases. Hum Pathol 31:1242–1248
110. Matsumoto K, Yamamoto T (2002) Pleomorphic hyalinizing angiectatic tumor of soft parts: a case report and literature review. Pathol Int 52:664–668
111. Meis-Kindblom JM, Bergh P, Gunterberg B, Kindblom LG (1999) Extraskeletal myxoid chondrosarcoma: a reappraisal of its morphologic spectrum and prognostic factors based on 117 cases. Am J Surg Pathol 23:636
112. Michal M, Miettinen M (1999) Myoepitheliomas of the skin and soft tissues. Virchows Arch 434:393–400. doi:10.1007/s004280050358
113. Miguez Gonzalez J, Dominguez Oronoz R, Lozano Arranz P, Calaf Forn F, Barrios Sanchez P, Garcia Jimenez A (2015) Aggressive angiomyxoma: imaging findings in 3 cases with clinicopathological correlation and review of the literature. J Comput Assist Tomogr 39:914–921. doi:10.1097/RCT.0000000000000305
114. Morton MJ, Berquist TH, McLeod RA, Unni KK, Sim FH (1991) MR imaging of synovial sarcoma. AJR Am J Roentgenol 156:337–340. doi:10.2214/ajr.156.2.1846054

115. Murphey M, Kransdorf M, Smith S (1999) Imaging of soft tissue neoplasms in the adult: malignant tumors. Semin Musculoskelet Radiol 3:39–58. doi:10.1055/s-2008-1080050
116. Murphey MD, McRae GA, Fanburg-Smith JC, Temple HT, Levine AM, Aboulafia AJ (2002) Imaging of soft-tissue myxoma with emphasis on CT and MR and comparison of radiologic and pathologic findings. Radiology 225:215–224. doi:10.1148/radiol.2251011627
117. Murphey MD, Smith WS, Smith SE, Kransdorf MJ, Temple HT (1999) From the archives of the AFIP. Radiographics 19:1253–1280. doi:10.1148/radiographics.19.5.g99se101253
118. Nakanishi K, Sakai M, Tanaka H, Tsuboi H, Hashimoto J, Hashimoto N, Tomiyama N (2013) Whole-body MR imaging in detecting phosphaturic mesenchymal tumor (PMT) in tumor-induced hypophosphatemic osteomalacia. Magn Reson Med Sci 12:47–52
119. Nash A, Stout AP (1961) Malignant mesenchymomas in children. Cancer 14:524
120. Nielsen GP, O'Connell JX, Rosenberg AE (1998) Intramuscular myxoma: a clinicopathologic study of 51 cases with emphasis on hypercellular and hypervascular variants. Am J Surg Pathol 22:1222–1227
121. O'Driscoll D, Athanasian E, Hameed M, Hwang S (2015) Radiological imaging features and clinicopathological correlation of hemosiderotic fibrolipomatous tumor: experience in a single tertiary cancer center. Skeletal Radiol 44(5):641–648
122. O'Keeffe F, Lorigan JG, Wallace S (1990) Radiological features of extraskeletal Ewing sarcoma. BJR 63:456–460. doi:10.1259/0007-1285-63-750-456
123. O'SULLIVAN PJ, HARRIS AC, Munk PL (2008) Radiological features of synovial cell sarcoma. BJR 81:346–356. doi:10.1259/bjr/28335824
124. Oda Y, Tsuneyoshi M (2006) Extrarenal rhabdoid tumors of soft tissue: clinicopathological and molecular genetic review and distinction from other soft-tissue sarcomas with rhabdoid features. Pathol Int 56:287–295
125. Ogose A, Otsuka H, Morita T, Kobayashi H, Hirata Y (1998) Ossifying fibromyxoid tumor resembling parosteal osteosarcoma. Skeletal Radiol 27:578–580
126. Okamoto S, Hisaoka M, Meis-Kindblom JM (2002) Juxta-articular myxoma and intramuscular myxoma are two distinct entities. Virchows Arch 440:12–15
127. Peres E, Mattoo TK, Poulik J, Warrier I (2005) Primitive neuroectodermal tumor (PNET) of the uterus in a renal allograft patient: a case report. Pediatr Blood Cancer 44:283–285. doi:10.1002/pbc.20237
128. Peterson KK, Renfrew DL, Feddersen RM, Buckwalter JA, el-Khoury GY (1991) Magnetic resonance imaging of myxoid containing tumors. Skeletal Radiol 20:245–250
129. Prat J, Woodruff JM, Marcove RC (1978) Epithelioid sarcoma: an analysis of 22 cases indicating the prognostic significance of vascular invasion and regional lymph node metastasis. Cancer 41:1472–1487
130. Radin DR, Ralls PW, Boswell WD, Lundell C, Halls JM (1984) Alveolar soft part sarcoma: CT findings. J Comput Assist Tomogr 8:344–345
131. Rafal RB, Nichols JN, Markisz JA (1995) Pulmonary-artery sarcoma – diagnosis and postoperative follow-up with gadolinium-diethylenetriamine pentaacetic acid-enhanced magnetic-resonance-imaging. Mayo Clin Proc 70:173–176. doi:10.1016/S0025-6196(11)64285-7
132. Rangheard AS, Vanel D, Viala J, Schwaab G, Casiraghi O, Sigal R (2001) Synovial sarcomas of the head and neck: CT and MR imaging findings of eight patients. AJNR Am J Neuroradiol 22:851–857
133. Reyes J, Mexia MA, Tapia DQ, Aramburu JA (1997) Extensively calcified synovial sarcoma. Skeletal Radiol 26:671–673
134. Saifuddin A, Robertson RJH, Smith SEW (1991) The radiology of Askin tumours. Clin Radiol 43:19–23. doi:10.1016/S0009-9260(05)80348-4
135. Sakurai H, Kaji M, Mukai K, Suemasu K (2010) Ectopic hamartomatous thymoma—a truly rare neoplasm: report of a case. Surg Today 40:146–149
136. Schaffler G, Raith J, Ranner G, Weybora W, Jeserschek R (1997) Radiographic appearance of an ossifying fibromyxoid tumor of soft parts. Skeletal Radiol 26:615–618. doi:10.1007/s002560050296
137. Schmidt D, Herrmann C, Jürgens H, Harms D (1991) Malignant peripheral neuroectodermal tumor and its necessary distinction from Ewing's Sarcoma. A report from the kiel pediatric tumor registry. Cancer 68:2251–2259. doi:10.1002/1097-0142(19911115)68:10<2251::AID-CNCR2820681025>3.0.CO;2-X
138. Schnarkowski P, Peterfy CG, Johnston JO, Weidner N (1996) Clear cell sarcoma mimicking peripheral nerve sheath tumor. Skeletal Radiol 25:197–200
139. Seelig MH, Klingler PJ, Oldenburg WA, Blackshear JL (1998) Angiosarcoma of the aorta: report of a case and review of the literature. J Vasc Surg 28:732–737
140. Shaw GR, Lais CJ (1993) Fatal intravascular synovial sarcoma in a 31-year-old woman. Hum Pathol 24:809–810
141. Silver WP, Harrelson JM, Scully SP (2002) Intramuscular Myxoma: a clinicopathologic study of 17 patients. Clin Orthop Relat Res 403:191
142. Smith MEF, Fisher C, Weiss SW (1996) Pleomorphic hyalinizing angiectatic tumor of soft parts: a low-grade neoplasm resembling neurilemoma. Am J Surg Pathol 20:21
143. Solomon DA, Antonescu CR, Link TM, O'Donnell RJ, Folpe AL, Horvai AE (2013) Hemosiderotic fibrolipomatous tumor, not an entirely benign entity. Am J Surg Pathol 37:1627–1630. doi:10.1097/PAS.0b013e31829ff078
144. Spielmann A, Janzen DL, O'Connell JX, Munk PL (1997) Intraneural synovial sarcoma. Skeletal Radiol 26:677–681

145. Stefanko J, Turnbull AD, Helson L, Lieberman P, Martini N (1988) Primitive neuroectodermal tumors of the chest wall. J Surg Oncol 37:33–37. doi:10.1002/jso.2930370110
146. Subhawong TK, Subhawong AP, Montgomery EA, Fayad LM (2012) Pleomorphic hyalinizing angiectatic tumor: imaging findings. Skeletal Radiol 41:1621–1626. doi:10.1007/s00256-012-1443-0
147. Sundaram M, McDonald DJ, MERENDA G (1989) Intramuscular Myxoma – a rare but important association with fibrous dysplasia of bone. AJR Am J Roentgenol 153:107–108. doi:10.2214/ajr.153.1.107
148. Surov A, Weber M-A (2014) Malignant and benign lesions of the skeletal musculature. Semin Ultrasound CT MR 35:290–307. doi:10.1053/j.sult.2013.12.004
149. Tan Y, Zhang H, Xiao E-H (2013) Perivascular epithelioid cell tumour: dynamic CT, MRI and clinicopathological characteristics – analysis of 32 cases and review of the literature. Clin Radiol 68:555–561. doi:10.1016/j.crad.2012.10.021
150. Tanida S, Tanioka F, Inukai M, Yoshioka N, Saida Y, Imai K, Nakamura T, Kitamura H, Sugimura H (2000) Ewing's sarcoma/peripheral primitive neuroectodermal tumor (pPNET) arising in the omentum as a multilocular cyst with intracystic hemorrhage. J Gastroenterol 35:933–940. doi:10.1007/s005350070009
151. Tateishi U, Hasegawa T, Beppu Y, Satake M, Moriyama N (2004) Synovial sarcoma of the soft tissues: prognostic significance of imaging features. J Comput Assist Tomogr 28:140–148
152. Tateishi U, Hasegawa T, Kusumoto M, Oyama T, Ishikawa H, Moriyama N (2002) Desmoplastic small round cell tumor: imaging findings associated with clinicopathologic features. J Comput Assist Tomogr 26:579–583
153. Tateishi U, Hasegawa T, Nojima T, Takegami T, Arai Y (2005) MRI features of extraskeletal myxoid chondrosarcoma. Skeletal Radiol 35:27–33. doi:10.1007/s00256-005-0021-0
154. Tseng CA, Pan YS, Su YC, Wu DC, Jan CM (2004) Extrarenal retroperitoneal angiomyolipoma: case report and review of the literature. Abdom Imaging 29:721–723
155. van Rijswijk CS, Hogendoorn PC, Taminiau AH, Bloem JL (2001) Synovial sarcoma: dynamic contrast-enhanced MR imaging features. Skeletal Radiol 30:25–30
156. Varikatt W, Soper J, Simmons G, Dave C, Munk J, Bonar F (2008) Superficial acral fibromyxoma: a report of two cases with radiological findings. Skeletal Radiol 37:499–503. doi:10.1007/s00256-008-0454-3
157. Versteege I, Sévenet N, Lange J, Rousseau-Merck MF, Ambros P, Handgretinger R, Aurias A, Delattre O (1998) Truncating mutations of hSNF5/INI1 in aggressive paediatric cancer. Nature 94:203–206. doi:10.1038/28212
158. Vilanova JC, Woertler K, Narváez JA, Barceló J, Martínez SJ, Villalón M, Miró J (2006) Soft-tissue tumors update: MR imaging features according to the WHO classification. Eur Radiol 17:125–138. doi:10.1007/s00330-005-0130-0
159. Wakely PE Jr, Bos GD, Mayerson J (2005) The cytopathology of soft tissue mxyomas: ganglia, juxta-articular myxoid lesions, and intramuscular myxoma. Am J Clin Pathol 123:858–865. doi:10.1309/39YX-94KX-T0T2-CNUX
160. Winer-Muram HT, Kauffman WM, Gronemeyer SA, Jennings SG (1993) Primitive neuroectodermal tumors of the chest wall (Askin tumors): CT and MR findings. AJR Am J Roentgenol 161:265–268. doi:10.2214/ajr.161.2.8392786
161. Wirth WA, Leavitt D, Enzinger FM (1971) Multiple intramuscular myxomas. Another extraskeletal manifestation of fibrous dysplasia. Cancer 27:1167–1173
162. Xu Q, Xu K, Yang C, Zhang X, Meng Y, Quan Q (2011) Askin tumor: four case reports and a review of the literature. Cancer Imaging 11:184–188. doi:10.1102/1470-7330.2011.0025
163. Yaghoobian J, Zinn D, Ramanathan K, Pinck RL, Hilfer J (1987) Ultrasound and computed tomographic findings in aggressive angiomyxoma of the uterine cervix. J Ultrasound Med 6:209–212
164. Zoccali C, Teori G, Prencipe U, Erba F (2009) Mazabraud's syndrome: a new case and review of the literature. Int Orthop 33:605–610. doi:10.1007/s00264-007-0483-x
165. Moretti VM, Brooks J, Ogilvie CM (2010) Case report: hemosiderotic fibrohistiocytic lipomatous lesion: a clinicopathologic characterization – springer. Clin Orthop Relat Res 468(10):2808–13. doi:10.1007/s11999-010-1242-7. Epub 2010 Feb 2
166. Petrey WB, LeGallo RD, Fox MG, Gaskin CM (2011) Imaging characteristics of angiomatoid fibrous histiocytoma of bone. Skeletal Radiol 40:233–237
167. Ogose A et al (2001) Recurrent malignant variant of phosphaturic mesenchymal tumor with oncogenic osteomalacia. Skeletal Radiol 30:99–103

第 19 章

未分化/未分类肉瘤

A.Shah, R. Botchu, A.M. Davies, S.L. James

19.1 未分化/未分类肉瘤

USTS 的定义是，通过现有的组织学、细胞学和基因检测分析后，仍无法界定分化谱系的 STS。但是需要强调的是，USTS 属于一种排除性诊断，即在诊断 USTS 前必须排除为其他 STS 分类的肿瘤。

USTS 没有独特的临床或形态学特征，因此，不能将其归类为特定类型的肉瘤。病理科医生将 USTS 误认为肉瘤的因素很多，其中包括：①临床背景/患者年龄；②组织取样的范围；③免疫组织学的应用；④电子显微镜的应用；⑤细胞遗传学和分子遗传学检测的应用；⑥病理学家的经验[15]。

我们根据细胞形态界定了广义的 USTS 组：①梭形细胞型（未分化梭形细胞肉瘤，"USCS"）；②多形性细胞型（未分化多形性肉瘤，"UPS"）；③圆形细胞型（未分化的圆形细胞肉瘤，"URCS"）；④上皮样细胞型（未分化的上皮样肉瘤，"UES"）；⑤未分化肉瘤（非特指性，"USNOS"）。随着遗传学的进一步发展，新的亚型也在不断被发现。多个因素会影响 USTS 的亚分类。是否对 USTS 进行细致的亚分类，不仅取决于可选择的治疗方案，还取决于肿瘤分期和患者的临床表现[15]。确保肿瘤是肉瘤而非淋巴瘤、癌或黑色素瘤也至关重要。另外，还需要评估亚分类可能对治疗产生的影响。例如，在圆形细胞肉瘤中这种影响更为重要，而在多形性肉瘤中则不然。尽管 MFH 被重新归为 UPS，但研究表明两者在总体生存、局部复发或远处转移方面没有任何差异[10]。这进一步表明，组织学亚分类仅在其能预测临床表现及预后，并影响治疗方案选择时才具有实用价值[11,23]。

出于多种原因，我们尝试对圆形细胞肉瘤（RCS）进行亚分类，因为这对临床治疗的影响最大。圆形细胞肉瘤不仅主要见于年轻患者，而且是最具侵袭性的 STS 之一，同时也是对化疗最敏感的 STS（图 19.1）。因此，我们应避免使用 URCS 这一非鉴别性术语。

为优化治疗，需要将 USCS 与其他两种梭形细胞肉瘤[单相滑膜肉瘤和隆突性皮肤纤维肉瘤（DFSP）的变异型]区分开。

上皮样肉瘤的亚分类较容易，UES 鉴别诊断是转移癌或转移性黑色素瘤[15]。排除了上皮细胞或黑色素细胞分化，即可诊断为 UES。

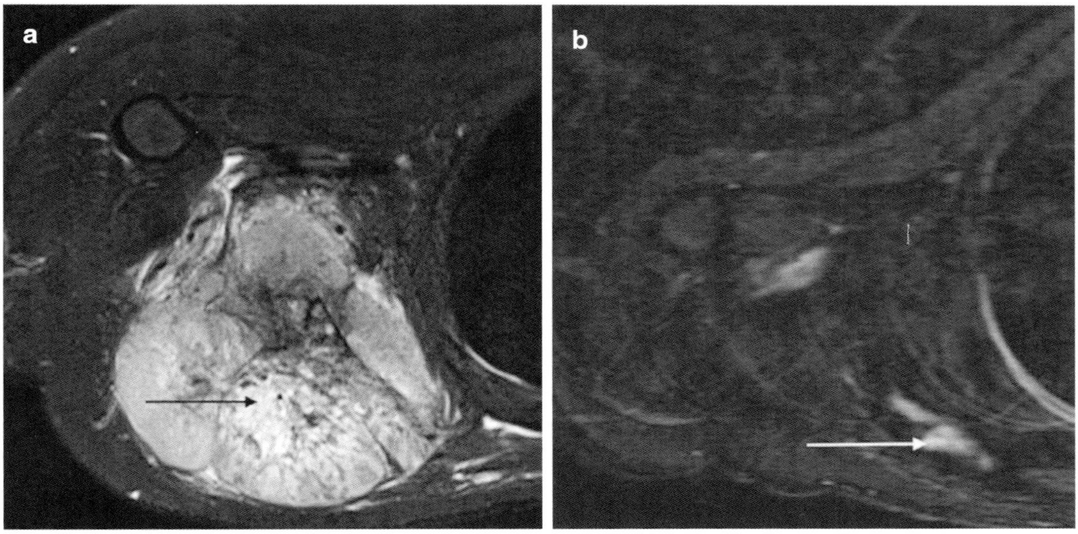

图 19.1 圆形细胞肉瘤(尤因肉瘤)。(a)化疗前轴位 FS T2WI。(b)化疗后轴位 FS T2WI。化疗前后影像显示圆形细胞肉瘤对化疗具有很高的敏感性。肿瘤(图 a,黑色箭头所示)在患者接受适当化疗后显著缩小(图 b,白色箭头所示)。这个病例说明在可能的情况下对圆形细胞肉瘤进行亚分类的必要性。

19.1.1 流行病学

USTS 占所有 STS 的 20%,是 STS 的第 3 种常见亚型[36]。USTS 可以发生于任何年龄,但 URCS 更常见于年轻人,UPS 则老年人更多见。USTS 可发生于任何部位,但最常见于四肢(下肢>上肢)[34],其次是腹膜后和躯干,大约有 1%~5%的病例发生于骨骼[27]。男性发病率更高(男女比例 1.2:1)[25,27]。

USTS 的病因尚不清楚,但是大约 25%的 USTS 与辐射相关[17,22]。目前提出了两种假设,被广泛认可的一种假设是,无论其分化程度如何,USTS 代表了一种共同的"形态模式",而不是一种特定类型的恶性肿瘤。研究表明,癌症的发展有一个共同的途径,即肿瘤逐渐变得未分化,从而导致高级别的 USTS[26]。第二种理论认为,未分化的肉瘤是间充质干细胞转化的结果,而非先前已分化肉瘤去分化标志物的结果[9,13,26]。

19.1.2 临床表现和大体表现

USTS 具有侵袭性的临床表现[18],常表现为位于深部肌肉内的无痛实性肿块[30]。约 5%的病例出现广泛出血,呈波动性肿块,可被误诊为血肿。肿瘤直径为 5~15cm,发生于腹膜后的肿瘤甚至超过 20cm。因此,当怀疑自发性肌肉骨骼出血或血肿与创伤程度不匹配时,需要排除潜在的恶性肿瘤[30]。大体上,USTS 表现为具有假包膜的灰白色肉质肿块,内部有出血或坏死区。USTS 具有较高的局部复发倾向,复发率>31%[34],30%~50%的患者确诊时已存在转移[4],约 90%的转移发生于肺部[32]。据报道,5 年总生存率为 36%~50%[4,30]。

治疗的主要方法是手术切除[8],并辅以术前或术后放疗[29]。包括阿霉素和异环磷酰胺在内的化疗也被应用[8,11]。

19.1.3 病理学

USTS 可根据细胞形态分为梭形细胞型、多形性细胞型、圆形细胞型、上皮样细胞型和其他未特指类型。除了缺乏可识别的分化谱系外，各亚组之间没有特定的特征[16]。

UPS 可类似于其他具有奇异多核巨细胞的多形性肉瘤[16]。USCS 呈条束状结构，胞质呈淡嗜酸性，细胞核呈锥形[16]。URCS 细胞形态呈圆形或椭圆形，核质比高。如前所述，重要的是确保 URCS 不是尤因肉瘤。虽然对 UES 知之甚少[37]，但它与转移癌和转移性黑色素瘤非常相似。

将来，进一步的基因组分析和染色体易位的识别，将有助于对某些看似未分化的肉瘤进行亚分类[3,5,6,28]。尽管根据定义，USTS 没有可重复的免疫组化表型、蛋白表达模式和分化谱。

19.1.4 遗传学

已报道两种不同的实体与 URCS 和 USCS 相关，均发生于儿童和年轻人中。其中一些肉瘤表现为 EWSR1 与非 ETS 转录因子基因(如 SP3、PATZ1、POU5F1、SMARCA5 或 NFATC2)的融合。这些肿瘤常被归为 URCS，而非尤因肉瘤[16]。然而，这些肿瘤是否代表一种独特的实体还是尤因肉瘤的变异型仍不确定。

据报道，另一组未分化肿瘤有不同的遗传事件。其中一种涉及 CIC-DUX4 基因融合，源于 t(4;19)(q35;q13)或 t(10;19)(q26.3;q13)染色体易位。第二种遗传异常涉及 BCOR-CCNB3 基因融合，源于 X 染色体倒位。研究表明，这可能代表一种独特的实体[35]。这些肿瘤在临床上作为尤因肉瘤治疗。此外，在 URCS 和 USCS 中发现了多种不可重复的染色体异常[1,2,21,38,39]。

UPS，包括许多以前被称作 MFH 的肿瘤，常具有复杂和非特异性的染色体组型。迄今为止，已报道多种细胞遗传学异常[14,16]。这些研究进一步证实了 UPS 以各种复杂的染色体扩增和缺失为特征。

19.1.5 影像学表现

USTS 是一种排除性的组织学诊断，影像学表现无特异性[12]。

X 线片检查可正常，也可显示非特异性的软组织肿块，肿块直径常>5cm(图 19.2)。X 线检查可发现骨膜反应，皮质侵袭和病理性骨折[30]，5%~20%的患者会出现钙化或骨化[24,27]，钙化可呈点状或曲线状，可有周围异

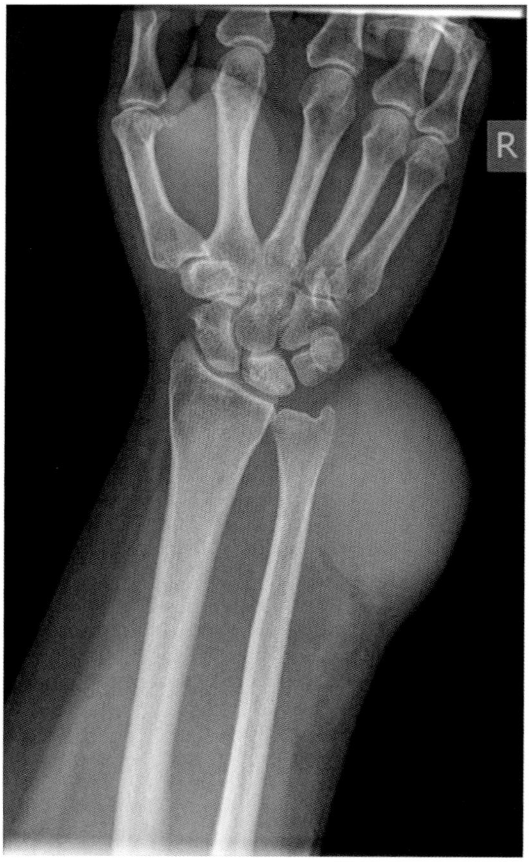

图 19.2 活检证实为 USCS 的 X 线片。X 线片显示手腕部隆起的致密实性肿块。

位骨形成，类似于骨化性肌炎。

USTS 的超声检查无特征性表现，常呈界限清晰的不均匀肿块，病变实质呈高回声，坏死出血组织呈低回声（图 19.3）。USTS 显示多普勒信号增加（图 19.4）。超声是影像引导活检的首选方法，可用于选择适合活检的部位，避开坏死组织及其供血血管。

在 CT 上，USTS 常为较大的分叶状软组织肿块，密度低于或等于肌肉，伴内部低密度区（黏液、出血或坏死）。USTS 的实性部分增强后呈弥漫性不均匀强化或结节状及周边强化[7,19]（图 19.5），这些肿瘤未发现脂性成

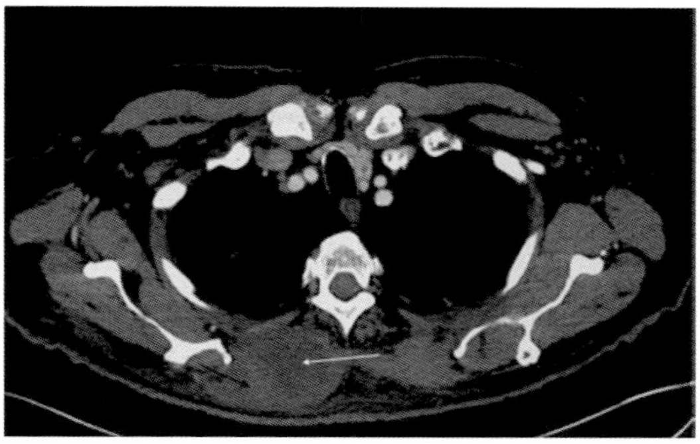

图 19.5　对比增强的轴位 CT 显示周边强化（黑色箭头所示）的软组织肿块，中心为无强化坏死（白色箭头所示）。活检结果确认为不典型肉瘤（UPS）。

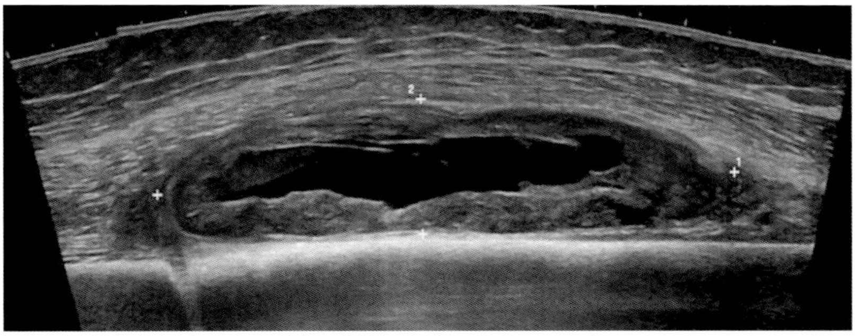

图 19.3　大腿 UPS。纵切全景超声显示大腿深部不均匀实性软组织肿块，中心呈低回声，表明病变内有出血、坏死，这在 USTS 中很常见。超声是影像引导活检的首选方法，可选择合适的活检区域，以避开出血区/坏死成分。

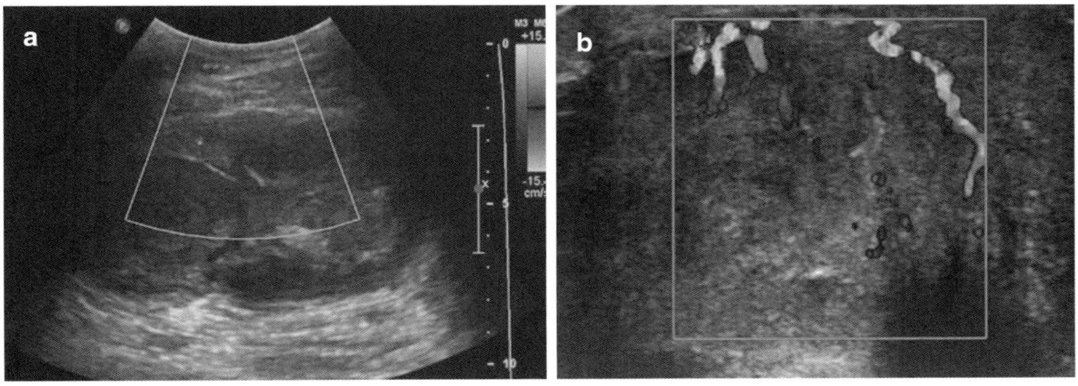

图 19.4　(a)和(b)横切多普勒超声显示大腿实性肿块。图(a)和(b)中的肿瘤多普勒信号增强。(图 a)中肿瘤的活检结果确认其为 UPS，而(图 b)则为 USCS。

分，有脂性成分则提示脂肪肉瘤。CT 可用于评价病变的成分及其是否有邻近骨质破坏或骨膜反应。

MRI 可以有效评估病变的大小、范围及其与邻近骨骼、软组织和神经血管束的关系。与其他影像检查一样，MRI 表现也无特异性。USTS 在 T1WI 上常呈等低信号，在 T2WI 上常呈等高信号[31]（图 19.6）。

肿瘤信号强度的异质性取决于肿瘤成分：富含胶原的纤维组织（所有序列都呈低信号）、黏液样组织（T1WI 上呈低信号和 T2WI 上呈高信号）和出血（信号多样伴或不伴有液-液平面）[20,31]（图 19.7），广泛坏死的肿瘤表现为囊性病变，钙化在 T1WI 和 T2WI 上均呈低信号，肿瘤边缘相对清晰，常有低信号边，代表假包膜。具有侵袭性的肿瘤，如 USTS，边缘是否清晰不是鉴别其良、恶性的影像学参数。与 CT 一样，USTS 的实性成分常呈结节样强化和边缘强化（图 19.6d，e）。

USTS 在 ^{18}F-FDG PET-CT 中高摄取（图 19.8），不仅有助于确定肿瘤的范围，还有助于判断是否存在远处转移[32]。^{99m}Tc 骨显像显示摄取增高有助于诊断骨转移瘤。由于肿瘤血管丰富，在动态和血池图像中均可以发现放射性核素的摄取增高。

19.1.6 鉴别诊断

USTS 与不同类型肉瘤的影像学表现有很多相似之处，这些病变的特征并没有显著的差异[40]，鉴别诊断包括脂肪肉瘤、平滑肌肉瘤、横纹肌肉瘤、尤因肉瘤、滑膜肉瘤、骨化性肌炎和血肿。

要点

1.未分化/未分类肉瘤是 WHO 2013 年软组织肿瘤的一个新类别。

2.以往有一组异质性的肉瘤被归类为恶性纤维组织细胞瘤，随着现代分析技术的发展，其中大多数肿瘤已进行亚分类。其余没有分化谱的肿瘤，称为未分化的多形性肉瘤。

3.未分化软组织肉瘤的亚型是基于形态学特征，包括梭形细胞型、多形性细胞型、圆形细胞型和上皮样细胞型。

4.未分化软组织肉瘤是一种排除性的诊断。尽可能尝试对肉瘤进行亚分类，尤其是在会影响临床治疗的情况下。

5.未分化肉瘤的影像学表现无特异性，诊断依赖于组织学检查。

6.这些肿瘤往往较大，并伴有出血和坏死区。

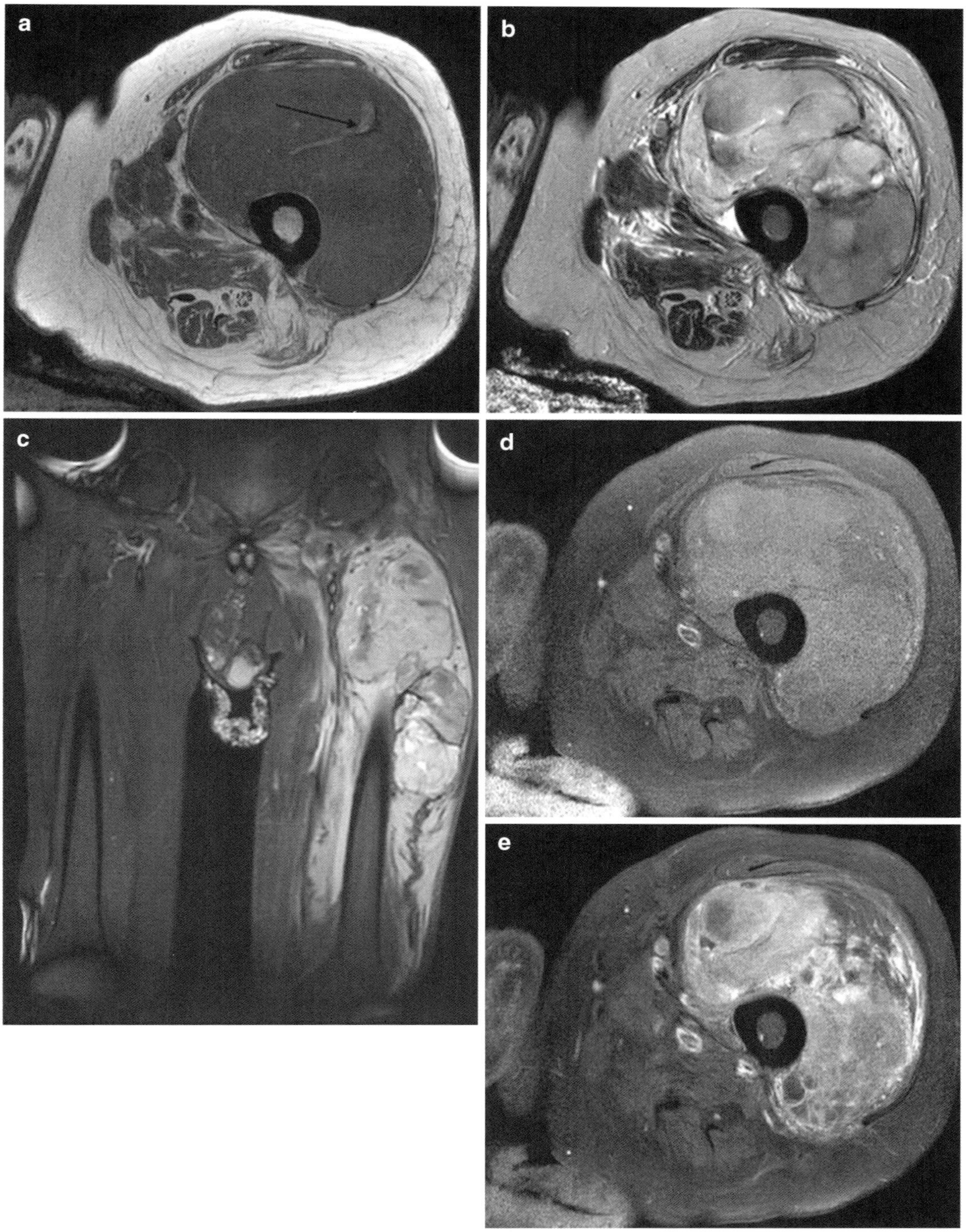

图19.6　大腿USTS。(a)轴位T1WI。(b)轴位T2WI。(c)冠状位STIR。(d)轴位预扫描FS T1WI。(e)轴位增强后FS T1WI。USTS的MRI特征是非特异性的。T1WI上(图a),与骨骼肌相比,USTS信号常呈等低信号。病变内T1WI高信号区代表出现(图a,箭头所示),这在脂肪抑制图像上得以证实。肿瘤在T2WI和STIR上呈等高信号(图b,c)。USTS的实性成分常对比增强(图d,e)。活检证实为UPS。

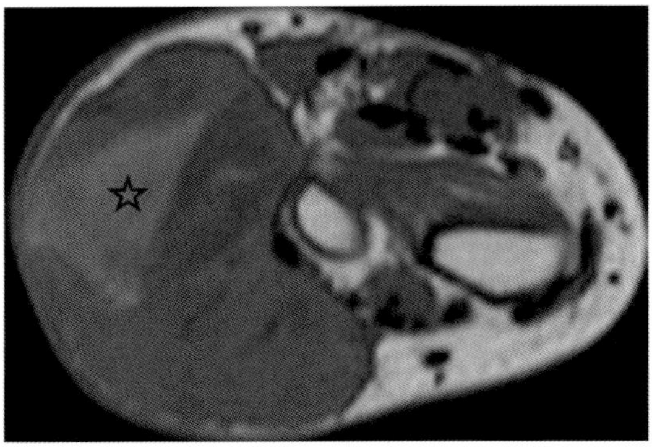

图 19.7 腕部 USCS，轴位 T1WI。USCS 常出现病变内出血。肿块的外周 T1WI 低信号代表实性成分，而内部 T1WI 高信号（星形所示）代表出血。

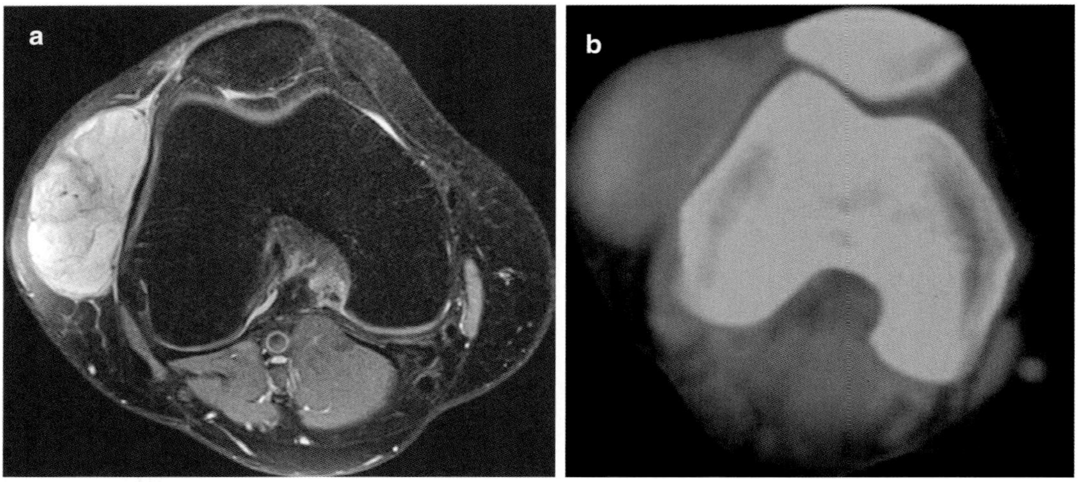

图 19.8 膝关节 UPS。（a）轴位 STIR。（b）轴位 ^{18}F-FDG PET-CT。股骨外侧髁旁存在高信号皮下软组织肿块（图 a）。PET-CT 显示摄取增高（图 b）。

参考文献

1. Alaggio R, Bisogno G, Rosato A et al (2009) Undifferentiated sarcoma: does it exist? A clinicopathologic study of 7 pediatric cases and review of literature. Hum Pathol 40:1600–1610
2. Alaggio R, Ninfo V, Rosolen A et al (2006) Primitive myxoid mesenchymal tumor of infancy: a clinicopathologic report of 6 cases. Am J Surg Pathol 30:388–394
3. Carneiro A, Francis P, Bendahl PO et al (2009) Indistinguishable genomic profiles and shared prognostic markers in undifferentiated pleomorphic sarcoma and leiomyosarcoma: different sides of a single coin? Lab Invest J Tech Methods Pathol 89:668–675
4. Chan CY, Janarthan N, Vivek AS et al (2008) The outcome of pleomorphic sarcoma at University Malaya Medical Center – a fifteen-year review. Med J Malaysia 63:311–314
5. Coindre JM, Hostein I, Maire G et al (2004) Inflammatory malignant fibrous histiocytomas and dedifferentiated liposarcomas: histological review, genomic profile, and MDM2 and CDK4 status favour a single entity. J Pathol 203:822–830
6. Coindre JM, Mariani O, Chibon F et al (2003) Most malignant fibrous histiocytomas developed in the retroperitoneum are dedifferentiated liposarcomas: a review of 25 cases initially diagnosed as malignant fibrous histiocytoma. Modern Pathol Off J US Can Acad Pathol, Inc 16:256–262
7. Cong Z, Gong J (2011) Primary malignant fibrous histiocytoma of the liver: CT findings in five histopathological proven patients. Abdom Imaging 36:552–556
8. Constantinidou A, Pollack S, Loggers E et al (2013) The evolution of systemic therapy in sarcoma. Expert Rev Anticancer Ther 13:211–223
9. Dei Tos AP (2006) Classification of pleomorphic sarcomas: where are we now? Histopathology 48:51–62

10. Delisca GO, Mesko NW, Alamanda VK et al (2015) MFH and high-grade undifferentiated pleomorphic sarcoma-what's in a name? J Surg Oncol 111: 173–177
11. Eriksson M (2010) Histology-driven chemotherapy of soft-tissue sarcoma. Ann Oncol Off J Eur Soc Med Oncol/ESMO 21(Suppl 7):vii270–vii276
12. Faizi NA, Thulkar S, Sharma R et al (2012) Magnetic resonance imaging and positron emission tomography-computed tomography evaluation of soft tissue sarcoma with surgical and histopathological correlation. Indian J Nucl Med IJNM Off J Soc Nucl Med, India 27:213–220
13. Fletcher CD (2006) The evolving classification of soft tissue tumours: an update based on the new WHO classification. Histopathology 48:3–12
14. Fletcher CD, Dal Cin P, De Wever I et al (1999) Correlation between clinicopathological features and karyotype in spindle cell sarcomas. A report of 130 cases from the CHAMP study group. Am J Pathol 154:1841–1847
15. Fletcher CDM (2008) Undifferentiated sarcomas: what to do? and does it matter? A surgical pathology Perspective. Ultrastruct Pathol 32:31–36
16. Fletcher CDM, Bridge JA, Hogendoorn PC et al (2013) WHO classification of tumours of soft tissue and bone, 4th edn. IARC Press, Lyon
17. Gladdy RA, Qin LX, Moraco N et al (2010) Do radiation-associated soft tissue sarcomas have the same prognosis as sporadic soft tissue sarcomas? J Clin Oncol Off J Am Soc Clin Oncol 28:2064–2069
18. Henderson MT, Hollmig ST (2012) Malignant fibrous histiocytoma: changing perceptions and management challenges. J Am Acad Dermatol 67:1335–1341
19. Karki B, Xu YK, Wu YK et al (2012) Primary malignant fibrous histiocytoma of the abdominal cavity: CT findings and pathological correlation. World J Radiol 4:151–158
20. Kransdorf MJ, Murphey MD (2006) Malignant fibrous and fibrohistiocytic tumors. In: Imaging of soft tissue tumors, 2nd edn. Lippincott Williams & Wilkins, Philadelphia
21. Kreiger PA, Judkins AR, Russo PA et al (2009) Loss of INI1 expression defines a unique subset of pediatric undifferentiated soft tissue sarcomas. Modern Pathol Off J US Can Acad Pathol, Inc 22:142–150
22. Laskin WB, Silverman TA, Enzinger FM (1988) Postradiation soft tissue sarcomas. An analysis of 53 cases. Cancer 62:2330–2340
23. Lehnhardt M, Daigeler A, Hauser J et al (2008) The value of expert second opinion in diagnosis of soft tissue sarcomas. J Surg Oncol 97:40–43
24. Manaster BJ, May DA, Disler DG (2013) Musculoskeletal imaging: the requisites, 4th edn. Saunders, Philadelphia
25. Mankin HJ, Hornicek FJ, Delaney TF et al (2012) Pleomorphic spindle cell sarcoma (PSCS) formerly known as malignant fibrous histiocytoma (MFH): a complex malignant soft-tissue tumor. Musculoskelet Surg 96:171–177
26. Matushansky I, Charytonowicz E, Mills J et al (2009) MFH classification: differentiating undifferentiated pleomorphic sarcoma in the 21st century. Expert Rev Anticancer Ther 9:1135–1144
27. Meyers SP (2007) MRI of bone and soft tissue tumors and tumorlike lesions: differential diagnosis and Atlas. Thieme, Stuttgart/New York
28. Mills AM, Beck AH, Montgomery KD et al (2011) Expression of subtype-specific group 1 leiomyosarcoma markers in a wide variety of sarcomas by gene expression analysis and immunohistochemistry. Am J Surg Pathol 35:583–589
29. Mullen JT, Kobayashi W, Wang JJ et al (2012) Long-term follow-up of patients treated with neoadjuvant chemotherapy and radiotherapy for large, extremity soft tissue sarcomas. Cancer 118:3758–3765
30. Murphey MD (2007) World Health Organization classification of bone and soft tissue tumors: modifications and implications for radiologists. Semin Musculoskelet Radiol 11:201–214
31. Murphey MD, Gross TM, Rosenthal HG (1994) From the archives of the AFIP. Musculoskeletal malignant fibrous histiocytoma: radiologic-pathologic correlation. Radiogra Rev Publ Radiol Soc N Am, Inc 14:807–826; quiz 827–808
32. Nascimento AF, Raut CP (2008) Diagnosis and management of pleomorphic sarcomas (so-called "MFH") in adults. J Surg Oncol 97:330–339
33. Oda Y, Tamiya S, Oshiro Y et al (2002) Reassessment and clinicopathological prognostic factors of malignant fibrous histiocytoma of soft parts. Pathol Int 52:595–606
34. Peiper M, Zurakowski D, Knoefel WT et al (2004) Malignant fibrous histiocytoma of the extremities and trunk: an institutional review. Surgery 135:59–66
35. Pierron G, Tirode F, Lucchesi C et al (2012) A new subtype of bone sarcoma defined by BCOR-CCNB3 gene fusion. Nat Genet 44:461–466
36. Reichardt P (2014) Soft tissue sarcomas, a look into the future: different treatments for different subtypes. Future Oncol 10:s19–s27
37. Sakharpe A, Lahat G, Gulamhusein T et al (2011) Epithelioid sarcoma and unclassified sarcoma with epithelioid features: clinicopathological variables, molecular markers, and a new experimental model. Oncologist 16:512–522
38. Selvarajah S, Yoshimoto M, Prasad M et al (2007) Characterization of trisomy 8 in pediatric undifferentiated sarcomas using advanced molecular cytogenetic techniques. Cancer Genet Cytogenet 174:35–41
39. Surace C, Storlazzi CT, Engellau J et al (2005) Molecular cytogenetic characterization of an ins(4;X) occurring as the sole abnormality in an aggressive, poorly differentiated soft tissue sarcoma. Virchows Archiv Int J Pathol 447:869–874
40. Tateishi U, Hasegawa T, Onaya H et al (2005) Myxoinflammatory fibroblastic sarcoma: MR appearance and pathologic correlation. AJR Am J Roentgenol 184:1749–1753

第4部分

其他软组织肿瘤的影像学检查

第 20 章

滑膜病变

V. Vasilevska Nikodinovska, Filip M. Vanhoenacker

20.1 引言

滑膜来源于胚胎间充质，被覆于关节、滑囊和腱鞘的非关节面区域。滑膜是一种特殊的胶原组织，可分泌滑液，以润滑关节表面的运动。滑膜细胞主要功能是调节血液和滑液之间的物质交换，以及合成透明质酸，后者是滑液的主要成分[5]。滑膜的形态和结构受局部机械因素和所覆盖组织的影响。例如，压力高的关节，滑膜扁平缺乏细胞成分；压力低的关节则类似于立方上皮或柱状上皮[46]。

在大多数影像学教科书中，关于滑膜肿瘤的讨论包括良性囊性滑膜肿瘤、巨细胞瘤、色素沉着绒毛结节性滑膜炎(PVNS)和滑膜肉瘤。

然而，根据 WHO 肿瘤分类(2013 年)，PVNS 和巨细胞肿瘤被归类为所谓的纤维组织细胞肿瘤[24]。因此，在第 14 章中讨论这些肿瘤更为恰当。

长期以来，滑膜肉瘤被认为是一种误称，因其并非起源于真正的滑膜细胞。目前，滑膜肉瘤被认为是一种分化尚不确定的恶性肿瘤[24]。在第 18 章已对其进行讨论。

20.2 滑膜良性病变

20.2.1 良性囊性病变

关节旁囊性病变包括滑膜囊肿、腱鞘囊肿和滑囊炎。放射学文献中，关节旁囊性病变的命名和分类存在较大争议。在讨论影像学表现之前，根据其可能的发病机制首先提出一个合理的分类。

本书其他章节还将讨论囊样病变，如感染性病变、创伤性病变、血管病变和肿瘤[97]。

20.2.1.1 分类和发病机制

囊性病变根据以下 2 种条件的组合可分为 4 种类型(表 20.1)[56,103]。

- 解剖位置与邻近关节的关系，例如，是否存在能够被影像学发现或手术证实的与关节相通的蒂[109]。
- 囊壁和囊内容物的组织学成分。

(关节)滑膜囊肿 滑膜囊肿指关节滑膜通过关节囊向外延伸或疝出。在法语文献中，多用“关节滑膜”囊肿，其意义在于表明病变与邻近关节的密切关系。实际上，滑膜囊肿总与邻近的关节腔相通，其组织学成分

表 20.1 关节旁囊性病变的分类

	与关节腔的交通	囊壁结构	内衬细胞层	内容物
(关节)滑膜囊肿	存在	连续间皮层内衬	“真”滑膜细胞	黏液
腱鞘囊肿	可能存在	不连续间皮层内衬	扁平假滑膜细胞	黏液
异位滑囊囊肿	不存在	纤维性囊壁	无	纤维素样坏死
黏液囊肿(永久性)	不存在	连续间皮层内衬	“真”滑膜细胞	黏液

与关节腔相同;滑膜囊肿内为积聚的滑液,囊壁由纤维组织构成,内衬为与关节滑膜相连的滑膜。滑膜囊肿的组织学组成可能会随着时间的推移而改变,并且随着积聚液体的黏稠度增加,囊内压力增加,导致与关节的沟通中断。由于囊内压力的增加,内衬细胞层消失,滑膜囊肿转变为腱鞘囊肿(见下文[81])。无论是否存在潜在的关节异常,滑膜囊肿的发生常与关节积液的增加有关,关节渗出所致的关节内液体积聚导致关节内压力增加,进而引起关节液和滑膜通过关节囊的薄弱点疝出[66]。

Baker 囊肿或腘窝囊肿是最典型的滑膜囊肿之一。它是一种充满液体的肿块,表现为腘窝原有的滑囊(腓肠肌内侧头–半膜肌滑囊)扩张,滑液通过腓肠肌内侧头与半膜肌肌腱之间的裂隙渗出而形成[30,36](图 20.1)。该囊肿与关节之间存在一种“球阀样”连接机制,在膝关节屈曲时打开,伸展时关闭[2,59,79]。在其他关节(脊柱、肩[98]、肘、髋[54,85]、手[60]、足和踝[80])附近也可以看到类似情况,但发病率较低。关节滑膜囊肿常与某些关节疾病有关[8],如关节盂唇撕裂[54,85,98]、骨关节病、关节炎和创伤后关节疾病[11,25,26,34,36,63,100,108]。

腱鞘囊肿 腱鞘囊肿是起源于关节囊或腱鞘的良性囊性病变,好发于四肢关节,脊柱少见。内含黏液,它是一种高黏性的蛋白质物质,富含透明质酸、葡萄糖胺、白蛋白和球蛋白[68],但其壁由不连续的扁平假滑膜细胞层组成,周围包裹着致密的纤维结缔组织(假包膜)[41,56,61,72,102-104]。腱鞘囊肿不是真正的囊肿,因为其缺乏滑膜内衬,由凝胶状黏性物质构成[13],且部分病变并不与邻近关节相通(占病例的 40%~100%)[88,89,112]。

腱鞘囊肿的发病机制文献中存在争议。目前有多种理论,包括在胚胎发育过程中滑膜组织移位、多能间充质细胞增殖、胶原蛋白的黏液样变性、创伤及反复微创伤后的结缔组织退变(退行性理论),以及滑液滑膜疝出(滑膜疝理论)[15,29,57,101]。发病机制常是多因素的结果。

基于滑膜囊肿和腱鞘囊肿相似的影像学和外科手术上的表现及相似的囊壁结构,我们认为滑膜疝假说是最令人信服的。根据这一理论,滑膜囊肿和腱鞘囊肿都是由滑膜通过相邻关节的裂隙疝出形成的。经过组织学检查,证明了两种类型的关节旁囊肿是同一疾病的不同表现,腱鞘囊肿可视为滑膜囊肿的晚期阶段,是因囊内压力增加导致的改变[81]。在疾病谱中,存在纯(关节)滑膜囊肿,表现为关节腔通过关节囊内的“薄弱点”向关节外的突出延伸形成疝。这就解释了为何滑膜囊肿的组织成分与毗邻关节完全相同,并有连续的“真”滑膜细胞层覆盖。随着滑膜囊肿的生长增大,并从关节向软组织中延伸,可发生退化性改变。首先,受到囊内压力波动的影响,囊壁细胞层可不连续,细胞扁平,而导致囊壁由不连续的“假”

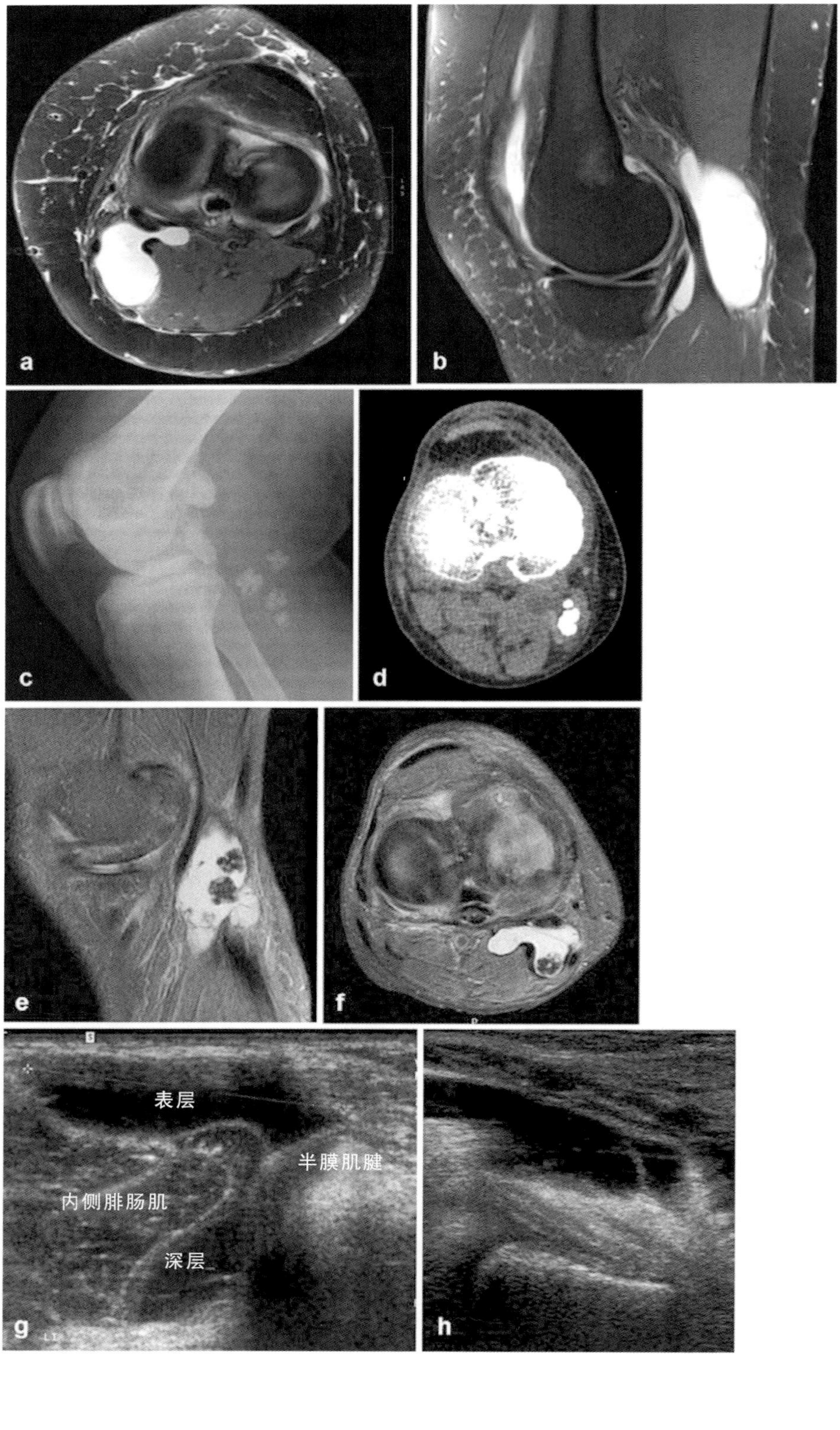
a
b
c
d
e
f
表层
半膜肌腱
内侧腓肠肌
深层
g
h

滑膜细胞层构成的关节旁囊肿的形成。最后，失去原有的与关节腔间的沟通。因此，腱鞘囊肿可能代表滑膜囊肿的晚期退化阶段。在退化过程中，囊壁滑膜内衬的连续性和与关节的联系可消失（图 20.2）。半月板囊肿和腱鞘囊肿常与原有解剖结构的退化有关[101]。

以下证据将从发病机制上支持“滑膜”理论：

- 滑膜囊肿和腱鞘囊肿组织学成分相似：两者的内容物（黏液）和囊壁细胞内衬都非常相似。关节滑膜囊肿为连续的滑膜细胞层，腱鞘囊肿为不连续的扁平假滑膜细胞外层。
- 某些腱鞘囊肿的形态学特征，如沿着关节囊动脉或神经分支生长，可解释为特殊

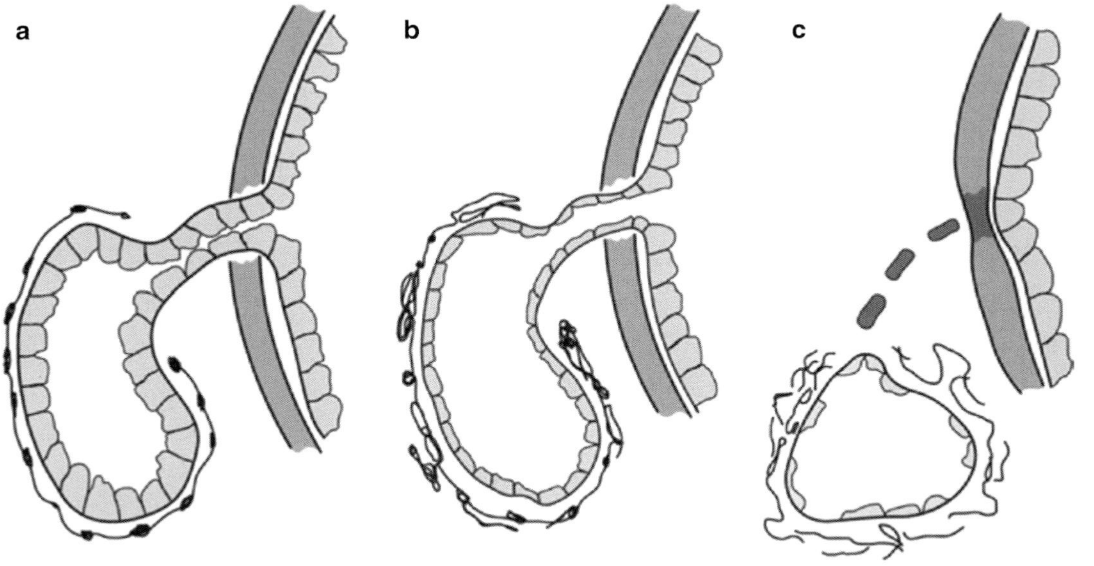

图 20.2 （关节）滑膜囊肿（a）的发病机制（根据滑膜疝理论）：病变起源于滑膜并通过关节囊疝出。囊腔组织成分与关节腔一致，囊壁细胞层由真正的滑膜细胞组成。（b，c）腱鞘囊肿：在退变过程中和囊内压力增加的情况下，囊壁细胞层细胞形态发生改变，部分消失而变得不连续。最终，与关节的连接消失。

图 20.1 滑膜囊肿——不同患者的 Baker 囊肿。（a）轴位 FS TSE T2WI。（b）矢状位 FS PDWI。（c）右膝侧位片。（d）CT。（e）矢状位 FS PDWI。（f）轴位 FS PDWI。（g）腘窝轴位 US。（h）另一患者腘窝纵向 US。腘窝软组织肿块，典型地向关节延伸，在轴位和矢状位 MRI 上清晰显示。因其含液体，病变在 T2WI 上呈明显高信号（图 a，b）。另一腘窝软组织肿块患者，因长期存在退行性关节疾病，内部伴继发性骨软骨瘤病，平片出现钙化（图 c），这也被 CT 所证实（图 d）。Baker 囊肿在 CT 上显示为低密度病变，边界清晰且边缘密度高（图 d）。在轴位和矢状位 MR 图像上，病灶内钙化呈低信号（图 e，f）。在第 3 例患者中，无并发症的 Baker 囊肿超声表现为边界清晰的无回声病变。病变分为深层部分和浅层部分，常在腓肠肌内侧头和半膜肌肌腱之间延伸（图 g）。在囊肿破裂的情况下，超声显示囊肿体积与先前的图像相比缩小，囊肿周围的液体延伸到小腿（图 h）。Baker 囊肿代表腓肠肌内侧头-半膜肌滑囊的扩张，内衬正常滑膜，可能是关节渗出导致关节内压力增高产生。在膝关节，关节渗出常与半月板撕裂、类风湿性疾病、骨软骨病变或退行性疾病有关。

的表现形式。对于动脉外膜和神经周围的囊肿来说尤其如此，可被认为是腱鞘囊肿的变异[60,79,81]（图 20.3）。

- 功能上

当在关节旁囊肿被直接注射对比剂或毗邻关节造影后，关节或囊肿常会出现延迟显影[56,57]。

某些囊肿体积的波动（或同时伴破裂）（图 20.4），证实其与邻近关节腔相通，关节腔作为滑液的储存库[56,69,84,103]。

Kumarasamy 等人提出了一种解释腱鞘囊肿的理论：纤维组织的黏液变性或邻近关节的高分泌滑膜通过单向阀机制疝出导致腱鞘囊肿[2]。

腱鞘囊肿可发生于关节周围任何部位。关节旁脂肪层（图 20.6 至图 20.8）或肌肉内（图 20.9）最为常见。动脉、静脉或神经周围的液体积聚可形成外膜囊肿[105]、神经周围或神经内囊肿[52,73,106]，解剖学原因为毗邻神经血管束。外膜囊肿发生在血管壁内（动脉或静脉），分支血管成为从关节腔引流的通道，导致主干血管壁分离并在外膜内积聚黏液物质（图 20.3）[65,74,90]。关节（滑膜）理论解释了神经内腱鞘囊肿的形成，关节液将支配该关节的神经分支外膜剥离，并沿神经外膜向心性剥离至主干神经外膜[90,94,112]，其中 40%[88,89]~100%的病例发现与关节腔相通，这是囊肿复发的原因[112]。神经内腱鞘囊肿的神经外破裂的比例很高（53%）[84]。神经内腱鞘囊肿最常好发的部位是腓骨头处的腓神经[88-90]，其次是胫腓骨上关节和踝关节处的胫神经、肘部的尺神经、手腕的正中神经及肩关节处的肩胛上神经[93]。同一患者中同时存在神经内腱鞘囊肿和血管外膜囊肿，表明其内容物可沿着神经血管束从关节分离出来[93]。

半月板囊肿（半月板腱鞘囊肿）形成于半月板旁或半月板内部（图 20.10），被认为是腱鞘囊肿的一种特殊形式。由于滑膜细胞移位或滑液外渗入半月板[95]，滑液通过水平半月板撕裂处被挤出（图 20.10a），并积聚在半月板边缘，从而在半月板周围形成囊性肿块[11,31,38]。半月板囊肿衬有扁平梭形细胞，无滑膜内衬，并以黏液样内容物为特征[40]，其壁由致密纤维结缔组织（而非滑膜）构成，这是其显著特征[36]。

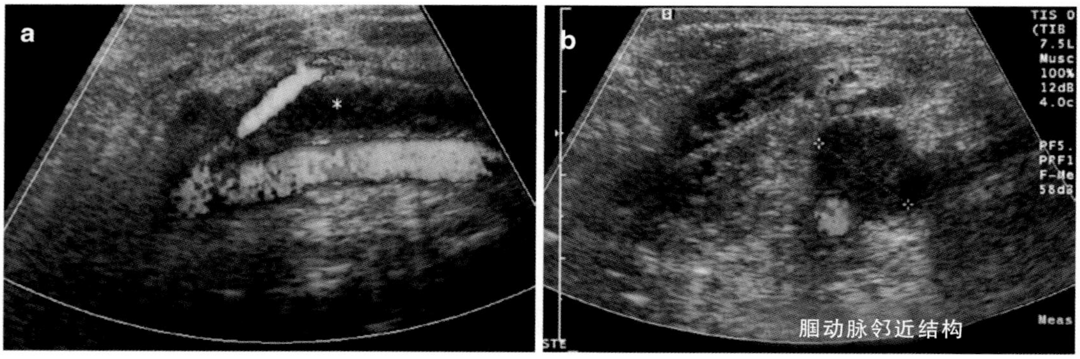

图 20.3　腘动脉外膜囊性疾病。(a)纵向和(b)轴位多普勒超声。发现腘动脉壁内的无回声病变[(图 a)中星号所示，(图 b)卡尺所示]。动脉腔通畅并显示彩色多普勒信号。在纵向图像(图 a)上还发现存在一小动脉分支与主干动脉相连。外膜囊肿可能是因关节分支动脉、静脉或神经周围液体的剥离所致。在超声上，表现为靠近彩色动脉血流的无回声囊性病变(图 a,b)。

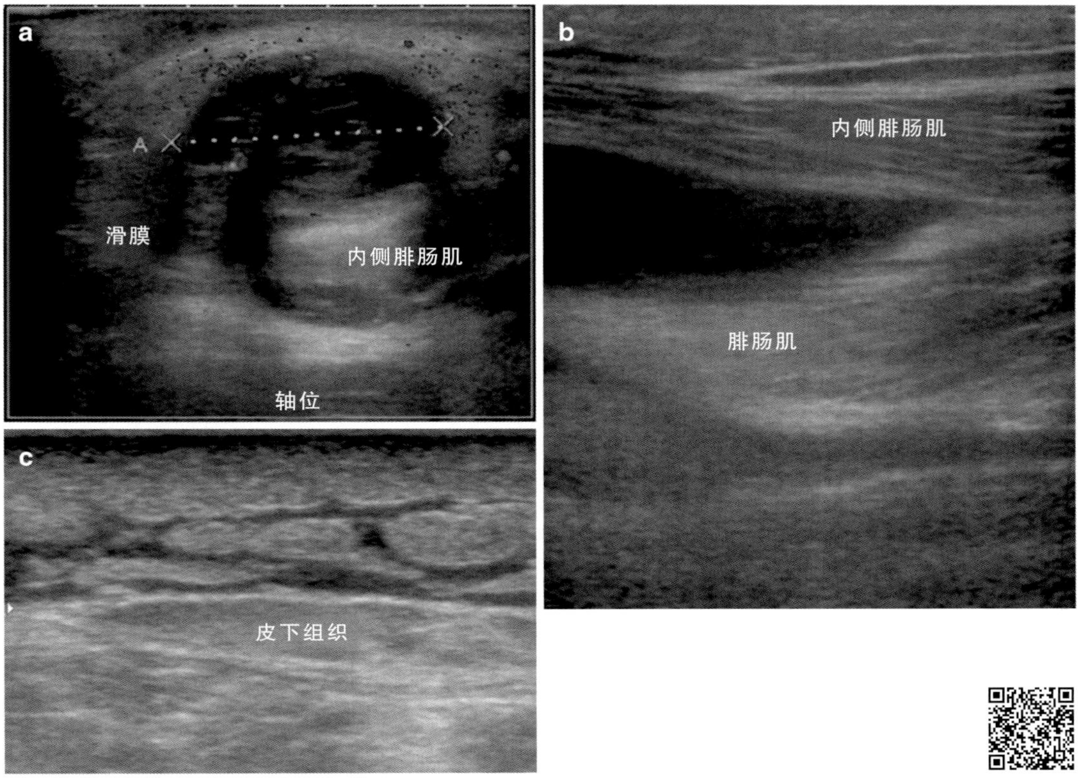

图 20.4 68 岁女性,类风湿性关节炎患者 Baker 囊肿破裂的超声检查。(a)轴位图像显示典型的 Baker 囊肿在腓肠肌内侧头和半膜肌之间延伸。囊壁因炎症而增厚。还发现炎症导致的一些病变内分隔和细微的血管形成。(b)纵向图像显示 Baker 囊肿的下缘指向,与囊肿破裂一致。(c)小腿纵向图像显示皮下组织弥漫性水肿。

其他部位的关节旁囊肿包括肩关节和髋关节盂旁囊肿(图 20.11 和图 20.12)、交叉韧带囊肿(图 20.13)[31,115]。髋关节盂唇过渡区的全层撕裂是髋关节盂旁囊肿形成的薄弱环节,该区域血运相对不足(“分水岭区”),可能是盂旁囊肿形成的关键因素[55,62]。在94%的病例的 MR 关节造影中,髋关节旁囊肿会有髋关节内对比剂的充填[55]。全髋关节置换术后滑膜囊肿形成是人工关节置换后假体表面退化的标志[51]。在初次全膝关节置换术后报道了一个类似的病例,其中窝囊肿含有聚乙烯碎片,证实与关节腔存在沟通[67]。

关节内腱鞘囊肿的可能原因是反复的轻微创伤[6,53,68],常与前交叉韧带有关(图 20.13),但也可发生于后交叉韧带、后关节囊和髌下脂肪垫,可能由软骨骨折或软骨下骨囊肿导致[3,6,19,31,42,47,53,68,86,111]。

最近的报道表明, 所有关节突旁囊肿(滑膜囊肿、腱鞘囊肿和黄韧带囊肿)都源自退化的小关节[27,48,71,92],节段运动增加是小关节滑膜疝的诱发因素[4,16]。

罕见部位的病变包括颞下颌关节腱鞘囊肿[35]、来源于髋臼横韧带腱鞘囊肿[10]和来源于内侧半月板前角的腱鞘囊肿,该囊肿位于内侧半月板和前交叉韧带之间[31]。

囊外腱鞘囊肿可来自腓肠肌内侧或外侧头,呈“葡萄串”状[23,39],也可起源于腓骨长肌[58]或半膜肌肌腱内,位于肌肉止点上方几

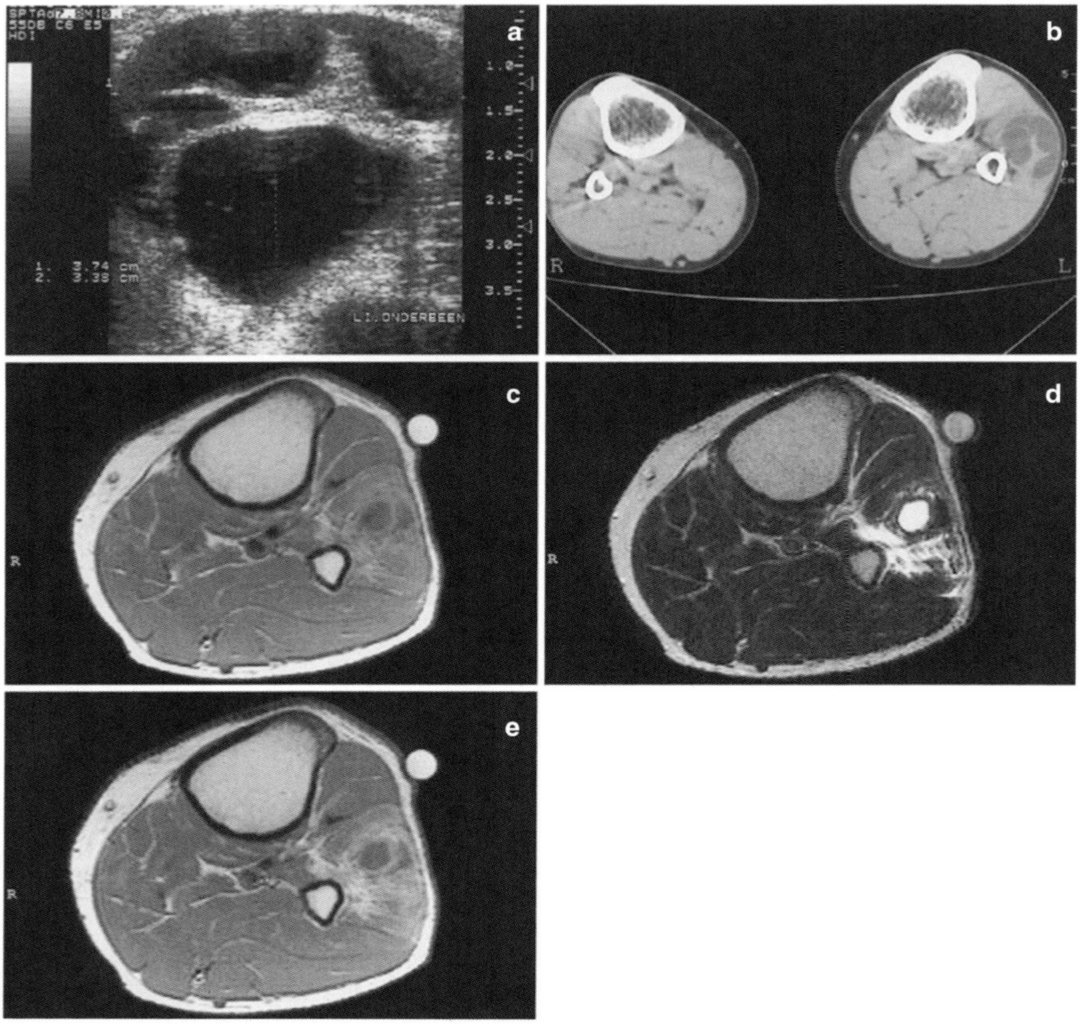

图 20.5 54 岁男性，小腿腱鞘囊肿破裂。(a)US。(b)CT。(c)轴位 SE T1WI。(d)轴位 TSE T2WI。(e)钆剂增强后轴位 SE T1WI。超声清晰显示小腿多房囊性病变(图 a)。该图像与 CT(图 b)上的发现完全一致。病灶边界清晰。邻近腓骨无侵袭。2 周后进行的 MRI 检查(图 c–e)。囊肿破裂，肌内和肌间脂肪层中有液体(图 d)。无出血迹象(图 c)。增强后(图 e)因局部炎性病灶外周可见强化。这与其他炎性软组织改变鉴别困难。

厘米处，不与膝关节或任何邻近的囊相通[2,44]。肱二头肌长头腱结节间沟很少作为肱二头肌腱长头关节内腱鞘囊肿的起源，在 MRI 上可表现为肱二头肌腱结节间沟内的囊肿，延伸至肩关节[83]。

其他部位的关节旁囊肿，如长骨骨干骨膜下区骨膜腱鞘囊肿非常罕见[46,57](图 20.14)，而骨内腱鞘囊肿较为常见。

异位滑囊囊肿(偶发性黏液囊肿)

慢性摩擦刺激区的结缔组织发生炎症和纤维样坏死，可形成异位滑囊囊肿或偶发性黏液囊肿。囊肿内充满细胞碎屑、细胞外液、沉淀残渣和炎性渗出物[107]。第一跖趾关节内侧是最典型的发病部位，尽管其他慢性摩擦区域也会导致偶发性黏液囊肿(例如，滑冰者因慢性摩擦而在内踝内侧发生的异

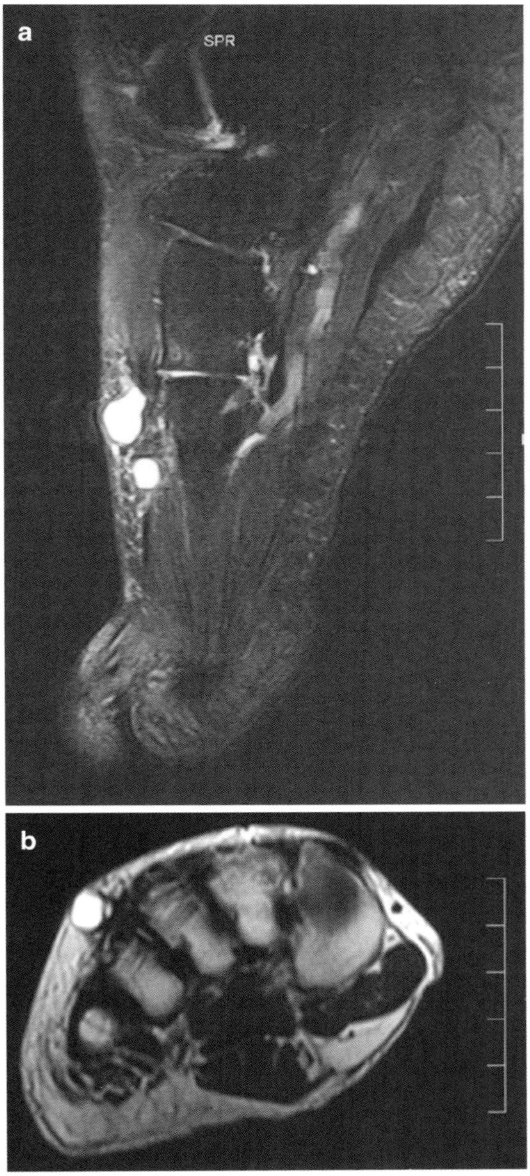

图 20.6　足背皮下脂肪中的腱鞘囊肿。(a)矢状位FS T2WI。(b)轴位 T2WI。足背皮下组织中存在多个囊肿，表现为边界清晰的卵圆形高信号病变(图 a,b)。与相邻关节无明显交通。

位滑囊囊肿)(图 20.15)[18]。

黏液囊肿

滑囊是封闭的扁平囊，内衬滑膜，通常介于韧带或肌腱之间，且邻近骨表面。其主要功能是避免相邻移动结构间的摩擦。多位于特定的解剖学部位，部分可与关节腔相通。滑囊内含有少量处于静止状态的润滑黏液，在 MR 图像上不易被观察到[6,14,61]。滑囊炎是发生于滑囊的炎症，和(或)因液体异常积聚，而形成黏液囊肿[7,14]。常因慢性机械摩擦所致，但也可能由传染性疾病或类风湿性疾病、过度使用、创伤及出血引起[37]。关节内部紊乱和胶原血管疾病，可能导致滑膜内衬增厚，囊内液体含量增加[7](图 20.16 至图 20.18)。存在关节内游离体、滑膜碎屑或出血可导致滑囊不均匀(图 20.15c)。

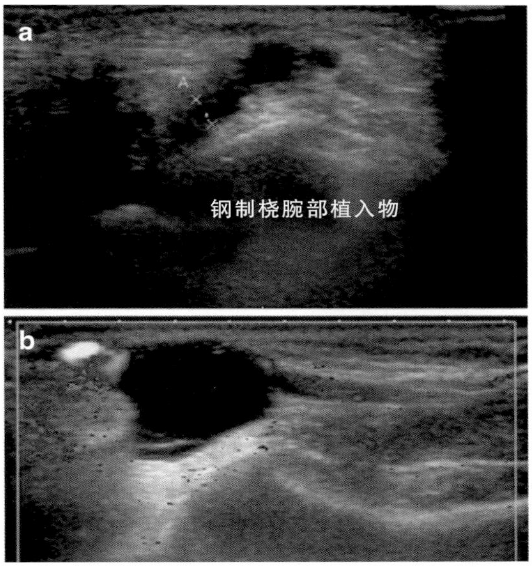

图 20.7　网球运动员腕部腱鞘囊肿。(a)纵向 US。(b)纵向 CDUS。US 可见边界相对清晰、多分叶状无回声病变(图 a)。CDUS 显示，腱鞘囊肿扩大并导致邻近血管移位(图 b)。

关节外囊肿(例如，髌前滑囊囊肿)常伴有关节内紊乱[30](图 20.19)。

20.2.1.2 临床表现

临床上，表现为可触及的软组织肿块。可出现与关节内潜在病理相关的症状[43]。症状无特异性，包括局部疼痛或关节活

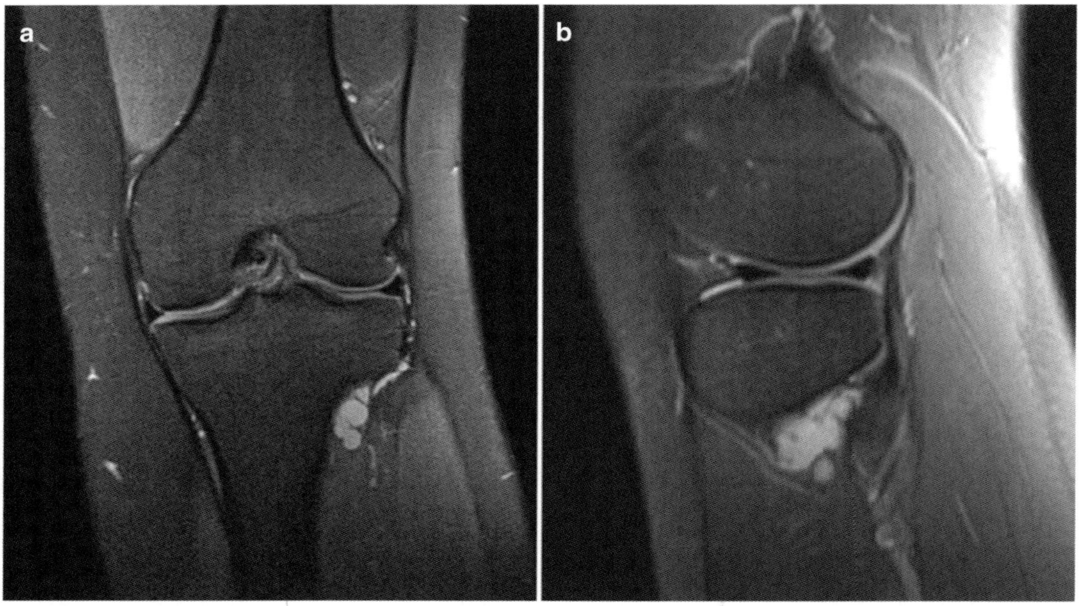

图 20.8　胫骨近端关节的腱鞘囊肿。(a)冠状位 FS PDWI。(b)矢状位 FS PDWI。在胫腓关节近端前方见含内部分隔的多房囊性病变。病变与周围组织界限清晰(图 a,b)。

动受限,常为肿块对周围组织的压迫所致[17,33,37,41,60,78,112,115]。压痛可能是因囊肿膨胀引起,腘窝囊肿扩大至小腿,并挤压邻近结构,产生腘静脉压迫症状[33],或者直接压迫相邻动脉导致缺血[115]。根据囊肿的大小和位置,可导致周围神经卡压[41,50,60,112],引起卡压症状[115],正中神经压迫性神经病(腕管综合征)[45,75],或非常罕见的腕尺管中的尺神经卡压,导致肌力突然下降或感觉丧失[49]。神经内腱鞘囊肿可能导致进行性瘫痪[78]。小囊肿通常无症状。关节内腱鞘囊肿的症状包括咔哒或爆裂的感觉及[3,19,68]运动范围的减小。腘囊肿破裂和滑液渗漏导致小腿出现压痛、红斑和局部温度增高。假性血栓性静脉炎是 Baker 囊肿破裂引起的常见并发症[21]。

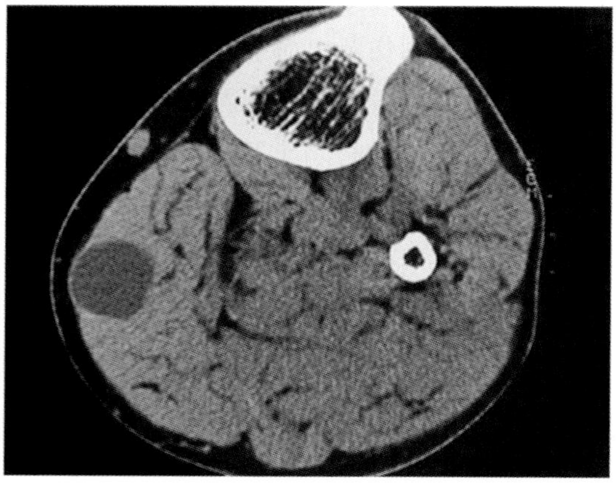

图 20.9　肌内腱鞘囊肿。左小腿的 CT 显示内侧腓肠肌内有界限清晰的低密度病变。

但是,囊性病变通常无症状[37,76],可在对疑有关节内部损伤的常规磁共振检查中被发现[89]。

20.2.1.3 影像学

影像学的作用在于明确病变的囊性特征,并显示其与关节可能存在的交通。这对外科医生来说至关重要,因为切除与关节相连的蒂部是避免囊肿术后复发的关键。

常规放射学检查　X 线片表现无特异

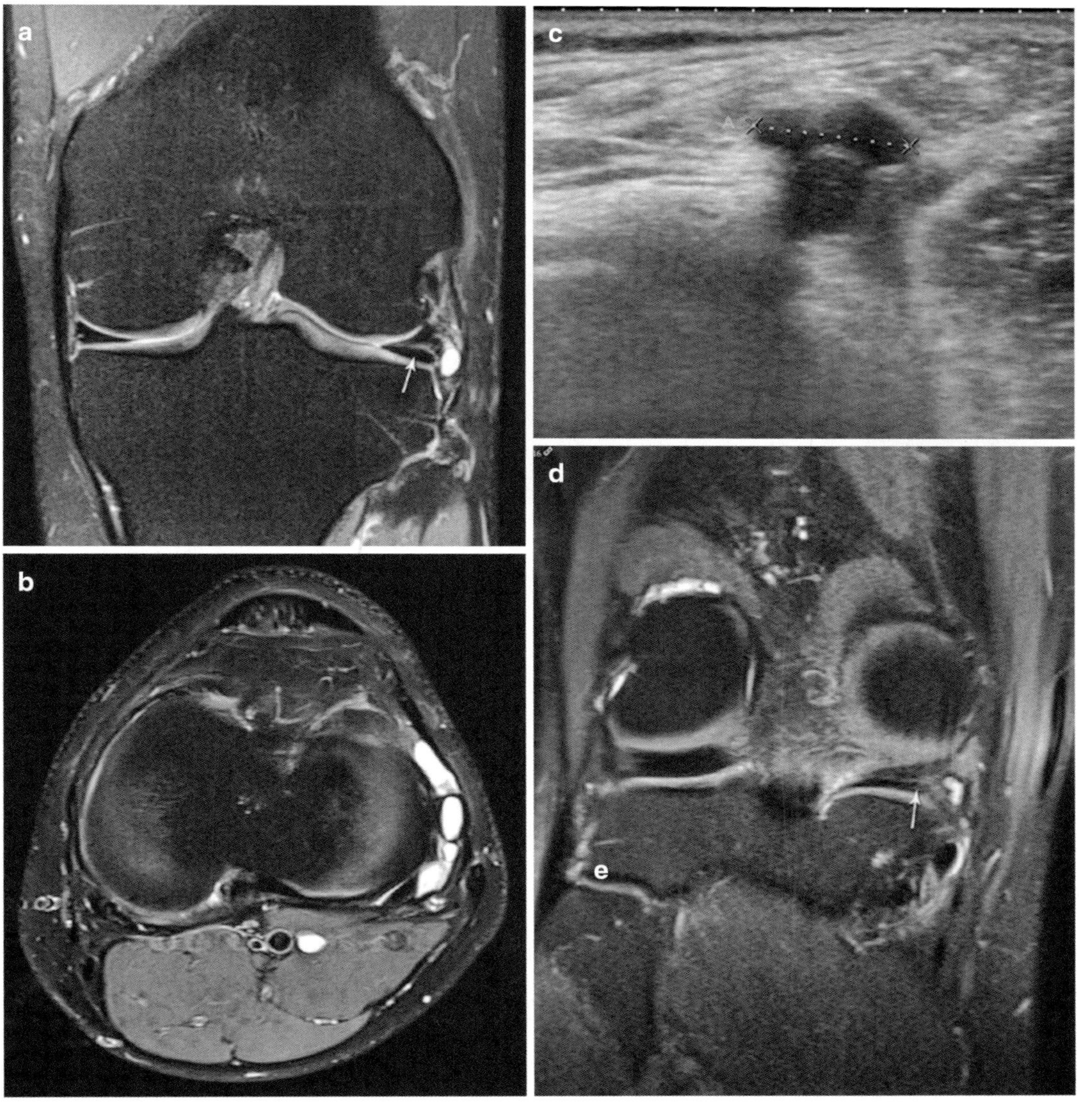

图 20.10 不同患者的半月板囊肿。(a)冠状位 FS T2WI。(b)轴位 FS T2WI。(c)纵向 US。(d)冠状位 FS PDWI。在冠状位和轴位 MRI 上,多房囊性病变从半月板外缘突出,伴有半月板水平撕裂(箭头所示)(图 a,b)。在第二例患者中,半月板囊肿在超声上表现为近内侧半月板后角的无回声病变(图 c)。MRI 上可见半月板水平撕裂(箭头所示)(图 d)。

性,可表现为边界不清或圆形无钙化的软组织肿块(图 20.15b)。平片还可显示相邻关节的退行性关节病、骨关节炎、类风湿性关节炎、髋关节发育不良、骨侵袭、钙化、气体或交通性囊肿中的钙化游离体等征象(图 20.1c)[2]。

超声 超声是确定囊肿存在及精确定位和确定囊肿范围的首选影像学技术[76,113]。滑膜囊肿和腱鞘囊肿在许多方面虽然相似,但却展现出不同的组织病理学特征,足以将其区分为独立的病变[28]。超声表现为无回声肿块(图 20.1、图 20.3、图 20.7、图 20.11 和图 20.18),25%的病例[96]可见与关节或腱鞘[14]

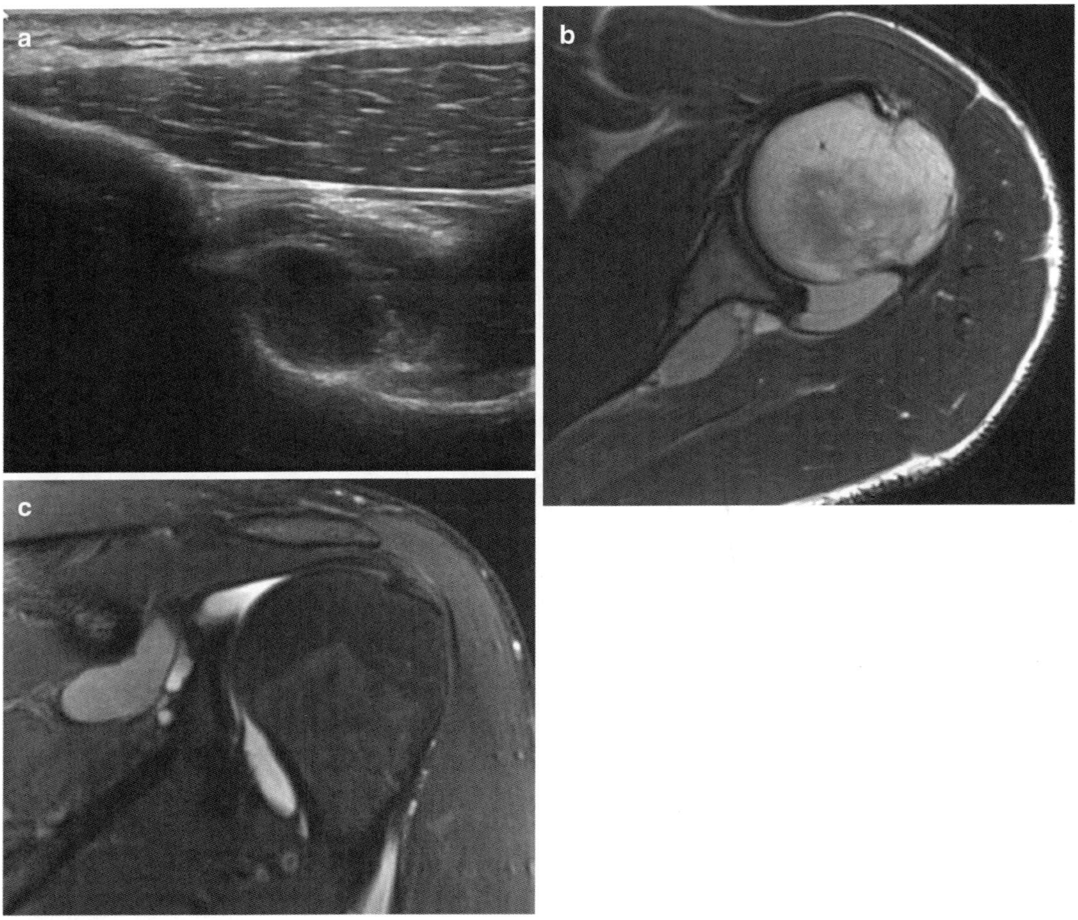

图 20.11 肩部冈盂切迹腱鞘囊肿(盂唇旁囊肿)。(a)轴位 US。(b)轴位 T2WI。(c)冠状位 FS T2WI。US 上,显示界限清晰的无回声病变(图 a)。T2WI 上呈高信号,位于肩胛骨的冈盂切迹(图 b,c)。

相通。病变可呈多房性状,内部可含有纤细分隔。超声能明确腕和手部周围浅表囊性肿块性质(图 20.7 和图 20.20),但它在显示更深层结构及其与邻近关节关系方面的能力有限[96]。此外,含有细胞碎屑或滑膜增生的囊肿,超声检查可类似实性肿块病变(图 20.15c)。

正常滑囊在超声上难以显示,或者仅能在典型的解剖位置上显示为较窄的低回声间隙或囊。当滑囊扩张时,表现为边缘清晰的低回声结构,且内容物的回声特点各异。在单纯的滑囊炎中,可能仅有无回声液体,伴或不伴分隔。在因撞击或过度使用引起的慢性滑囊炎中,更常见表现为囊壁增厚(图 20.16),内有不同回声的碎屑。内容物回声甚至可类似实性肿块[96,114],对于异位囊肿尤其如此(图 20.16)。

CT 因软组织对比度低,CT 在评估软组织病变方面的价值有限。关节旁囊肿的密度低于肌肉(图 20.1 和图 20.9),高于脂肪。静脉注射对比剂后可见边缘强化。在轴位图像上,有时难以显示其与关节的交通。

关节造影/直接囊肿穿刺 关节造影可有效显示囊肿与关节腔的通道[55]。但是,当通道非常狭窄或者囊肿充满高黏性液体时,囊

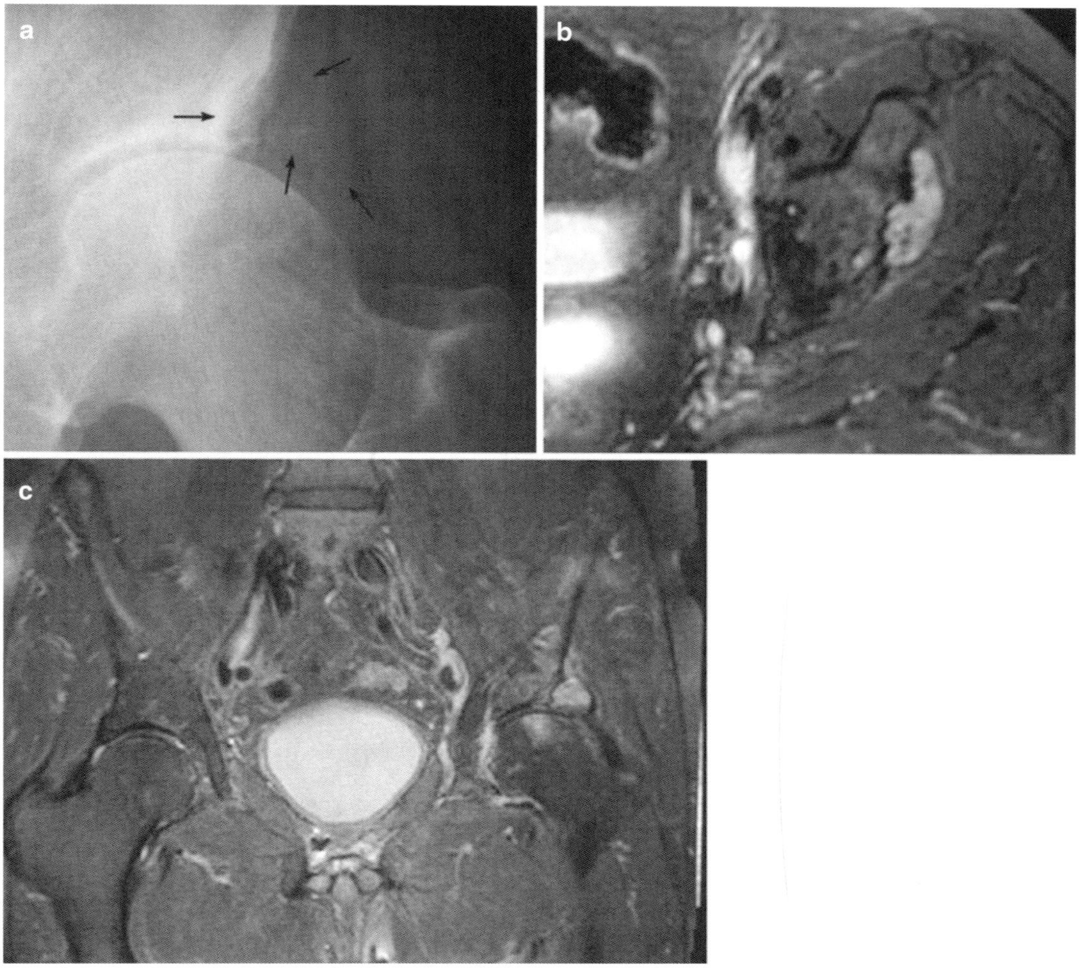

图 20.12 左侧髋关节盂唇旁囊肿。(a)平片。(b)轴位 FS T2WI。(c)冠状位 TSE FS T2WI。平片显示左侧髋臼的外上侧存在硬化性侵袭(箭头所示)(图 a)。轴位和冠状位 TSE FS T2WI 上,髋臼盂唇内见多房囊性结构,延伸至左侧髋臼的外侧,导致压力性侵袭(图 b,c)。平片上存在内部骨碎片(图 a),TSE FS T2WI 上,表现为低信号点状结构。因原有的髋关节骨关节病,左侧股骨头外侧及髋臼内存在骨髓水肿。

肿可能无法填充。延迟图像(注射后 2 小时)有时可显示与关节间的交通[57]。

MRI MRI 是确定病变囊性特征的首选技术。MRI 能清晰显示囊性病变的囊腔解剖结构、确切的位置和范围,以及它与关节和周围结构的关系(图 20.1、图 20.5、图 20.6、图 20.8、图 20.10 至图 20.15、图 20.17 和图 20.20)。

它在显示相关关节疾病方面非常准确,如半月板撕裂(与半月板囊肿相关)[39](图 20.10)、盂唇撕裂(存在盂旁囊肿时[54,62,85,98,115])(图 20.11 和图 20.12)、韧带异常或炎性改变。当不存在盂唇撕裂时,髋关节盂旁囊肿应注意与其他疾病的鉴别诊断,如不典型腱鞘囊肿或滑膜囊肿,滑膜炎不典型表现,或可能的肿瘤[85]。

在轴位 MRI 上,常可显示连接腘窝囊肿和膝关节的窄蒂[8,9],常位于腓肠肌内侧头近

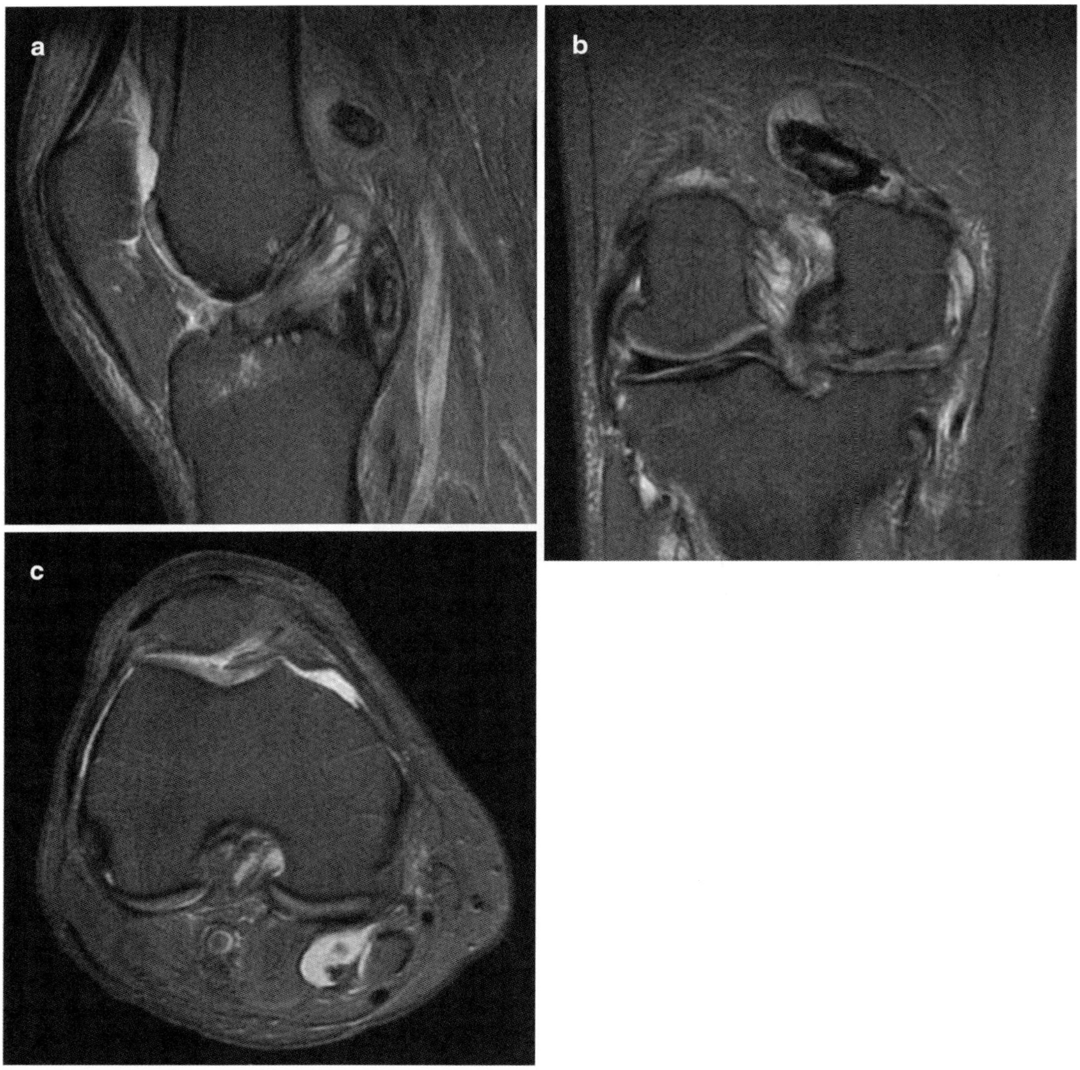

图 20.13 前交叉韧带腱鞘小囊肿。(a)矢状位 FS PDWI。(b)冠状位 FS PDWI。(c)轴位 FS PDWI。前交叉韧带的纤维内可见细长的椭圆形小高信号区,矢状位图像上界限清晰(图 a)。冠状位和轴位图像上,可能难以区分 ACL 的囊肿和部分撕裂(图 b,c)。

端附着点的下方[34]。具有脂肪预饱和的 3D 采集最大强度投影(MIP)可能有助于显示与相邻关节相连的蒂,并能观察到标准 MRI 中不易察觉的"隐匿"连接[91]。据报道,使用大幅欠采样各向同性投影重建(VIPR)脉冲序列可以更有效地确定典型和不典型腱鞘囊肿(膝关节周围)的关节连接[1]。在脊柱定位 MRI 上,滑膜邻关节囊肿的表现各不相同,其大小随患者体位的不同而变化(伸直或站立位比仰卧位稍大)[70,71]。

通过分析病变信号强度,通常可以直接诊断囊性肿块。在 T1WI 上,常相对肌肉呈低或等信号,特别是含有富含蛋白质的凝胶状物质时,而 T2WI 上,表现为均匀高信号。由于囊壁周围的纤维血管组织,囊肿常表现为边缘强化(图 20.17)。然而,也存在一些陷

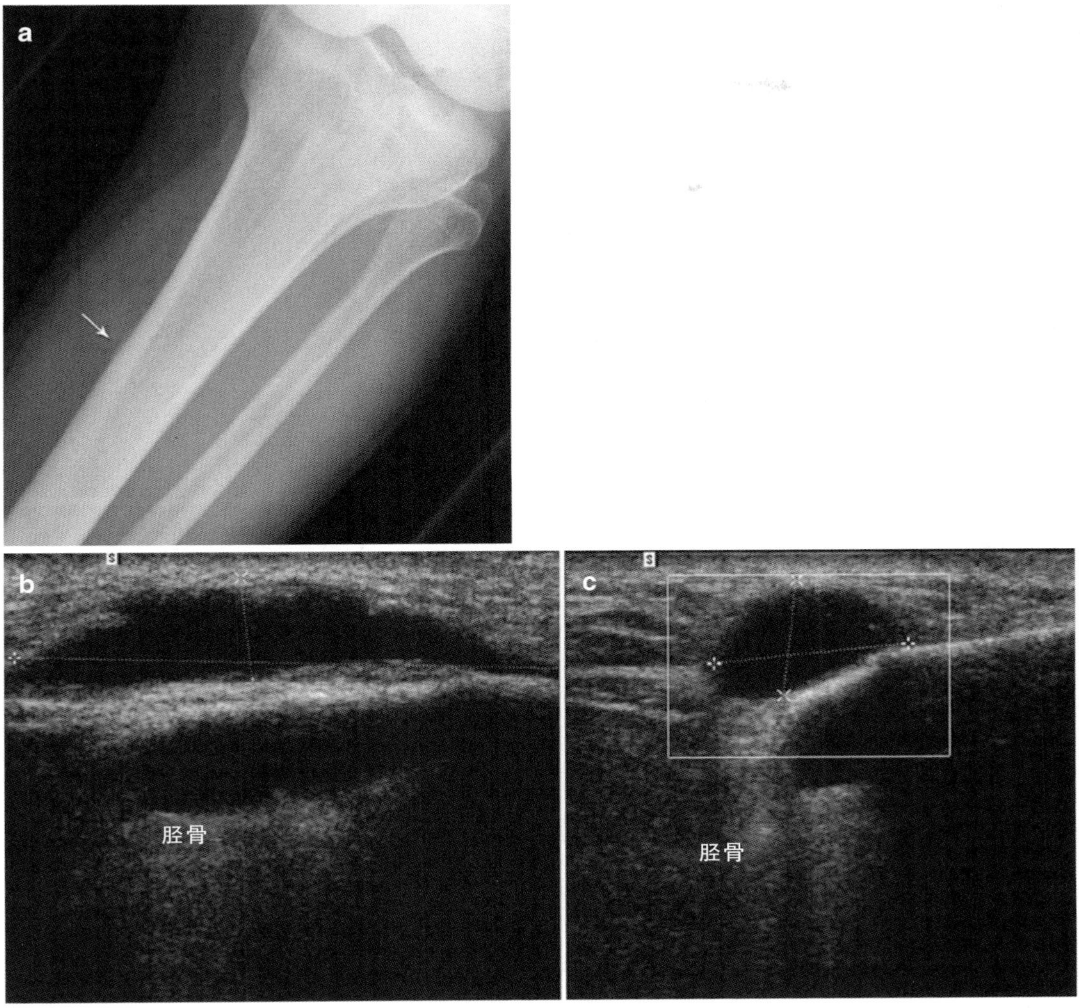

图 20.14　不同患者的骨膜下腱鞘囊肿。(a)平片。(b)纵切面 US。(c)轴位 US。(d)轴位 T1WI。(e)轴位钆增强 FS T1WI。(f)轴位 FS T2WI。平片上，在胫骨的内侧见骨膜明显隆起(箭头所示)(图 a)。US 上，腱鞘囊肿表现为界限清楚的无回声病变(测量所示)，位于胫骨外高回声皮质旁(图 b，c)。(待续)

阱。因囊腔内碎屑或出血所致的不典型影像学表现被认为是导致腘窝囊肿诊断困难的原因之一[68]。慢性炎症可能会导致滑膜明显增厚，表现类似于实性软组织肿块。在内容物复杂的情况下，因囊内碎屑或出血可能会类似肿瘤病变。在这些情况下，囊肿的典型位置和与关节的连通可为诊断提供线索[70]。应谨慎看待中央强化，因为这可能表明存在另一种边界清晰的 T2WI 高信号的软组织病变，如黏液瘤、黏液样脂肪肉瘤、血管瘤和滑膜肉瘤[24,104]。

交叉韧带的腱鞘囊肿可显示与交叉韧带撕裂相同的信号强度，并可能模拟导致交叉韧带撕裂的假阳性诊断(图 20.13)。

囊性病变边界清晰，可呈分叶状，或内部伴分隔的多囊状，或呈“葡萄串”状[39](图 20.8 和图 20.10)。还可能含有病变内碎屑或钙化的游离体[66,99](图 20.1 和图 20.20)，这些

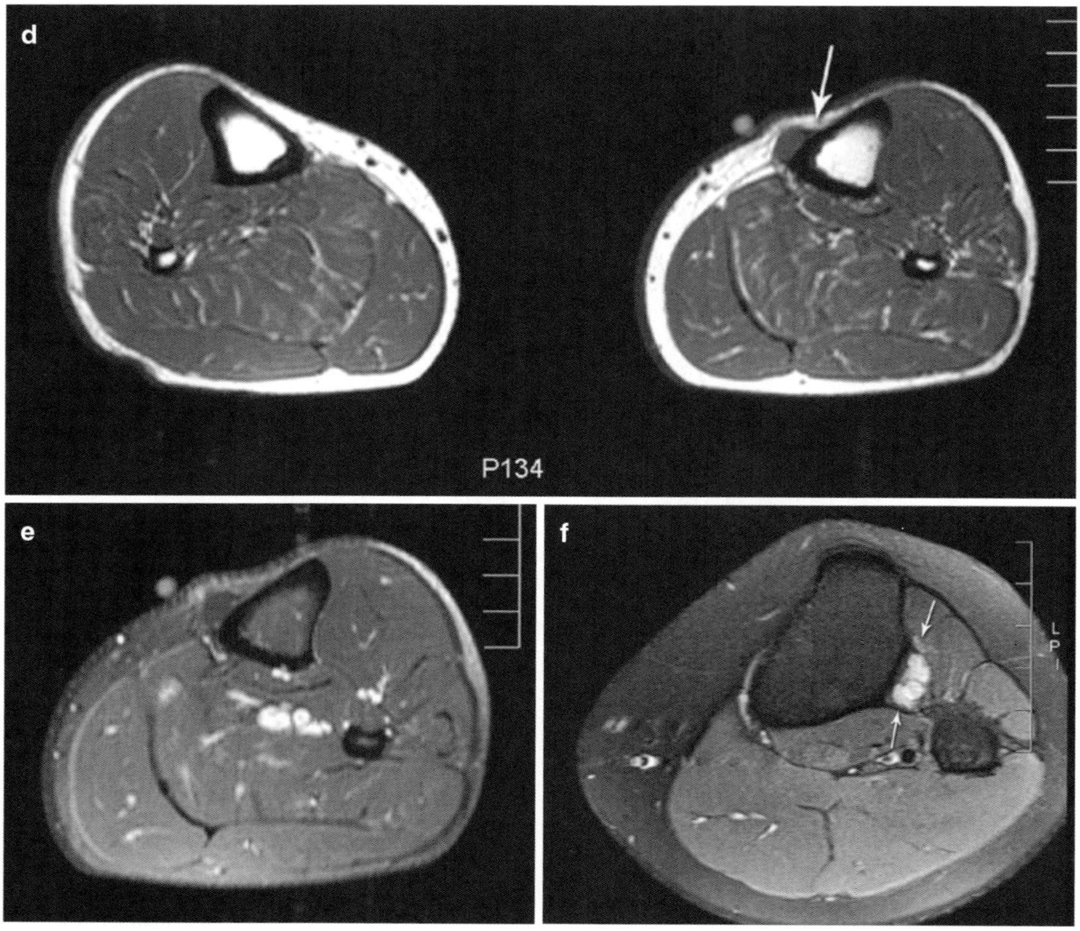

图 20.14(续)　在 T1WI 上，病变为中等信号，宽基底，位于胫骨皮质外侧，骨膜隆起(箭头所示)，并向皮下组织突出(靠近皮肤标记)(图 d)。钆对比增强后，FS T1WI 上病灶呈较低信号(图 e)，在另一名患者 FS T2WI 上病灶呈极高信号，可见骨膜隆起(箭头所示)(图 f)。

碎屑或钙化的游离体可能由于创伤、关节病或滑膜骨软骨瘤病而出现在关节中。钙化的游离体通过后关节-滑囊通道进入腘窝囊肿，或者由于软骨化生[20,22]而主要在囊肿内发展。压力升高可导致囊肿破裂并伴有滑液渗漏。这在脂肪抑制 T2WI 上可表现为周围软组织和筋膜面的高信号水肿。破裂的囊肿轮廓不规则(图 20.5)，必须与其他软组织肿瘤、出血或炎性病变相鉴别[63,84]。

20.2.2　巨细胞瘤和 PVNS

根据目前的 WHO 分类，这些肿瘤在第 14 章进行讨论。

20.2.3　其他滑膜肿瘤和肿瘤样病变

20.2.3.1　滑膜软骨瘤病和滑膜软骨肉瘤

滑膜软骨瘤病的特征是滑膜下结缔组

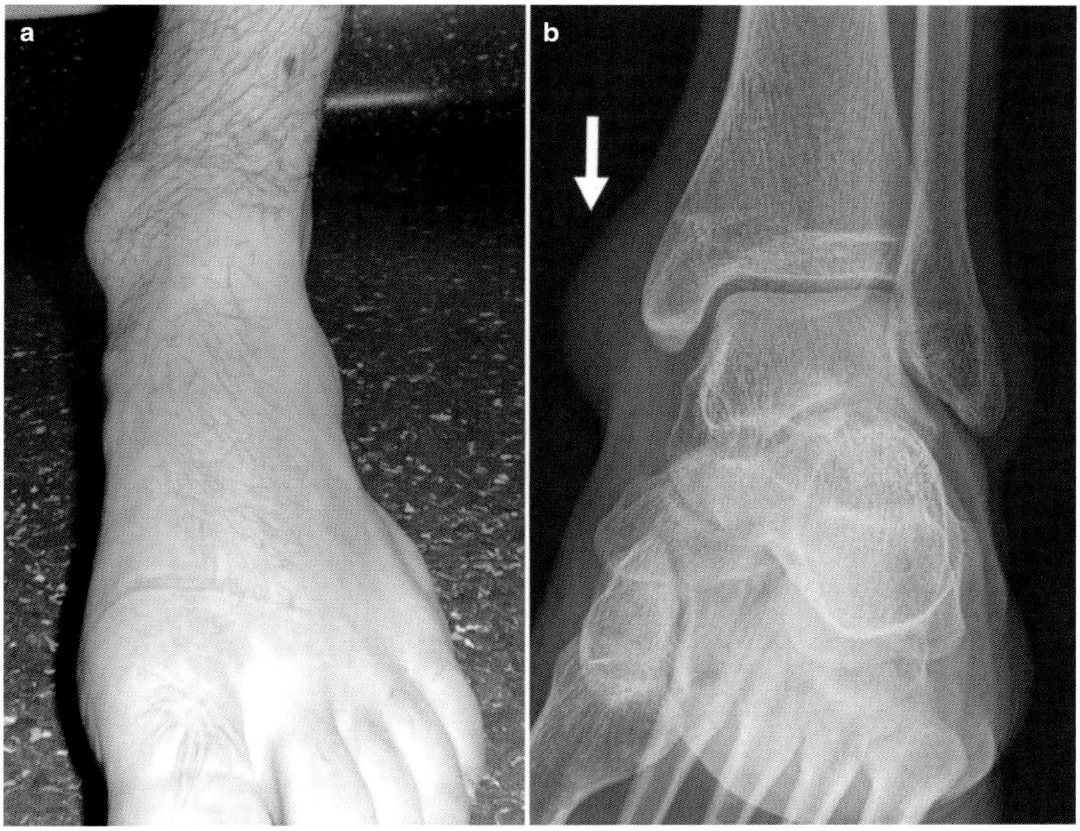

图 20.15　滑冰者内踝慢性摩擦导致的偶发性黏液囊肿。(a)临床照片。(b)X 线片。(c)US。(d)轴位 FS PDWI。(e)冠状位 FS PDWI。(待续)

织化生伴继发性软骨形成。极少数情况下，可恶变为滑膜软骨肉瘤。详见第 24 章。

20.2.3.2　滑膜血管瘤

滑膜血管瘤是血管瘤的一个独立部位。因为它代表的是血管病变，而不是滑膜肿瘤，详见第 16 章。

20.2.3.3　关节旁软骨瘤

关节旁软骨瘤是一种非常罕见的软骨肿瘤，起源于关节囊或关节旁结缔组织。详见第 24 章。

20.2.3.4　树枝状脂肪瘤

树枝状脂肪瘤其特征是由脂肪组织填充而导致滑膜绒毛组织肥大增生，形成脂肪瘤样病变，替代滑膜下组织。

树枝状脂肪瘤病因不明，但常与退行性关节疾病、糖尿病、慢性滑膜炎、类风湿性关节炎和关节创伤有关。因此，树枝状脂肪瘤常被认为是创伤或炎症刺激的涉及滑膜的非特异性反应和继发性表现[82,87]。Halletal 等建议将其更名为“滑膜绒毛脂肪瘤样增生”，因为“树枝状脂肪瘤”内含肿瘤的性质[32]。然

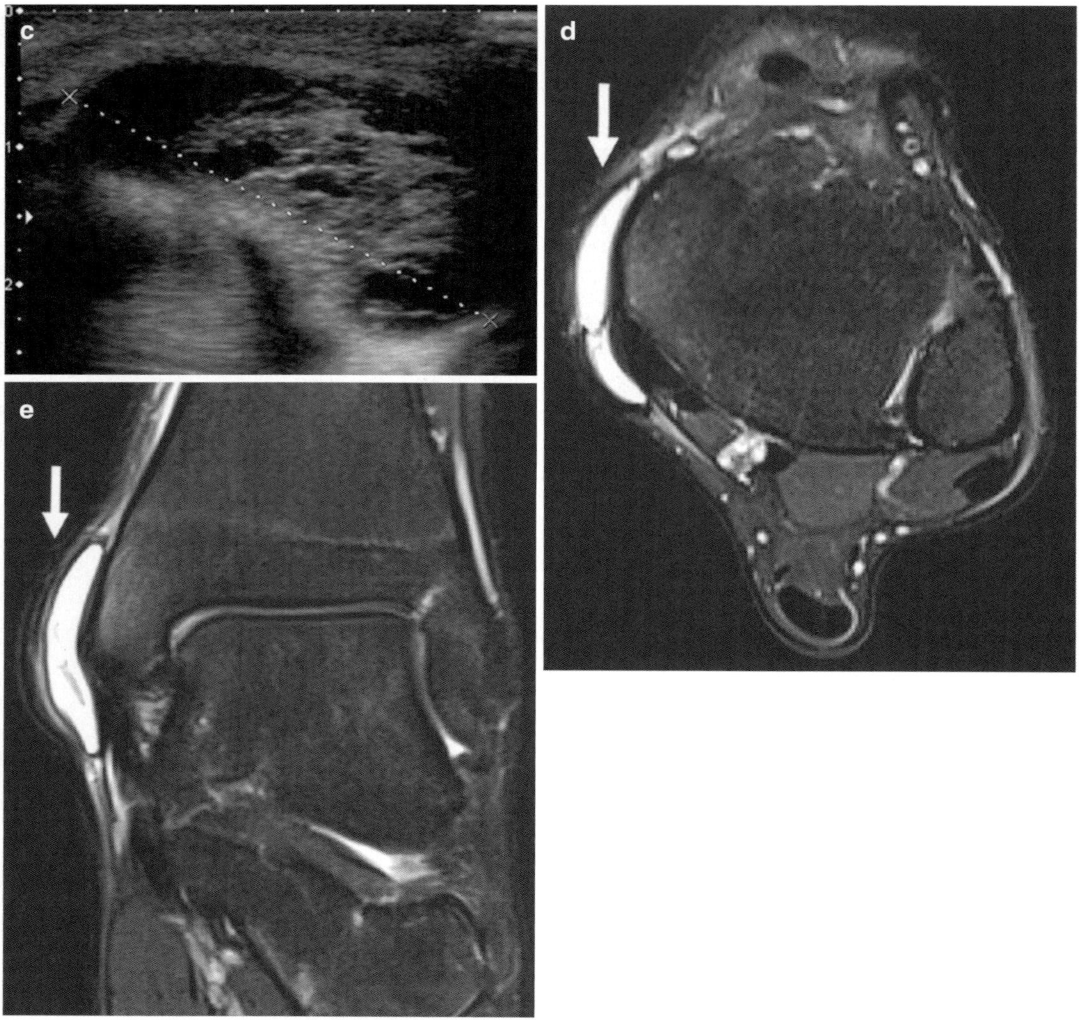

图 20.15(续) 临床检查发现内踝软组织肿胀(a),平片也可发现(箭头所示)(b)。US 上,在内踝附近的皮下组织中可见界限清晰的不均匀低回声结构,病变内伴有高回声碎屑(c)。MRI 显示界限清晰的囊性病变(箭头所示),并伴有内部条索状结构(d,e)。(Image used with permission from De Keersmaeker et al. [18, 83])

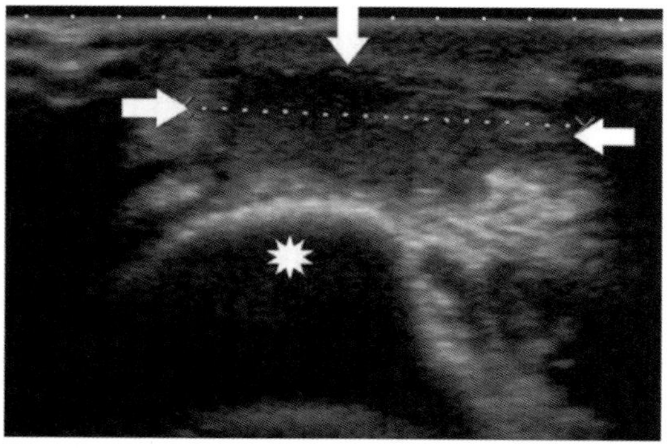

图 20.16 慢性摩擦性网球肘鹰嘴滑囊炎。肘部鹰嘴(*形所示)背侧轴位 US 显示低回声结构(箭头所示),其内回声碎屑占据滑囊腔的大部分区域。

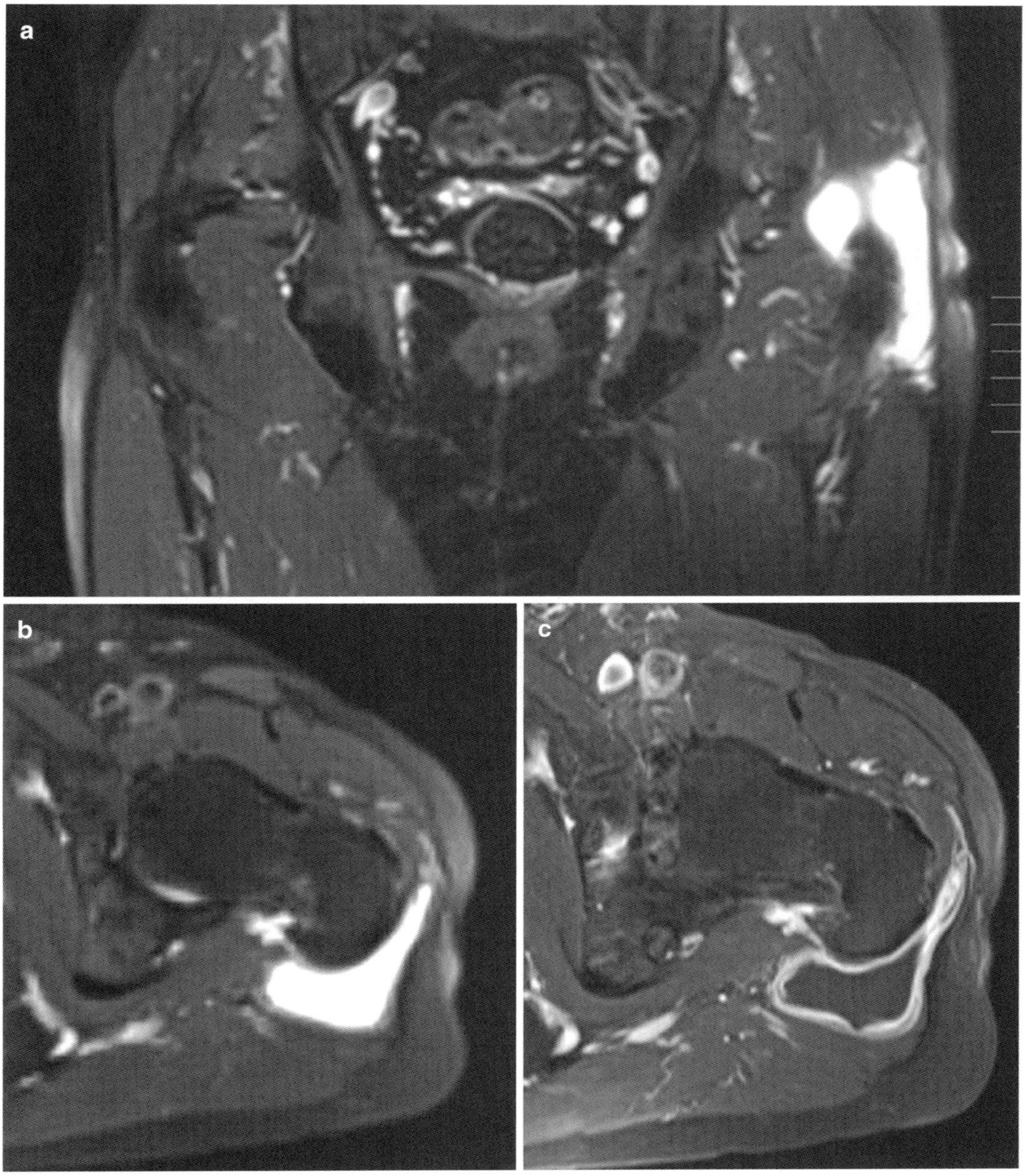

图 20.17　大滑子慢性滑囊炎。(a)冠状位 FS PDWI。(b)轴位 FS PDWI。(c)静脉内注射钆剂后轴位 FS T1WI。FS PDWI 上,病变呈高信号,与周围结构界限清晰(图 a,b)。对比剂给药后,病变周围壁强化(图 c)。

而,根据 Vilanova 等人的观点[10],少数树枝状脂肪瘤可能出现在没有其他相关变化的关节中,这些病变可以归类为原发性树枝状脂肪瘤[32]。

膝关节是常见的好发部位,尤其是髌上囊,尽管它也可发生于腕部、髋部、肩部、肘部和踝部及关节周围滑囊和腱鞘[82,106]。常累及单关节,但也可出现多关节或双侧受累[87]。

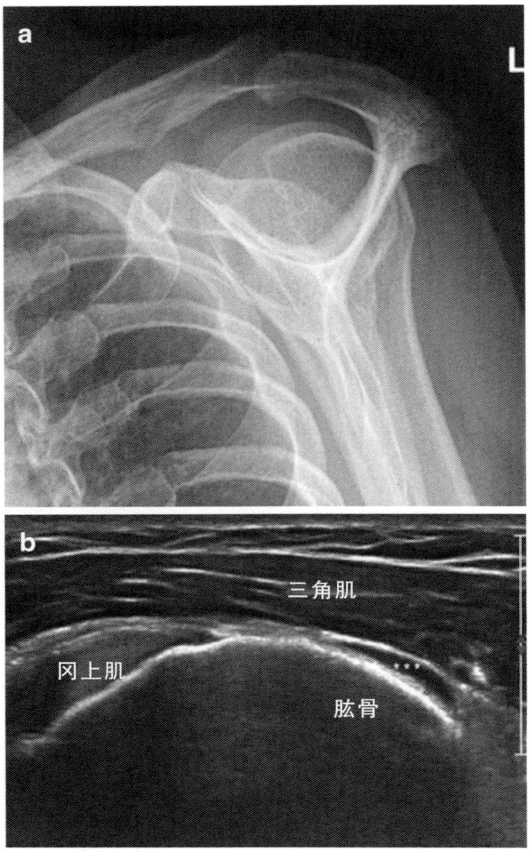

图 20.18　50 岁女性，位于冈上肌肌腱上方的肩峰下-三角肌下滑囊炎。(a)X 线片。(b)US。X 线片显示肩峰呈Ⅲ型，易导致撞击症状(图 a)。US 显示轮廓清晰的薄壁无回声结构(+++所示)(图 b)。

树枝状脂肪瘤

在 9~68 岁的患者中均有发现，男女发病率相当[82]。临床表现为多年来无痛性关节肿胀，随后出现渐进性疼痛和间歇性关节积液[82]。X 线片很少用于诊断，但可表现为关节或关节周围软组织肿胀的低密度透光区[82]。树枝状脂肪瘤在超声上表现为非特异性滑膜病变(图 20.21a)。因其质地均比较柔软，超声检查时的动态压迫会导致绒毛状突起的弯曲和变形[82]。CT 关节造影和 MRI 显示关节内的分叶状脂肪性肿块，伴有关节积液(图 20.21c-f)。MR 上，绒毛状增生肿块在所有脉冲序列上呈脂肪信号，与关节腔内增多的液体形成对比。滑膜下的脂肪样团块内有 T1WI 和 T2WI 均呈低信号的分隔。增强扫描时，尽管增生的滑膜下脂肪组织无强化，但覆盖于上方的增厚滑膜可弥漫性强化[82]。因具有相似的临床表现，鉴别诊断包括滑膜脂肪瘤[77]、PVNS(见第 14 章)、滑膜软骨瘤病(见第 24 章)、丛状神经纤维瘤(见第 17 章)和滑膜血管瘤病(见第 16 章)，CT 尤其是 MRI 检查很容易鉴别以上疾病。梯度成像上缺乏与出血相关的影像学表现，可以与 PVNS 进行鉴别[82](见第 14 章)。树枝状脂肪瘤的治疗方法是外科手术或关节镜下滑膜切除。

20.3 关节周围恶性肿瘤

20.3.1 滑膜肉瘤

正如本章引言中所述，滑膜肉瘤的命名并不恰当。根据最新的 WHO 分类(2013 年)，该肿瘤在第 18 章中讨论。

20.3.2 癌症的转移扩散

癌症转移到关节和滑膜是恶性疾病中最罕见的表现之一，而且累及 1 个以上的关节更为罕见。常见于白血病和其他血液系统恶性肿瘤患者，在实体瘤患者中鲜有报道[64]。MRI 显示骨和关节同时受累，信号表现无特异性。通过关节细胞学检查和(或)滑膜活检可以确诊。

淋巴瘤的滑膜受累将在第 22 章中讨论。

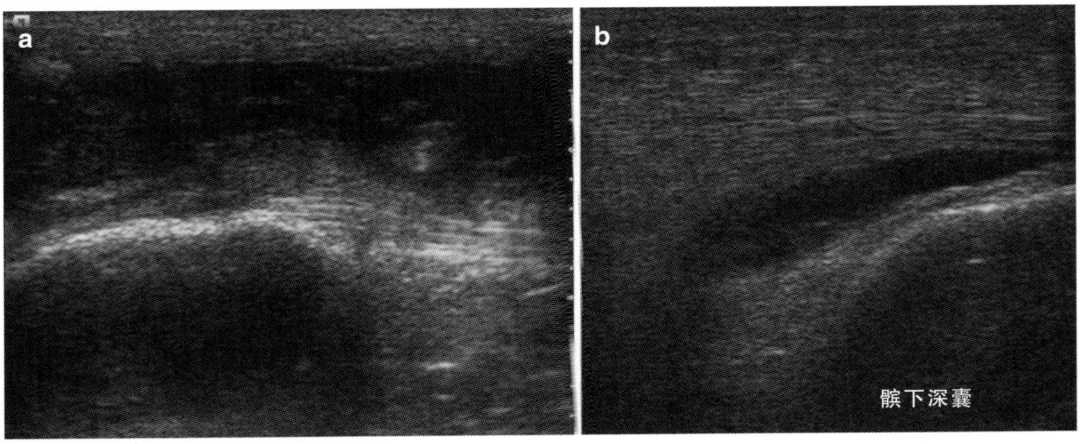

图 20.19 两例不同患者的髌前和髌下慢性摩擦性滑囊炎。(a)髌前囊纵切 US。(b)髌下深囊纵切 US。在第一例患者中,在髌骨(皮质高回声)和髌腱(典型的层状条纹状表现)前方皮下组织中可见低回声结构,其壁厚且不规则,伴有内部高回声碎屑(图 a)。轮廓不规则可能因反复摩擦所致。在第二例患者中,在髌韧带和胫骨之间可见界限清晰的无回声椭圆形结构(图 b)。

要点

1.根据解剖位置和组织学成分,囊性软组织病变可分为 4 组(滑膜囊肿、神经节囊肿、新发滑囊和永久性滑囊)。

2.囊性病变的诊断通常是简单的超声和(或)MRI。然而,如果对病变的真正囊性性质有任何疑问,应进行钆对比剂注射,以排除假囊性良性或恶性肿瘤。

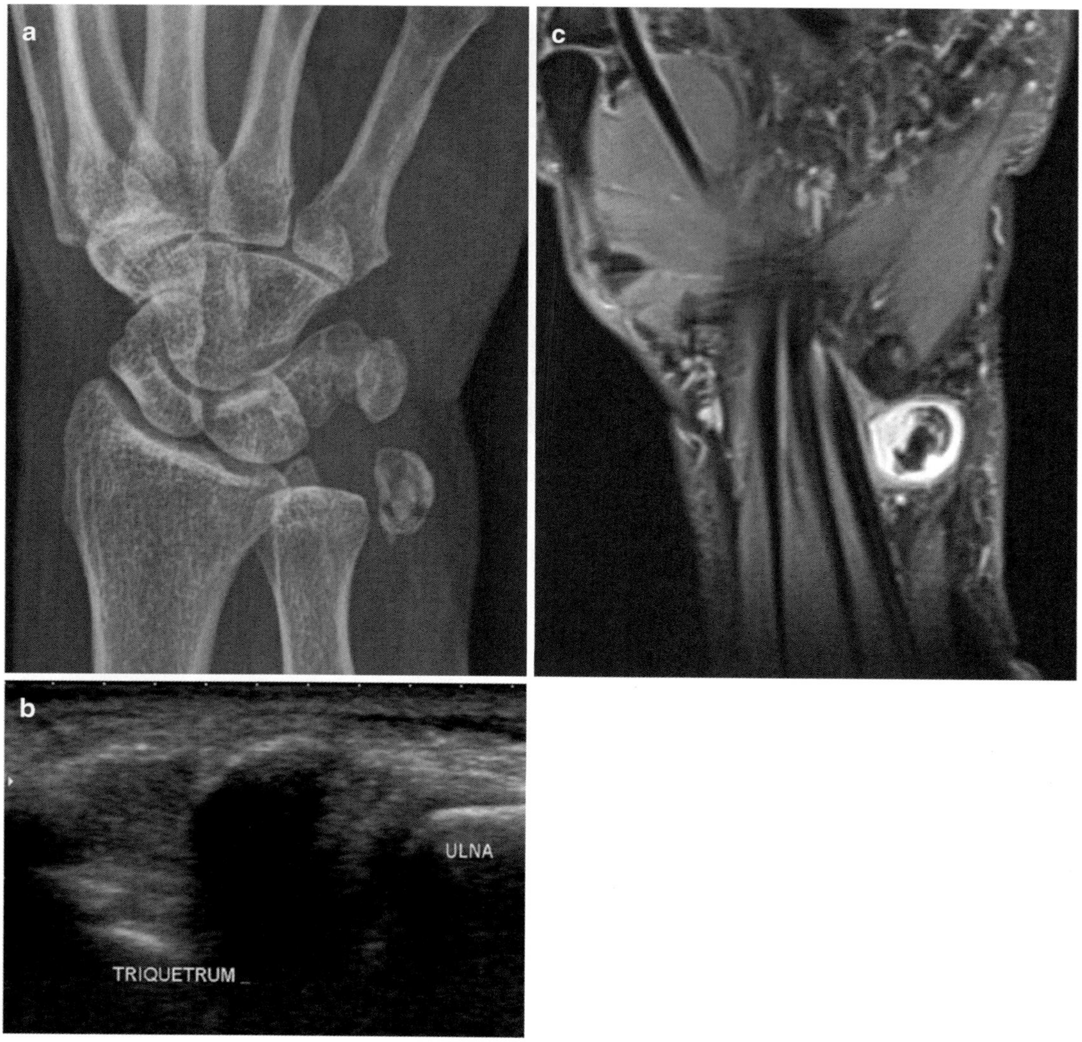

图 20.20　65 岁女性，膨胀的豆三角隐窝继发性骨软骨瘤病。(a)X 线片。(b)纵向 US。(c)冠状位 FS T2WI。X 线片显示靠近尺骨远端和豆状骨的软组织内有分层状钙化(图 a)。纵向 US 上，发现一条带有回声阴影的高反射线，提示钙化，周围有少量液体(图 b)。FS T2WI 上，在豆状骨附近的豆三角隐窝内可见低信号钙化(图c)。

图 20.21　不同患者的树枝状脂肪瘤，位于肘部(a~d)和膝部(e,f)。(a)纵向 US。(b)轴位 T1WI。(c~d)轴位和矢状位 FS T2WI。(e)矢状位 FS T2WI。(f)矢状位 T1WI。在第一例患者的肘关节 US 上，分叶状回声的增生滑膜被大量关节积液包围(图 a)。MRI 上，所有脉冲序列(图 b~d)上都可见与皮下脂肪信号强度相似的分叶状滑膜增生。在另一名膝部树枝状脂肪瘤患者的 MRI 上，可见类似的形态和信号强度。病变位于髌上囊，伴有大量积液(图 e,f)。

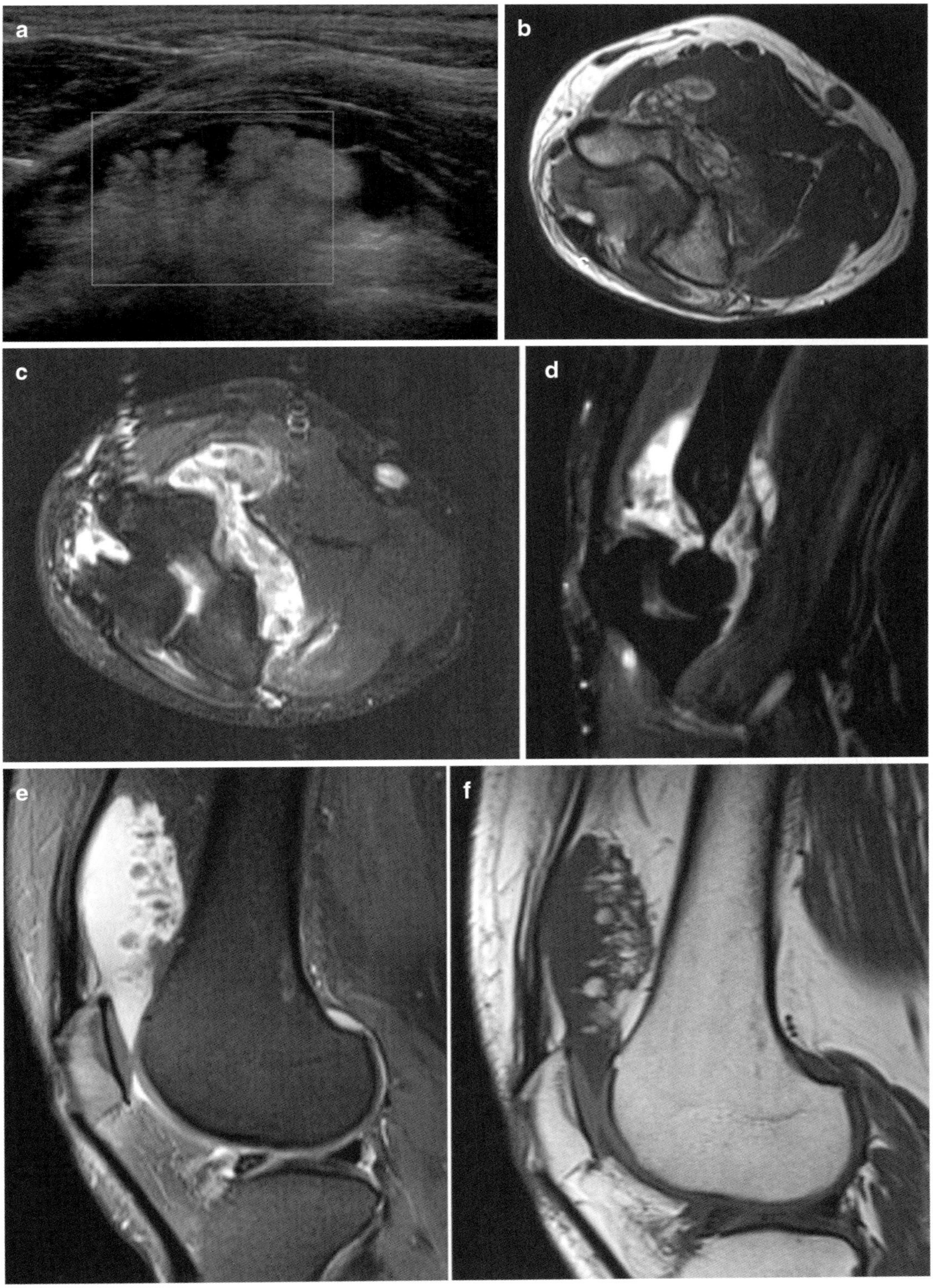
a
b
c
d
e
f

参考文献

1. Amrami KK, Desy NM, Stanley DW, Skinner JA, Felmlee JP, Barger AV, Block WF, Spinner RJ (2007) Evaluation of ganglion cysts using vastly undersampled isotropic projection reconstruction (VIPR). J Magn Reson Imaging 26(3):768–772
2. Ananthi Kumarasamy S, Kannadath BS, Soundamourthy S, Subramanian A, Sinhasan SP, Bhat RV (2014) Semimembranosus ganglion cyst. Anat Cell Biol 47:207–209
3. Andrikoula S, Vasiliadis H, Tokis A, Kosta P, Batistatou A, Georgoulis A (2007) Intra-articular ganglia of the knee joint associated with the anterior cruciate ligament: a report of 4 cases in 3 patients. Arthroscopy 23:800.e1–800.e6
4. Apostolaki E, Davies AM, Evans N, Cassar-Pullicino VN (2000) MR imaging of lumbar facet joint synovial cysts. Eur Radiol 10:615–623
5. Barland P, NovokoffAB HD (1962) Electron microscopy of the human synovial membrane. J Cell Biol 14:207
6. Beaman F, Peterson J (2007) MR imaging of cysts, ganglia, and bursae about the knee. Radiol Clin N Am 45:969–982
7. Beaman FD, Peterson JJ (2007) MR imaging of cysts, ganglia, and bursae about the knee. Magn Reson Imaging Clin N Am 15:39–52
8. Billières J, Lascombes P, Peter R (2014) Popliteal cysts: etiologic and therapeutic approach. Rev Med Suisse 10(432):1211–1215
9. Blankenbaker DG, De SAA, Keene JS (2006) Sonography of the iliopsoas tendon and injection of the iliopsoas bursa for diagnosis and management of the painful snapping hip. Skeletal Radiol 35:565–571
10. Botchu R, Esler CN, Lloyd DM, Rennie WJ (2013) Ganglia arising from the transverse acetabular ligament: a report of two cases. J Orthop Surg 21(3):380–382
11. Campbell SE, Sanders TG, Morrison WB (2001) MR imaging of meniscal cysts: incidence, location, and clinical significance. AJR Am J Roentgenol 177:409–413
12. Cao Y, Jones G, Han W, Antony B, Wang X, Cicuttini F, Ding C (2014) Popliteal cysts and subgastrocnemius bursitis are associated with knee symptoms and structural abnormalities in older adults: a cross-sectional study. Arthritis Res Ther 16:R59
13. Chang YM, Chan CP, Kung Wu SF, Hao SP, Chang LC (1997) Ganglion cyst and synovial cyst of the temporomandibular joint. Two case reports. Int J Oral Maxillofac Surg 26:179–181
14. Chatra PS (2012) Bursae around the knee joints. Indian J Radiol Imaging 22(1):27–30
15. Chen AC, Lee WC, Hsu KY, Chan YS, Yuan LJ, Chang CH (2010) Arthroscopic ganglionectomy through an intrafocal cystic portal for wrist ganglia. Arthroscopy 26:617–622
16. Christophis P, Asamoto S, Kuchelmeister K, Schachenmayr W (2007) "Juxtafacet cysts", a misleading name for cystic formations of mobile spine (CYFMOS). Eur Spine J 16:1499–1505
17. de Bruijn KMJ, Franssen G, van Ginhoven TM (2013) A stepwise approach to 'groin pain': a common symptom, an uncommon cause. BMJ Case Rep 16:2013
18. De Keersmaeker A, Peters B, Pilate I, Bosmans JL,Vanhoenacker FM (2016). Ongewone zwelling aan de binnenenkel bij een 17-jarige skater. Ortho-Rhumato 14(1):14–16
19. Deng DY, Yee K, Burkhalter W, Okimoto KC, Kon K, Kurahara DK (2014) An intra-articular ganglion cyst in a patient with juvenile idiopathic arthritis. Pediatric Rheumatol 12:14. doi:10.1186/1546-0096-12-14. eCollection 2014
20. Dhillon M, Prasad P, Goel A, Kar A (2009) Giant osteochondral body in a popliteal cyst. Indian J Orthop 43(1):93–96
21. Dressler F, Wermes C, Schirg E, Thon A (2008) Popliteal venous thrombosis in juvenile arthritis with Baker cysts: report of 3 cases. Pediatr Rheumatol Online J 6:12
22. El Andaloussi Y, Fnini S, Hachimi K, Ouarab M, Trafeh M (2006) Osteochondromatosis of a popliteal bursa. Joint Bone Spine 73:219–220
23. Fang CSJ, McCarthy CL, McNally EG (2004) Intramuscular dissection of Baker's cysts: report on three cases. Skeletal Radiol 33:367–371
24. Fletcher CDM, Bridge JA, Hogendoorn PCW, Mertens F (eds) (2013) WHO classification of tumours of soft tissue and bone. IARC Press, Lyon
25. Fritschy D, Fasel J, Imbert JC, Bianchi S, Verdonk R, Wirth CJ (2006) The popliteal cyst. Knee Surg Sports Traumatol Arthrosc 14:623–628
26. Frush TJ, Noyes FR (2015) Baker's cyst: diagnostic and surgical considerations. Sports Health 7(4):359–365
27. Ganau M, Ennas F, Bellisano G, Ganau L, Ambu R, Faa G, Maleci A (2013) Synovial cysts of the lumbar spine – pathological considerations and surgical strategy. Neurol Med Chir 53(2):95–102
28. Giard MC, Pineda C (2015) Ganglion cyst versus synovial cyst? Ultrasound characteristics through a review of the literature. Rheumatol Int 35(4): 597–605
29. Goldberg RP, Genant HK (1978) Calcified bodies in popliteal cysts: a characteristic radiographic appearance. AJR Am J Roentgenol 131:857–859
30. Guermazi A, Hayashi D, Roemer FW, Niu J, Yang M, Lynch JA, Torner JC, Lewis CE, Sack B, Felson DT, Nevitt MC (2010) Cyst-like lesions of the knee joint and their relation to incident knee pain and development of radiographic osteoarthritis: the MOST study. Osteoarthritis Cartilage 18(11):1386–1392
31. Guolong M, Zhi G, Yong H (2013) An intratendinous ganglion cyst causing impingement between the anterior cruciate ligament and anterior root of the medial meniscus: a case report. BMC Sport Sci Med Rehabil 5:22
32. Hallel T, Lew S, Bansal M (1988) Villous lipomatous proliferation of the synovial membrane (lipoma arborescens). J Bone Joint Surg 70A:264–270
33. Handy JR (2001) Popliteal cysts in adults: a review. Semin Arthritis Rheum 31:108–118

34. Hayashi D, Roemer FW, Dhina Z, Kwoh CK, Hannon MJ, Moore C, Guermazi A (2010) Longitudinal assessment of cyst-like lesions of the knee and their relation to radiographic osteoarthritis and MRI-detected effusion and synovitis in patients with knee pain. Arthritis Res Ther 12:R172
35. Heng-Kun W, Yan-Ling G, Wen-Feng Z, Zhe S, Ren-Xin W, Xiao-Tao Z (2014) Ganglion cyst of the temporomandibular joint. Rev Stomatol Chir Maxillofac Chir Orale 115:62–64
36. Herman AM, Marzo JM (2014) Popliteal cysts: a current review. Orthopedics 37(8):e678–e684
37. Hill CL, Gale DR, Chaisson CE, Skinner K, Kazis L, Gale ME, Felson DT (2003) Periarticular lesions detected on magnetic resonance imaging: prevalence in knees with and without symptoms. Arthritis Rheum 48(10):2836–2844
38. Hulet C, Souquet D, Alexandre P, Locker B, Beguin J, Vielpeau C (2004) Arthroscopic treatment of 105 lateral meniscal cysts with 5-year average follow-up. Arthroscopy 20(8):831–836
39. James SL, Connell DA, Bell J, Saifuddin A (2007) Ganglion cysts at the gastrocnemius origin: a series of ten cases. Skeletal Radiol 36:139–143
40. Janzen DL, Peterfy CG, Forbes JR, Tirman PFJ, Genant HK (1994) Cystic lesions around the knee joint: MR imaging findings. AJR Am J Roentgenol 163:155–161
41. Ji JH, Shafi M, Kim WY, Park SH, Cheon JO (2007) Compressive neuropathy of the tibial nerve and peroneal nerve by a Baker's cyst: case report. Knee 14(3):249–252
42. Kang CN, Kim DW, Kim DJ, Kim SJ (1999) Intra-articular ganglion cysts of the knee. Arthroscopy 15(4):373–378
43. Kang JH, Koh IH, Kim JS, Choi JR (2013) Coexisting intraarticular disorders are unrelated to outcomes after arthroscopic resection of dorsal wrist ganglions. Clin Orthop Relat Res 471:2212–2218
44. Kim SK, Park JM, Choi JE, Rhee SK, Shim SI (2010) Intratendinous ganglion cyst of the semimembranosus tendon. Br J Radiol 83:e79–e82
45. Klauser AS, Faschingbauer R, Bauer T, Wick MC, Gabl M, Arora R, Cotten A, Martinoli C, Jaschke WR (2010) Entrapment neuropathies II: carpal tunnel syndrome. Semin Musculoskelet Radiol 14(5):487–500
46. Kobayashi H, KotouraY HM, TsuboyamaT SH, Konishi J (1996) Periosteal ganglion of the tibia. Skelet Radiol 25:381–383
47. Krudwig WK, Schulte KK, Heinemann C (2004) Intra-articular ganglion cysts of the knee joint: a report of 85 cases and review of the literature. Knee Surg Sports Traumatol Arthrosc 12:123–129
48. Kusakabe T, Kasama F, Aizawa T, Sato T, Kokubun S (2006) Facet cyst in the lumbar spine: radiological and histopathological findings and possible pathogenesis. J Neurosurg Spine 5:398–403
49. Kwak KW, Kim MS, Chang CH, Kim SH (2011) Ulnar nerve compression in Guyon's canal by ganglion cyst. J Korean Neurosurg Soc 49:139–141
50. Ladak A, Spinner RJ, Amrami KK, Howe BM (2013) MRI findings in patients with tibial nerve compression near the knee. Skeletal Radiol 42(4):553–559
51. Legaye J, Lenfant P, Delos M (2004) Arthrosynovial cyst of the hip after total hip arthroplasty with a ceramic-on-ceramic interface. Rev Chir Orthop Reparatrice Appar Mot 90(5):475–478
52. Levien LJ, Benn CA (1998) Adventitial cystic disease: a unifying hypothesis. J Vasc Surg 28:193–205
53. Lunhao B, Yu S, Jiashi W (2011) Diagnosis and treatment of ganglion cysts of the cruciate ligaments. Arch Orthop Trauma Surg 131:1053–1057
54. Magee T, Hinson G (2000) Association of paralabral cysts with acetabular disorders. AJR Am J Roentgenol 174(5):1381–1384
55. Magerkurth O, Jacobson JA, Girish G, Brigido MK, Bedi A, Fessell D (2012) Paralabral cysts in the hip joint: findings at MR arthrography. Skeletal Radiol 41:1279–1285
56. Malghem J, Lebon C, Vandeberg B, Maldague B, Lecouvet F (2004) Les kystes mucoides atypiques. In: Laredo JD, Tomeni B, Malghem J et al (eds) Conduite a tenir devant une image osseuse ou des parties molles d'allure tumorale. Sauramps Medical, Montpellier, pp 363–376
57. Malghem J, Vande berg BC, Lebon C, Lecouvet FE, Maldague BE (1998) Ganglion cysts of the knee: articular communication revealed by delayed radiography and CT after arthrography. Am J Roentgenol 170:1579–1583
58. Marano AA, Therattil PJ, Ajibade DV, Datiashvili RO (2015) Ganglion cyst of the peroneus longus. Eplasty 15:ic20, eCollection
59. Marra MD, Crema MD, Chung M, Roemer FW, Hunter DJ, Zaim S, Diaz L, Guermazi A (2008) MRI features of cystic lesions around the knee. Knee 15:423–438
60. Maynou C, Mestdagh H, Butruille Y, Lecomte-Houcke M (1997) Compression of the ulnar nerve at the wrist due to an arthro-synovial cyst. Apropos of 2 cases. Ann Chir Main Memb Super 16(2):146–151
61. McCarthy CL, McNally EG (2004) The MRI appearance of cystic lesions around the knee. Skeletal Radiol 33:187–209
62. McCarthy JC, Noble PC, Schuck MR, Wright J, Lee J (2001) The watershed labral lesion: its relationship to early arthritis of the hip. J Arthroplasty 16(8 Suppl 1):81–87
63. Meredith DS, Losina E, Neumann G, Yoshioka H, Lang PK, Katz JN (2009) Empirical evaluation of the inter-relationship of articular elements involved in the pathoanatomy of knee osteoarthritis using magnetic resonance imaging. BMC Musculoskelet Disord 10:133
64. Metyas SK, LumCA RAS, Vaysburd M, Forrestier DM, Quismorio FP (2003) Inflammatory arthritis secondary to metastatic gastric cancer. J Rheumatol 30:2713–2715
65. Michaelides M, Papas S, Pantziara M, Ioannidis K (2014) High spatial resolution MRI of cystic adventitial disease of the iliofemoral vein communicating with the hip joint. Cardiovasc Intervent Radiol 37:271–274
66. Miller TT, Staron RB, Koenigsberg T, Levin TL, Feldman F (1996) MR imaging of Baker cysts: association with internal derangement, effusion and degen-

erative arthropathy. Radiology 201:247–250
67. Moretti B, Patella V, Mouhsine E, Pesce V, Spinarelli A, Garofalo R (2007) Multilobulated popliteal cyst after a failed total knee arthroplasty. Knee Surg Sports Traumatol Arthrosc 15(2):212–216
68. Nahra ME, Bucchieri JS (2011) Open and arthroscopic excision of ganglion cyst and related tumors. In: Wiesel SW (ed) Operative techniques in orthopaedic surgery, vol 3. Lippincott Williams & Wilkins p, Philadelphia, pp 3010–3021
69. Nahra ME, Bucchieri JS (2004) Ganglion cysts and other tumor related conditions of the hand and wrist. Hand Clin 20:249–260
70. Niggemann P, Grosskurth D, Beyer HK (2009) Pathomechanisms of spinal canal stenosis – upright MRI image gallery. Z Orthop Unfall 147:205–209
71. Niggemann P, Kuchta J, Hoeffer J, Grosskurth D, Beyer HK, Delank KS (2012) Juxtafacet cysts of the lumbar spine: a positional MRI study. Skeletal Radiol 41:313–320
72. Nikolopoulos I, Krinas G, Kipriadis D, Ilias A, Giannakopoulos A, Kalos S (2011) Large infrapatellar ganglionic cyst of the knee fat pad: a case report and review of the literature. J Med Case Reports 5:351
73. Nucci F, Artico M, Santoro A, Bardella L, Delfini R, Bosco S, Palma L (1990) Intraneural synovial cyst of the peroneal nerve: report of two cases and review of the literature. Neurosurgery 26:339–344
74. Oi K, Yoshida T, Shinohara N (2011) Rapid recurrence of cystic adventitial disease in femoral artery and an etiologic consideration for the cyst. J Vasc Surg 53:1702–1706
75. Okada K, Miyake J, Kataoka T, Moritomo H, Murase T, Yoshikawa H (2012) Median nerve neuropathy in the forearm due to recurrence of anterior wrist ganglion that originates from the scaphotrapezial joint: case report. J Brachial Plex Peripher Nerve Inj 7(1):1
76. Park HJ, Jeon YH, Rho MH, Lee EJ, Park NH, Park SI, Jo JH (2011) Incidental findings of the lumbar spine at MRI during herniated intervertebral disk disease evaluation. AJR Am J Roentgenol 196(5):1151–1155
77. Poorteman L, Declercq H, Natens P, Wetzels K, Vanhoenacker F (2015) Intra-articular synovial lipoma of the knee joint. BJR Case Rep. doi:http://dx.doi.org/10.1259/bjrcr.20150061
78. Rendon D, Pescador D, Cano C, Blanco J (2014) Intraneural ganglion cyst on the external popliteal nerve. BMJ Case Rep 2
79. Resnick D (1999) Ganglion. In: Petterson H, Allison D, Resnick D, Boutin RD, Andersson I (eds), The Encyclopaedia of medical imaging. Vol 3: Musculoskeletal and soft tissue imaging, NICER Institute, Oslo, p 176
80. Roth J, Scheer I, Kraft S, Keitzer R, Riebel T (2006) Uncommon synovial cysts in children. Eur J Pediatr 165(3):178–181
81. Sameshima T, Shibahashi K, Nozaki T, Akabane A, Kihara A, Horiuchi H, Morita A (2013) Atlantoaxial intraspinal juxtafacet cyst. Neurol Med Chir 53(2):125–128
82. Sanamandra SK, Ong KO (2014) Lipoma arborescens. Singapore Med J 55(1):5–11
83. Saremi H, Yavarikia A, Karbalaeikhani A (2014) Intra-articular ganglion cyst of the long head of the biceps tendon originating from the intertubercular groove. Arch Bone J Surg 2(3):232–233
84. Shahid KR, Hébert-Blouin MN, Amrami KK, Spinner RJ (2011) Extraneural rupture of intraneural ganglion cysts. J Surg Orthop Adv 20(2):136–141
85. Sherman PM, Matchette MW, Sanders TG, Parsons TW (2003) Acetabular paralabral cyst: an uncommon cause of sciatica. Skeletal Radiol 32(2):90–94
86. Shetty GM, Nha KW, Wang KH, Choi JY, Kim DH, Chae DJ (2009) Central popliteal mass due to communicating posterior cruciate ligament cyst: an indication for a combined approach. Arthroscopy 25(9):1051–1053
87. Soler T, Rodriguez E, Bargiela A, Da Riba M (1998) Lipoma arborescens of the knee: MR characteristics in 13 joints. J Comput Assist Tomogr 22:605–609
88. Spinner RJ, Atkinson JL, Scheithauer BW, Rock MG, Birch R, Kim TA, Kliot M, Kline DG, Tiel RL (2003) Peroneal intraneural ganglia: the importance of the articular branch. Clin Ser J Neurosurg 99:319–329
89. Spinner RJ, Atkinson JL, Tiel RL (2003) Peroneal intraneural ganglia: the importance of the articular branch. A unifying theory. J Neurosurg 99:330–343
90. Spinner RJ, Desy NM, Agarwal G et al (2013) Evidence to support that adventitial cysts, analogous to intraneural ganglion cysts, are also joint-connected. Clin Anat 26:267–281
91. Spinner RJ, Edwards PK, Amrami KK (2006) Application of three-dimensional rendering in joint-related ganglion cysts. Clin Anat 19(4):312–322
92. Spinner RJ, Hebert-Blouin MN, Maus TP, Atkinson JL, Desy NM, Amrami KK (2010) Evidence that atypical juxtafacet cysts are joint derived. J Neurosurg Spine 12:96–102
93. Spinner RJ, Scheithauer BW, Desy NM, Rock MG, Holdt FC, Amrami KK (2006) Coexisting secondary intraneural and vascular adventitial ganglion cysts of joint origin: a causal rather than a coincidental relationship supporting an articular theory. Skeletal Radiol 35(10):734–744
94. Spinner RJ, Wang H, Howe BM, Colbert SH, Amrami KK (2012) Deep ulnar intraneural ganglia in the palm. Acta Neurochir 154:1755–1763
95. Stein D, Cantlon M, Mackay B, Hoelscher C (2013) Cysts about the knee: evaluation and management. J Am Acad Orthop Surg 21(8):469–479
96. Teefey SA, Dahiya N, Middleton WD, Gelberman RH, Boyer MI (2008) Ganglia of the hand and wrist: a sonographic analysis. AJR Am J Roentgenol 191(3):716–720
97. Telischak NA, Wu JS, Eisenberg RL (2014) Cysts and cystic-appearing lesions of the knee: a pictorial essay. Indian J Radiol Imaging 24(2):182–191
98. Tirman PF, Feller JF, Janzen DL, Peterfy CG, Bergman AG (1994) Association of glenoid labral cysts with labral tears and glenohumeral instability: radiologic findings and clinical significance. Radiology 190(3):653–658
99. Torreggiani WC, Al-Ismail K, Munk PL, Roche C,

Keogh C, Nicolaou S, Marchinkow LP (2002) The imaging spectrum of Baker's (popliteal) cysts. Clin Radiol 57:681–691
100. Traistaru R, Popecku R, Gruia C, Rogoveanu O (2013) A complex assessment of patients with knee osteoarthritis and Baker's cyst: observational study. Rom J Morphol Embryol 54(3):593–601
101. Tschirch FTC, Schmid MR, Pfirrmann CWA, Romero J, Hodler J, Zanetti M (2003) Prevalence and size of meniscal cysts, ganglionic cyst, synovial cysts of the popliteal space, fluid-filled bursae, and other fluid collections in asymptomatic knees on MR imaging. AJR Am J Roentgenol 180:1431–1436
102. Underwood JCE, Hunter J (2004) Underwood JCE general and systemic aethology. Churchill Livingstone, Edinburgh
103. Vandevenne JE, Vanhoenacker F, Hauben E, De Schepper AM (1997) Nosologie des kystes para-articulaires. In: Bard H, Drapé JL, Goutallier D, Laredo JD (eds) Le genou traumatiqueet dégéneratif. Sauramps Médical, Montpellier, pp 293–303
104. Vanhoenacker FM, Van de Perre S, De Vuyst D, De SAM (2003) Proceeding of the meeting of the KBVR-SRBR Osteo-articular section Brussels, June 21, 2003. Cystic lesions around the knee. JBR-BTR 86:302–304
105. Vanhoenacker FM, Vandevenne JE, De Schepper AM, De Leersnijder J (2000) Letter to the editor. Regarding "adventitial cystic disease: a unifying hypothesis". J Vasc Surg 31:621–622
106. Vanhoenacker FM, Verstraete KL (2015) Soft tissue tumors about the shoulder. Semin Musculoskelet Radiol 9(3):284–299
107. Van Holsbeeck M, Introcaso JH (2001) Sonography of bursae. In: Van Holsbeeck M, Introcaso JH (eds) Musculoskeletal ultrasound, 2nd edn. Mosby, St Louis, pp 131–169
108. Vasilevska V, Szeimies U, Staebler A (2008) MRI diagnosis of Baker cyst and significance of associated medial compartment knee osteoarthritis. Radiol Oncol 42(2):51–58
109. Vasilevska Violeta (2009) Assessment of radiological staging and histopathological correlation in management of musculoskeletal soft tissue tumors. Doctoral thesis Medical Faculty, University Ss.Cyril and Methodius, Skopje, Macedonia. pp 90–91
110. Vilanova JC, Barcelo J, Villalon M, Aldoma J, Delgado E, Zapater I (2003) MR imaging of lipoma arborescens and the associated lesions. Skeletal Radiol 32:504–509
111. Vilchez F, Erquicia J, Pelfort X, Monllau JC (2009) Symptomatic ganglions in the knee joint. Report of three cases and literature review. Acta Ortop Mex 23(4):223–227
112. Weyns F, Bringmans T, Vandevenne J, Daenekindt T, Van Goethem A, Wuyts J, Vanormelingen L, Vandersteen M (2012) Peripheral neuropathy caused by joint-related cysts: a review of 17 cases. Acta Neurochir 154(10):1741–1753
113. Ward EE, Jacobson JA, Fessel DP, Hayes CW, Van Holsbeeck M (2001) Sonographic detection of Baker's cysts: comparison with MR imaging. AJR Am J Roentgenol 176:373–380
114. Wang SC, Chhem RK, Cardinal E, Cho KH (1999) Joint sonography. Radiol Clin North Am 37:653–668
115. Yukata K, Nakai S, Goto T, Ikeda Y, Shimaoka Y, Yamanaka I, Sairyo K, Hamawaki J (2015) Cystic lesion around the hip joint. World J Orthop 6(9):688–704

第 21 章

假瘤性病变

Filip M.Vanhoenacker,Meriem Mechri Rekik,Rodrigo Salgado

21.1 引言

肿瘤样软组织病变是临床常见的问题。其病因非常广泛,涵盖了单纯的解剖变异、创伤后事件、代谢性疾病及许多其他原因。它们的共同特征是,多为反应性病变。这些病变中许多是自限性的,或者不需要显著的干预。

虽然临床上可以统计软组织肿瘤的发生率,但由于多种原因,假瘤性病变的发生率则难以估计。首先,许多患者不会因良性病变或正常解剖变异到医院就诊。此外,许多放射科医生不熟悉非肿瘤性肿块的疾病谱,所以,更容易混淆这些假瘤性病变和"真正"肿瘤。因此,在许多情况下,需要对这些假瘤样肿块进行活检才能明确诊断。

在本章中,我们将讨论感染性和炎性假瘤性病变、血肿和痛风,以及可能类似肿瘤性疾病的正常变异和血管性病变。其他假瘤性病变,如腱鞘囊肿和滑膜囊肿(见第 20 章)和树枝状脂肪瘤(见第 12 章和第 20 章)将在本书的其他章节中讨论。

21.2 临床和影像学表现

21.2.1 正常解剖变异与肌肉异常

肌肉解剖结构的变异可以类似软组织肿瘤,从而造成不必要的手术[175]。上肢的肌肉异常或变异包括副掌长肌(图 21.1)、小鱼际肌重复畸形、示指伸肌和趾短伸肌异常和 Langer 腋弓[175]。

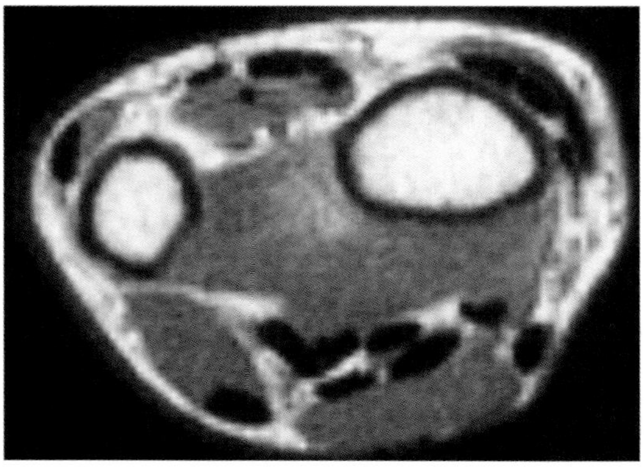

图 21.1 15 岁男孩,副掌长肌。钆剂增强后轴位 T1WI。MRI 显示位于指屈肌腱表面的肿块,其 MRI 特征与正常骨骼肌相似。

在下肢中，正常解剖变异几乎完全发生在比目鱼肌[52]。虽然副比目鱼肌在出生时就存在，但直到青春期末才因体力活动增加而引起的肌肉肥大才显现出来，尤其在运动员中[139]。副比目鱼肌出现于比目鱼肌深面或比目鱼肌线，表现为内侧踝与跟腱之间的软组织肿块[52,139]。多达 25%的患者可能出现跟骨内侧无症状的软组织肿胀[139](图 21.2)。当出现症状时，可能是因密闭筋膜腔压力增高导致的局部缺血引起，且活动时加重[52]。

肌肉自筋膜疝出形成肌肉疝，也类似软组织肿瘤。常见于运动员、士兵或其他需要对腿部施加巨大压力的职业人群。大多数肌肉疝都是由体质因素引起的，肌肉过度紧张或肥大导致筋膜结构在特定的先天性薄弱部位破裂而发病[118]。胫前筋膜腔是肌肉疝的好发部位，表现为可触及的软组织肿块[85]。也可发生于趾长伸肌、腓骨长肌、腓骨短肌和腓肠肌[118]。肌肉疝可无症状，或在运动后出现明显症状[81,118]。肌肉疝既可以双侧或多处发病[27](图 21.3)。

肌肉异常的诊断主要是基于对常见部位和影像学病变特征的认识。解剖变异和肌肉疝都可以通过超声检查显示，可疑肿块与正常肌肉组织具有相同的超声表现。动态评估能进一步提高诊断的准确性。如无邻近的水肿或挫伤，这些病变的 MRI 信号特征在所有脉冲序列上都与骨骼肌相同。当诊断存在疑问时，通过踝关节被动背伸和跖屈进行动态 MRI 检查，可以更好地评估肌肉疝的形状和大小变化[27,118]。虽然可以对筋膜缺损处进行 MRI 检查，但操作难度较大。

其他的变异还包括副乳或副乳头，也类似软组织肿瘤(图 21.4)，副乳常位于原始乳腺线的上方或下方，接近正常乳腺位置，是最常见的先天性乳房畸形[103]。其他更罕见的位置包括腋窝、肩胛骨、大腿和外阴等部位[102]，因为原始的乳腺线从腋窝延伸至腹股沟。副乳患者可无症状，但也可出现肿胀和疼痛。由于副乳会经历与正常乳腺组织相同的生理变化和病理过程，因此，它可能在月经初潮、妊娠、哺乳或在良性和恶性乳腺疾病情况下引发关注[46,67]。

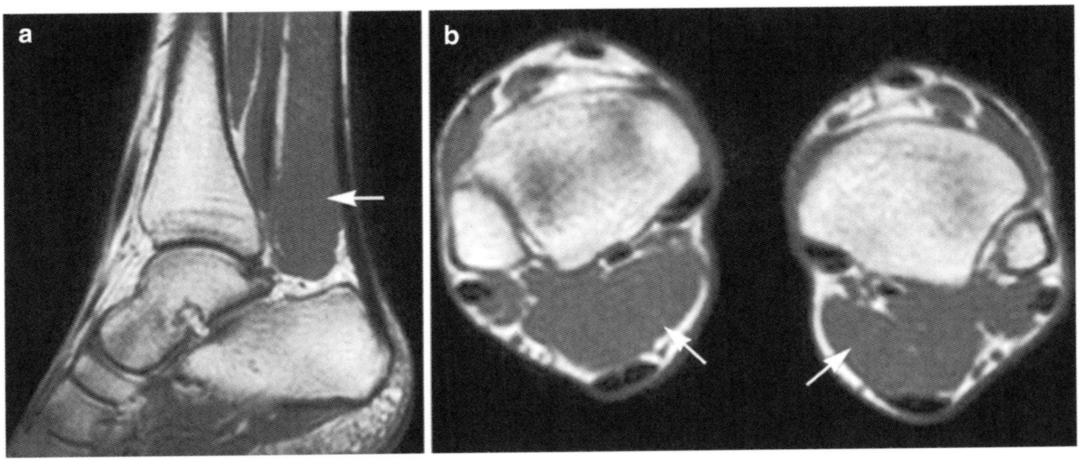

图 21.2 成年男性，副比目鱼肌。(a)矢状位 SE T1WI。(b)轴位 SE T1WI。在 Kager 脂肪三角内、跟腱前方的肌腹(箭头所示)。信号强度和双侧异常表现支持副比目鱼肌诊断。

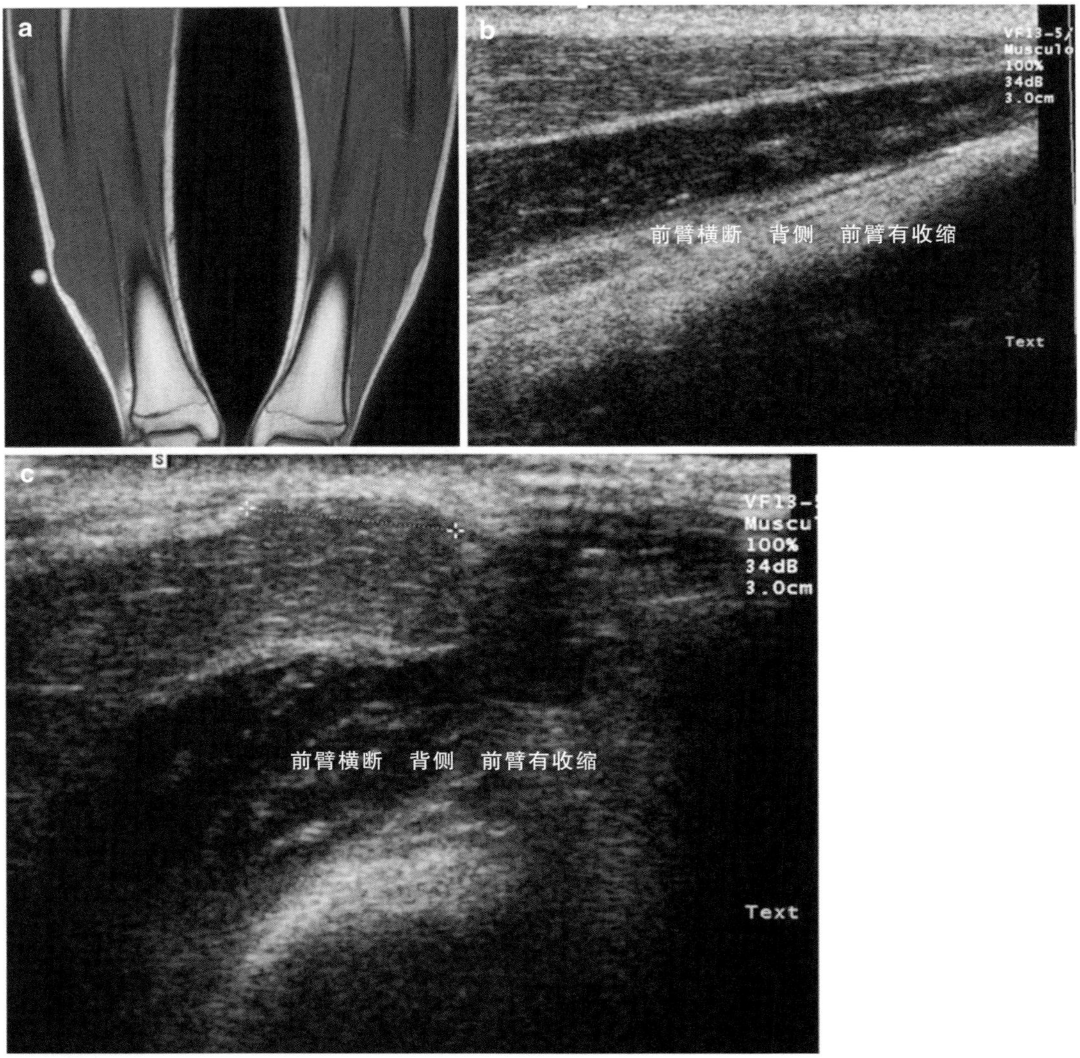

图 21.3 两名不同患者的肌肉疝。(a)15 岁男性长期存在的双侧肌肉疝。冠状位 SE T1WI。可见腓骨肌室的局灶性隆起，右侧更为明显。正如预料的那样，该突出的肿块具有和正常肌肉组织相同的信号特征(b,c)。另一患者前臂无肌肉收缩(图 b)和有肌肉收缩(图 c)的超声检查。蘑菇状病变通过浅表筋膜的局部缺损疝出。该病变仅在肌肉收缩时可见(图 c)。

21.2.2 炎性和感染性病变

21.2.2.1 蜂窝织炎

急性感染性蜂窝织炎是局限于皮下脂肪组织而并未延伸到皮肤浅筋膜下的感染(图 21.5)。常与 A 组溶血性链球菌感染有关。蜂窝织炎仅在少数情况下表现为软组织肿块[174]。可伴发脓肿、引流淋巴管炎、区域性淋巴结炎、骨髓炎和化脓性关节炎等[79]。淋巴水肿表现可与感染性蜂窝织炎相似，但后者比淋巴水肿更局限，前者往往累及整个肢体。

CT 表现为皮下脂肪弥漫性浸润和皮肤增厚。MRI 上，蜂窝织炎表现为边界不清的

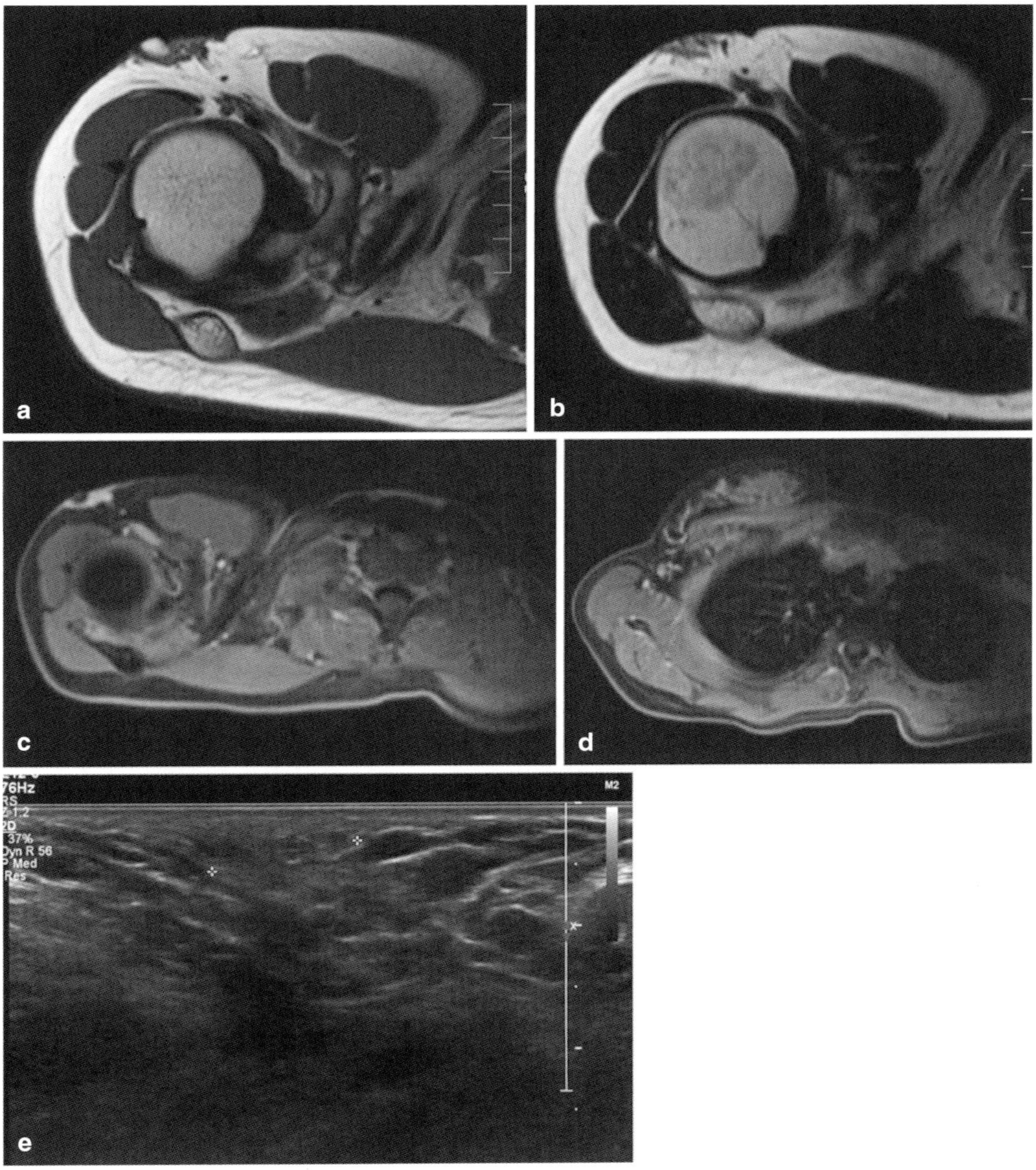

图 21.4　21 岁女性，右腋窝出现可触及肿块。病变在月经周期的后半段增大并有轻微疼痛。(a)轴位 T1WI。(b)轴位 T2WI。(c,d)静脉注射钆对比剂前(图 c)和后(图 d)的轴位 FS T1WI。在两种脉冲序列中，右腋窝前外侧均可见一小软组织“肿块”，其信号强度与正常相邻乳腺组织相似。该病变强化情况与乳腺组织相似(图 d)。US 显示其回声与乳腺组织相似(e)。

区域，T1WI 呈低信号，T2WI 呈高信号[150]。当 T2WI 上皮下软组织局限性增厚并伴有液体积聚，或皮下组织、浅表筋膜，或两者都出现对比增强时，可诊断为蜂窝织炎[165]。T2WI 最适用于评估感染软组织受累深度[150]。然而，由于 MRI 的敏感性高于特异性，因而深筋膜受累的程度可能被高估[165]，从而导致误诊为坏死性筋膜炎。

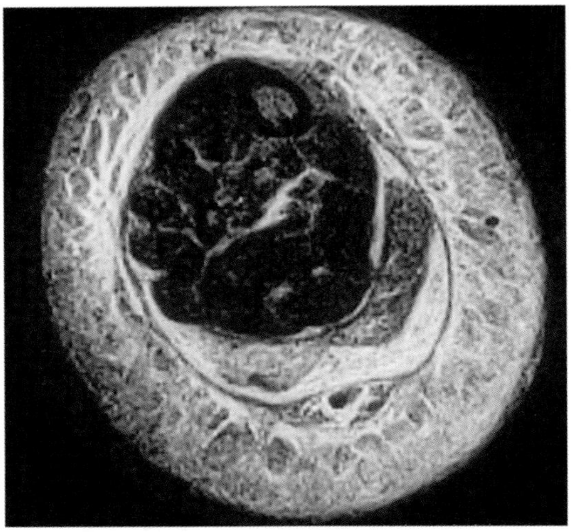

图 21.5 24 岁女性，小腿感染。轴位 TSE T2WI。皮肤和皮下脂肪层增厚，并伴有大量高信号分隔，代表组织水肿/蜂窝织炎。腓肠肌出现萎缩，信号异常。

21.2.2.2 坏死性筋膜炎

坏死性筋膜炎是一种累及深筋膜的软组织感染，较罕见。好发于老年人，尤其患恶性肿瘤、营养不良及酗酒或滥用药物的患者。也可在创伤后或手术伤口中的异物周围发生。然而，重要的是，也可发生于没有已知风险因素的健康人中。早期识别至关重要，因为该病为外科急症，可突然暴发，死亡率可高达 73%[150]。致病菌主要为 A 组溶血性链球菌和金黄色葡萄球菌，有时两者会协同作用，其他需氧和厌氧病原体也可能参与其中[34]。

坏死性筋膜炎的 MR 表现和蜂窝织炎相似，但其位置更深。在 T2WI 上，深筋膜增厚，信号增高，伴液体积聚及静脉注射对比剂后边缘强化，提示可能存在坏死性筋膜炎[165]。但这并不是坏死性筋膜炎的特异性表现，因为其他非坏死条件可以具有类似的 MR 信号特征[112]。因此，临床相关性是最重要的[34]。

21.2.2.3 淋巴水肿与淋巴管炎

淋巴水肿分为原发性淋巴水肿和继发性淋巴水肿。原发性淋巴水肿多见于儿童，与多种遗传或遗传综合征有关[194]。继发性淋巴水肿可以发生在任何年龄。局部致病原因包括外伤、手术、感染、慢性炎症和放疗等（图 21.6）。亦可继发于某些系统性疾病，此时往往伴有广泛水肿。继发性淋巴水肿通常根据临床表现即可进行诊断。

MRI 可显示慢性淋巴水肿患者的淋巴管畸形[107]。在皮下组织，淋巴水肿表现为弥漫性水肿或与网状淋巴管扩张一致的蜂窝状改变，并在 T2WI 上表现为高信号“湖”样区域[107]。

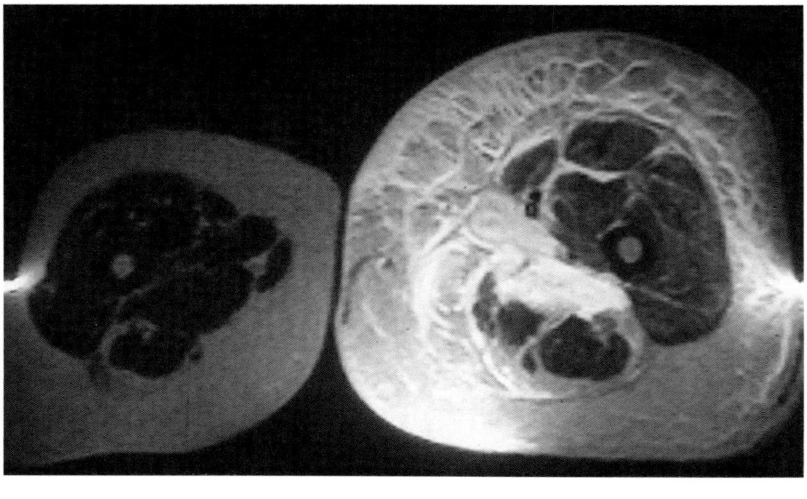

图 21.6 48 岁女性，左大腿淋巴水肿，既往有经手术及放化疗治疗的外阴癌病史。轴位 TSE T2WI。皮下脂肪有明显增厚，可能为盆腔手术的并发症。与对侧下肢相比，左大腿明显增粗，同时可见左内收肌内炎症。

(MR)淋巴造影和淋巴同位素扫描有助于了解淋巴系统的形态与功能[123,194]。

21.2.2.4 脓肿

软组织脓肿是界限清晰的液体积聚，被血管丰富的纤维性假包膜所包围，可表现为无确切病史和症状的软组织肿块[85]，因此，放射科医生应考虑到特征不明的肿块可能是感染所致。1/3 患者为多发[85]。脓肿可并发局部软组织炎症，后者可推移正常肌肉和筋膜[16]。脓肿边界的清楚与否，取决于病原体和炎症程度。

常规 X 线检查对软组织脓肿的诊断意义不大，除非脓肿内含有气体（图 21.7）。超声上软组织脓肿表现为长条形或分叶状液性暗区，在彩色多普勒超声中可显示出周边血管（图 21.8）。在病变内存在气体的情况下，可能出现混杂的声影（图 21.9）。超声亦可用于针吸活检和经皮导管引流的导引定位（图 21.7）。

在 MRI 上，相对于肌肉组织，脓肿 T1WI 呈低或等信号。T2WI 上，脓肿的中心部分常呈高信号，脓肿壁与皮下脂肪相比，呈相等或低信号[85]。T1WI 上，与骨骼肌相比，纤维假包膜信号可变。静脉注射对比剂后，脓肿边缘呈环状强化，与脓肿的炎症反应和细胞成分相对应（图 21.10）。静脉注射对比剂后也可能无强化[85]。

可见不同程度的周围肌肉和皮下组织水肿，T2WI 上表现为高信号。T2WI 上信号不均匀可能与病灶内气体和（或）组织坏死物质有关[190]。

若患者同时有免疫功能低下，上述 MRI 表现可能会有所不同[85]。T2WI 上常见周围水肿，但有时也不存在。同样，T1WI 也并不是都可见假包膜。脓腔内炎性液体可呈不均匀信号[9]。如果内容物黏稠，T1WI 可呈稍

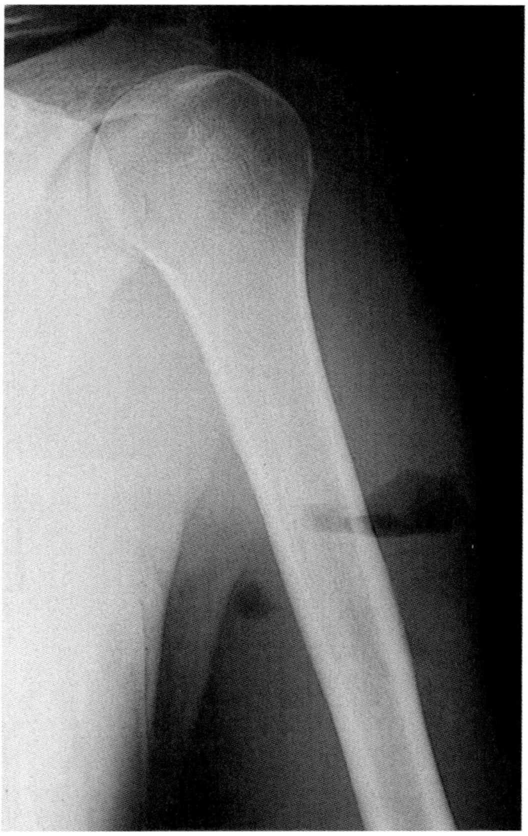

图 21.7 青年男性，上臂气体坏疽。X 线片。局部软组织肿胀内可见气体影及气-液平面，提示为软组织脓肿。

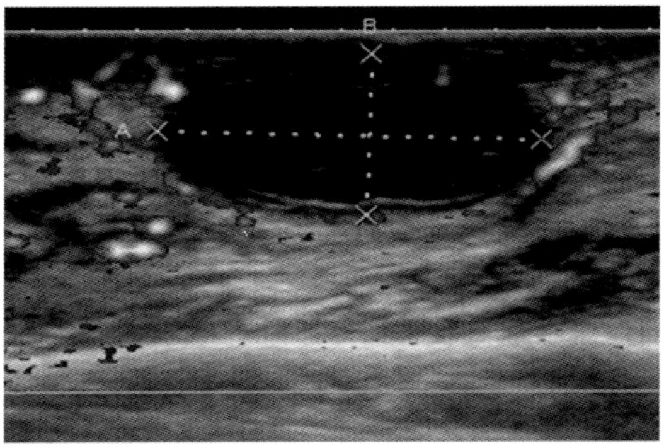

图 21.8 软组织脓肿。超声显示为边缘有彩色多普勒信号的低回声积液。

高信号，但增强扫描无强化[21]。在骨骼附近，软组织脓肿常与骨髓炎或骨膜反应相关

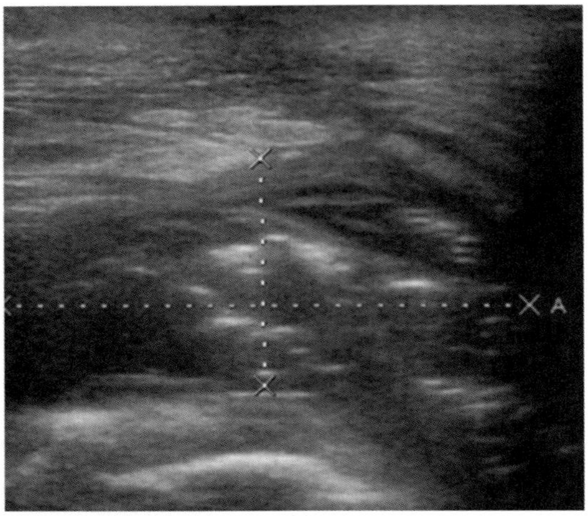

图 21.9 肌内脓肿。超声显示低回声积液，并伴气泡，内部回声混杂。

(图 21.11)。

21.2.2.5 化脓性肌炎

化脓性肌炎，又称细菌性肌炎，是一种罕见的单发或多发骨骼肌脓肿，病因不明。最初其主要出现在热带地区，在这些地区因缺乏鞋履，昆虫叮咬和轻微创伤后得不到及时治疗，可导致化脓性肌炎。然而，糖尿病、HIV 感染和恶性肿瘤等免疫功能受损状况也可导致化脓性肌炎的发生，从而使气候较温和的工业化地区的发病率有所增加[35,90,144,147]。化脓性肌炎被认为是艾滋病最常见的肌肉骨骼并发症之一[144,154]。在 70%~90%的病例中，感染由金黄色葡萄球菌引起[35,90,144,147]。其他病原体，如 A 组链球菌、结核分枝杆菌、鸟胞内分枝杆菌、小行星形诺卡氏菌、新型隐球菌、弓形虫、沙门氏菌和微孢子虫也有报道[195]。

一般来说，正常骨骼肌对细菌感染和脓肿形成有很强的自身抵抗力。因此，一些作者认为潜在的肌肉损伤可能会促进化脓性肌炎的发生。在 20%~50%的病例中，受累的肌肉曾发生创伤[35,72]。

化脓性肌炎的临床病程可分为三个阶段[39]。第一阶段或侵袭期发生在感染后的 2~3 周内，表现为亚急性症状，如局部肿胀，轻微疼痛，发热程度不一，食欲不振。因存在较多的鉴别诊断，此阶段的诊断较为困难。第

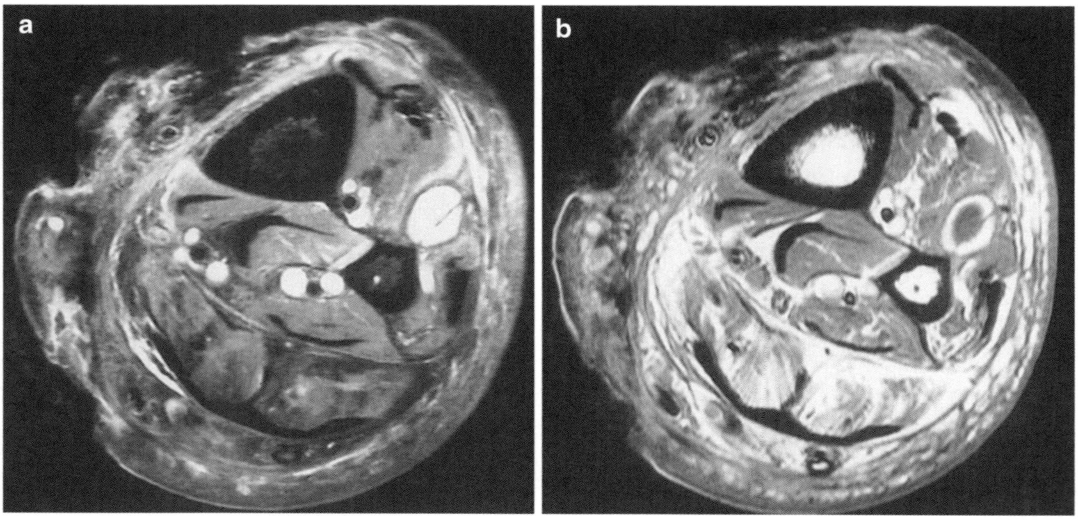

图 21.10 65 岁男性，糖尿病未治疗。(a)轴位 FS PDWI。(b)钆剂增强后轴位 SE T1WI。除弥漫性蜂窝织炎和淋巴水肿外，在小腿趾伸肌和胫骨前肌间可见液体积聚，PDWI 呈高信号(图 a)。对比剂注射后，外周呈环状强化，代表增生肉芽组织形成的脓肿壁(图 b)。

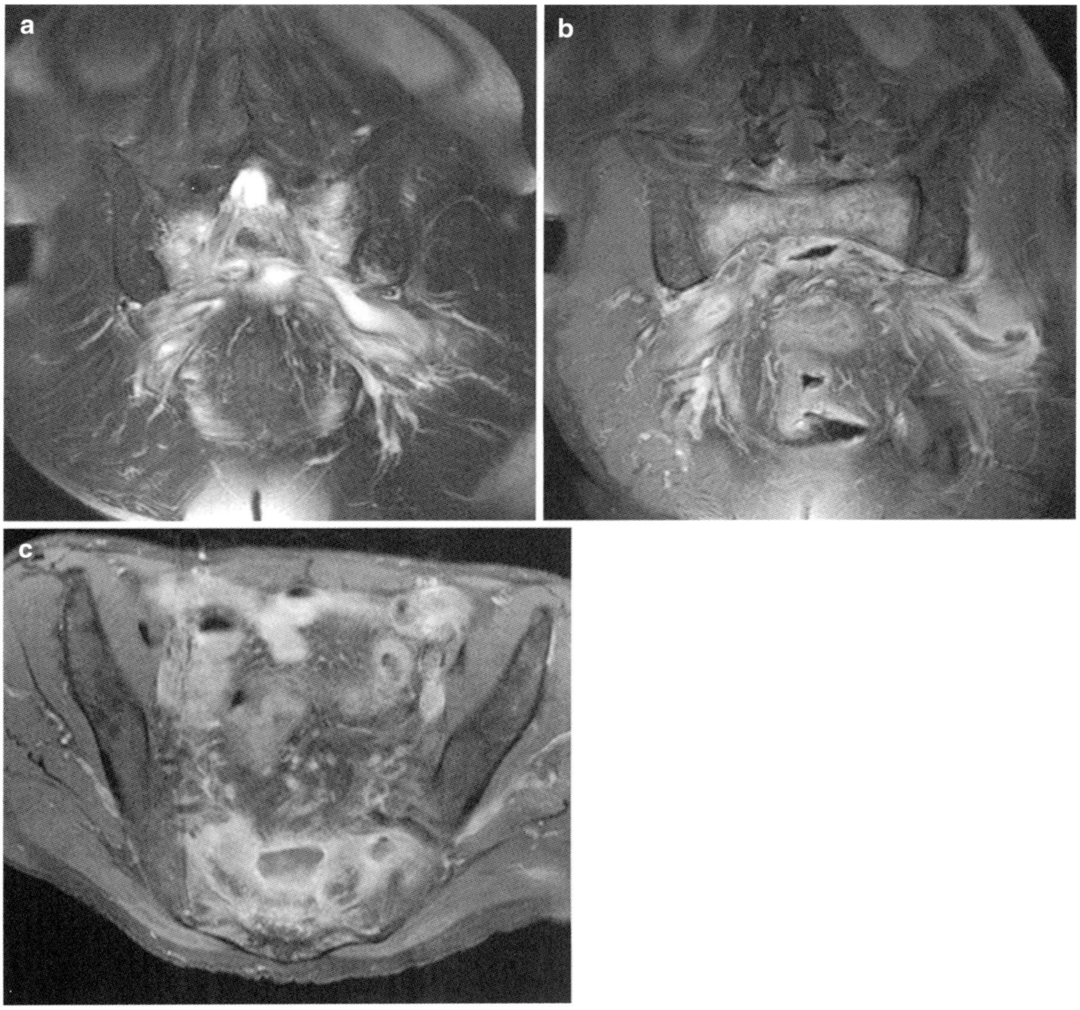

图 21.11 骶骨骨髓炎和多发性盆腔脓肿。(a)斜冠状位 FS T2WI。(b)斜冠状位增强 FS T1WI。(c)轴位增强 FS T1WI。双侧 T2 高信号的骶前积液(图 a)和外周环形强化(图 b,c)。骶骨 T2 信号增高与对比增强,符合骶骨骨髓炎的表现。

二阶段或化脓期,明显的脓肿和脓液形成。高热、寒战、局部压痛、肿胀和肌痛是常见的表现。需要注意的是,化脓性肌炎常无局部红斑和区域性淋巴结炎[45]。此时对病灶进行穿刺抽吸可发现脓液。该病的第三阶段极为严重,甚至出现中毒性休克综合征[8]。然而,当病变位于深部或同时伴一过性菌血症时,可能无症状[144]。

实验室数据并不是化脓性肌炎的特异性数据。白细胞增多和红细胞沉降率升高比较常见,但在中性粒细胞减少症或获得性免疫缺陷综合征晚期患者中可能无这些表现。嗜酸性粒细胞增多仅在热带病例中被报道,可能与寄生虫引起的感染有关[44,45]。有趣的是,肌酸磷酸激酶和醛缩酶水平仍然正常。仅 5%~30%的患者血培养为阳性,1.8%的患者死于败血症和休克[110,195]。15%~30%的病例抽吸脓液培养为阴性[35,44]。

大腿和臀部的肌肉最常受累。化脓性肌炎也可出现于闭孔肌、前锯肌、三角肌、肱三头肌、肱二头肌、髂腰肌、腓肠肌、腹部肌肉和脊柱旁肌肉中(图 21.12)[35,79,90,147]。Fleckenstein 等人的研究显示,43%的艾滋病患者的化脓性肌炎为多灶性[58]。多发病变不仅见于艾滋病,亦可见于在其他病理状态中,如多发性肌炎、卡波西肉瘤和淋巴瘤[58]。

MRI 是确定疾病的确切位置和范围的最精确的检查方法[51],在早期诊断中发挥着关键作用。在 T1WI 上,与周围肌肉组织相比,脓肿积液的信号较低。有时,可发现高信号外周环,可能代表血液分解产物[72,110]。脓肿内的脓液在 T1WI 上可呈等或高信号,这取决于其蛋白含量。T2WI 显示受累的肌肉高信号,周围肌肉组织的信号增高,代表水肿,组织化蜂窝织炎聚集,或充血[154]。静脉注射对比剂可进一步区分存活肌组织和坏死肌肉组织,后者缺乏强化。

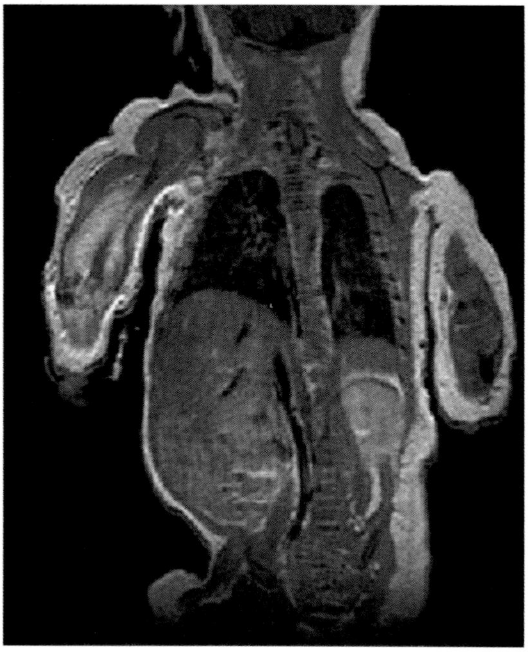

图 21.12　2 岁儿童化脓性肌炎。冠状位 T2WI 显示右上臂肌肉弥漫性信号增高。

有时,化脓性肌炎的影像学表现可能与恶性肿瘤性病变混淆,尤其是在进一步的临床和生化信息不确定时。在鉴别诊断中,支持感染来源的关键因素包括病灶周围炎症反应的浸润及可能伴有蜂窝织炎。然而,在恶性肿瘤既往手术或局部放疗部位可能伴有局部纤维化,这可能会造成鉴别诊断上的困难[72]。核素显像很少用于检测[202],有时可在远离原发病灶的部位发现额外的脓肿[147]。

在疾病的第一阶段,抗生素治疗可以有效地治疗化脓性肌炎,但是在后期,应尽早进行引流, 并将其作为治疗的主要方法,可经皮 CT 或超声引导下穿刺引流或手术切开引流[72]。

21.2.2.6　肌肉囊虫病

人囊虫病是一种由细粒棘球蚴在宿主体内发育导致的寄生虫感染。狗是终宿主,羊是中间宿主,而人类则是偶发的中间宿主。摄入被污染的水或食物及与狗接触是已知的感染途径。该病在多个地区仍然流行,在地中海盆地、中东、南美洲、新西兰、澳大利亚、中亚和中国等地的发病率最高[138]。根据不同的研究,所有囊虫病病例中,包括皮下组织受累在内的肌肉骨骼囊虫病的发病率为 1%~5.4%。多房棘球蚴感染引起的泡型囊虫病较为罕见,但其侵袭性较强,有时类似于恶性病变。肌肉囊虫病可能是原发的,但也可能继发于身体其他部位囊虫病的自发扩散或手术后扩散[87,88]。因为肌肉收缩和乳酸的存在,囊肿在肌肉内的生长较为困难。好发于颈部、躯干和肢体根部肌肉,可能与这些肌肉体积大、血供丰富且活动度低有关[15]。

原发性肌肉囊虫病罕见,文献中仅有个案报道[15,201]。关于下肢原发性皮下囊虫病的报道也仅有少数几例。浅表肌肉囊虫病表现为无痛软组织肿块，具有波动质地且发展缓慢。该肿块可能伴随神经血管压迫症状、破裂时出现炎症、囊肿感染[69]或皮肤瘘管。深部肌肉囊虫病可偶然被发现，特别是腰大肌中的病变相对更为常见[158]。棘球蚴血清学检测结果常为阴性[122]。它在术后监测中特别有用，以便发现局部或远处复发[62]。

肌囊虫病在影像学检查中可能有不同的表现。

对多房性囊肿的显示方面 MRI 优于 US。有时，囊腔内含有大量实性成分，使得其难以与其他软组织肿瘤鉴别[107]。即使在这种情况下，MR 也能显示病灶的囊性性质，因局部往往仍存在囊性特征。

超声和 MRI 是术前诊断的首选影像学检查方法[62]。软组织受累的影像学特征与肝囊虫病相似。囊虫病的超声表现可能各不相同。囊壁常表现为线状回声。单纯性囊肿（Ⅰ型）内部无结构。内、外囊分离囊肿（Ⅱ型）表现为清晰的液体积聚，囊壁局部有裂隙，并在腔内可见“漂浮膜”[17]。多囊性囊肿（Ⅲ型）表现为蜂窝状的、边界清晰的液体积聚，多分隔代表子囊的壁（图 21.13）。多囊或不均匀肌肉囊虫病呈非特异性表现，可类似血肿、脓肿或坏死性软组织肿瘤[62,68]。可见囊肿钙化。CT 对可疑病例、深部肌肉定位和评估囊肿的确切位置及其与神经血管及相邻骨骼的关系有一定价值。MRI 的影像学特征可能因寄生虫所处生命周期的不同阶段而有所差异[162]。典型病灶由一个母囊肿包含多个子囊构成。在 T1WI 上，子囊表现为中等信号的母囊肿内的低信号囊。T2WI 的子囊信号或高或低，部分作者认为这与是否有存活的头节有关[15]。T2WI 上病变周围有一圈低信号囊壁[15]。囊壁由三层组成：内囊、外囊和外膜。外膜是周围正常组织受压并发生炎性反应而形成的，血供丰富，静脉注射对比剂后强化[111,120]（图 21.14 和图 21.15）。囊肿附近软组织受压引起的水肿或急性炎症并不常见，但可能会出现。

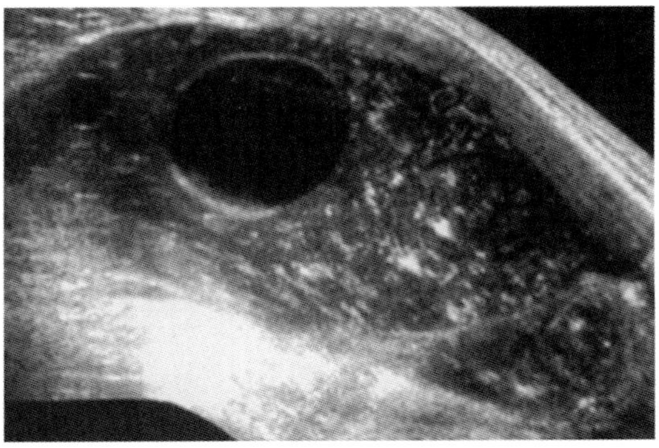

图 21.13　小腿软组织囊虫病。超声显示为边界清晰的多囊性液体积聚，伴有囊泡、钙化和代表棘球蚴砂的小回声。

21.2.2.7　其他炎性肌病

炎性肌病包括局灶性肌炎、结节性肌炎、增生性肌炎及糖尿病性肌肉梗死。临床上，炎性肌病常表现为大腿或小腿弥漫性肿胀，伴或不伴压痛。只有在极少数情况下，表现为孤立的软组织肿块。这些不同疾病的实体只有通过其组织学特征来鉴别[85]，通常需要进行活检以确诊。

在 MRI 上，炎性肌病的特征为 T1WI 上的非局灶性低信号区和 T2WI 的高信号[86]。在 FS T2WI 上，这些弥漫性异常信号会显示的更清晰[74]。鉴别诊断包括感染性肌炎、创伤、肌肉去神经支配、肌肉营养不良（如 Duchenne[106]或 Becker 肌营养不良）、横纹肌溶解症、多发性肌炎、皮肌炎[74]及软组织恶性肿瘤。在大多数情况下，临床和实验室检查将有助于做出正确的诊断。

局灶性肌炎　局灶性肌炎是一种相对罕见的且常为自限性的软组织假瘤，多见于下肢，其中 50%的病例位于大腿，25%位于小

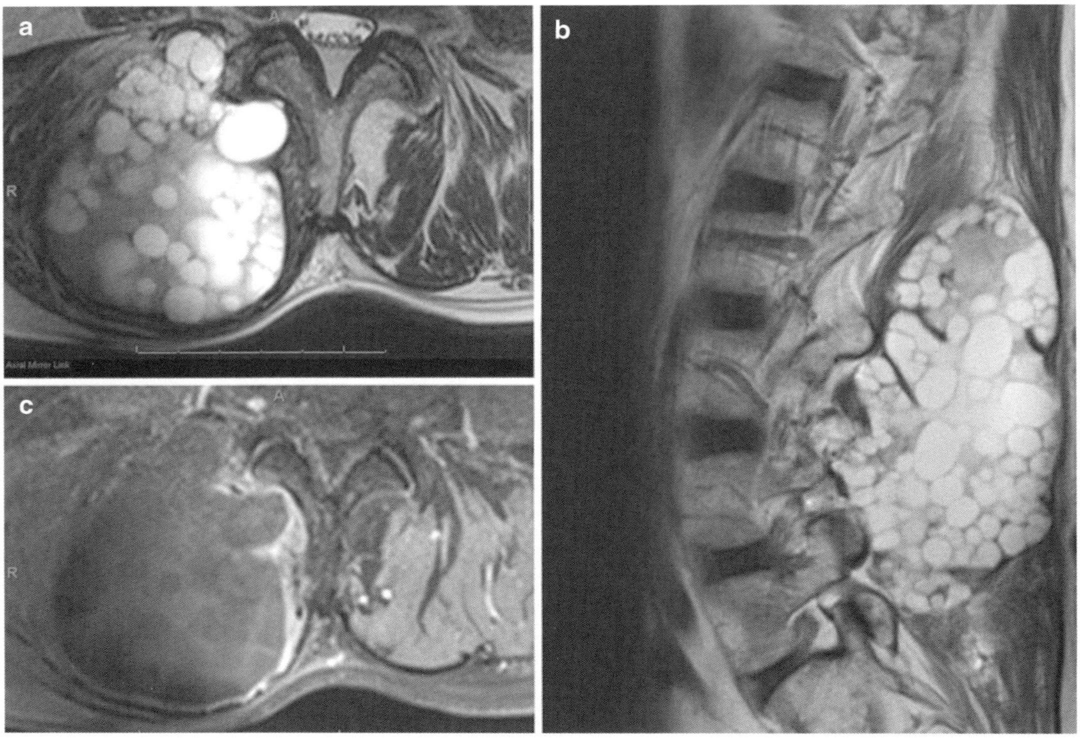

图 21.14　右侧脊柱旁肌肉内多囊性囊虫病。(a)轴位 FS T2WI。(b)矢状位 FS T2WI。(c)钆剂增强后轴位T1WI。T2WI 可见大的多囊性病变(图 a,b)。由于囊周血管丰富,钆剂增强(图 c)后可见周边强化。(Images courtesy of S. Dekeyzer, Aachen)

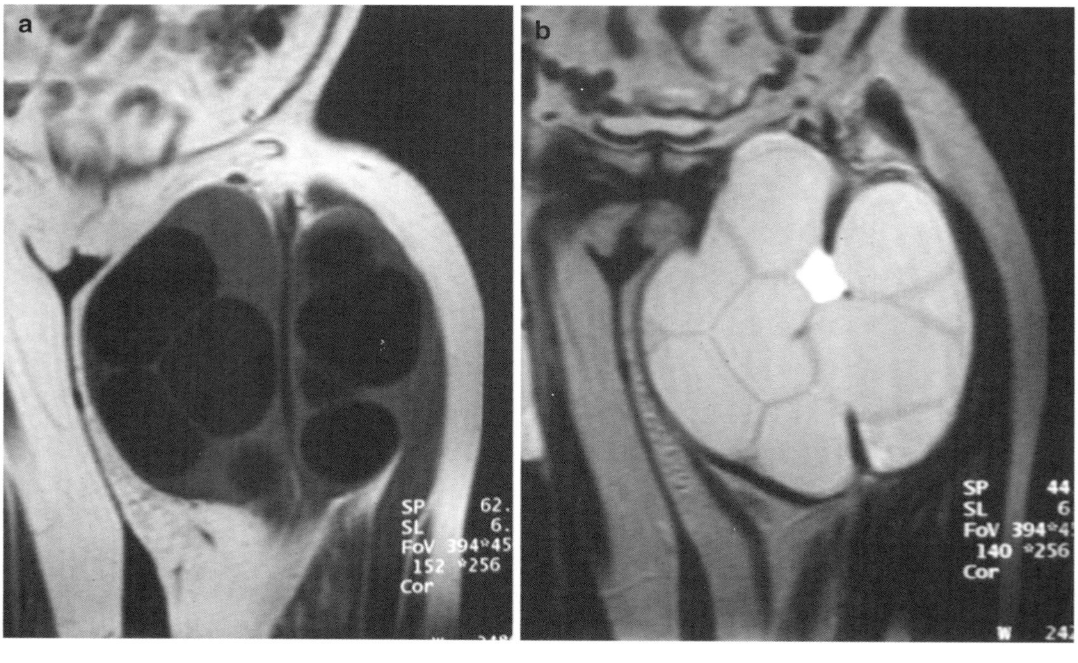

图 21.15　左大腿多囊性囊虫病。冠状位 T1WI(a)和 T2WI(b)显示内收间隙多囊性囊虫病。

腿。其他少见的部位包括颈部、舌、口周区、前臂、手掌部、腹部、眼睑和脊柱旁肌肉[94]。无明显性别或年龄偏好[94]。

局灶性肌炎常表现为局限性肌肉内软组织肿胀，可在数周内迅速增大(图 24.16)。在 50%以上的病例中，疼痛为主要症状。病变通常局限于一块肌肉，但也有涉及多块肌肉的报道。1/3 的局灶性肌炎会发展为多发性肌炎或多发性肌炎样综合征，提示局灶性肌炎可能是多发性肌炎的局部表现形式[14]。

在 MRI 上，局灶性肌炎在 T2WI 上表现为一组或多组肌肉群的信号增高。与大多数软组织肉瘤不同的是，内部肌束得以保留(图 21.16)[184]。

糖尿病性肌肉梗死　糖尿病性肌肉梗死是糖尿病的一种罕见并发症。尽管在控制良好且没有已知糖尿病并发症的患者中也可能发生，但控制不良的 1 型胰岛素依赖性糖尿病出现严重器官损害终末期的患者更常见[89]。虽然发病机制尚未完全阐明，但最有可能的假设是肌肉梗死继发于血管疾病，如动脉硬化和糖尿病微血管病变[178]，另有研究者则提出凝血-纤溶系统改变可能与此相关[140]。

糖尿病性肌肉梗死常表现为大腿(尤其是股四头肌)或小腿突发性剧烈疼痛，伴有受累肌肉或肌肉群弥漫性肿胀。随后部分缓解，可以在多达 1/3 的病例中触及疼痛性肿块[178]。可双侧发病，发病率从 8%至超过 1/3 不等[11,89,172,178]。

临床上，本病常被误诊为脓肿、肿瘤或肌炎，往往需要活检才能确诊[33,47,89]。红细胞沉降率可升高，但无白细胞增多，这有助于与化脓性肌炎相鉴别[89]。

如果超声检查发现边界清晰、低回声的肌内病变，伴有线性高回声结构，则可拟诊本疾病。当用探头施压时，病变内部通常没有流动或旋转的液体。这有助于将糖尿病性肌肉梗死与脓肿或坏死性肿块相鉴别[47,105]。

MRI 显示受累肌肉肿胀，T2WI 和反转恢复序列上信号强度均匀增高，提示水肿和炎性改变[11,33,86,89]。T1WI 显示受累肌肉的信号强度正常或减低，通常难以显示肌肉的肿胀程度[89]。

反转恢复序列和脂肪抑制 T2WI 是评价筋膜周围和皮下水肿的最佳方法[84]。此外，

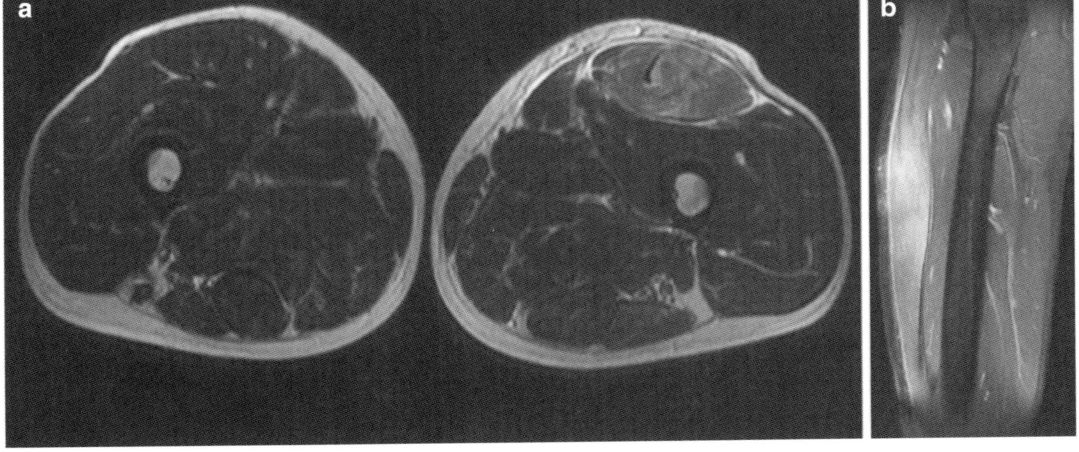

图 21.16　左股直肌局灶性肌炎。(a)轴位 FS T2WI。(b)矢状位 FS T2WI。股直肌弥漫性信号增高，但个别肌束为受累。

MRI可以在临床症状出现前数个月发现亚临床肌肉梗死[89]。

已有非典型表现的报道，表现为受累肌肉在T1WI上呈高信号，这可能代表肌肉内出血[169]。

21.2.2.8 滑囊炎

滑囊是位于关节附近的间隙，含有少量液体，能够减少不同结构之间的摩擦。因大转子滑囊、肩峰下滑囊、坐骨滑囊、鹅足滑囊、髂腰肌滑囊、跟腱后滑囊及肘部滑囊等最容易发生感染，临床上较为重要。

滑囊内液体量可能因过度使用、直接创伤、关节炎（如类风湿性关节炎）或感染而增多，从而形成局部软组织肿块。关于滑囊炎的影像学检查已在第20章讨论。

21.2.2.9 肉芽肿性疾病

软组织结核感染

软组织结核感染常伴淋巴结、骨骼或关节的受累（图21.17）[174]。若不经过适当的治疗，可进展为冷脓肿。有时邻近骨可出现骨膜反应[174]。

结节病

结节病是一种可累及多个器官的系统性肉芽肿性疾病。肌肉受累罕见，发生于1.4%~6%的结节病患者中[73,136]。肌肉结节病的主要临床表现有三种：急性肌炎型、弥漫性萎缩型和结节型[12,134,177]。往往无明显临床症状。

急性肌炎型仅发生在结节病的早期阶段，表现为继发于炎症的肌痛。MRI常呈阴性，推测是由上皮样细胞肉芽肿分布稀疏且体积小所致[135]。

在弥漫性萎缩型中，患者可表现为肌痛、肌无力和萎缩[134]。四肢近端肌肉常受累[117]。MRI呈非特异性表现，显示近端肌萎缩伴有脂肪替代[125]。与皮质类固醇性肌病的鉴别主要基于临床和实验室检查结果。

最不常见的类型是结节型，表现为单发或多发肉芽肿性结节（图21.18）。临床上，这些结节可或不可触及。这些结节呈细长状，并沿肌纤维延伸[134]。在超声检查中，结节呈中样高回声和边缘低回声[134]。也可表现为边界清晰和整体低回声特征[177]。

在MRI上，在所有轴位脉冲序列上结节中心呈星形低信号（“暗星”征），这与纤维组织相对应，而且在静脉注射对比剂后不强化[135,136,186,199]。然而，这种中心结构并不存在于疾病的急性期。也不出现于小结节中（<10mm），推测可能因为小病变中肉芽肿性炎症存在时间较短。

在T1WI上结节外周区域信号稍高于肌肉，T2WI上呈均匀的高信号。静脉注射对比剂后均匀强化，这是由肉芽肿的细胞密度高和水肿所致[177]。

冠状位和矢状位图像可以显示“三条纹”征，由一条低信号内条纹和两条高信号外条纹组成[134,199]。然而，在激素治疗后，结节可能消失[177]，或者仅显示内条纹[136]。

弥散加权成像（DWI）有助于区分结节病的两个组成部分：活动性炎症和纤维化。活动性炎症区域在DWI上表现为高信号[166]。

肌肉结节病中很少出现骨膜反应[176]。^{18}F-FDG PET在检测隐匿性疾病和评估治疗期间疾病的活动性方面有着广阔的前景[12,71,91,113,148]。

猫抓病

猫抓病是一种良性自限性局部淋巴结炎，多发于儿童和年轻人。超过90%的病例有近期与猫接触、被猫抓伤或两者兼有的病史。相对而言，接触部位很难发现。革兰氏阴性杆菌（罗克利马体属立克次体）也称为巴尔通体，属立克次体，是最常见的致病菌。在其他健康宿主中，即使不经抗生素治疗，本

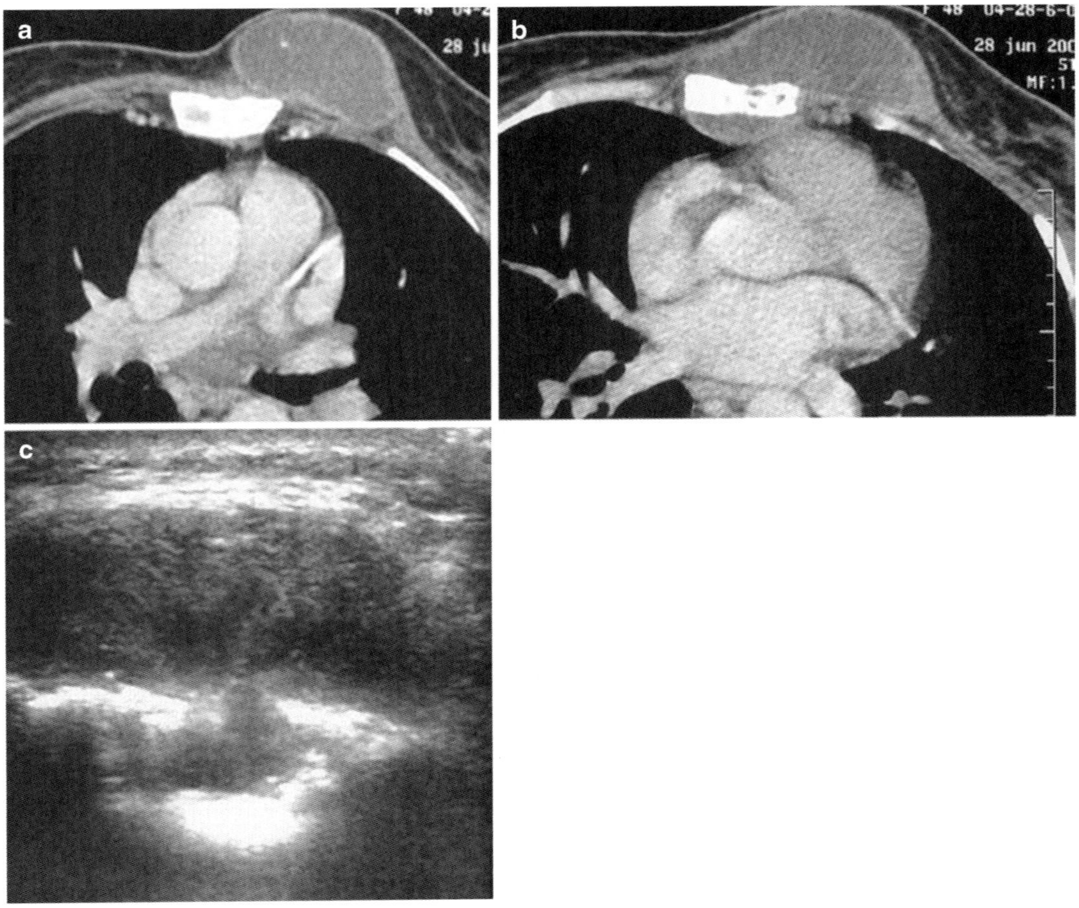

图 21.17 结核性骨髓炎累及胸骨伴邻近脓肿。(a,b)轴位 CT 显示胸骨骨质溶解,伴有胸骨前、后液体积聚,静脉注射对比剂后可见周边强化。(c)超声检查显示胸骨骨质溶解及胸骨前、后液体积聚。

病也会在 3 周到数月内自行缓解[49]。

猫抓病的临床表现多种多样,从局部淋巴结炎到弥漫性炎症。区域性淋巴结肿大最常见于肘关节内侧上髁区域[119]。其他部位包括腋窝、腹股沟和腘窝[65,164]。典型病例包括皮肤病变和相应的疼痛反应性淋巴结肿大,常出现在引流淋巴结链上。受累淋巴结的直径可达 5cm[112]。单个淋巴结受累最为常见,但亦可表现为同一部位的多个淋巴结受累。弥漫性炎症并不常见(5%~10%)[112]。多发生于免疫功能低下的患者。很少侵犯神经组织[112]。

猫抓病引起的滑车上肿块的最常见超声表现为分叶状或卵圆形低回声肿块,彩色多普勒可见中央血流信号增多,并可伴有邻近液体积聚。邻近或结节内积液被认为是淋巴结脓肿或坏死。邻近或结内积液通常与结节化脓或坏死相对应。不对称的形状和高回声门似乎可以区分猫抓伤病和其他外胚层肿块(包括肉瘤、转移性疾病或淋巴瘤)[119]。不对称形态和淋巴门部高回声似乎可以将猫抓病与其他滑车上肿块(包括肉瘤、转移性疾病或淋巴瘤)相鉴别[119]。

CT 显示与受累淋巴结为软组织肿块。中央可见低密度坏死区[49,191]。MRI 上局部肿大

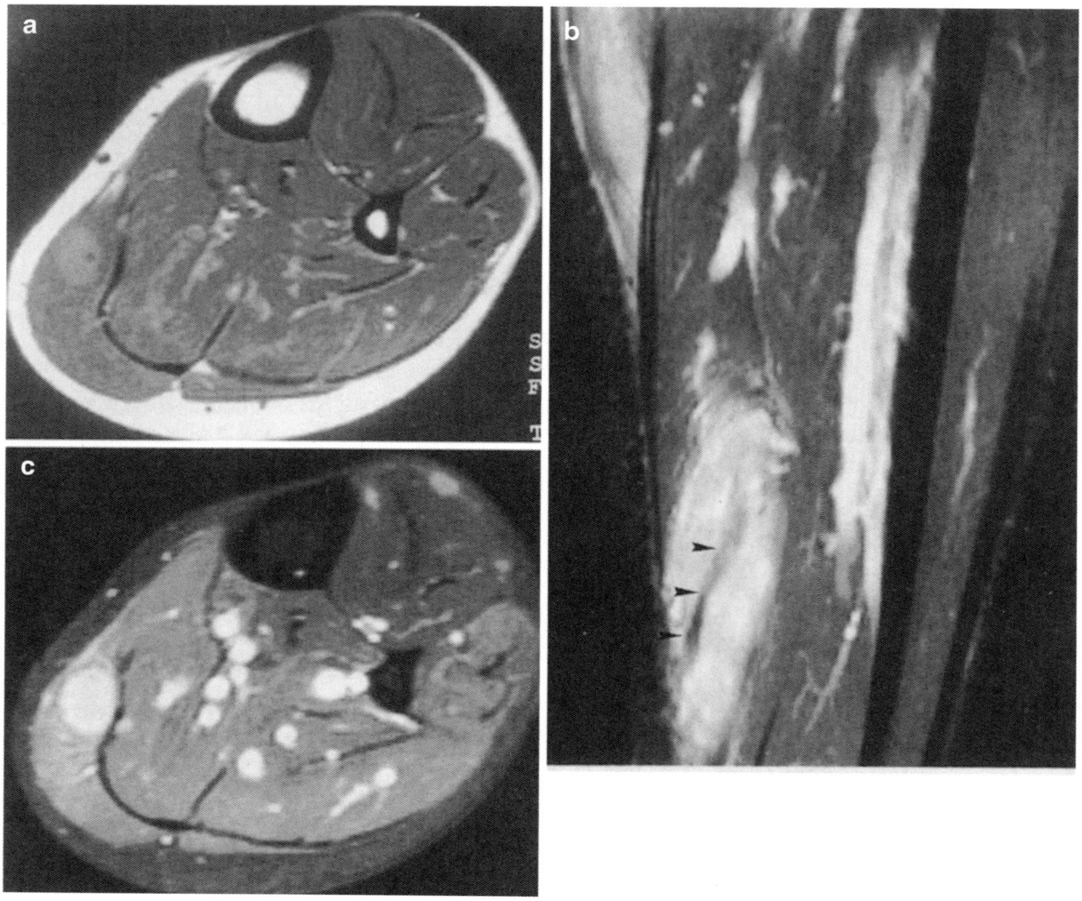

图 21.18 56 岁女性，左小腿触痛肿块。(a)轴位 SE T1WI。(b)矢状位 SE FS T1WI。(c)静脉注射对比剂后轴位 SE FS T1WI。轴位 T1WI 显示结节状病变，信号稍高于肌肉，伴有可能代表纤维组织中央低信号(图 a)。静脉注射对比剂后，大结节和其他小结节呈均匀强化(图 c)。矢状位图像呈三层结构，在两条高信号区之间见一条线状低信号条带(图 b)，并在正常肌肉组织之间纵向延伸。本病例展示了结节病的一种罕见的软组织表现。

淋巴结表现为均匀或不均匀肿块，伴周围水肿[49,65]。与肌肉相比，T1WI 呈均匀的等信号(图 21.19)。T2WI 上，肿块和周围水肿区域呈高信号。静脉注射对比剂后，受累淋巴结及邻近软组织水肿可有均匀或轻微外周强化[49,65]。

骨受累罕见，可表现为溶骨性病变。可见骨膜反应和骨质硬化[80]。单发溶骨性病变可以类似朗格汉斯细胞组织细胞增生症[20]。

最终诊断是基于聚合酶链反应的 DNA 分析或血清学检测。巴尔通体属立克次体培养困难且不容易成功。组织病理学显示在晚期阶段出现非特异性肉芽肿伴中央坏死[119]。

注射性肉芽肿

注射性肉芽肿最常发生于臀部上外侧和三角肌[153]。可位于皮下脂肪或臀肌内。典型的发病部位和无局部肌肉变形可提示诊断。在 X 线片和 CT 上，注射性肉芽肿表现为边界清晰的小结节，常有环状钙化。在 T1WI 上呈低信号。T2WI 上，注射性肉芽肿可表现

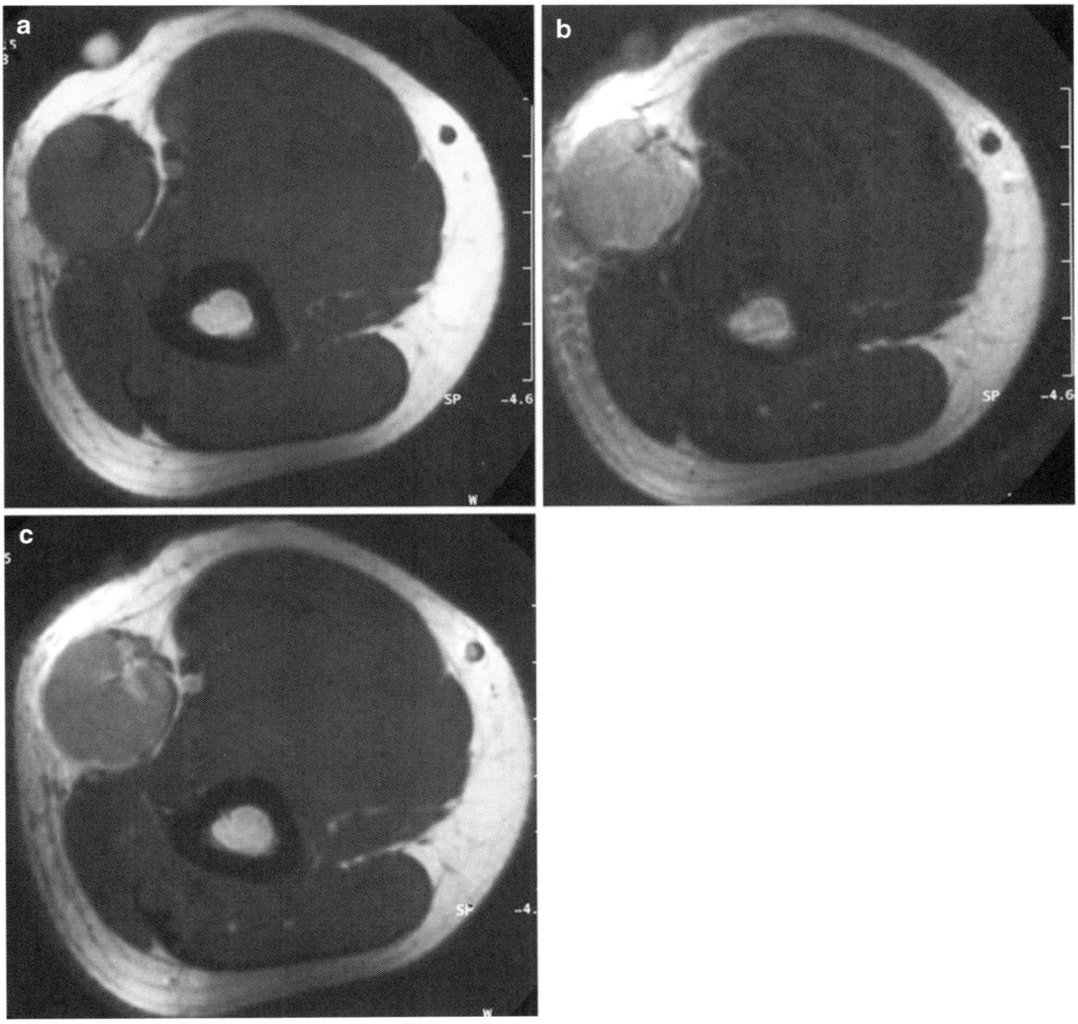

图 21.19　15 岁男孩，猫抓病。(a)轴位 SE T1WI。(b)轴位 TSE T2WI。(c)静脉注射对比剂后轴位 SE T1WI。左肘神经维管束旁可见一个圆形边界清晰的病变。T1WI 上(图 a)病灶信号稍高于肌肉，且相对均匀，T2WI 为中等信号(图 b)。静脉注射对比剂后，该肿块呈中度且大部分较均匀的强化。

为高信号或低信号，这取决于病变的主要成分是炎性还是纤维性。还取决于注入后经过的时间(图 21.20)。肌内肉芽肿可沿肌纤维的走向呈线性钙化。

足分支菌病

足分支菌病是一种植入性真菌病，其特征是大的肿瘤样肿胀，由放线菌(放线菌性足分支菌病)和真菌(真菌性足分支菌病)导致[161]。主要发生于足部，约全部感染病例的70%[60]，但也见于手、臂、下肢和背部[3]。本病主要发生在热带和亚热带地区，大多数患者来自墨西哥、塞内加尔、苏丹和印度。真实流行率和发病率尚不明确[160]。通常累及年轻男性。致病菌是生活在土壤中的微生物，感染通常由刺或木屑偶然无痛性刺入患者裸露的足部皮肤而导致[55]。潜伏期从数周到数月不等。早期，患者出现无痛肿块，随后发展为典型的慢性硬结、引流窦道和真菌颗粒排

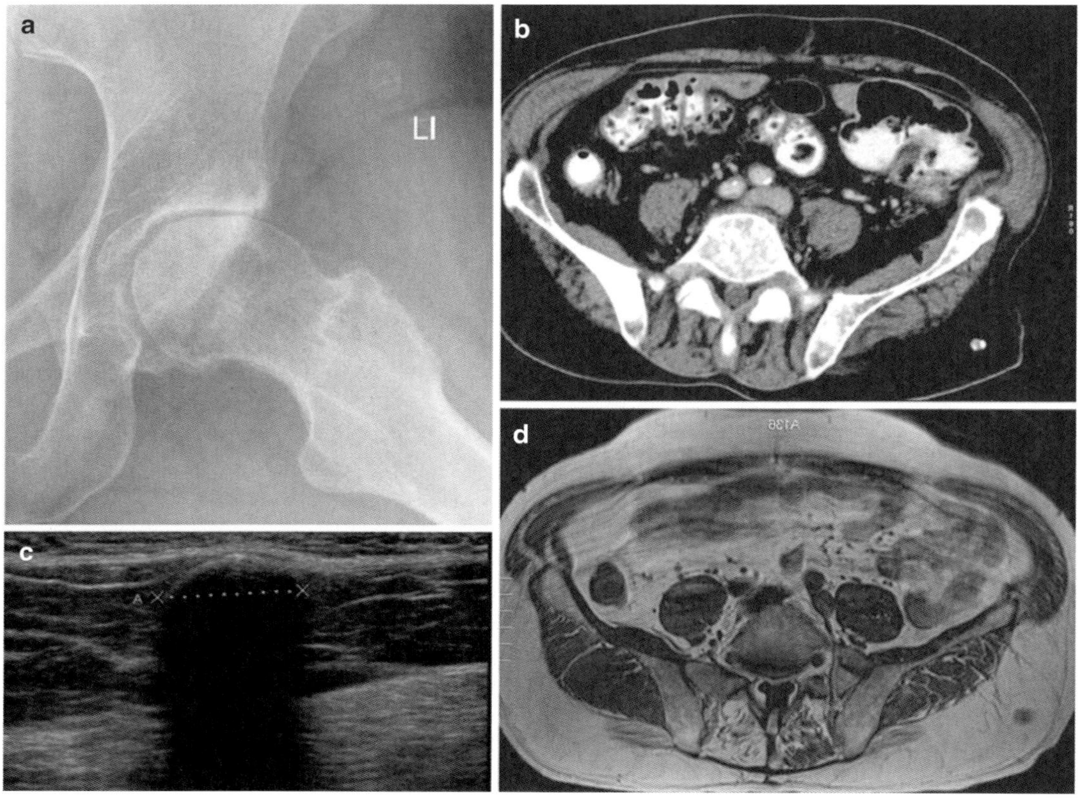

图 21.20　左侧臀部皮下典型的注射性肉芽肿。(a)左髋关节 X 线片。(b)CT。(c)超声。(d)轴位 SE T2WI。在 X 线片(图 a)和 CT(图 b)上,左臀部皮下可见圆形、边界清晰的环状钙化病变。在超声上,见皮下组织的线性反射,后方伴声影(图 c)。T2WI 呈低信号(图 d)。

出。早期诊断至关重要,因为感染可侵入深部组织、肌肉、骨骼,甚至内脏器官,导致损伤、畸形,甚至因全身扩散导致死亡[168,192]。

影像学表现包括软组织肿胀、骨膜反应、皮质侵袭、圆形透光区(图 21.21a)和反应性硬化。反应性硬化常累及跟骨和跖骨,最初是围绕透光区,然后弥漫性扩展,关节破坏,因长期的固定导致骨质疏松及疾病晚期出现的骨溶解[192]。如果治疗成功,骨膜反应融合,在小骨皮质上形成"融雪"表现[151]。超声检查显示为低回声肿块,内含与真菌颗粒对应的高回声斑点。当真菌颗粒较大且尚未形成窦道时,超声中会出现这种特征性表现。CT(图 21.21b)是评估皮质侵袭的首选影像学方法。肿块密度与肌肉相似,真菌颗粒密度较高。MRI(图 21.21c 和图 21.22)可显示足分支菌病软组织肿块的特征,提供早期诊断,并可评估感染的局部范围。足分支菌病的特征是由真菌颗粒("硫颗粒")聚集而成的微脓肿形成,被周围肉芽组织包裹。在 MRI 上,足分支菌病表现为小而圆的高信号病变(代表肉芽组织),直径 2~5mm,周围有低信号边缘(代表纤维膜)。中心点状低信号是由真菌颗粒聚集所致的磁敏感伪影。Sarris 等人首次报道了这一发现,称其为"圈中点"征。这个特征也可以在静脉注射钆剂后的 T1WI 上显示[163]。

在窦道形成和真菌颗粒排出之前,早期

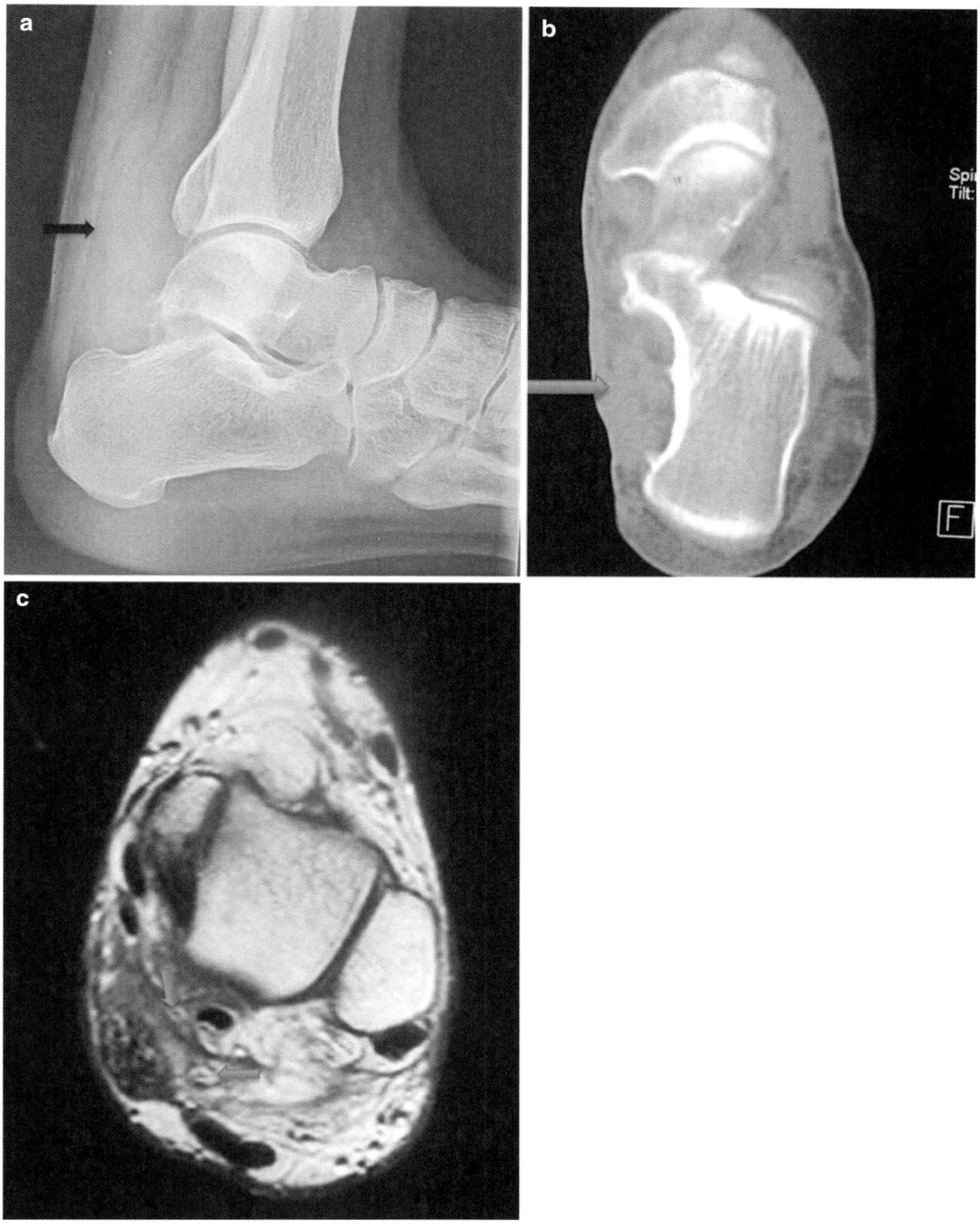

图 21.21　足分支菌病(Madura 足)。(a)跟骨侧位 X 线片显示 Kager 脂肪区软组织阴影(箭头所示),无骨侵袭。(b)足部轴位 CT 显示累及足底内侧软组织的多发圆形病变(箭头所示)伴有跟骨外源性骨质侵袭。(c)踝关节轴位 T1WI 显示多发炎性肉芽肿,呈聚集成团的小圆形(2~5mm)低信号病变,多个病灶具有"圈中点征"(箭头所示)。

诊断可能很困难，足分支菌病可被误诊为肿瘤(Kaposi 肉瘤)、神经病性足或其他慢性细菌感染和结核感染[96,208]。最终诊断和确定病原体需要活检和培养，以确保正确的抗菌药物治疗。

21.2.3 表现为软组织肿块的创伤性神经损伤

21.2.3.1 莫顿纤维瘤

“莫顿神经瘤”命名不当，因为它并不代表真正的神经瘤，而是神经周围纤维化和神经的退变，这很可能是对趾间神经的反复压迫和刺激而导致。因此，“莫顿纤维瘤”这个命名更恰当[81]。

莫顿纤维瘤最常位于第二和第三跖骨间隙，较少见于第一和第四跖骨间隙。也可同时累及多个跖骨间隙。莫顿纤维瘤好发于中年人，女性发病率较高，研究认为其与高跟鞋的使用及前足负重增加有关[196]。虽然莫顿纤维瘤是跖骨间疼痛的常见原因，但在许多情况下，它不伴有临床症状。直径<5mm 的

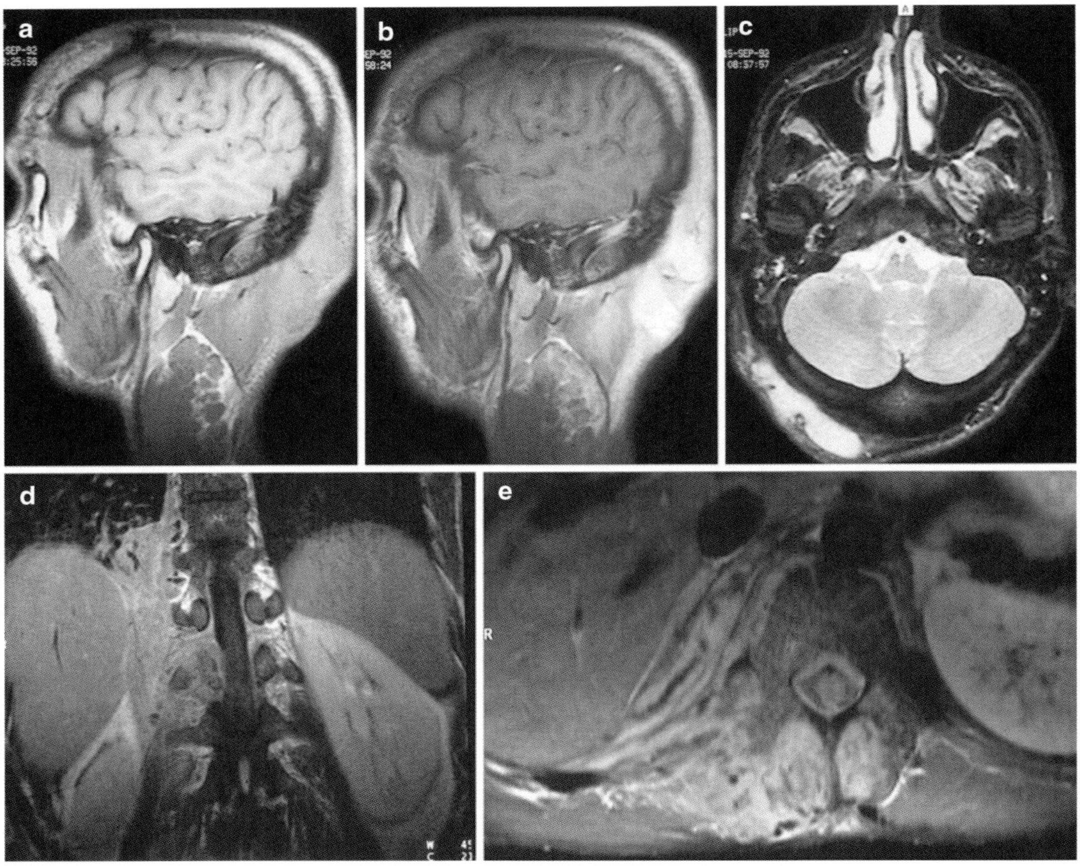

图 21.22 21 岁男性(a~c)和 23 岁男性(d,e)，放线菌脓肿。(a)矢状位 SE T1WI。(b)注射钆对比剂后的矢状位 T1WI。(c)轴位 T2WI。(d)冠状位 SE T1WI。(e)轴位 TSE FS T2WI。在第一例患者的图像中，累及右侧斜方肌和半脊肌的肿块，呈领扣样，T1WI(图 a)与肌肉呈等信号，T2WI(图 c)呈高信号。注射对比剂后，病灶有中度强化，无坏死迹象(图 b)。缓慢生长的肿块切除后，被证明为放线菌脓肿。第二例患者，在 T1WI(图 d)上，在下胸部的脊柱旁肌上，可见边界模糊的均匀中等信号病变。累及右侧腰肌和脊柱(图 d,e)。

病变通常是无症状的。在健康志愿者中的研究显示,直径<5mm 的莫顿纤维瘤在无症状个体中的发生率约为 30%[19]。而直径在 5mm 或以上的病变则更可能出现症状。

超声检查是用于诊断莫顿纤维瘤最可靠和最具成本效益的影像学方法[24]。在跖骨头水平的足底软组织中可见界限清晰的低回声肿块(图 22.23a)。采用 Mulder 试验进行动态超声检查,可提高病变的显著性和诊断信心。在这个试验中,超声操作者用非成像手握住患者的前足,同时对跖骨进行侧向压迫,并将探头置于跖间区域的足底面。当对莫顿纤维瘤患者进行此操作时,肿块被压迫在跖骨头之间,诱发特征性疼痛,并向足底位移,常伴随可触及的“咔嗒”声(Mulder 征)[9]。弹性成像可能有助于发现较小且边界不清的病变[133]。尽管超声已经被认为是一种引导注射皮质类固醇、局部麻醉剂或乙醇的有效技术[9,197],但根据其他作者的观点,如果临床医生受过良好的训练,熟悉前足解剖,这项技术似乎不能提高注射治疗的疗效和安全性[109,143]。

尽管经验丰富的医生凭借临床检查和超声就足以诊断莫顿纤维瘤[24],但是 MRI 在诊断莫顿纤维瘤方面具有高度的敏感性和特异性,并可用于疑难病例、鉴别诊断和精确的术前评估[42,203,205]。在 MRI 上,莫顿纤维瘤通常表现为深部跖骨间韧带足底侧神经血管束区域的泪滴状、梭形或哑铃形病变(图 21.23)。莫顿纤维瘤在 MRI 序列上呈现出的典型信号为:T1WI 上与肌肉呈等信号,T2WI 上低于脂肪组织信号[205]。没有典型的强化模式,范围从低到中度及显著强化不等。在适当的临床背景下,不需要使用钆对比剂即可可靠地诊断莫顿纤维瘤。MR 在鉴别其他类似莫顿纤维瘤的病变中起着重要作用,如跖骨间或头下滑囊炎(发生于跖横韧带的背侧)、跖骨头坏死、跖趾关节滑膜炎或脱位、腱鞘囊肿、色素沉着绒毛结节性滑膜炎、应力性骨折和其他引起跖骨痛的疾病[204,205]。

在大多数情况下,以保守疗法为主,主要包括鞋类调整、射频消融、物理治疗及对受累的跖骨间隙进行局部(皮质类固醇和麻醉剂)注射。只有在必要时才进行外科切除[9]。

21.2.3.2　创伤性神经瘤

创伤性神经瘤是一种非肿瘤性反应性神经组织增生,通常发生在因创伤而被截断、部分截断或受伤的神经干的近端。创伤性神经瘤可分为发生于部分神经截断后的连续性神经瘤(NIC)及发生于完全截断后的终球神经瘤(EBN)。EBN 缺乏与母神经远端的连续性,而 NIC 在近端和远端均保持连续[2]。

创伤性神经瘤最常见的部位是截肢后的下肢,其次是头颈部,也有患者发生于拔牙后。

肢体截肢后,神经瘤在未受压时可无症状,但当配戴假肢时可能会引起不明原因的疼痛和不适。体格检查可发现神经切断处有疼痛性结节,受伤神经局部触痛并向远端放射刺痛(Tinel 征),肌肉去神经萎缩及感觉或营养改变[38]。

在影像学上,创伤性神经瘤可类似周围神经鞘瘤(PNST)。既往的创伤史是正确诊断的关键。

EBN 的超声显示在截断神经远端有低回声肿块[76]。在部分完全截断的神经中,超声可能显示由于神经不连续导致的局灶性间隙,并在截断处出现瘢痕组织及 EBN 形成[206]。NIC 表现为受累神经的行径上的梭形肿块,可类似于 PNST。超声引导下注射皮质类固醇或乙醇治疗疼痛性残端神经瘤是一种有效的止痛方法[37,104]。

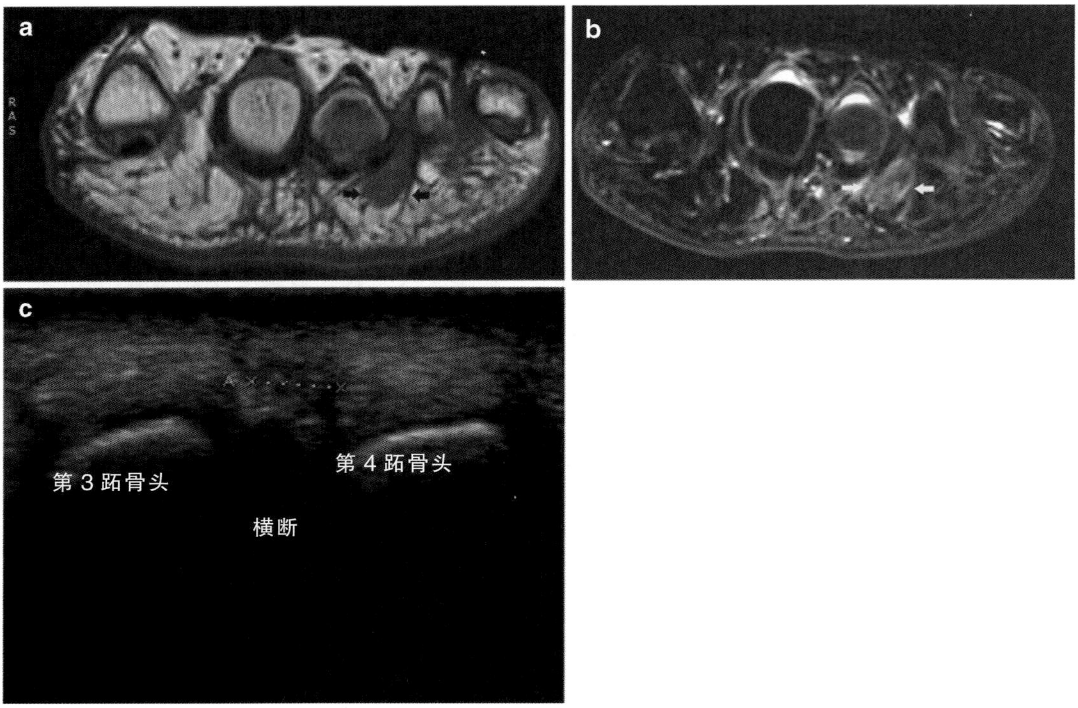

图 21.23　莫顿纤维瘤。(a)冠状位 T1WI。(b)冠状位 FS T2WI。(c)前足相应的冠状位超声。在 T1WI 上,在第 3 和第 4 跖骨头之间的跖骨间隙可见边界清晰的低信号(与肌肉等信号)病变(黑色箭头所示)(图 a)。在 FS T2WI 上,病灶呈稍不均匀高信号(白色箭头所示)(图 b)。在超声上,病变为低回声(图 c)。肿瘤的发病部位和形态,符合 Morton 神经瘤的特征。

在 MRI 上(图 21.24),在 T2WI 上 EBN 表现为高信号神经,终止于棒球状的肿块,类似于一根绳上的气球或鲜洋葱[2,38]。钆对比剂并无助于鉴别 NIC 和 PNST,因为两者均可显示强化。创伤性神经瘤中在 T2WI 上缺乏靶征,并结合既往创伤的临床病史,是正确诊断创伤性神经瘤最有用的线索[2]远端去神经支配肌萎缩是 MRI 提示神经损伤的一个有用的间接征象[38]。

21.2.4　其他创伤后病变

21.2.4.1　血肿和挫伤

挫伤是由毛细血管破裂引起的,引起组织肌纤维之间出血,导致局部水肿和炎性反应。挫伤并不一定伴有疼痛,有时仅以肿块的形式出现,从而引起临床混淆。软组织挫伤在 MRI 上表现为因水肿导致的弥漫性间质浸润。在 T2WI 上呈高信号,但不伴肌肉纤维扭变形。但由于存在炎症,肌肉可能会肿胀。为了区分肌肉挫伤与局灶性肌炎,必须询问是否有先前创伤的病史,因为两者可能具有相似的影像学表现。

血肿的超声表现随时间变化。急性血肿为高回声,随着时间的延长,回声逐渐降低。血肿边界清晰或不规则(图 21.25a)。肌肉收缩的动态观察对于评估肌肉撕裂很有价值。在 CT 上,急性血肿表现为高密度;在血肿影像中 MRI 已取代了 CT。

血肿的超声表现在时间上是可变的。急

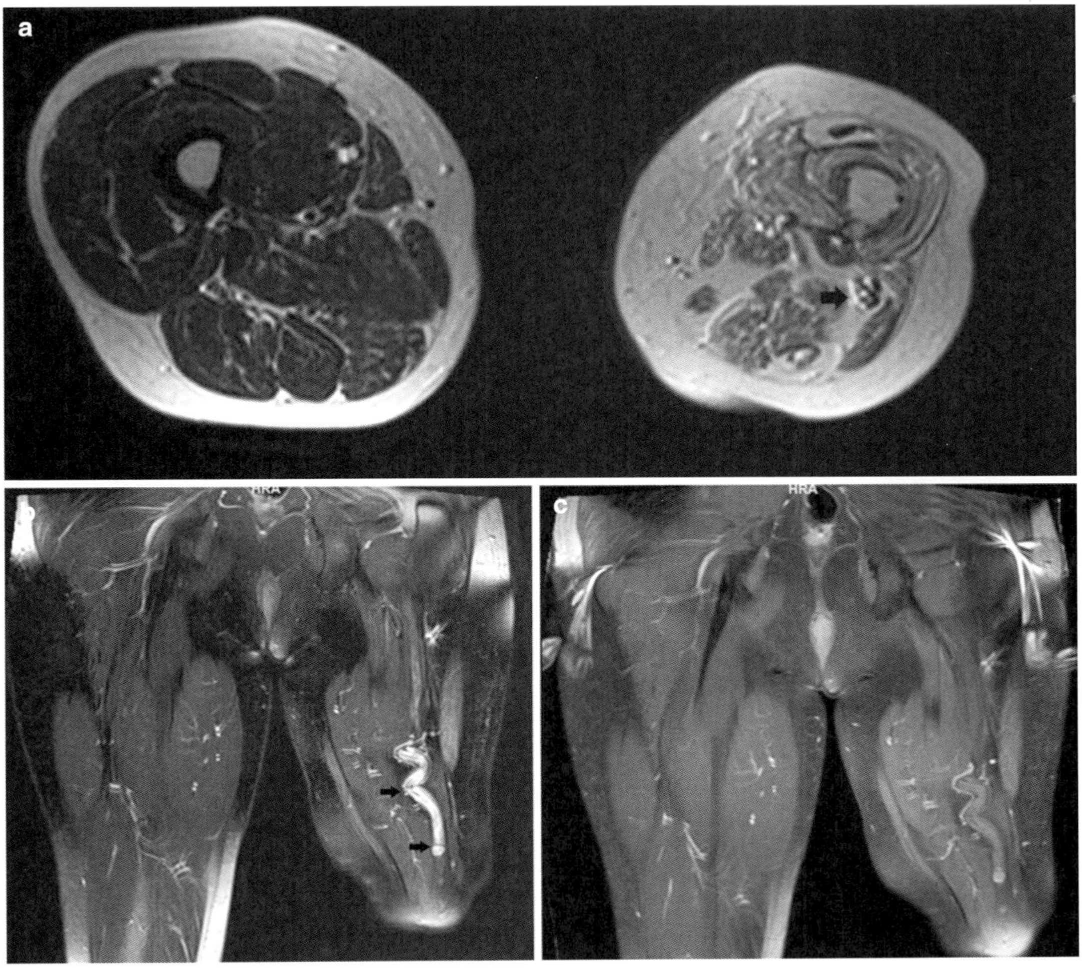

图 21.24　46 岁男性，左侧坐骨神经截肢神经瘤。(a)轴位 T2WI。(b)冠状位 FS T2WI。(c)钆剂增强后冠状位 FS T1WI。T2WI 上，截肢部位近端左侧坐骨神经粗大(图 a,b 中箭头所示)。坐骨神经无明显强化(图 c)。截肢残端肌肉萎缩和脂肪浸润。

性血肿是高回声的，随着年龄的增长，它们的回声将会更低。它们可能有明确的或不规则的边界(图 21.25a)。肌肉收缩的动态评估对于评估肌肉结构的破坏是有价值的。在 CT 上，急性血肿呈高密度区；在血肿的成像中，MRI 已经取代了 CT。

肌肉血肿的 MRI 表现(图 21.25 和图 21.26)反映了血红蛋白降解产物形成的病理生理过程，这些产物是血肿的主要成分。关于血红蛋白降解的病理生理学的进一步讨论超出了本章的范围。

急性血肿的信号特征以胞内脱氧血红蛋白为主。与肌肉相比，病变在 T1WI 上呈等或略低信号。磁敏感效应会导致 T2WI 呈低信号[28]。

早期亚急性阶段的血肿特征在于细胞内高铁血红蛋白的存在。这在 T1 加权图像上产生高信号强度，通常表现为高强度的周边边缘。这个高强度边缘是一个有用的征象，因为它可能是表明该肿块为血肿的唯一

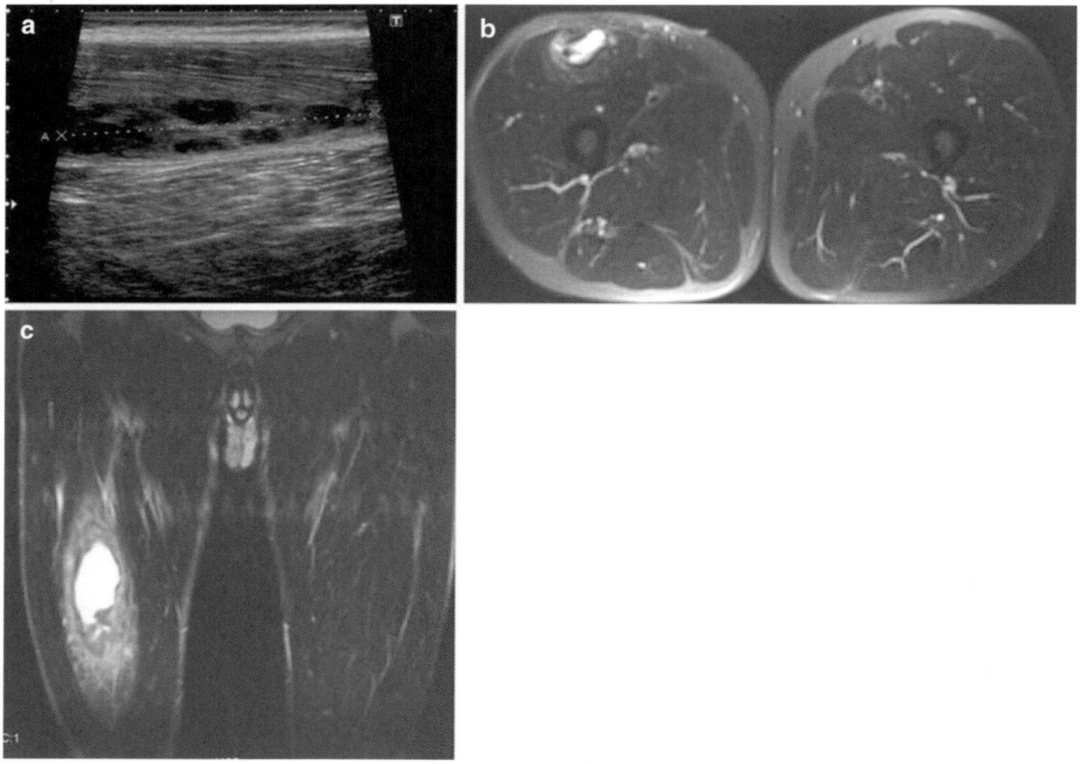

图 21.25　右侧股直肌内血肿。(a)矢状位超声显示肌肉纤维的局部断裂(血肿)。(b)轴位 FS T2WI。(c)冠状位 FS T2WI。MRI 显示右股直肌不连续,存在高信号血肿,伴周围肌肉水肿。

线索。易感性效应在 T2WI 上仍然存在。

亚急性早期血肿以细胞内高铁血红蛋白的存在为特征。这在 T1WI 上产生高信号,常表现为血肿边缘高信号环。此为有价值的征象,可能成为诊断血肿的唯一线索。磁敏感效应在 T2WI 上依然存在。

当亚急性晚期血肿出现细胞膜消失时,细胞外高铁血红蛋白导致 TI 缩短。T2WI 上,血肿变现为高信号的区域(图 21.25b–c)。在急性和亚急性血肿中,可伴发肌肉组织弥漫性水肿。

最终,慢性血肿中的含铁血黄素也会对 T2WI 产生磁敏感效应,这导致 T1WI 和 T2WI 均呈低信号,T2WI 更明显。当使用 GRE 序列时,可见开花伪影。此外,血肿外围含铁血黄素的形成要比内部早,导致边缘出现低信号环,而血肿中央仍保持高信号[28]。

血肿和肿瘤伴出血的鉴别很重要,因为出血可能会隐匿掩盖肿瘤组织。采用脂肪抑制的T1WI 序列有助于区分,进一步辨别高铁血红蛋白和脂肪组织[39]。提示血肿的最佳特征包括病灶大小逐渐缩小、存在液–液平面及信号强度随时间变化。相反,静脉注射对比剂后出现强化结节提示可能存在肿瘤[85]。然而,机化血肿可以表现出一定程度的强化。

当对诊断结果存疑时,应进行活检以明确诊断,尤其是当出血性肿块的体积不断增大时。

慢性扩张性血肿的特征是初次出血后

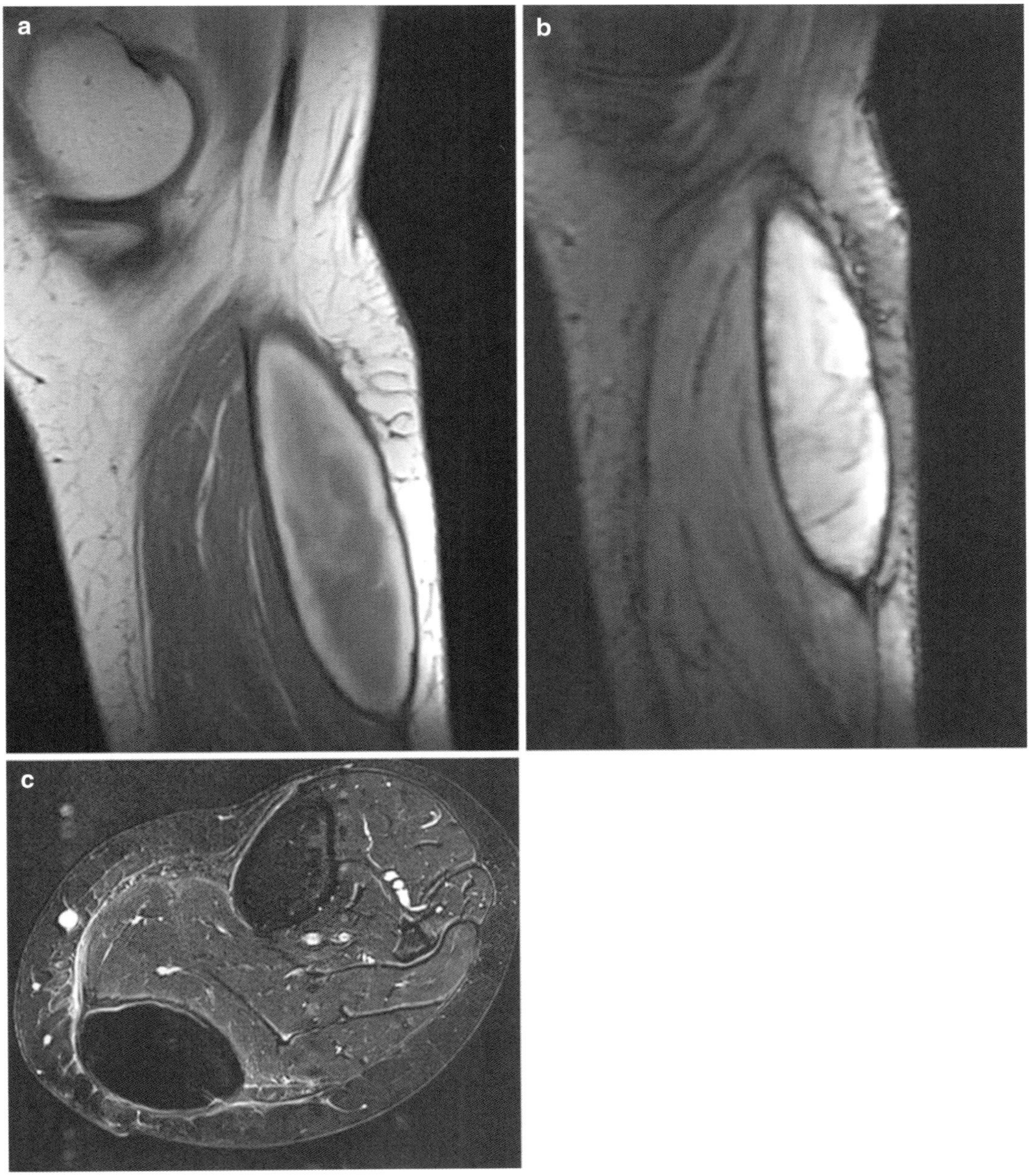

图 21.26　小腿亚急性血肿。(a)矢状位 SE T1WI。(b)矢状位 GRE MRI。T1WI 上，中心呈中等信号的梭形肿块，周边为高信号，并伴有细微的暗边。细胞内、外高铁血红蛋白和含铁血黄素导致不同层次的信号(图 a)。在梯度回波图像上，除由含铁血黄素引起的低信号边外，整体信号很高(图 b)，符合亚急性血肿的信号特征。(c)静脉钆剂增强后的轴位减影图像显示无结节样强化，这说明不存在潜在的肿瘤性病变。

血肿持续存在且体积不断增大，持续时间超过 1 个月[108]。在 T1WI 和 T2WI 上均显示为不均匀信号，并伴有低信号边缘[6]。虽然有无强化可以用来鉴别血肿或肿瘤伴出血，但慢性扩张性血肿可见病灶内结节样强化[108]。

21.2.4.2 异物反应

塑料、木屑、玻璃和二氧化硅等异物可以穿透软组织，并引起炎症反应。临床上，异物反应首先表现为疼痛性软组织肿胀，之后症状消失，在数周或数月后，症状可再次出现[175]。若未能及时清除，则异物会被纤维组织包裹而形成肉芽肿。组织学上，组织细胞和巨噬细胞及周围炎症反应的存在有助于本病的诊断。

不同成像方法在异物鉴别诊断方面有各自的优点和不足。传统的 X 线检查可诊断不透光的异物。当异物位于骨内或贴近骨骼时，X 线片可显示溶骨性和（或）成骨性骨损害[99,159]。由于很多患者缺乏明显的穿透性创伤病史，而且很多异物在 X 线上难以显示，所以有些异物反应可被误诊为肿瘤[99,159]。

对于用传统的 X 线片无法显示的异物，应首选超声检查。其在疑似异物的检测及引导取出中的作用已得到充分证实[29]。超声显示高回声异物与周围炎性组织之间的声阻抗有显著差异（图 21.27）。

在 MRI 中，由于异物（玻璃、木材、金属等）中很少存在流动质子，异物本身常呈等信号[85,99,124,182]。不过，分散的油滴可诱发肉芽肿反应，表现为皮下或肌内软组织肿块，在 T1WI 上呈高信号[101]。在健美运动员注射性肉芽肿中，脂肪和坏死成分的交界处可见脂液平面。结合临床病史和位于常见注射部位（如肩部和臀部）的典型位置，这些线索有助于正确诊断这些假瘤性软组织肿块[8,185]。

在 T1WI 上，异物反应与肌肉相比呈等信号，而在 T2WI 上与皮下脂肪相比呈高信号。多呈长条形，边界欠清晰，周围伴水肿，这在 T2WI 上显示最佳。异物本身在 T1WI 和 T2WI 上均表现为低信号[85,99,182]（图 21.28）。

21.2.4.3 钙化性肌坏死

钙化性肌坏死是一种罕见的迟发性创伤后并发症，其发病时间在初次创伤后延迟 10~64 年[54,78,145,179]。初诊时平均年龄为 56 岁[78]。在受创部位形成梭形软组织肿块，常常类似于肿瘤形成过程[100,131,207]。几乎仅见于下肢，尤其是小腿的前侧和外侧间室[54,145]。

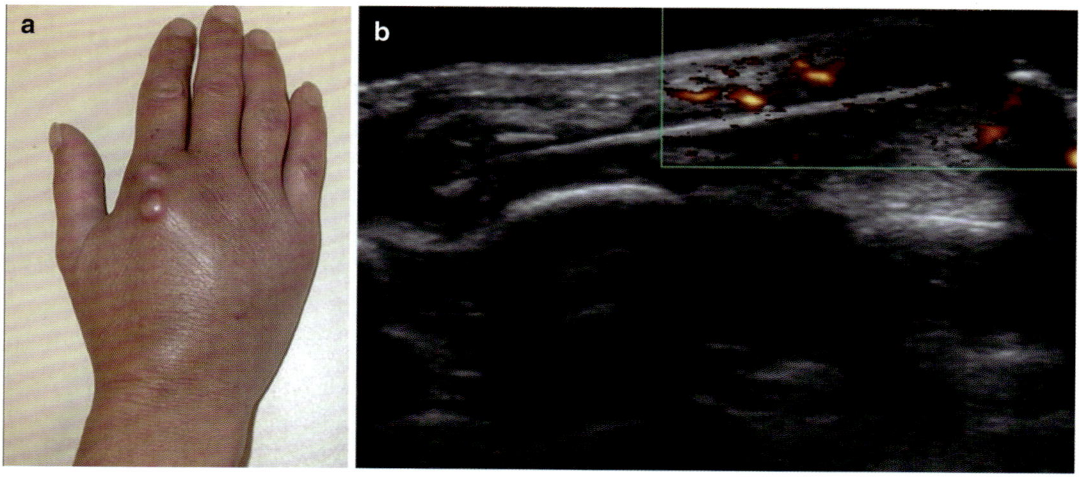

图 21.27 手背部木刺周围炎性反应。(a)右手临床图片显示手背肿胀。在第二掌骨处有两个较为明显的红斑结节，对应于局部脓肿。(b)超声图像显示木刺呈线性反射，并伴有周围彩色多普勒信号，提示血管增多。

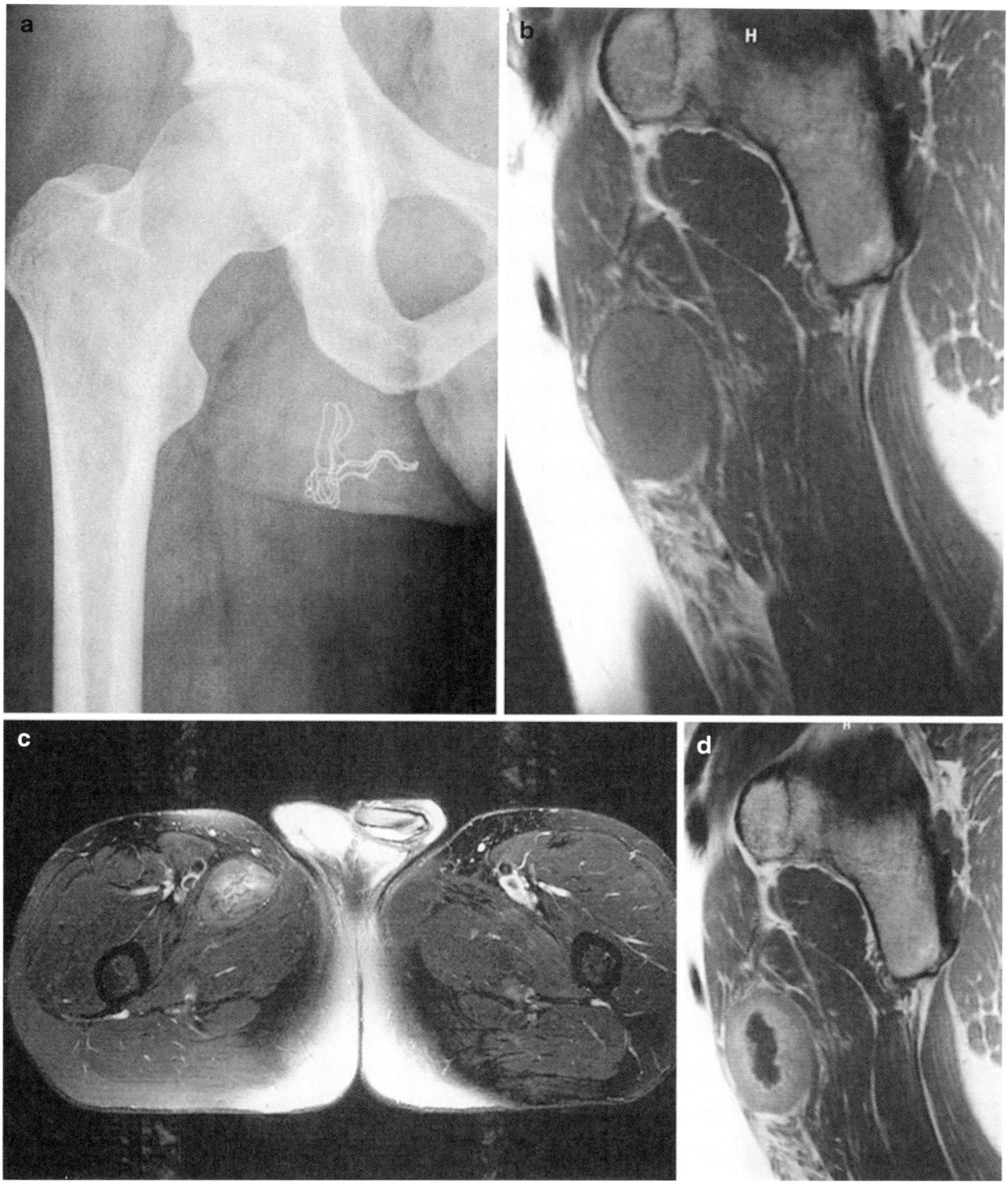

图 21.28　31 岁男性，骨科手术 3 年后软组织内出现丝织物（棉球）异物。(a)右大腿近端平片。(b)矢状位 SE T1WI。(c)轴位 FS TSE T2WI。(d)静脉注射钆对比剂后矢状位 SE T1WI。存在异物，对应于遗留的外科棉球（图 a）。右大腿前内侧可见边界清晰的结节状病变，T1WI 中心呈略低信号（图 b）。T2WI 上，病灶不均匀，以中等信号为主（图 c），为发现坏死的迹象。静脉注射钆对比剂后，病灶周围出现明显强化（图 d）。

其他不常见的部位包括足部[78,141]和上肢[100]。

确切的发病机制尚不清楚。通常发生在股骨或胫骨创伤后，随后发展为间室综合征，但也可发生于无间室综合征的神经血管损伤后[66]。有一种假说认为，间室综合征的发生会导致局部循环减少，从而引起坏死和纤维化[131]。最终结果是受累肌肉的囊性变，伴随中央液化区或血肿周围纤维组织的片状钙化。病变的扩张认为是病变内出血所致[131]。一些研究者认为，创伤后软组织囊肿、慢性扩张性血肿和钙化性肌坏死等病理过程有共同的病理生理机制[78]。Mentzel提出了"陈旧血肿"的统一术语来描述这些实体[121]。

X线片表现为沿肌肉长轴的梭形肿块，并伴有周边钙化，这些钙化常呈线状板层或斑块样结构，可沉积于病变的囊性区域。超声表现为主要位于周边的散在钙化，可见于局灶性回声，并伴后方声影。也可见中央液化区或游离钙化碎片[145]。CT能清楚地显示间室分布及周围钙化，有时可见液体-钙化平面。可伴有相邻骨的压力性侵袭，常无或仅有轻微的骨膜反应。然而，侵袭范围可以是广泛的，从而类似于软组织肉瘤。在MRI上，由于存在大量钙化，病灶边缘T1WI可出现低信号环。T1WI和T2WI显示病变不均匀，归因为反复的病变内出血、血红蛋白降解产物的积聚、液化坏死及钙化区的存在。T1WI上的高信号是亚急性出血后血红蛋白降解为高铁血红蛋白或病变中囊性部分含有蛋白质成分所致。病变也可在T2WI上显示高信号区，对应于囊性部分或液化坏死。病灶在T2WI上显示高信号区，对应于囊性部分或液化坏死。病变的其他部分根据钙化的程度显示为中等或低信号。静脉注射对比剂后通常无强化，除非同时存在因斑块移位并穿透肌筋膜所致的炎症[54,66](图21.29)。

在没有近期手术干预的情况下，肿块发生感染极为罕见，但也有相关报道[78]。

21.2.4.4 小鱼际锤击综合征

小鱼际锤击综合征是一种罕见的临床表现，其典型表现为由于掌侧尺动脉血栓形成导致的栓塞性指动脉闭塞所引起的单侧手指缺血。该病常见于成年男性，在职业环境中反复用手掌外侧缘敲击物体所致。这会导致远端尺动脉的浅支在通过小鱼际区的钩骨上方时受损(图21.30)。

虽然大多数病例单侧发病，但Ferris在一项大规模研究中发现，无症状且创伤较轻的手也存在类似的显著变化[57]。依据该研究结果，认为掌侧尺动脉先天性纤维发育不良，在受到反复局部创伤时易发生动脉损伤。

病变典型位置位于尺动脉远端钩骨钩下方，反复创伤和指端缺血史、病变区域的信号强度(提示血栓形成)及通过不同的影像学技术(多普勒超声、MRI和CT血管造影)直接显示尺动脉的闭塞，可有助于正确诊断(图21.30)[26,50,64,182,193]。导管造影[57]目前很少用于诊断。可显示受累的手掌尺动脉节段性闭塞或呈"螺旋状"延长，并伴有交替狭窄和扩张(图21.30)。也可存在多根指动脉闭塞。

治疗多为保守疗法，手术仅在极少数情况下使用。

21.2.5 皮肤病变

21.2.5.1 毛母质瘤

毛母质瘤，曾称为Malherbe钙化上皮瘤，是一种生长缓慢的良性毛囊浅表肿瘤，最常见于儿童和年轻人[97]。以前也使用过"毛基质瘤"一词命名，更准确地反映了其组织学起源为毛发基质细胞。该病常出现在头部、颈部、上肢、躯干和下肢(按患病率的递

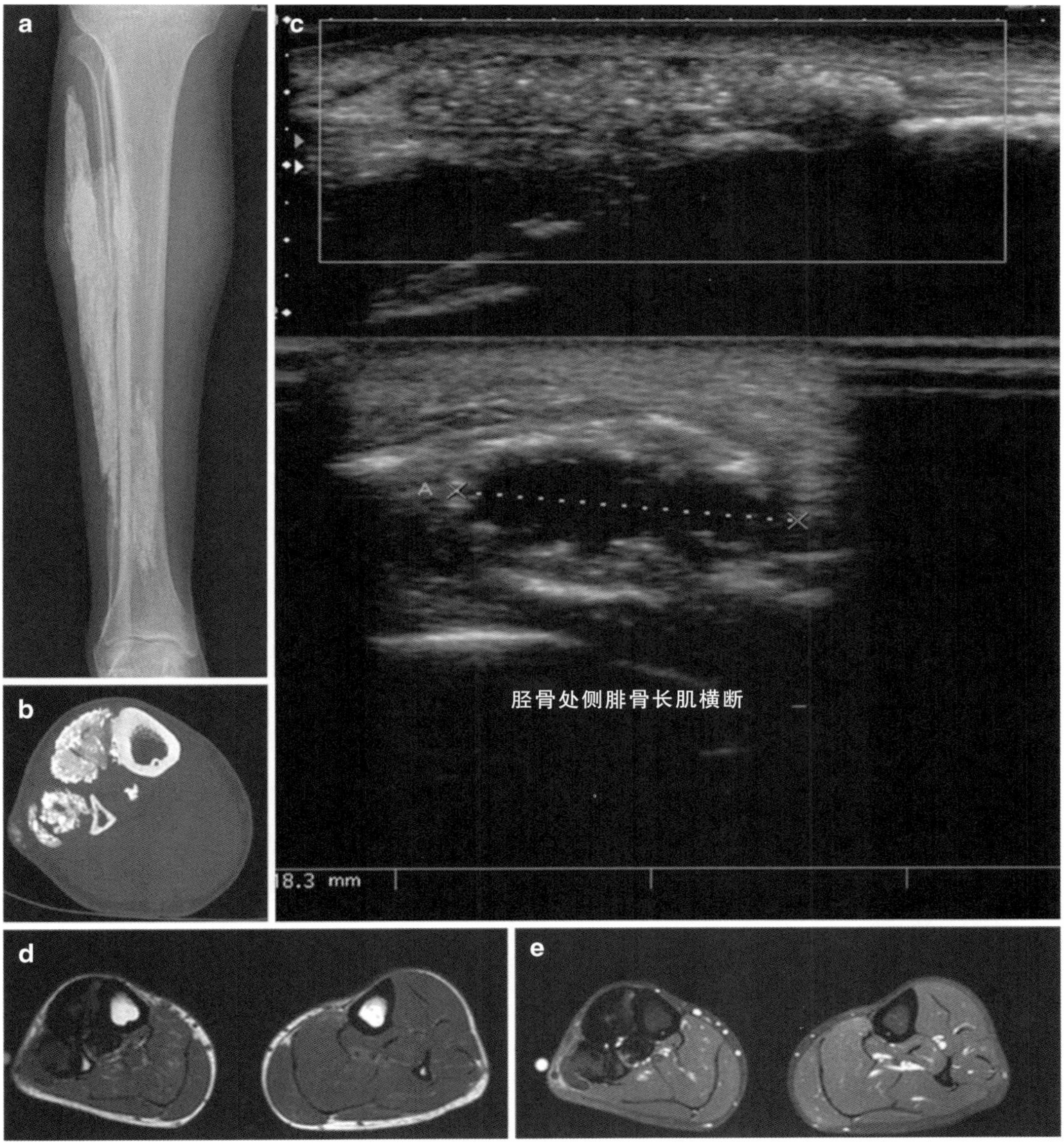

图 21.29 52岁男性，右腿梭形肿块，34年前有机动车事故史。(a)X线片。(b)右腿轴位CT。(c)纵向(上图)和轴位(下图)US。(d)轴位T1WI。(e)注射钆对比剂后轴位FS T1WI。X线片显示右腿前侧边缘斑块样钙化(图a)。在CT上，病变位于前侧和腓侧间室。钙化周边的密度高于中心部分。腓骨有轻微的压力侵袭(图b)。在US上，上图中有可移动的钙碎片，而其他区域(下图)则可见周边性斑块状钙化伴有回声阴影。由于钙化的存在，病灶在T1WI和T2WI上(未显示)表现为低信号(图d)，并且在腓侧间室仅有轻微的皮下强化，这是由同时存在因钙化斑块穿透筋引起的周围炎症反应所致(图e)。(Case courtesy of H. Declercq, Dendermonde)

减顺序排列)，表现为皮下孤立的钙化性结节。也存在非钙化的毛母质瘤[116]。大多数病变较小，通常<3cm，但也存在较大的肿块[82]。多发性毛母质瘤与肌强直性营养不良、Steinert病、Turner综合征、结节病及Gardner综合征之间存在罕见关联[97,149]。

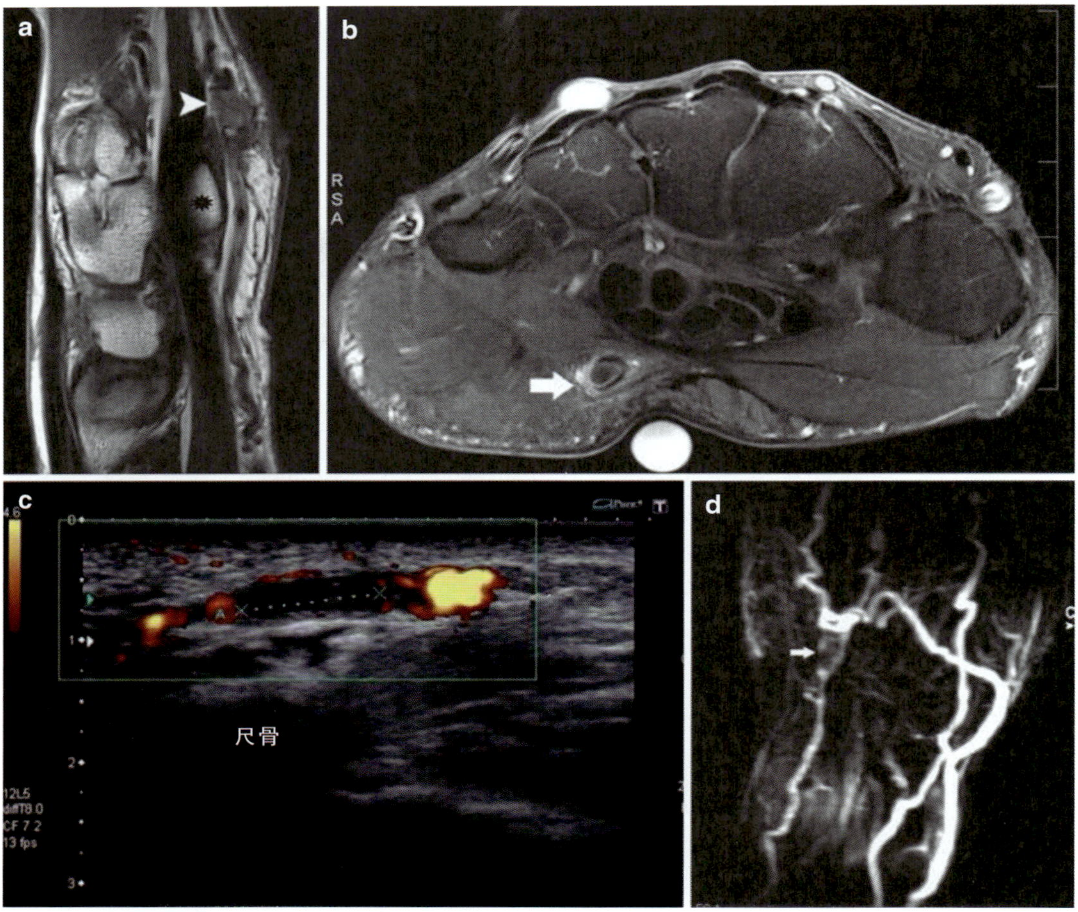

图 21.30 小鱼际锤击综合征。(a)矢状位 SE T1WI 显示屈肌腱(箭头所示)浅层低信号病变,且紧邻钩骨钩(星形所示)。(b)静脉钆剂增强后,轴位 FS SE T1WI 显示尺动脉局部动脉瘤样扩张伴中央血栓形成。只有轻微的周边强化。(c)多普勒超声显示尺动脉瘤腔内血栓形成。(d)MR 血管造影显示尺动脉远端多处狭窄,并伴有动脉瘤样扩张及内部血栓形成(箭头所示)。(经许可引用自:Vanhoenacker 等[182])

在超声上,病变呈椭圆形或圆形,通常回声相对较高,且边界清晰。大多数病变略不均匀,常有小的病灶内钙化。可在彩色多普勒超声中观察到血流信号增加的区域,特别是在病灶边缘。轮廓不规则较为罕见[111]。

MRI 显示界限清晰的皮下肿瘤,T1WI 上呈中等信号,梯度回波和 T2WI 上呈低至中等信号(图 21.31)[23]。FS T2WI 可以显示自低信号中心向周围放射的高信号条带[23,77]。在钆剂增强 T1WI 上,部分病变可出现强化[23,77,82,116]。可因肿瘤的无定形钙化而出现不均匀的表现。

毛母质癌是一种罕见的侵袭性类型,约占良性毛母质瘤的 9%,在任何年龄阶段均可出现[114]。具有局部侵袭性,但远处转移罕见。

21.2.5.2 环状肉芽肿

环状肉芽肿是一种病因不明的良性炎性皮肤病。其特征是形成色素沉着异常的真皮环形或圆形丘疹。本病好发于 5 岁以下儿童,常表现为皮下孤立的无痛性非钙化结节,生长迅速[93]。

临床上可分为四型：三种皮肤型（红斑型、穿孔型和一般型）和皮下型。后者可表现为皮下软组织肿块，需要通过影像学进行局部分期。

X 线片常显示为皮下间室内密度增高的软组织肿块，无邻近骨受累或钙化迹象[94,181]。超声显示为边界不清的肿块，回声低于周围脂肪组织[127,155,181]。可能存在轻微的彩色多普勒信号增加（图 21.32）。

已有多位作者报道了皮下环状肉芽肿的 MR 特征[41,94,181]。T1WI 显示为边界不清的皮下肿块，与肌肉呈等信号，在 T2WI 上信号略低于脂肪（图 21.33）[181]。然而，T2WI 有时会表现为不均匀高信号病变[41]。

静脉注射对比剂后，可见弥漫性强化[170]。

21.2.5.3 表皮包涵体囊肿

表皮包涵体囊肿（或漏斗囊肿）是由真皮内上皮组织包绕而成的良性皮下囊肿。内部充满角蛋白和富含脂质的碎片[174]。通常为医源性疾病[152]，由机械梗阻、瘢痕或炎症导致[209]。本病可发生在任何部位，但主要见于头颈部和躯干。不足 10%的病例发生于四肢[174]。

在超声检查中，病变表现为边界清晰的圆形或椭圆形低回声肿块，伴后方回声增强（图 21.34），有时与毛囊相关。可存在轻微的不均匀。睾丸表皮样囊肿中常见的洋葱皮样表现，这在皮肤病变中较为罕见。除非囊肿破裂，否则不会出现多普勒信号增强。在囊肿破裂的情况下，病变轮廓不规则，可能会出现增强的多普勒信号[111]。

MRI 表现类似于单纯囊肿，其信号特征随囊肿内胆固醇和角蛋白碎片的变化而变化。T1WI 上，高含量的胆固醇和角蛋白碎片会导致信号高于肌肉，特别是在使用脂肪抑制技术时（图 21.34）。无并发症的囊肿无强化[111]。囊肿可破裂，从而引发异物反应、肉芽肿反应或脓肿形成[209]。有时，也可以是多房性囊肿。

21.2.6 代谢性病变

21.2.6.1 痛风和假性痛风

痛风是一种代谢障碍性疾病，其特征是

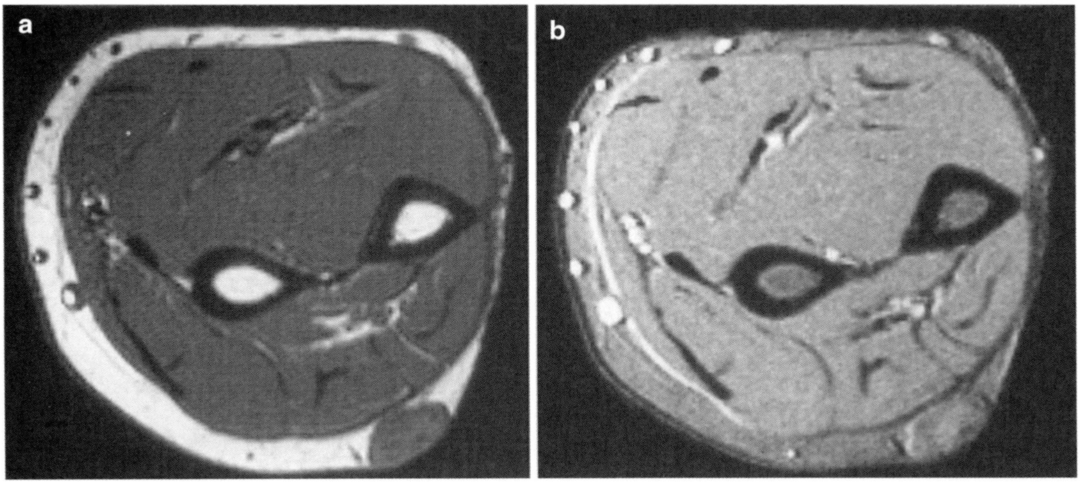

图 21.31 60 岁男性，左下臂皮下病变。(a)轴位 SE T1WI。(b)轴位 GRE T2WI。图像显示皮下脂肪内边界清晰的结节状肿块，无特异性信号特征（图 a,b）。活检确诊为毛母质瘤。

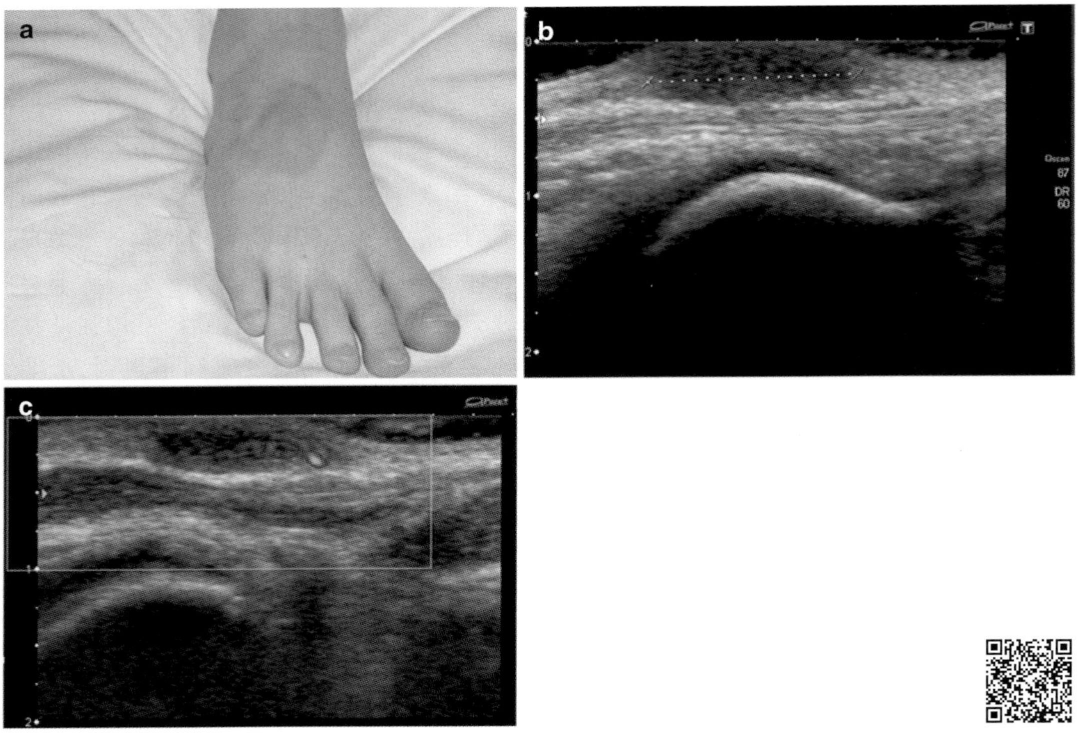

图 21.32 幼童，环状肉芽肿。(a)临床图像。足背侧出现红色环状斑块。(b)纵向 US。(c)CDUS。皮下脂肪中可见低回声结节性肿块(图 b)，且彩色多普勒信号稍增强(图 c)。

高尿酸血症和单水合尿酸钠结晶在关节周围软组织中的沉积。假性痛风中，沉积物由二水合焦磷酸钙结晶(CPPD)组成。最常累及第一跖趾关节，其次是踝关节、膝关节、腕关节、指间关节和肘关节。结合临床表现和影像学特征一般能做出正确诊断(图 21.35 和图 21.36)。有时，可表现为软组织肿块[31,157,187]。假性痛风中可见肿块钙化 (图 21.35)[reproduced with permission from Vanhoenacker et al. (2011) Pseudotumoural soft tissue lesions of the hand and wrist: a pictorial review. Insights Imaging. 2011 Jun; 2(3): 319–333]。

痛风性关节炎的 MRI 表现包括滑膜增厚和关节积液[171]。在 T1WI 上，这两种情况都表现为低到中等信号[171]。在 T2WI 上，从不均匀低信号到高信号不等[31]，T2WI 表现取决于炎症的程度。静脉注射对比剂后可见强化[36](图 21.36)。

21.2.6.2 钙化性肌腱炎

钙化性肌腱炎又称钙化性腱鞘炎或羟基磷灰石病，是一种自限性炎性疾病，其特征是在肌腱和关节周围软组织中羟基磷灰石晶体沉积(图 21.35)。最常发生于肩部，但也可发生于髋部、手部和腕部等其他部位。

X 线片在本病的诊断中有重要价值，能够发现疑似部位的无定形钙化或不透光性致密肿块。邻近骨皮质的骨侵袭并不常见，但已有报道[40,53,59]，推测可能是由于肌腱附着点处的炎症或肿块效应所致。这可导致误诊为侵袭性肿瘤，尤其是在没有以前影像学资料的情况下。虽然关节周围的钙化通常出现

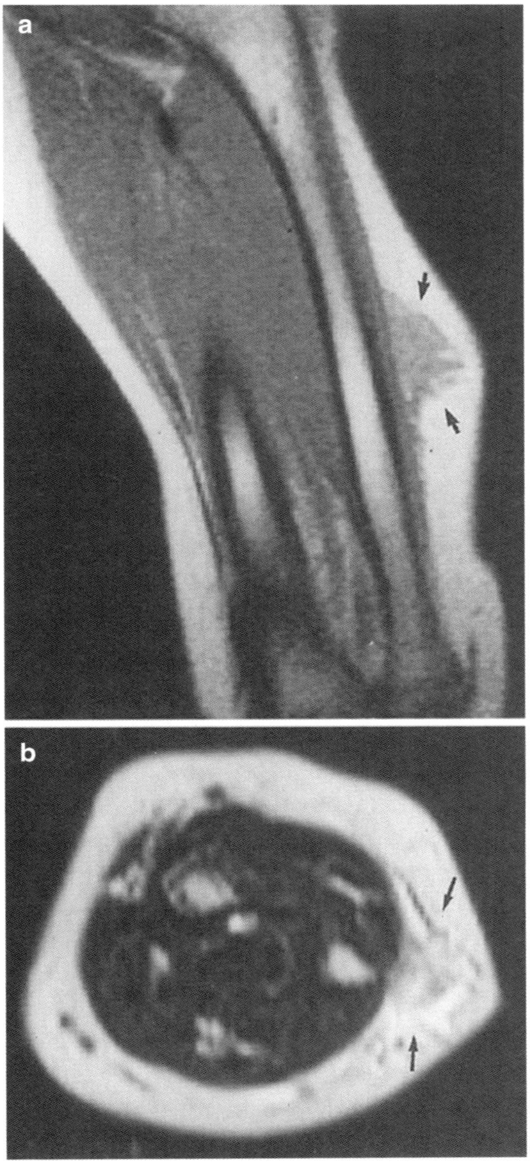

图 21.33　4 岁女童，左前臂伸肌侧生长迅速的小结节。(a)矢状位 SE T1WI。(b)轴位 SE T2WI。在 T1WI 上，病灶与肌肉呈等信号(图 a)，T2WI 见小的高信号边缘(图 b)。T2WI 上周围高信号边缘提示可能存在一小片病变周围水肿区。符合儿童皮下环状肉芽。

在肌腱附着点，但它们也可能发生在韧带结构及其周围，并伴有并发炎症[5]。

T1WI 和 T2WI 均显示钙化区域存在信号缺失(图 21.37)。T2WI 上可见与水肿相关的周围肌肉高信号[174]。骨髓水肿也可偶尔出现[40]，有时类似于骨转移[92,200]。

21.2.6.3　肿瘤样钙质沉着症

特发性肿瘤样钙质沉着症以关节旁钙化性软组织肿块逐渐增大为特征。沉积物的化学分析显示其为无定形碳酸钙、磷酸钙和羟基磷灰石晶体的混合物[128,146]。在特发性肿瘤样钙质沉着症的发病机制中，最可能的假说是磷和维生素 D 代谢的先天性错误；然而，确切的发病机制仍不清楚。在报道的病例中，只有 1/3 的病例观察到家族性发病和高磷血症[1,61,63,198]。在其特发性形式中，肿瘤样钙质沉着症通常发生 30 岁之前。没有明显的性别优势[146]。多见于尼格罗人种和热带地区的人群[13,63]。

从大体上看，肿瘤样钙质沉着症界限清晰，并具有多结节生长模式，切面呈黄灰色糊状。可有易被洗掉的白色乳液样液体或半固体砂砾样物质，可见纤维结缔组织分隔的囊性腔隙。

在镜下分为两种组织学类型，分别对应于活动期和非活动期。前者更为常见。其特征是中央为大的颗粒状或无定形钙化区，周边环绕以上皮样组织细胞为主炎性浸润带，其中混杂若干淋巴细胞及散在的多核巨细胞。细胞浸润带被厚的纤维间隔所限制。在非活动期，炎性浸润带消失。

临床上，本病表现为大关节附近缓慢生长的软组织肿块，髋关节是最常见的发病部位[126,130]。其他部位包括肘关节、肩关节、膝关节、腕关节、手和足[61,63,129,130]。病变的大小因发病部位而异。髋关节的病变往往比肘关节的更大[30,130]。

该疾病常为多发性而非单发性[61]。病变常是无痛性的，但生长中的病变可能会妨碍关节运动或因神经受压而引起疼痛[7,25,115]。被

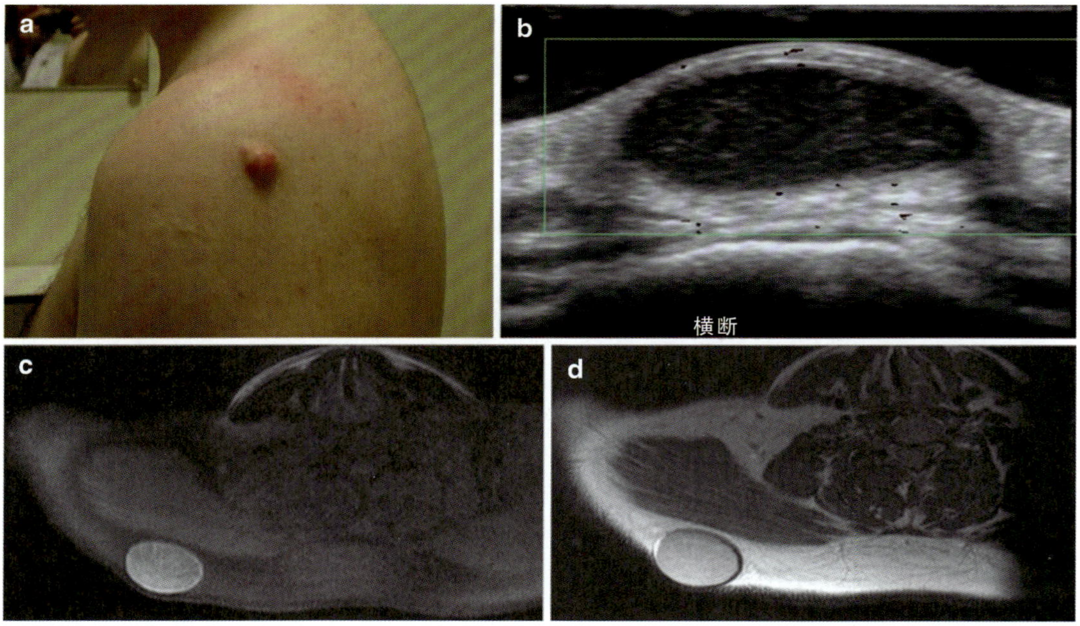

图 21.34　位于躯干背部的表皮包涵体囊肿。(a)典型部位的表皮包涵体囊肿临床图像。(b)超声显示边界清晰的低回声卵圆形病变,并伴后方声影增强。(c)横断面 FS T1WI。由于含有胆固醇和角质碎片,病变为高信号。(d)横断面 T2WI。病变前方界面与邻近皮下脂肪之间存在化学位移伪影。

覆的皮肤常完整,偶尔出现溃疡或窦道,排出白色粉笔样或黄色乳液样液体。肿块可成为继发感染的部位[115]。

实验室检查,往往血钙水平、甲状旁腺激素水平、肾功能、碱性磷酸酶和尿毒症均正常。血磷和维生素 D 水平正常或略有升高[156]。

在 X 线片上(图 21.38a),肿瘤样钙质沉着症的特征性表现为位于关节周围软组织中的边界清晰的结节状钙化肿块,常位于伸肌侧。结节之间由透光带分隔,组织学上对应于纤维间隔。这可能导致 X 线片上出现“鸡网状”表现。直立位 X 线片上可见液-钙平面[25,130,173]。

偶尔会出现骨膜反应或邻近骨的压力性侵袭,但肿块一般不附着于骨上,且无骨质异常。也有文献报道了相关的长骨骨干炎和骨膜炎[43]。

放射性核素骨扫描显示肿块内 Tc-99m 标记的磷酸化合物的摄取增加,有助于检测和量化所有的病变,特别是无症状的病变[1,7]。

肿瘤样钙质沉着症可以通过超声检查(图 21.38c),尤其是当病变未高度钙化时。典型情况下,该病灶表现为多房性肿块,内部有多个由薄间隔回声所限制的腔隙。其中一些间隔在彩色多普勒超声下显示为富血供。腔内充满无回声或有回声的液体。在某些情况下,可以看到液-液平面。当病变完全钙化时,表现为高回声肿块,后方伴有声影[13]。

肿瘤样钙质沉着症的 CT (图 21.38b)表现多样。病变可能主要由大的囊性成分构成,中心为低密度区,壁有薄层钙化。更常见的是,由低密度间隔分隔的结节状钙化成分。可见液-钙平面。注射对比剂后,部分间隔可强化[13]。

在 MRI 上(图 21.38d),肿瘤样钙质沉着

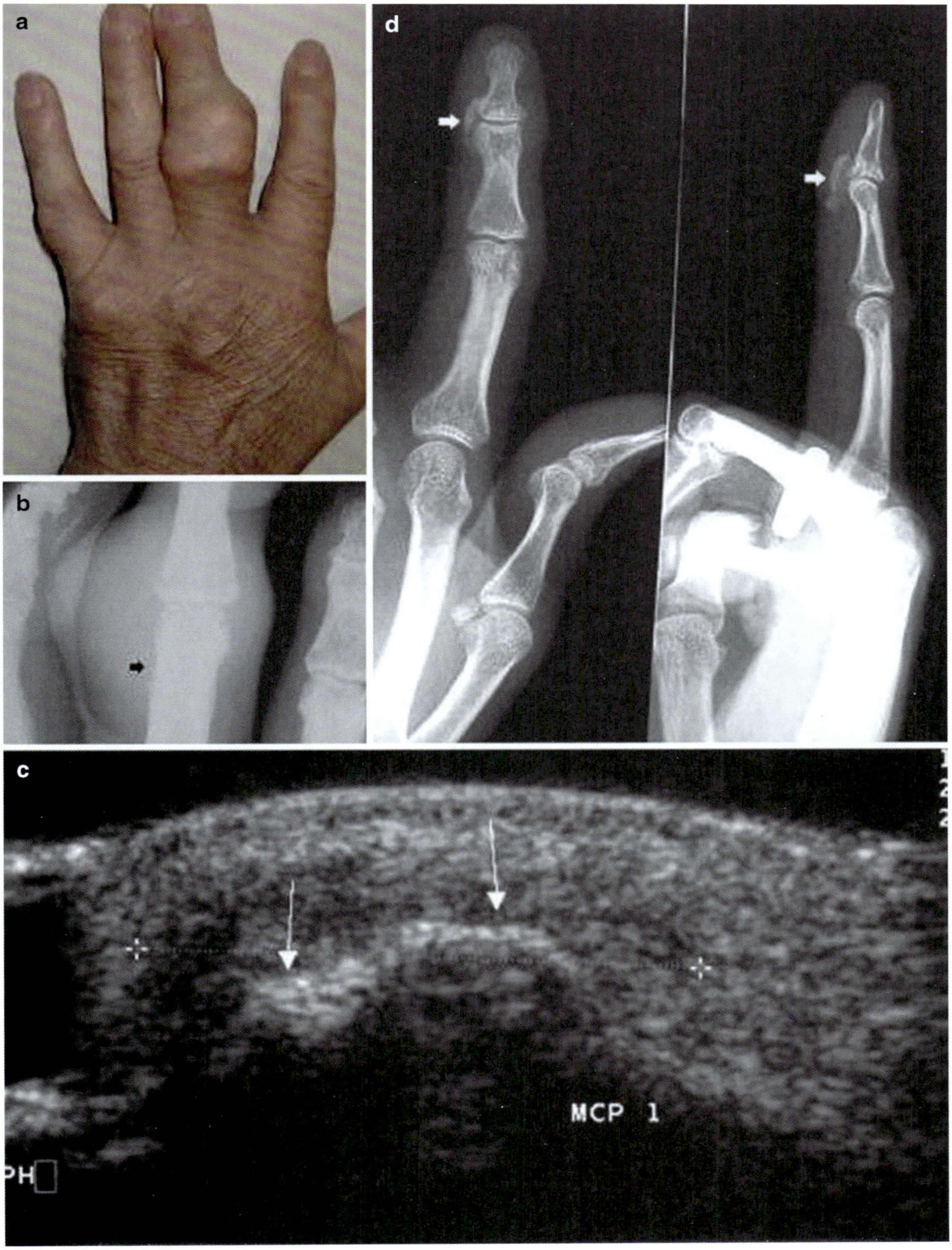

图 21.35　代谢疾病导致的手指假性肿块。(a)痛风结节的临床表现。第三指近端指间关节周围软组织明显肿胀。(b)相应的 X 线片显示软组织肿胀及邻近骨膜新生骨形成(箭头所示)。(c)另一名患者拇指掌指关节处痛风结节的超声图像,显示低回声肿块伴有单水合尿酸钠结晶沉积所致的病灶内反射及后方声影(箭头所示)。(d)另一名患者的假性痛风(羟基磷灰石沉积病)。X 线片显示示指远端指间关节囊处线状和无定形钙化(箭头所示)。

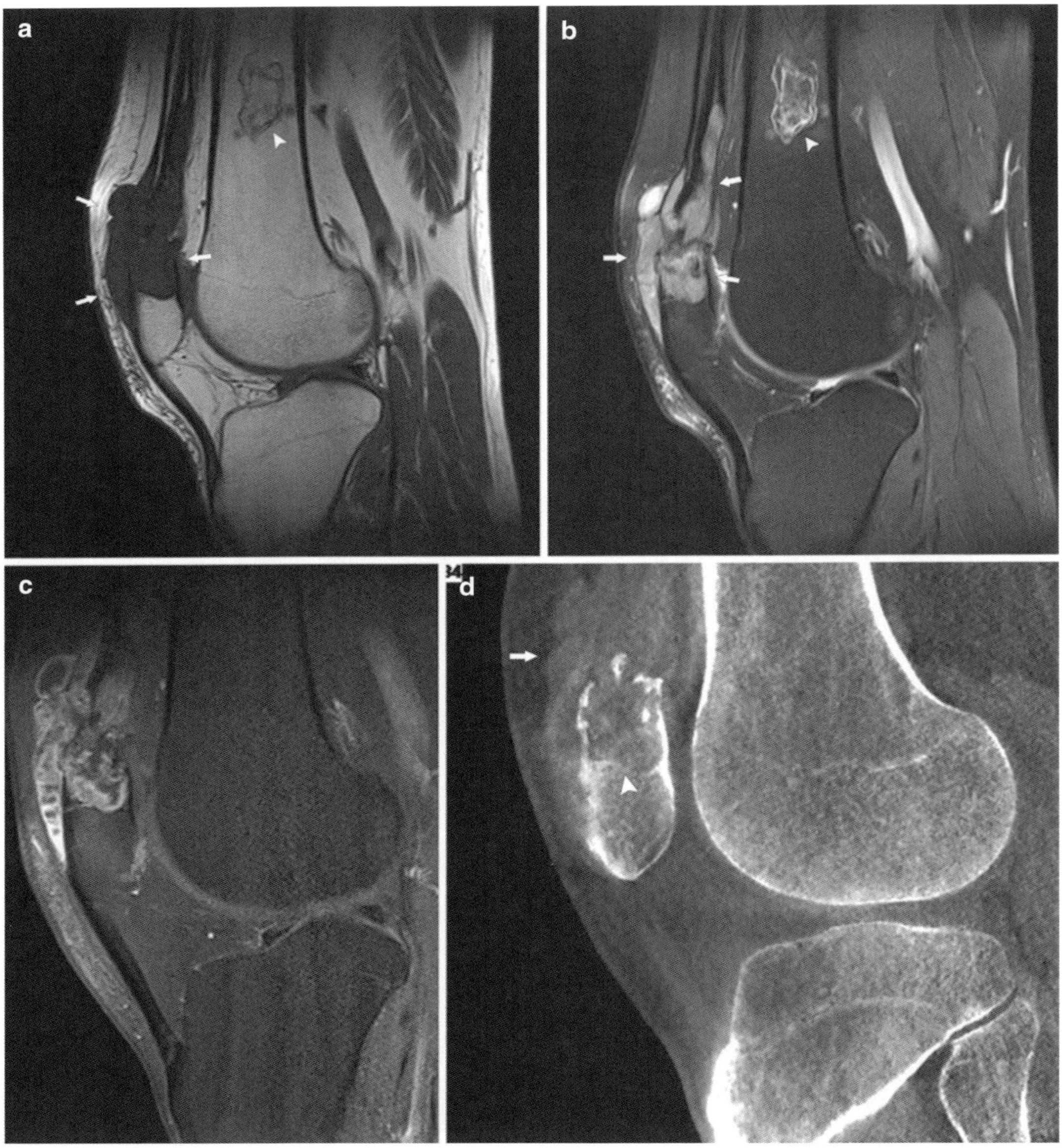

图 21.36 51岁男性，髌骨及股四头肌腱的痛风石。(a)矢状位T1WI。(b)矢状位FS T2WI。(c)钆剂增强后矢状位FS T1WI。(d)矢状位重组锥形束CT。远端股四头肌内软组织肿块，延伸到髌骨的上部。T1WI呈低信号(图a，箭头所示)，FS T2WI呈轻度不均匀高信号(图b，箭头所示)。股骨远端可见骨梗死(图a，b三角箭头所示)。钆剂增强后不均匀性强化(图c)。锥形束CT显示软组织肿块密度稍高于周围软组织(图d，箭头所示)。髌骨可见伴局部硬化边的溶骨性病变(图c，三角箭头所示)。(Reproduced by permission from Vansevenant et al.[187])

症表现为边界清晰的多囊性肿块。在T1WI上，肿块呈不均匀的等、低信号。有趣的是，尽管存在大量的钙成分，病变T2WI上仍为不均匀的相对较高的信号。这种T2WI高信号可能是由肉芽肿性异物反应[115]、病变血管化[128]或钙化物质的半流体性质（“钙乳”）[30]所导致的。

多个眼内液-液平面或液-钙平面被观

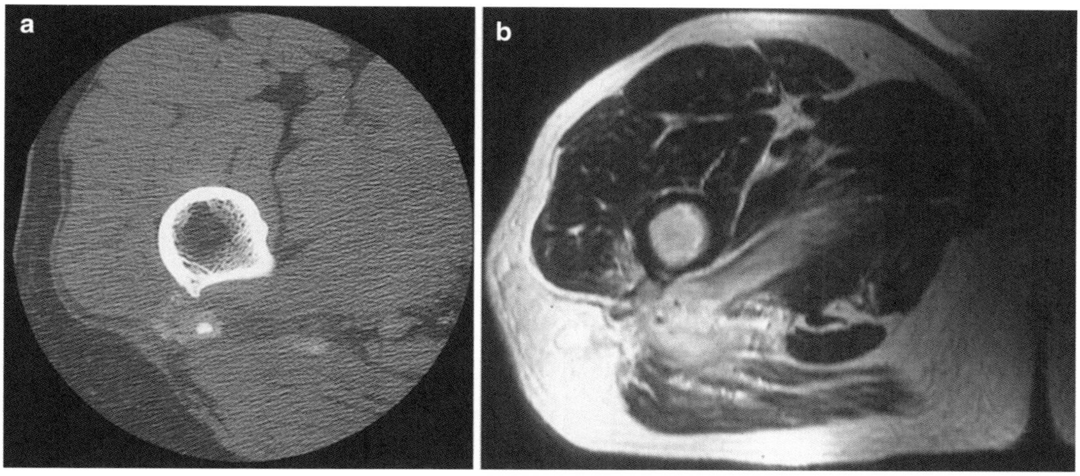

图 21.37　47 岁男性，右大腿疼痛，无外伤史。(a)CT。(b)轴位 TSE T2WI。CT 显示股骨后方存在多个钙化灶（图 a）。MRI 显示臀部肌肉存在边界不清的高信号病灶，并伴有水肿，延伸至臀大肌、内收肌和股外侧肌。可见多个位于粗隆线后方的软组织小钙化灶。这些影像学表现具有多肌肉的钙化性肌腱炎的特征，主要累及右侧臀大肌。

察到[173]。在 MRI 上，钙沉积在 T1WI 和 T2WI 上表现为低信号；上清液漂浮在钙沉积之上，在 T2 图像上呈高信号，在 T1WI 上呈低信号[137]。

在所有序列中，整个病变的信号都很低，这可能是由病变中钙浓度较高所致[132]。

囊肿的间隔在 T1WI 上呈低信号，T2WI 信号多变，并在钆剂增强后强化。间隔的内层可含有钙化沉积物，这解释了其在 T1WI 和 T2WI 上的低信号表现。外层由结缔组织组成，伴有不同程度的血管化和炎症反应，是 T2WI 和注射对比剂后 T1WI 呈高信号的原因[30]。

MRI 在诊断间隔强化方面优于 CT，并能提供位置、范围和与相邻结构的关系的准确信息。但 MRI 仅提供了额外信息，并未能改善治疗或预后。

特发性肿瘤样钙质沉着症的诊断是排除性诊断。鉴别诊断包括慢性肾功能衰竭、原发性甲状旁腺功能亢进症、全身性钙质沉着症、局限性钙质沉着症、慢性维生素 D 中毒、乳碱综合征、胶原血管疾病、二水合焦磷酸钙晶体沉积病[4,167]。

因病因尚不清楚，本病治疗为对症治疗。使用降钙素、二磷酸盐、类固醇、苯丁唑酮等药物治疗及放疗已被证明无效[7,25,130]。肿瘤样钙质沉着症的首选治疗方法是完全手术切除。切除不彻底会导致有和无代谢紊乱患者的高复发率，并且复发性病变的生长速度往往快于最初的病变[7,25,61,129,130]。研究认为，在高磷血症[146]或存在遗传易感性异常的病例[70]中，复发率很高。

21.2.7　血管病变

外膜囊性疾病是一种病因不明的少见囊性病变，含有黏液的囊肿在动脉的外膜内形成，导致动脉狭窄，并引起间歇性跛行的症状。常累及腘动脉，较少见的受累部位包括髂外动脉、股总动脉、尺动脉和桡动脉[18]。在超声上，外膜囊肿表现为与受累血管相邻的低回声或无回声肿块。彩色多普勒超声可

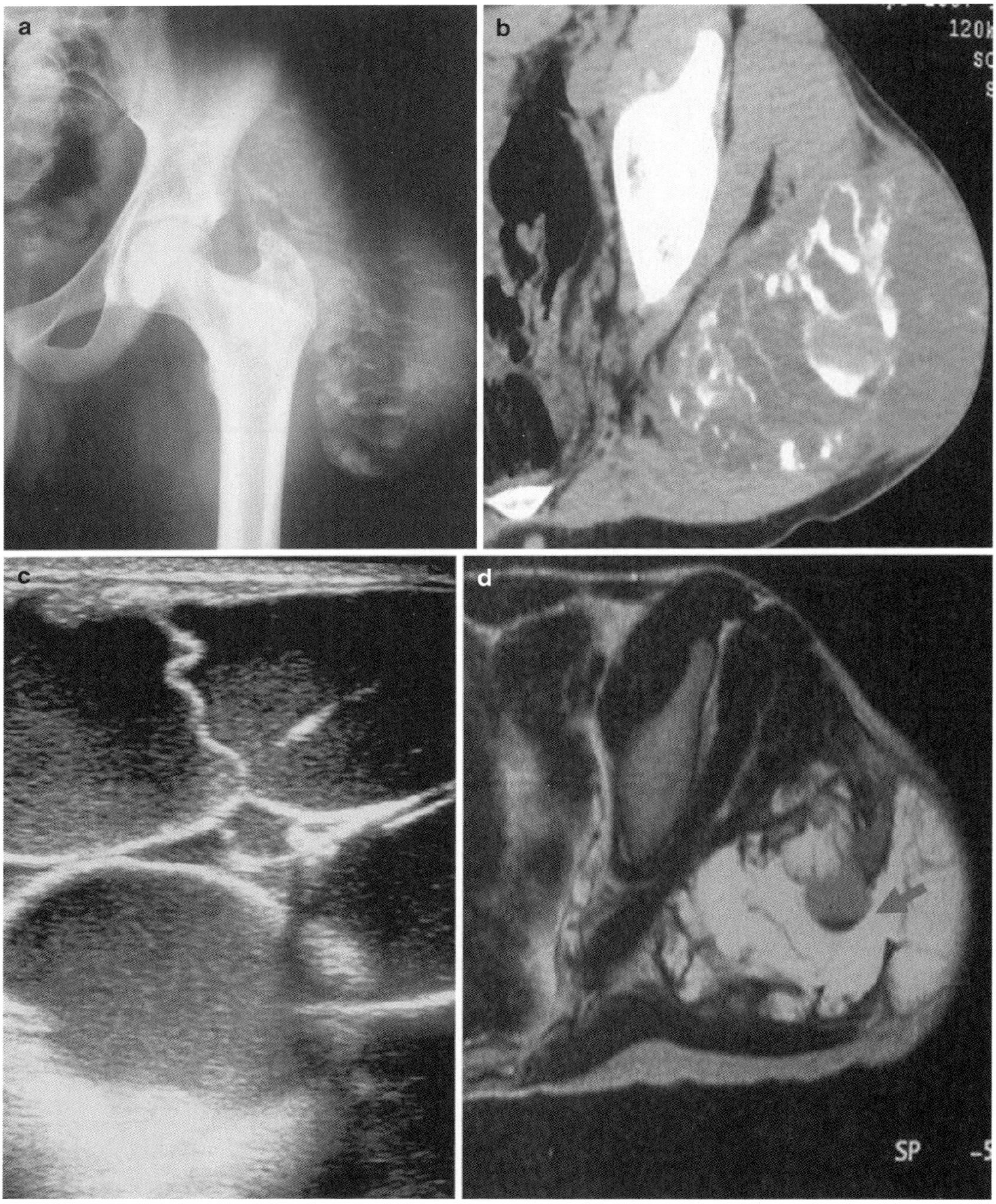

图 21.38　12 岁男孩，肿瘤样钙质沉着症。(a)左髋关节前后位 X 线片显示边界清晰的分叶状钙化肿块，伴有液-钙平面，称为“沉积征”。(b)左髋关节 CT：肿块以囊状成分为主，中心呈低密度，壁薄且钙化。观察到液-钙平面。(c)超声显示多囊性肿块。囊腔内含有低回声液体，被高回声薄间隔所分隔。(d)轴位 T2WI 显示边界清晰的多囊性肿块，信号不均匀且较高(箭头所示)。

显示动脉狭窄或闭塞[188]。CT 或 MR 血管造影显示，在股骨髁水平腘动脉呈边缘光滑的局灶性锥形狭窄，这是由无强化的囊肿样肿块对强化动脉管腔的外部压迫所致[32,174,188]。MRI 可以显示囊肿样结构与邻近受压动脉的关系[189]（图 21.39）。

在有创伤史的患者中，动脉附近出现搏动性肿块并伴有杂音提示动脉瘤的诊断。同样，当软组织肿瘤完全包绕并闭塞主要动脉时，应考虑动脉瘤或假性动脉瘤的可能性。外周动脉瘤最常发生于腘动脉，且通常与广泛的动脉粥样硬化疾病相关。

动脉瘤或假性动脉瘤在 MRI 上可通过以下特征识别：血液流动区的信号缺失，亚急性出血导致的 T1WI 和 T2WI 上的高信号及由含铁血黄素沉积引起的低信号区。此外，MRI 显示在相位编码方向上的特征性血流相关伪影[175]。若肿块包绕或贴近大静脉，应想到静脉源性病变的可能[175]。

先天性或创伤后获得性动静脉畸形的特征性表现为以肌肉组织内弥漫分布的迂曲增粗的血管（见第 16 章）。

妊娠期圆韧带静脉曲张可类似于腹股沟软组织肿块或腹股沟疝的表现。常发生于妊娠中期。在彩色多普勒上显示静脉血流，并在 Valsalva 动作期间出现血流反向流动，是确诊的关键线索[75]（图 21.40）。

21.2.8　其他假瘤样病变

21.2.8.1　小腿肌肉假性肥大

长期神经根病、周围神经损伤、前角细胞疾病或后天性周围神经病变患者很少发生同侧肌肉间室的扩大。

长时间的去神经支配是肌肉萎缩和脂肪变性的众所周知的原因。当患者继续锻炼受累的肌肉时，可能会发生部分去神经支配的肌肉纤维肥大，从而导致在大体上的假性肥大。

在影像学上，在受累神经支配的肌肉内

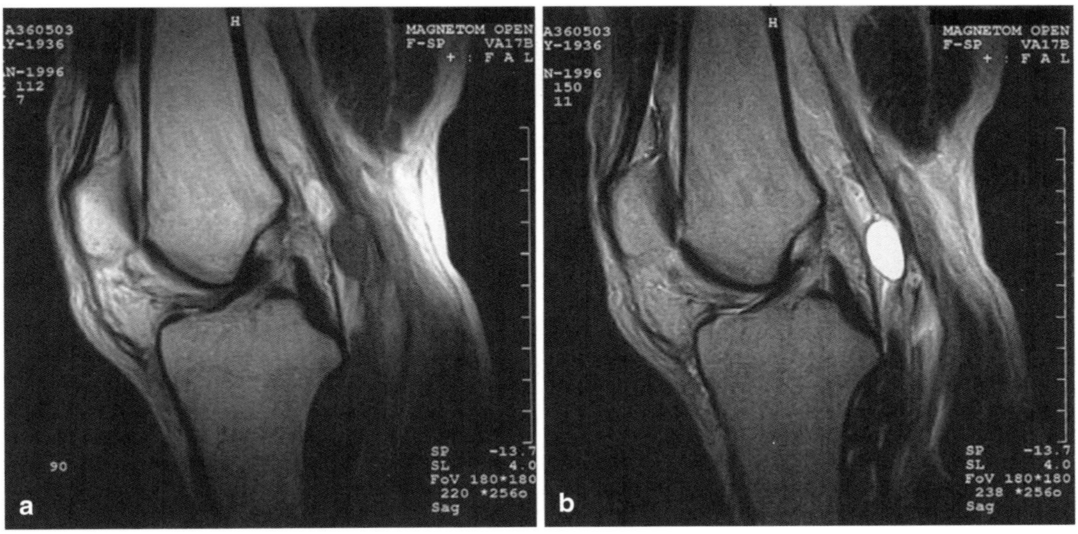

图 21.39　46 岁男性，间歇性跛行患者。(a)矢状位 T1WI。(b)矢状位 T2WI。MRI 显示腘动脉周围有一个明显的囊性突起，T1WI 呈低信号（图 a），T2WI 呈高信号（图 b）。这些发现提示腘动脉周围存在外膜囊肿。

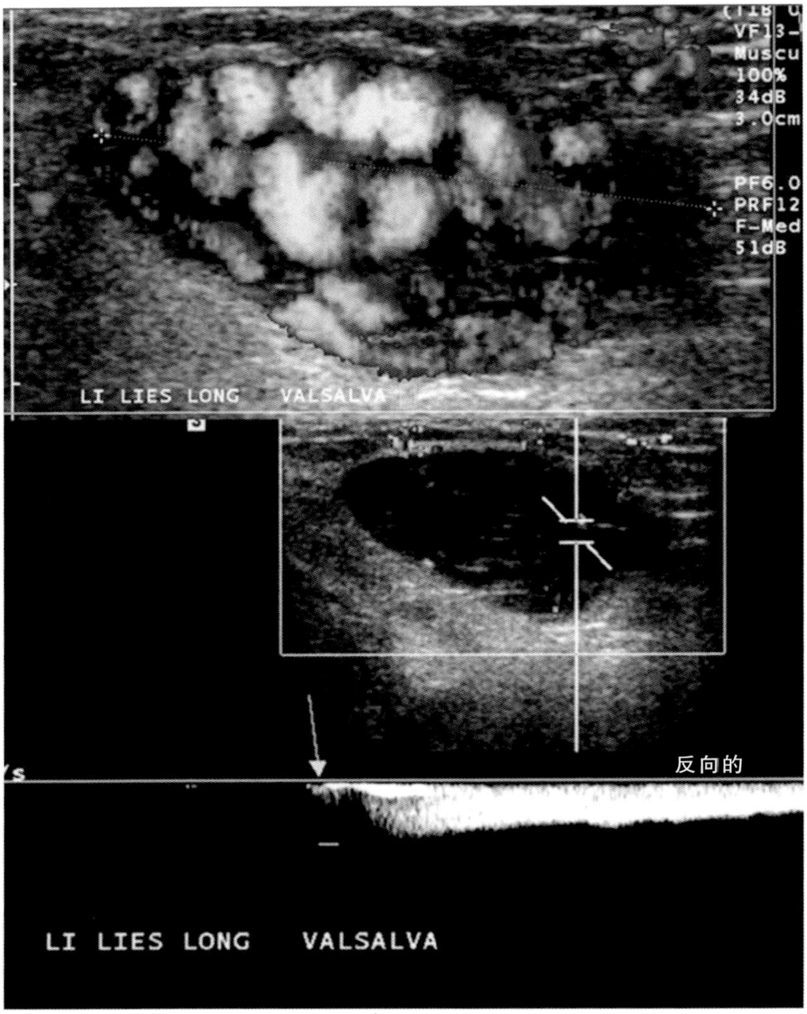

图 21.40 妊娠女性圆韧带静脉曲张表现为左侧腹股沟区肿块。彩色多普勒显示静脉血流，并在 Valsalva 动作时出现反向血流。

可出现脂肪浸润和肌肉肥大的组合。大多数情况下，小腿肌肉因 S1 节段的潜在椎间盘突出而受累(图 21.41)[22]。

21.2.8.2 间歇泉现象

位于肩锁关节(AC 关节)附近的囊性病变通常继发于长期存在的肩袖撕裂，在这种情况下，肩关节的关节液通过较大的肩袖撕裂与 AC 关节相通(图 21.42)。在肩关节造影中，造影剂从肩关节泄漏到 AC 关节上表面的现象类似于间歇泉，因此，被称为"间歇泉现象"[183,184]。

21.2.8.3 背部弹力纤维瘤

弹力纤维瘤是一种纤维弹性假瘤。它几乎全部发生于肩胛下区，在邻近肩胛骨下角的菱形肌和背阔肌下方。在已报道的病例中，99%的病例发生于此处。研究认为，其由胸壁与肩胛下角之间反复机械摩擦引起。其他较为少见的部位包括鹰嘴、腋窝和大转子

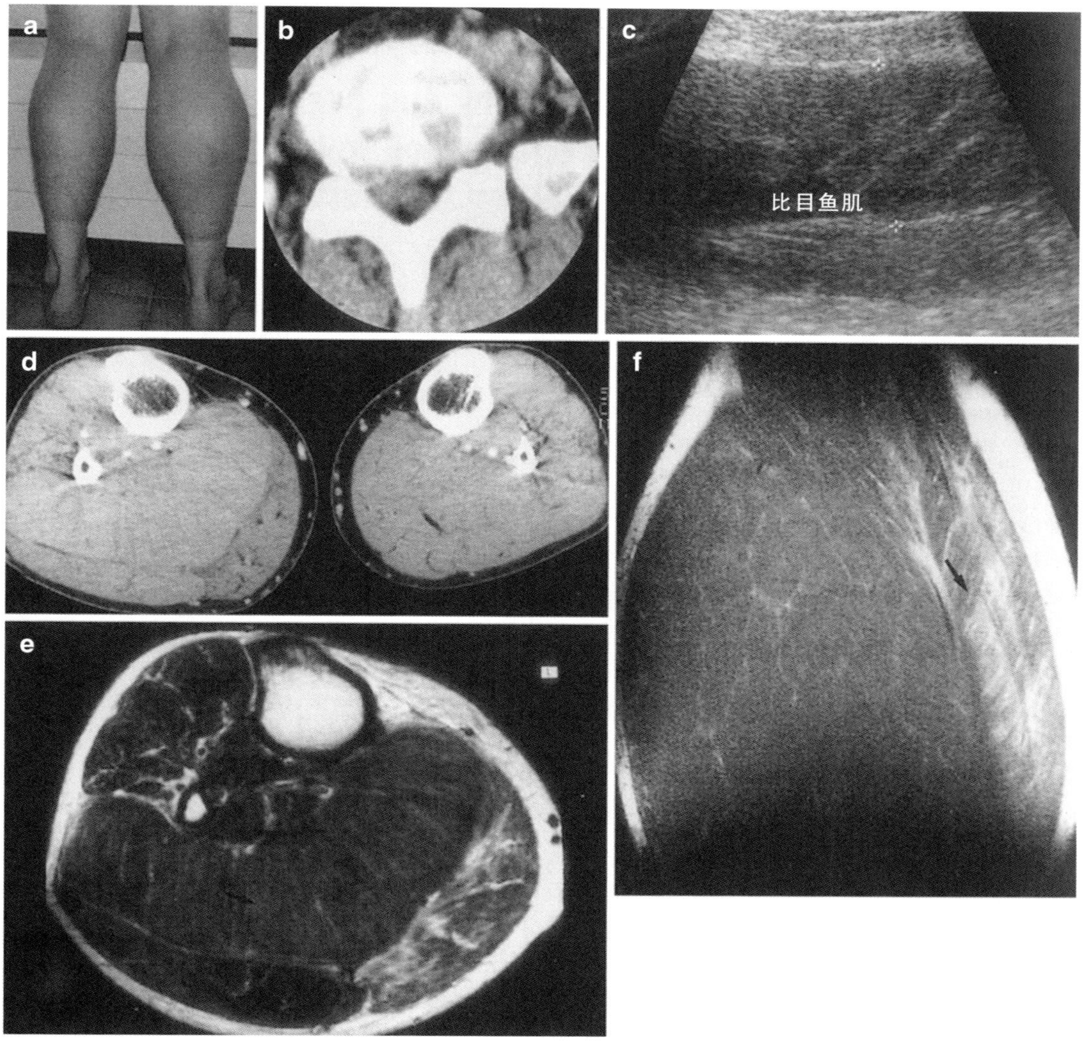

图 21.41　41 岁男性患者出现右侧小腿单侧增大，伴有慢性同侧 S1 神经根病。(a)临床照片。(b)腰椎轴位 CT。(c)右下肢 US。(d)下肢轴位 CT。(e)轴位 SE T1WI。(f)冠状位 SE T1WI。临床照片(图 a)显示右侧小腿无痛性进行性增大。腰椎水平的 CT 显示已知 3 年的椎间盘突出压迫右侧 S1 神经根(图 b)。在右下肢，超声检查显示腓肠肌肌腹内有反射性线状结构(图 c)，而 CT 显示右下肢周径较左下肢增大(图 d)。腓肠肌的肥大和腓肠肌内侧头密度减低。MRI 图像(图 e, f)确认腓肠肌和比目鱼肌的真实肥大。肌肉纤维中交织着细线状高信号条带，代表假性肥大中的微小脂肪带(箭头所示)。

区。双侧病变为常见表现，见于 10%~60%的患者。大多数患者为中老年人，且女性明显占多数。已有儿童病例的个别报道[48]。半数患者无症状，半数患者在上肢活动时有疼痛感。

大体上，病变呈椭圆形或透镜状，质地坚硬且富有弹性。组织学上，病变主要由弹性蛋白样纤维和成熟脂肪组织岛组成。镜下检查显示弹力纤维出现肥厚和变性，并伴有成熟的胶原和脂肪背景。其特征是在纤维基质中包含脂肪。在影像学上，病变具有多层结构，类似于千层面(图 21.43)。超声显示交替的高回声带和低回声带[180]。彩色

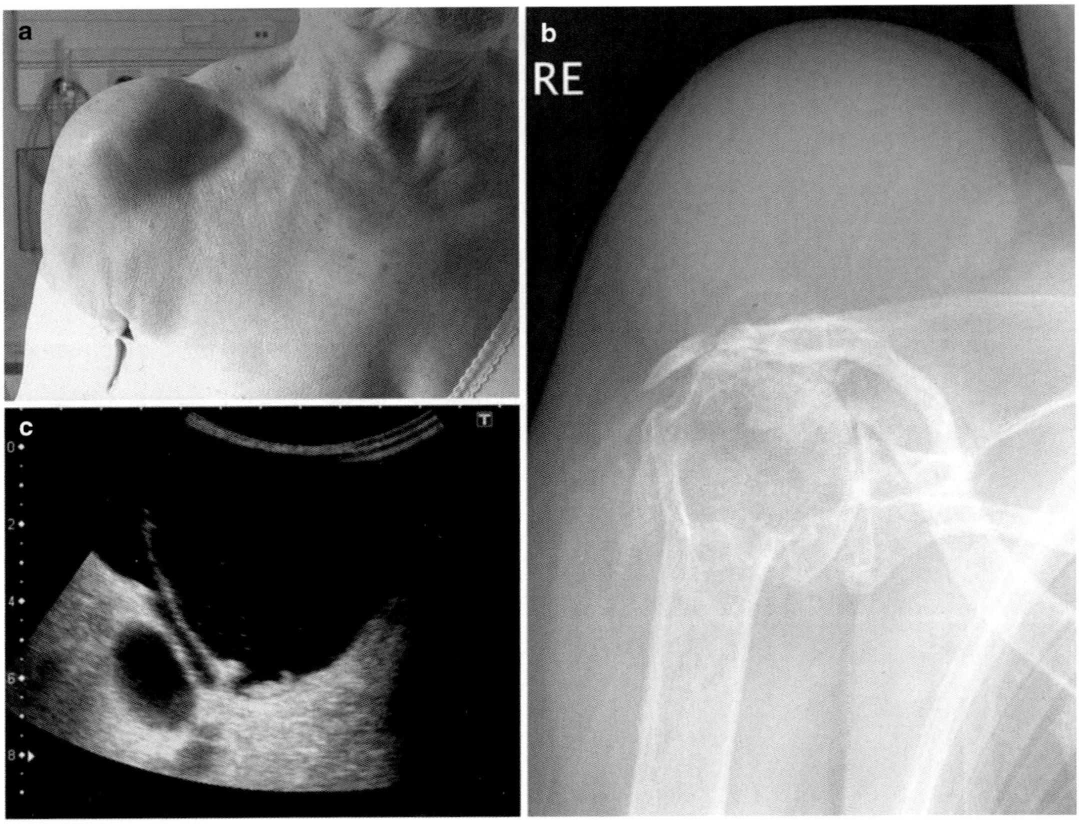

图 21.42　长期存在的肩袖撕裂中的间歇泉现象。(a) 临床图像显示肩锁关节上方软组织肿块。(b)右肩 X 线片。肩峰-肱骨间隙明显缩小,符合大面积肩袖撕裂的表现。肩峰关节处的肿胀。(c)超声检查显示与肩锁关节相通的囊性病变。超声检查中发现全层肩袖撕裂(未显示)。

多普勒检查通常无血管增多表现。在 MRI 上,交替的低信号带代表纤维成分,而混合的脂肪成分在所有脉冲序列中与脂肪相似(图 21.43)[180,184]。

CT 显示与邻近肌肉密度相似。有时存在类似于皮下脂肪的低密度线条影[98]。常可见轻度至中度的 ^{18}F-FDG 的摄取,应予以了解以避免误诊[56]。

对于老年人,不应进行侵入性手术以进行诊断。放射科医生熟悉本病可能有助于避免不必要的手术[142]。需与本病相鉴别的疾病有限,主要为成熟的侵袭性纤维瘤,其细胞成分减少,含有大量胶原纤维,好发于年轻人。

21.3　结论与诊断策略

软组织假瘤样病变的影像学检查方法一般与“真”软组织肿瘤的检查方法非常相似。了解正常解剖结构及这些疾病的存在和常见表现,结合相关的临床表现(病史、部位、皮肤改变),在大多数情况下能够做出正确诊断,从而减少侵入性操作的需要。对于无法确定的病例,应进行活检(图 21.44)。

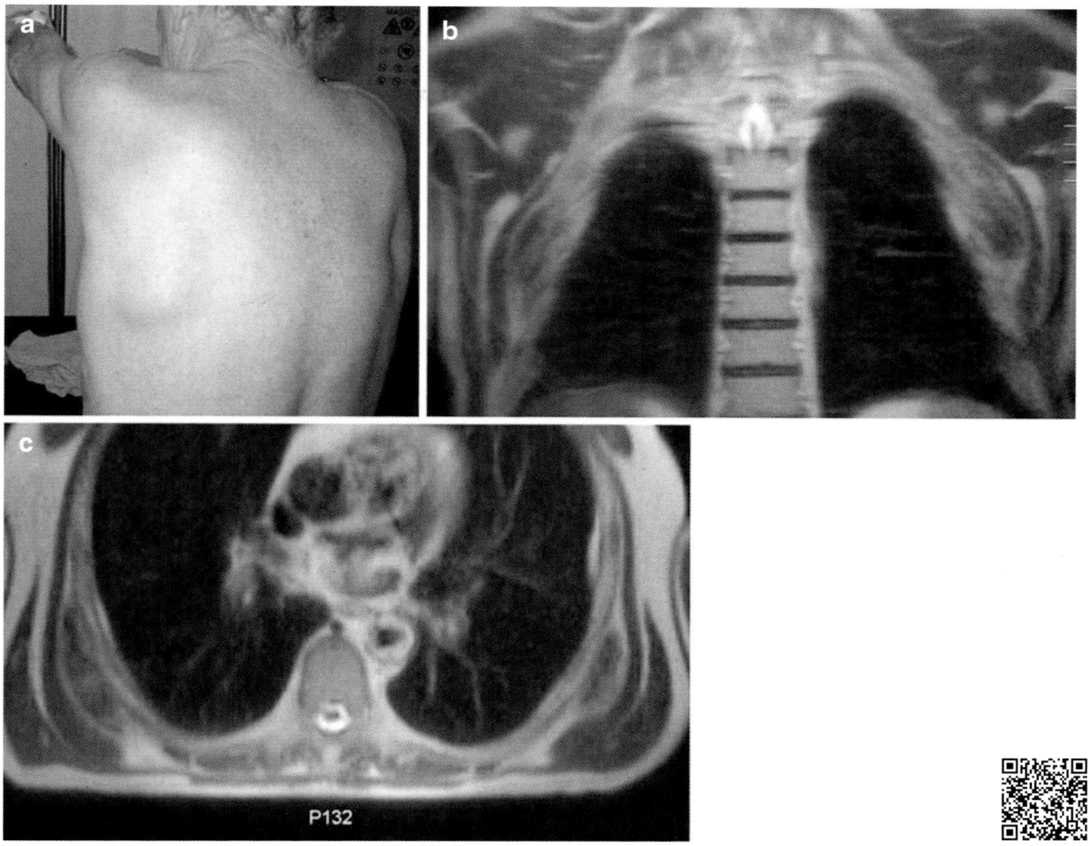

图21.43 背部弹力纤维瘤。(a)患者临床图像显示当患者耸肩时左侧肩胛旁的软组织肿块。(b)冠状位HASTE成像显示在前锯肌与胸壁之间存在双侧梭形软组织肿块。该病变呈多层状表现，由交替的低信号带和夹杂脂肪成分组成，类似于千层面。(c)轴位T2WI显示病变与肩胛骨下角、前锯肌及胸壁之间的密切关系。

要点

1.软组织假瘤包括广泛的病理变化，从正常的解剖变异，炎症和感染性病变到创伤后肿块等。熟悉这些实体的常见表现，并与相关临床表现相结合，可以指导临床医生做出正确的诊断，从而在这些常为反应性良性病变中减少侵入性操作的需求。因此，软组织假性肿瘤的影响学方法与“真”肿瘤并无区别。

2.当遇到具有不确定影像特征的肿块时，应将感染或炎性来源病变纳入鉴别诊断之中。

3.莫顿纤维瘤和创伤性“神经瘤”是反应性非肿瘤性病变，可类似神经鞘膜肿瘤。足部跖骨间隙的典型位置是诊断莫顿纤维瘤的关键线索，而既往的创伤史及靶征的缺失则提示存在创伤性的“神经瘤”。

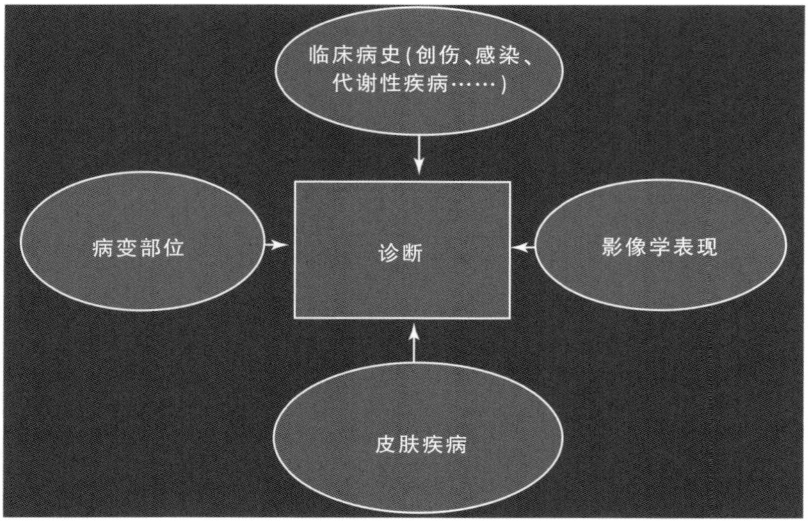

图 21.44 总结软组织假瘤性病变的诊断策略。假瘤的正确诊断是基于影像学表现、相关临床表现和病变部位的综合分析。了解相关皮肤病变(如表皮样囊肿)或变色(如蜂窝织炎)也可能有所帮助。

参考文献

1. Adams WM, Laitt RD, Davies M, O'Donovan DG (1999) Familial tumoral calcinosis: association with cerebral and peripheral aneurysm formation. Neuroradiology 41:351–355
2. Ahlawat S, Belzberg AJ, Montgomery EA, Fayad LM (2016) MRI features of peripheral traumatic neuromas. Eur Radiol 26:1204–1212. doi:10.1007/s00330-015-3907-9
3. Ameen M (2009) Managing mycetomas. Trop Doct 39:66–68. doi:10.1258/td.2008.080151
4. Ammar A, Ben Romdhane K, Khattech R, Ben Othman M, Ben Ghachem M (1994) Tumoral calcinosis: a clinical and pathological study of 8 cases reported in Tunisia. Rev Chir orthopédique réparatrice l'appareil Mot 80:261–266
5. Anderson SE, Bosshard C, Steinbach LS, Ballmer FT (2003) MR imaging of calcification of the lateral collateral ligament of the knee: a rare abnormality and a cause of lateral knee pain. AJR Am J Roentgenol 181:199–202. doi:10.2214/ajr.181.1.1810199
6. Aoki T, Nakata H, Watanabe H, Maeda H, Toyonaga T, Hashimoto H, Nakamura T (1999) The radiological findings in chronic expanding hematoma. Skeletal Radiol 28:396–401
7. Aprin H, Sinha A (1984) Tumoral calcinosis. Report of a case in a one-year-old child. Clin Orthop Relat Res (185):83–86
8. Ardies L, De Beule T, Degroote T, Vanhoenacker FM, Vanhoenacker PK (2012) Bilateral intramuscular pseudotumor in a bodybuilder. JBR-BTR 95:108
9. Ata AM, Onat SS, Ozcakar L (2016) Ultrasound-Guided diagnosis and treatment of Morton's neuroma. Pain Physician 19:E355–E358
10. Ben Ayed M, Kamoun N, Makni K, Ben Romdhane K (1986) Hydatid cyst: 281 cases, of which 86 cases had an unusual localization, seen during a 10-year period (1972–1981). Tunis Med 64:389–395
11. Bajaj G, Nicholas R, Pandey T, Montgomery C, Jambhekar K, Ram R (2014) MR imaging findings in diabetic muscle infarction. J Ark Med Soc 111:91–93
12. Balageas A, Sanguinet F, Lequen L, Delbrel X (2013) [Muscular sarcoidosis: a case report of muscle and fascia involvement and literature]. La Rev médecine interne/fondée. par la Société Natl Fr médecine interne 34:706–712.
13. Barnacle AM, Gower PE, Mitchell AWM (2002) Ultrasonography of acute and chronic tumoral calcinosis. Clin Radiol 57:146–149. doi:10.1053/crad.2001.0726
14. Bashir WA, O'Donnell P (2010) The myositides: the role of imaging in diagnosis and treatment. Semin Musculoskelet Radiol 14:217–226. doi:10.1055/s-0030-1253163
15. Bayram M, Sirikci A (2000) Hydatic cyst located intermuscular area of the forearm: MR imaging findings. Eur J Radiol 36:130–132
16. Beauchamp NJ, Scott WW, Gottlieb LM, Fishman EK (1995) CT evaluation of soft tissue and muscle infection and inflammation: a systematic compartmental approach. Skeletal Radiol 24:317–324
17. Beggs I (1985) The radiology of hydatid disease. AJR Am J Roentgenol 145:639–648. doi:10.2214/ajr.145.3.639
18. Beltran LS, Bencardino JT, Desai P, Paksima N (2012) Adventitial cystic disease of the radial artery–

two case reports and a review. Bull NYU Hosp Jt Dis 70:262–267
19. Bencardino J, Rosenberg ZS, Beltran J, Liu X, Marty-Delfaut E (2000) Morton's neuroma: is it always symptomatic? AJR Am J Roentgenol 175:649–653. doi:10.2214/ajr.175.3.1750649
20. Berg LC, Norelle A, Morgan WA, Washa DM (1998) Cat-scratch disease simulating Histiocytosis X. Hum Pathol 29:649–651
21. Berquist TH, Ehman RL, King BF, Hodgman CG, Ilstrup DM (1990) Value of MR imaging in differentiating benign from malignant soft-tissue masses: study of 95 lesions. AJR Am J Roentgenol 155:1251–1255. doi:10.2214/ajr.155.6.2122675
22. De Beuckeleer L, Vanhoenacker F, De Schepper A, Seynaeve P (1999) Hypertrophy and pseudohypertrophy of the lower leg following chronic radiculopathy and neuropathy: imaging findings in two patients. Skeletal Radiol 28:229–232
23. De Beuckeleer LH, De Schepper AM, Neetens I (1996) Magnetic resonance imaging of pilomatricoma. Eur Radiol 6:72–75
24. Bignotti B, Signori A, Sormani MP, Molfetta L, Martinoli C, Tagliafico A (2015) Ultrasound versus magnetic resonance imaging for Morton neuroma: systematic review and meta-analysis. Eur Radiol 25:2254–2262. doi:10.1007/s00330-015-3633-3
25. Bittmann S, Günther MW, Ulus H (2003) Tumoral calcinosis of the gluteal region in a child: case report with overview of different soft-tissue calcifications. J Pediatr Surg 38:E4–E7
26. Blum AG, Zabel J-P, Kohlmann R, Batch T, Barbara K, Zhu X, Dautel G, Dap F (2015) Pathologic conditions of the hypothenar eminence: evaluation with multidetector CT and MR imaging. Radiographics 26:1021–1044. doi:10.1148/rg.264055114
27. Braunstein JT, Crues JV (1995) Magnetic resonance imaging of hereditary hernias of the peroneus longus muscle. Skeletal Radiol 24:601–604
28. Bush CH (2000) The magnetic resonance imaging of musculoskeletal hemorrhage. Skeletal Radiol 29: 1–9
29. Cardinal E, Chhem RK, Beauregard CG (1998) Ultrasound-guided interventional procedures in the musculoskeletal system. Radiol Clin North Am 36:597–604
30. Chaabane S, Chelli-Bouaziz M, Jelassi H, Mrad K, Smida M, Ladeb MF (2008) Idiopathic tumoral calcinosis. Acta Orthop Belg 74:837–845
31. Chaoui A, Garcia J, Kurt AM (1997) Gouty tophus simulating soft tissue tumor in a heart transplant recipient. Skeletal Radiol 26:626–628
32. Chappel P, Gielen J, Salgado R, Van Dyck P, Vanhoenacker FM (2007) Cystic adventitial disease with secondary occlusion of the popliteal artery. JBR-BTR organe la Société R belge Radiol orgaan van K Belgische Ver voor Radiol 90:180–181.
33. Chason DP, Fleckenstein JL, Burns DK, Rojas G (1996) Diabetic muscle infarction: radiologic evaluation. Skeletal Radiol 25:127–132
34. Chaudhry AA, Baker KS, Gould ES, Gupta R (2015) Necrotizing fasciitis and its mimics: what radiologists need to know. AJR Am J Roentgenol 204:128–139. doi:10.2214/AJR.14.12676
35. Chauhan S, Jain S, Varma S, Chauhan SS (2004) Tropical pyomyositis (myositis tropicans): current perspective. Postgrad Med J 80:267–270
36. Chen CK, Yeh LR, Pan HB, Yang CF, Lu YC, Wang JS, Resnick D (1999) Intra-articular gouty tophi of the knee: CT and MR imaging in 12 patients. Skeletal Radiol 28:75–80
37. Chen P-J, Liang H-W, Chang K-V, Wang T-G (2013) Ultrasound-guided injection of steroid in multiple postamputation neuromas. J Clin Ultrasound 41: 122–124. doi:10.1002/jcu.21885
38. Chhabra A, Williams EH, Wang KC, Dellon AL, Carrino JA (2010) MR neurography of neuromas related to nerve injury and entrapment with surgical correlation. AJNR Am J Neuroradiol 31:1363–1368. doi:10.3174/ajnr.A2002
39. Chiedozi LC (1979) Pyomyositis. Review of 205 cases in 112 patients. Am J Surg 137:255–259
40. Chung CB, Gentili A, Chew FS (2004) Calcific tendinosis and periarthritis: classic magnetic resonance imaging appearance and associated findings. J Comput Assist Tomogr 28:390–396
41. Chung S, Frush DP, Prose NS, Shea CR, Laor T, Bisset GS (1999) Subcutaneous granuloma annulare: MR imaging features in six children and literature review. Radiology 210:845–849. doi:10.1148/radiology.210.3.r99mr11845
42. Claassen L, Bock K, Ettinger M, Waizy H, Stukenborg-Colsman C, Plaass C (2014) Role of MRI in detection of Morton's neuroma. Foot Ankle Int 35:1002–1005. doi:10.1177/1071100714540888
43. Clarke E, Swischuk LE, Hayden CK (1984) Tumoral calcinosis, diaphysitis, and hyperphosphatemia. Radiology 151:643–646. doi:10.1148/radiology.151.3.6718723
44. Crum-Cianflone NF (2006) Infection and musculoskeletal conditions: Infectious myositis. Best Pract Res Clin Rheumatol 20:1083–1097. doi:10.1016/j.berh.2006.08.005
45. Crum-Cianflone NF (2008) Bacterial, fungal, parasitic, and viral myositis. Clin Microbiol Rev 21:473–494. doi:10.1128/CMR.00001-08
46. DeFilippis EM, Arleo EK (2014) The ABCs of accessory breast tissue: basic information every radiologist should know. AJR Am J Roentgenol 202:1157–1162. doi:10.2214/AJR.13.10930
47. Delaney-Sathy LO, Fessell DP, Jacobson JA, Hayes CW (2000) Sonography of diabetic muscle infarction with MR imaging, CT, and pathologic correlation. AJR Am J Roentgenol 174:165–169. doi:10.2214/ajr.174.1.1740165
48. Devaney D, Livesley P, Shaw D (1995) Elastofibroma dorsi: MRI diagnosis in a young girl. Pediatr Radiol 25:282–283
49. Dong PR, Seeger LL, Yao L, Panosian CB, Johnson BL, Eckardt JJ (1995) Uncomplicated cat-scratch disease: findings at CT, MR imaging, and radiography. Radiology 195:837–839. doi:10.1148/radiology.195.3.7754017
50. Drapé J-L, Feydy A, Guerini H, Desmarais E,

Godefroy D, Le Viet D, Chevrot A (2005) Vascular lesions of the hand. Eur J Radiol 56:331–343. doi:10.1016/j.ejrad.2005.03.013
51. Drosos G (2005) Pyomyositis. A literature review. Acta Orthop Belg 71:9–16
52. Ekstrom JE, Shuman WP, Mack LA (1990) MR imaging of accessory soleus muscle. J Comput Assist Tomogr 14:239–242
53. El-Essawy MT, Vanhoenacker FM (2012) Calcific tendinopathy of the pectoralis major insertion with intracortical protrusion of calcification. JBR-BTR organe la Société R belge Radiol orgaan van K Belgische Ver voor Radiol 95:374.
54. Eyselbergs M, Catry F, Scharpé P, Vanhoenacker FM (2011) Case 9086 Calcific myonecrosis Eurorad. http://www.eurorad.org/case.php?id=9086. doi:10.1594/EURORAD/CASE.9086
55. Fahal AH, Shaheen S, Jones DHA (2014) The orthopaedic aspects of mycetoma. Bone Joint J 96-B:420–425. doi:10.1302/0301-620X.96B3.31421
56. Fang N, Wang Y-L, Zeng L, Wu Z-J, Cui X-J, Wang Q, Gao S, Ding W (2016) Characteristics of elastofibroma dorsi on PET/CT imaging with (18) F-FDG. Clin Imaging 40:110–113. doi:10.1016/j.clinimag.2015.08.009
57. Ferris BL, Taylor LM, Oyama K, McLafferty RB, Edwards JM, Moneta GL, Porter JM (2000) Hypothenar hammer syndrome: proposed etiology. J Vasc Surg 31:104–113
58. Fleckenstein JL, Burns DK, Murphy FK, Jayson HT, Bonte FJ (1991) Differential diagnosis of bacterial myositis in AIDS: evaluation with MR imaging. Radiology 179:653–658. doi:10.1148/radiology.179.3.2027969
59. Flemming DJ, Murphey MD, Shekitka KM, Temple HT, Jelinek JJ, Kransdorf MJ (2003) Osseous involvement in calcific tendinitis: a retrospective review of 50 cases. AJR Am J Roentgenol 181:965–972. doi:10.2214/ajr.181.4.1810965
60. Foltz KD, Fallat LM (2004) Madura foot: atypical finding and case presentation. J Foot Ankle Surg 43:327–331. doi:10.1053/j.jfas.2004.07.002
61. Fujii T, Matsui N, Yamamoto T, Yoshiya S, Kurosaka M (2003) Solitary intra-articular tumoral calcinosis of the knee. Arthroscopy 19:E1. doi:10.1053/jars.2003.50018
62. García-Alvarez F, Torcal J, Salinas JC, Navarro A, García-Alvarez I, Navarro-Zorraquino M, Sousa R, Tejero E, Lozano R (2002) Musculoskeletal hydatid disease: a report of 13 cases. Acta Orthop Scand 73:227–231. doi:10.1080/000164702753671858
63. Geirnaerdt MJ, Kroon HM, van der Heul RO, Herfkens HF (1995) Tumoral calcinosis. Skeletal Radiol 24:148–151
64. Genchellac H, Demir MK, Unlu E, Temizöz O, Ozdemir H (2008) Hypothenar hammer syndrome: gray-scale and color Doppler sonographic appearances. J Clin Ultrasound 36:98–100. doi:10.1002/jcu.20364
65. Gielen J, Wang XL, Vanhoenacker F, De Schepper H, De Beuckeleer L, Vandevenne J, De Schepper A (2003) Lymphadenopathy at the medial epitrochlear region in cat-scratch disease. Eur Radiol 13:1363–1369
66. Gielen JL, Blom RM, Vanhoenacker FM, De Schepper AMA, Van de Vijver K (2008) An elderly man with a slowly growing painless mass in the soft tissues of the lower leg: presentation. Skeletal Radiol 37(335):337–338. doi:10.1007/s00256-007-0436-x
67. Giron GL, Friedman I, Feldman S (2004) Lobular carcinoma in ectopic axillary breast tissue. Am Surg 70:312–315
68. Gossios KJ, Kontoyiannis DS, Dascalogiannaki M, Gourtsoyiannis NC (1997) Uncommon locations of hydatid disease: CT appearances. Eur Radiol 7:1303–1308. doi:10.1007/s003300050293
69. Hammami T, Noomane F, Ketata M, Ganneme Y, Nasr M, Zouari K, Hamdi A (2002) Hydatid cyst of the thigh: three cases. Rev Chir orthopédique réparatrice l'appareil Mot 88:193–196
70. Hammoud S, McCarthy EF, Weber K (2005) Tumoral calcinosis in infants: a report of three cases and review of the literature. Clin Orthop Relat Res (436):261–264
71. Han EJ, Jang YS, Lee IS, Lee JM, Kang S, Kim HS (2013) Muscular sarcoidosis detected by F-18 FDG PET/CT in a hypercalcemic patient. J Korean Med Sci 28:1399–1402. doi:10.3346/jkms.2013.28.9.1399
72. Hashemi SA, Vosoughi AR, Pourmokhtari M (2012) Hip abductors pyomyositis: a case report and review of the literature. J Infect Dev Ctries 6:184–187
73. Heckmann JG, Stefan H, Heuss D, Hopp P, Neundörfer B (2001) Isolated muscular sarcoidosis. Eur J Neurol 8:365–366
74. Hernandez RJ, Keim DR, Chenevert TL, Sullivan DB, Aisen AM (1992) Fat-suppressed MR imaging of myositis. Radiology 182:217–219. doi:10.1148/radiology.182.1.1727285
75. Heymans J, Vanhoenacker FM, Vankelecom F (2011) Round ligament varicocele. JBR-BTR organe la Société R belge Radiol orgaan van K Belgische Ver voor Radiol 94:92.
76. Hobson-Webb LD, Walker FO (2004) Traumatic neuroma diagnosed by ultrasonography. Arch Neurol 61:1322–1323. doi:10.1001/archneur.61.8.1322
77. Hoffmann V, Roeren T, Möller P, Heuschen G (1998) MR imaging of a pilomatrixoma. Pediatr Radiol 28:272. doi:10.1007/s002470050350
78. Holobinko JN, Damron TA, Scerpella PR, Hojnowski L (2003) Calcific myonecrosis: keys to early recognition. Skeletal Radiol 32:35–40. doi:10.1007/s00256-002-0549-1
79. Hopkins KL, Li KC, Bergman G (1995) Gadolinium-DTPA-enhanced magnetic resonance imaging of musculoskeletal infectious processes. Skeletal Radiol 24:325–330
80. Hopkins KL, Simoneaux SF, Patrick LE, Wyly JB, Dalton MJ, Snitzer JA (1996) Imaging manifestations of cat-scratch disease. AJR Am J Roentgenol 166:435–438. doi:10.2214/ajr.166.2.8553962
81. Van Hul E, Vanhoenacker F, Van Dyck P, De Schepper A, Parizel PM (2011) Pseudotumoural soft tissue lesions of the foot and ankle: a pictorial review. Insights Imaging 2:439–452. doi:10.1007/

s13244-011-0087-2
82. Ichikawa T, Nakajima Y, Fujimoto H, Koyama A, Honma M, Yatsuzuka M, Ohtomo K, Uchiyama G, Ushigome S, Ohba S (1997) Giant calcifying epithelioma of Malherbe (pilomatrixoma): imaging features. Skeletal Radiol 26:602–605
83. Immerman RP, Greenman RL (1987) Toxic shock syndrome associated with pyomyositis caused by a strain of Staphylococcus aureus that does not produce toxic-shock-syndrome toxin-1. J Infect Dis 156:505–507
84. Jawahar A, Balaji R (2014) Magnetic resonance imaging of diabetic muscle infarction: report of two cases. Iowa Orthop J 34:74–77
85. Jelinek J, Kransdorf MJ (1995) MR imaging of soft-tissue masses. Mass-like lesions that simulate neoplasms. Magn Reson Imaging Clin N Am 3: 727–741
86. Jelinek JS, Murphey MD, Aboulafia AJ, Dussault RG, Kaplan PA, Snearly WN (1999) Muscle infarction in patients with diabetes mellitus: MR imaging findings. Radiology 211:241–247. doi:10.1148/radiology.211.1.r99ap44241
87. Junghanss T, da Silva AM, Horton J, Chiodini PL, Brunetti E (2008) Clinical management of cystic echinococcosis: state of the art, problems, and perspectives. Am J Trop Med Hyg 79:301–311
88. Kazakos CJ, Galanis VG, Verettas DAJ, Polychronidis A, Simopoulos C (2005) Primary hydatid disease in femoral muscles. J Int Med Res 33:703–706
89. Khoury NJ, El-Khoury GY, Kathol MH (1997) MRI diagnosis of diabetic muscle infarction: report of two cases. Skeletal Radiol 26:122–127
90. King RJ, Laugharne D, Kerslake RW, Holdsworth BJ (2003) Primary obturator pyomyositis: a diagnostic challenge. J Bone Joint Surg Br 85:895–898
91. Kolilekas L, Triantafillidou C, Manali E, Rontogianni D, Chatziioannou S, Papiris S (2009) The many faces of sarcoidosis: asymptomatic muscle mass mimicking giant-cell tumor. Rheumatol Int 29:1389–1390. doi:10.1007/s00296-009-0989-1
92. Kraemer EJ, El-Khoury GY (2000) Atypical calcific tendinitis with cortical erosions. Skeletal Radiol 29:690–696
93. Kransdorf MJ (1995) Benign soft-tissue tumors in a large referral population: distribution of specific diagnoses by age, sex, and location. AJR Am J Roentgenol 164:395–402. doi:10.2214/ajr.164.2.7839977
94. Kransdorf MJ, Murphey MD, Temple HT (1998) Subcutaneous granuloma annulare: radiologic appearance. Skeletal Radiol 27:266–270
95. Kuhlmann JN, Mimoun M, Baux S (2004) Tumeral calcinosis: case report of an erosive form affecting the long finger. Chir Main 23:305–307
96. Kumar A, Detrisac DA, Krecke CF, Jimenez MC (1991) Actinomycosis of the thigh presenting as a soft-tissue neoplasm. J Infect 23:187–190
97. Lan M-Y, Lan M-C, Ho C-Y, Li W-Y, Lin C-Z (2003) Pilomatricoma of the head and neck: a retrospective review of 179 cases. Arch Otolaryngol Head Neck Surg 129:1327–1330. doi:10.1001/archotol.129.12.1327
98. Lang P, Suh KJ, Grampp S, Steinbach L, Steiner E, Peterfy C, Tirman P, Schwickert H, Rosenau W, Genant HK (1995) CT and MRI in elastofibroma. A rare, benign soft tissue tumor. Radiologe 35:611–615
99. Laor T, Barnewolt CE (1999) Nonradiopaque penetrating foreign body: "a sticky situation". Pediatr Radiol 29:702–704. doi:10.1007/s002470050678
100. Larson RC, Sierra RJ, Sundaram M, Inwards C, Scully SP (2004) Calcific myonecrosis: a unique presentation in the upper extremity. Skeletal Radiol 33:306–309. doi:10.1007/s00256-003-0740-z
101. Lee SY, Lee NH, Chung MJ, Chung GH (2004) Foreign-body granuloma caused by dispersed oil droplets simulating subcutaneous fat tissue on MR images. AJR Am J Roentgenol 182:1090–1091. doi:10.2214/ajr.182.4.1821090
102. Lesavoy MA, Gomez-Garcia A, Nejdl R, Yospur G, Syiau TJ, Chang P (1995) Axillary breast tissue: clinical presentation and surgical treatment. Ann Plast Surg 35:356–360
103. Lewis EJ, Crutchfield CE, Ebertz MJ, Prawer SE (1998) Report of a nipple nevus and an overview of accessory mammary tissue. Cutis 62:243–246
104. Lim K-B, Kim Y-S, Kim J-A (2012) Sonographically guided alcohol injection in painful stump neuroma. Ann Rehabil Med 36:404–408. doi:10.5535/arm.2012.36.3.404
105. Lim YW, Thamboo TP (2005) Diabetic muscle infarction of the peroneus brevis: a case report. J Orthop Surg (Hong Kong) 13:314–316
106. Liu GC, Jong YJ, Chiang CH, Jaw TS (1993) Duchenne muscular dystrophy: MR grading system with functional correlation. Radiology 186:475–480. doi:10.1148/radiology.186.2.8421754
107. Liu NF, Wang CG (1998) The role of magnetic resonance imaging in diagnosis of peripheral lymphatic disorders. Lymphology 31:119–127
108. Liu PT, Leslie KO, Beauchamp CP, Cherian SF (2006) Chronic expanding hematoma of the thigh simulating neoplasm on gadolinium-enhanced MRI. Skeletal Radiol 35:254–257. doi:10.1007/s00256-005-0042-8
109. Mahadevan D, Attwal M, Bhatt R, Bhatia M (2016) Corticosteroid injection for Morton's neuroma with or without ultrasound guidance: a randomised controlled trial. Bone Joint J 98-B:498–503. doi:10.1302/0301-620X.98B4.36880
110. Major NM, Tehranzadeh J (1997) Musculoskeletal manifestations of AIDS. Radiol Clin North Am 35:1167–1189
111. Malghem J, Lecouvet F, Marot L, Perlepe V, Clapuyt P, Larbi A V berg B (2015) Tiercé de petites tumeurs et pseudotumeurs sous-cutanées. In : Cotten A, Vande Berg B (eds) 15émes Mises au point en imagerie ostéo-articulaire. Bruxelles, Lille, pp 219–243 In: Cotten A, Vande berg B (ed) Tiercé petites tumeurs pseudotumeurs sous-cutanées. Cotten A, Vande Berg B (eds) 15émes Mises au point en Imag. ostéo-articulaire. Bruxelles, Lille, pp 219–243
112. Margileth AM (1993) Cat scratch disease. Adv Pediatr Infect Dis 8:1–21
113. Marie I, Lahaxe L, Vera P, Edet-Samson A (2010)

Follow-up of muscular sarcoidosis using fluorodeoxyglucose positron emission tomography. QJM 103:1000–1002. doi:10.1093/qjmed/hcq055
114. Marrogi AJ, Wick MR, Dehner LP (1992) Pilomatrical neoplasms in children and young adults. Am J Dermatopathol 14:87–94
115. Martinez S, Vogler JB, Harrelson JM, Lyles KW (1990) Imaging of tumoral calcinosis: new observations. Radiology 174:215–222. doi:10.1148/radiology.174.1.2294551
116. Masih S, Sorenson SM, Gentili A, Seeger LL (2000) Atypical adult non-calcified pilomatricoma. Skeletal Radiol 29:54–56
117. Matsuo M, Ehara S, Tamakawa Y, Chida E, Nishida J, Sugai T (1995) Muscular sarcoidosis. Skeletal Radiol 24:535–537
118. Mellado JM, Pérez del Palomar L (1999) Muscle hernias of the lower leg: MRI findings. Skeletal Radiol 28:465–469
119. Melville DM, Jacobson JA, Downie B, Biermann JS, Kim SM, Yablon CM (2015) Sonography of cat scratch disease. J Ultrasound Med 34:387–394. doi:10.7863/ultra.34.3.387
120. Memis A, Arkun R, Bilgen I, Ustun EE (1999) Primary soft tissue hydatid disease: report of two cases with MRI characteristics. Eur Radiol 9:1101–1103. doi:10.1007/s003300050798
121. Mentzel T, Goodlad JR, Smith MA, Fletcher CD (1997) Ancient hematoma: a unifying concept for a post-traumatic lesion mimicking an aggressive soft tissue neoplasm. Mod Pathol 10:334–340
122. Ben Miled-M'rad K, Bouricha A, Hantous S, Zidi A, Mestiri I, El Hammami S, Djilani-Horchani H, Ghedira H, Belhabib D, Megdiche L, Hamzaoui A, Kilani T (2003) Ultrasonographic, CT, and MRI findings of chest wall hydatidosis. J Radiol 84:143–146
123. Mitsumori LM, McDonald ES, Wilson GJ, Neligan PC, Minoshima S, Maki JH (2015) Mr lymphangiography: how i do it. J Magn Reson Imaging 42:1465–1477. doi:10.1002/jmri.24887
124. Monu JU, McManus CM, Ward WG, Haygood TM, Pope TL, Bohrer SP (1995) Soft-tissue masses caused by long-standing foreign bodies in the extremities: MR imaging findings. AJR Am J Roentgenol 165:395–397. doi:10.2214/ajr.165.2.7618565
125. Moore SL, Teirstein AE (2003) Musculoskeletal sarcoidosis: spectrum of appearances at MR imaging. Radiographics 23:1389–1399. doi:10.1148/rg.236025172
126. Van Muylder L, Declercq H, Vanhoenacker FM (2013) Secondary tumoral calcinosis with intraosseous extension. JBR-BTR organe la Société R belge Radiol orgaan van K Belgische Ver voor Radiol 96:50
127. Navarro OM (2011) Soft tissue masses in children. Radiol Clin North Am 49(1235–59):vi–vii. doi:10.1016/j.rcl.2011.07.008
128. Neeman Z, Wood BJ (2003) Angiographic findings in tumoral calcinosis. Clin Imaging 27:184–186
129. Niall DM, Fogarty EE, Dowling FE, Moore DP (1998) Spontaneous regression of tumoral calcinosis in an infant: a case report. J Pediatr Surg 33:1429–1431
130. Noyez JF, Murphree SM, Chen K (1993) Tumoral calcinosis, a clinical report of eleven cases. Acta Orthop Belg 59:249–254
131. O'Keefe RJ, O'Connell JX, Temple HT, Scully SP, Kattapuram SV, Springfield DS, Rosenberg AE, Mankin HJ (1995) Calcific myonecrosis. A late sequela to compartment syndrome of the leg. Clin Orthop Relat Res (318):205–213
132. Ohashi K, Yamada T, Ishikawa T, Yamaguchi S, Nakajima H, Takagi M (1996) Idiopathic tumoral calcinosis involving the cervical spine. Skeletal Radiol 25:388–390
133. Ormeci T, Güler O, Malkoc M, Keskinbora M, Güngören FZ, Mahirogulları M (2016) Diagnostic value of elastography in the diagnosis of intermetatarsal neuroma. J Foot Ankle Surg. doi:10.1053/j.jfas.2016.01.025
134. Otake S (1994) Sarcoidosis involving skeletal muscle: imaging findings and relative value of imaging procedures. AJR Am J Roentgenol 162:369–375. doi:10.2214/ajr.162.2.8310929
135. Otake S, Banno T, Ohba S, Noda M, Yamamoto M (1990) Muscular sarcoidosis: findings at MR imaging. Radiology 176:145–148. doi:10.1148/radiology.176.1.2353084
136. Otake S, Imagumbai N, Suzuki M, Ohba S (1998) MR imaging of muscular sarcoidosis after steroid therapy. Eur Radiol 8:1651–1653. doi:10.1007/s003300050604
137. Ovali GY, Tarhan S, Serter S, Bayindir P, Okcu G, Demireli P, Pabuscu Y (2007) A rare disorder: idiopathic tumoral calcinosis. Clin Rheumatol 26:1142–1144. doi:10.1007/s10067-006-0269-3
138. Ozsoy M, Keles C, Kahya M, Keles G (2011) Primary echinococcal cyst in the axillary region. J Infect Dev Ctries 5:825–827
139. Palaniappan M, Rajesh A, Rickett A, Kershaw CJ (1999) Accessory soleus muscle: a case report and review of the literature. Pediatr Radiol 29:610–612. doi:10.1007/s002470050660
140. Palmer GW, Greco TP (2001) Diabetic thigh muscle infarction in association with antiphospholipid antibodies. Semin Arthritis Rheum 30:272–280. doi:10.1053/sarh.2001.19961
141. Papanna MC, Monga P, Wilkes RA (2010) Post-traumatic calcific myonecrosis of flexor hallucis longus. A case report and literature review. Acta Orthop Belg 76:137–141
142. Parratt MTR, Donaldson JR, Flanagan AM, Saifuddin A, Pollock RC, Skinner JA, Cannon SR, Briggs TWR (2010) Elastofibroma dorsi: management, outcome and review of the literature. J Bone Joint Surg Br 92:262–266. doi:10.1302/0301-620X.92B2.22927
143. Pasquali C, Vulcano E, Novario R, Varotto D, Montoli C, Volpe A (2015) Ultrasound-guided alcohol injection for Morton's neuroma. Foot Ankle Int 36:55–59. doi:10.1177/1071100714551386
144. Patel SR, Olenginski TP, Perruquet JL, Harrington TM (1997) Pyomyositis: clinical features and predisposing conditions. J Rheumatol 24:1734–1738
145. Peeters J, Vanhoenacker FM, Camerlinck M, Parizel

PM (2010) Calcific myonecrosis. JBR-BTR organe la Société R belge Radiol orgaan van K Belgische Ver voor Radiol 93:111.
146. Polykandriotis EP, Beutel FK, Horch RE, Grünert J (2004) A case of familial tumoral calcinosis in a neonate and review of the literature. Arch Orthop Trauma Surg 124:563–567. doi:10.1007/s00402-004-0715-0
147. Pretorius ES, Hruban RH, Fishman EK (1996) Tropical pyomyositis: imaging findings and a review of the literature. Skeletal Radiol 25:576–579
148. Promteangtrong C, Salavati A, Cheng G, Torigian DA, Alavi A (2014) The role of positron emission tomography-computed tomography/magnetic resonance imaging in the management of sarcoidosis patients. Hell J Nucl Med 17:123–135
149. Pujol RM, Casanova JM, Egido R, Pujol J, de Moragas JM (1995) Multiple familial pilomatricomas: a cutaneous marker for Gardner syndrome? Pediatr Dermatol 12:331–335
150. Rahmouni A, Chosidow O, Mathieu D, Gueorguieva E, Jazaerli N, Radier C, Faivre JM, Roujeau JC, Vasile N (1994) MR imaging in acute infectious cellulitis. Radiology 192:493–496. doi:10.1148/radiology.192.2.8029421
151. Reeder MM (1973) Tropical diseases of the soft tissues. Semin Roentgenol 8:47–71
152. Reinherz RP (1993) Epidermal inclusion cysts. J Foot Ankle Surg 32:247
153. Resendes M, Helms CA, Fritz RC, Genant H (1992) MR appearance of intramuscular injections. AJR Am J Roentgenol 158:1293–1294. doi:10.2214/ajr.158.6.1590126
154. Restrepo CS, Lemos DF, Gordillo H, Odero R, Varghese T, Tiemann W, Rivas FF, Moncada R, Gimenez CR (2004) Imaging findings in musculoskeletal complications of AIDS. Radiographics 24:1029–1049. doi:10.1148/rg.244035151
155. Riebel T, Scheer I (2011) Subcutaneous annular granuloma: a differential diagnosis not to be forgotten in expansive lower leg (soft-tissue) lesions of young children. Ultraschall Med 32:604–607. doi:10.1055/s-0029-1245498
156. Rodriguez-Peralto JL, Lopez-Barea F, Torres A, Rodriguez-Gonzalez JI, Diaz-Faes J (1989) Tumoral calcinosis in two infants. Clin Orthop Relat Res (242):272–276.
157. Ryckaert T, Crevits I, Brijs S, Debakker G, Rosseel F, Tieleman A, De Man R (2015) Pseudotumoral tophaceous involvement of the achilles paratenon. JBR-BTR organe la Société R belge Radiol orgaan van K Belgische Ver voor Radiol 98:34–6.
158. Saad H, Hamdi A, Gargouri R, Zouari K, Sghaier MS, Balti MH, Tabka H, Achour H (1990) Hydatic cyst of the psoas muscle. Apropos of 3 cases. Ann Chir 44:299–301
159. Sakayama K, Fujibuchi T, Sugawara Y, Kidani T, Miyawaki J, Yamamoto H (2005) A 40-year-old gossypiboma (foreign body granuloma) mimicking a malignant femoral surface tumor. Skeletal Radiol 34:221–224. doi:10.1007/s00256-004-0821-7
160. van de Sande WWJ, Fahal AH, Goodfellow M, Mahgoub ES, Welsh O, Zijlstra EE (2014) Merits and pitfalls of currently used diagnostic tools in mycetoma. PLoS Negl Trop Dis 8:e2918. doi:10.1371/journal.pntd.0002918
161. van de Sande WWJ, Maghoub ES, Fahal AH, Goodfellow M, Welsh O, Zijlstra E (2014) The mycetoma knowledge gap: identification of research priorities. PLoS Negl Trop Dis 8:e2667. doi:10.1371/journal.pntd.0002667
162. Sarisoy HT, Memisoglu K, Tamer GS, Sarlak AY (2008) Primary hydatid disease in adductor muscles. Clin Investig Med Médecine Clin Exp 31: E296–E299
163. Sarris I, Berendt AR, Athanasous N, Ostlere SJ (2003) MRI of mycetoma of the foot: two cases demonstrating the dot-in-circle sign. Skeletal Radiol 32:179–183. doi:10.1007/s00256-002-0600-2
164. Schiettecatte A, Shahabpour M, Vanhoenacker FM, Goossens A, Pouliart N, Machiels F, de Mey J (2007) An unusual case of cat-scratch disease of the knee: case report and differential diagnosis. JBR-BTR organe la Société R belge Radiol orgaan van K Belgische Ver voor Radiol 90:391–394
165. Schmid MR, Kossmann T, Duewell S (1998) Differentiation of necrotizing fasciitis and cellulitis using MR imaging. AJR Am J Roentgenol 170:615–620. doi:10.2214/ajr.170.3.9490940
166. Sekine T, Amano Y, Hidaka F, Takagi R, Machida T, Naito Z, Kumita S (2012) Hepatosplenic and muscular sarcoidosis: characterization with MR imaging. Magn Reson Med Sci 11:83–89
167. Senol U, Karaal K, Cevikol C, Dincer A (2000) MR imaging findings of recurrent tumoral calcinosis. Clin Imaging 24:154–156
168. Sharif HS, Clark DC, Aabed MY, Aideyan OA, Mattsson TA, Haddad MC, Ohman SO, Joshi RK, Hasan HA, Haleem A (1991) Mycetoma: comparison of MR imaging with CT. Radiology 178:865–870. doi:10.1148/radiology.178.3.1994434
169. Sharma P, Mangwana S, Kapoor RK (2000) Diabetic muscle infarction: atypical MR appearance. Skeletal Radiol 29:477–480
170. Shehan JM, El-Azhary RA (2005) Magnetic resonance imaging features of subcutaneous granuloma annulare. Pediatr Dermatol 22:377–378. doi:10.1111/j.1525-1470.2005.22427.x
171. Van Slyke MA, Moser RP, Madewell JE (1995) MR imaging of periarticular soft-tissue lesions. Magn Reson Imaging Clin N Am 3:651–667
172. Spengos K, Wöhrle JC, Binder J, Schwartz A, Hennerici M (2000) Bilateral diabetic infarction of the anterior tibial muscle. Diabetes Care 23:699–701
173. Steinbach LS, Johnston JO, Tepper EF, Honda GD, Martel W (1995) Tumoral calcinosis: radiologic-pathologic correlation. Skeletal Radiol 24:573–578
174. Stoker DJ, Saifuddin A (1999) The radiologic features of non-neoplastic tumors of soft tissue. Semin Musculoskelet Radiol 3:81–96. doi:10.1055/s-2008-1080052
175. Sundaram M, Sharafuddin MJ (1995) MR imaging

of benign soft-tissue masses. Magn Reson Imaging Clin N Am 3:609–627
176. Suresh S, Tirabosco R, Saifuddin A, O'Donnell P (2007) An unusual presentation of muscular sarcoidosis. Skeletal Radiol 36:995–998. doi:10.1007/s00256-007-0321-7
177. Tohme-Noun C, Le Breton C, Sobotka A, Boumenir ZE, Milleron B, Carette MF, Khalil A (2004) Imaging findings in three cases of the nodular type of muscular sarcoidosis. AJR Am J Roentgenol 183:995–999. doi:10.2214/ajr.183.4.1830995
178. Trujillo-Santos AJ (2003) Diabetic muscle infarction: an underdiagnosed complication of long-standing diabetes. Diabetes Care 26:211–215
179. Tuncay IC, Demirörs H, Isiklar ZU, Agildere M, Demirhan B, Tandogan RN (1999) Calcific myonecrosis. Int Orthop 23:68–70
180. Van Camp E, Vanhoenacker F, Bernard Ph, Bosmans JL, Verstraete KL (2013) Tuméfaction sous-scapulaire avec charactéristiques spécifiques à l'imagerie. Orthorhumatology 11:16–18
181. Vandevenne JE, Colpaert CG, De Schepper AM (1998) Subcutaneous granuloma annulare: MR imaging and literature review. Eur Radiol 8:1363–1365. doi:10.1007/s003300050553
182. Vanhoenacker FM, Eyselbergs M, Van Hul E, Van Dyck P, De Schepper AM (2011) Pseudotumoural soft tissue lesions of the hand and wrist: a pictorial review. Insights Imaging 2:319–333. doi:10.1007/s13244-011-0076-5
183. Vanhoenacker FM, Mespreuve MF, De Schepper AM, Cornelis S (2001) The geyser phenomenon in a long-standing rotator cuff tear. J Belge Radiol 84:167
184. Vanhoenacker FM, Verstraete KL (2015) Soft tissue tumors about the shoulder. Semin Musculoskelet Radiol 19:284–299. doi:10.1055/s-0035-1549322
185. Al-Ismail K, Torreggiani WC, Munk PL, Nicolaou S (2002) Gluteal mass in a bodybuilder: radiological depiction of a complication of anabolic steroid use. Eur Radiol. 12:1366–69
186. Vanhoenacker P, Brijs S, Geusens E, De Man R, Dujardin P, Tanghe W (1994) MR imaging of primary muscular sarcoidosis. Case report. RöFo Fortschritte auf dem Gebiete der Röntgenstrahlen und der Nukl 161:570–571. doi:10.1055/s-2008-1032589
187. Vansevenant M, Vanhoenacker FM, Catry F (2015) Tophaceous gout of the extensor mechanism of the knee. JBSR 99:93–94. doi:http://doi.org/10.5334/jbr-btr.861
188. Veraldi GF, Scudo G, Scorsone L, Mezzetto L, Castellani RL (2014) Cystic adventitial disease of the popliteal artery: report of two cases and review of the literature. G Chir 35:229–234
189. Verbeek PA, Shahabpour M, Peeters EY, Machiels F, Van den Brande RM, Vanhoenacker FM (2005) Proceedings of the SRBR-KBVR osteoarticular section meeting of June 29, 2004 in Antwerp. Cystic adventitial disease. JBR-BTR organe la Société R belge Radiol orgaan van K Belgische Ver voor Radiol 88:200–204
190. Wall SD, Fisher MR, Amparo EG, Hricak H, Higgins CB (1985) Magnetic resonance imaging in the evaluation of abscesses. AJR Am J Roentgenol 144:1217–1221. doi:10.2214/ajr.144.6.1217
191. Wang C-W, Chang W-C, Chao T-K, Liu C-C, Huang G-S (2009) Computed tomography and magnetic resonance imaging of cat-scratch disease: a report of two cases. Clin Imaging 33:318–321. doi:10.1016/j.clinimag.2009.01.006
192. White EA, Patel DB, Forrester DM, Gottsegen CJ, O'Rourke E, Holtom P, Charlton T, Matcuk GR (2014) Madura foot: two case reports, review of the literature, and new developments with clinical correlation. Skeletal Radiol 43:547–553. doi:10.1007/s00256-013-1751-z
193. Winterer JT, Ghanem N, Roth M, Schaefer O, Lehnhardt S, Thürl C, Horch RE, Laubenberger J (2002) Diagnosis of the hypothenar hammer syndrome by high-resolution contrast-enhanced MR angiography. Eur Radiol 12:2457–2462. doi:10.1007/s00330-002-1324-3
194. Wright NB, Carty HM (1994) The swollen leg and primary lymphoedema. Arch Dis Child 71:44–49
195. Wu CM, Davis F, Fishman EK (1998) Musculoskeletal complications of the patient with acquired immunodeficiency syndrome (AIDS): CT evaluation. Semin Ultrasound CT MR 19:200–208
196. Wu KK (1996) Morton's interdigital neuroma: a clinical review of its etiology, treatment, and results. J Foot Ankle Surg 35:112–129; discussion 187–188.
197. Yablon CM (2013) Ultrasound-guided interventions of the foot and ankle. Semin Musculoskelet Radiol 17:60–68. doi:10.1055/s-0033-1333916
198. Yamaguchi T, Sugimoto T, Imai Y, Fukase M, Fujita T, Chihara K (1995) Successful treatment of hyperphosphatemic tumoral calcinosis with long-term acetazolamide. Bone 16:247S–250S
199. Yanagisawa N, Okamura T (2016) Muscular sarcoidosis mimicking soft tissue tumor. Intern Med 55:95–96. doi:10.2169/internalmedicine.55.5661
200. Yang I, Hayes CW, Biermann JS (2002) Calcific tendinitis of the gluteus medius tendon with bone marrow edema mimicking metastatic disease. SkeletalRadiol31:359–361.doi:10.1007/s00256-002-0516-x
201. Yörükoğlu Y, Zengin M, Dolgun A, Nazliel K, Salman E, Paşaoğlu E, Yucel E (1993) Primary muscular hydatid cyst causing arterial insufficiency: case report and literature review. Angiology 44:399–401
202. Yousefzadeh DK, Schumann EM, Mulligan GM, Bosworth DE, Young CS, Pringle KC (1982) The role of imaging modalities in diagnosis and management of pyomyositis. Skeletal Radiol 8:285–289
203. Zanetti M, Strehle JK, Kundert HP, Zollinger H, Hodler J (1999) Morton neuroma: effect of MR imaging findings on diagnostic thinking and therapeutic decisions. Radiology 213:583–588. doi:10.1148/radiology.213.2.r99nv06583
204. Zanetti M, Strehle JK, Zollinger H, Hodler J (1997) Morton neuroma and fluid in the intermetatarsal bursae on MR images of 70 asymptomatic volunteers.

Radiology 203:516–520. doi:10.1148/radiology.203.2.9114115
205. Zanetti M, Weishaupt D (2005) MR imaging of the forefoot: Morton neuroma and differential diagnoses. Semin Musculoskelet Radiol 9:175–186. doi:10.1055/s-2005-921938
206. Zeidenberg J, Burks SS, Jose J, Subhawong TK, Levi AD (2015) The utility of ultrasound in the assessment of traumatic peripheral nerve lesions: report of 4 cases. Neurosurg Focus 39:E3. doi:10.3171/2015.6.FOCUS15214
207. Zohman GL, Pierce J, Chapman MW, Greenspan A, Gandour-Edwards R (1998) Calcific myonecrosis mimicking an invasive soft-tissue neoplasm. A case report and review of the literature. J Bone Joint Surg Am 80:1193–1197
208. Goldsmith LA et al (2012) Fitzpatrick's dermatology in general medicine, 8th edn. McGraw-Hill, New York
209. Kransdorf MJ, Murphey MD (2014) Imaging of soft tissue tumors, 3rd edn. Edited by Kransdorf MJ, Murphey MD. Wolters Kluwer Health/Lippincott Williams & Wilkins, Philadelphia

第 22 章

软组织淋巴瘤

Jan L. Gielen, Filip M. Vanhoenacker, Peter Bracke

22.1 引言

淋巴瘤可累及肌肉骨骼系统的任何部位。原发性软组织淋巴瘤的发病率依次为肌肉、皮下组织(蕈样肉芽肿)、皮肤、滑膜、神经根和骨骼。肌肉骨骼系统的继发性淋巴管瘤更为常见,而原发性恶性结外软组织淋巴瘤非常罕见,仅占软组织肿瘤的 0.01%~2%[22,32,34]。淋巴瘤继发性累及软组织可视为弥漫性疾病的一部分,或由邻近骨骼或淋巴结扩散而来。近年来发病率有所增加,可能与免疫功能低下患者的数量增加有关[25]。恶性淋巴瘤的分类随着对正常淋巴细胞分化理解的加深,以及对不同类型淋巴瘤行为和治疗反应观察的增多而不断完善。因此,在比较研究和数据时应谨慎,因为过去 30 年来淋巴瘤已被多种系统分类。

进一步将非霍奇金淋巴瘤分类为特定类别的目的在于描述各类型淋巴瘤的个体行为,并为每种类型的淋巴瘤制订适当的治疗策略。

19 世纪 80 年代至 90 年代最常见的分类系统是国际工作分类(IWF)。IWF 根据镜下表现将非霍奇金淋巴瘤分为三个等级。这种将淋巴瘤分为低级别、中级别和高级别的组织学分级方法在病例报道和文献中广泛存在[28,32]。

自从使用 IWF 以来,研究者还做了更多的工作来进一步将非霍奇金淋巴瘤划分为各个具有特定特征和行为的癌症。这一新的系统被称为修订后的欧美淋巴瘤(REAL)分类(1994 年)。迄今为止,REAL 分类系统于 1999 年进行了更新,并在 2008 年根据 WHO 分类的修改进行了修订[13,16]。此次修订基于形态学和细胞谱系识别和区分为三大类淋巴恶性肿瘤:B 细胞肿瘤、T 细胞/自然杀伤(NK)细胞肿瘤和霍奇金淋巴瘤。

文献中描述的几乎所有病例及我们系列中的病例都是非霍奇金淋巴瘤,其中大多数为 B 细胞型。

组织学和免疫表型研究显示一系列类型,包括小淋巴细胞型、滤泡型、混合型、小无裂型和大细胞型[弥漫性大 B 细胞淋巴瘤(DLBCL)包括间变性、免疫母细胞性和中心母细胞性]淋巴瘤。文献中仅报道了少数软组织 T 细胞淋巴瘤的案例[1,8,18,20,28]。

Isaacson 和 Wright[15]于 1983 年报道了一种独特的软组织淋巴瘤亚型,并将其命名为 MALT 淋巴瘤,MALT 代表黏膜相关淋巴组织。这种淋巴瘤相当于发生在淋巴器官(淋巴结等)中的单核(边缘区)B细胞淋巴瘤。尽管MALT淋巴瘤最常见于胃部,但也可发生于多种非胃肠道部位,包括唾液腺、结膜、甲状腺、眼眶、肺、乳腺、肾脏、皮肤、肝脏、前列腺及中枢神经系统。这些器官、系统大多数缺乏原生淋巴组织,但在慢性炎症或自身免疫过程中会获得MALT。无论起源于何种器官,MALT淋巴瘤似乎都具有相似的临床、病理和分子特征。

在修订后的REAL-WHO分类中,MALT淋巴瘤被明确归类为边缘区B细胞淋巴瘤。

22.2 流行病学

本病的发病年龄主要在50~70岁。无性别差异。根据文献报道的种族而言,尚未发现有黑色人种发生原发性软组织淋巴瘤。95%的淋巴瘤发生在四肢,其中75%发生在下肢[21]。早期的研究发现,臀肌和腰肌也有轻微的发病倾向[3]。原发性软组织淋巴瘤相当罕见,其报道的发病率取决于定义的严格程度。起源于软组织的淋巴瘤占原发性淋巴瘤的0.011%~2%[35]。

虽然结外淋巴瘤在HIV-1阳性患者中较为常见,但文献中关于原发性软组织非霍奇金淋巴瘤的报道较少[30]。

MALT淋巴瘤约占所有非霍奇金淋巴瘤的8%[15]。在所有低级别的与黏膜相关淋巴组织MALT淋巴瘤中,非胃肠道来源占30%~40%。

22.3 发病机制

关于软组织淋巴瘤的病因和发病机制,目前所知甚少。有研究表明B细胞淋巴瘤与类风湿关节炎之间存在某种联系[11]。局部慢性免疫刺激可能在淋巴瘤的发病机制中起着重要作用,但不同于类风湿患者在接受免疫抑制治疗时出现的可逆性EB病毒阳性淋巴瘤。

对于有金属植入的骨科手术和关节置换术史,获得性免疫缺陷综合征及器官移植后接受免疫抑制治疗的患者,软组织淋巴瘤的发病率有所增加[6,18,27]。部分研究还表明,二噁英污染、使用氯化饮用水、接触氯酚或苯氧基除草剂及存在软组织肉瘤和非霍奇金淋巴瘤之间可能存在相关性。

22.4 临床表现

临床表现无特异性。淋巴瘤表现为相对较大的肿瘤,直径从2cm到超过15cm不等。软组织肿块往往是唯一的临床表现。可有疼痛和压痛,并且在淋巴瘤患者中比在软组织肉瘤患者更为常见。在某些病例中,出现血清乳酸脱氢酶水平升高[7]。仅有不足2%的病例出现与结节型淋巴瘤相关的一般体征。

在罕见病例中,肾病综合征可能是软组织淋巴瘤的首发症状[10,20]。胃、肠、皮肤、内分泌腺、唾液腺及中枢神经系统等部位的软组织淋巴瘤,可出现与发病部位相关非典型、非特异性症状和体征[33]。神经系统和皮肤受累通常是血管内淋巴管病(IL)和蕈样肉芽肿的主要临床表现因素。IL是一种罕见的疾病,直到最近才被列入淋巴瘤分类,其主要特征是肿瘤浸润血管,表现为皮疹或因坏死或脱髓鞘病变引起的神经症状。

22.5 影像学表现

22.5.1 放射学表现

X线片对软组织淋巴瘤评价作用不大,

但偶可显示软组织淋巴瘤相关的骨骼异常。

在超声上，与邻近肌肉相比，病变呈不均匀低回声或中等回声(图 22.4)。其与邻近肌群的不规则边界反映了肿瘤浸润性生长的特点。超声可清晰显示肿瘤对皮下脂肪的浸润。在某些病例中，可出现纤维脂肪间隔增粗和肌肉束肿胀[2]。与其他软组织肿瘤一样，超声的特异性很低，但可用于指导活检和监测疗效。特别是在随访皮肤受累情况时，超声尤为适用。

CT 显示病变的密度与肌肉相似[19,26]。因此，难以与邻近肌肉相区分，仅表现为弥漫性软组织肿胀。同样，在非霍奇金淋巴瘤中，临床上明显的肿块病变不应仅因 CT 结果看似无异常而被忽视。经过静脉注射碘对比剂后，软组织淋巴瘤虽然是弥漫性强化，但多数表现不佳[10]。

血管造影的价值微乎其微，因为淋巴瘤大多表现为低血供的肿块病变[3]。

在 MRI 上，淋巴瘤可能表现为较大的肿块(图 22.1)。在我们的非霍奇金软组织淋巴瘤研究中，14 例病例中有 10 例在 T1WI 上呈轻度高信号(图 22.2b 和图 22.3a)。Suresh 等人证实，大多数软组织淋巴瘤(霍奇金淋巴瘤和非霍奇金淋巴瘤)在 T1WI 上呈现高信号[31]。在 T1WI 上，约一半的病例信号等或略低于相邻肌肉(图 22.1a 和图 22.2b)。在 SE T1WI 上，病灶信号均匀[34]。在 FS T1WI 上浸润性病变与周围肌肉组织相比呈高信号特征(图 22.1b 和图 22.6c)。绝大多数病变在 T2WI 上呈中等信号，仅少数病变呈高信号[35]。在 TSE T2WI 上，软组织肿块最为常见的表现是呈均匀的中等信号[35]。仅一篇文献报道了淋巴瘤在 T2WI 上相对于肌肉呈等低信号和在 STIR 上呈高信号[23]。在我们的研究中，有两例类似患者在 T2WI 上表现为低信号(图 22.4d)。静脉注射钆对比剂后，呈轻度至中度弥漫性强化(图 22.1c、d，图 22.3e，图 22.5e 和图 22.6d、e)，均匀或不均匀强化模式同样常见[35]。治疗前瘤内无坏死或出血征象。

淋巴瘤常有两种不同的形态学模式：一种为多发结节样，位置表浅，较常见；另一种呈弥漫性的浸润，位置更深。两种类型均具有侵袭性，常越过肌筋膜间隔，浸润多个肌肉群或间室内。50%的病例出现多间室受累，约 40%的病例常浸润至皮下组织[2,35](图 22.6a–e)。肿瘤的形态不规则，且与邻近肌肉之间无清晰的分界(图 22.3 和图 22.4)。可沿神经血管束(图 22.2)和皮下呈条索状向外浸润（在我们的研究中，11 例病例中有 5 例)。皮下条索 TIWI 呈低信号，T2WI 呈略高信号。增强扫描轻度强化或无强化，且与周围水肿相对应。常包裹大血管结构。MRI 是显示神经血管包裹、确定骨皮质和骨髓受累范围的首选成像技术。Suresh 等人报道，24 例病例中发现 7 例有这种表现[31]。淋巴瘤可以浸润和(或)包绕骨皮质，并伴有邻近骨髓信号改变。在这些病例中，鉴别原发性骨淋巴瘤突破骨皮质形成的继发性软组织淋巴瘤还是原发性软组织淋巴瘤继发骨受累比较困难(图 22.5)。第一种可能得到了Hicks 研究结果的支持，第二种可能得到了 Moulopoulos 研究结果的支持[14,24]。

Moulopoulos[24]回顾了 13 例伴有骨侵犯的 4 期淋巴瘤。如果肿瘤出现在骨皮质的两侧，但受累骨的轮廓得以保留，这一征象则被称为“环绕”(图 22.3)。“环绕”征象提示原发性软组织淋巴瘤，在多发性骨髓瘤或转移瘤中未发现这一征象。

Hicks 等人[14]研究表明，与骨淋巴瘤相邻的软组织肿块即使没有骨皮质破坏也不排除原发性骨淋巴瘤向邻近软组织浸润的可能性。在对原发性骨淋巴瘤的研究中，他们发现大量皮质管内充满肿瘤组织。

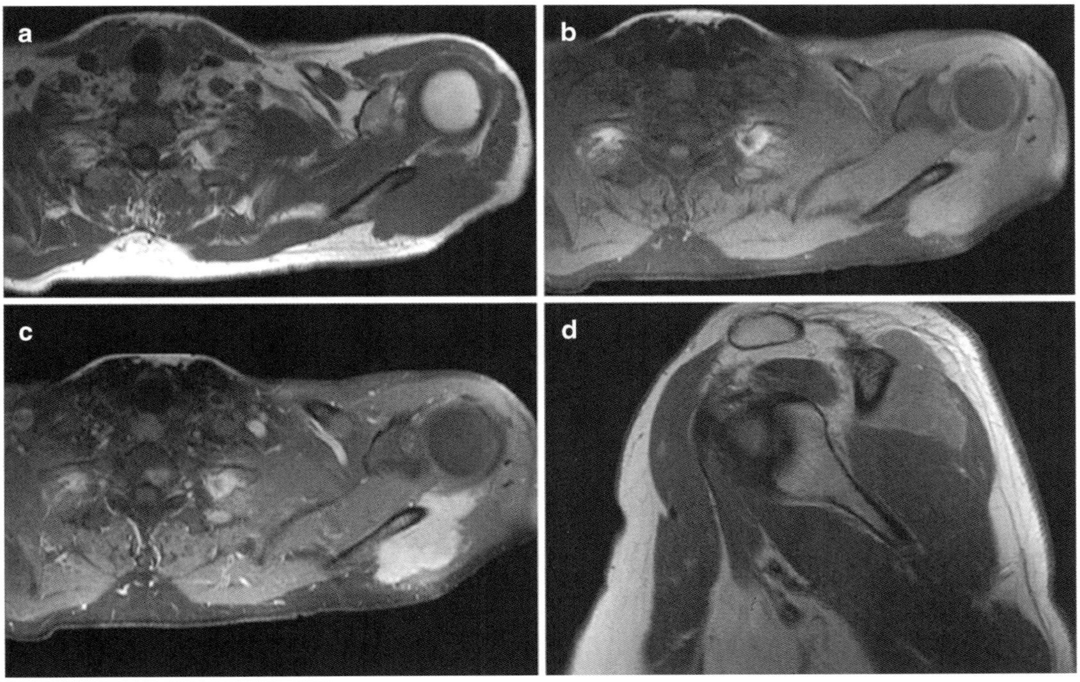

图 22.1 55 岁男性，B 细胞非霍奇金淋巴瘤。(a)轴位 SE T1WI。(b)轴位 FS SE T1WI。(c)钆剂增强后轴位 FS SE T1WI。(d)矢状位 SE T2WI。T1WI 显示弥漫性浸润性肿块，其信号略高于邻近肌肉(图 a)。在应用脂肪抑制技术后，病变信号变得更高，并且可清晰显示在冈下肌、斜方肌和三角肌中的范围(图 b)。静脉注射对比剂后，T1WI 上有弥漫性中度不均匀强化，能很好地区分肌肉和肿瘤(图 c)。T2WI 上，由于病变相对于低信号肌肉呈高信号，因此，病变的范围更加清晰，显示出肿瘤侵犯的范围及与周围斜方肌之间的锐利过渡区(图 d)。T2WI 和注射钆对比剂后的 FS T1WI 证实肩胛骨骨皮质保持完整，并且肿瘤的相对高信号与肩胛骨骨皮质之间有明显的分界线(图 c,d)。

然而，在这些研究中，骨内异常成分的出现常早于软组织肿块的形成，或与软组织肿块本身相比，骨内异常成分的范围远超过软组织肿块。在我们的研究中，仅有 4 例肿瘤的软组织成分伴有轻微的骨髓改变(图 22.3)，软组织异常范围明显大于骨髓。静脉滴注对比剂前后骨皮质均未见异常。因此，这 4 例患者考虑是原发性软组织淋巴瘤和继发性骨侵犯。

22.5.2 核医学与混合成像

类似于全身性淋巴瘤[^{18}F]，^{18}FDG PET 显示放射性核素明显浓聚，因此，强烈建议对常规 FDG 阳性、可能治愈的淋巴瘤患者在治疗前进行 FDG-PET 或 FDG PET-CT 检查，以更好地确定病变的范围；然而，由于成本和使用方面的限制，目前 FDG-PET 或 FDG PET-CT 检查并不作为常规检查(图 22.6f)。

受累的肌肉中可发现放射性同位素的弥漫性广泛浓聚，这在横纹肌溶解症中亦是如此[20]。横纹肌溶解症可能是淋巴瘤的并发症，因为恶性淋巴瘤易加重肌肉损伤。肌肉损伤可能是由于肌肉的弥漫性浸润、多个相邻肌肉间室受累、转移到其他软组织所导致，此外，还可能是细胞毒性作用的并发症。这种伴随急性肾小管坏死的细胞毒性作用

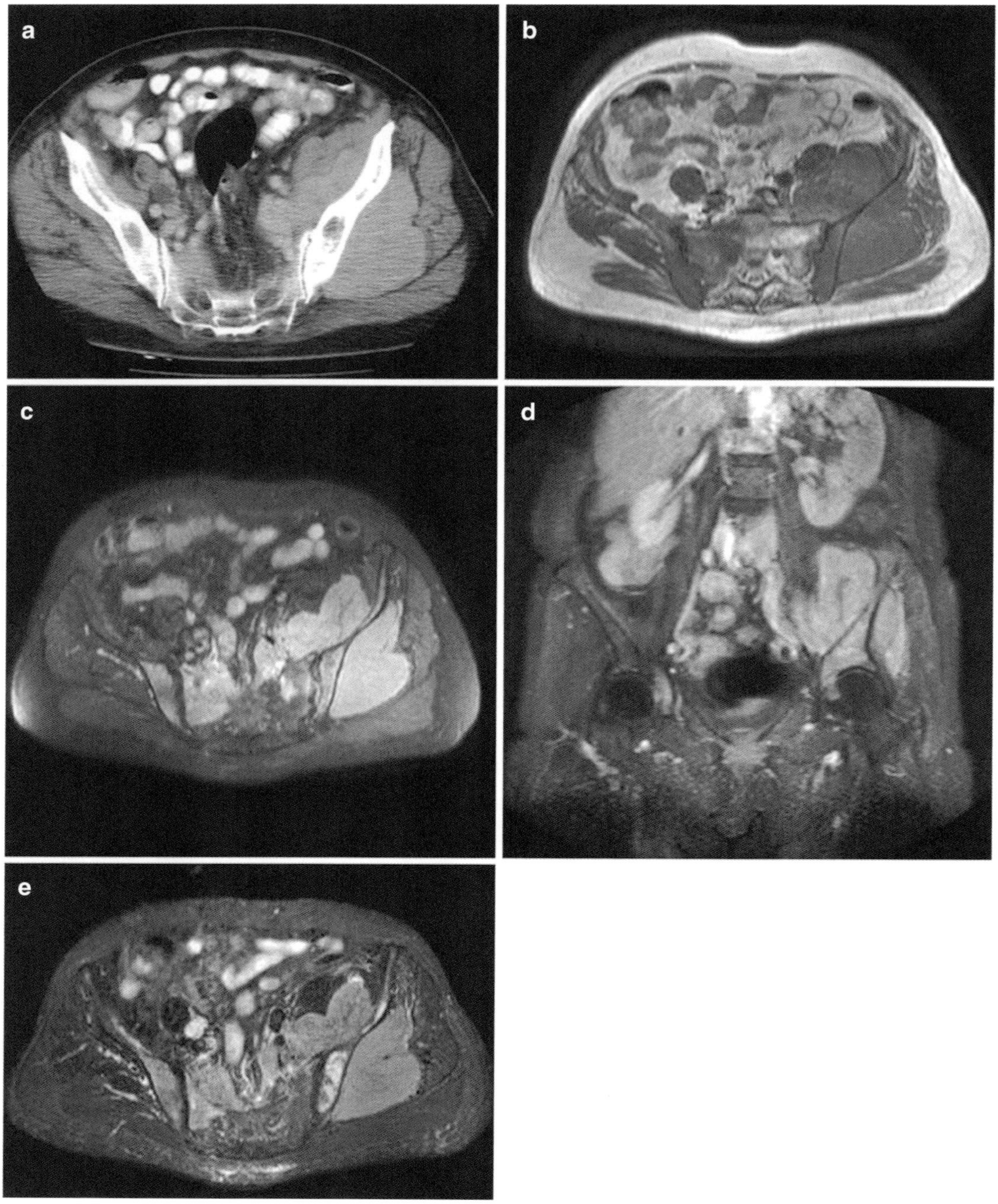

图 22.2 68 岁女性，大 B 细胞淋巴瘤。(a)注射对比剂后的轴位 CT 图像。(b)轴位 SE T1WI。(c)钆剂增强后轴位 FS SE T1WI。(d)钆剂增强后冠状位 FS SE T1WI。(e)轴位 SE STIR 图像。增强后的 CT 图像显示蝶形病变，由包裹髂骨骨皮质的软组织团块组成。病变呈均匀强化，与臀肌和髂肌相比，病变呈高密度(图 a)。T1WI 显示髂骨翼无明显破坏，病变较均匀，其信号类似于周围肌肉(图 b)。FS T1WI 和 FS T2WI 显示由淋巴瘤特征性的侵袭性骨浸润导致的局部骨髓异常区，无明显骨质破坏。此表现为骨和软组织淋巴瘤中典型的“环绕”征(图 c~e)。脂肪抑制后病变的高信号可以更好地评估肿瘤的范围，更好地显示了肿瘤组织向正常臀肌和髂肌的过渡。肿瘤均匀强化，内部有细小分隔(图 c,d)。

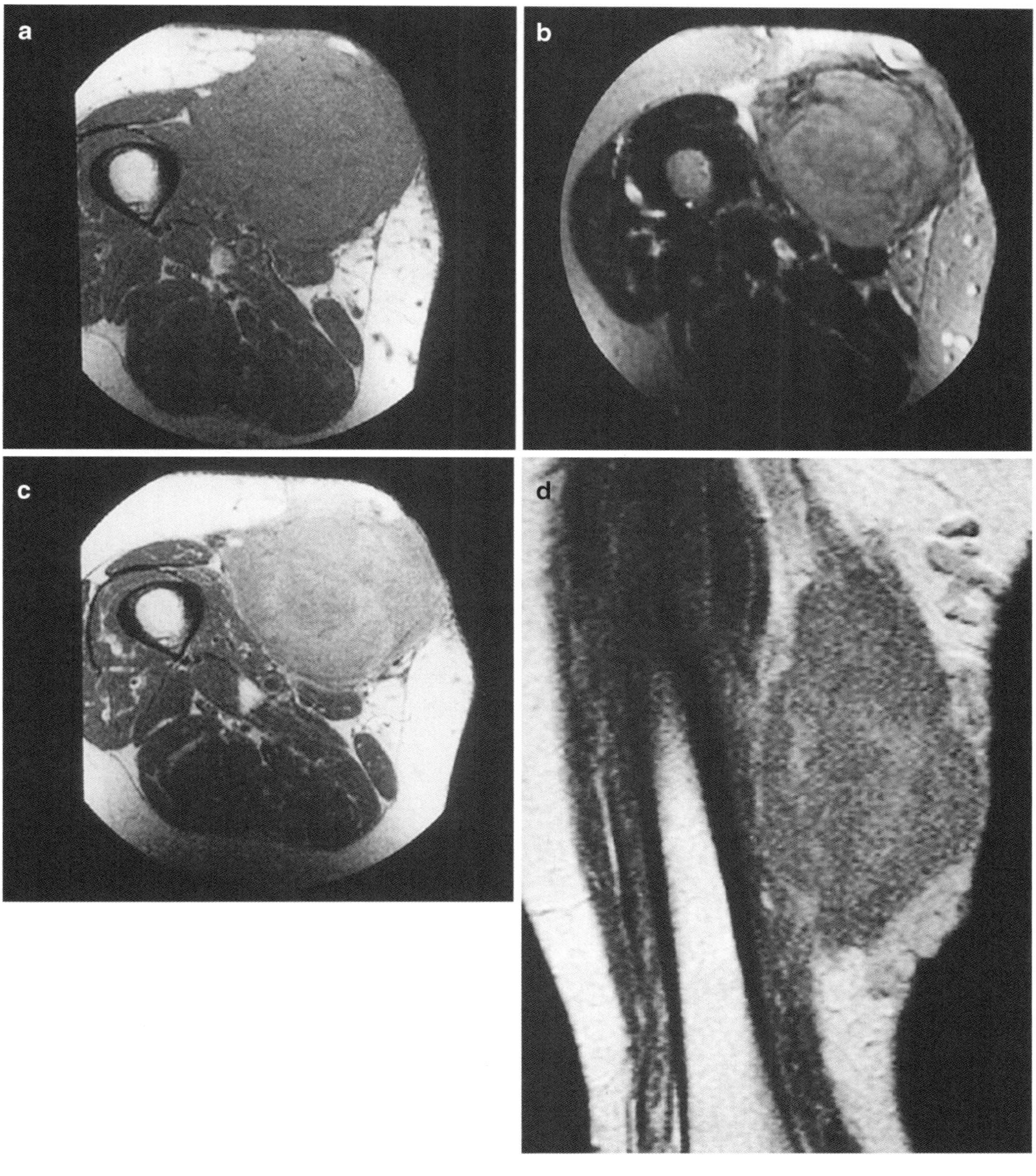

图 22.3　64 岁女性，股四头肌非霍奇金淋巴瘤。(a)轴位 SE T1WI。(b)轴位 SE T2WI。(c)轴位 SE T1WI。(d)对比剂注射后冠状位 SE T1WI。在 T1WI 上，病灶表现为结节状肿块，侵袭股直肌、股外侧肌和长收肌的筋膜及浅层纤维。该病灶信号略高于邻近肌肉。肿瘤广泛浸润至皮下组织和皮肤，导致静脉阻塞和表浅静脉曲张(图 a)。注射对比剂后，T1WI 显示病灶弥漫性中度不均匀强化，有助于区分肌肉纤维与肿瘤(图 c,d)。在 T2WI 上，由于病灶呈高信号而肌肉呈低信号，因此，可以更好地显示病灶范围(图 b)。T2WI 或脂肪抑制图像也有助于更好地显示静脉受累情况。

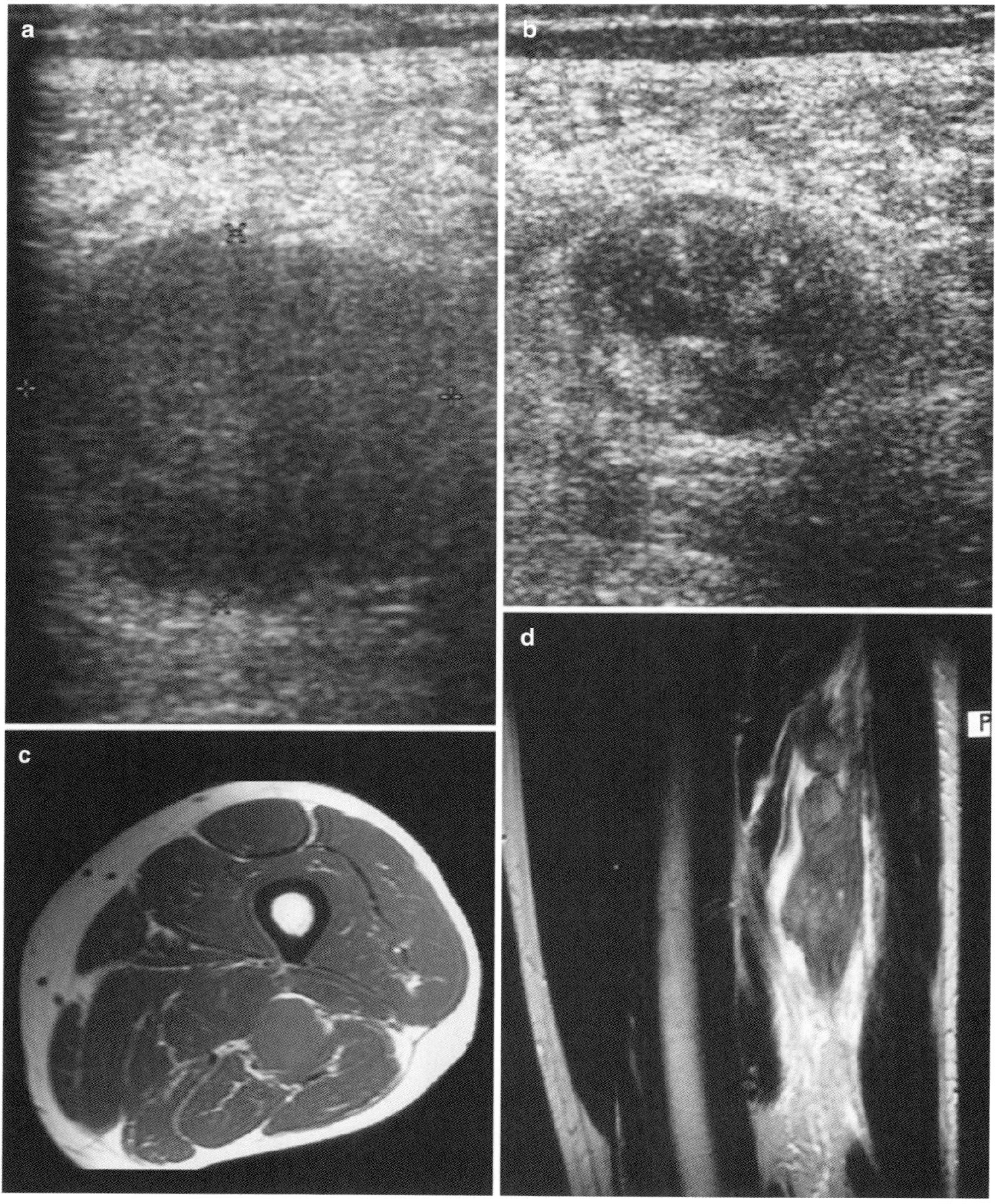

图 22.4　6 岁男性患者，左侧坐骨神经痛，伴有坐骨神经及其周围部位的 B 型非霍奇金淋巴瘤。(a,b)US。(c)轴位 SE T1WI。(d)矢状位 SE T2WI。超声检查发现在股二头肌之间的结节性病变。该病变边界清晰，与股二头肌相比，回声相似但更不均匀(图 a)。在病变尾端的高回声是由肿瘤侵入周围脂肪组织所致(图 b)。在 T1WI 上，股二头肌中心沿神经血管束可见一结节性病变。该病变呈轻度高至等信号，使得与邻近肌肉群的区分相对困难(图 c)。在 T2WI 上，可见一轻度高信号、珠状病变沿神经根延伸，并向股二头肌(长头)方向呈现不规则的脂肪界面(图 d)。

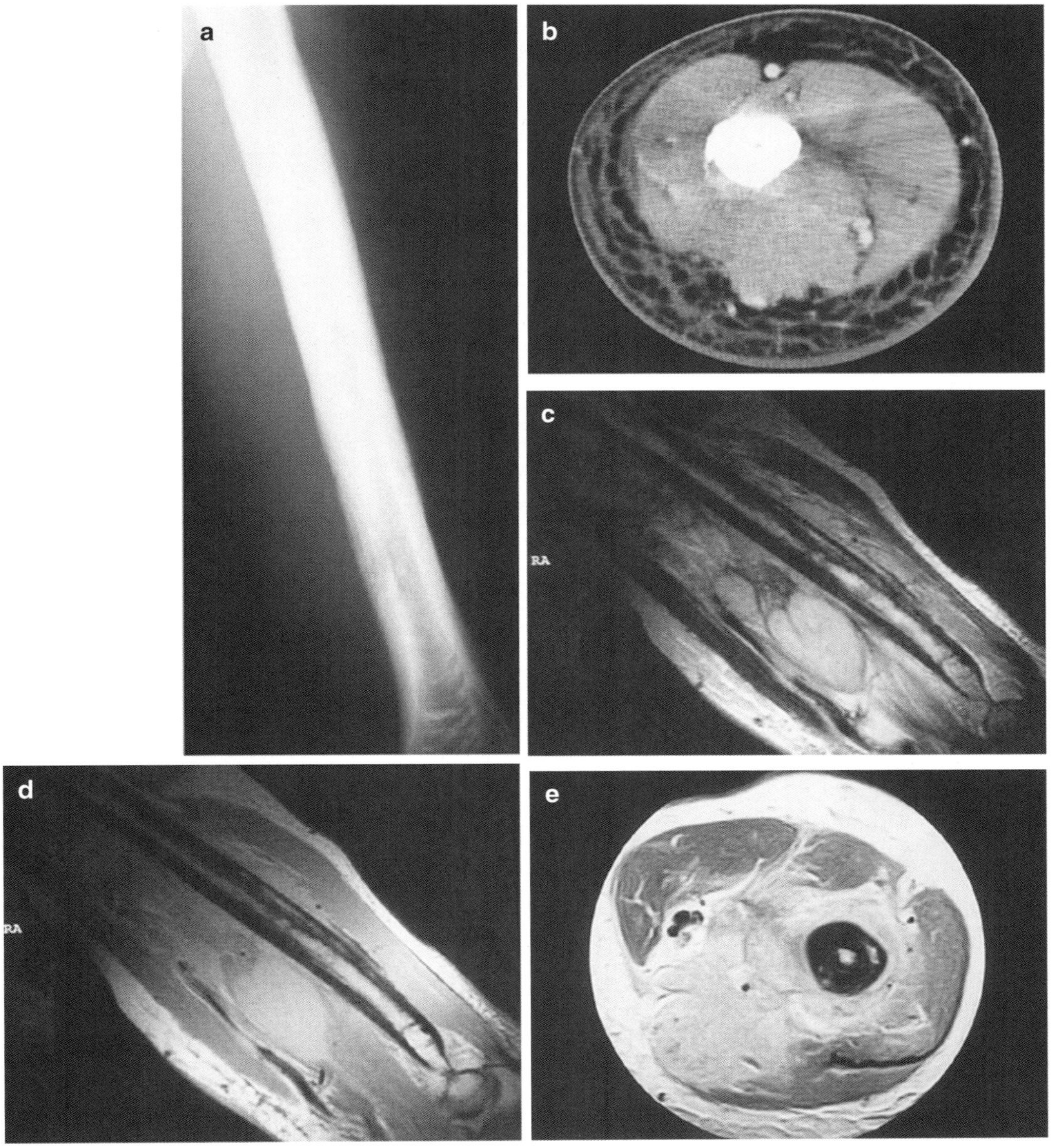

图22.5 64岁男性，左上臂触及软组织肿块（非霍奇金淋巴瘤）。(a)左肱骨X线片。(b)碘对比剂注射后CT。(c,d)矢状位SE T1WI和T2WI。(e)注射钆对比剂后轴位SE T1WI。初始X线检查显示左肱骨皮质有一长区域侵袭性改变，并伴有线性和不规则的骨膜异常（图a）。增强CT显示一弥漫性的等密度浸润性肿块，病变边界与邻近肌纤维无法区分。骨髓密度异常（图b）。肿瘤在相应的T1WI和T2WI信号较高（图c,d），提示沿肱骨骨干延伸并侵入肱桡肌和三头肌间隔的弥漫性、浸润性肿块。肿瘤导致肱骨干处的骨膜反应及骨髓受累形成的骨性“环绕”征，高度提示软组织淋巴瘤。注射钆对比剂后的T1WI有助于评估肿瘤向不同间隔的浸润情况，并排除神经血管束的侵犯（图e）。

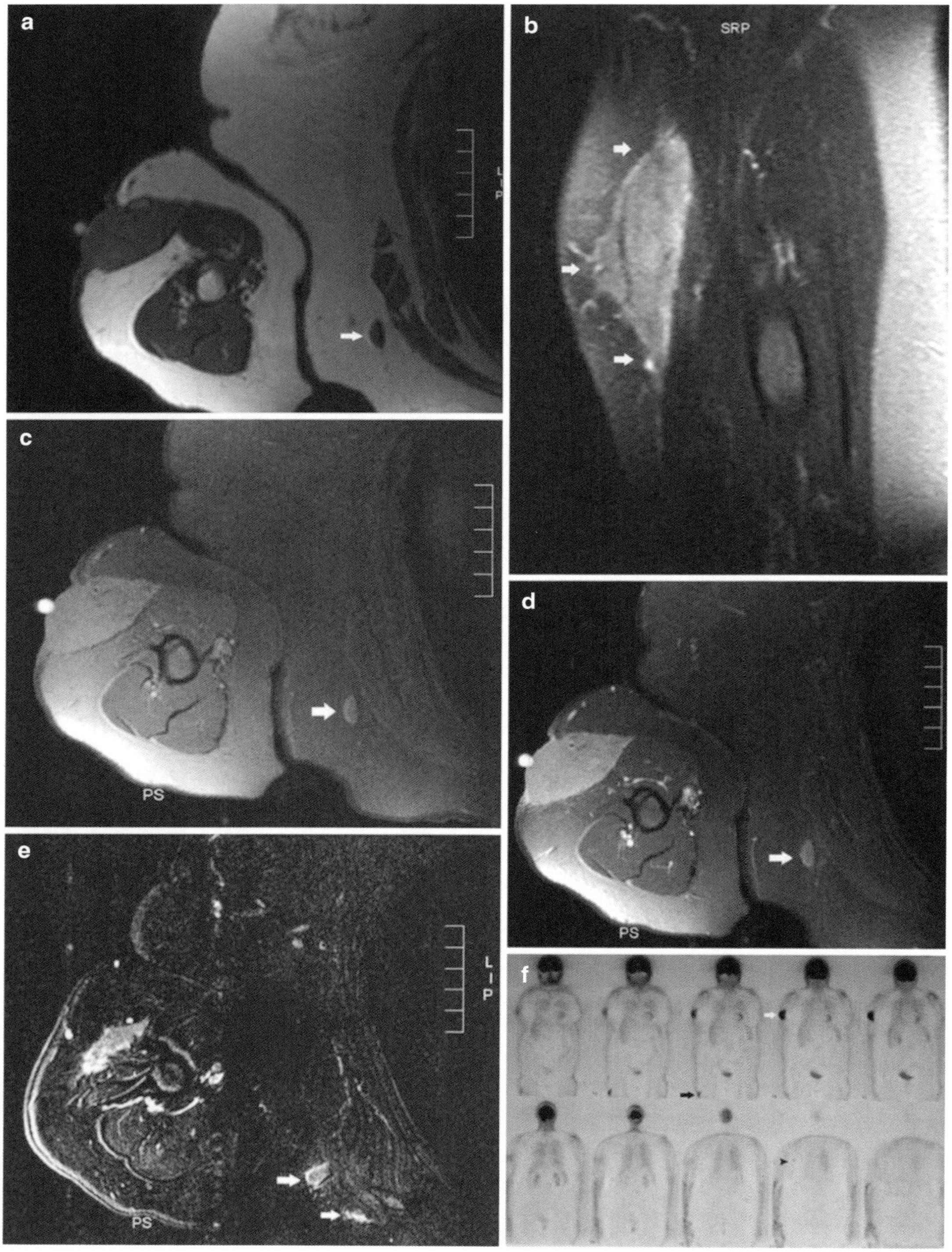
a
b
SRP
c
PS
d
PS
e
L
I
P
PS
f

可以解释与肌肉淋巴瘤相关的肾功能障碍。

不同的影像学检查方法在恶性淋巴瘤的初始评估中是互补的,而非竞争性的。影像学特征对淋巴瘤亚型并无特异性。

PET 对于软组织淋巴瘤,包括弥漫性大 B 细胞淋巴瘤(DLBCL)和霍奇金淋巴瘤的随访和治疗后评估至关重要。在其他不可治愈的组织学类型肿瘤中,仅当其在治疗前 PET 显像为阳性时才推荐使用 PET[5]。根据修订的国际工作组反应标准,主要评估的影像参数包括病变大小变化和 FDG 摄取情况[5,35]。

术后炎症变化可能持续达 2 周(仅接受化疗后)或 2~3 个月,甚至更长时间(接受放疗或联合化疗与放疗后)。为了减少这些潜在的混淆因素,PET 不应在治疗结束后 3 周内进行,最好在 6~8 周后进行[17]。

目前的数据不足以推荐在重新分期后进行常规监测性 PET[5]。

22.6 分期

除了定性,成像技术对于确定癌症的分期或局部及远处转移是必不可少的。所有新的治疗信息都按照疾病的分期进行分类和评估。《AJCC 癌症分期手册》用于淋巴瘤的分期(表 22.1)。该手册最初用于霍奇金病,后来扩展至非霍奇金淋巴瘤。

确定癌症的局部范围需要进行 MRI 检查,而远处转移则可以通过腹部和胸部的 CT、脑部 MRI、骨骼闪烁扫描和(或)PET-CT 及血液检查来评估。虽然淋巴瘤的结外表现意味着疾病处于第四期(累及淋巴系统外的

表 22.1 淋巴瘤的分期

第一阶段
单个淋巴结区域或淋巴器官(胸腺)(Ⅰ)或单个结外器官或部位的局限受侵且无任何淋巴结受侵(ⅠE)
第二阶段
横膈同侧的 2 个或多个淋巴结区受侵(Ⅱ),或横膈同侧的单一结外器官或部位的局限受侵伴有区域淋巴结受侵,可伴有或不伴有其他淋巴结区受侵(ⅡE)
第三阶段
横膈两侧淋巴结区受累(Ⅲ),同时伴有受侵淋巴结邻近的结外侵犯(ⅢE)或伴有脾受侵(ⅢS),或两者兼而有之(ⅢSE)
第四阶段
弥漫性或播散性的 1 个或多个结外淋巴器官受侵,可伴有或不伴有相关淋巴结受侵;孤立的结外淋巴器官受侵而无邻近区域淋巴结受侵,但伴有远处部位的侵犯;肝或骨髓的任何受侵,或肺的结节样受侵

←

图 22.6 右上臂皮下 B 细胞淋巴瘤的 MRI(a~e)和 PET(f)[Reprinted with permission from reference Vanhoenacker FM, Baten A, Vandeputte V (2009) Imaging findings of a cutaneous B-Cell Lymphoma. JBR-BTR 92:285-288]。(图 a)轴位 T1WI 显示右上臂前外侧边界清晰、略高信号的肿块,累及皮下脂肪和皮肤。该病变与肱二头肌筋膜关系密切。在胸壁皮下组织内另见小的皮下病变,具有相似的信号特征(箭头所示)。(图 b)右上臂冠状位 FS T2WI 显示一个大的梭形肿块(白色箭头所示),信号中等。(图 c)轴位 FS T1WI。该病变信号略高于肌肉。在胸壁皮下组织内的小皮下病变也可见(箭头所示)。(图 d)静脉注射钆对比剂后的轴位 FS T1WI。病变及躯干背部的皮下结节均表现出显著且均匀的强化(箭头所示)。(图 e)在略有不同的层面进行增强和非增强 MR 图像的轴位减影。均匀强化模式更为明显。发现胸壁皮下组织中的两个强化卫星灶(箭头所示)。(图 f)^{18}F-FDG PET。发现右上臂局灶性 FDG 浓聚(白色箭头所示),以及右胸壁的两个另外的浓聚区(黑色三角箭头所示)和右大腿的皮下小病变(黑色箭头所示)。

一个或多个器官及单个器官或一个远处淋巴结区域）。影像学可用于排除其他淋巴结或器官受累(图22.7和图22.8)。

对于原发性淋巴结和原发性淋巴结外受累，首选PET-CT对FDG阳性的淋巴瘤进行分期，而在其他所有情况下则首选CT。在淋巴瘤分期中，胸部X线片因其准确性低于CT，已不再使用。此外，CT能够识别更多的纵隔淋巴结，并能更好地区分单一大的淋巴结肿块与多个淋巴结的融合[4]。

CT对比增强扫描是制订放射性治疗计划的首选方法。对于FDG摄取程度不同的组织学类型，应使用CT进行分期[4]。

22.7　鉴别诊断

淋巴瘤在结外部位的表现可能与多种炎性病变和肿瘤性病变相混淆。

细针穿刺活检(FNAB)、核芯针活检或开放活检对于明确诊断是必需的。在大多数情况下，FNAB可以获得准确的诊断及软组织淋巴瘤的亚型[34]。恶性淋巴瘤需要与其他小圆细胞肿瘤（如横纹肌肉瘤或尤因肉瘤）和转移癌进行鉴别以确定治疗方案。在光学显微镜下通常足以诊断。然而，黏液纤维肉瘤可能很难与霍奇金病鉴别，这种相似性在组织细胞样细胞与慢性炎症细胞的混合存在的肿瘤中更为常见[9]。在这些病例中，必须进行免疫组织化学检查。Leu-M1是R-S细胞的标志物，这种标志物不出现于黏液纤维肉瘤中。软组织原始肉瘤样淋巴瘤若不伴周围淋巴结病，诊断非常困难，即使对于病理学家也有可能被误认为是肉瘤[1]。准确的组织学诊断是十分必要的，因未分化软组织肿瘤无须进行根治性手术治疗[29]。

诊断非霍奇金淋巴瘤需要高超的技术和专业的病理学家。荧光原位杂交(FISH)技术、DNA微阵列技术及CD标记的使用，都是可用于实现正确诊断的部分检测技术。

此外，对原发性淋巴瘤的正确诊断至关重要，因为如果肿瘤得到适当治疗，其长期预后通常较好。放射科医师与病理学家之间的通力合作是正确诊断的前提条件。如果疑似淋巴瘤或在影像学鉴别诊断中存疑，适当的免疫组化表征将显著降低“未分化”组织病理学诊断率，并且能优化患者的治疗。正确的诊断对于指导适当化疗方案和避免不必要的手术至关重要。与肉瘤不同，淋巴腺病的存在和淋巴瘤的浸润方式有助于病理学家确定组织诊断的方向。肿瘤大小并不是决定预后的因素[12]。

结论

当软组织肿块在T1WI上呈等或稍高信号，T2WI呈中等或高信号，弥漫性浸润并延伸至不同肌群，则应将淋巴瘤纳入鉴别诊断。治疗前一般无坏死或出血征象。

包裹在骨骼周围的软组织肿块，应高度怀疑是结外原发性软组织淋巴瘤。

确定局部范围需要进行MRI检查，而远处转移的评估则可通过腹部和胸部的CT、脑和骨骼的MRI和(或)PET-CT和血液检查来进行。

对于原发性淋巴结和原发性结外受累，首选PET-CT对FDG阳性的淋巴瘤进行分期，而CT是其他所有情况下的首选，对比增强CT更适用于制订放射治疗计划。对于FDG摄取程度不同的组织学类型，应使用CT进行分期。

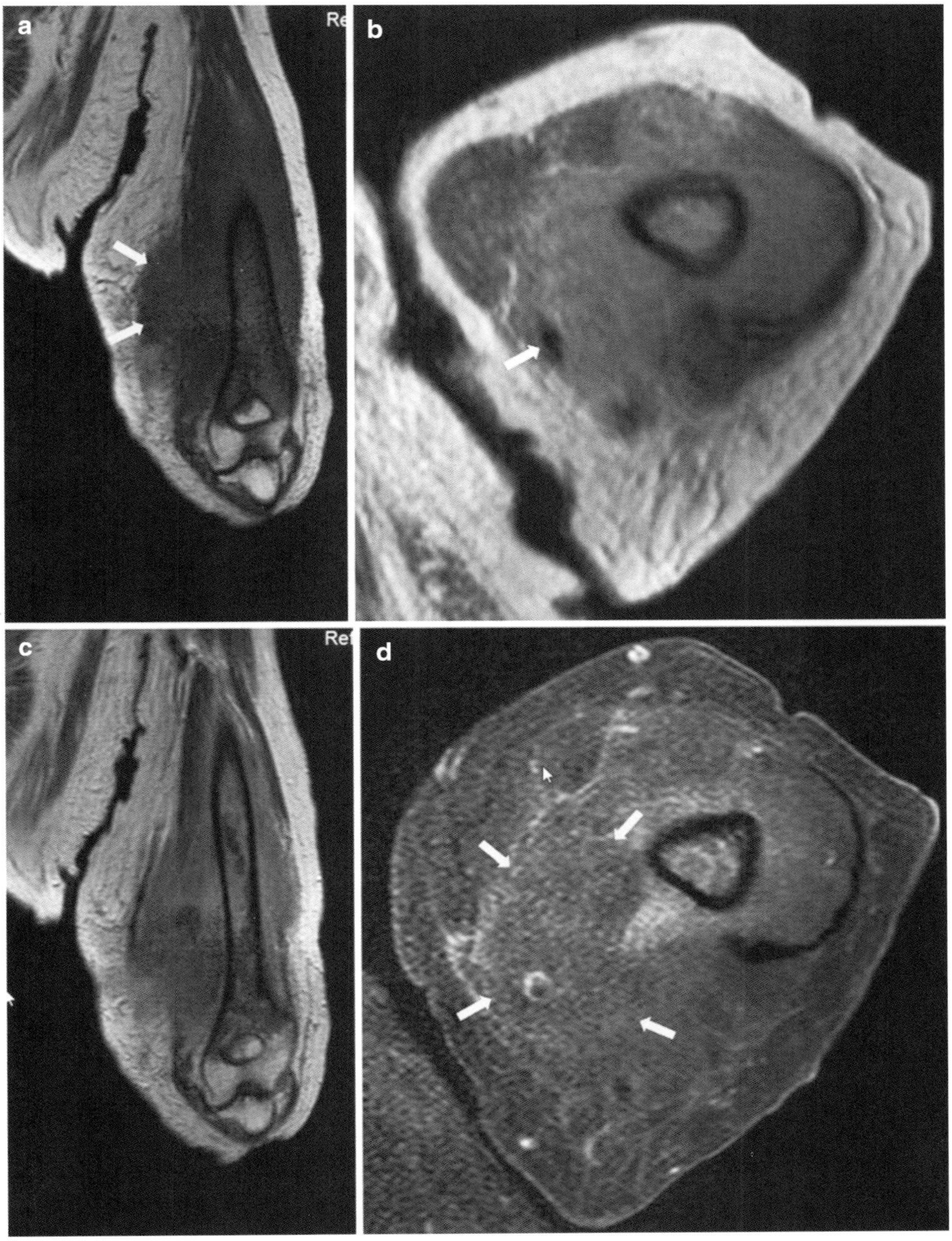

图 22.7　76岁女性，左侧肱骨B细胞淋巴瘤，类似骨髓炎（感谢Dr.HugoDeclercq提供资料，Dendermonde）。(a)冠状位T1WI图像显示肱骨骨干和远端干骺端骨髓腔内信号降低，并延伸至后内侧皮下组织（箭头所示）。由于病灶与肌肉信号相同，未发现肌肉间室受侵。肱骨的骨皮质未被破坏。(b)轴位T2WI显示肱骨骨髓腔内的均匀高信号肿瘤团块，伴有向骨外软组织侵犯，环绕肱骨，并侵入后内侧皮下组织，包绕神经血管束（箭头所示）。(c)静脉注射钆剂后的冠状位T1WI显示不均匀强化，骨髓腔和内侧软组织中央区域无强化，类似于脓肿形成。(d)静脉注射钆剂后的轴位FS T1WI显示显著的不均匀强化，内侧软组织中央区域无强化（箭头所示）。

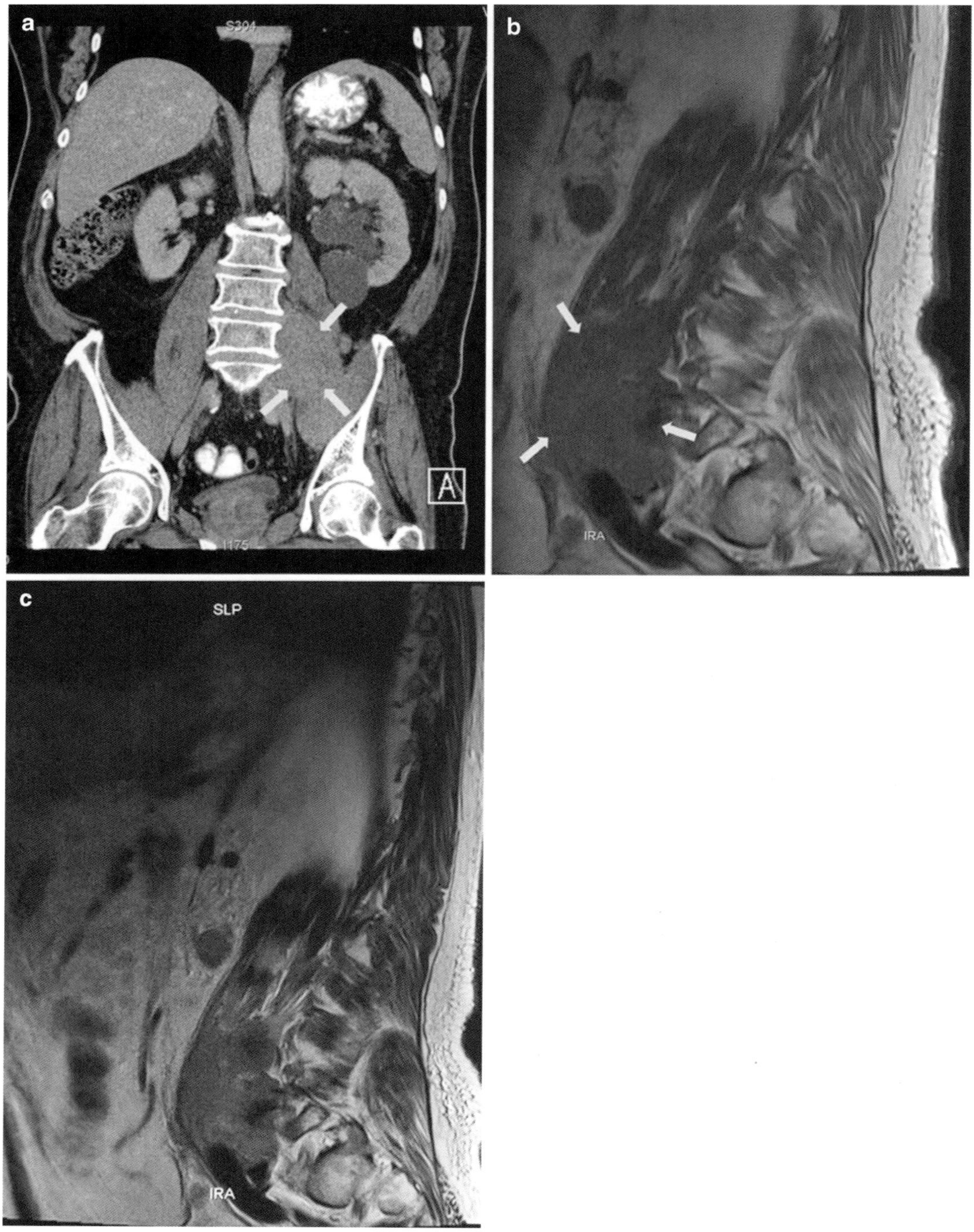

图 22.8　81 岁男性，腹膜后淋巴瘤。(a)静脉注射钆对比剂后腹部冠状位 CT。左侧腰肌区肿块，与肌肉等信号(箭头所示)。腰椎节段无破坏或主要椎间盘间隙狭窄。(b)腰椎矢状位 T1WI 与涉及多个下腰椎节段的肌肉相比，显示出等信号的肿块(箭头所示)。(c)腰椎矢状位 T2WI 显示与肌肉组织相比不均匀的轻微高信号肿块。

要点

1.当软组织肿块在T1WI上呈等或稍高信号,T2WI呈中等或高信号,并延伸至不同肌群时,则应将淋巴瘤纳入鉴别诊断。

2.包裹在骨骼周围的软组织肿块,应高度怀疑是结外原发性软组织淋巴瘤。

3.静脉注射钆对比剂后,淋巴瘤常有轻度至中度弥漫性强化。

4.治疗前一般无坏死或出血征象。

参考文献

1. Axiotis CA, Fuks J, Jennings TA, Kadish AS (1988) Peripheral T-cell lymphoma presenting as a soft tissue mass of the extremity. Arch Pathol Lab Med 112: 850–851
2. Beggs I (1997) Primary muscle lymphoma. Clin Radiol 52:203–212
3. Bruneton JN, Drouillard J, Balu-Maestro C et al (1990) Imaging of malignant lymphoma of muscular sites. J Radiol 71:185–189
4. Cheson BD, Fisher RI, Barrington SF, Cavalli F, Schwartz LH, Zucca E, Lister TA (2014) Recommendations for initial evaluation, staging, and response assessment of Hodgkin and non-Hodgkin lymphoma: the Lugano classification. J Clin Oncol 32(27):3059–3068
5. Cheson BD, Pfistner B, Juweid ME, Gascoyne RD, Specht L, Horning SJ, Coiffier B, Fisher RI, Hagenbeek A, Zucca E, Rosen ST, Stroobants S, Lister TA, Hoppe RT, Dreyling M, Tobinai K, Vose JM, Connors JM, Federico M, Diehl V (2007) Revised response criteria for malignant lymphoma. J Clin Oncol 25:579–586
6. Chevalier X, Amoura Z, Viard JP, Souissi B, Sobel A, Gherardi R (1993) Skeletal muscle lymphoma in patients with the acquired immunodeficiency syndrome: a diagnostic challenge. Arthritis Rheum 36: 426–427
7. Damron TA, Le MH, Rooney MT, Vermont A, Poiesz BJ (1999) Lymphoma presenting as a soft tissue mass: a soft tissue sarcoma simulator. Clin Orthop 360:221–230
8. Ellstein J, Xeller C, Fromowitz F, Elias JM, Saletan S, Hurst LC (1984) Soft tissue T- cell lymphoma of the forearm : a case report. J Hand Surg [Am] 9:346–350
9. Enzinger F, Weiss SW (1995) In: Enzinger FM, Weiss SW (eds) Soft tissue tumors, 3rd edn. Mosby, St Louis, p 367
10. Girad T, Nochy D, Montravers F (2004) Intravascular large B-cell lymphoma revealed by a nephritic syndrome: a one year remission induced by a high frequency CHOP and rituximab. Leuk Lymphoma 45(8):1703–1705
11. Goodlad JR, Hollowood K, Smith MA, Chan JK, Fletcher CD (1999) Primary juxtaarticular soft tissue lymphoma arising in the vicinity of inflamed joints in patients with rheumatoid arthritis. Histopathology 34:199–204
12. Grunshaw ND, Chalmers AG (1992) Skeletal muscle lymphoma. Clin Radiol 45:399–400
13. Harris NL, Jaffe ES, Kiebold J, Flandrin G, Muller-Hermelink HK, Vardiman J (2000) Lymphoma classification-from controversy to consensus: the REAL and WHO Classification of lymphoid neoplasms. Ann Oncol 11(suppl 1):3–10
14. Hicks DG, Gokan T, O'Keefe RJ et al (1995) Primary lymphoma of bone: correlation of MR imaging features with cytokine production by tumor cells. Cancer 75:973–980
15. Isaacson P, Wright DH (1983) Malignant lymphoma of mucosa associated lymphoid tissue: a distinctive type of B-cell lymphoma. Cancer 52:1410–1416
16. Jaffe ES (2009) The 2008 WHO classification of lymphomas: implications for clinical practice and translational research. Hematology Am Soc Hematol Educ Program 1:523–531
17. Juweid ME, Stroobants S, Hoekstra OS, Mottaghy FM, Dietlein M, Guermazi A, Wiseman GA, Kostakoglu L, Scheidhauer K, Buck A, Naumann R, Spaepen K, Hicks RJ, Weber WA, Reske SN, Schwaiger M, Schwartz LH, Zijlstra JM, Siegel BA, Cheson BD (2007) Use of positron emission tomography for response assessment of lymphoma: Consensus recommendations of the Imaging Subcommittee of the International Harmonization Project in Lymphoma. J Clin Oncol 25:571–578
18. Lum GH, Cosgriff TM, Byrne R, Reddy V (1993) Primary T-cell lymphoma of muscle in a patient infected with human immunodeficiency virus. Am J Med 95:545–546
19. Malloy PC, Fishman EK, Magid D (1992) Lymphoma of bone, muscle and skin: CT findings. AJR Am J Roentgenol 159:805–809
20. Masaoka S, Fu T (2002) Malignant lymphoma in skeletal muscle with rhabdomyolysis: a report of two cases. J Orthop Sci 7(6):688–693
21. Maurer R, Tanner A, Honegger HP, Schmid U, Schmid L (1988) Primary non-Hodgkin lymphoma of the muscles. Schweiz Med Wochenschr 118: 354–357
22. Meister HP (1992) Malignant lymphomas of soft tissues. Verh Dtsch Ges Pathol 76:140–145
23. Metzler JP, Fleckenstein JL, Vuitch F, Frenkel EP (1992) Skeletal muscle lymphoma: MRI evaluation. Magn Reson Imaging 10:491–494
24. Moulopoulos LA, Dimopoulos MA, Vourtsi A, Gouliamos A, Vlahos L (1999) Bone lesions with soft tissue mass: magnetic resonance imaging diagnosis of lymphomatous involvement of the bone marrow versus multiple myeloma and bone metastases. Leuk Lymphoma 34:179–184

25. Murphey MD, Kransdorf MJ, Smith SE (1999) Imaging of soft tissue neoplasms in the adult: malignant tumors. Semin Musculoskelet Radiol 3:39–58
26. Panicek DM, Lautin JL, Schwartz LH, Castellino RA (1997) Non-Hodgkin lymphoma in skeletal muscle manifesting as homogeneous masses with CT attenuation similar to muscle. Skeletal Radiol 26:633–635
27. Radhi JM, Ibrahiem K, Al-Tweigeri T (1998) Soft tissue malignant lymphoma at sites of previous surgery. J Clin Pathol 51:629–632
28. Salamao DR, Nascimento AG, Lloyd RV, Chen MG, Habermann TM, Strickler JG (1996) Lymphoma in soft tissue: a clinicopathologic study of 19 cases. Hum Pathol 27:253–257
29. Schwalke MA, Rodil JV, Vezeridis MP (1990) Primary lymphoma arising in skeletal muscle. Eur J Surg Oncol 16:70–73
30. Sipsas NV, Kontos A, Panayiotakopoulos GD (2002) Extranodal non-Hodgkin lymphoma presenting as a soft tissue mass in the proximal femur in a HIV+ patient. Leuk Lymphoma 43(12):2405–2407
31. Suresh S, Saifuddin A, O'Donnel P (2008) Lymphoma presenting as a musculoskeletal soft tissue mass: MRI findings in 24 cases. Eur Radiol 18(11):2628–2634
32. Travis WD, Banks PM, Reiman HM (1987) Primary soft tissue lymphoma of the extremities. Am J Surg Pathol 11:359–366
33. Vanhoenacker FM, Baten A, Vandeputte V (2009) Imaging findings of a cutaneous B-Cell Lymphoma. JBR-BTR 92:285–288
34. Wakely P, Frable WJ, Kneisl JS (2001) Soft tissue aspiration cryopathology of malignant lymphoma and leukemia. Cancer 93(1):35–39
35. Lim CY, Ong KO (2013) Imaging of musculoskeletal lymphoma. Cancer Imaging 13(4):448–457

第 23 章

软组织转移瘤

Hend Riahi, Mohamed Fethi Ladeb, Mouna Chelli Bouaziz, Meriem Mechri

23.1 引言

软组织转移瘤较为罕见，并且在临床和组织病理学上容易与原发性软组织肉瘤混淆。软组织转移瘤与原发性软组织肉瘤的鉴别诊断重要意义，因为两者的治疗方法有显著差异。

尽管软组织转移瘤可以是原发恶性肿瘤的首发症状，但常被视为晚期癌症复发的证据[6,14,48]。

软组织转移瘤有若干个案报道，但缺乏大宗病例。因此，目前尚无关于软组织转移瘤(STM)患者治疗的明确指南[24]。

23.2 流行病学

23.2.1 患病率

Wittich 于 1854 年首次提出软组织转移瘤[30]。STM 在尸检中的患病率为 6%~17.5%[7,23,42,45]，而在影像学中为 1.2%~1.8%[8,45]。尸检和临床研究之间的这种不一致可能是因为软组织转移瘤常无症状，因此，在临床和影像学检查中未被发现[45]。

23.2.2 原发肿瘤

肺、皮肤、肾脏和结肠是导致临床上可识别软组织转移的最常见原发性肿瘤部位[6,13,32]。其他可转移到骨骼的原发肿瘤，如前列腺、乳腺和甲状腺的肿瘤，发生软组织转移比较罕见[11,34,37,50]。总体而言，最常见的组织学诊断是腺癌，最常来源于肺或胃肠道。鳞状细胞癌和肾透明细胞癌也相对常见，有多种组织学类型被报道。除了肺鳞状细胞癌外，其他来自下咽部、食管和宫颈的鳞状细胞癌也可能转移到软组织。多发性骨髓瘤、淋巴瘤、黑色素瘤、星形细胞瘤、软骨母细胞瘤和原发性肉瘤也有转移到软组织的罕见报道[6]。

23.2.3 受累部位

大腿肌肉、髂腰肌和脊柱旁肌是最常受累的部位[26]。骨骼肌转移的发生率几乎是皮下转移的 4 倍。可能原因是，皮下转移引起的疼痛不如骨骼肌转移明显，因此，较少引起临床关注[6]。

23.2.4 时间间隔

4 篇文章报道的原发性肿瘤的发现与检测

到转移的时间间隔不等(3个月~5年,5个月~9年,1个月~38年,8个月~15年)[9,13,26,48]。在27%~47%的病例中,软组织转移是恶性肿瘤的首发临床症状[9,26,29,48]。

23.3 病理生理机制

文献中强调了软组织转移扩散的几种病理生理机制。血行途径是最常见的。肿瘤动脉栓塞的存在证实了这一假设[23]。恶性肿瘤可以通过静脉途径转移到软组织,特别是通过与下腔静脉和肠系膜静脉系统有多重连接的椎旁静脉丛[2]。有报道指出,肌肉转移可能起源于肌内异常淋巴结,尤其是腰肌转移,这可能发生在位于肌肉组织和脊柱之间的腰肌淋巴结[47,53]。此外,软组织转移可能是由神经周围扩散引起的。根据文献,这条途径是淋巴瘤中肿瘤扩展的典型特征[43]。然而,它也被描述在几种实体恶性肿瘤中,特别是头颈部肿瘤[3,4]。

23.3.1 引起肌肉对转移抵抗的因素

虽然肌肉占体重的50%,但血源性转移却较为罕见[6,9,29]。这可归因于多种因素,如肌肉运动对肿瘤细胞的机械性破坏、血液流动中的湍流和变化(常见的转移部位如肝脏、肺部和骨骼具有相对恒定的血流)、pH值和局部温度的变化[9,41],以及肌肉内乳酸、可扩散的蛋白酶、不同的氧分压对侵袭或肿瘤生长的酶依赖性过程的抑制作用[39,46]。

23.4 临床特征

最常见的表现是疼痛和可触及的肿块[28]。其他表现包括肿胀和皮肤红斑、无痛性软组织肿块及在CT分期检查中偶然发现的孤立转移灶[24,45]。软组织转移的临床表现可能类似于原发性软组织肉瘤。然而,在软组织转移患者中,疼痛性肿块比原发性肉瘤更为常见。病变大小通常在1~20cm(平均6cm)[27]。

23.5 影像诊断

软组织转移的诊断研究缺乏特异性。

23.5.1 X线

X线片可显示不透光软组织[6]。在某些情况下,尤其是胰腺癌和胃癌转移时,X线片可以识别软组织肿块内的钙化[19,33,42]。在结肠癌的腹壁和腰大肌转移中,尤其是黏液性癌,可发现骨化[40]。

23.5.2 US

浅表软组织肿块特别适合高分辨超声检查,US的优点是它能够区分实性和囊性肿块,并确定肿块的大小和位置[12]。

在大多数情况下,转移瘤表现为边界清晰、血供丰富的低回声肿块(图24.1、图24.2和图24.5)[21]。

US引导提供了一种安全、快速且准确的方法,用于定位提示可能为转移性疾病的表浅软组织肿块,并引导穿刺活检以获取细胞学标本进行确诊[1]。

23.5.3 CT

CT并不是诊断软组织转移瘤的理想方法。此外,软组织转移瘤和原发性软组织肉瘤难以可靠区分[51]。

软组织转移瘤的CT表现多种多样,可表现为"脓肿样"病变伴边缘强化和中央低密度、局灶性肿块伴强化均匀、弥漫性转移表现为软组织肿胀和弥漫性不均匀强化、多灶性钙化、伴肌肉肿大和高密度区的肌肉内出血[45]。CT对比增强扫描中,软组织转移最常见的表现为边缘强化且中心呈低密度的肿块(图24.1至图24.5)[29]。CT可引导病变活

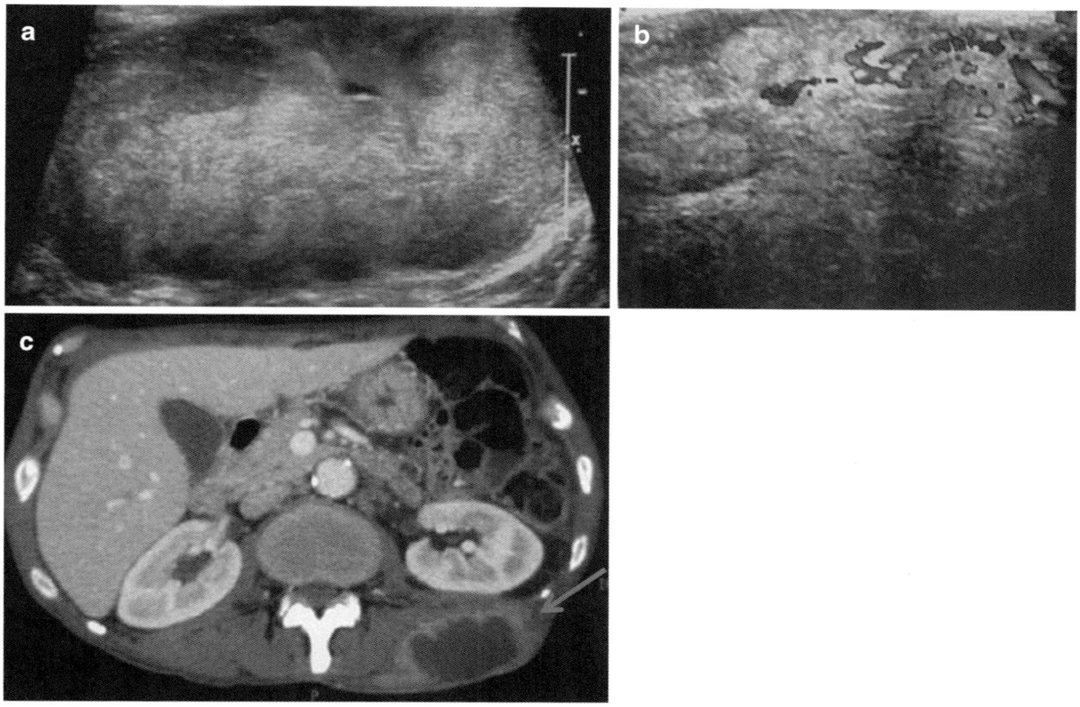

图 23.1　肌内转移瘤。(a)灰度和(b)彩色多普勒 5~12MHz 超声图像显示：恶性肿瘤病史(肺腺癌)患者肌肉内边界清晰的分叶状低回声结节。彩色多普勒成像呈多血管的模式。(c)增强 CT 显示肌肉内(左侧竖脊肌)病变，中央低密度伴边缘强化(箭头所示)。

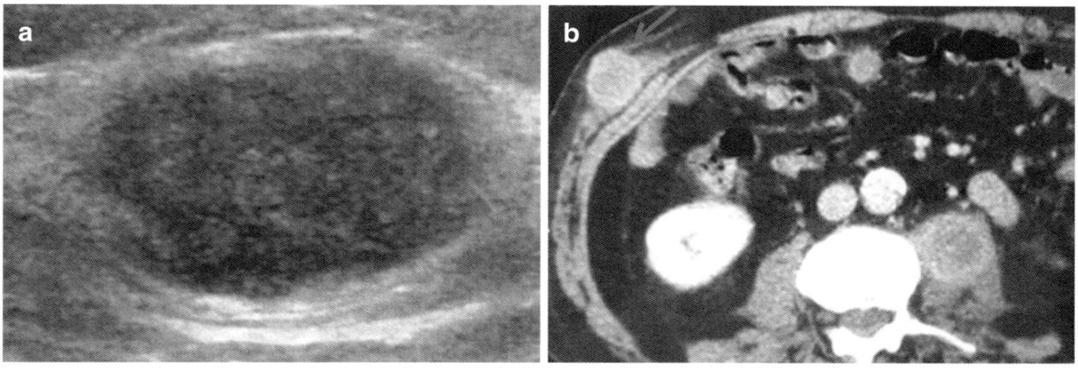

图 23.2　脉络膜黑色素瘤肌内转移。(a)灰阶超声显示腹壁皮下组织中小而均匀的低回声结节，边缘有棘状突起。(b)轴位增强 CT 显示右侧腹外斜肌和腹内斜肌(箭头所示)及脊柱旁转移至左侧腰大肌的强化病变。

检和指导适当的局部放疗。

23.5.4　MRI

尽管软组织转移在 MRI 上的表现并不具有特异性，但 MRI 仍是评估肌肉和软组织的首选技术[13,52]。

在 MRI 上，和正常肌肉相比，软组织转移瘤 T1WI 呈低或中等信号，T2WI 呈高信号[17,22,42]。

然而，转移瘤在 T1WI 上也可以表现为高信号，尤其是恶性黑色素瘤转移，因其含有黑色素并常伴出血[54]。肾细胞癌转移 T1WI 也呈高信号，但其原因尚不清楚[20,35]。

注射对比剂后，大部分肌肉转移瘤均表现出与肿瘤坏死相关的不均匀强化(图 23.4)。此外，肿瘤周围有广泛的强化，也是 IM 的特征性表现之一[13,48]。

MRI 上常见周围软组织水肿[6]。邻近骨的侵袭很少见[17]。

弥散加权成像(DWI)是评价软组织肉瘤

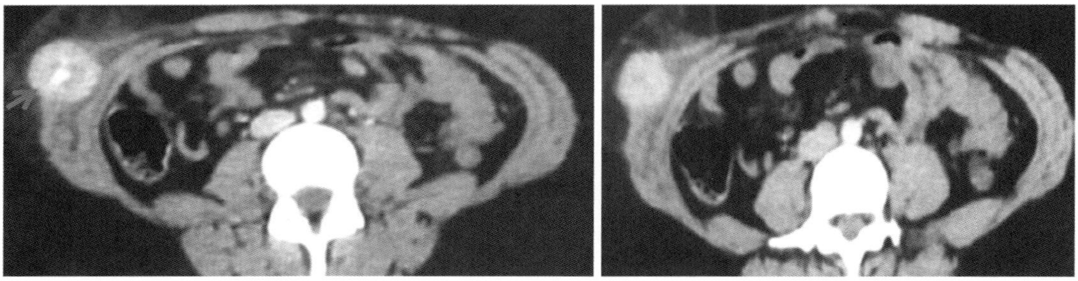

图 23.3 17 岁女性，骨肉瘤。腹部增强 CT 显示右腹外斜肌和腹内斜肌内强化病变，并伴有多灶性钙化(箭头所示)。

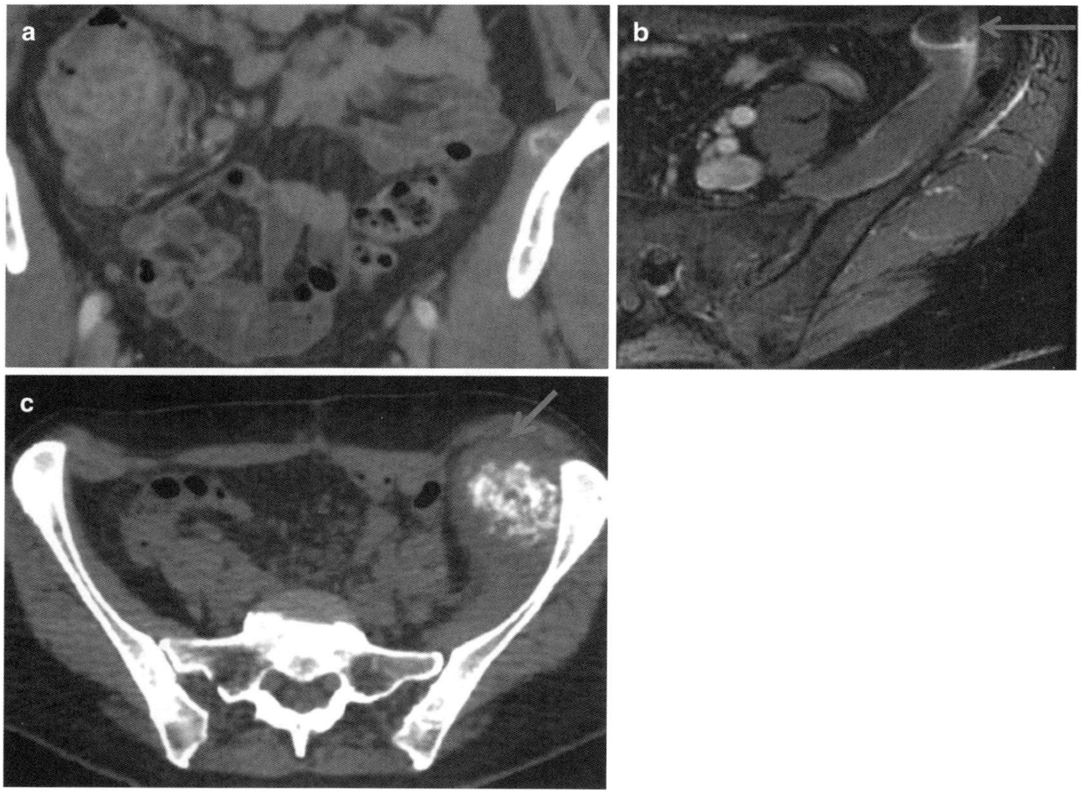

图 23.4 盲肠黏液腺癌患者骨骼肌转移。(a)增强 CT 显示肌肉内病变，中央密度及边缘增强(箭头所示)。(b)轴位 FS T1WI 钆增强图像显示左侧腰大肌内肿块增强良好，包括中央坏死区域。(c)2 个月后，CT 显示左侧腰大肌内多灶钙化。

细胞密度的一种有效方法，可作为一种非侵入性的工具来监测治疗反应[36,49]。Surov 报道，在弥散加权成像上软组织转移瘤呈低或中度 ADC 值、弥散呈中到高信号[44]。

23.5.5　放射性核素成像

锝 99m 标记的核扫描可以显示软组织内摄取的增加[48]。^{18}F-FDG PET-CT 诊断软组织转移的敏感性高于 MRI[10,31]。然而，在少数情况下存在假阳性，应予以考虑。PET-CT 能进行解剖学和代谢评估，在检测软组织转移方面非常敏感，并为临床肿瘤分期提供了更多信息。与 CT 相比，PET 在软组织密度和形态改变之前即可检测到软组织病变，从而对高代谢的结节提供清晰的图像，显示出更高的敏感性。^{18}F-FDG PET-CT 影像学检查可显示软组织转移瘤的原发灶，有助于鉴别诊断。

23.6　活检

经过适当的影像学检查后，建议尽早进行经皮活检。对于孤立性或晚期转移及原发肿瘤不明的情况，建议进行活检。而在广泛转移性疾病情况下，则不推荐进行活检。

23.7　鉴别诊断

一些良性肿瘤和软组织肉瘤在影像学上无法与转移性病变相鉴别[5,16,28]。腰大肌受转移性疾病侵犯，在临床和影像学上常被误

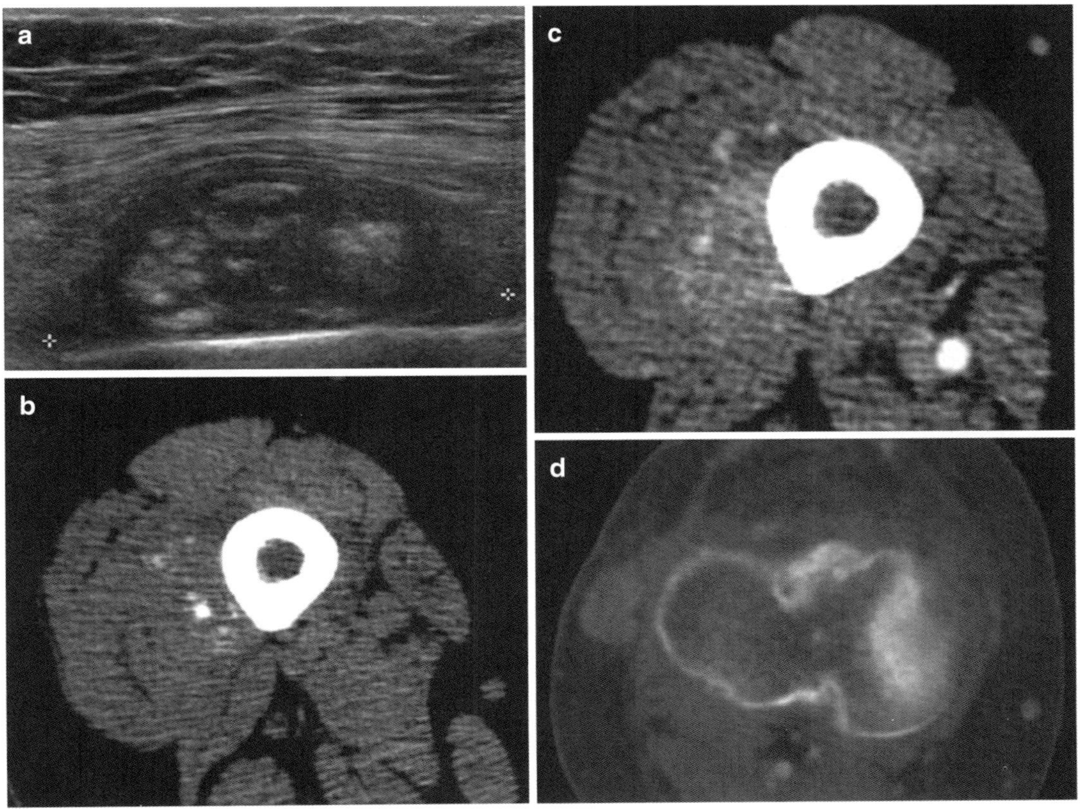

图 23.5　肌肉内转移瘤。(a)曾诊断为骨肉瘤患者的超声图像：位于股直肌内边界清晰的低回声肿块，伴有多个高回声区。(b)X 线片和(c)增强 CT 显示股直肌内的病变，伴有多发钙化灶及均匀强化。(d)较低层面的增强 CT 显示皮下圆形肿块，伴均匀强化。

认为是腰大肌脓肿或血肿。因此，软组织转移瘤只能通过组织病理学来明确诊断。

软组织转移灶内的钙化常被误认为是骨化性肌炎[6]。此外，股臀部滑囊炎在癌症患者中较为常见，也可能类似肌肉转移[18]。

23.8 预后

存在软组织转移会影响原发性肿瘤的治疗。研究显示，尽管在某些病例中有报道生存期可达5年，但软组织转移患者的生存期从诊断软组织转移后不足9个月到不超过3年[24]。肺癌患者出现皮肤转移提示预后不良，中位生存期为2~4个月[10,25,38]。

23.9 治疗

软组织转移瘤的治疗取决于其位置、临床表现及与原发肿瘤相关的预后。治疗方案包括观察、放疗、化疗和外科手术。对于广泛转移性疾病背景下出现的疼痛性肿块，可根据原发肿瘤、受累器官、受累程度、各部位的症状、患者年龄及健康状况，综合考虑选择放疗、化疗或两者结合的治疗方法[6]。

23.10 结论

放射科医生应了解软组织转移瘤的各种影像学和临床表现，并在出现疼痛性和多发性肿块时怀疑该病。诊断主要依靠影像学检查，特别是MRI、CT和 ^{18}F-FDG PET-CT。然而，如有必要，确诊仍需依赖组织病理学检查。

要点

1.软组织转移相对罕见，其在尸检中的发生率为6%~17.5%。

2.大腿肌肉、髂腰肌和脊柱旁肌是最常受累的部位。

3.最常见的症状包括疼痛、可触及肿块、肿胀和皮肤红斑。

4. X射线和CT并不是表征软组织转移的理想方法。

5.在超声检查中，软组织转移表现为边界清晰的低回声和富血供的肿块。

6.在MRI检查中，软组织转移在T1WI中相对于正常肌肉组织呈低或中等信号，而在T2WI中则呈高信号。

7.建议对孤立性或晚期转移及原发肿瘤不明的病例进行活检。

参考文献

1. Alexander AA, Nazarian LN, Feld RI (1997) Superficial soft-tissue masses suggestive of recurrent malignancy: sonographic localization and biopsy. AJR Am J Roentgenol 169(5):1449–1451
2. Batson OV (1940) The function of the vertebral veins and their role in the spread of metastases. Ann Surg 112:138–149
3. Blandino A, Gaeta M, Minutoli F, Pandolfo I (2000) CT and MR findings in neoplastic perineural spread along the vidian nerve. Eur Radiol 10:521–526
4. Chong VF, Fan YF (2002) Hypoglossal nerve palsy in nasopharyngeal carci- noma. Eur Radiol 8:939–945
5. Crundwell N, O'Donnell P, Saifuddin A (2007) Non-neoplastic conditions presenting as soft-tissue tumours. Clin Radiol 62:18–27
6. Damron TA, Heiner J (2000) Distant soft tissue metastases: a series of 30 new patients and 91 cases from the literature. Ann Surg Oncol 7(7):526–534
7. Garcia OA, Fernandez FA, Satue EG, Buelta L, Val-Bernal JF (1984) Metastasis of malignant neoplasms to skeletal muscle. Rev Esp Oncol 31:57–67
8. Glockner DM, White LM, Sundaram M, McDonald DJ (2000) Unsus- pected metastases presenting as solitary soft tissue lesions: a fourteen-year review. Skeletal Radiol 29:270–274
9. Herring CL Jr, Harrelson JM, Scully SP (1998) Metastatic carcinoma to skeletal muscle. A report of 15 patients. Clin Orthop Relat Res 355:272–281
10. Hidaka T, Ischii Y, Kitamura S (1996) Clinical features of skin metastasis from lung cancer. Intern Med 35:459–462
11. Hoshi S, Orikasa S, Suzuki K et al (1995) High-energy underwater shock wave treatment for internal iliac muscle metastasis of prostatic cancer: a first clinical trial. Jpn J Cancer Res 86:424–428

12. Hung EH et al (2014) Ultrasound of musculoskeletal soft-tissue tumors superficial to the investing fascia. AJR Am J Roentgenol 202(6):W532–W540
13. Lee BY, Choi JE, Park JM, Jee WH, Kim JY, Lee KH, Kim HS, Song KS (2008) Various image findings of skeletal muscle metastases with clinical correlation. Skeletal Radiol 37(10):923–928
14. Leinung S, Möbius C, Udelnow A, Hauss J, Würl P (2007) Histopathological outcome of 597 isolated soft tissue tumors suspected of soft tissue sarcoma: a single-center 12-year experience. Eur J Surg Oncol 33:508–511
15. Magee T, Rosenthal H (2002) Skeletal muscle metastases at sites of documented trauma. AJR Am J Roentgenol 178:985–988
16. Martin S, Rapariz JM, Osés MJ, Martinez C (2007) A possible cause of multiple intramuscular masses: Mazabraud's syndrome. Eur Radiol 18:417–421
17. Mignani G, McDonald D, Boriani S, Avella M, Gaiani L, Campanacci M (1989) Soft tissue metastasis from carcinoma. A case report. Tumori 75:630–633
18. Mills GM, Baethge BA (1993) Ischio-gluteal bursitis in cancer patients: an infrequently recognized cause of pain. Am J Clin Oncol 16:229–231
19. Mulsow FW (1943) Metastatic carcinoma of skeletal muscles. Arch Pathol 35:112
20. Nabeyama R, Tanaka K, Matsuda S, Iwamoto Y (2001) Multiple intramuscular metastases 15 years after radical nephrectomy in a patient with stage IV renal cell carcinoma. J Orthop Sci 6:189–192
21. Nazarian LN, Alexander AA, Kurtz AB et al (1998) Superficial melanoma metastases: appearances on gray-scale and color Doppler sonography. AJR Am J Roentgenol 170:459–463
22. O'Brien JM, Brennan DD, Taylor DH et al (2004) Skeletal muscle metastasis from uterine leiomyosarcoma. Skeletal Radiol 33:655–659
23. Pearson CM (1959) Incidence and type of pathologic alterations observed in muscle in a routine autopsy study. Neurology 9:757–766
24. Perisano C, Spinelli MS, Graci C, Scaramuzzo L, Marzetti E, Barone C, Fabbriciani C, Maccauro G (2012) Soft tissue metastases in lung cancer: a review of the literature. Eur Rev Med Pharmacol Sci 16(14): 1908–1914
25. Perng DW, Chen CH, Lee YC, Perng RP (1996) Cutaneous metastasis of lung cancer: an ominous prognostic sign. Zhonghua Yi Xue Za Zhi (Taipei) 57:343–347
26. Plaza JA, Perez-Montiel D, Mayerson J, Morrison C, Suster S (2008) Metastases to soft tissue: a review of 118 cases over a 30-year period. Cancer 112(1):193–203
27. Pop D, Nadeemy AS, Venissac N, Guiraudet P, Otto J, Poudenx M, Mouroux J (2009) Skeletal muscle metastasis from non-small cell lung cancer. J Thorac Oncol 4:1236–1241
28. Prado MA, Miró RL, Leal IM, Vargas J, Dorrego EJ (2002) Intramuscular myxoma: differential diagnosis and review of the literature. Orthopedics 25:1297–1299
29. Pretorius ES, Fishman EK (2000) Helical CT of skeletal muscle metastases from primary carcinomas. AJR Am J Roentgenol 174:401–404
30. Prior C (1953) Metastatic tumors in striated muscle; re- view and case report. Riv Anat Patol Oncol 6:543–560
31. Qiu DS, Xu LY, Shames S (2014) The value of 18F-fluorodeoxyglucose positron emission tomography combined with computed tomography in the detection and characterization of soft tissue metastasis. Mol Clin Oncol 2(5):761–766
32. Abed R, Grimer RJ, Carter SR, Tillman RM, Abudu A, Jeys L (2009) Soft-tissue metastases. J Bone Joint Surg Br 91-B:1083–1085
33. Rosenbaum LH, Nicholas JJ, Slasky BS, Obley DL, Ellis LD (1984) Malignant myositis ossificans: malignant myositis ossificans: occult gastric carcinoma presenting as an acute rheumatic disorder. Ann Rheum Dis 43:95–97
34. Sahai S, Leigh D (1995) Metastasis of adenocarcinoma of breast to gluteus medius. Iowa Med 85:369–370
35. Sakamoto A, Yoshida T, Matsuura S et al (2007) Metastasis to the gluteus maximus muscle from renal cell carcinoma with special emphasis on MR features. World J Surg Oncol 5:88–92
36. Schnapauff D, Zeile M, Niederhagen MB et al (2009) Diffusion- weighted echo-planar magnetic resonance imaging for the assessment of tumor cellularity in patients with soft-tissue sarcomas. J Magn Reson Imaging 29:1355–1359
37. Schultz SR, Bree RL, Schwab RE, Raiss G (1986) CT detection of skeletal muscle metastases. J Comput Assist Tomogr 10:81–83
38. Schwartz RA (1995) Cutaneous metastatic disease. J Am Acad Dermatol 33:161–182
39. Sridhar KS, Rao RK, Kunhardt B (1987) Skeletal muscle metastases from lung cancer. Cancer 59:1530–1534
40. Stabler J (1995) Case report: ossifying metastases from carcinoma of the large bowel demonstrated by bone scintigraphy. Clin Radiol 50:730–731
41. Stulc JP, Petrelli NJ, Herrera L, Lopez CL, Mittelman A (1985) Isolated metachronous metastases to soft tissues of the but- tock from a colonic adenocarcinoma. Dis Colon Rectum 28:117–121
42. Sudo A, Ogihara Y, Shiokawa Y, Fujinami S, Sekiguchi S (1993) Intramuscular metastasis of carcinoma. Clin Orthop Relat Res 296:213–217
43. Suresh S, Saifuddin A, O'Donnell P (2008) Lymphoma presenting as a musculoskeletal soft tissue mass: MRI findings in 24 cases. Eur Radiol 18:1628–1634
44. Surov A, Fiedler E, Voigt W, Wienke A, Holzhausen HJ, Spielmann RP, Behrmann C (2011) Magnetic resonance imaging of intramuscular metastases. Skeletal Radiol 40(4):439–446
45. Surov A, Hainz M, Holzhausen HJ, Arnold D, Katzer M, Sshmidt J, Spielmann RP, Behrmann C (2010) Skeletal muscle metastases: primary tumours, prevalence, and radiological features. Eur Radiol 20: 649–658
46. Suto Y, Yamaguchi Y, Sugihara S (1997) Skeletal muscle metastases from lung carcinoma: MR findings. J Comput Tomogr 21:304–305

47. Travis WD, Banks PM, Reiman HM (1987) Primary extranodal soft tissue lymphoma of the extremities. Am J Surg Pathol 11:359–366
48. Tuoheti Y, Okada K, Osanai T et al (2004) Skeletal muscle metastases of carcinoma: a clinicopathological study of 12 cases. Jpn J Clin Oncol 34:210–214
49. Van Rijswijk CS, Kunz P, Hogendoorn PC, Taminiau AH, Doornbos J, Bloem JL (2002) Diffusion-weighted MRI in the characterization of soft- tissue tumors. J Magn Reson Imaging 15:302–307
50. Warde P, Gospodarowicz M (1993) Carcinoma of the prostate: case report. Can J Surg 36:89–90
51. Weekes RG, McLeod RA, Reiman HM, Pritchard DJ (1985) V CT of soft-tissue neoplasms. AJR Am J Roentgenol 144(2):355–360
52. Williams JB, Youngberg RA, Bui-Mansfield LT, Pitcher JD (1997) MR imaging of skeletal muscle metastases. AJR Am J Roentgenol 168:555–557
53. Yang WT, Yeo W, Metreweli C (1999) Imaging of iliopsoas metastasis. Clin Radiol 54:85–89
54. Yoshioka H, Itai Y, Niitsu M et al (1999) Intramuscular metastasis from malignant melanoma: MR findings. Skeletal Radiol 28:714–716

第 24 章

其他类肿瘤

Filip M. Vanhoenacker, Astrid Van Hoyweghen, Hendrik R. Degryse, Annemiek Snoeckx

24.1 引言

虽然软骨源性肿瘤常位于骨内，但软组织中也可能发生软骨-骨性病变，并在当前的WHO分类(2013)中作为单独一章列出(详见第11章)。骨化性肌炎被认为是一种(肌)成纤维细胞病变(详见第13章)，骨骼外黏液样软骨肉瘤(EMC)这一名称并不准确，因其代表了一种分化不确定的肿瘤，几乎无软骨分化的组织学证据(详见第18章)。

骨外骨肉瘤和软组织骨肉瘤有着与骨内骨肉瘤相似的组织学特征，且没有系统性的遗传差异[8]。

胃肠道间质瘤(GIST)是胃肠道最常见的原发性间充质肿瘤。由于GIST主要表现为腹部症状，并可被腹部超声或CT发现，本病通常不被视为肌骨肿瘤。然而，它们已经被纳入2013年WHO分类的修订版中[8]，因此，本章将简要讨论GIST的各种软组织病变。

24.2 软骨-骨软组织肿瘤

24.2.1 良性软骨-骨软组织肿瘤

24.2.1.1 软组织软骨瘤

定义 骨外软骨瘤是指至少由软骨局灶性区域组成的小而明确的结节，与骨、骨膜或关节内滑膜没有任何联系。2/3的病变含有成熟、存活的软骨，而在另外1/3的病例中观察到未成熟的成软骨细胞[17]。病变的最大直径很少超过3cm[6]。大多数软骨瘤呈卵圆形或小叶状，轮廓清晰。其中一些病变会出现局灶性纤维改变、骨化或黏液样改变，可能伴有局灶性出血或肉芽肿形成。33%~70%的病例出现钙化。

发病率和临床表现 骨外软骨瘤罕见，约占所有良性软组织肿瘤的1.5%[16]。多发生于肢体远端[16]。最常见的发病部位是手指、手和足(图24.1)[4,16]。躯干、头颈部和皮肤等处较少受累[4,13,27]，膀胱内发病极为罕见[3]。反复微创伤被认为是其发病机制之一，这可能是手部和手指软组织软骨瘤发病率相对较高的原因[16]。最常发生于30~60岁[4],通常表现为无痛性、缓慢增大的孤立性软组织肿块。触诊时,软骨瘤通常质地坚硬且可移动。单纯切除是首选治疗方法。局部复发率为15%~20%[4,17],未见恶变报道[4]。关节旁(骨)软骨瘤是一种特殊类型的骨外骨软骨瘤,最常见于膝关节的Hoffa脂肪垫(图24.2),但是肘关节、髋关节和踝关节也有报道[9,14,19,32]。这些肿瘤起源于大关节(主要是膝关节)的关节囊或

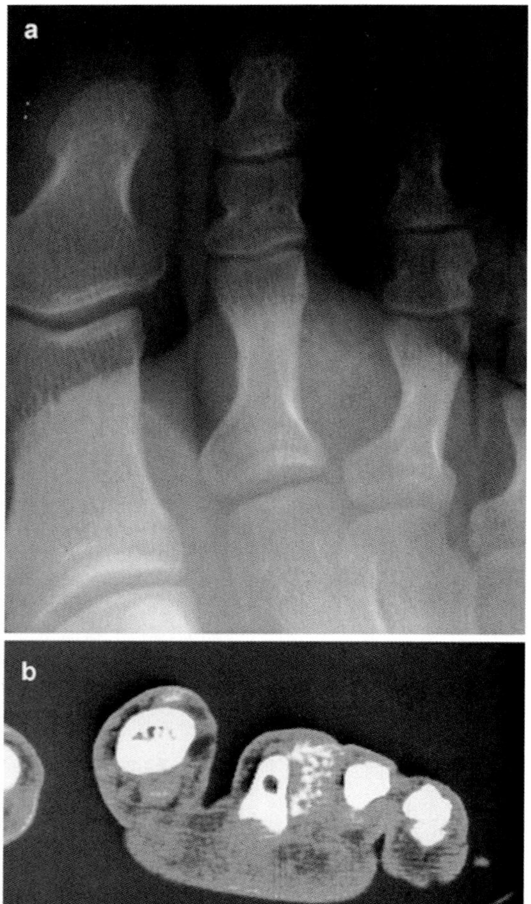

图24.1 37岁男性,足部骨外软骨瘤。(a)X线片。(b)CT。第二和第三趾之间的软组织肿块,伴有多个点状和环状钙化(图a)。在CT上钙化表现更为明显(图b)。肿瘤位于前足及内部特征性钙化提示为骨外软骨瘤。

关节旁结缔组织,并由软骨化生引起[9]。这种关节旁病变的术语令人困惑,类似的病变以前被称为囊性骨软骨瘤、骨外骨软骨瘤、骨化性软骨瘤、关节旁软骨瘤、巨大滑膜外关节内骨软骨瘤及Hoffa病[19,32]。

影像学表现 在X线片和CT上,骨外软骨瘤表现为界限清晰的软组织肿块。33%~77%的病例伴钙化[6,16,33]。最典型的钙化模式是曲线状或环状,勾画出软骨小叶的形态。不太常见的钙化表现为小斑点状或斑点状和曲线状混合存在或边缘状[16,33](图24.1和图24.2)。骨化不太常见[16]。在长期病例中,肿瘤会导致邻近骨皮质压力性侵袭和反应性皮质硬化[6,16,33]。

在MRI上,软组织软骨瘤在T1WI上表现为相对于骨骼肌等信号的边界清楚的肿块。T2WI上,透明软骨通常表现出非常高的信号(图24.3)。钙化区在所有序列上均为无信号区[16]。当病灶内不出现局灶钙化时,则软骨瘤诊断较为困难。须与其他软组织肿块,特别是滑膜来源的肿块进行鉴别。在静脉注射钆对比剂后,大多数软骨瘤表现出明显强化且常为边缘强化(图24.3和图24.4)。

24.2.1.2 滑膜骨软骨瘤病

定义 滑膜骨软骨瘤病(SC)以在关节内(图24.5至图24.7)、腱鞘(图24.8)[6,20,28]或滑囊内[18]形成大量小的化生软骨或骨软骨结节为特征。尽管病变与滑膜有着密切的关系,但根据WHO软组织肿瘤和骨的分类[8],它目前被归类为骨的肿瘤性病变,而不是软组织肿瘤性病变。

文献中描述了两种形式的SC。原发性SC的特征是滑膜下软骨化生、滑膜增生及生成大小相似的圆形软骨结节。继发性SC则作为已有关节疾病的组成部分出现,如退行

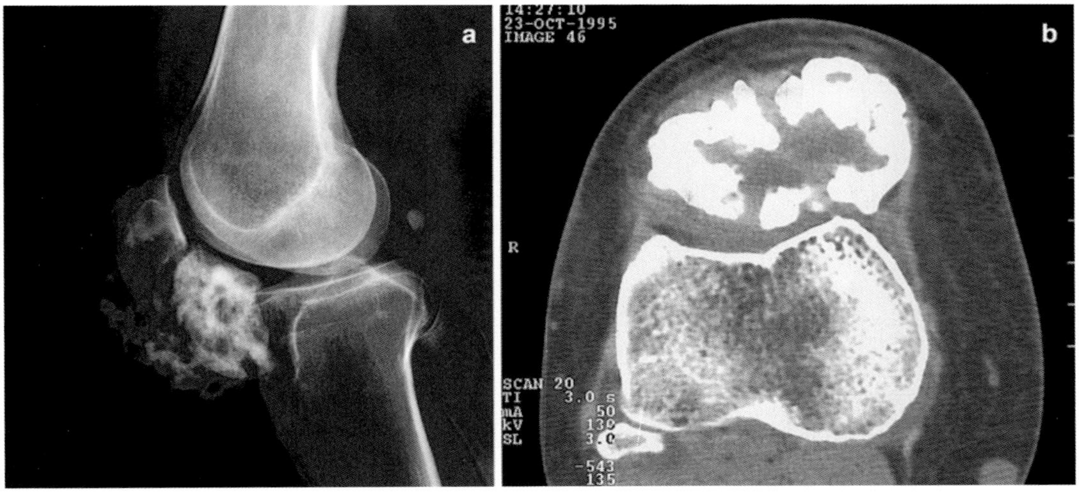

图 24.2　54 岁女性，右髌骨下方骨外软骨瘤。(a)X 线片。(b)胫骨近端 CT。X 线片和 CT 显示肿块外周有明显的致密钙化。

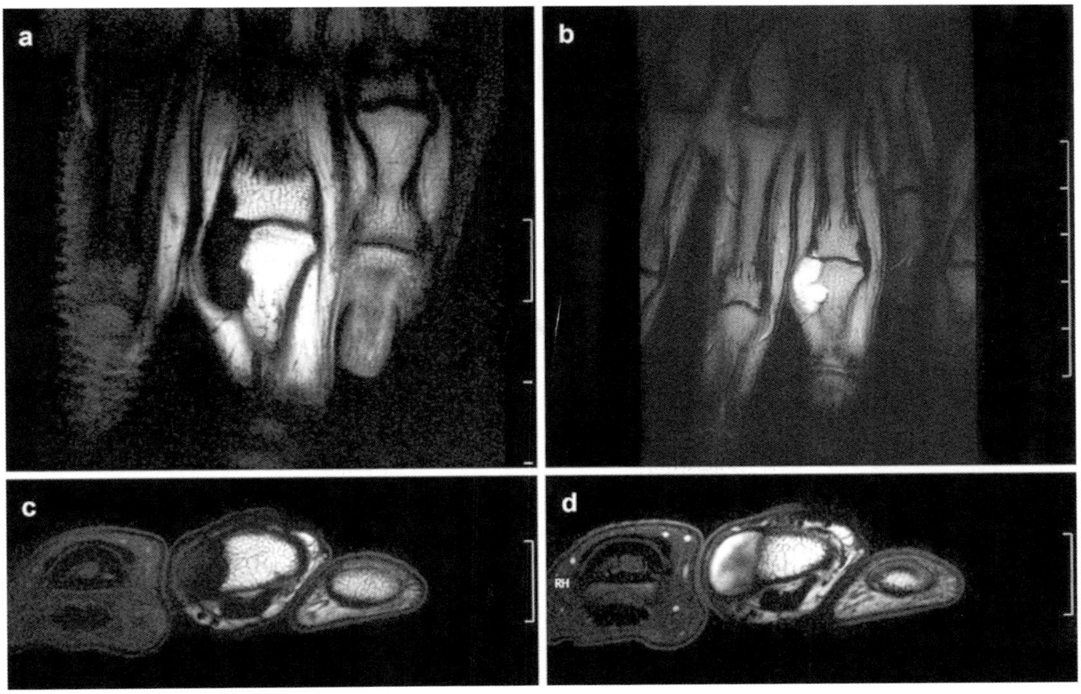

图 24.3　年轻女性，手指软组织软骨瘤。(a)冠状位 SE T1WI。(b)冠状位 SE T2WI。(c)轴位 SE T1WI。(d) 钆剂增强后的轴位 SE T1WI（与图 c 同一层面）。第 4 指近节指骨近 1/3 的桡侧分叶状软组织肿块。在 T1WI 上，呈均匀低信号(图 a,c)。T2WI 病变呈高信号，内有低信号线性结构，与软骨小叶间隔一致(图 b)。钆剂增强 T1WI 显示病灶外周有明显环状强化(图 d)。

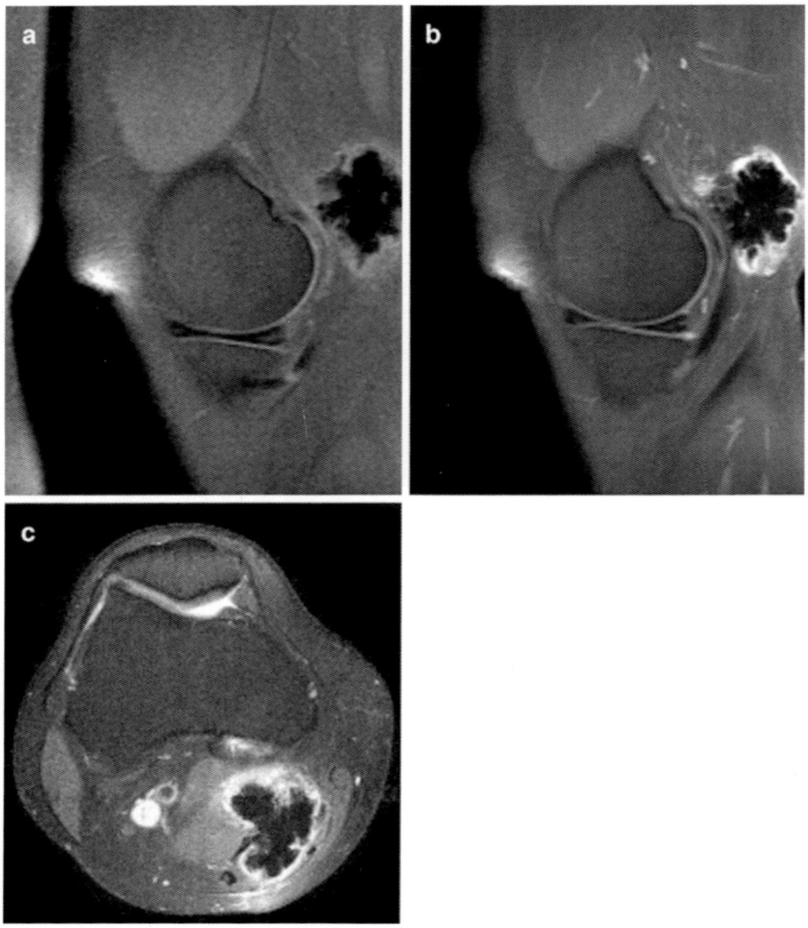

图 24.4 腘窝骨外骨软骨瘤。(a)矢状位 SE FS T1WI。(b)钆对比剂注射后矢状位 SE FS T1WI。(c)轴位 SE FS T2WI。腘窝圆形软组织肿块。信号缺失的中心区域与广泛的钙化一致，如在骨外骨软骨瘤中所见。在 FS T1WI 上(图 a)，病变周边部略高于肌肉和脂肪信号，在 FS T2WI(图 c)上呈明显的高信号，在钆剂增强后显示出明显的强化(图 b)。

性关节病、关节炎或创伤。在继发性 SC 中，关节腔内结节的形成是由骨组织或软骨组织脱落引起的。这些游离体经历滑膜细胞的同心层积，从而获得营养。与原发性结节相比，这些结节更为不规则，通常较大且大小不一[20]。Milgram 提出了以下分期系统[18]。在初期阶段，存在活动性滑膜病变但无游离体。过渡期阶段的特征是持续性滑膜病变及游离体的形成，而在第三阶段，关节内出现大小为 1~10mm 的脱落关节内结节，并伴有消退的滑膜病变。这些结节常常脱落并在关节腔内形成游离体。约 2/3 的游离体会发生钙化或骨化。

结节很少出现于关节外。虽然在滑膜软骨瘤中出现的软骨肉瘤已有报道，但并不常见[15]。

发病率和临床表现 滑膜骨软骨瘤病通常发生在大关节，如髋关节(图 24.5 和图 24.6)、膝关节、肩关节、踝关节或肘关节(图 24.7)[20]，但也可累及小关节，如掌指关节、指

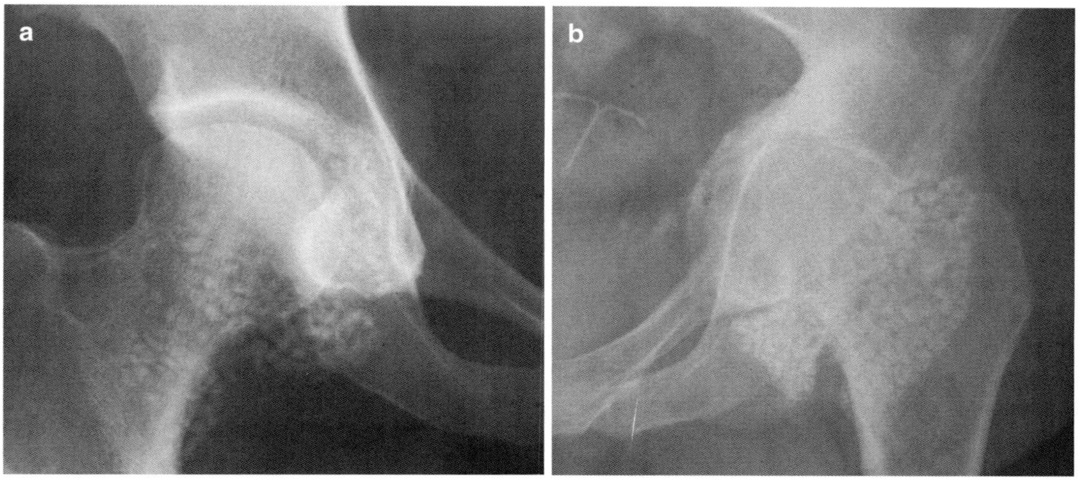

图 24.5　两个不同患者，髋关节原发性(a)和继发性(b)滑膜软骨瘤病。(图 a)36 岁女性，右髋关节 X 线片。右髋关节米粒状骨化结节。在原发性滑膜软骨瘤病中，关节间隙正常，甚至可以扩大。此外，原发性滑膜软骨瘤病中的结节通常较小且大小均匀，而继发性滑膜软骨瘤病中的结节则往往较大且大小不一。(图 b)41 岁女性，左髋部 X 线片，该女性有因机动车事故导致髋臼骨折的病史。左髋关节有多个骨化的结节。髋臼突出和中央软骨丧失，符合继发性创伤后滑膜软骨瘤症的表现。

间关节、远端尺桡关节、肩锁关节、近端胫腓骨关节、骨突关节和颞下颌关节[10,20]。临床病史通常以持续数年的关节疼痛为特征。

影像学表现　X 线片和 CT 能够清晰显示滑膜骨软骨瘤病的钙化或骨化结节(图 24.5 和图 24.7)。在(CT 或 MR)关节造影中，非钙化结节表现为由对比剂内的充盈缺损。骨闪烁显像显示结节内有示踪剂摄取[20]。

超声可显示为不均匀的高回声肿块，这与软骨碎片或伴有软骨结节形成的滑膜分叶状结构相符。在充分钙化或软骨内骨化的情况下，可见后方声影(图 24.7)。根据受累部位的不同，碎片在动态超声检查过程中可能会发生位置改变[20]。据报道，能量多普勒超声能显示无血供[23]。

MRI 表现为关节液增多和关节内结节(图 24.6)。在早期阶段，可见非特异性滑膜炎。未钙化的滑膜骨软骨瘤在 T1WI 上与肌肉呈等信号，在 T2WI 上相对于滑液呈低信号。钙化病灶在高达 77%的病例中出现，表现为小而圆的信号缺失区。骨化结节可表现出脂肪骨髓的信号。在关节囊非常紧张的关节中，如髋关节，滑膜软骨瘤病可导致骨侵袭[20](图 24.6)。

24.2.2　恶性软骨–骨软组织肿瘤

24.2.2.1　间充质软骨肉瘤

定义　间充质软骨肉瘤(MCS)是一种双相、高级别的恶性肿瘤[4,11]，在大体上表现为大小不一的多分叶状肿块。在切面上，肿瘤呈现出灰白色，混杂软骨和骨灶性区域。在显微镜下，肿瘤表现为原始圆形细胞的增殖，间杂的小岛状分化良好的透明软骨[30]。

发病率和临床表现　骨外 MCS 比黏液型发病率更低。然而，30%~50%或一半的 MCS 位于骨骼外，而其他则位于骨内[30]。女性

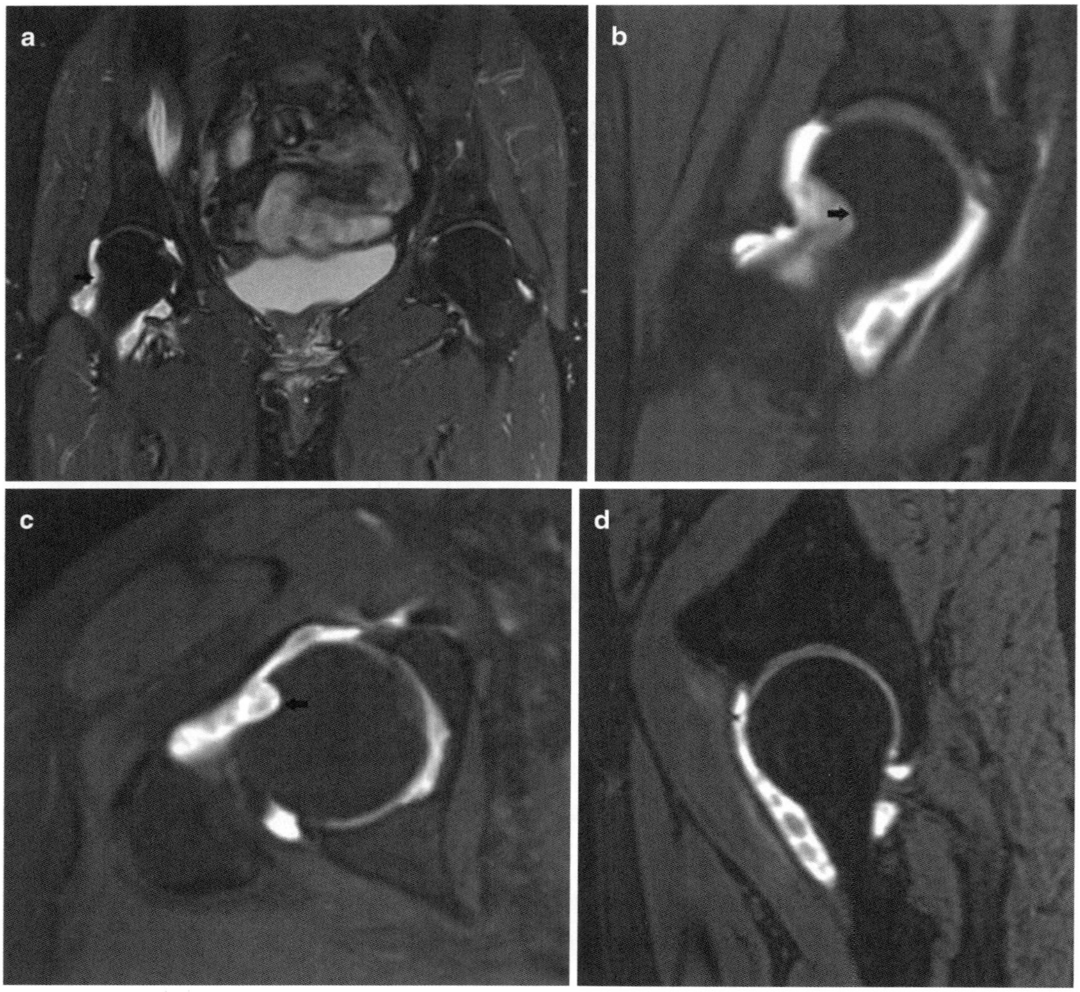

图 24.6 55岁女性，右髋关节内滑膜软骨瘤病。(a)骨盆冠状位 FS T2WI 显示右髋关节内有关节积液和多个低信号结节。右侧股骨颈外侧的侵袭(黑色箭头所示)。(b~d)右侧髋关节的斜冠状位、轴位和矢状位 MR 关节造影，证实多个关节内结节及右侧股骨颈外侧的侵袭(图 b 和 c 中的箭头所示)。

发病率略高。具有双峰年龄分布特征，并与解剖位置相关。当发生于20~30岁时，肿瘤主要位于头部或颈部，常见于大脑、脑膜和眼眶周围区域。发生于40~50岁时的肿瘤优先侵袭软组织(大腿)[30]。MCS 具有侵袭性行为，常转移到肺部、淋巴结和骨骼。预后变化较大，10年生存率约为27.3%[4,30]。

影像学表现 肿瘤内的钙化较常见，可通过X线片和CT清晰显示(图24.9和图24.10)。钙化的程度和类型不一，呈环状、弧形、絮状或斑点状钙化到致密钙化[4]。在极少数情况下，肿瘤会累及下方的骨骼[11]。

MRI 上，骨外 MCS 表现为分叶状软组织肿块，但进一步的影像学表现缺乏特异性。肿瘤在 T1WI 上信号与肌肉信号相等，T2WI 上为等到高信号[11]。钆剂增强后，不均匀强化，尤其是在周边强化明显(图24.11)。钙化区域可表现为低信号[11]。

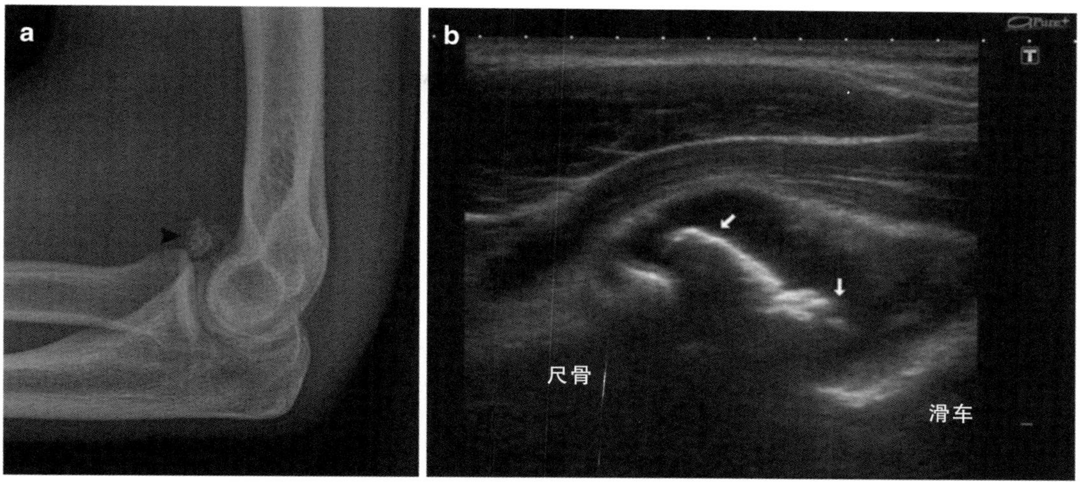

图 24.7　21 岁男性，肘关节滑膜软骨瘤病。(a)X 线片(侧位)显示肘关节腹侧有 2 个钙化结节(箭头所示)。(b)纵向超声显示关节积液及关节内游离体伴有逆声影(箭头所示)。

24.2.2.2　骨外骨肉瘤

定义　骨外骨肉瘤是一种恶性间充质肿瘤，能够分泌骨基质，并可能发生钙化。该肿瘤也可能包含成软骨细胞和成纤维细胞成分[8]。该肿瘤位于深部软组织中，不足 10% 源自真皮或皮下组织。根据组织成分的相对含量，可分为多种不同亚型，包括成骨细胞型、成软骨细胞型、成纤维细胞型、毛细血管扩张型、小细胞变异型和高分化型[8]。

发病率和临床表现　软组织骨肉瘤较罕见，约占所有软组织肉瘤的 1%，几乎占所有骨肉瘤的 4%。该肿瘤好发于成人，平均发病年龄为 50 岁，这与骨内型肿瘤形成鲜明对比，骨内型肿瘤在出生的头 20 年最为常见[16]。超过一半的肿瘤发生在下肢，大约 50%的病例发生于大腿。其他常见的部位包括上肢、躯干和腹膜后[8]。4%~13%的患者都曾有辐照史[2]。部分患者有创伤史，但创伤与肿瘤之间的因果关系尚不明确[8]。肿瘤通常表现为缓慢生长的软组织肿块，在 25%~50%的病例中会引起疼痛和触痛。手术后局部复发及肺和淋巴结转移很常见。近 75%的患者在 5 年内因该肿瘤死亡。直径<5cm 且切缘阴性的肿瘤预后相对较好[5,8]。

影像学表现　在所有病例中，大约一半的病例在 X 线片和 CT 上可发现肿瘤内的钙化[26]。其表现依赖于钙化的程度。最常见的钙化呈现为云雾状密度，主要位于病变的中心，与骨化性肌炎形成对比[12,22,29]。相邻的骨骼可能会受到继发性受累[8]。

T1WI 上，骨外骨肉瘤表现为边界清晰的混杂低信号肿块[31](图 24.12)。在 X 线片上无法辨识的钙化或类骨样肿瘤，在 T1WI 上相对肌肉呈高信号[31]。T2WI 上呈高信号为主的混杂信号(图 24.12)。T1WI 和 T2WI 上的高信号区域与肿瘤内的出血一致。在某些肿瘤中，存在大的囊性成分或坏死成分[12,31]。钙化在所有序列中均表现为信号缺失。

24.2.3　胃肠道间质瘤

定义

胃肠道间质瘤(GIST)是一种黏膜下肿瘤，被认为源于胃肠道周围肌间神经丛或

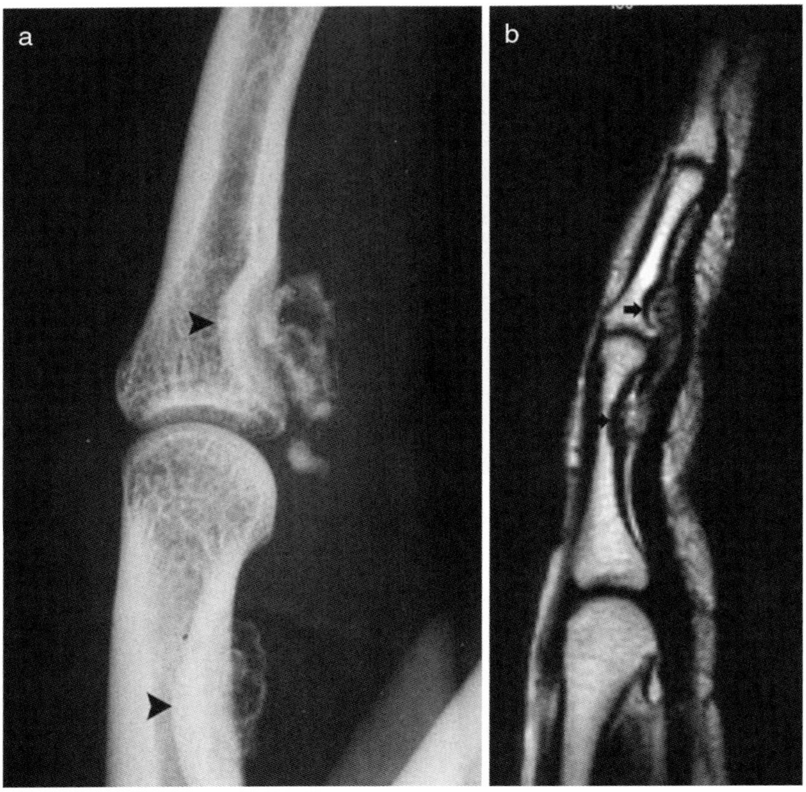

图 24.8 45 岁男性，手指腱鞘软骨瘤病。(a)X 线片（侧位），显示手指近节和中节指骨的屈侧钙化结节。近节和中节指骨掌侧皮质因压力侵袭而出现凹陷（黑色三角箭头所示）。(b)在矢状位 T2WI 中，病变呈现混合信号。低信号区域对应钙化，而高信号区域则是由透明软骨引起的。近节和中节指骨掌侧皮质的凹陷（黑色箭头所示）。

Cajal 间质细胞（ICC）的多能间充质细胞。ICC 有两种不同的类型：肌间型和肌内型。肌间型间质细胞作为平滑肌细胞收缩的起搏器，产生自发的慢波，最终诱发蠕动。肌内型间质细胞在刺激平滑肌细胞中起作用。它们形成了一个网络，对于慢波的传导是必要的。Cajal 间质细胞来源于中胚层。它们以西班牙病理学家、诺贝尔奖获得者 Santiago Ramóny Cajal 的名字命名。

发病率和临床表现

GIST 是胃肠道中最常见的间充质肿瘤，可以发生在从食管到肛门的任何部位。40%~60%的 GIST 发生在胃部；其次最常见的部位是小肠。据报道，每年发病率为（11~14）/100 万，但无临床症状的 GIST 被认为更常见。

在成人中，此病的发生无性别差异。GIST 最常见于中年人，在 40 岁以下的人群中非常罕见。然而，对于某些综合征可见于儿童病例，如 Carney 三联征（GIST、肺软骨瘤和肾上腺外副神经节胶质瘤的组合）和 Carney-Stratakis 综合征（包括遗传性 GIST 和副神经节胶质瘤）。在儿童中，85%的 GIST 呈 c-KIT 阴性，并且女性好发。GIST 和 1 型神经纤维瘤病也存在关联。

除非发生溃疡、出血或增大到足以引起梗阻或疼痛的程度，GIST 常表现出特定

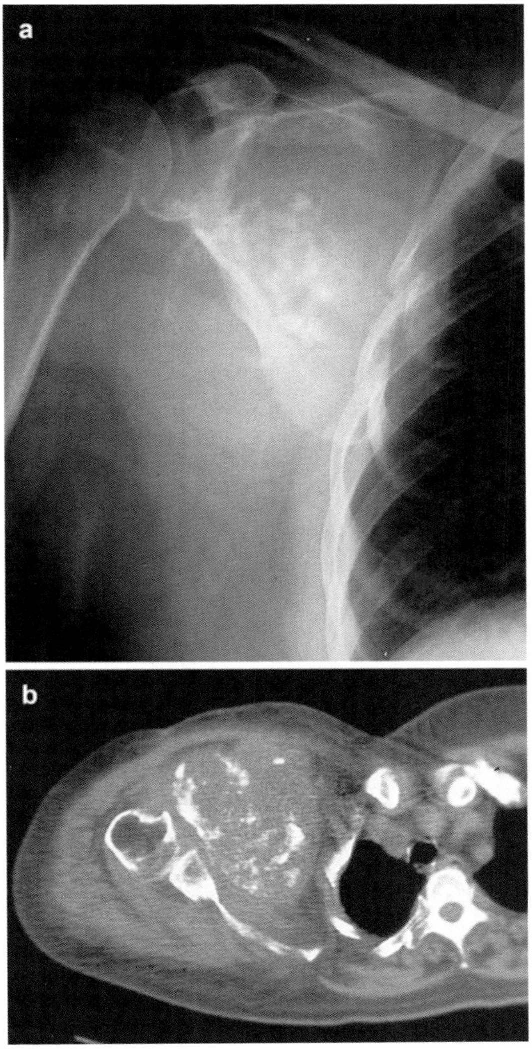

图 24.9 50 岁男性，右腋窝骨外间充质软骨肉瘤。(a)X 线片。(b)CT。肩胛下区界限不清的软组织肿块，内有粗大钙化(图 a,b)。骨外间充质软骨肉瘤最常出现钙化。

的症状，如早期饱腹感和腹胀。在较小的情况下，常无症状，并在影像学检查中偶然被发现。在儿童中，最常见的表现是慢性胃肠道出血。

GIST 具有转移到肝脏和腹腔的趋势，而不是局部或区域淋巴结。与软组织肉瘤[1,25]相反，GIST 几乎从不转移到肺部。

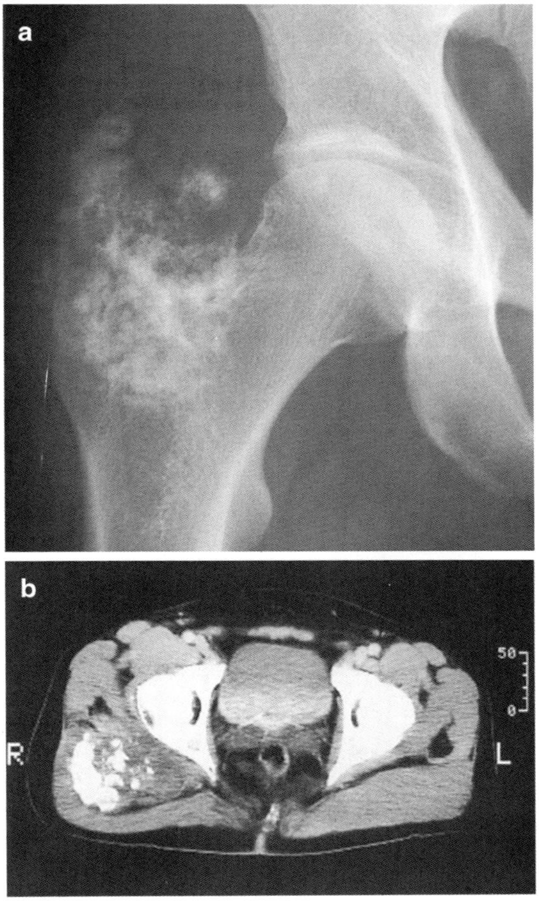

图 24.10 32 岁男性，臀部骨外间充质软骨肉瘤。(a)X 线片。(b)CT。大转子上方巨大钙化肿块(图 a)。CT 显示肿块内侧为软组织成分，外侧面为钙化成分(图 b)。X 线片和 CT 的发现提示软骨起源的病变。

组织病理学

仅凭光镜检查无法明确区分 GIST 与平滑肌瘤或肉瘤，还需要额外的免疫组织化学或分子分析。约 95%的 GIST 表现出 KIT(CD117)的过度激活，这是一种具有酪氨酸激酶活性的生长受体，而其他胃肠梭形细胞源性肿瘤如平滑肌瘤或肉瘤不表达 CD117。某些 KIT 阴性的 GIST 在另一个具有酪氨酸激酶活性的受体基因 PD-GFRα 中显示出激

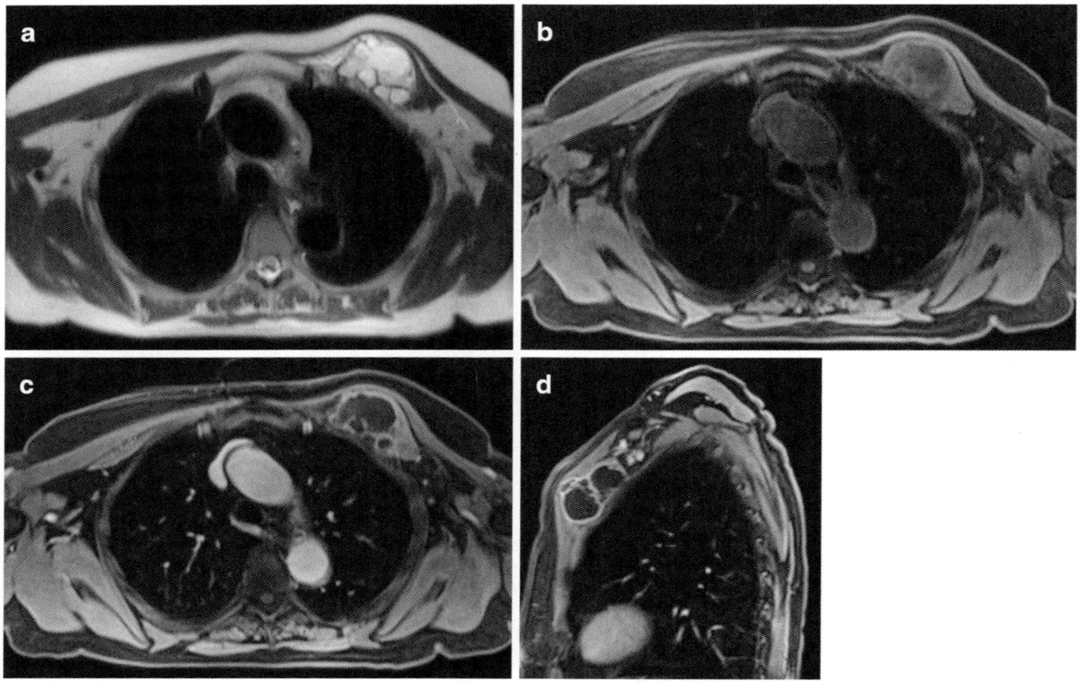

图 24.11 63岁女性,左侧胸小肌骨外软骨肉瘤。(a)轴位 HASTE T2WI。(b)轴位 FS T1WI。(c)钆剂增强后的轴位和(d)矢状位 FS T1WI。T2WI 病变呈分叶状,软骨小叶呈明显高信号,与病灶内低信号的间隔形成鲜明对比。该病变在 T1WI 中与肌肉呈等信号(图 b)。注射钆对比剂后,明显的周边强化(图 c,d)。

活突变。这一点对于病因治疗很重要。GIST 分为三类:70%为梭形细胞类型,20%为上皮细胞类型,10%为混合型。

影像学表现

虽然不再是首选检查方法,上消化道钡餐检查仍可显示从胃肠道壁突出的肿块,无论其是否伴有溃疡。然而,其敏感性和特异性很低。

超声检查显示为低回声肿块,但由于受到大部分胃肠道腔内空气反射的阻碍,超声检查缺乏敏感性和特异性。内镜超声在显示可通过内镜检查的黏膜下肿瘤方面表现更佳,但在评估周围组织的延伸方面则不如其他方法有效。

CT 是评估胃和小肠 GIST 的首选成像方式。在某些区域,如直肠或肝脏,MRI 可能更具优势,但一般而言 CT 的空间和时间分辨率更适合于小肠的评估。需要静脉注射对比剂,并在动脉期和静脉期进行扫描,以显示供血特征(图 24.13a–c),另外,口服对比剂能够更好地显示肿瘤的管腔侧。通常,GIST 是实性的、轮廓光滑的黏膜下肿块,静脉注射对比剂后表现出外生生长,并明显强化,但在较大的肿块中,坏死区域可能呈不均匀表现,并可能发生溃疡(图 24.14)。CT 也是检测肝或腹腔转移的首选方式。

在 MRI 上,通常 GIST 在 T1WI 上的信号与肌肉相等(图 24.13e),T2WI 上信号低于肌肉,但坏死区域除外,坏死区域在 T2WI 上显示出高信号(图 24.13d)。钆给药后实性成分强化,坏死区域无强化(图 24.13f)。MRI 比 CT 具有更好的组织对比优势,可以更好地显

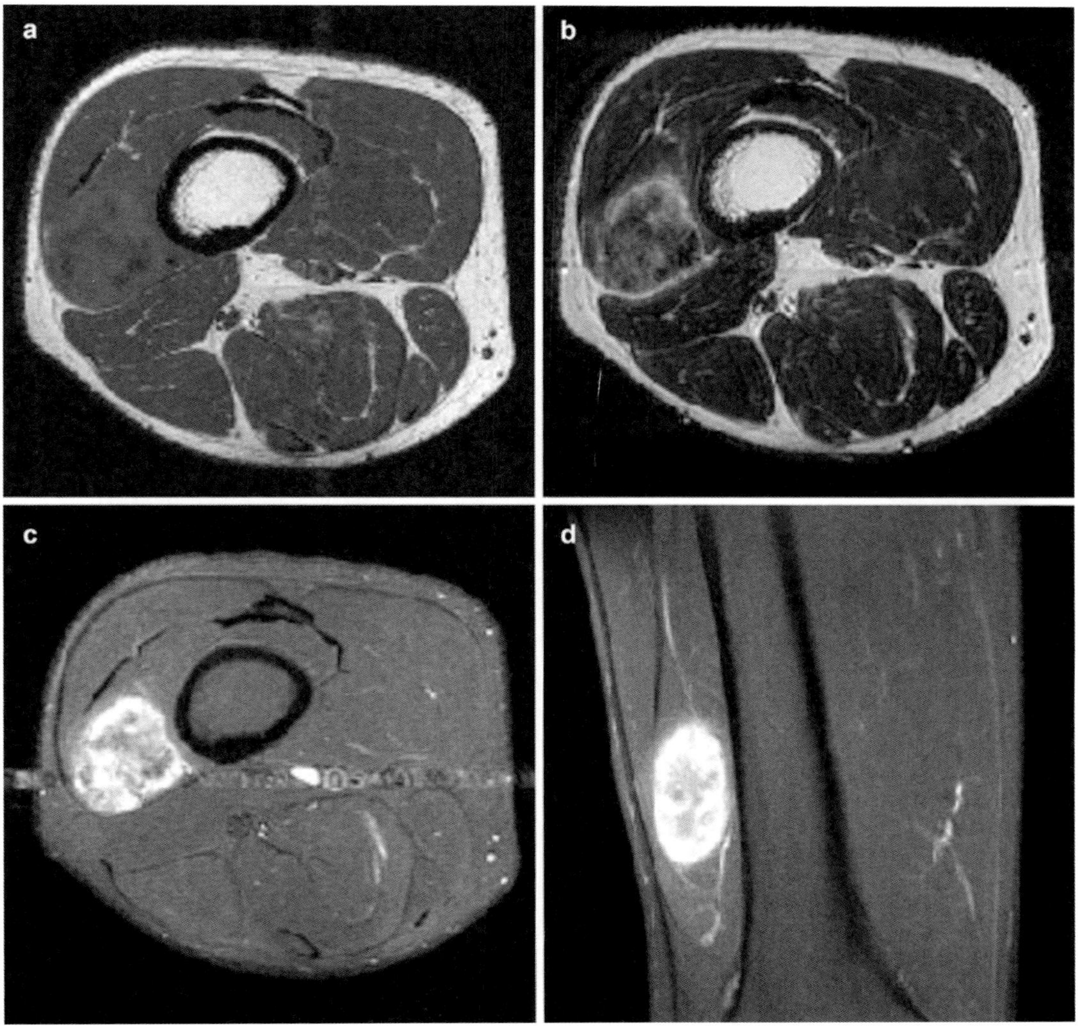

图 24.12　48 岁男性，大腿骨外骨肉瘤（reproduced from Vanhoenacker et al.[26], with permission）。(a)轴位 SE T1WI。(b)轴位 TSE T2WI。(c,d)钆剂增强后轴位 FS(c)和冠状位(d)SE T1WI。肿块为卵圆形软组织肿块，位于靠近骨的深部肌肉间隙内。该肿块与下方骨骼无附着。所有序列中，病变中心呈现斑片状信号缺失，符合骨样组织的特征。肿瘤在 T1WI 上(图 a)相较于肌肉呈稍高信号，在 T2WI 上(图 b)则呈高信号。注射对比剂后，病变内观察到明显的强化(图 c,d)。

示小的壁内肿块。

PET-CT 对 GIST 的检测具有较高的敏感性，但不具特异性(图 24.13h,i)。然而，与单用 CT 相比，PET 在预测对酪氨酸激酶抑制剂(伊马替尼)的早期反应方面更好，高代谢灶表明原发部位和转移部位有肿瘤存活。在 CT 上，肿瘤反应通常表现为肿瘤缩小，但在某些情况下，仅会观察到病变密度下降。即使在病变增大的情况下，这种较低的密度仍被视为肿瘤反应(坏死)。在诊断新病变并因此宣布疾病进展时也应特别谨慎。一些病变在治疗后可能变得更加明显，从而被检

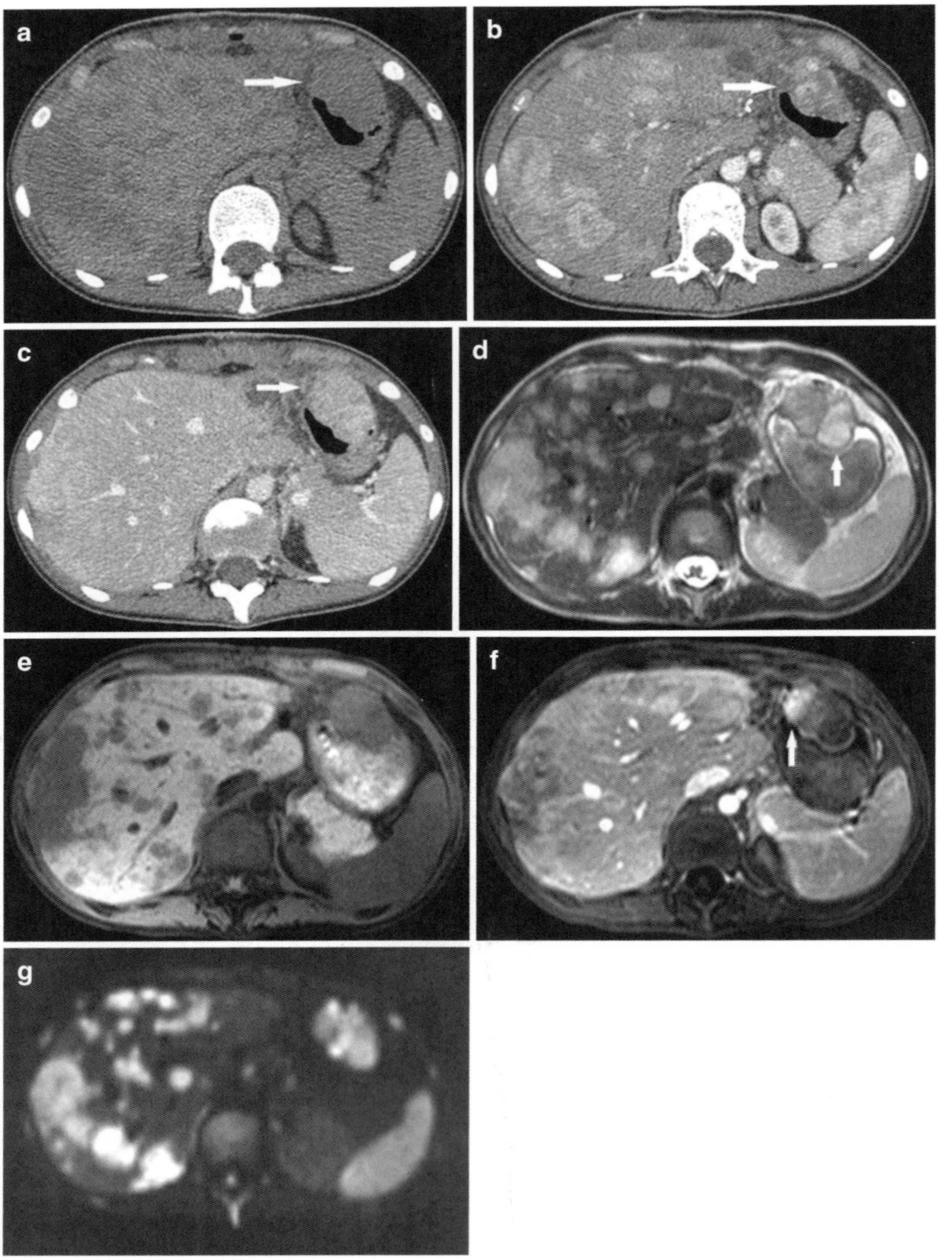

图 24.13 21岁女性，免疫组织化学证实胃GIST，主诉右上腹部不适和腹胀。(a)CT显示胃壁等密度肿块（箭头所示），怀疑肝脏有多发肿块。(b)在动脉期，肿块不均匀增强（箭头所示），并证实肝脏中存在多发强化肿块。(c)在静脉期，肿块变得更加均匀，且边界明显（箭头所示）。肝转移灶几乎不可见，提示在GIST的检查和随访中动脉期影像的重要性。(d)在脂肪抑制的T2WI上，肿块略高于肌肉信号，并显示出一个信号较高的区域，符合坏死（箭头所示）。(e)在脂肪抑制的T1WI上，肿块与肌肉信号相等。(f)在注射钆对比剂后，肿块逐渐强化（箭头所示），但在T2WI上信号较高的区域除外。(g)弥散加权成像显示所有病变均存在弥散受限。(h)PET-CT显示原发肿瘤及肝转移灶均呈显著PET阳性。(i)尽管罕见，该患者在PET-CT上发现肺部转移。（待续）

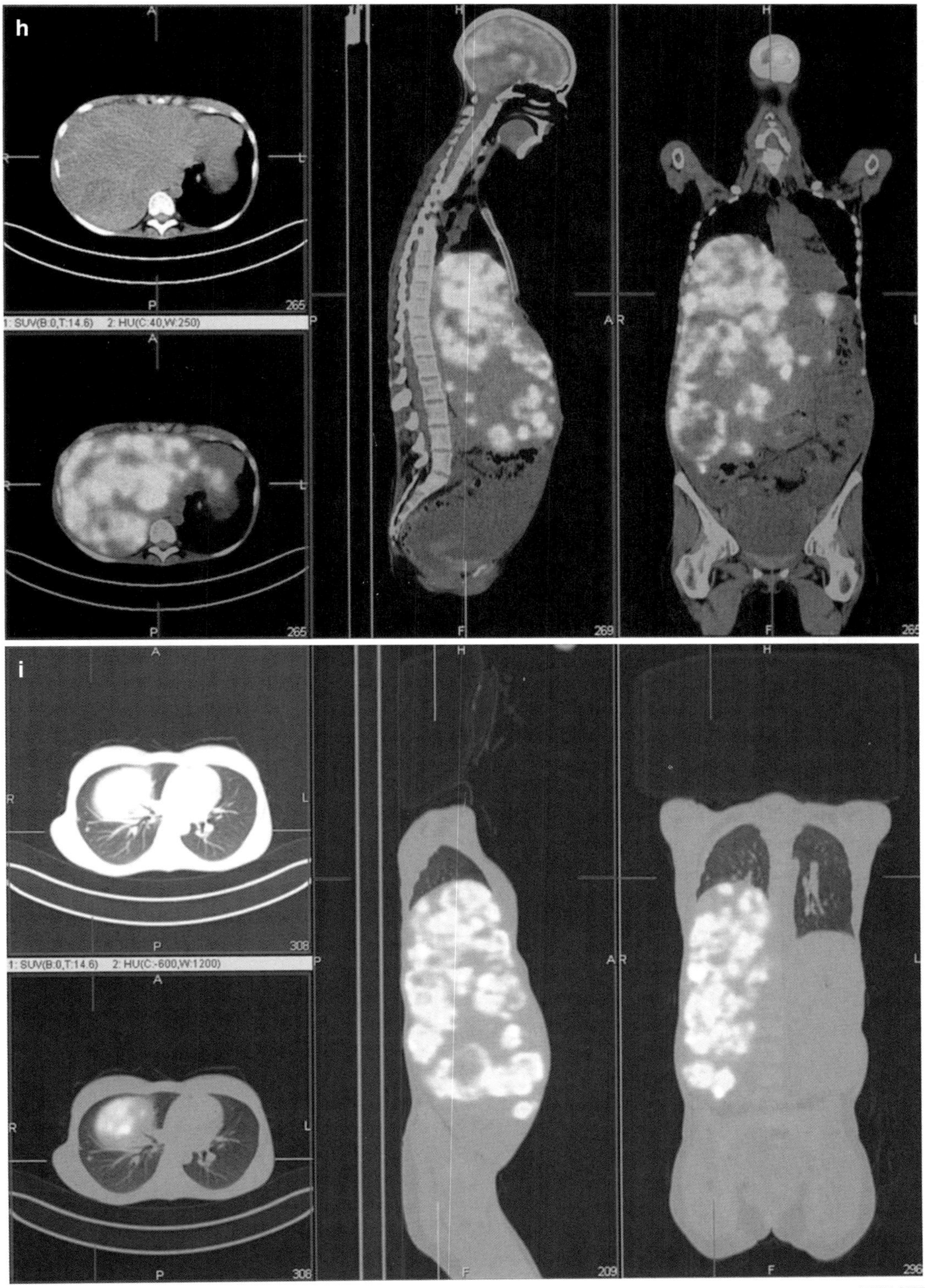

图 24.13（续）

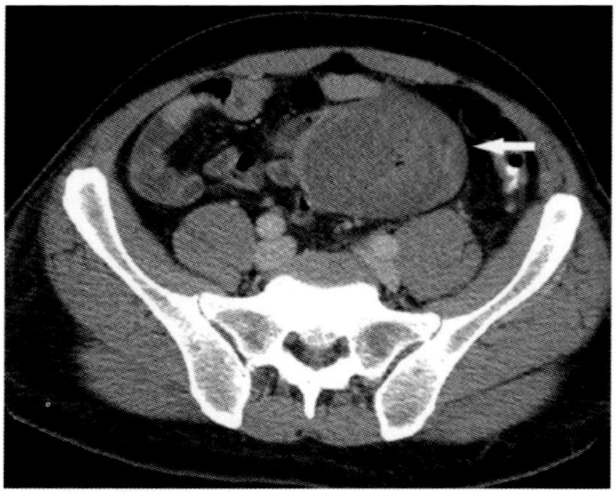

图 24.14 55岁男性,小肠 GIST,表现为胃肠道出血,胃和结肠内镜检查呈阴性。静脉期 CT 显示一个以小肠壁为中心的、大的、界限分明的、不均匀强化的、部分坏死肿瘤(箭头所示)。虽然原发肿瘤较大(>10cm),但进一步的检查未发现转移。

出,而不是真正的新病变[7]。

治疗

对于<2cm 的 GIST 应进行监测还是切除,目前尚无共识。对于胃部的 GIST,可以通过重复的内镜超声检查进行随访监测,但对于无法通过内镜接近的病灶,则不可行。

对于≥2cm 的肿瘤,手术是首选的治疗方法。由于淋巴结受累罕见,通常不需要进行区域淋巴结清扫。对于复发风险较高的患者,建议使用伊马替尼进行辅助治疗。对于处于可切除边界的肿瘤,可以给予伊马替尼作为新辅助治疗以缩小肿瘤,从而便于手术切除和器官保留。

在转移性疾病中,确诊后通过活检确定肿瘤基因型后,将给予伊马替尼治疗。在增加伊马替尼[21,34]的初始剂量后,肿瘤仍进展时,可以考虑用舒尼替尼进行二线治疗。

预后

一般来说,复发的风险取决于多种肿瘤特征,如肿瘤大小、有丝分裂率和发病部位(胃 GIST 的复发风险通常低于小肠 GIST)。具有低有丝分裂率的小 GIST(<2cm)在完全切除后几乎没有复发的风险。影响复发风险的另一个重要因素是手术中肿瘤破裂。最后,肿瘤的基因类型也影响肿瘤对伊马替尼的反应。在伊马替尼问世之前,生存率很低,首次诊断时患者的5年总生存率仅为35%,近一半患者在首次诊断时即已出现转移病灶。随着靶向治疗的出现,生存率明显提高。

要点

1.软组织肿块内存在中央钙化或骨化,应提示骨外软骨或骨肿瘤的可能性。普通 X 线片和(或)CT 在这些肿瘤的术前定性中仍然是非常有效的工具。

2. MRI 对于评估尚未钙化的早期骨软骨瘤病具有重要作用。

3. GIST 是累及从食管到肛门的胃肠道黏膜下间叶性肿瘤。

参考文献

1. Beham AW, Schaefer I-M, Schüler P, Cameron S, Ghadimi BM (2012) Gastrointestinal stromal tumors. Int J Colorectal Dis 27:689–700. doi:10.1007/s00384-011-1353-y
2. Berner K, Bjerkehagen B, Bruland ØS, Berner A (2015) Extraskeletal osteosarcoma in Norway, between 1975 and 2009, and a brief review of the literature. Anticancer Res 35:2129–2140
3. Carter MD, Rendon RA, Merrimen J (2015) A rare case of bladder chondroma. Can Urol Assoc J 9:E136–E138. doi:10.5489/cuaj.2552
4. Cho S-J, Horvai A (2015) Chondro-osseous lesions of soft tissue. Surg Pathol Clin 8:419–444. doi:10.1016/j.path.2015.05.004
5. Choi LE, Healey JH, Kuk D, Brennan MF (2014) 25.1.2.1. J Bone Joint Surg Am 96:e2. doi:10.2106/JBJS.M.00339
6. Christoforou D, Strauss EJ, Abramovici L, Posner MA (2012) Benign extraosseous cartilage tumours of the hand and wrist. J Hand Surg Eur 37:8–13. doi:10.1177/1753193411421419
7. Darnell A, Dalmau E, Pericay C, Musulén E, Martín J, Puig J, Malet A, Saigí E, Rey M (2006)

Gastrointestinal stromal tumors. Abdom Imaging 31:387–399. doi:10.1007/s00261-004-0092-8
8. Fletcher CDM, Bridge JA, Hogendoorn PCW, Mertens F (eds) (2013) WHO classification of tumours of soft tissue and bone. IARC Press, Lyon
9. González-Lois C, García-de-la-Torre P, SantosBriz-Terrón A, Vilá J, Manrique-Chico J, Martínez-Tello J (2001) Intracapsular and para-articular chondroma adjacent to large joints: report of three cases and review of the literature. Skeletal Radiol 30:672–676. doi:10.1007/s002560100398
10. Guffens F, Dom M, Vanhoenacker F (2015) Case report: primary osteochondromatosis of the right TMJ. Eurorad. doi:10.1594/EURORAD/CASE.13176
11. Gupta SR, Saran RK, Sharma P, Urs AB (2015) A rare case of extraskeletal mesenchymal chondrosarcoma with dedifferentiation arising from the buccal space in a young male. J Maxillofac Oral Surg 14:293–299. doi:10.1007/s12663-013-0500-0
12. Hoch M, Ali S, Agrawal S, Wang C, Khurana JS (2013) Extraskeletal osteosarcoma: a case report and review of the literature. J Radiol Case Rep 7:15–23. doi:10.3941/jrcr.v7i7.1245
13. Hwang SM, Kim JH, Kim MW, Jung YH, Kim HD, Kim HI, Hwang MK (2015) Soft tissue chondroma presenting as a dermal mass in the toe. Arch Plast Surg 42:383–385. doi:10.5999/aps.2015.42.3.383
14. Ingabire MI, Deprez FC, Bodart A, Puttemans T (2012) Soft tissue chondroma of Hoffa's fat pad. JBR-BTR 95:15–17
15. Jonckheere J, Shahabpour M, Willekens I, Pouliart N, Dezillie M, Vanhoenacker F, De Mey J (2014) Rapid malignant transformation of primary synovial chondromatosis into chondrosarcoma. JBR-BTR 97:303–307
16. Kransdorf MJ, Meis JM (1993) From the archives of the AFIP. Extraskeletal osseous and cartilaginous tumors of the extremities. Radiographics 13:853–884. doi:10.1148/radiographics.13.4.8356273
17. Lichtenstein L, Goldman RL (1964) Cartilage tumors in soft tissues, particularly in the hand and foot. Cancer 17:1203–1208
18. Milgram JW, Hadesman WM (1988) Synovial osteochondromatosis in the subacromial bursa. Clin Orthop Relat Res 236:154–159
19. Mozella Ade P, da Silveira Moller JV, de Araújo Barros Cobra HA (2015) Tumor formation in Hoffa's infrapatellar fat: case report. Rev Bras Ortop 50:117–121. doi:10.1016/j.rboe.2015.01.006
20. Murphey MD, Vidal JA, Fanburg-Smith JC, Gajewski DA (2007) Imaging of synovial chondromatosis with radiologic-pathologic correlation. Radiographics 27:1465–1488. doi:10.1148/rg.275075116
21. Nunobe S, Sano T, Shimada K, Sakamoto Y, Kosuge T (2005) Surgery including liver resection for metastatic gastrointestinal stromal tumors or gastrointestinal leiomyosarcomas. Jpn J Clin Oncol 35:338–341. doi:10.1093/jjco/hyi091
22. Okada K, Ito H, Miyakoshi N, Sageshima M, Nishida J, Itoi E (2003) A low-grade extraskeletal osteosarcoma. Skeletal Radiol 32:165–169. doi:10.1007/s00256-002-0589-6
23. Roberts D, Miller TT, Erlanger SM (2004) Sonographic appearance of primary synovial chondromatosis of the knee. J Ultrasound Med 23:707–709
24. Sabloff B, Munden RF, Melhem AI, El-Naggar AK, Putnam JB (2003) Radiologic-pathologic conferences of the University of Texas M. D. Anderson Cancer Center: Extraskeletal osteosarcoma of the pleura. AJR Am J Roentgenol 180:972. doi:10.2214/ajr.180.4.1800972
25. Scarpa M, Bertin M, Ruffolo C, Polese L, D'Amico DF, Angriman I (2008) A systematic review on the clinical diagnosis of gastrointestinal stromal tumors. J Surg Oncol 98:384–392. doi:10.1002/jso.21120
26. Vanhoenacker FM, Van de Perre S, Van Marck E, Somville J, Gielen JL, De Schepper AM (2004) Extraskeletal osteosarcoma: report of a case with unusual imaging features and histopathological correlation. Eur J Radiol Extra 49:97–102. doi:10.1016/S1571-4675(03)00132-9
27. Vescovi P, Meleti M, Merigo E, Manfredi M, Corradi D, Giovannacci I, Poli T, Nammour S (2014) Soft tissue chondroma of the oral cavity: an extremely rare tumour localized on the hard palate. Case Rep Med 2014:414861. doi:10.1155/2014/414861
28. Walker EA, Murphey MD, Fetsch JF (2011) Imaging characteristics of tenosynovial and bursal chondromatosis. Skeletal Radiol 40:317–325. doi:10.1007/s00256-010-1012-3
29. Wang XL, Malghem J, Parizel PM, Gielen JL, Vanhoenacker F, De Schepper AMA (2003) Pictorial essay. Myositis ossificans circumscripta. JBR-BTR 86:278–285
30. Xu J, Li D, Xie L, Tang S, Guo W (2015) Mesenchymal chondrosarcoma of bone and soft tissue: a systematic review of 107 patients in the past 20 years. PLoS One 10, e0122216. doi:10.1371/journal.pone.0122216
31. Yu JS, Ashman CJ, Dardani M (2000) Case 1. Extraskeletal osteosarcoma. AJR Am J Roentgenol 175:886–887. doi:10.2214/ajr.175.3.1750886
32. Zhang BX, Chew D, Critchley I (2012) Review of para-articular soft tissue osteochondromas of the knee. ANZ J Surg 82:878–884. doi:10.1111/j.1445-2197.2012.06206.x
33. Zlatkin MB, Lander PH, Begin LR, Hadjipavlou A (1985) Soft-tissue chondromas. AJR Am J Roentgenol 144:1263–1267. doi:10.2214/ajr.144.6.1263
34. Gastrointestinal stromal tumours: ESMO Clinical Practice Guidelines for diagnosis, treatment and follow-up (2014) Ann Oncol 25:iii21–iii26. doi: 10.1093/annonc/mdu255

第 5 部分

儿童软组织肿瘤

第 25 章

儿童软组织肿瘤的影像学检查

Lennart Jans，Koenraad L. Verstraete

25.1 引言

儿童软组织肿瘤较为罕见。约 5%的软组织肿瘤发生在胎儿期及幼儿期(0~5 岁)，而 6~15 岁儿童中仅占 7%[1,2]。

0~5 岁儿童中约 79%的软组织肿瘤为良性，6~15 岁儿童中这一比例为 70%[3]。

某些肿瘤在儿科年龄段更为常见[4-25]。0~5 岁儿童中最常见的恶性肿瘤包括纤维肉瘤(占该年龄段恶性软组织肿瘤的 36%)、横纹肌肉瘤(21%)、巨细胞纤维母细胞瘤(7%)、隆突性皮肤纤维肉瘤(6%)、血管瘤样恶性纤维组织细胞瘤(5%)和恶性周围神经鞘瘤(5%)。6~15 岁儿童中最常见的恶性肿瘤则为血管瘤样纤维组织细胞瘤(16%)、滑膜肉瘤(13%)、横纹肌肉瘤(11%)、纤维肉瘤(8%)和恶性纤维组织细胞瘤(7%)[1,2]。

Kiel 儿童肿瘤登记处(n=4272 例软组织恶性肿瘤)发现横纹肌肉瘤是最常见的(44.6%)，其次是尤因肉瘤(22.3%)，还有恶性周围神经鞘瘤(8.1%)、滑膜肉瘤(5.0%)、平滑肌肉瘤(3.2%)、纤维肉瘤(2.4%)、肾外恶性横纹肌样瘤(2%)、腺泡状软组织肉瘤(1.1%)。另一组肿瘤(11.3%)包括罕见肿瘤、中间型纤维组织细胞瘤和未分类的肉瘤[15]。胚胎型横纹肌肉瘤的发病率是腺泡型横纹肌肉瘤的 2.5 倍，预后差，主要发生于四肢和躯干。在临床表现、组织学、分子生物学和预后方面，胚胎型和腺泡型横纹肌肉瘤是两种不同的肿瘤类型。尤因肉瘤包括骨外尤因肉瘤和原始神经外胚层肿瘤，前者无神经分化，后者伴有神经分化。许多婴儿恶性周围神经鞘瘤和婴儿纤维肉瘤是低度恶性肿瘤，其预后好于成人[26]。

新生儿至 5 岁儿童中最常见的良性肿块是血管瘤(占该年龄组所有良性肿瘤的 15%)、纤维瘤病(11%)、环状肉芽肿(10%)、婴儿肌原纤维瘤病(8%)和成脂肪细胞瘤(8%)。年龄较大的儿童(6~15 岁)中最常见的良性肿瘤是纤维组织细胞瘤(17%)、结节性筋膜炎(16%)、血管瘤(13%)和纤维瘤病(5%)[1,2](表 25.1)。常见的儿童软组织肿瘤的影像学表现见图 25.1 至图 25.7。

在 6 岁以下的儿童中，60%的良性及恶性病变发生在头颈部、下肢或躯干处。在 6~15 岁的儿童中，良性肿瘤经常发生在手或手腕、头颈部和下肢[1,2]，恶性软组织肿瘤多见于四肢或躯干。眼眶、膀胱、前列腺和睾丸旁区是儿童横纹肌肉瘤的特定原发部位。这些

表 25.1 软组织肿瘤的好发部位

部位	肿瘤
颈部	
胸锁乳突肌	囊性淋巴管瘤
	毛细血管瘤
	颈部纤维瘤病
躯干	
腋窝	Askin (PNET)肿瘤
上肢	囊性淋巴管瘤
手腕	腱鞘囊肿
手腕、掌侧	正中神经纤维脂肪错构瘤
手、掌侧	正中神经纤维脂肪错构瘤
手指、背侧	指纤维瘤
下肢	
大腿	婴儿纤维错构瘤
膝关节	滑膜血管瘤
膝关节、胫腓关节	腱鞘囊肿
踝关节	腱鞘囊肿
足、伸肌侧	腱鞘囊肿
上、下肢	
手足	骨化性肌炎
	钙化性腱膜纤维瘤
关节及其周围	滑膜血管瘤
表皮及皮下	隆突性皮肤纤维肉瘤

部位很少是儿童非横纹肌肉瘤和成人其他软组织肉瘤的原发部位[1,2]。

25.2 影像学的作用

有经验的临床医生可识别具有典型临床表现的良性肿块,甚至不需要影像学检查也可识别。大多数皮肤及皮下肿块体积较小,无须影像学检查便可进行手术切除。

儿童肿瘤因临床症状不特异,主诉不明确而常被漏诊。软组织肿块所致的疼痛常被误认为与儿童玩耍时发生的创伤有关。恶性肿瘤治疗方案的选择和远期生存率与肿瘤诊断时的分期密切相关。这强调了及时进行专门影像学检查的重要性。

新的诊断手段,如动态对比增强 MRI、PET、分子生物学、免疫学及细胞遗传学等,为认识肿瘤的生物学行为提供了更多的信息,并可帮助我们根据肿瘤生物学行为和影像学特征制订个性化的治疗策略。

下面的表显示了肿瘤好发位置(表 25.1)、多样性(表 25.2)、特定软组织肿瘤的不同形状(表 25.3)及特定的 MR 特征,其中包括存在信号空洞缺失(表 25.4)和液-液平面(表 25.5)[4-25]。

25.3 影像学模态

25.3.1 超声

超声的诊断价值是有限的。在 Broun 等人[27]关于软组织肉瘤诊断延迟的研究中,超声误诊是造成这种延误的最常见原因。

超声能够很好地显示小肿块的形状、体积、边界、压缩性及其与邻近结构的关系,并可鉴别实性和囊性病变。

软组织肿块的动态超声检查(如屈曲或伸展动作)可以评估病变与深层筋膜、肌肉或肌腱的关系。深部肿瘤或较大肿瘤由于缺乏解剖标志而难以充分检查,而且穿透深度受到限制。为了获得更深的穿透力和更大的视野,可以使用低频(5MHz)的探头,但会导致空间分辨率降低。

然而,由于超声检查缺乏用于分级软组织肿瘤的特异性标准,因此,超声检查往往无法鉴别良性与恶性软组织肿瘤。超声检查的特异性较低,导致无法提供准确的组织学诊断。

有些软组织肿瘤的形状和(或)回声具有特征性,包括神经源性肿瘤(椭圆形,低回

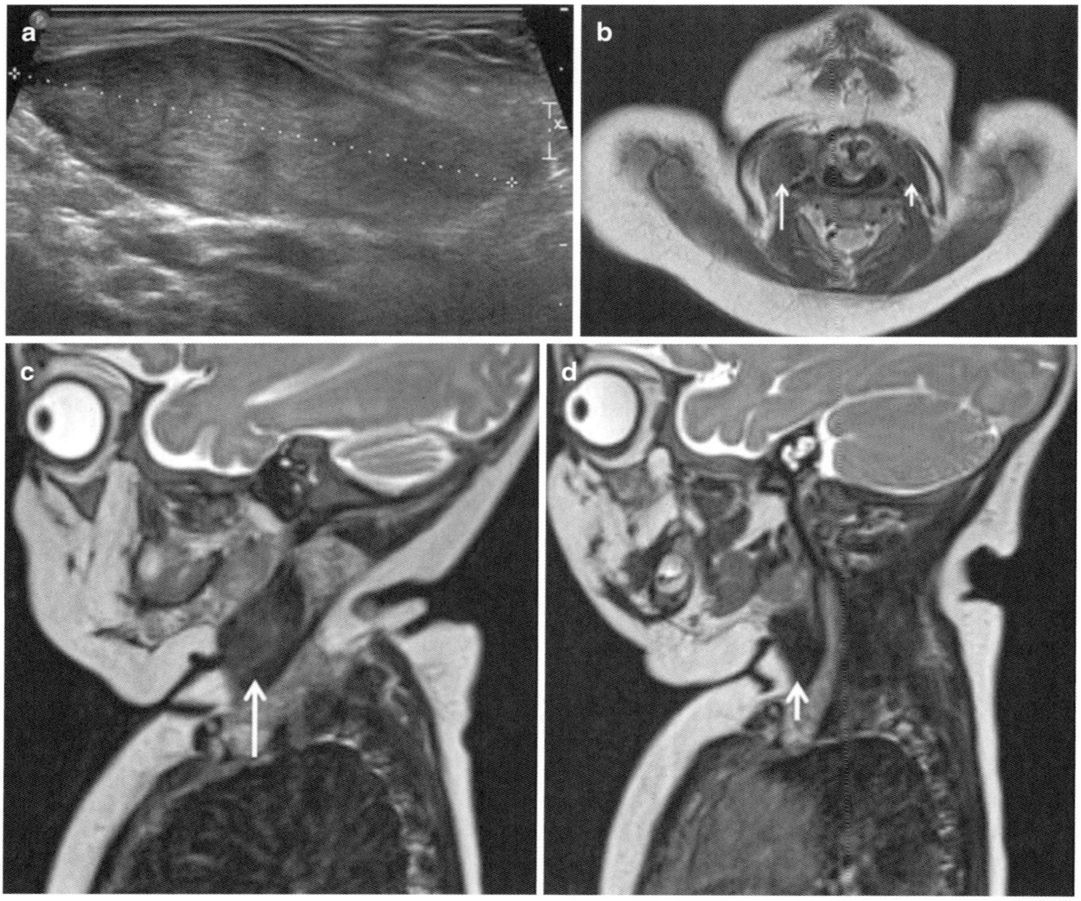

图 25.1　6 周龄男童，胶原纤维瘤病。(a)超声显示胸锁乳突肌中部呈异质回声增厚。(b~d)轴位及矢状位 T2WI 显示右胸锁乳突肌的低信号强度区域增厚(长箭头所示)。左胸锁乳突肌(短箭头所示)正常。

声肿块，常伴有后方回声增强)、脂肪瘤(椭圆形，边界多清晰，均匀肿块)、腱鞘囊肿(无回声、圆形)、血管瘤(不规则，低或略高回声，常伴有后方声影的静脉石)和淋巴管瘤(多分叶，边界不清，含有囊性和实性成分及间隔)[28,29]。

彩色多普勒有助于量化血管化程度和分析血流方式，在诊断肿瘤血供程度(如血管瘤中所见)方面具有重要作用，可评估化疗反应，并指导活检[28]。

超声在发现体内残留异物所致的假瘤性炎性肿块及诊断腱鞘囊肿、滑囊炎或脓肿方面也可能具有实用性。

25.3.2　CT/X 线片

X 线片对于儿童软组织肿块的诊断作用有限。X 线片可发现邻近骨结构受累情况(如肌纤维瘤病、幼年性透明性纤维瘤病、婴儿纤维肉瘤和血管瘤病)。可显示相关的骨改变(如纤维脂肪错构瘤所伴巨指/趾畸形)和瘤内钙化或骨化及其形态(如血管瘤、肌纤维瘤病)，进行评估，并有助于正确诊断。X 线片还可鉴别假瘤性病变(如骨化性肌炎)。

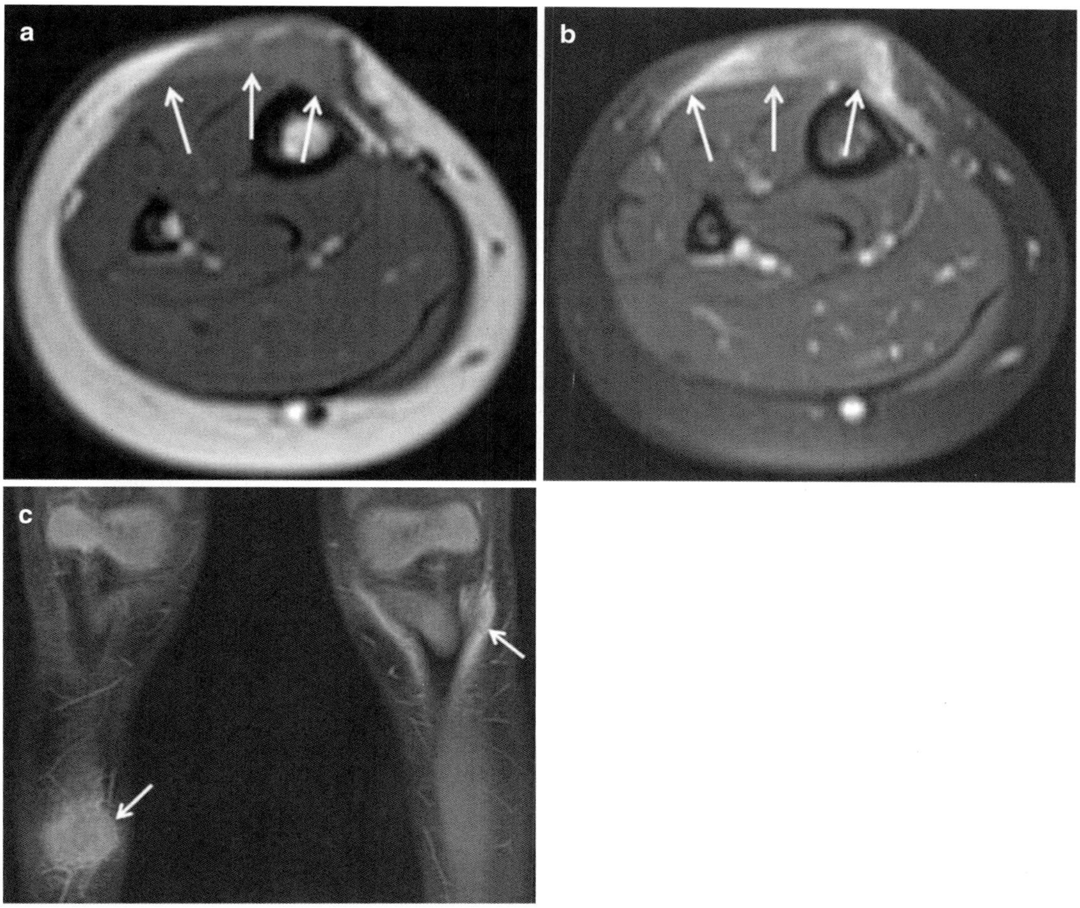

图 25.2　3 岁女童，环状肉芽肿。(a,b)轴位 T1WI 显示对比剂增强后皮下软组织病变区域(箭头所示)增强。(c)冠状位 FS T2WI 显示多个边缘不清晰的高信号病变区域(箭头所示)。

CT 检查在显示邻近骨性结构受累情况的方面比 X 线片更准确。CT 可充分识别病变内钙化、脂肪、液体、血管、血液和气体。然而，MRI 是评估软组织肿瘤的首选横断面成像技术。

25.3.3　MRI

MRI 是儿童软组织肿瘤的主要影像学检查方法。

FS T1WI 和 T2WI 是典型的影像序列，钆对比剂增强的 T1WI 有助于确定局部肿瘤范围，显示肿瘤内坏死，并在随访中发挥作用[30,31]。动态对比增强 MRI 对于评估肿瘤血供情况和治疗随访具有重要价值[31]。

25.4　影像学组织表征的作用

肿瘤的表征包括分级和组织特异性诊断[32]。

尽管组织学是金标准，但对组织学诊断的预测仍然是影像学研究的目标之一。如果影像学研究能够提供具体的诊断或有限的鉴别诊断，活检和治疗的决策将会更加简化。

MRI 对组织学特性的表征受到两个原

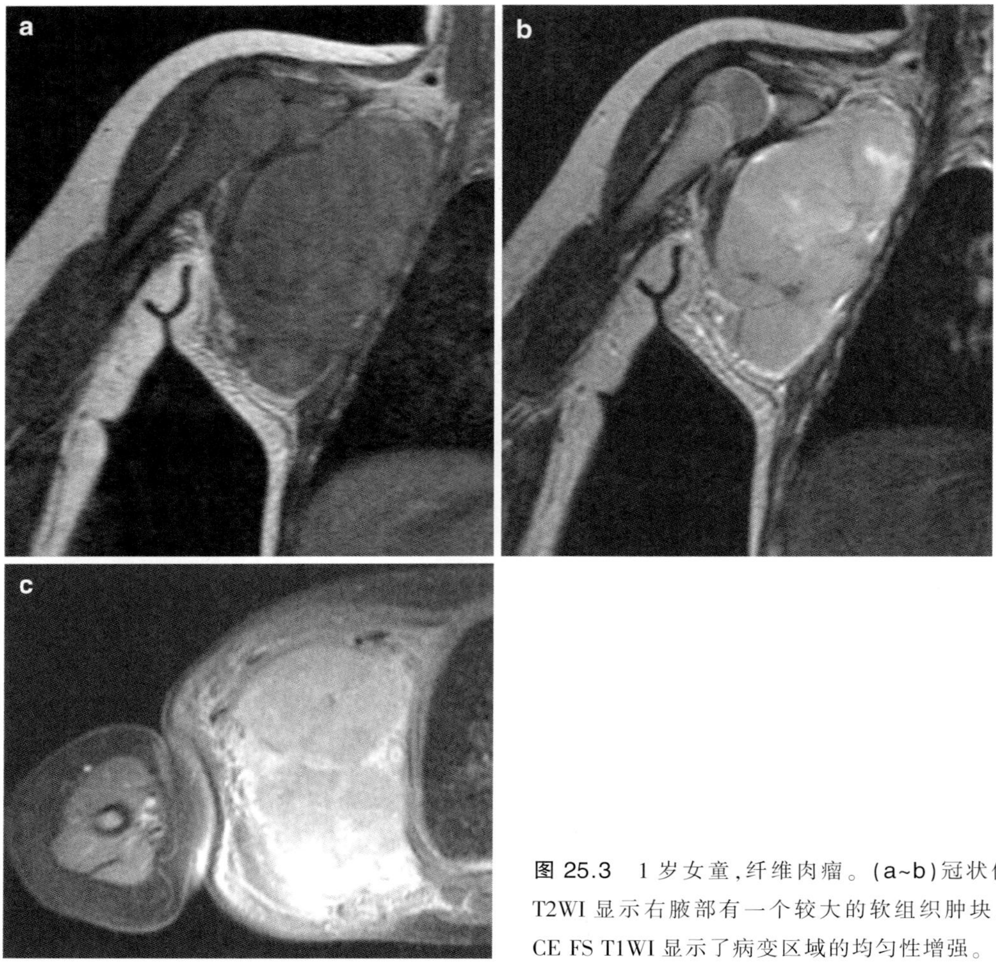

图 25.3 1岁女童，纤维肉瘤。(a~b)冠状位 T1WI 和 T2WI 显示右腋部有一个较大的软组织肿块。(c)轴位 CE FS T1WI 显示了病变区域的均匀性增强。

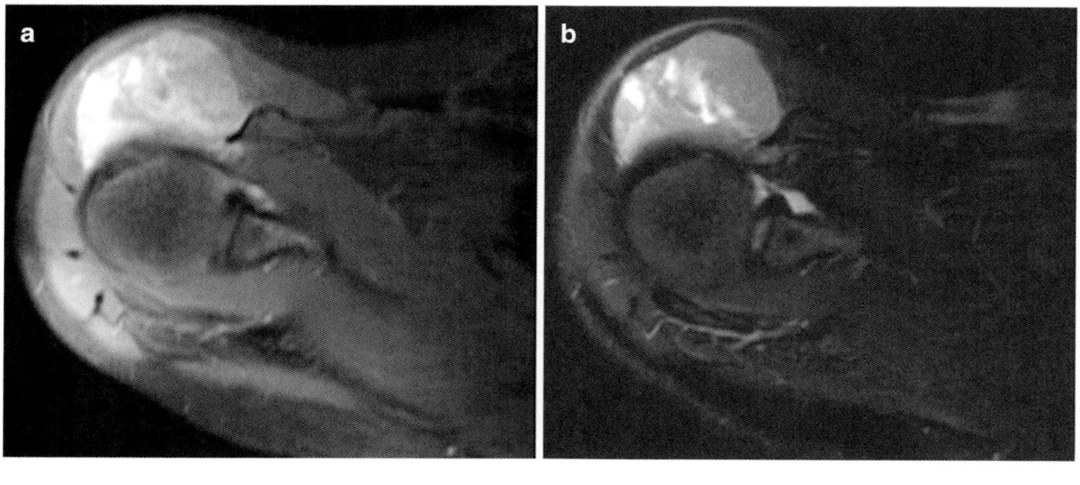

图 25.4 16岁女童，滑膜肉瘤。(a)轴位 FS T2WI 和(b)CE FS T1WI 显示应在肩膀前软组织内有不均匀的、部分增强的肿块。

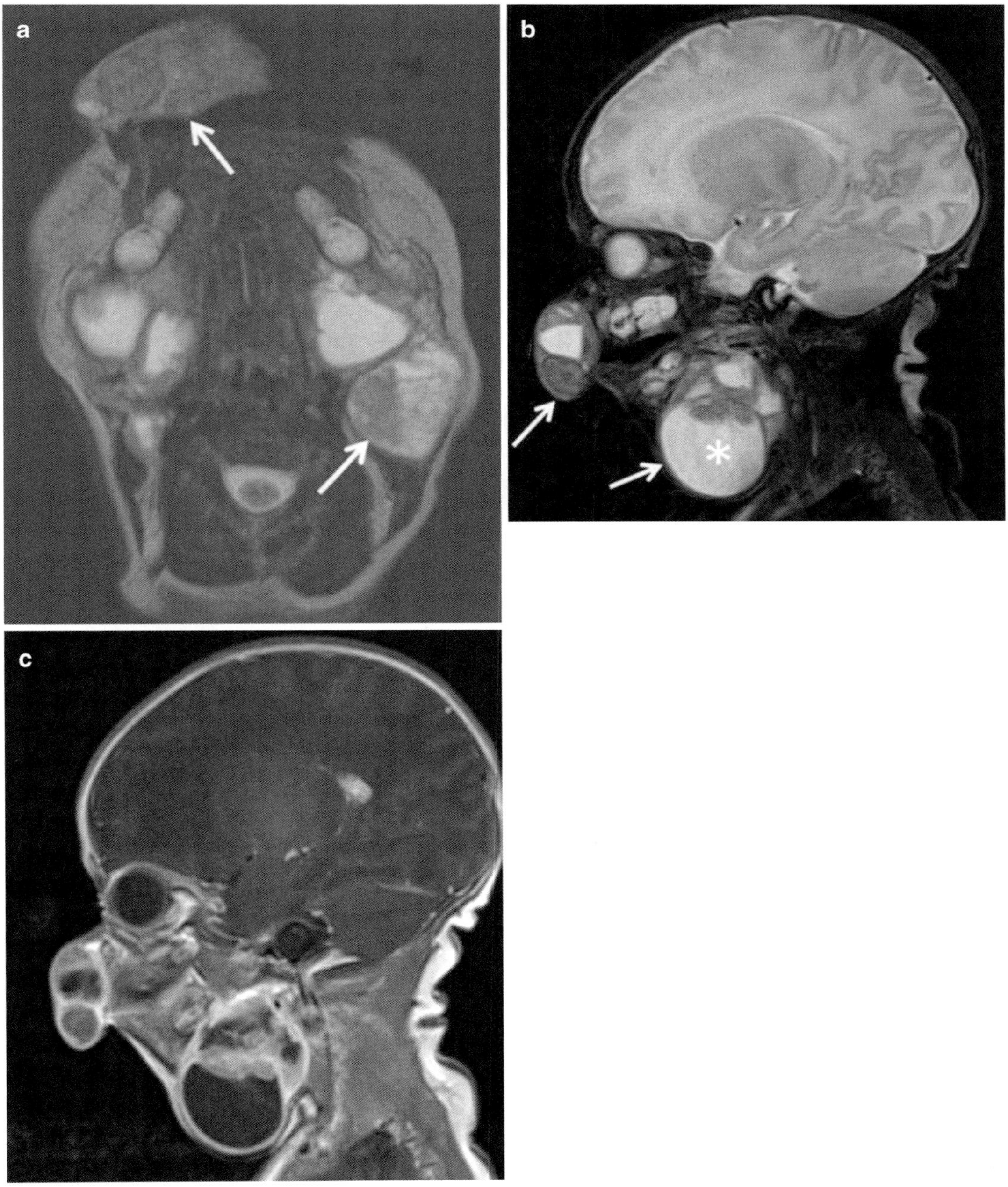

图 25.5 1 日龄女婴，横纹肌肉瘤。(a,b)轴位和矢状位 FS T2WI 显示多个软组织病变(箭头所示)，并且在鼻前和下颌下间隙有囊性和实性成分。(c)矢状位 CE FS T1WI 显示肿块的固体成分增强。

因的限制。首先，MRI 只能通过显示与肿瘤成分(如脂肪、血液、水分、胶原)某些物理化学性质相关的信号来间接提供关于肿瘤组织学的信息，因此，反映的是病变的大体形态，而非其内在组织学特征。属于同一组织学类别的软组织肿瘤可能具有不同的组成或肿瘤成分的不同比例，从而导致不同的 MRI 信号；这一特点在脂肪类肿瘤中表现得

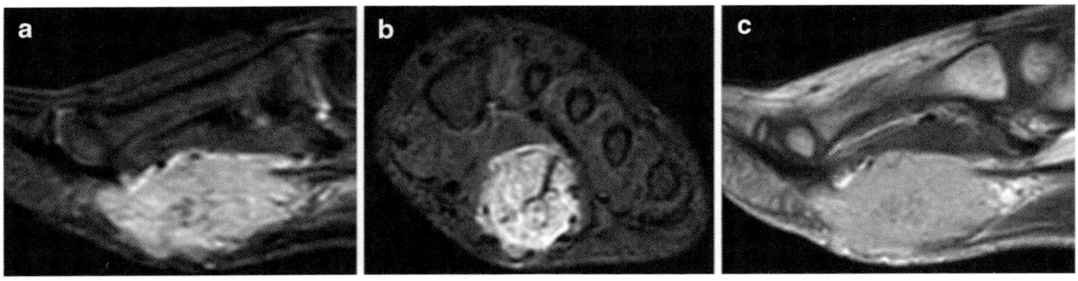

图 25.6　4 岁男童，婴儿血管瘤。(a,b)矢状位和冠状位 FS T2WI 显示，由于有高血流量血管的存在，软组织肿块有流动空洞(箭头所示)。(c)矢状位 CE T1WI 显示肿块呈均匀强化。

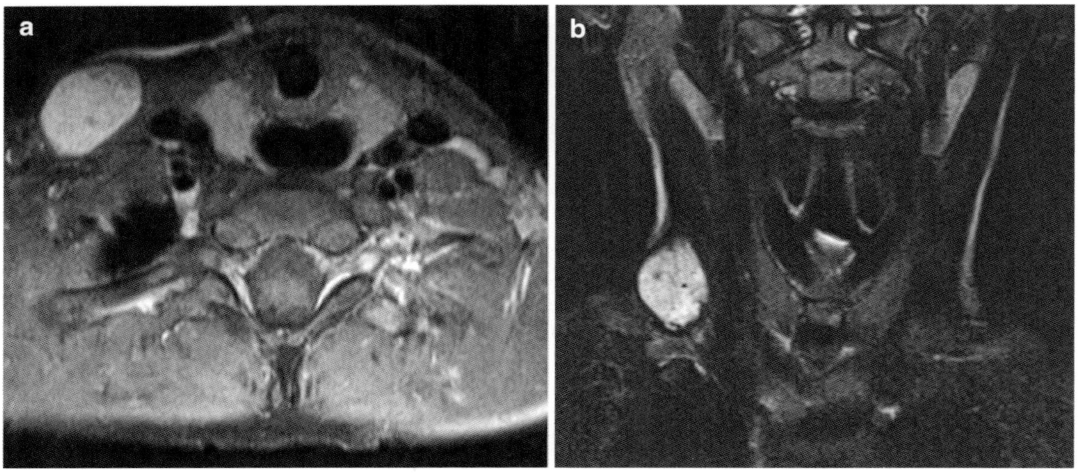

图 25.7　4 岁男童，婴儿血管瘤。(a)冠状位 FS T2WI 显示颈部右侧有软组织肿块。(b)轴位 CE T1WI 中肿块有明显的同质性增强。

表 25.2　多样性

静脉畸形
脂肪瘤(5%~8%)
纤维神经瘤
隆突性皮肤纤维肉瘤
硬纤维瘤

表 25.3　形状

梭形(卵圆形)	纤维神经瘤、脂肪瘤
哑铃状	纤维神经瘤
念珠形	纤维神经瘤
圆形	囊肿、神经鞘瘤
迂曲匍匐行	血管瘤、淋巴管瘤

尤为明显。只有脂肪瘤和分化良好的脂肪肉瘤主要表现为脂肪成分，而成脂肪细胞瘤的脂肪成分则不足 25%。

MRI 上获得软组织肿瘤特异性诊断的第二个难点与自然演变过程中或治疗后发生的时间依赖性变化有关。早期的纤维肿瘤细胞高度密集，水分含量高，T2WI 上呈高信号。

随着病程进展，细胞密度降低，胶原成分增多，信号强度下降，这更符合纤维组织的特征。另一个时间相关变化的例子是恶性

表 25.4　肿瘤内信号空洞

血液流动	血管瘤(毛细血管型)、动静脉畸形
钙化	血管瘤(静脉石)、脂肪瘤(高分化和去分化)、骨化性肌炎(边缘)、肌纤维瘤病

表 25.5　液–液平面

血管瘤
囊性淋巴管瘤
滑膜肉瘤
血肿

肿瘤的信号强度,由于瘤内坏死或出血而发生变化。

在良性肿块(如脂肪瘤、血管瘤、良性神经源性肿瘤、关节周围囊肿、血肿和脓肿)中,其表征的可信度最高。Laor 和 Burrows 报道了 MRI 在区分不同类型的血管瘤方面的能力[17]。具有快血流信号的肿块病变通常代表婴儿毛细血管瘤,而无明显肿块的快血流模式则代表动静脉畸形。具有慢血流信号的肿块病变则代表静脉血管瘤或淋巴管瘤。慢血流弥漫性强化的病变代表静脉血管瘤,而间隔性强化则见于淋巴管瘤[17]。

关于预测成人和儿童软组织肿瘤恶性程度的影像学参数,已有多个研究小组进行了讨论[33–35],包括肿瘤大小、形态、边缘、在不同序列上的信号均匀性、静态和动态对比增强、瘤周水肿、出血、坏死、生长速度及侵及范围(间室内或间室外、骨侵犯及神经血管移位或包裹)(详见第 10 章)。有关鉴别儿童良、恶性软组织肿瘤的文献报道较少。对于一个看似良性的、小的、边界清晰的肿瘤,必须始终谨慎对待,并且除非能够根据儿童的年龄、信号特征和位置做出特定组织诊断,否则应将肿块视为不确定病变。

要点

1.软组织肿瘤在儿童和青少年中较为罕见,且大多数为良性。血管瘤是最常见的良性软组织肿瘤,而横纹肌肉瘤是最常见的恶性软组织肿瘤。

2.尽管超声检查存在局限性,但在疑似患有软组织肿瘤的儿童中仍是一种有价值的诊断方法。

3.X 线片和 CT 能够显示钙化病变或病灶内的钙化。

4.MRI 是评估、分期及表征儿童软组织肿瘤的首选影像学检查方法。

5.由于恶性软组织肿瘤患儿的远期生存率与诊断时的疾病分期密切相关,因此,尽早检查至关重要。

6.影像学检查可以在大多数良性肿瘤中实现组织特异性诊断,但在恶性肿瘤中则尤为困难。

7.患有软组织肿瘤的儿童应被转诊至专业中心进行诊断、治疗和随访。

参考文献

1. Kransdorf M (1995) Malignant soft tissue tumors in a large referral population: distribution of specific diagnoses by age, sex and location. Am J Roentgenol 164:129–134
2. Kransdorf M (1995) Benign soft tissue tumors in a large referral population: distribution of specific diagnoses by age, sex and location. AJR Am J Roentgenol 164:395–402
3. Murphey MD, Fairbairn KJ, Parman LM et al (1995) From the archives of the AFIP. Musculoskeletal angiomatous lesions: radiologic-pathologic correlation. Radiographics 15:893–917
4. Sangkhathat S (2015) Current management of pediatric soft tissue sarcomas. World J Clin Pediatr 4: 94–105
5. Billings SD, Giblen G, Fanburg-Smith JC (2005) Superficial low-grade fibromyxoid sarcoma (Evans tumor): a clinicopathologic analysis of 19 cases with a unique observation in the pediatric population. Am J Surg Pathol 29(2):204–210
6. Bisogno G, Sotti G, Nowicki Y et al (2004) Soft tissue sarcoma as a second malignant neoplasm in the pedi-

atric age group. Cancer 100(8):1758–1765
7. Bleyer WA (1993) What can be learned about childhood cancer from "Cancer statistics review 1973–1988"? Cancer 15:3229–3236
8. Colon F, Upton J (1995) Pediatric hand tumors. Hand Clin 11:223–243. Conrad EU, Bradford L, Chansky HA (1996) Pediatric soft-tissue sarcomas. Orthop Clin North Am 27:655–664
9. De Maeseneer M, Vande Walle H, Lenchik L et al (1998) Subcutaneous granuloma annulare: MR imaging findings. Skeletal Radiol 27:215–217
10. Fleming ID (1992) Staging of pediatric cancers. Semin Surg Oncol 8:94–97
11. Fletcher BD, Hanna SL (1996) Pediatric musculoskeletal lesions simulating neoplasms. Magn Reson Imaging Clin N Am 4:721–747
12. Gallego MS, Millan JM, Gil-Martin R et al (1987) Juvenile hyalin fibromatosis: radiographic and pathologic findings of a new case. J Med Imaging 1:251–257
13. Garcia-Pena P, Mariscal A, Abellan C et al (1999) Juvenile xanthogranuloma with extracutaneous lesions. Pediatr Radiol 22:377–378
14. Ha TV, Kleinman PK, Fraire A et al (1994) MR imaging of benign fatty tumors in children: report of four cases and review of the literature. Skeletal Radiol 23:361–367
15. Harms D (2004) Soft tissue malignancies in childhood and adolescence. Pathological and clinical relevance based on data from the kiel pediatric tumor registry. Handchir Mikrochir Plast Chir 36(5):268–274
16. Johnson GL, Baisden BL, Fishman EK (1997) Infantile myofibromatosis. Skeletal Radiol 26: 611–614
17. Laor T, Burrows PE (1998) Congenital anomalies and vascular birthmarks of the lower extremities. Magn Reson Imaging Clin N Am 6:497–519
18. Merton DA, Needleman L, Alexander AA et al (1992) Lipoblastoma: diagnosis with computed tomography, ultrasonography, and color Doppler imaging. J Ultrasound Med 11:549–552
19. Meyer William H, Spunt Sheri L (2003) Soft tissue sarcomas of childhood. Cancer Treat Rev 30(3):269–280
20. Upton J, Coombs C (1995) Vascular tumors in children. Hand Clin 11:307–337
21. Vazquez E, Enriquez G, Castellote A et al (1995) US, CT, and MR imaging of neck lesions in children. Radiographics 15:105–122
22. Navarro OM, Laffan EE, Ngan B (2009) Pediatric soft-tissue tumors and pseudotumors: MR imaging features with pathologic correlation. Part 1. Imaging Approach, pseudotumors, vascular lesions, and adipocytic tumors. Radiographics 29:887–906
23. Laffan EE, Ngan B, Navarro OM (2009) Pediatric soft-tissue tumors and pseudotumors: MR imaging features with pathologic correlation. Part 2. Tumors of fibroblastic/myofibroblastic, so-called fibrohistiocytic, muscular, lymphomatous, neurogenic, hair matrix, and uncertain origin. Radiographics 29(4):e36
24. Ahn JM, Yoon HK, Suh YL et al (2000) Infantile fibromatosis in childhood: findings on MR imaging and pathologic correlation. Clin Radiol 55(1):19–24
25. Navarro OM (2011) Soft tissue masses in children. Radiol Clin North Am 49:1235–1259
26. Lawrence W Jr (1994) Soft tissue sarcomas in adults and children: a comparison. CA Cancer J Clin 44:197–199
27. Brouns F, Stas M, De Wever I (2003) Delay in diagnosis of soft tissue sarcomas. Eur J Surg Oncol 29(5):440–445
28. Ozbek SS, Arkun R, Killi R et al (1995) Image-directed color Doppler ultrasonography in the evaluation of superficial solid tumors. J Clin Ultrasound 23:233–238
29. Yang WT, Ahuja A, Metreweli C (1997) Sonographic features of head and neck hemangiomas and vascular malformations: review of 23 patients. J Ultrasound Med 16:39–44
30. Shapeero LG, Vanel D, Verstraete K, Bloem JL (1999) Dynamic contrast-enhanced MR imaging for soft tissue sarcomas. Semin Musculoskeletal Radiol 3:101–114
31. Van der Woude HJ, Verstraete KL, Hogendoorn PC et al (1998) Musculoskeletal tumors: does fast dynamic contrast-enhanced subtraction MR imaging contribute to the characterization? Radiology 208:821–828
32. De Schepper A, Ramon F, Degryse H (1992) Statistical analysis of MRI parameters predicting malignancy in 141 soft tissue masses. Rofo Fortschr Geb Rontgenstr Neuen Bildgeb Verfahr 156:587–591
33. Berquist T, Ehman R, King B et al (1990) Value of MR imaging in differentiating benign from malignant soft tissue masses: study of 95 lesions. AJR Am J Roentgenol 155:1251–1255
34. Crim J, Seeger L, Yao L et al (1992) Diagnosis of soft tissue masses with MR imaging: can benign masses be differentiated from malignant ones? Radiology 185:581–586
35. Moulton J, Blebea J, Dunco D et al (1995) MR imaging of soft tissue masses: diagnostic efficacy and value of distinguishing between benign and malignant lesions. AJR Am J Roentgenol 164:1191–1199

第 6 部分

治疗后影像学随访

第 26 章

软组织肿瘤的影像学随访

Johan L. Bloem, Carla S.P. Van Rijswijk

26.1 引言

软组织肉瘤患者的治疗目标是消除(治愈性)或改变肿瘤的生物行为(姑息性),同时尽量减少对正常组织的损害。这可以通过局部治疗(手术、孤立肢体灌注和放疗)或系统治疗(新辅助和辅助化疗)来实现。软组织肉瘤患者的预后主要受局部复发和远处转移发展的影响,因此,也与治疗反应相关[1]。大约 1/3 的软组织肉瘤患者会出现局部复发或远处转移, 治疗后的前几年风险最高;然而,5 年后也会发生晚期复发[2-4]。总体生存率主要取决于转移性疾病的发展。

复发模式因原发肿瘤的解剖部位而异[5]。肢体和浅表躯干原发肿瘤的患者更倾向于发生远处转移,而局部或区域复发的概率较低。相反,腹膜后或头颈部肿瘤的患者则更倾向于发生局部或区域复发,而非远处转移。在本章中,我们将讨论与治疗相关的几个主题。在简要讨论治疗引起的正常组织变化(这对于诊断复发非常重要)之后,我们将探讨监测治疗反应、影像学检查局部或区域复发及最终诊断远处转移的问题。

26.2 治疗引起的正常组织变化

手术、放射治疗、隔离肢体灌注、全身化疗、抗血管生成药物、治疗及癌症引起的恶病质及支持性治疗[如输血、促红细胞生成素(Epo)、皮质类固醇、粒细胞集落刺激因子(G-CSF)和外周造血干细胞移植]均可能导致正常组织出现急性和(或)慢性可逆或不可逆的变化。这些变化通常在治疗期间和(或)治疗后通过影像学检查发现,并需要与残留肿瘤、复发肿瘤及转移性疾病相鉴别。这些变化包括水肿、无血管坏死、黏液样变性、浆液性萎缩、骨质疏松、造血骨髓的再生或再转换、髓外造血、血肿、浆液积聚、肌肉去神经支配及治疗相关癌症。大多数与这些治疗效应相关的诊断问题发生在骨肿瘤患者的骨髓中。骨髓变化也可见于软组织肿瘤患者,但其诊断难度相对较小。在本章中,我们将讨论限于可能在软组织肿瘤患者中引起诊断问题的变化。

多种软组织肿瘤,如神经纤维瘤病和巨细胞瘤,可采用生物制剂如伊马替尼进行治疗。在这些患者中,T1WI 上可见骨髓广泛变化,表现为低信号,在液体敏感的 MRI 序列上则表现为高信号。这些变化可能在治疗过程中进展,并可能在停止治疗后完全消失。尽管我们认为缺血性坏死是这些变化的原因,但其一过性表现更可能反映水肿[6,7]。

在软组织中,常见的变化是放射治疗的早期(水肿和炎症)和晚期(纤维化)效应。特别是早期效应由于线性边缘反映了放射治疗的照射范围而容易识别。血肿(在 T1WI 和液体敏感序列上表现为高信号的高铁血红蛋白)和淋巴囊肿(在 T1WI 上表现为低信号,在液体敏感序列上表现为高信号)的信号使得诊断变得容易。随访影像学检查(包括超声检查)和钆剂增强成像有助于排除这些术后改变内或周围的肿瘤结节。去神经肌肉在液体敏感序列上表现为高信号的肌肉(早期水肿)或在 T1WI 上表现为高信号的肌肉(晚期萎缩)。

26.3 监测治疗反应

除有些例外,大多数软组织肿瘤,尤其是肉瘤,通常采用外科手术切除治疗。外科手术切除通常辅以新辅助(术前)化疗、术前或术后放疗及辅助(术后)化疗。此外,化疗与放疗联合应用的试验已显示出有希望的结果[8]。与化疗方案不同的是,关于放疗作为手术辅助治疗的最佳使用仍存在争议。术前和术后放疗各有优缺点。在影像学方面,重要的是要认识到放疗的效果至少需要 4 周才能显现。许多组织学变化, 包括坏死、液化、出血、玻璃样变性、血管生成和纤维化等,都是由放疗引起的,并且会增加影像解读的复杂性。

体积测量已被证明在监测对放疗的反应方面是不充分的(除黏液样脂肪肉瘤外)[9–12]。同样,肿瘤体积测量在监测对(新)辅助化疗和化放疗的反应时也不准确。肉瘤中的肿瘤生物学通常具有异质性,并且随着时间推移会发生变化, 即便没有接受治疗也是如此。体积测量未能捕捉到肉瘤内部复杂的自发性和治疗诱导的变化。修订后的 RECIST 1.1 标准源于细胞毒性化疗的时代[13]。如今,尤其是在未来,靶向治疗将利用肿瘤特异性通路来改变肿瘤的进展、血管生成和生长。这需要匹配影像学技术以监测治疗反应。欧洲肿瘤研究与治疗组织(EORTC)软组织和骨肉瘤组提出了一种基于坏死区域的存活(也称可染色)肿瘤数量的组织学分级系统。级别分为 A(无可染色细胞)至 E(>50%的可染色细胞)级。这一新分级系统与预后或结果之间的关系尚待确定。因此,在本章中,我们仍然使用<10%活性肿瘤的值来指示良好反应。与旧系统中将活性肿瘤<10%作为良好反应的临界值相比,这一新系统除了 A 级外,还包括 B 级(可染色肿瘤细胞的单个或簇状<1%整个标本)和 C 级(1%~10%可染色肿瘤细胞)[10]。

PERCIST 标准在影像学评估方面迈出了重要一步,因其包含了通过 FDG-PET 成像可视化的代谢信息[13]。特别是在各种化疗机制改变肿瘤生物学的背景下,我们需要利用一种综合的方法,来整合多种成像技术获得的功能参数,包括 MR(如血管生成、膜完整性、缺氧等)和 PET[14–17]。这种描述肿瘤特征的方法被称为放射组学[17]。本章中对这一方法的综述超出了我们的讨论范围。在本章中,我们将简要介绍当前可用的临床方法。

通过 MRI 像评估的肿瘤体积变化在定义治疗反应方面也并不十分准确。只有当肿瘤体积的增加不是由于肿瘤内大量出血所致时,才与不良的组织学反应相关。而肿瘤体积的保持不变或减少并不能预测良好的反应。

Gd螯合物增强的MR成像可以提高对肿瘤内存活成分的识别[14,18]。然而，静态增强的MRI对于区分存活肿瘤和早期未成熟肉芽组织、坏死区的新生血管和反应性充血并没有足够的特异性。此外，静态Gd螯合物增强成像会造成我们对剩余存活肿瘤体积的错误评估，因为小分子试剂Gd螯合物从血管内间隙进入了肿瘤外间质[18,19]。快速或动态增强(DCE)MRI反映血管生成，特别是血流量、通透性和间质压力，从而更准确地识别和定位肿瘤化疗后残余活性物质，从而更好地区分良好和不良的反应(图26.1和图26.2)。该技术详见第5章。

我们在肿瘤体积发生变化前就能观察

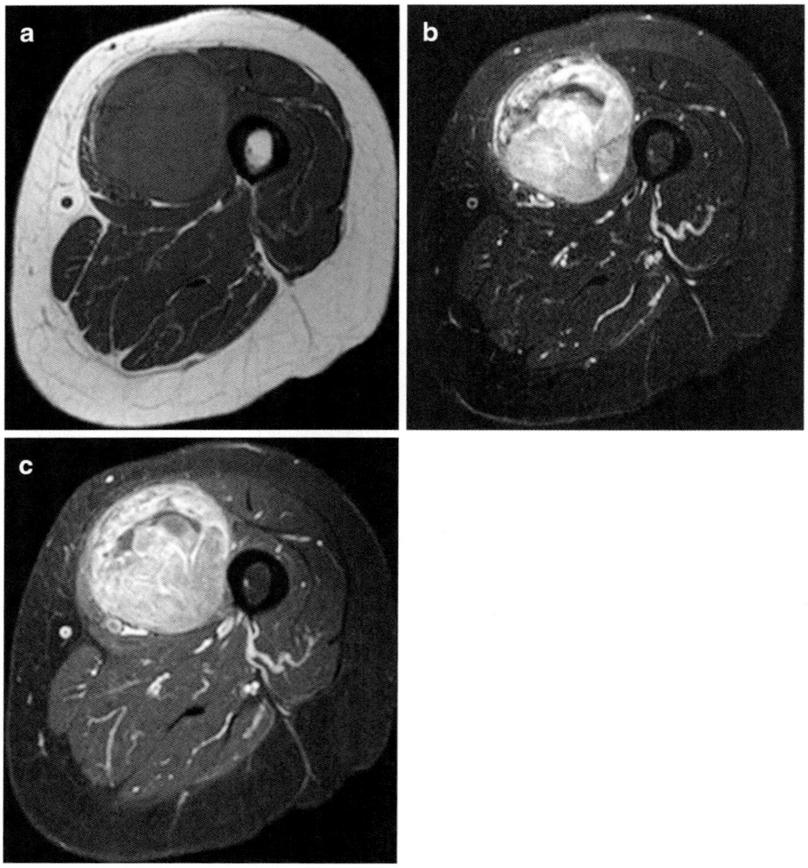

图26.1　成人患者，股骨内侧滑膜肉瘤，中央坏死，手术切除确诊。T1WI(a)和T2WI频率性选择的脂肪抑制(b)和T1WI脂肪抑制Gd增强的静态(c)轴位图像显示肿瘤中央区域强化较少。在此面板上显示了在动态Gd增强数据采集过程中获得的参数图像(d)，时间分辨率为3秒，并使用ISP软件包进行处理。左上角是增强图像之一，中上为减影图像，右上方为达峰时间图，右下方为灌注率图。图像下方展示了一条时间-强度曲线(横轴为时间，纵轴为相对信号强度)。动脉、存活肿瘤和坏死肿瘤均进行了标记。新辅助化疗后，相同参数再次显示(e)。坏死中心区域增大(减影图像)，达峰时间延长，灌注率下降。切除术后，患者出现复发性肿块，在T2脂肪抑制图像(f)上表现为高信号并伴有液-液平面，在静态Gd增强图像(g)上未见中央强化。在参数图像(h)上，所有参数图像及时间-强度曲线上均未观察到强化。清除了一个无存活肿瘤的大血肿。(待续)

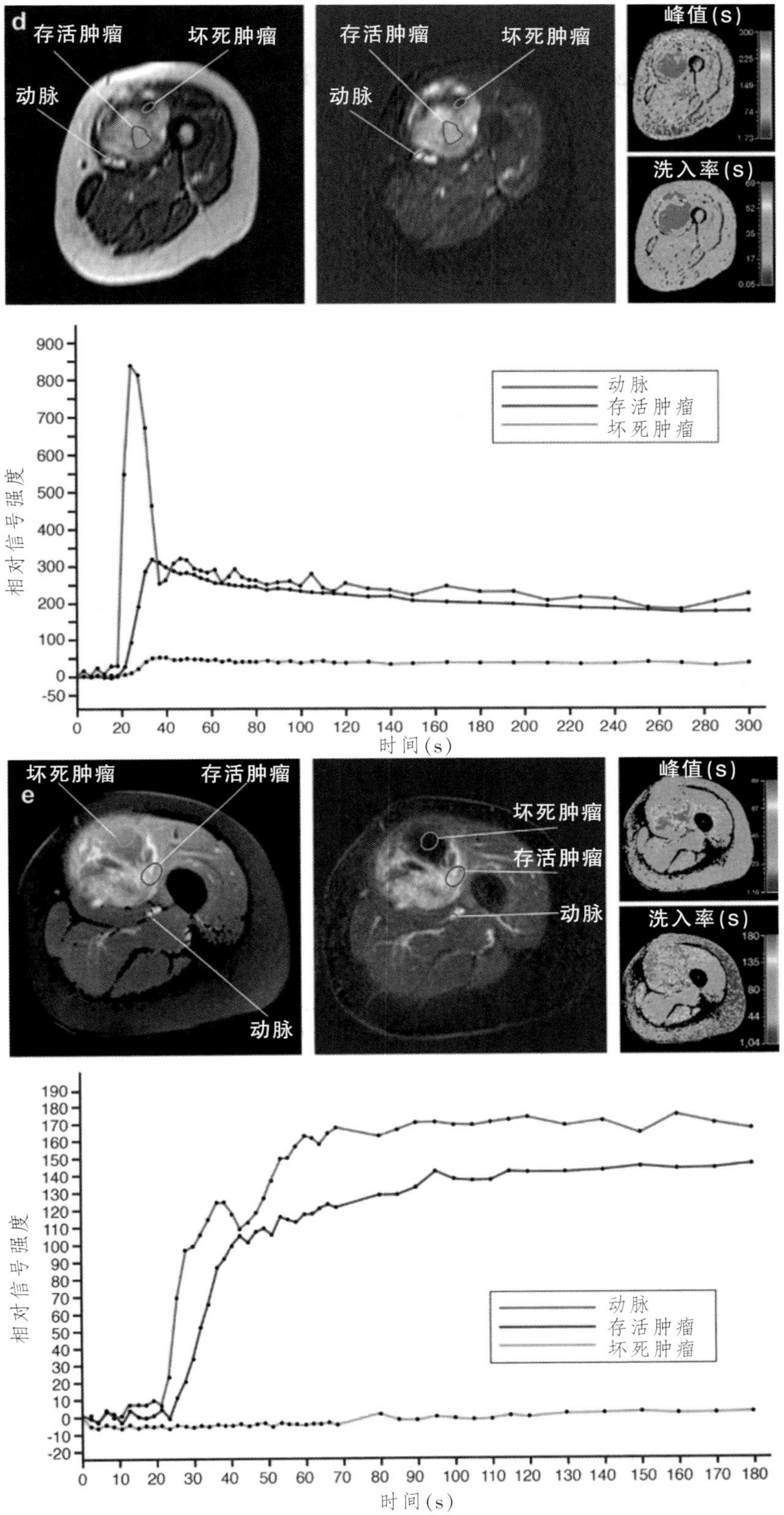
d
存活肿瘤
坏死肿瘤
动脉
峰值(s)
洗入率(s)
相对信号强度
时间(s)
动脉
存活肿瘤
坏死肿瘤
e
坏死肿瘤
存活肿瘤
动脉
峰值(s)
洗入率(s)
相对信号强度
时间(s)
动脉
存活肿瘤
坏死肿瘤

图 26.1(续)

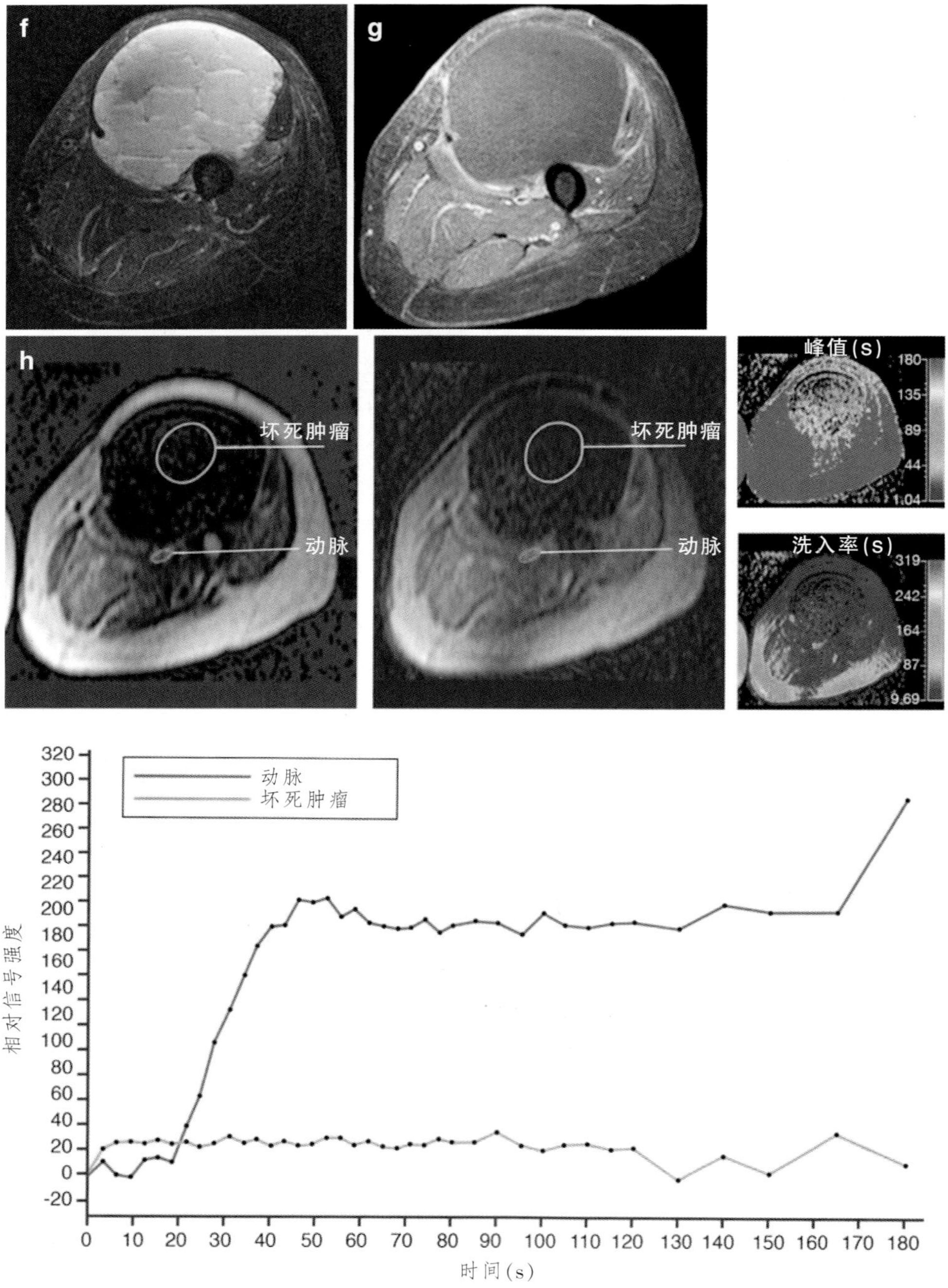

图 26.1(续)

到治疗引起的毛细血管通透性变化(时间–强度曲线分析,Ktrans 量化)和血管密度改变(最大增强)。通过直接目视检查化疗前后的(减影)图像,可以轻松检测到高度血管化和(或)高度灌注的存活肿瘤组织。另外,也可以使用专用软件进行参数分析(见第 5 章)[19,20]。当超过总体积 10%的肿瘤体积出现早期增强(定义为 6 秒内增强),应怀疑反应不良,即超过 10%的肿瘤组织仍然存活。我们必须避开几个陷阱。坏死性肿瘤边缘的新鲜肉芽组织可见早期增强。小动脉或小血管也可见早期增强。空间分辨率也是限制因素之一。图像无法显示<3mm² 的肿瘤巢。

MRI 高 b 值的弥散加权成像在评价软组织肉瘤的化疗反应方面具有潜在的应用价值[12,15,21-23]。化疗后肉瘤的表观扩散系数(ADC)值的增加反映了扩散的增加,相当于细胞死亡(细胞膜解体)和肿瘤细胞密度的降低。然而,对化疗的早期反应可能会导致脱水、充血和毛细血管通透性降低,从而造成扩散受限。目前尚不清楚 ADC 值随时间变化的方法是否适用于软组织肉瘤。和平均 ADC 比率增加相比,最小 ADC 值的增加更能反映良好的反应[21]。

在有软组织肿块的前提下,彩色多普勒超声结合频谱分析的价值已在骨和软组织肉瘤患者中得到证实。通过频谱分析可以测量的血流参数包括峰值速度、平均速度、血流量、搏动指数和阻力指数[收缩期峰值流速/舒张末期峰值速度][18,24,25]。对新辅助化疗的反应可以在两个周期后进行预测,但不能更早。在良好的反应中,肿瘤供血动脉中血管阻力指数较低的血管阻力指数会增加,甚至正常化,血流量减少并出现分流。在良好的反应中,肿瘤供血动脉的阻力指数与对侧参考动脉的阻力指数几乎相等。显然,增加

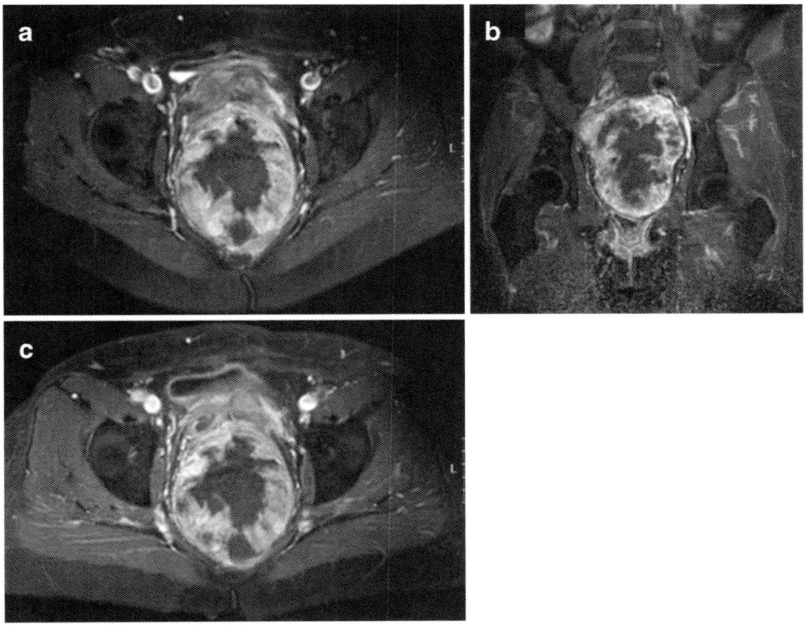

图 26.2　64 岁单发纤维性肿瘤患者术前放疗后,肿瘤坏死率为 50%。轴位(a)和冠状位(b)Gd 螯合剂增强的 FS T1WI 显示盆腔内的肿瘤。强化主要出现在周边区域。放疗后(c),轴位脂肪抑制 Gd 增强静态图像上几乎没有变化。在本面板中显示了在动态 Gd 增强数据采集过程中获得的参数图(d),时间分辨率为 3 秒,并使用 ISP 软件包进行处理。左上方是一张增强图像,中间上方是减影图像,右上方是达峰时间,右下方是灌注率。图像下方是一条时间-强度曲线(横轴为时间,纵轴为相对信号强度)。动脉、活性肿瘤和坏死肿瘤均有标记。放疗后,显示相同的参数(e)。边缘增强部分的时间-强度曲线相对于动脉曲线有所下降。达峰时间增加,而灌注率仅出现轻微变化。(待续)

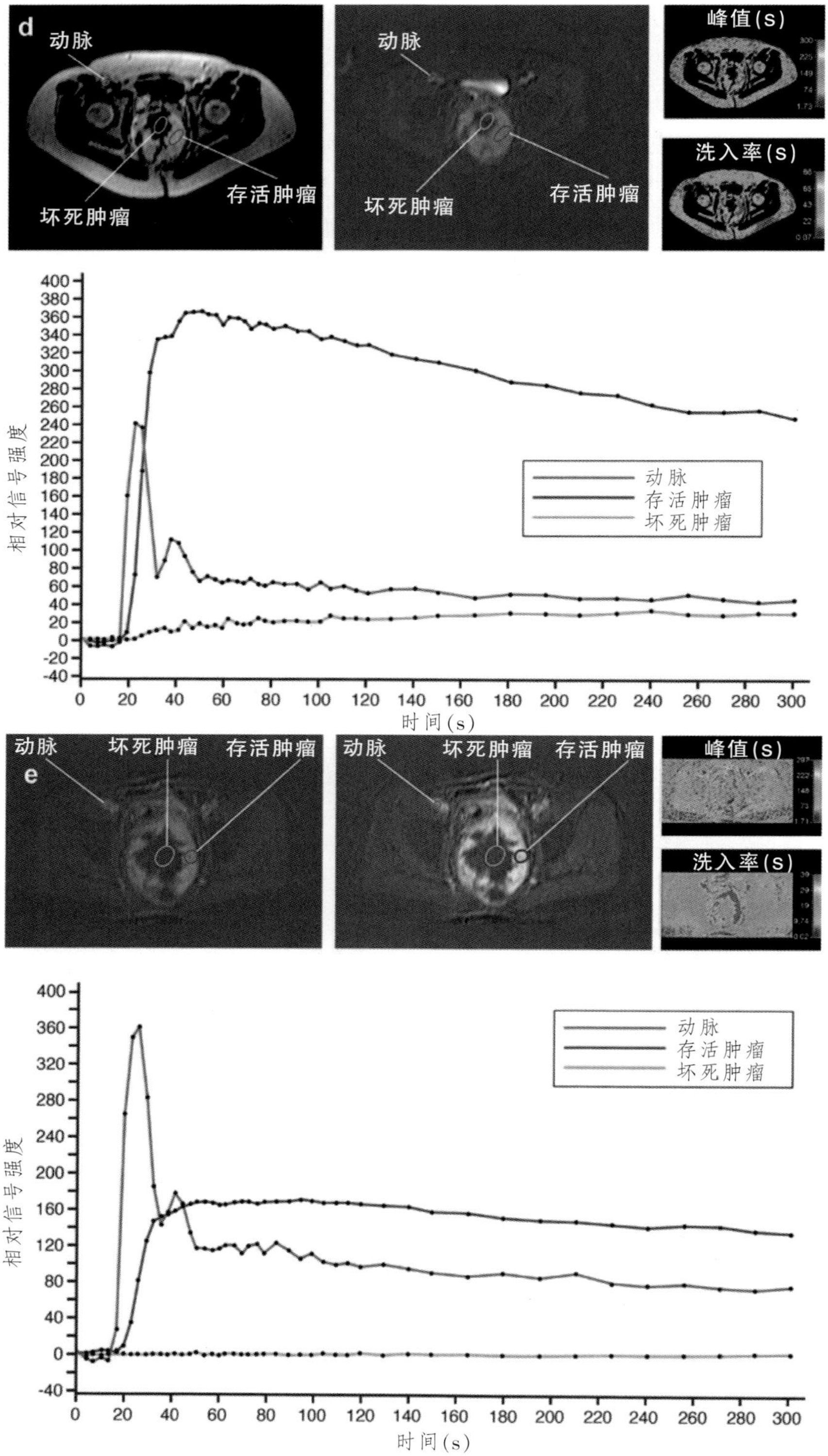
d
动脉
坏死肿瘤
存活肿瘤
动脉
坏死肿瘤
存活肿瘤
峰值(s)
洗入率(s)
相对信号强度
动脉
存活肿瘤
坏死肿瘤
时间(s)
e
动脉
坏死肿瘤
存活肿瘤
动脉
坏死肿瘤
存活肿瘤
峰值(s)
洗入率(s)
相对信号强度
动脉
存活肿瘤
坏死肿瘤
时间(s)

图 26.2(续)

外周阻力对应于肿瘤内高速多普勒频移的减少或消失，这表明在对化疗敏感的肿瘤中，吸引宿主循环血液的需求减少[26]。

早期研究表明，基于微泡对比剂的多普勒超声在评估肿瘤对化疗反应方面具有潜力。已有报道指出，在进行高剂量化疗和肿瘤坏死因子隔离肢体灌注后，次日对比剂摄取的减少与良好的组织学反应相关。目前尚无超声参数可以预测治疗前患者对治疗的反应。

关于 ^{18}F-FDG-PET 在评估化疗后反应中的作用一直存在争论[27]。化疗后，标准化摄取值(SUV)下降。大多数研究报道，与非应答者相比，应答者的 SUV_{max} 下降更大[28-33]。大多数研究是在骨肉瘤和软组织肉瘤的不同人群中进行的。似乎代谢肿瘤体积比 SUV_{max} 值是更好的靶标。已报道代谢体积(定义为在感兴趣体积内超过选定背景阈值摄取的体素数量)差异与反应有更好的相关性[29]。这一肿瘤成分与 DCE MRI 早期增强所定义的存活肿瘤相关，并且似乎是进一步研究的一个有前景的方向。

随着使用 SUV 参数分析代谢肿瘤体积或残余存活肿瘤观点的出现和各种可靠、量化 DCE MRI 的商用软件包的兴起，现在界定这些技术的临床作用还为时过早[27]。就目前而言，我们仍然依赖 DCE MRI 和高分辨率 MR 来监测反应，同时手术前要找出肿瘤巢。随着以细胞抑制、代谢和血管生成为主的靶向肿瘤治疗方法的出现，^{18}F-FDG-PET 将与其他需要回旋加速器的 PET 示踪剂、DCE MRI 和超声检查一起，在监测和指导治疗中占据重要地位。多种技术的结合，在 4D 中表现出不同的肿瘤表型特征，很可能是未来的发展方向。这需要对大型数据集进行高级自动化分析。

26.4　局部复发

局部复发的早期检测的益处依赖于可用的治疗选择，这些治疗选择能够延长生存期。对于局部复发的软组织肉瘤患者，进行根治性隔离切除术[无论是否联合辅助放疗和(或)化疗]可能提供长期的挽救治疗[34]。局部复发的风险取决于肿瘤的位置、大小、分级及手术切缘的充分性。尽管大约 2%~20% 的切除术会出现阳性切缘，从而增加局部复发的风险，但其对总体生存率的影响仍存在争议[1,4,35]。

多项指南已被推荐用于软组织肉瘤的随访，这些指南包括临床病史、体格检查、血液检测、胸部 X 线片、CT 和 MRI 影像学检查[36-42]。美国放射学会(ACR)建议在原发肿瘤治疗后的前 5 年内，每年至少进行 2 次 MRI 检查，而在治疗后 5~10 年，每年进行 1 次 MRI 检查。欧洲软组织肉瘤协会(ESSR)和欧洲肿瘤医学会(ESMO)提倡在中度或高度分化的肉瘤患者中，在前 2~3 年内进行 3~4 次 MRI 检查，而在低度分化的肉瘤患者中，则在前 3 年内进行 2~3 次 MRI 检查。ESSR 还建议在原发治疗后 5~10 年内每年进行 1 次 MRI 检查[34,43-47]。由于缺乏基于证据的指南，大多数机构依赖于共识性指南。通过早期发现和治疗来提高生存率和生活质量同时最小化成本的监测策略，尚未在随机临床试验中得到确认。

关于软组织肉瘤随访的监测策略有效性的研究相对较少[37,38,48]。据 Whooley 等人所述，临床评估和体格检查是评估局部复发最有效的工具，而对原发肿瘤部位的常规 MRI 检查和实验室血液检测似乎是无效的策略。在对 141 例患者的回顾性研究中，他

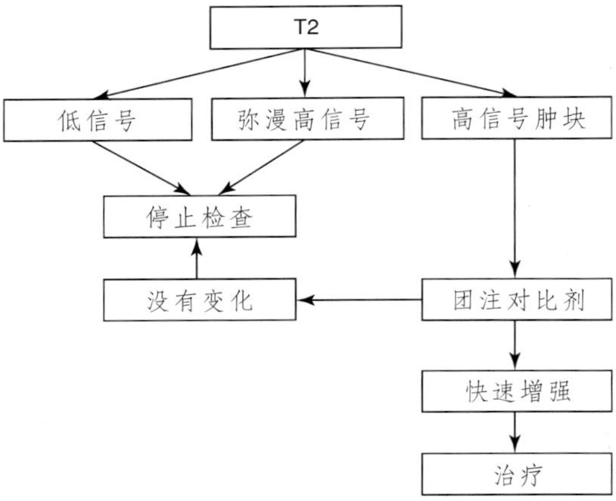

图 26.3 MRI在侵袭性软组织肿瘤随访中的应用。

们通过常规影像学检查仅检测到1例无症状的局部复发;其余病例均是在原发部位的体格检查中发现[37,48]。然而,在因放疗改变而影响体格检查的情况下,MRI已被证明是有用的。

在指征明确的情况下,MRI是识别不完全切除后疑似局部复发或残留病灶的最有用的技术[34,49]。使用T2WI结合频率选择性脂肪饱和或短时反转恢复(STIR)或Dixon序列进行重建的磁共振检查被认为是检测复发肿瘤的最为有效的第一步(图26.3)。病变的形态和信号强度有助于定义其特征。在T2WI上表现为低信号或弥漫性高信号可排除99%患者的肿瘤复发。成熟的瘢痕组织通常由于其纤维组织成分而在T2WI上显示为低信号(图26.4),这一点已在早期的研究中有所描述。在没有肿块效应的情况下,T2WI上呈现羽毛状外观的弥漫性高信号通常代表治疗后的改变或炎症。T2WI上的高信号肿块样病变需要进一步通过静脉注射钆对比剂进行增强检查[50]。

注射钆对比剂后的脂肪抑制T1WI可用于区分非增强的术后囊肿、血清肿或血肿与增强的肿瘤复发、术后纤维化、肉芽组织或炎症性肿块(图26.5)。在对比剂给药后获得的T1脂肪抑制图像应与减影图像(如在动态序列中获得,见下文)或与给药前的T1脂肪抑制图像进行比较,以校正由缩放效应引起的伪强化现象。缺乏对比增强可排除肿瘤复发。在这些标准的对比增强图像上,可能仍难以鉴别复发的活性肿瘤与术后纤维化或炎症性假性肿块。然而,在这些情况

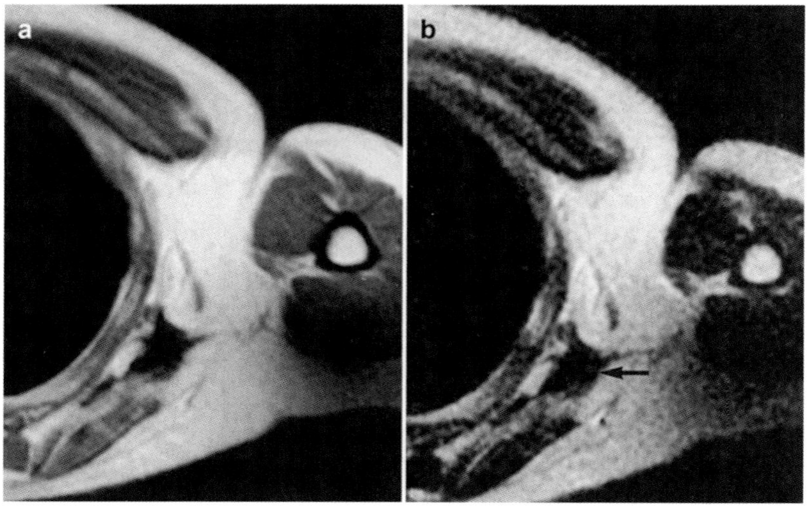

图 26.4 30岁男性,在手术和放疗后的恶性软组织肿瘤研究。(a)轴位T2WI显示低信号,表示没有复发。(b)瘢痕T1WI上也呈低信号(箭头所示)。

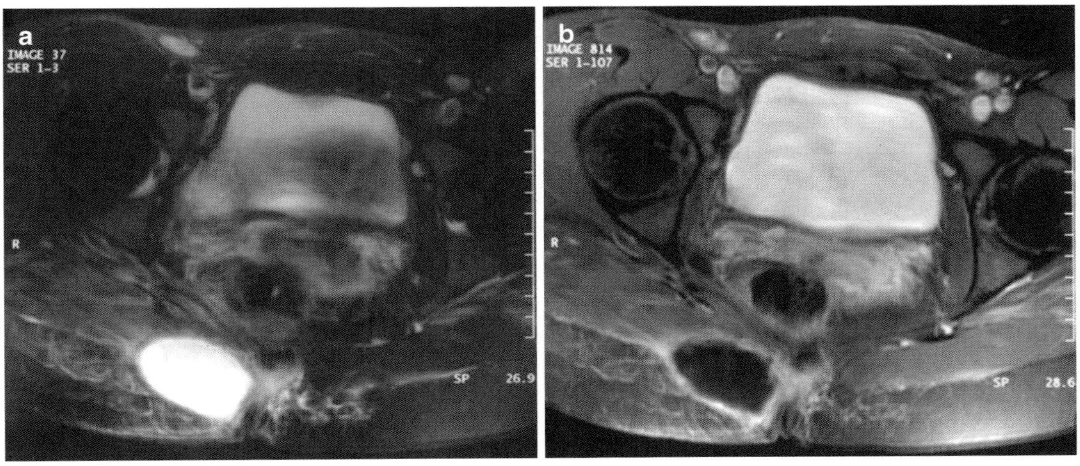

图 26.5　26 岁女性，骨盆侵袭性纤维瘤切除 3 个月后。(a)轴位 T2WI 边界清晰、信号强度均匀的肿块。(b)静脉注射钆剂后轴位 FS T1WI 上，仅见到一个小范围的强化，与自发性消退的术后血清肿一致。

下，动态对比增强磁共振成像可能有助于鉴别[34,51]。动态对比增强磁共振成像能够区分炎症与复发或残留肿瘤。在快速注射对比剂后，活性肿瘤的信号强度会迅速增加，随后出现洗脱或平台期，而炎症变化的信号也会增加，但时间较晚[52](图 26.6)。唯一的例外是新鲜的肉芽组织及在过去 6 个月内继发于手术或化疗的反应性改变。

扩散加权成像在提高复发肿瘤诊断特异性方面具有潜力。初步研究显示，复发性肿瘤与因曾经治疗引起的非肿瘤性肿块之间存在统计学差异[34,51]。

每例可疑(复发)肿块都应被视为新的肉瘤进行处理。应在局部区域重新分期后，通过细胞学采样或核芯针活检进行确认。组织学活检应在 MRI 后进行，因为活检引起的反应性改变、出血和水肿可能会干扰 MRI 的解读，从而影响分期。

初步研究表明，正电子发射断层扫描(PET)与氟脱氧葡萄糖(FDG)联合使用，作为检测软组织肉瘤局部复发的辅助工具具有潜在价值。此外，在患者有广泛的手术和放疗史的情况下，PET 似乎特别有用，因为在这些情况下，MRI 的解读可能较为困难[53,54]。需要注意的是，只有当初始肿瘤能够充分摄取 FDG 时，阴性的 PET-CT 结果才能用于排除复发。

侵袭性纤维瘤病是出现在深部软组织的良性成纤维细胞增生，其特征是周围软组织结构的浸润性生长和假包膜的缺失。由于这种生长方式，手术后局部复发几乎是不可避免的。对侵袭性纤维瘤病患者进行常规的 MRI 检查，不仅可以发现(通常是无症状的)局部复发，还可以评估这些病变的自然发展过程，即从细胞活跃的病变向成熟的胶原惰性病变的转变[55](图 26.7)。

26.5　转移

肺转移的早期检测是监测的重要组成部分，因为肉瘤患者的总体生存主要取决于远处转移的发展(图 26.8)。转移扩散主要发生在肺部，大约 70%出现转移的患者将仅在肺部有远处病变[56]。在检测肺转移方面，CT

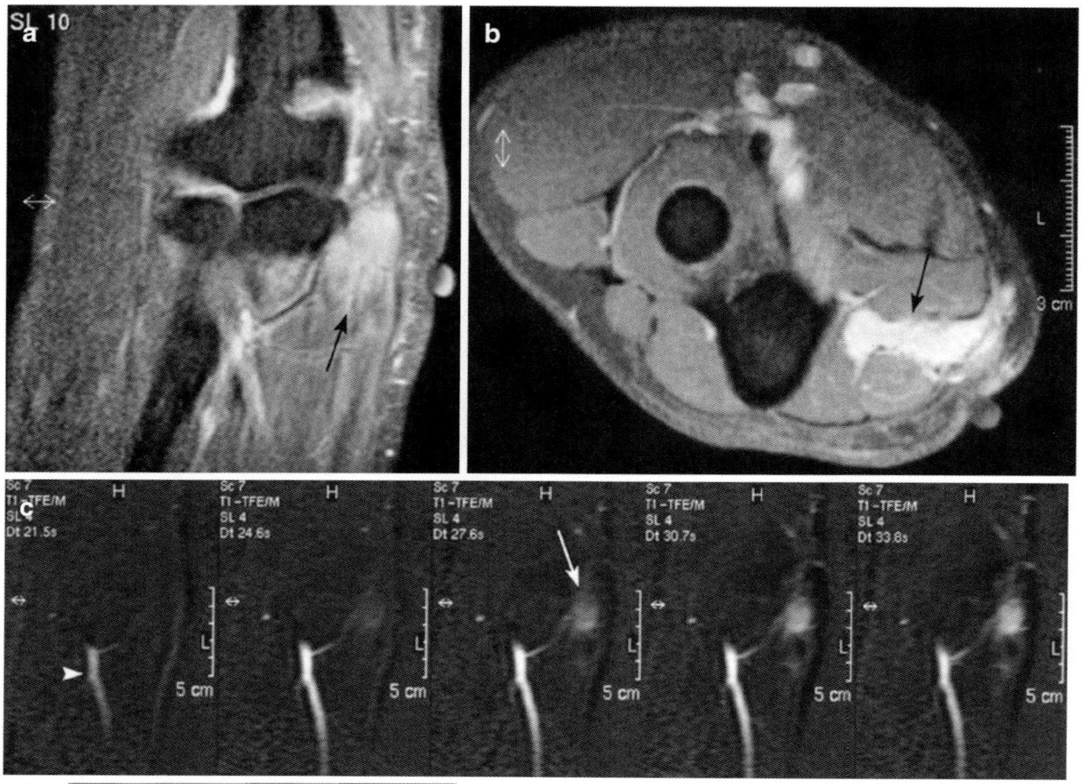

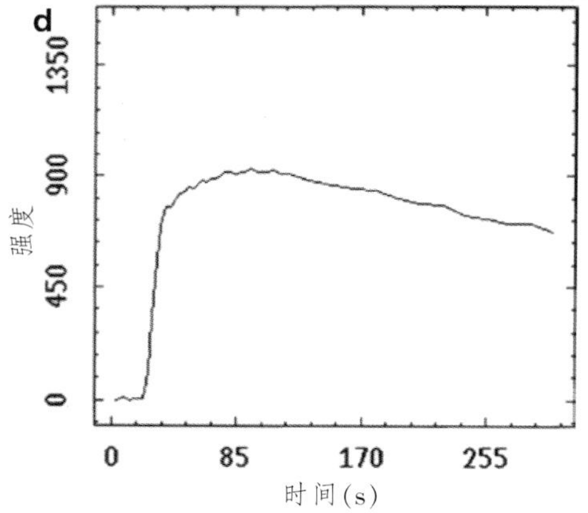

图 26.6 25 岁男性,肘部脂肪肉瘤切除和放疗后 15 个月。(a,b)钆剂增强后冠状位及轴位 FS T1WI 上边界不清的均匀增强软组织肿块(箭头所示)。皮肤上的标记显示手术瘢痕。(c)冠状位连续动态增强减影图像,时间分辨率为 3 秒。在对比剂进入动脉后 3 秒可见(三角箭头所示)肿瘤强化(箭头所示),提示肿瘤复发。(d)软组织肿块感兴趣区域的时间-强度曲线显示快速渐进强化后伴随洗脱阶段。Tru-Cut 活检后的组织学检查显示脂肪肉瘤复发。

图 26.7 47 岁男性,大腿的侵袭性纤维瘤病。(a)钆剂增强后轴位 FS T1WI。相对清晰的软组织肿块呈不均匀强化。无强化区在所有脉冲序列上均表现为低信号。(b)切除 3 个月后,钆剂增强后轴位 FS T1WI 显示为术后血清肿。(c,d)切除后 12 个月,钆剂增强后轴位和冠状位 FS T1WI。术后血清肿自发消退,但出现新的小肌内强化结节,提示多灶性复发(箭头所示)。(e,f)在超声检查中,结节被识别为低回声软组织肿块。(g)进行了超声引导下的组织学 Tru-Cut 活检,确认为复发的侵袭性纤维瘤病。

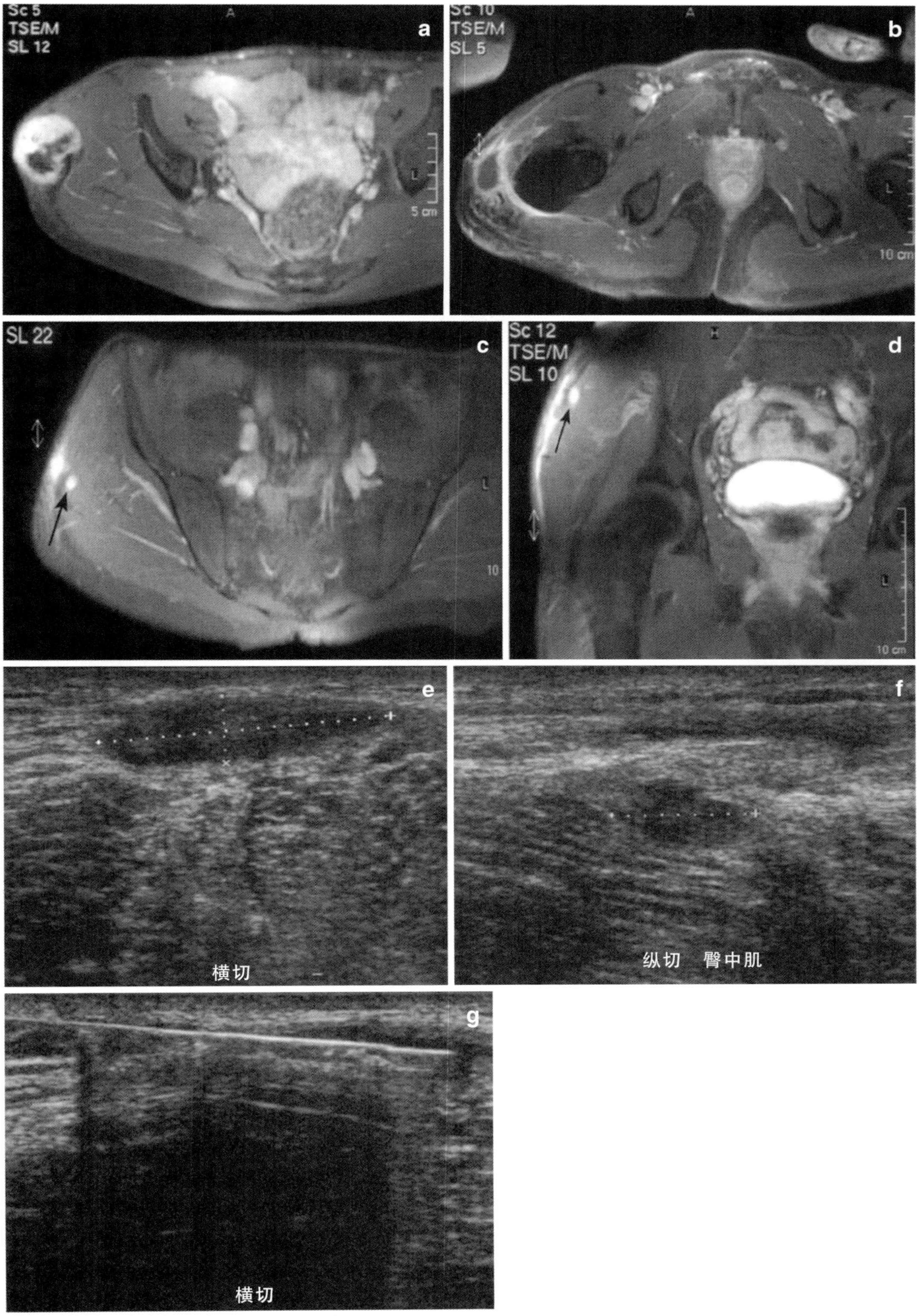
Sc 5
TSE/M
SL 12
a
5 cm
Sc 10
TSE/M
SL 5
b
10 cm
SL 22
c
Sc 12
TSE/M
SL 10
d
10 cm
e
横切
f
纵切 臀中肌
g
横切

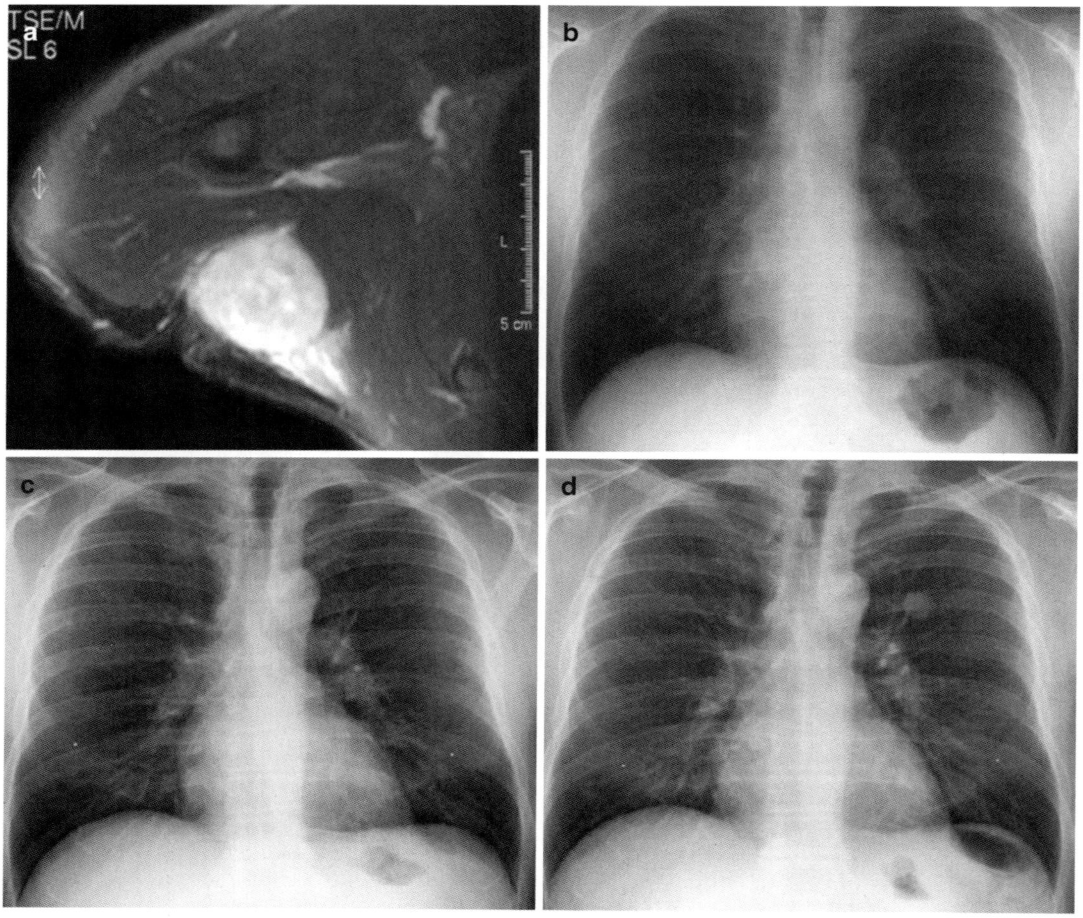

图 26.8　42 岁男性，腋窝的黏液纤维肉瘤。(a)轴位 FS T2WI。在诊断时胸部 CT 显示无肺转移(b)切除后 3 周，正常胸部 X 线片。(c)切除后 3 个月，正常胸部 X 线片。(d)切除后 6 个月，左上叶出现新的孤立肺结节。随后行转移瘤外科手术切除。

优于 PET-CT[57]。

肺转移瘤外科手术切除是一种标准的治疗方法，因为确实有一小部分人可以治愈。Whooley 等人在一项回顾性分析中研究了胸部 X 线检查在原发性软组织肉瘤监测中的成本效益。基于对 74 例首次复发局限于肺部的患者(占所有首次复发病例的 79%)的回顾，证明了胸部 X 线检查监测的有效性。尽管由于胸部 CT 比胸部 X 线检查具有更高的敏感性，因此，建议将其作为所有高级别软组织肉瘤患者分期评估的一部分，但 CT 在转移性疾病监测中的作用尚未确定。然而，在初始分期时胸部 CT 结果的外推表明，当肺转移性疾病的风险较低(即在低级别肿瘤中)时，常规使用胸部 CT 进行监测并未显示出相对于胸部 X 线检查的成本效益[38,58]。然而，在我们的实践中，我们常规使用胸部 CT 而非普通 X 线片来排除肺转移。

要点

1.治疗引起的正常组织的变化相当广泛，但可以结合影像结果(形态学、位置、MR 信号强度)与关于肿瘤治疗和支持治疗的信息(包括治疗干预的时机)来诊断。

2.由于肉瘤的自发性和治疗性生物行为的改变,监测肉瘤对治疗的反应是非常复杂的。功能成像,包括动态 Gd 对比增强 MR、弥散 MR、MRS 和 PET-CT,正在取代 RECIST1.1 等基于体积的评估。

3.以临床病史(疼痛、肿胀)和体格检查为基础的临床评估似乎是一种可靠的局部监测策略。合理且实用的随访监测方案为:前 2 年内每 4 个月常规门诊随访一次,随后 3 年内每 6 个月一次,之后每年一次。当原发肿瘤部位难以触及(如腹膜后、耳鼻喉区域)、肿瘤表现不显著(如无假包膜的侵袭性纤维瘤)或存在临床怀疑时,应进行 MRI 或正电子发射计算机断层扫描(PET-CT,适用于初始肿瘤 FDG 活跃的情况)。在其他情况下,MRI 的作用基于共识,而非证明其附加价值。大多数机构建议在前 2~3 年,根据肿瘤的分级和边缘,每年或每 2 年进行一次 MRI 检查。对于转移,建议进行胸部 X 线检查或低剂量肺部 CT。在局部复发的情况下,PET-CT 可能是一种有效的方法,用于诊断局部区域疾病的扩展情况。

4.在局部治疗后 3~6 个月获取的 MRI 可能有助于确定治疗后的情况,以便于后续 MRI 检查的解读。

5. CT 在检测或排除肺转移方面优于 PET-CT。

参考文献

1. Zagars GK, Ballo MT, Pisters PW et al (2003) Prognostic factors for patients with localized soft-tissue sarcoma treated with conservation surgery and radiation therapy: an analysis of 225 patients. Cancer 97(10):2530–2543
2. Huth JF, Eilber FR (1988) Patterns of metastatic spread following resection of extremity soft-tissue sarcomas and strategies for treatment. Semin Surg Oncol 4(1):20–26
3. Gibbs JF, Lee RJ, Driscoll DL, McGrath BE, Mindell ER, Kraybill WG (2000) Clinical importance of late recurrence in soft-tissue sarcomas. J Surg Oncol 73(2):81–86
4. Lewis JJ, Leung D, Casper ES, Woodruff J, Hajdu SI, Brennan MF (1999) Multifactorial analysis of long-term follow-up (more than 5 years) of primary extremity sarcoma. Arch Surg 134(2):190–194
5. Gerrand CH, Bell RS, Wunder JS et al (2003) The influence of anatomic location on outcome in patients with soft tissue sarcoma of the extremity. Cancer 97(2):485–492
6. Karmazyn B, Cohen MD, Jennings SG, Robertson KA (2012) Marrow signal changes observed in follow-up whole-body MRI studies in children and young adults with neurofibromatosis type 1 treated with imatinib mesylate (Gleevec) for plexiform neurofibromas. Pediatr Radiol 42:1218–1222
7. Campiotti L, Codari R, Appio L, Ultori C, Solbiati F, Maria GA, Venco A (2007) Bone marrow necrosis related to imatinib mesylate therapy for cml bilineal blast crisis. Leuk Res 31:1768–1770
8. Meyer JM, Perlewitz KS, Hayden JB et al (2013) Phase I trial of preoperative chemoradiation plus sorafenib for high-risk extremity soft tissue sarcomas with dynamic contrast-enhanced MRI correlates. Clin Cancer Res 19:6902–6911
9. Roberge D, Skamene T, Nahal A et al (2010) Radiological and pathological response following pre-operative radiotherapy for soft-tissue sarcoma. Radiother Oncol 97:404–407
10. Wardelmann E, Haas RL, Bovée JV, Terrier P, Lazar A, Messiou C, LePechoux C, Hartmann W, Collin F, Fisher C, Mechtersheimer G, DeiTos AP, Stacchiotti S, Jones RL, Gronchi A, Bonvalot S (2016) Evaluation of response after neoadjuvant treatment in soft tissue sarcomas; the European Organization for Research and Treatment of Cancer-Soft Tissue and Bone Sarcoma Group (EORTC-STBSG) recommendations for pathological examination and reporting. Eur J Cancer 53:84–95. doi:10.1016/j.ejca.2015.09.021, Epub 2015 Dec 14
11. Miki Y, Ngan S, Clark JCM et al (2010) The significance of size change of soft tissue sarcoma during preoperative radiotherapy. Eur J Surg Oncol 36:678–683
12. Messiou C, Bonvalot S, Gronchi A, Vanel D, Meyer M, Robinson P, Morosi C, Bloem JL, Terrier PH, Lazar A, Le Péchoux C, Wardelman E, Winfield JM, Boulet B, Bovée J, Haas RL (2016) Evaluation of response after pre-operative radiotherapy in soft tissue sarcomas; the European Organisation for Research and Treatment of Cancer - Soft Tissue and Bone

Sarcoma Group (EORTC - STBSG) and Imaging Group recommendations for radiological examination and reporting with an emphasis on magnetic resonance imaging. Eur J Cancer 56:37–44. doi:10.1016/j.ejca.2015.12.008, Epub 2016 Jan 20
13. Costelloe CM, Chuang HH, Madewell JE et al (2010) Cancer response criteria and bone metastases: RECIST 1.1, MDA and PERCIST. J Cancer 1:80–92
14. Bloem JL, Reiser MF, Vanel D (1990) Magnetic resonance contrast agents in the evaluation of the musculoskeletal system. Magn Reson Q 6:136–163
15. Li SP, Padhani AR (2012) Tumor response assessments with diffusion and perfusion MRI. J Magn Reson Imaging 35:745–763
16. Sheikhbahaei S, Marcus C, Hafezi-Nejad N, Taghipour M, Subramaniam RM (2015) Value of FDG PET/CT in patient management and outcome of skeletal and soft tissue sarcomas. PET Clin 10(3):375–393. doi:10.1016/j.cpet.2015.03.003, Epub 2015 Apr 16
17. Vallières M, Freeman CR, Skamene SR, El Naqa I (2015) A radiomics model from joint FDG-PET and MRI texture features for the prediction of lung metastases in soft-tissue sarcomas of the extremities. PET Clin 10(3):375–393. doi:10.1016/j.cpet.2015.03.003, Epub 2015 Apr 16
18. van der Woude HJ, Bloem JL, Schipper J et al (1994) Changes in tumor perfusion induced by chemotherapy in bone sarcomas: color Doppler flow imaging compared with contrast-enhanced MR imaging and three-phase bone scintigraphy. Radiology 191:421–431
19. Verstraete KL, De Deene Y, Roels H et al (1994) Benign and malignant musculoskeletal lesions: dynamic contrast-enhanced MR imaging—parametric "first-pass" images depict tissue vascularization and perfusion. Radiology 192:835–843
20. Egmont-Petersen M, Hogendoorn PC, van der Geest RJ et al (2000) Detection of areas with viable remnant tumor in postchemotherapy patients with Ewing's sarcoma by dynamic contrast-enhanced MRI using pharmacokinetic modeling. Magn Reson Imaging 18: 525–535
21. Oka K, Yakushiji T, Sato H et al (2010) The value of diffusion-weighted imaging for monitoring the chemotherapeutic response of osteosarcoma: a comparison between average apparent diffusion coefficient and minimum apparent diffusion coefficient. Skeletal Radiol 39:141–146
22. Schnapauff D, Zeile M, Niederhagen MB et al (2009) Diffusion-weighted echo-planar magnetic resonance imaging for the assessment of tumor cellularity in patients with soft-tissue sarcomas. J Magn Reson Imaging 29:1355–1359
23. Padhani AR, Liu G, Koh D-M et al (2009) Diffusion-weighted magnetic resonance imaging as a cancer biomarker: consensus and recommendations. Neoplasia 11:102–125
24. Taylor GA, Perlman EJ, Scherer LR et al (1991) Vascularity of tumors in children: evaluation with color Doppler imaging. AJR Am J Roentgenol 157: 1267–1271
25. Kiessling F, Krix M, Heilmann M et al (2003) Comparing dynamic parameters of tumor vascularization in nude mice revealed by magnetic resonance imaging and Doppler sonography. Invest Radiol 38:516–524
26. van der Woude HJ, Bloem JL, van Oostayen JA et al (1995) Treatment of high-grade bone sarcomas with neoadjuvant chemotherapy: the utility of sequential color Doppler sonography in predicting histopathologic response. AJR Am J Roentgenol 165:125–133
27. Becher S, Oskouei S (2015) Pet imaging in sarcoma. Orthop Clin North Am. 46(3):409–415, xi. doi:10.1016/j.ocl.2015.03.001. Epub 2015 Apr 11
28. Benz MR, Tchekmedyian N, Eilber FC et al (2009) Utilization of positron emission tomography in the management of patients with sarcoma. Curr Opin Oncol 21:345–351
29. Gaston LL, Di Bella C, Slavin J et al (2011) 18F-FDG PET response to neoadjuvant chemotherapy for Ewing sarcoma and osteosarcoma are different. Skeletal Radiol 40:1007–1015. Nucl Med Rev Cent East Eur. 2016;19(1):22–27. doi:10.5603/NMR.2016.0005
30. Dancheva Z, Bochev P, Chaushev B, Yordanova T, Klisarova A (2015) Dual-time point 18FDG-PET/CT imaging may be useful in assessing local recurrent disease in high grade bone and soft tissue sarcoma. Phys Med Biol 60(14):5471–5496. doi:10.1088/0031-9155/60/14/5471, Epub 2015 Jun 29
31. Vallières M, Freeman CR, Skamene SR, El Naqa I (2015) A radiomics model from joint FDG-PET and MRI texture features for the prediction of lung metastases in soft-tissue sarcomas of the extremities. Clin Imaging 39(5):866–870. doi:10.1016/j.clinimag.2015.05.014, Epub 2015 Jun 3
32. Schuler MK, Platzek I, Beuthien-Baumann B, Fenchel M, Ehninger G, van den Hoff J (2015) (18)F-FDG PET/MRI for therapy response assessment in sarcoma: comparison of PET and MR imaging results. Clin Imaging 39(5):866–870
33. Hongtao L, Hui Z, Bingshun W et al (2012) 18F-FDG positron emission tomography for the assessment of histological response to neoadjuvant chemotherapy in osteosarcomas: a meta-analysis. Surg Oncol 21: e165–e170
34. Noebauer-Huhmann IM, Weber MA, Lalam RK, Trattnig S, Bohndorf K, Vanhoenacker F, Tagliafico A, van Rijswijk C, Vilanova JC, Afonso PD, Breitenseher M, Beggs I, Robinson P, de Jonge MC, Krestan C, Bloem JL (2015) Soft tissue tumors in adults: ESSR-approved guidelines for diagnostic imaging. Semin Musculoskelet Radiol 19(5), e1. doi:10.1055/s-0036-1572350.Epub2016Feb
35. Singer S, Antman K, Corson JM, Eberlein TJ (1992) Long-term salvageability for patients with locally recurrent soft-tissue sarcomas. Arch Surg 127(5): 548–553
36. Trovik CS, Bauer HC, Alvegard TA et al (2000) Surgical margins, local recurrence and metastasis in soft tissue sarcomas: 559 surgically-treated patients from the Scandinavian Sarcoma Group Register. Eur J Cancer 36(6):710–716
37. Whooley BP, Gibbs JF, Mooney MM, McGrath BE, Kraybill WG (2000) Primary extremity sarcoma:

what is the appropriate follow-up? Ann Surg Oncol 7(1):9–14
38. Kane JM III (2004) Surveillance strategies for patients following surgical resection of soft tissue sarcomas. Curr Opin Oncol 16(4):328–332
39. Patel SR, Zagars GK, Pisters PW (2003) The follow-up of adult soft-tissue sarcomas. Semin Oncol 30(3):413–416
40. Beitler AL, Virgo KS, Johnson FE, Gibbs JF, Kraybill WG (2000) Current follow-up strategies after potentially curative resection of extremity sarcomas: results of a survey of the members of the society of surgical oncology. Cancer 88(4):777–785
41. Davies AM, Vanel D (1998) Follow-up of musculoskeletal tumors. I Local recurrence. Eur Radiol 8(5):791–799
42. Goel A, Christy ME, Virgo KS, Kraybill WG, Johnson FE (2004) Costs of follow-up after potentially curative treatment for extremity soft-tissue sarcoma. Int J Oncol 25(2):429–435
43. National Guideline Clearinghouse. ACR Appropriateness Criteria® follow-up of malignant or aggressive musculoskeletal tumors. Available from: http://www.guideline.gov/content.aspx?id=32617
44. Grobmyer SR, Brennan MF (2003) Predictive variables detailing the recurrence rate of soft tissue sarcomas. Curr Opin Oncol 15(4):319–326
45. Cancer Research UK. Follow up for soft tissue sarcoma. Available from: http://www.cancerresearchuk.org/about-cancer/type/sarcoma/treatment/follow-up-for-soft-tissue-sarcoma
46. AMSOS (2015) Austrian Musculoskeletal Oncology Society. http://www.amsos.at
47. ESMO/European Sarcoma Network Working Group (2014) Soft tissue and visceral sarcomas: ESMO Clinical Practice Guidelines for diagnosis, treatment and follow-up. Ann Oncol 25(Suppl 3):iii102–iii112
48. Whooley BP, Mooney MM, Gibbs JF, Kraybill WG (1999) Effective follow-up strategies in soft tissue sarcoma. Semin Surg Oncol 17(1):83–87
49. Vanel D, Lacombe MJ, Couanet D, Kalifa C, Spielmann M, Genin J (1987) Musculoskeletal tumors: follow-up with MR imaging after treatment with surgery and radiation therapy. Radiology 164(1):243–245
50. Panicek DM, Schwartz LH, Heelan RT, Caravelli JF (1995) Non-neoplastic causes of high signal intensity at T2-weighted MR imaging after treatment for musculoskeletal neoplasm. Skeletal Radiol 24(3):185–190
51. Del Grande F, Subhawong T, Weber K, Aro M, Mugera C, Fayad LM (2014) Detection of soft-tissue sarcoma recurrence: added value of functional MR imaging techniques at 3.0 T. Radiology 271(2):499–511
52. Vanel D, Shapeero LG, Tardivon A, Western A, Guinebretiere JM (1998) Dynamic contrast-enhanced MRI with subtraction of aggressive soft tissue tumors after resection. Skeletal Radiol 27(9):505–510
53. Kole AC, Nieweg OE, van Ginkel RJ et al (1997) Detection of local recurrence of soft-tissue sarcoma with positron emission tomography using [18F]fluorodeoxyglucose. Ann Surg Oncol 4(1):57–63
54. Johnson GR, Zhuang H, Khan J, Chiang SB, Alavi A (2003) Role of positron emission tomography with fluorine-18-deoxyglucose in the detection of local recurrent and distant metastatic sarcoma. Clin Nucl Med 28(10):815–820
55. Vandevenne JE, De Schepper AM, De Beuckeleer L et al (1997) New concepts in understanding evolution of desmoid tumors: MR imaging of 30 lesions. Eur Radiol 7(7):1013–1019
56. Billingsley KG, Lewis JJ, Leung DH, Casper ES, Woodruff JM, Brennan MF (1999) Multifactorial analysis of the survival of patients with distant metastasis arising from primary extremity sarcoma. Cancer 85(2):389–395
57. Dancheva Z, Bochev P, Chaushev B, Yordanova T, Klisarova A (2016) Dual-time point 18FDG-PET/CT imaging may be useful in assessing local recurrent disease in high grade bone and soft tissue sarcoma. Nucl Med Rev Cent East Eur 19(1):22–27. doi:10.5603/NMR.2016.0005
58. Fleming JB, Cantor SB, Varma DG et al (2001) Utility of chest computed tomography for staging in patients with T1 extremity soft tissue sarcomas. Cancer 92(4):863–868

索　引

C

彩色多普勒超声　2
丛状纤维组织细胞瘤　283

F

蜂窝织炎　464

G

骨骼肌肿瘤　294
关节旁黏液瘤　374

H

横纹肌肉瘤　295
滑膜肉瘤　32
滑膜软骨瘤病　10

J

肌内黏液瘤　372
腱鞘巨细胞瘤　268
腱鞘囊肿　22
腱鞘纤维瘤　221
结节性筋膜炎　210
颈部纤维瘤病　241

K

卡波西肉瘤　319

M

脉管肿瘤　164
毛母质瘤　488

N

黏液纤维肉瘤　252

P

平滑肌肿瘤　162

R

软组织巨细胞瘤　285
软组织转移瘤　527

S

上皮样血管瘤　318
神经鞘膜肿瘤　342

W

胃肠道间质瘤　165

X

纤维脂肪瘤　190
血管畸形　320
血管球瘤　17
血管造影　41

Y

炎性肌成纤维细胞瘤　246
婴儿纤维肉瘤　249

Z

增生性肌炎　212
脂肪瘤　20
脂肪细胞肿瘤　170
周围神经源性肿瘤　13